U0233447

Harley's Pediatric Ophthalmology

Harley 小儿眼科学

（第 6 版）

注意

　　本书提供了药物的准确适应证、副作用和疗程剂量，但有可能发生改变。读者须阅读药商提供的外包装上的用药信息。作者、编辑、出版者或发行者对因使用本书信息所造成的错误、疏忽或任何后果不承担责任，对出版物的内容不做明示的或隐含的保证。作者、编辑、出版者或发行者对由本书引起的任何人身损伤或财产损害不承担任何责任。

出版者

Harley's Pediatric Ophthalmology

Harley 小儿眼科学

（第6版）

原　著　Leonard B. Nelson
　　　　Scott E. Olitsky

主　译　赵堪兴

副主译（按姓名汉语拼音排序）

　　　　亢晓丽　李月平　潘美华　赵　晨

北京大学医学出版社

HARLEY XIAOER YANKEXUE（DI 6 BAN）
图书在版编目（CIP）数据

　　Harley 小儿眼科学：第 6 版 / 赵堪兴主译；（美）
伦纳德·B. 纳尔逊（Leonard B. Nelson），（美）斯科特·
E. 奥利茨基（Scott E. Olitsky）原著 . —北京：北京
大学医学出版社，2019.9
　　书名原文：Harley's Pediatric Ophthalmology，6/e
　　ISBN 978-7-5659-1945-9

　　Ⅰ . ① H… 　 Ⅱ . ①赵… ②伦… ③斯… 　 Ⅲ . ①儿科学
-眼科学-诊疗 　 Ⅳ . ① R779.7

　　中国版本图书馆 CIP 数据核字（2018）第 303355 号

北京市版权局著作权合同登记号：图字：01-2016-9688
Harley's Pediatric Ophthalmology，6/e
Leonard B. Nelson，Scott E. Olitsky
ISBN：978-1-4511-7283-6
© 2014 by LIPPINCOTT WILLIAMS & WILKINS，a WOLTERS KLUWER business

Harley 小儿眼科学（第 6 版）

主　　译：赵堪兴
出版发行：北京大学医学出版社
地　　址：（100191）北京市海淀区学院路 38 号　北京大学医学部院内
电　　话：发行部 010-82802230；图书邮购 010-82802495
网　　址：http://www.pumpress.com.cn
E-mail：booksale@bjmu.edu.cn
印　　刷：北京信彩瑞禾印刷厂
经　　销：新华书店
责任编辑：张李娜　　责任校对：靳新强　　责任印制：李　啸
开　　本：889 mm×1194 mm　1/16　　印张：32　　字数：890 千字
版　　次：2019 年 9 月第 1 版　2019 年 9 月第 1 次印刷
书　　号：ISBN 978-7-5659-1945-9
定　　价：358.00 元
版权所有，违者必究
（凡属质量问题请与本社发行部联系退换）

译者名单（按姓名汉语拼音排序）

岑　洁（上海交通大学医学院附属新华医院）

陈珺珏（上海交通大学医学院附属新华医院）

陈　霞（天津医科大学眼科临床学院　天津市眼科医院）

陈奕烨（上海交通大学医学院附属新华医院）

丁　娟（天津医科大学眼科临床学院　天津市眼科医院）

董凌燕（上海交通大学医学院附属新华医院）

郭雅图（天津医科大学眼科临床学院　天津市眼科医院）

韩　梅（天津医科大学眼科临床学院　天津市眼科医院）

郝　瑞（天津医科大学眼科临床学院　天津市眼科医院）

何　欢（厦门大学附属厦门眼科中心）

鞠　宏（天津医科大学眼科临床学院　天津市眼科医院）

亢晓丽（上海交通大学医学院附属新华医院）

孔怡淳（天津医科大学眼科临床学院　天津市眼科医院）

李　琳（上海交通大学医学院附属第九人民医院）

李　轩（天津医科大学眼科临床学院　天津市眼科医院）

李月平（天津医科大学眼科临床学院　天津市眼科医院）

刘　虎（南京医科大学第一附属医院　江苏省人民医院）

马　林（天津医科大学眼科临床学院　天津市眼科医院）

潘美华（厦门大学附属厦门眼科中心）

任小军（厦门大学附属厦门眼科中心）

史学锋（天津医科大学眼科临床学院　天津市眼科医院）

孙春华（天津医科大学眼科临床学院　天津市眼科医院）

王海燕（厦门大学附属厦门眼科中心）

韦　严（上海交通大学医学院附属新华医院）

文　雯（复旦大学附属眼耳鼻喉科医院）

谢　芳（天津医科大学眼科临床学院　天津市眼科医院）

谢仁艺（厦门大学附属厦门眼科中心）

修阳晖（厦门大学附属厦门眼科中心）

许　宇（上海交通大学医学院附属新华医院）

杨　梅（厦门大学附属厦门眼科中心）

袁松涛（南京医科大学第一附属医院　江苏省人民医院）

张　伟（天津医科大学眼科临床学院　天津市眼科医院）

赵　晨（复旦大学附属眼耳鼻喉科医院）

赵堪兴（天津医科大学眼科临床学院　天津市眼科医院）

庄建福（厦门大学附属厦门眼科中心）

原著者名单

Nagham Al-Zubidi, MD
Neuro-Ophthalmology Fellow
Department of Ophthalmology
The Methodist Hospital
Department of Ophthalmology
Well Cornel Medical College
Houston, Texas

J. Bronwyn Bateman
Clinical Professor of Ophthalmology
David Geffen School of Medicine
University of California
Los Angeles, California

William E. Benson, MD
Professor of Ophthalmology
Jefferson Medical College
Thomas Jefferson University
Attending Surgeon
Wills Eye Hospital
Philadelphia, Pennsylvania

Gary C. Brown, MD, MBA
Professor of Ophthalmology
Jefferson Medical College
Thomas Jefferson University
Director of Retina Service
Wills Eye Hospital
*Co-Director of Center for Value-Based
    Medicine*
Adjunct Senior Fellow
Leonard Davis Institute of Health
    Economics
Philadelphia, Pennsylvania

Melissa M. Brown, MD, MN, MBA
Adjunct Professor of Ophthalmology
University of Pennsylvania
*Director of Center for Value-Based
    Medicine*
Adjunct Senior Fellow
Leonard Davis Institute of Health
    Economics
Philadelphia, Pennsylvania

Robert A. Catalano, MD, MBA
Associate Professor of Ophthalmology
Albany Medical College
*Medical Director of Albany Medical
    Center Hospital*
Albany, New York

David K. Coats, MD
*Associate Professor of Ophthalmology and
    Pediatrics*
Baylor College of Medicine
Texas Children's Hospital
Houston, Texas

Forrest J. Ellis, MD
*Assistant Professor of Pediatrics and
    Ophthalmology*
Case Western Reserve University
    School of Medicine
*Co-Director of Pediatric Ophthalmology
    and Strabismus*
Rainbow Babies and Children's Hospital
*Consultant for Ophthalmic Plastic and
    Orbital Surgery*
University Hospitals of Cleveland
    Cleveland, Ohio

Sharon F. Freedman, MD
Professor of Ophthalmology
Professor of Pediatrics
Duke Eye Center
Durham, North Carolina

Nandini G. Gandhi, MD
Assistant Professor of Ophthalmology
University of California
Davis, Sacramento, California

Kammi B. Gunton, MD
Assistant Surgeon of Pediatric Ophthalmology
Wills Eye Hospital
Philadelphia, Pennsylvania

Denise Hug, MD
Assistant Professor of Ophthalmology
University of Missouri
Children's Mercy Hospitals and Clinics
Kansas City, Missouri

Leila M. Khazaeni, MD
Department of Ophthalmology
Loma Linda University Health
Loma Linda, California

Laura Kirkeby, CO
Orthoptist
Scripps Clinic
San Diego, California

Andrew G. Lee, MD
*Professor of Ophthalmology, Neurology,
    and Neurosurgery*
Department of Ophthalmology
Weill Cornell Medical College
Chair
Department of Ophthalmology
The Methodist Hospital
Houston, Texas

Alex V. Levin, MD, MHSc
Pediatric Ophthalmology and Ocular
    Genetics
Wills Eye Institute
Thomas Jefferson University
Philadelphia, Pennsylvania

Timothy P. Lindquist, MD
Department of Ophthalmology
University of Kansas Medicine
Children's Mercy Hospitals and Clinics
Kansas City, Missouri

Grace T. Liu, MD
Pediatric Ophthalmic Consultants
Department of Pediatric Ophthalmology
New York University
New York, New York

David B. Lyon, MD, FACS
Associate Professor
Department of Ophthalmology
Eye Foundation of Kansas City
Vision Research Center, University
    of Missouri-Kansas City School of
    Medicine
Kansas City, Missouri

Leonard B. Nelson, MD
Director
The Wills Eye Strabismus Center
Co-Director
Department of Pediatric
    Ophthalmology and Ocular
    Genetics
Wills Eye Hospital
*Associate Professor of Ophthalmology and
    Pediatrics*
Jefferson Medical College
Thomas Jefferson University
Philadelphia, Pennsylvania

Scott E. Olitsky, MD
Professor of Ophthalmology
Children's Mercy Hospitals and
  Clinics
University of Missouri - Kansas City
  School of Medicine
Kansas City, Missouri

Gregory Ostrow, MD
Director
Pediatric Ophthalmology and Adult
  Strabismus
Scripps Clinic
San Diego, California

Evelyn A. Paysse, MD
*Professor of Ophthalmology and
  Pediatrics*
Baylor College of Medicine
Physician
Pediatric Ophthalmology
Texas Children's Hospital
Houston, Texas

Christopher J. Rapuano, MD
Professor of Ophthalmology
Jefferson Medical College
Thomas Jefferson University
Director and Attending Surgeon
Cornea Service
Co-Director
Refractive Surgery Department
Wills Eye Institute
Philadelphia, Pennsylvania

Jagadesh C. Reddy, MD
Consultant
Cornea, Anterior and Refractive
  Surgery Services
LV Prasad Eye Institute
Hyderabad, India

Michael X. Repka, MD, MBA
*Professor of Ophthalmology and
  Pediatrics*
Wilmer Eye Institute
Johns Hopkins University School of
  Medicine
Johns Hopkins Hospital
Baltimore, Maryland

James D. Reynolds, MD
Professor and Chairman of Ophthalmology
University at Buffalo School of Medicine
Department of Ophthalmology
Ross Eye Institute
Buffalo, New York

Donald P. Sauberan, MD
Eye Surgical Associates
Lincoln, Nebraska

Bruce M. Schnall, MD
Associate Surgeon- Pediatric Ophthalmology
Wills Eye Institute
Philadelphia, Pennsylvania

Carol L. Shields, MD
Associate Director
Ocular Oncology Service
Wills Eye Hospital
Professor of Ophthalmology
Jefferson Medical College
Thomas Jefferson University
Consultant
Ocular Oncology
Children's Hospital of Philadelphia
Philadelphia, Pennsylvania

Jerry A. Shields, MD
Director
Ocular Oncology Service
Wills Eye Hospital
Professor of Ophthalmology
Jefferson Medical College
Thomas Jefferson University
Consultant in Ocular Oncology
Children's Hospital of Philadelphia
Philadelphia, Pennsylvania

Arielle Spitze, MD
Department of Ophthalmology
The Methodist Hospital
Houston, Texas

Mitchell B. Strominger, MD
*Associate Professor of Ophthalmology
  and Pediatrics*
Tufts University School of Medicine
*Chief of Pediatric Ophthalmology and
  Ocular Motility Service*
Floating Hospital for Children
Boston, Massachusetts

William Tasman, MD
Professor and Chairman of Ophthalmology
Thomas Jefferson Medical College
Ophthalmologist-in-Chief
Wills Eye Hospital
Philadelphia, Pennsylvania

James F. Vander, MD
Clinical Professor of Ophthalmology
Jefferson Medical College
Thomas Jefferson University
Attending Surgeon for Retina Service
Wills Eye Hospital
Philadelphia, Pennsylvania

Rudolph S. Wagner, MD
Clinical Professor of Ophthalmology
University of Medicine and Dentistry
  of New Jersey
Director of Pediatric Ophthalmology
Institute of Ophthalmology and Visual
  Science
University Hospital
Newark, New Jersey

Eric D. Weichel, MD
Director of Vitreoretinal Surgery
Department of Ophthalmology
Walter Reed Army Medical Center
Washington, District of Columbia

Avery H. Weiss, MD
Associate Professor of Ophthalmology
Affiliate Professor of Pediatrics
University of Washington School of
  Medicine
Chief of Division of Ophthalmology
Children's Hospital and Regional
  Medical Center
Seattle, Washington

Sushma Yalamanchili, MD
Department of Ophthalmology
The Methodist Hospital
Houston, Texas

Terri L. Young, MD
*Professor of Ophthalmology,
  Pediatrics, and Medicine*
Duke Center for Human Genetics
Duke University Medical Center
Durham, North Carolina

译者前言

Harley 医生和 Marshall Parks 医生于 1975 年出版了第 1 版 *Harley's pediatric ophthalmology*。同期，由 Parks 倡导，将斜视与小儿眼科两个亚专业融合，诞生了眼科学的亚专业"斜视与小儿眼科学"。在 Parks、Harley、Costenbader 等具有远见卓识的前辈努力下，"斜视与小儿眼科学"亚专业在 40 多年里取得了里程碑式的成就，获得广泛认可，成为眼科学的基本组成部分。

此次翻译出版的第 6 版《Harley 小儿眼科学》修订和删除了部分章节，增加了彩图，提供了大量各种类型儿童眼病病例，是学习斜视与小儿眼科学难得的专著。该书用最大的篇幅讲述了眼病遗传学并将其放在第 1 章，突出了小儿眼科学与遗传学的重要关系。第 2～8 章介绍了儿童眼部解剖发育及视功能发育、儿童眼部检查、儿童屈光和视知觉相关的弱视、双眼视觉、斜视等小儿眼科基础部分。第 9～18 章为眼球不同结构及眼附属器疾病。第 19～24 章为眼肿瘤、错构瘤、代谢性疾病眼部异常、神经眼科学、眼球震颤和眼外伤。从目录我们可以看出，小儿眼科学不是成人眼科学的缩小版，而是处处体现了发育过程中幼儿及儿童眼病的特殊性。

我国斜视与小儿眼科学专业也经历了类似的发展过程。20 世纪 50 年代，赫雨时教授在国内首次成立专科，将斜视、弱视作为独立的眼科亚专业发展，时称"眼肌学"，即眼外肌眼球运动相关疾病专科。斜视又与视觉发育、双眼视觉、儿童屈光密切相关，所以学科发展的重点必然面向幼儿及儿童。与此同时，其他儿童眼病的处理，在大多数医院则由不同亚专业医生承担。20 世纪 80 年代中期，刘家琦教授敏锐地观察到国外 Parks 医生等 70 年代中期以来把儿童眼病与斜视弱视等视觉发育相关眼病作为同一亚专业发展的背景，在国内综合医院创先建立了"小儿眼科"，引领了国内小儿眼科学的发展。科学技术的迅速发展促使眼科学各亚专业产生了革命性进步。2000 年以来，中华医学会眼科学分会明确将"眼肌学组"修改为"斜视与小儿眼科学组"，产生了巨大的导向作用。通过全国眼科同道的努力和密切的国内外学术交流，形成了斜视、弱视、双眼视功能，其他儿童眼病，儿童屈光不正与近视防控，儿童眼保健四个方向协调发展的局面。

我国斜视与小儿眼科专业蓬勃发展。从业队伍不断壮大，但是依然供不应求。从业人员业务素质不断提高，但是业务能力和服务水平尚不均衡。所以，坚持专业队伍的继续教育与知识更新，培养合格的同质化的斜视与小儿眼科医生需要高质量的教材和专著。我们这次组织了国内多个院校学术团队，数十位既有良好的国内外教育背景，又有临床实践经验的中青年专业医生，历经 18 个月翻译完成第 6 版《Harley 小儿眼科学》，以飨读者。希望本书能将国外先进规范的理念和丰富的临床经验呈献给国内眼科同道，使我国众多斜视与小儿眼科医生从中获益，为实现全社会共同呵护儿童眼健康发挥积极作用。

由于参与人数较多，翻译文风难于统一，错漏不足之处敬请谅解并不吝指教。

最后，我要衷心感谢为本书顺利出版付出辛勤劳动的各位译者的通力合作，感谢北京大学医学出版社领导的大力支持，感谢责任编辑张李娜的鼎力合作！

赵堪兴

2019 年 9 月

致　谢

谨以此书献给我们的妻子 Helene 和 Andrea，感谢她们在我们追求学术的过程中给予的无尽理解、关心、支持和爱。

此书也是为了纪念 Robison D. Harley 博士，我们永远感谢他的领导和帮助，感谢他让我们有机会继续为小儿眼科专业提供一部优秀的著作。

原著序

《Harley 小儿眼科学》一书是所有儿科工作者的一部必备资料，该书提供了全面的儿童眼部问题信息，以帮助儿科工作者充分理解并进行出色的治疗。其在 38 年前第 1 版出版时，主编是 Harley 医生和 Marshall Parks 医生，这本书填补了这一领域的空白。很快该书成为本专业培训的圣经，培养了很多医生。Marshall Parks 医生在第 2 版书中写道："Robison Harley 通过不懈的努力，取得了里程碑式的成就，为此我们小儿眼科医生永远感激他"。Harley 医生认识到小儿眼科专业新的概念和方法的快速发展，支持人们在其原著这一经典教科书的基础上不断更新。他鼓励再版，我想他如果看到内容全新、图文并茂的第 6 版，一定会很高兴。他深知小儿眼科专业的特殊化，鼓励大家对这本书做出更多的贡献。在第 5 版的序言中，Harley 医生"对编者、主编和出版商表示感谢，感谢大家为我们的专业带来了这本精彩的专著。"

Robison D. Harley 医生于 6 年前去世。在去世前不久，我最后一次见到他时，我们讨论了一些病例和这本书，对此他充满热情。Harley 医生是一位完美的临床医生和教师。我们所有人都曾有幸向他学习，并有幸为这本书做出贡献，同时我们有责任去实现他对卓越的期望和通过这样一种有意义的方式回报我们的同行和患者的愿望。

最近有人问我是如何成为一名眼科医生的。我必须承认，我非常感谢 Harley 医生给我这个机会，给予我一生的职业成就和个人成就。他的人格、对生活的热爱、精湛的手术技术、谦逊的态度和对技能不如自己的他人的宽容，以及不断奉献的精神引领着我。《Harley 小儿眼科学》这本珍贵的教科书由能力很强并且经验丰富的编者 Nelson 博士、Olitsky 博士和他们精心选出的编者维护并重新编写。Harley 医生将我们聚集在一起，激励我们去实现他对这本书坚定的期望，我们以 Harley 医生赠予我们的这一独特和无与伦比的资源，去帮助所有关心儿童眼部健康的人。

所有参与者的工作使得该书第 6 版得以更新和丰富，对此我个人非常感激。该书也是对 Harley 医生的纪念和回馈，这本书作为对他一生的指导和馈赠的回报，他一定会感到非常欣慰。

David S. Walton 博士

原著前言

《Harley 小儿眼科学》一书作为本学科的基准已经有三十多年了，第 6 版带来了很多变化。自从 1975 年 Robison D. Harley 医生编写的第 1 版出版以来，斜视和小儿眼科专业领域发生了巨大的变化。最初，该专业被认为是眼科领域中一个不必要的分支学科。得益于早期有远见的几位学者，如 Parks 医生、Costenbader 医生以及 Harley 医生的努力，该专业现已获得认可，成为眼科领域的基本组成部分。如今，该专业已成为眼科临床和科研必需且重要的一部分。

最新的版本反映了我们在小儿眼科专业创造最好的教育教学专著的愿望。为此，我们修订了部分章节，删除了部分章节，并增加了彩图。新的编者为该领域的一些领军人物，象征着小儿眼科专业一代又一代的薪火相传。在第 1 版中，拥有丰富临床资料的 Wills 眼科医院为该书提供了主要背景，因此，该书的很多编者是来自 Wills 眼科医院的优秀员工、之前的 fellow 和住院医师。特别强调的是，Wills 眼科医院的小儿眼科和眼遗传学专业每年接诊大量儿童患者，为学习各种类型儿童眼部疾病提供了一个难得的机会。

我们感谢所有编者在本书的编写过程中提供的知识和帮助。此外，感谢 Lippincott Wiliams&Wikins 的出版者，他们正在参与由 Harley 医生开创的本书传统的第五个十年。该教科书是小儿眼科专业最早广泛使用的图书之一，如不是 Harley 医生的努力，这不可能实现，而 Harley 医生也在第 5 版问世后不久辞世。他对儿童眼病的洞察力以及将其洞察力传授给他人的独特能力使几代眼科医生和患者获益匪浅。

Leonard B. Nelson 博士，工商管理学硕士

Scott E. Olitsky 博士

目　录

第 1 章

眼病遗传学

Terri L. Young • Leila M. Khazaeni • J. Bronwyn Bateman

1903 年，Sutton 提出了染色体的行为和孟德尔定律的相似性，从而认识到了染色体中含有基因，并标志着遗传学作为一门学科的诞生[1]。100 年过后的 2003 年 4 月 25 日正是 Watson 和 Crick 发现 DNA 双螺旋结构 15 周年[2]。另一里程碑事件——旨在解码人类全基因组的人类基因组计划——宣告已在 2003 年完成（www.genome.gov）。人类基因组计划是由美国能源部（华盛顿哥伦比亚特区）和美国国立卫生研究院（贝塞斯达，马里兰州）联合发起，主要目标是解码编译人类基因组的 DNA 序列（www.ornl.gov/hgmis/home.shtml）。这一计划最终目标是完成人类 DNA 的解码，目前完成了初稿的撰写，是由政府和塞雷拉基因组公司（Celera Genomics，www.celera.com，目前被 Quest Diagnostics，Inc.，Madison，NJ 公司收购）共同资助。现有解码的公共版本可在许多网站获得，例如美国国家生物技术信息中心（http://www.ncbi.nlm.nih.gov）和加州大学圣克鲁兹分校的基因组浏览器（http://genome.ucsc.edu）。医学从这项科学革命中获得了巨大的收益。疾病诊断与分类模式发生了转变，不再将临床表现作为疾病分类标准，而是更多地强调相关 DNA 序列改变而导致基因蛋白质的功能失调。

遗传学是一门包含所有生物学的通用科学。1936 年，Lenz 这样写道："豌豆和金鱼草、苍蝇和蝴蝶、老鼠和兔子都遵循同样的规律，当然这一规律同样适用于人类"[3]。在 20 世纪后半叶，随着基因研究步伐的加快，这一观点不断得到证明，到了 21 世纪，在低等物种中存在的基因缺陷被证实与人类高度一致。现代遗传学可以描述导致人类先天性疾病的基因突变，并且与模式生物（model organism）

的突变相比较。蠕虫（秀丽隐杆线虫）、果蝇、斑马鱼和老鼠均为医学界研究建立个体发育机制中进化保守模块的观察对象，帮助建立人类疾病的发育和功能模型[4]。随着现代分子遗传学的发展，医学界已获得更为通用的语言和新的范式。

经统计，目前眼科遗传性疾病的研究量巨大并且在不断增加。在人类孟德尔遗传学（the Online Mendelian Inheritance in Man，OMIM）数据库（http://www.ncbi.nlm.nih.gov/omim）在线搜索关键词 "eye" 可获得 1242 条词目[5]。伦敦畸形学数据库（London Dysmorphology Database，LDDB）在通用术语 "eyes，globes" 条目下列出 2900 多条遗传性眼疾病作为扩展的编程数据库 "GENEEYE"（www.lmdata bases.com/）[6]。这里涵盖许多遗传性和散发性的单一先天异常，包括所有的角膜营养不良、黄斑营养不良、不同类型的锥-杆营养不良。约 192 种特定的基因缺陷与角膜和视网膜营养不良、眼部肿瘤、视网膜色素变性、白内障及青光眼相关（http://www.sph.uth.tmc.edu/Retnet/disease.htm）。在特定眼病中，基因突变的表征可以帮助识别引起疾病的异常蛋白质及扩充对病理过程的认识。

基因突变目前被认为和很多威胁视力的眼科及系统疾病有关。眼科医生，尤其是儿童眼科医生经常会面对和评估这样的患者及家属。了解这些疾病的临床和分子学特征，如发病的年龄、遗传概率、DNA 检测指标以及在分子水平策略基础上定制治疗方案对病患的个体化治疗至关重要。

临床应用的数据库

基因领域发展迅速，因此本章中提到的内容

均截止到本文发表时。正是由于基因研究日新月异，数据库的更新速度远比教科书快得多，对于特定的临床表型建议参照相应数据库协助诊断。正如上文所述，OMIM 数据库毫无疑问是遗传学家和遗传咨询人员根据有症状和无症状的临床表型获取参考信息的指南。OMIM 数据库涵盖大量科学文献，更新仅有不到 2 周的延迟。LDDB 数据库是以症状、解剖位置或受累组织为基本架构。许多遗传和临床中心使用建立于 1987 年 3 月的澳大利亚标准症状和未确诊畸形图谱（the Australian Pictures of Standard Syndromes and Undiagnosed Malformation，POSSUM，http://www.possum.net.au/）数据库。和 LDDB 数据库相似，这一图谱采用分层搜索列表。症状描述包括 OMIM 标码、同义词列表、不同年龄阶段的患者图片、临床和遗传注释、参考文献、特征列表，并且还在不断更新中。威尔士首府加的夫医学基因研究所的 Cooper 等自 2000 年起监管的人类基因突变数据库（The Human Gene Mutation Database，http://www.hgmd.org）是目前最常用的普通遗传数据库[7]。它涵盖科学文献、参考基因（截至撰写本文时已超过 3682 个基因）和这些基因相关的突变（超过 97 797 个），与大约 250 个开放的特定基因位点数据库相链接，如视网膜母细胞瘤基因 *RB1*（http://www.d-lohmann.de/Rb/）。人类基因组组织（Human Genome Organisation，HUGO）突变数据库计划的网站（www.genenames.org）包括许多特定基因位点、主要、普遍、国家和种族突变的数据库的链接。稍新的数据库，如 1000 个基因组计划联盟（The 1000 Genomes Project Consortium）为 14 个人群中的 1092 个个体人类基因组遗传变异的整合图谱，利用低覆盖全基因组扫描和外显子测序提供经过验证的单倍体图谱，包括 3800 万单核苷酸多态性（single nucleotide polymorphisms）、140 万短片插入和缺失，以及超过 1.4 万的大段缺失（www.1000genomes.org/）。

遗传学基本概念

许多遗传性代谢性疾病在相对早期便累及眼部。对于某些疾病来说，眼部表现独特，具有诊断价值。眼球是一个具有高分化结构和视觉相关生化功能的复杂器官，因此尤其易受遗传错误和先天性代谢异常的影响。

影响眼部的遗传性疾病分为以下几大类：符合孟德尔遗传规律的单基因突变、染色体畸变、细胞质线粒体遗传和多因素遗传。单基因异常可分为仅累及眼球和眼附属器以及除眼球外其他系统也受累两类。

"表型"（phenotype）的定义是"个体整体的物理、生物化学、生理学性质，这些性质是受遗传和环境因素共同影响，或从狭义角度定义为某个或某些特定基因的表达，并以某种特定方式分类"[9]，多指个体的某个或某些生理特征或生化分析的基因产物。其表现为可测量的生理或生化参数，由遗传组成（基因型）和环境因素的交互作用决定。一般认为野生型为正常表型或具有标准临床（生理或生化）表现。基因型指的是个体遗传物质的总和或特指某一单基因或基因对。

在生化层面，细胞功能和特征向后代传递的遗传基本单元是包含 DNA 的大分子结构，它可以自我复制，并且决定形成蛋白质的氨基酸的组成。一个生物体的每个细胞都含有和其他细胞相同的 DNA（很少有例外），用于编码合成催化酶促反应、组成支持结构、参与细胞内外功能调节和决定细胞命运的蛋白质。基因是一段用于编码单一、特定蛋白质或调控其他基因表达的 DNA 序列，就像 DNA 的排列类似项链上的串珠一样，基因也是类似的排列。DNA 中包含的信息被转录为作为中介模板的核糖核酸（ribonucleicacid，RNA），然后转译成蛋白质（图 1.1）。总共有四种 RNA：信使 RNA（mRNA）、转运 RNA（tRNA）、核糖体 RNA（rRNA）和异质 RNA（hnRNA）。mRNA 由细胞核内的 DNA 转化而来，为细胞质内蛋白质合成的模板；tRNA 将氨基酸由细胞质转运到 mRNA 模板特定的位置；rRNA 和 hnRNA 的功能尚未明了。rRNA 与核糖体内的蛋白质相连，携带部分遗传信息；hnRNA 为细胞核的 RNA，可能有一定的调节功能。在真核生物细胞中（有一个细胞核并且有核膜，包括人类、植物和原生动物，但不包括细菌），编码蛋白质的 DNA 片段穿

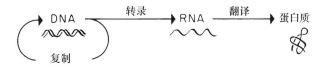

图 1.1 转录、翻译和复制的关系

插在不编码该蛋白质的 DNA 间，其中编码的部分被称为外显子（exons），非编码的部分称为内含子（introns）。编码过程中，内含子被移去而外显子相互衔接形成成熟的 mRNA，随后转译成蛋白质。

DNA 和 RNA 均以线性结构排列，由核苷酸组成，核苷酸由一个碱基、戊糖（五碳糖——DNA 中为脱氧核糖，RNA 中为核糖）和磷酸组成（图 1.2）。碱基为嘌呤（腺嘌呤或鸟嘌呤）或嘧啶（DNA 中为胞嘧啶或胸腺嘧啶，RNA 中为胞嘧啶或尿嘧啶）。戊糖和磷酸形成大分子的支撑结构，基因外显子中碱基的精确排列顺序决定了其所编码的蛋白质的氨基酸序列。对于每个氨基酸来说，3 个连续 DNA 碱基（密码子）为识别蛋白质中的氨基酸提供了必要的信息。许多氨基酸可由多个密码子编码。例如，尿嘧啶-尿嘧啶-尿嘧啶或者尿嘧啶-尿嘧啶-胞嘧啶的三碱基顺序均可以编码苯丙氨酸。

遗传性疾病可以粗略分为由单基因缺陷、染色体或大段 DNA 异常（如大段重复或缺失）或超过一个基因异常造成的疾病。对于每个物种来说，基因位于特定染色体的特定位置（位点）。人类为二倍体生物，携带 22 对常染色体和两套基因——每对染色体中的两条分别遗传自父亲和母亲。剩下的两条染色体——X 和 Y 染色体决定性别。如果一对基因携带信息相同，被称为纯合子；如果一对基因编码不

同的多肽，则被称为杂合子。同一基因的不同形式也被称为等位基因。一些等位基因的常见变异和疾病并无关系（被称作多态性），另一些变异可导致疾病（DNA 序列改变引起氨基酸序列变化，从而改变了蛋白质转译），还有一些变异在某些特定情况下对宿主有利。例如 A、B、O 血清型为最常见的等位基因，正常个体可以有 AA、AO、BO、AB 或 BB 血型。另一个例子，编码血红蛋白 A（正常）、S（镰状）、C 的基因为等位基因，其中血红蛋白 S 和 C 是突变，其最终产物的区别在于含有 146 氨基酸的多肽链中的一个氨基酸不同。血红蛋白 A 中谷氨酸的位置在血红蛋白 S 中被缬氨酸替代，在血红蛋白 C 中被赖氨酸替代，谷氨酸的置换改变了该蛋白质的功能。基因等位性是人类遗传变异的根源。

大部分 DNA 分布在细胞核内离散的染色体上，一小部分存在于细胞质的线粒体中。不同物种的动物和植物染色体对数不同，例如，老鼠有 20 对染色体，番茄有 12 对染色体。正如上文所述，人类有 23 对染色体，其中 X 和 Y 染色体决定性别。染色体为同源性，除了 X 和 Y 染色体（性染色体）外的染色体（常染色体）均成对出现。除非发生变异或受孕后的染色体重排，生物的每个有核细胞拥有和其他细胞相同的 DNA。

DNA 的化学键将线状单链和反向排列的另一线状单链相连接。单链中的腺嘌呤（A，一种嘌呤）和另一单链中的胸腺嘧啶（T，一种嘧啶），或鸟嘌呤（G，一种嘌呤）和胞嘧啶（C，一种嘧啶）通过氢键相连来维持双链的对齐。双链的三级结构是双螺旋结构。A 和 T、G 和 C 的配对对二级和三级结构至关重要，因此 DNA 双链是互补的。

在细胞有丝分裂过程中，所有的 DNA 均会复制，后代细胞获得与亲代细胞相同的遗传信息，除非出现突变或染色体重排。生殖细胞（精子或卵子）的产生（减数分裂）包括染色体数目的减半。在减数分裂过程中，一个细胞生成四个生殖细胞，每个生殖细胞有一半的染色体（单倍体）。交换（DNA 交换或重组）是指在复制过程中，同源染色体（一对相同排列顺序并且含有相同位点的基因）之间的遗传物质发生互换（图 1.3）。这一过程改变了等位基因在染色体上的顺序，增加了遗传变异性。受精过程中，两个单倍体细胞（卵子和精子）相融合形成双倍体细胞，恢复了染色体的正常数量。

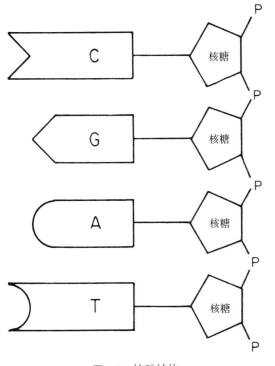

图 1.2　核酸结构

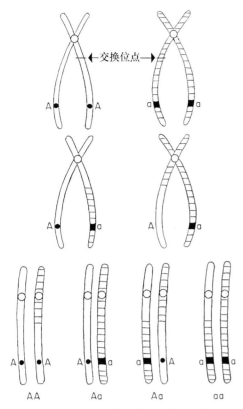

图 1.3 有丝分裂过程中同源染色体的交换（遗传物质的互换）

单基因缺陷可能是由可引起蛋白产物中氨基酸顺序改变的点突变或单基因位点中 DNA 的缺失或重复所引起。对生物有功能意义的点突变多发生在外显子或调控序列。染色体异常包括 DNA 的缺失（遗传物质的丢失）或重复（多余的遗传物质），这一情况有时可以通过显微镜识别。这一异常包括大段 DNA 或整条染色体。单倍剂量不足是指双倍体需要两个等位基因的功能来维持野生型表型时出现的基因剂量效应。一个单倍剂量不足且位点为杂合子的生物体不具有野生型表型。

Tjio 和 Levan[10] 发现人类有 46 条染色体，而不是以往认为的 48 条。正常人的 22 对常染色体和一对性染色体（男性为 XY 染色体，女性为 XX 染色体）可以根据染色体的长度和着丝点的位置分为 7 组。1960 年科罗拉多的一次会议中，学者提出了基于染色体长度和着丝点位置建立的 Denver 分类最初版，将染色体分为 7 组，分别标记为 A ～ G。1971 年，有学者提出了巴黎命名法，即根据长度、着丝点位置和染色体带将每个染色体进行分类：1、2 和 3 号染色体组成 A 组，4 和 5 号染色体组成 B 组，6 ～ 12 号染色体及 X 染色体成 C 组，13 ～ 15 号染色体组成 D 组；16 ～ 18 号染色体组成 E 组，19 和 20 号染色体组成 F 组，21 和 22 号和 Y 染色体组成 G 组（图 1.4）。

染色体结构的改变包括单条染色体内或染色体间的遗传物质交换。小部分染色体可能会缺失或重复，前者会导致基因单体性而后者会导致基因三体性。染色体片段同样会发生倒置——从原先正常方向翻转 180°。如不伴随遗传物质的获得或丢失，这种改变不会影响表型。在基因之间有大量遗传惰性的 DNA 片段，因此这些片段的改变一般不影响表型。极少情况下，基因倒置中出现染色体断裂，从而影响基因。另一种染色体内重排的表现是闭环的形成。闭环结构一般是两端断裂后融合形成。这种情况可能会因断端遗传物质的丢失或有丝分裂的不稳定性，生成三倍体或单倍体细胞而导致表型的改变。

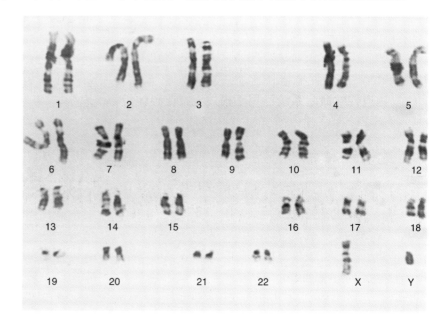

图 1.4 一位正常男性的染色体组型，Seabright 等用胰蛋白酶处理后形成的条带[11]（Courtesy of Robert S. Sparkes, MD.）

染色体易位涉及染色体之间遗传物质的交换。一般而言，易位引起对等交换。如果没有遗传物质的丢失或获得，易位可以被认为是平衡的。平衡易位——其实是一种倒置——偶尔也见于正常人群的变异。据估计，有 0.2% 的人群携带无症状的染色体重排。如果某人来寻求医疗救助，那么大多是由于其携带的不平衡易位导致有后代患先天性异常或其有自发性流产史。

细胞遗传学测试

染色体组型分析

通过同步一组细胞的生殖周期并阻止有丝分裂的进展，可以在显微镜下直观观测染色体，并以长度和染色［例如，胰蛋白酶 Giemsa 染色（G 显带，图 1.4）[11]、氮芥喹吖因染色（Q 显带）[12]、"反向"或 R 显带（经热变性控制后行 Giemsa 染色）、银染色（核仁组织区染色）和 C 显带（靠近着丝点和异染色质区的浓缩染色体染色）］为依据来鉴定特定的染色体。所有能识别显带或特定区域的方法对研究特定染色体结构都是有用的。这一技术可以计数染色体，并且可以研究染色体显带的缺失、复制和其他重组，这种技术被称为染色体组型分析。

现已开发了在细胞周期早期阻止有丝分裂进程的相对较新的技术。在细胞分裂的晚前期或早中期，染色体更长，较少浓缩，条带进一步细分，可以检测到较小的缺失和（或）重复。被称为高分辨率显带的扩展染色体分析要花费更多的时间，但如果怀疑特定的染色体异常或重排，则非常有用。由于该方法耗费人力、价格昂贵，不能为常规样本选择高分辨显带。

细胞遗传学命名系统已用于描述人类染色体组型，并用来表明异常。额外的染色体由加号（＋）表示，缺失的是（－）。因此，47，XX，＋21 是一个 21 三体综合征女性（有三条 21 号染色体）。染色体的短臂称为 p，长臂称为 q。染色体带根据从着丝点开始的短臂往上、长臂往下的标记来进行编号。通过标记重排和断点来描述染色体重排。例如，一位 4 号染色体短臂缺失且显带 p15 上存在断点的女性拥有如下染色体组型：46，XX，del（4）（p15）。环用 r 标示（例如，46，XY，r［13］代表带有 13

号环形染色体的男性），易位用 t 标示（例如，46，XX，t［3；9］［p14；q21］代表 3 ～ 9 号染色之间存在易位，3 号染色体显带 p14 上和 9 号染色体显带 q21 上存在断点的女性）。倒置用 inv 标示（例如，46，XY，inv［2］［p12q12］代表 2 号染色体倒置，p12 和 q12 有断点的男性）。

荧光原位杂交法

近来，DNA 探针已经用于所有人类染色体，大大扩展了细胞遗传学领域。如果一个重复或易位的根源是未知的，DNA 探针可以被荧光标记，"涂"到中期传播或间期细胞核染色体制备中，这是一项被称为荧光原位杂交（fluorescent in situ hybridization，FISH）的技术，染色体异常可以在显微镜下很容易识别。

端粒，即线性真核状态染色体的物理端，是高度分化的核蛋白复合物，具有重要的功能，主要体现在保护、复制以及维持染色体末端稳定。在大多数有机物研究中，端粒为 GC 富集链串联重复的简单 DNA 序列（称为末端重复序列）的冗长拉伸。末端重复序列具有广泛的保守性；事实上，所有脊椎动物的端粒都会出现类似的简单重复序列——（TTAGGG）$_n$。通常，与端粒重复相邻的序列具有高度多态性，富含 DNA 重复元件（被称为亚端粒重复序列），在某些情况下，基因位于染色体末端前的区域。

端粒酶是逆转录酶，在大多数物种研究中发现其为负责延长端粒的重复序列。如果端粒酶活性减弱或缺失，端粒就会缩短。端粒缩短似乎会导致细胞衰老[13]。最终，端粒序列会缩短到不足以支持保护末端的端粒蛋白质复合物，染色体就会变得不稳定。这些缩短的末端会变得"黏稠"并促进染色体重排[14-15]。一些重排可能会促进癌症的发展[16-17]。在中重度智力低下病例和多发性先天异常合并智力低下病例的常规核型分析中，端粒检测已被证明可以识别出 7% ～ 10% 的变化[18]。该分析包括对每个染色体使用亚端粒 FISH 探针来探测缺失、复制或未知的易位[15]。

比较基因组杂交

比较基因组杂交技术（comparative genomic

hybridization，CGH）通过比较测试样本和对照组来筛选整个基因组 DNA 含量的差异[19-20]。因为中期染色体被用作分析的底物，故不平衡变化的检测受限于中期目标（在 450 显带染色体组型的水平，有 5～10 Mb 的变化）的分辨率。DNA 微阵列 CGH 是一个强大的新技术，能够通过将差异标记的测试和控制 DNA 样品杂交到微阵列芯片[21-23]，以高分辨率鉴定染色体失衡。芯片［具有已知大插入 DNA 克隆（如细菌人工染色体）的小金属平台］技术可提供更高的分辨率，检测更快，敏感度更高。因为 DNA 克隆有已知的遗传位置和信息，检测到的变化可立即与已知的遗传标记（已知染色体位置和序列的 DNA 片段）联系起来，染色体异常的基因位置（例如缺失或重复）可以通过已知标记物遗传图的距离或克隆的长度来决定。

全外显子组和全基因组测序

产生基因组编码区（外显子）的多个拷贝或包含外显子和内含子序列的整个基因组（全基因组）的新技术已经彻底革新了疾病中基因变异的检测（www.ambrygen.com/exome-sequencing）。有许多因素使外显子测序优于单基因分析，包括识别由于非典型临床表现而未测试的基因突变的能力，或鉴别不同基因突变导致同一患者不同表型的临床病例的能力。这种技术在基因位点异质性和诊断分类界限不确定性引起位点不明的情况下，对于基因的发现特别有用。通过一些项目，例如 23andMe（www.23andme.com/），可以直接向消费者提供全基因组测序服务，无需医生介入。

单基因突变

由于外显子中一个或多个碱基的替换、增加或丢失而引起 DNA 序列改变，从而导致蛋白质产物中特定位置氨基酸的异常或蛋白质产物缺失。这种突变很常见，估计每个人均携有 3～5 个突变[24]。如果点突变发生的位点对蛋白质功能无关键影响，突变带来的异常不会被发现（因为无明显表型改变），不会影响到该个体。如果密码子错误引起氨基酸替换而改变蛋白质产物的形成或功能抑或缩短了蛋白质产物，该突变会带来明显的功能降低或加强（较

少见），这种情况从进化角度来讲对该生物体是有害的。

常染色体隐性遗传

一些突变引起的一条染色体功能蛋白质产物的丢失是无症状的，原因在于其同源染色体上的基因可生成正常的产物。如果某蛋白质 50% 的活性可满足正常功能要求，则带有一个突变的个体被称为携带者；疾病的症状和体征仅在有两个异常突变基因的个体中才会表现明显。这种疾病被称为常染色体隐性遗传，两个携带者的部分后代（统计上占 25%）为此种表现（图 1.5）。一般来说，近亲婚配的后代中罕见常染色体隐性遗传病发病率较高。对于一些疾病来讲，携带者可能拥有同一个祖先，因为几乎所有的受累个体均有同样的突变，这种"奠基者效应"的其中一个例子是 Tay-Sach 病（家族性黑矇性痴呆，OMIM 272800：婴儿发育迟缓、麻痹、痴呆、神经节苷脂沉积而导致失明、眼底黄斑"樱桃红样斑点"，5 岁前死亡）。在德系犹太人中多见己糖胺酶相关基因的突变。

常染色体显性遗传

当产物是结构蛋白或生物体需要 100% 的蛋白活性来维持正常结构或功能时，两条同源染色体中仅有一条突变就可以导致表型异常。一条染色体突变即可引起表型可识别的疾病状态时称为常染色体显性遗传。常染色体显性遗传的患者有 50% 的可能性将其致病基因传递给后代（图 1.6）。常染色体显性遗传性疾病的几个例子包括马方综合征（OMIM 154700：晶状体脱位、主动脉根部扩张、身材瘦长、不成比例增长的四肢、前胸部畸形、关节松弛、拱

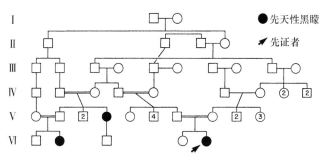

图 1.5 一个 Leber 先天性黑矇（LCA）家庭的谱系，为常染色体隐性遗传性疾病。双线表示近亲婚姻

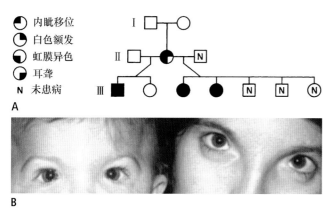

◐ 内眦移位
◔ 白色额发
● 虹膜异色
◒ 耳聋
N 未患病

A

B

图 1.6　A. 该家系说明了 Waardenburg 综合征的常染色体显性遗传特征（Adapted from DiGeorge AM，Olmstead RW，Harley RD. Waardenburg'ss syndrome. A syndrome of heterochromia of the irides，lateral displacement of the medial canthi and lacrimal puncta，congenital deafness，and other characteristic associated defects. J Pediatr 1960；57：649-669.）（图 1.6B）

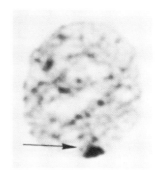

图 1.7　一名正常女性颊黏膜细胞细胞膜上的巴氏小体（性染色质）

状腭、结缔组织疾病引起的脊柱侧凸；原因为原纤蛋白 -1 基因突变）、多发性神经纤维瘤 I 型（OMIM 162200：特征为咖啡牛奶斑点、虹膜 Sakurai-Lisch 结节、皮肤纤维瘤样肿瘤、偶发的系统错构瘤；原因是神经纤维瘤蛋白基因突变）和卵黄状黄斑变性（Best disease，BOMIM 153700：bestrophin 基因突变导致幼年发病型或成人卵黄状黄斑营养不良，为视网膜下间隙类脂褐素沉积而导致的类似卵黄样黄斑病变）。无论是显性遗传还是隐性遗传，常染色体疾病的致病基因在男性和女性中发生率相同。

X 连锁遗传

X 染色体突变比较特殊，因为正常女性有一对 X 染色体而正常男性仅有一条 X 染色体和一条非成对的 Y 染色体。X 连锁遗传性疾病可以为隐性或显性（更少见）。因此，当个体仅需要一部分蛋白产物时，一个 X 连锁基因突变在女性表现为杂合子，不会引起疾病，而在男性表现为半合子，会导致疾病的发生。这类疾病被称为 X 连锁隐性遗传性疾病，临床上男性多见，因为男性仅有一条 X 染色体。女性携带者偶尔也会表现出 X 连锁隐性遗传性疾病的某些临床表现。女性 X 染色体单隐性基因的表达可以用 X 失活理论或 Lyon 学说解释[25]。在胚胎的第 2 周，女性胎儿每个细胞的两条 X 染色体中的随机一条变为"失活 X 染色体"，这一染色体在分裂间期发生浓缩，核膜处呈深染团块（巴氏小体或性染色质，图 1.7）。失活 X 染色体上的大多数基因是不表达的。一旦这种分化发生，这些细胞所有线性后代细胞中的同一 X 染色体表现为失活状态。因此，女性拥有两种细胞系，一种是从母亲继承的 X 染色体上的基因有活性，另一种是从父亲继承的 X 染色体上的基因有活性。Lyon 学说最先被用于解释眼白化病（ocular albinism，OA）女性携带者眼底的斑点状色素上皮和脉络膜色素沉着，或 X 连锁视网膜色素变性携带者的毯层样反光（ghr.nlm.nih.gov/glossary = xchromsomeinactivation）。

无法辨认绿色的遗传性疾病称为道尔顿症（Daltonism，以英国化学家 John Dalton 的名字命名，他本身是该病患者），即先天性红绿色盲，是人类首个被定位在 X 染色体的疾病（www.colblindor.com/2006/04/09/daltonism）。X 连锁眼病的女性携带者可表现出表型，如无脉症［OMIM 303100：由于 Rab 护送蛋白 -1（Rab escort protein-1，REP1）基因变异而导致的脉络膜和视网膜退化］、楔形牙综合征（Nance-Horan syndrome）或白内障-牙畸形综合征（OMIM 302350：男性患者表现为致密核型白内障和常见小角膜，女性携带者表型为后极型 Y 形缝状白内障、小角膜和轻度视力下降；原因是 NHS 基因突变）[26-27]、蓝色锥细胞全色盲（OMIM 303700：红绿锥细胞色素基因阵位点的上游控制区基因突变所引起，男性患者中心视力和颜色辨别力差，婴儿眼球震颤，视网膜外观近乎正常）[28]和眼脑肾综合征（Lowe syndrome；OMIM 309000：男性患者表现为白内障、发育迟缓、佝偻病、氨基酸尿症，女性携带者表现为周边晶状体皮质混浊）[29]。女性携带者有一半的可能将 X 染色体上的突变基因传递至下一代，因此女儿成为携带者和儿子成为患者的概率相同（图 1.8）。X 连锁隐性遗传性疾病的例子包括杜氏肌营养不良（OMIM 310200：由于肌营养不良基

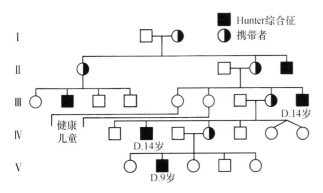

图 1.8 该家系显示出 Hunter 综合征的 X 连锁遗传。注意男性患者的遗传来自其母亲

因突变，男性患者表现为进展性近端肌肉萎缩，小腿特征性的假性肥大，严重的心肌病；血中肌酸激酶升高明显，肌电图示肌病性改变，肌纤维变性伴肌纤维化，肌肉活检示脂肪浸润）和 X 连锁青少年型视网膜劈裂症（OMIM 312700：携带 *RS* 基因突变的男性患者表现为变性所致的视网膜内劈裂）。如果 X 连锁基因为显性，女性杂合子和男性半合子均表现出突变表型。有观察表明，X 连锁显性遗传性疾病的女性杂合子更有可能有女性的后代，猜测认为男性后代在胎儿期不易存活。由此可推断，带有突变的半合子状态是致命性的。X 连锁显性遗传性疾病包括家族性色素失调症 II 型（OMIM 308300：IKK-gamma 基因突变引起围生期炎症水疱样皮肤损害、疣状斑块、皮肤瘢痕和视网膜血管异常）和 Aicardi 综合征（OMIM 308300：女性患者有屈曲性挛缩、脉络膜视网膜的花格样损害）。

线粒体遗传

一部分胞内遗传信息位于线粒体内[30]。每个细胞大约有成百上千的线粒体，每个线粒体有包含 16 569 个碱基对的环状双螺旋结构 DNA 的大量拷贝。这种 DNA 编码氧化磷酸化过程所需的 13 种多肽。另外，还有 22 种 tRNA 和 2 种 rRNA。这些 RNA 在线粒体中参与线粒体编码蛋白质合成的翻译过程。线粒体主要负责通过有氧代谢产生 ATP。大部分的线粒体蛋白质由核基因编码；小部分由线粒体基因编码，这部分基因的突变会引起能量障碍。线粒体基因组有一些独特的遗传特征，包括母系遗传和异质性现象，后者为家族性疾病的独特模式。异质性决定了同一家族内疾病表达的多样性。同一个体的不同细胞或同一家族的不同个体含有不同比例的突变和野生型的线粒体[31]。

线粒体突变疾病表现出母系遗传的特点，有代代相传的表现，提示为显性遗传。女性和男性均受累，但是男性患者不会将疾病传递至下一代，而女性患者的后代全受累，但是受累的严重程度不同。在受精时刻，精子的尾巴脱落，其中包含它的所有线粒体。仅有包含核 DNA 的精子头部可以进入卵子。因此，下一代的线粒体全部来自于卵细胞，线粒体基因完全来自于母亲，也就解释了为什么线粒体遗传为母系遗传。

主要的线粒体基因突变综合征包括 Kearns-Sayre 综合征（OMIM 530000：眼外肌麻痹、视网膜色素变性、心肌梗死、共济失调、脑脊液蛋白增加）、肌阵挛性癫痫伴破碎红纤维（MERRF，OMIM545000：肌阵挛性癫痫、肌病、痴呆）、线粒体性肌病、脑病、乳酸血症、卒中样发作或 MELAS（OMIM 540000：乳酸血症、卒中样发作、肌病、癫痫、痴呆）、Leber 遗传性视神经病变（OMIM535000：失明、心脏传导缺陷）和亚急性坏死性脑脊髓病（OMIM256000：运动障碍、呼吸运动障碍、退化）[32-36]。

外显率

单基因突变的临床表现因人而异。外显率是指已知携带者表现出表型的百分比，反映了我们识别携带突变基因的个体的能力；外显率下降意味着一些个体虽然带有突变基因，但不表现出疾病的临床体征。不外显的定义为携带有特定突变基因的个体无相应表型。不外显已被证明发生在许多遗传性状中，可以从孩子和其祖父母罹患某种疾病而其父母无该疾病表现这一情况中很容易推断出来。例如，一些个体没有缺损性小眼球的表现，但其上一代和孩子却患病（图 1.9）。唯一可能的解释就是明显未患病的个体基因组内带有突变基因，但是临床医生通过眼科检查未发现患病证据。如果四名家庭成员是同一名患者的后代，他们有一名家庭成员未患病，并且均有患病的后代，则这一基因的外显率为 75%。

表现度

表现度是指一个遗传特性表型的表现程度。在同一家庭中，不同个体的疾病表现不一。这种表现多样性很常见，尤其在常染色体显性遗传性疾病。

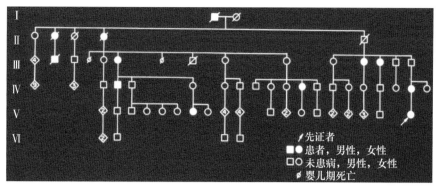

图 1.9　一个多代具有常染色体显性遗传的缺损性小眼畸形的家系。先证者（箭头）的外公经检查发现无眼缺损或小眼畸形的体征。因此，该家系的缺损性小眼畸形的外显率下降

例如，在一种结缔组织原纤蛋白基因的常染色体显性遗传性疾病——马方综合征（OMIM154700）中，一部分患者可能表现出身材较高和晶状体脱位，而另一些患者表现为正常身材并且晶状体也没有脱位，但是存在升主动脉瘤。

常染色体隐性遗传性疾病也可以有不同的表现度，尤其是突变发生在蛋白的不同位点上时。例如，血红蛋白基因的不同突变引起的血红蛋白病的临床表现也各不相同。

遗传异质性

不同的基因缺陷、遗传方式和染色体异常会引起相似的临床表型，这种现象叫作遗传异质性（ghr.nlm.nih.gov/glossary ＝ geneticheterogeneity）。遗传异质性的例子在眼科非常常见。以特定基因变异或染色体畸变为基础建立的疾病分类最可靠，同样适用于针对性治疗。

表观遗传学

表观遗传学是研究在原始 DNA 序列不发生改变的情况下，基因表达或细胞表型发生变化的机制的一门学科（www.pbs.org/wgbh/nova/body/epigenetics.html，learn.genetics.utah.edu/content/epi-genetics/）。生物体的发育和维护是在战略性的时间和位置上发生了一系列的化学反应来控制基因组的开关而精确完成的。表观遗传学研究的是这些反应和影响因素。在表观遗传修饰中，一个甲基（—CH$_3$）被添加到特定的胞嘧啶碱基上，这一酶促过程被称为 DNA 甲基化，在发育和疾病中发挥着重要作用。甲基化是对 DNA 的物理修饰，由此改变分子形状，继而调控哪些基因具有转录活性。另外一种 DNA 表观遗传修饰的方法是将一个羟甲基（—CH$_2$—OH）添加到 DNA 特定的胞嘧啶碱基上。在真核细胞中，基因组 DNA 环绕组蛋白形成核小体，共同形成染色质丝，随后压缩成致密的螺旋状。对组蛋白的表观遗传修饰可以阻止或促进螺旋化或染色质的压缩，引起染色质构成变化，从而影响相关基因的表达。

黏多糖贮积症

常染色体隐性疾病 Hurler 综合征［即黏多糖贮积症 I H 型（OMIM 607014：角膜混浊、粗犷面容、发育迟缓、肝脾大、疝气）］和 X 连锁隐性遗传的 Hunter 综合征［即黏多糖贮积症 II 型（OMIM 309900：无角膜混浊、粗犷面容、侏儒症、肝脾大、耳聋）］在无家族史的年轻男孩中很难通过其临床阳性体征进行鉴别诊断。由于遗传方式不同，遗传缺陷也各有不同（http://ghr.nlm.nih.gov/condition/mucopolysaccharidosis-type-i）。而 Hurler 综合征和 Scheie 综合征（OMIM607016：关节僵硬、周边角膜混浊、主动脉反流）可通过智力低下和早逝进行鉴别，这两种表现是 Hurler 综合征的特征。Scheie 综合征患者的寿命接近正常，智力低下也很少见。最初这两种疾病被分类为不同的疾病。随着酶缺陷的识别，这两种疾病被发现是由同一种基因突变导致己醛糖酸盐水解酶酶缺陷而引起的。

Leber 先天性黑矇

Leber 先天性黑矇（LCA，OMIM 204000）是一组常染色体隐性遗传的视网膜营养障碍性疾病。它是引起婴幼儿先天性视网膜疾病最常见的遗传原因，

导致患者在较小年龄视力严重丧失。其发病率为 2/100 000～3/100 000，占先天性盲的 10%～18%。至少 17 个基因导致了该疾病[37]。观察到的遗传异质性不仅表现在参与 LCA 的基因数量，也表现在这些基因的不同突变结果。至少其中的两个基因（RPE65 和 CRX）的突变不仅引起 LCA 的临床表现，还会导致其他迟发性视网膜营养不良，如视网膜色素变性和锥-杆细胞营养不良[38-39]。基因治疗可成功恢复犬 LCA 模型的视觉[40]。研究者设计将腺相关病毒载体用于视网膜跨基因传递。这一载体携带野生型的犬 RPE65 互补 DNA，注射到犬眼的视网膜下间隙后，这些 LCA 模型犬表现出视觉功能和行为学的康复。用于治疗人类这一疾病的多基因治疗临床试验正在进行中[37]。

白化病

白化病包括一组异质性遗传性黑色素合成异常，表现为先天性黑色素减少或缺失伴特定的视觉系统发育改变（www.albinism.org）。眼皮肤白化病（oculocutaneous albinism，OCA）累及身体的两个区域——皮肤毛发和包括眼球和视神经的视觉系统。眼白化病（ocular albinism，OA）主要通过减少眼球内视网膜色素上皮的色素引起相似的视觉系统改变，一般不伴随皮肤毛发的临床改变。眼科体征虽然多变，但主要包括眼球震颤、葡萄膜和色素上皮的色素减退、虹膜透光、中心凹发育不良和视神经在视交叉处的交叉异常。

黑色素的形成是一个复杂的过程，需要多种酶和蛋白质以及包含色素的亚细胞器（即黑素体）的参与。黑素体由黑素细胞产生，黑素细胞主要存在于皮肤、毛囊、虹膜和眼内的视网膜色素上皮。黑色素的生物合成开始于酪氨酸羟基化生成苯丙氨酸（DOPA），DOPA 经含铜酪氨酸酶氧化生成 DOPA 醌，形成黑褐色的真黑素，或在巯基化合物存在时，生成红黄色的褐黑素。合成的色素聚合物在黑素体中沉积在蛋白基质上。在皮肤和毛囊上，黑素体随后通过黑素细胞的树突传递至角质细胞。

目前，与白化病相关的四个遗传位点已被绘制出（OCA1：OMIM 203100；OCA2：OMIM 203200；Hermansky-Pudlak 综合征：OMIM 203300；OA1：OMIM 300500）。其中三个基因可被分离出，其病理性突变（OCA1、OCA2 和 OA1）已得到鉴定。典型"酪氨酸酶阴性"白化病是由于酪氨酸酶基因突变而导致其编码的酶失去活性，被分类为 OCA1[41]。OCA1 的轻型最初被描述为常染色体隐性遗传 OA，是由于酪氨酸酶基因突变使其产生的酶有残余活性。毛球经 DOPA 或酪氨酸（酪氨酸酶阳性 OCA）孵化后形成黑色素，多个位点的突变可引起 OCA 病变，其中包括 OCA1 位点，和老鼠 P 基因同源的人类基因（P，一种黑素小体转运蛋白）有关的 OCA2 位点[42]及罕见的 Herman-sky-Pudlak 综合征（OCA 伴随血小板异常）。

利用 MRI 比较正常人群和白化病表型视觉通路的大小和结构，发现较正常组而言，白化病组视神经、视束、视交叉宽度及视神经和视束成角均显著变小[43]。白化病的视交叉形状类似"X"，而正常对照组的视交叉形状类似背对背的圆括号"）（"。这些不同之处反映了视神经纤维的非典型交叉。MRI 可以作为疑似白化病患者的重要诊断工具。

X 连锁 OA1 是由位于染色体 Xp22.3～p22.2 的 OA1 基因突变引起，这一基因用于编码黑素体上的膜糖蛋白。所报道的 OA1 基因突变中，约 48% 为基因缺失，约 43% 为点突变。Faugere 等[44]报道了 3 个患有 OA1 的不相关家庭，最初的诊断为先天性眼球震颤。他们发现，3 个新的 OA1 突变包括 2 个基因缺失和 1 个点突变。提倡对女性携带者进行直接检测，可应用直接测序或扫描方法，如变性梯度凝胶电泳或变性高效液相层析。实时荧光 PCR 基因剂量测定法是一种用于基因携带者测定的准确、快速、无放射性的方法，可用于 OA1 基因缺失的任意类型。另一种相似的双重诊断策略也被建议用于 OA1 基因突变筛选[45]。

伴有眼科异常的多效性疾病举例

单基因突变可在许多不同组织中表达或可影响超过一种器官系统的现象称为多效性。Waardenburg 综合征（上睑下垂-内眦赘皮综合征）是单一基因突变影响多器官疾病的一个例子，显性遗传体征包括内眦移位、虹膜异色、白色额发、宽鼻根和耳聋（图 1.6）。这一综合征分为四种类型［Ⅰ、Ⅱ（A、B、C）、Ⅲ、Ⅳ］，最严重的类型伴有上肢缺陷（Ⅲ型，OMIM 148820）和神经节性巨结肠（Hirschsprung 病）（Ⅳ 型，OMIM277580）。内眦外移（即内眦向颞侧移位）被用于区别Ⅰ型（有此临床表型，OMIM193500）和Ⅱ型。Ⅰ型和Ⅲ型（OMIM148820）由 PAX3 基因突变引起，最初在果蝇中证实[46-47]。转录因子 MITF 的突变被认为与 Waardenburg 综合征ⅡA 型（OMIM193510）有关[48-50]，也有人提出ⅡA 型的二基因遗传和 OA 的常染色体隐性遗传[51]。Ⅳ型或 Waardenburg-Shah 综合征是胚胎神经脊疾病，是 Waardenburg 综合征和 Hirschsprung 病的临床表型的总和，并伴随结肠无神经节细胞症。

Alagille 综合征

Alagille 综合征（OMIM118450）是常染色体显性遗传性疾病，临床特点为胆汁淤积性肝病、肺动脉瓣狭窄、外周动脉狭窄、蝴蝶状椎骨、后胚胎环（Schwalbe 线前移）伴部分个体视网膜色素改变，以及宽额头、尖下颌骨、蒜头鼻尖的特殊面容（http://digestive.niddk.nih.gov/ddiseases/pubs/alagille/）。这一综合征主要由染色体 20p12 上 Notch 信号 JAG1 基因突变引起[52-53]。

阿姆斯特丹型侏儒征

阿姆斯特丹型侏儒征（Cornelia de Lange 综合征，CDLS）（OMIM122470）是一种显性遗传的多系统发育异常，临床特点为生长发育和认知迟缓、上肢异常、胃食管功能异常、多毛症、心脏和泌尿生殖系统异常及典型的面部特征[54-56]（www.cdlsusa.org/）。眼部特征包括上睑下垂、鼻泪管阻塞、拱形睫毛伴一字眉、长睫毛、屈光不正和较少发生的青光眼[57]。这一疾病的患病率估计高达 1/10 000。近期报道，染色体 5p13.1 上的 NIPBL 基因突变与这一疾病相关[58-59]。果蝇中 NIPBL 的同源基因——Nipped-B 加强增强子–启动子交流并调控 Notch 信号通路和果蝇其他发育通路。

马方综合征

马方综合征（OMIM 154700）是一种常染色体显性遗传的结缔组织疾病，发病率估计为 1/5000，约 25% 为散发病例（www.marfan.org/）。三个系统——骨骼、心脏和眼部会受累。该病常见和主要的临床表现包括晶状体半脱位、主动脉根部扩张和升主动脉瘤，以及骨骼异常，如漏斗状胸、脊柱后侧凸和上半身 / 下半身比例低于同年龄平均值的两个标准差。其他症状，包括近视、二尖瓣脱垂、蜘蛛脚样指、关节松弛、身材高、扁平足、气胸、硬脑膜扩张也助于诊断。近期该病的诊断标准经修订，现诊断需要三个系统受累伴有两个主要诊断性表现[61]。基因缺陷已被证实为位于染色体 15q15 ～ q21.1 的原纤蛋白（FBN1）基因。该基因是超过 230 kb 的大基因，被分成 65 个外显子。蛋白产物为 350 kDa 的糖蛋白，是广泛存在于细胞外基质的结缔组织微纤维的主要结构成分。原纤蛋白结构是弹性组织中弹性蛋白沉积的支架[61]。

迄今为止，已证实超过 500 个突变存在于马方综合征患者的 FBN1 基因中，与该病相关[61]。目前，除了新生儿突变之外，还没有明确的基因型–表型相关性。外显子 24 ～ 32 的子集突变和新生儿马方综合征似乎相关，可以进行分子诊断测试[62]。除了少数例外，原纤蛋白疾病（而非经典的马方综合征）中几乎所有突变都是一名受累个体或家庭特有的，阻碍了潜在的基因型–表型的相关性划分[62]。

在迄今为止报道的最大病例系列中，Comeglio 等[62] 在连续入组的 11 名主要患有晶状体异位（ectopia lentis，EL）的英国患者中描绘出了 FBN1 突变的发病率和分类。研究者鉴定出了原纤蛋白 1 基因（FBN1）中的 6 个突变（其中 3 个是新的突变，有 2 名患者中有 1 个频发突变），由此得出 FBN1 突变率为 63%（7/11）。在近期研究中，马方综合征和相关患者的突变检出率为 23% ～ 86%。所有突变均在原纤蛋白基因的前 15 个外显子中，虽然马方综合征的数据库引用分布于整个基因。这一患病群体中存在一种不同类型的 FBN1 突变，其中精氨酸对半胱氨酸的替换频繁出现。有显著 EL 的患者需进行 FBN1 突变的筛查。建议在患病最初及患者的整个生命周期中定期对患者进行超声心动图检测，因为该病有出现迟发性主动脉扩张和（或）夹层的趋势。

晶状体半脱位是该病中有诊断价值的眼部异常体征。65% ～ 70% 的患者会出现晶状体半脱位，严重程度不一，从仅在扩瞳后可以观察到的晶状体轻度颞上移位到晶状体赤道部位于瞳孔轴的显著半脱位均可见到。悬韧带拉伸或缺失导致的晶状体显著半脱位在 20 岁前缓慢进展。稍大年龄的进一步移位不太常见。完全脱位至玻璃体不常见，可能伴随晶状体源性葡萄膜炎和青光眼。晶状体脱位至前房或瞳孔间隙在伴有 EL 的马方综合征中比较罕见。过早发生的白内障在马方综合征中较常见，比正常人群早 10 ～ 20 年发生。

主控基因

成熟的眼球是一个高度复杂的器官，在胚胎形成的过程中通过有序的过程发育而来。眼球基因编码的变化会导致严重的眼球组织破坏，在出生时或者出生后不久便会表现出来。

在过去 10 年，已鉴定出数个直接影响发育和分化通路的主控基因。PAX6、SOX2 和 RX 位于眼球发育的较高层级，这些基因的突变或丢失主要导致整个眼球的缺失。其他基因，如 FOX、PITX 和 MAF 对眼球特定区域的发育有重要影响，是眼球发育高级调控的下游基因。这些基因在胚胎形成过程中表达，启动了一系列特定细胞谱系的基因表达。大部分在眼球发育层级顶端的基因编码转录因子，小部分编码信号分子。与这些基因相关的突变表型以及从其产物中推断出的相关基因和分子交互作用见下文。

配对框基因 6

配对框基因 6（paired box gene 6，PAX6）是眼球主控基因的原型。它是编码转录因子的基因家族成员之一，有一个同源域和一个配对域。其功能丧失会导致果蝇无眼症（ey）和其他动物严重眼部缺陷[64]。有趣的是，果蝇、老鼠和青蛙（非洲爪蟾蜍）中 PAX6 异位（与正常位点不同）表达仍可导致功能眼的形成。这一现象支持两个观点：①不同物种的同源基因拥有相同的功能——开启眼部的发育；②只有一种途径可以生成眼球，就是通过 PAX6 表达启动的级联信号反应[65]。

在人类中，PAX6 的突变主要引起无虹膜症（OMIM 106210）（一种全眼球异常），不太常见的是引起单一白内障和黄斑发育不全（视网膜黄斑发育障碍，OMIM 136520）、角膜炎（OMIM 148190）和 Peters 异常（中央角膜混浊，常伴角膜和晶状体粘连；OMIM 603807）[66]。和老鼠相同，人类 PAX6 纯合子丢失（双亲的等位基因均突变）对所有表达

组织的影响都是致命的。

PAX6 编码其他转录因子或结构蛋白，如晶状体中的晶体蛋白或角膜中的角蛋白 1 ～ 12。许多 PAX6 调控的转录因子（如 SIX3、FOXE3、MAF、MITF、PROX1、LHX2 和 PITX3）也参与角膜和晶状体的生成，其他因子（如 PAX2、CHX10 和 EYA1）参与视网膜和视神经的发育[67]。

已知只有少数转录因子或信号分子（如 BMP4、BMP7、RX 和 SHH）调控 PAX6。其中，SHH 可能是层级最高的因子。SHH 敲除鼠和携带 SHH 突变的人会患有前脑无裂畸形，并伴有从小眼畸形到独眼畸形不同的眼部表现，说明在眼球发育最早阶段，中央眼域分离时便出现异常[68]。

人类 PAX6 突变的基因型和表型信息在 PAX6 突变数据库中可免费获取（http://pax6.hgu.mrc.ac.uk）。

性别决定区 Y 染色体相关的高迁移率族蛋白基因 2

性别决定区 Y 染色体相关的高迁移率族蛋白基因 2（Sex-determining region Y-related high-mobility group box gene 2，SOX2）在发育中的晶状体基板、晶状体窝、视杯、晶状体、脑和耳朵中表达，该基因的杂合突变导致人类无眼畸形。有趣的是，所有这些畸形似乎都是自发出现的，并作为显性等位基因遗传[69]。

视网膜和前神经褶同源框基因

视网膜和前神经褶同源框基因（retina and anterior neural fold homeobox gene，RX）编码同源域转录因子，是首批在发育中表达的视网膜模式基因之一[70]。RX 缺陷的老鼠胚胎缺少眼原基（胚胎时期初级器官结构），在眼域并不表达 PAX6，提示这些组织中 PAX6 的上调需要依赖 RX 的功能性表达[71]。最近发现自发突变的小鼠无眼症（类似人类的无眼畸形）是由 RX 翻译起始密码子的点突变引起的[72]。

孤立的眼和眼周综合征

小眼畸形和无眼畸形

小眼畸形（microphthalmia）（OMIM309700）

是一个由希腊语 "micro"（小的）和 "ophthalmos"（眼球）延伸而来的术语，是表现为眼球容积下降的先天性畸形，从前后轴上容积轻度减少到组织学上记录的无眼球结构均可出现（OMIM206900）（www.ncbi.nlm.nih.gov/books/NBK1378/）。小眼畸形（OMIM 600165 和 605738）是指眼球小但是眼球结构正常，为屈光度大于或等于 + 8.00D 的远视。虽然小角膜或高度远视可能是重要的临床诊断线索，但诊断多单靠检查便可明确。然而，因为小角膜在非小眼畸形中也可发生[73-74]，而小眼畸形患者角膜大小也可正常[75-77]，因此临床诊断可能会不准确（http://eyepathologist.com/disease.asp?IDNUM = 308040）。小眼畸形从轻度眼轴下降到组织学上记录的无眼球结构均可出现，因此超声精确测量眼球前后轴长度对诊断至关重要。大多数正常成人眼轴长度为 21.50 ～ 27.00 mm，若成人眼轴低于 20 mm，需要考虑为异常[78-79]。虽然有技术先进的工具辅助，但极端小眼畸形很难与无眼畸形相鉴别。

小眼畸形在所有种族中为相对常见的眼畸形。由单一基因引起的疾病有这么高的患病率不太常见，提示该病有多重原因。鲜有研究记录一般人群中的患病率。在 20 世纪 60 年代后期美国一项涵盖超过 50 000 例妊娠的队列研究中，发现无眼畸形或小眼畸形的发病率为 0.22‰，眼缺损的发病率为 0.26‰[80]。在成年盲人中的患病率为 0.6% ～ 1.9%[81-82]。在儿童年龄群的盲人中，由该病致盲的病例占 3.2% ～ 11.2%[82-84]。这些差异不容易解释，但可反映种族或群体的情况。该病患病率在 1980 年日本小学生失明原因调查中最高（11.2%）。

小眼畸形的视觉损害表现可从视力正常或几乎正常至无视力，与无眼畸形的部分病例相似。视觉损害的程度与相关异常及小眼畸形的程度密切相关；白内障、视神经发育不全和（或）黄斑或视神经缺损可引起显著的视觉损害。

小眼畸形的病例可分为两大类——缺损性和非缺损性。虽然葡萄膜缺损也可在非无眼畸形中出现，但这两种疾病多相关，二者在病因学上也可能相关。缺损可能发生在虹膜、脉络膜、视神经或它们的任何组合中（图 1.10 和 1.11）。缺损是在妊娠 6 周本应正常闭合的胎儿裂未能完全闭合引起的[85]。决定眼大小的胚胎过程尚未明确。先天性囊性小眼球和无眼球是这种胚胎形成不良的极端形式[86-87]。因为极端的小眼畸形和无眼畸形很难区别，眼眶的连续切片对鉴别这两种疾病是必要的。畸形可能是单侧的或双侧的，不对称很常见。

伴或不伴有缺损的小眼畸形可能是多种不同疾病（遗传性的、环境引起的或不明原因的）的临床表现。患者的评估需要跨学科。除了完整的眼科检查外，对所有患者需要详细询问病史，包括遗传谱系和体格检查。在一些特定的病例中，家庭成员也需要接受检查。

单纯缺损性小眼畸形（OMIM 300345）可为常染色体显性遗传性疾病伴有不完全外显率，表现度从小的眼部缺损到小眼畸形甚至无眼畸形不等（图 1.9）。不伴有缺损的小眼畸形也同样为常染色体显性遗传性疾病，常见合并先天性白内障或其他眼部畸形[88-89]。伴有先天性视网膜脱离或先天性白内障的小眼畸形可为常染色体隐性遗传性疾病[90-91]。

小眼畸形基因（Mi）是首批被描述的影响视网膜发育的小鼠突变基因之一。这是一个有趣的等位基因系列，从它的轻度的隐性表型到严重的显性表型及其基因特征已被编码。由于视网膜色素上皮的缺陷，突变眼发育不良。突变基因，即小眼畸形相关转录因子（Mitf）属于碱性螺旋-环-螺旋亮氨酸拉链转录因子家族的一员。人类同源 MITF 突变（OMIM 156845）导致 20% 的 Waardenburg 综合征 Ⅱ

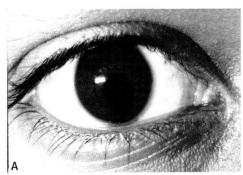
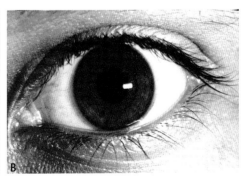

图 1.10　一位伴有智力低下的 18 号染色体长臂缺失的年轻男性的右眼（A）和左眼（A）虹膜

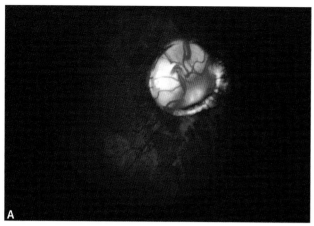

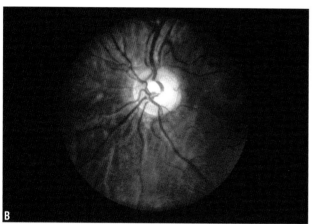

图 1.11　A. 右眼视神经缺损，视力为 1.0；B. 左眼视神经乳头正常

型（OMIM 193510）[92]。

人类 SIX3 基因突变导致前脑无裂畸形。在某些情况下，表型较轻，表现为小眼畸形和眼球虹膜缺损[93]。一些报道表明，SIX3 可能在眼的部分发育过程中起到抑制剂的作用[94-95]。在小鼠，通过 PAX6 和 Prox1（一种转录因子，对区分晶状体纤维细胞和 α 晶状体的表达很重要）激活 SIX3 基因活性，但 SIX3 基因的激活受其自身的负反馈调控[96]。转基因小鼠的实验表明，PAX6 和 SIX3 调节彼此的转录[97]。

CHARGE 综合征（OMIM 214800）的特点是非随机组合的缺损性小眼球、心脏缺损、后鼻孔闭锁、生长迟缓、生殖异常和耳朵畸形或耳聋。诊断需要至少两个临床特征[98-104]（www.chargesyndrome.org/）。眼部畸形是一种常见的特征。综合征所描述的心脏缺陷是多种多样的，有可能是致命的。染色体三体性综合征的表型[13, 18]［即 4p —综合征（Wolf-Hirschhorn，4 号染色体短臂的缺失）］和猫眼综合征可能与 CHARGE 综合征的临床表现相似，染色体分析可能有助于鉴别诊断（参见"染色体重排"部分）。

有两个基因位点被认为与单纯高度远视相关——染色体 11p 上的常染色体显性遗传性小眼球（NNO1，OMIM 600165）[105]和染色体 15q12 ～ 15 上的 NNO2（OMIM 605738）。但是 NNO2 的表型不是单纯的、非综合征性远视，而是单侧或双侧先天性小眼球伴不一致的表现度，如角膜混浊、类似 Peters 异常的虹膜角膜粘连或不伴小眼畸形的视神经发育不全。

眼附属器及眼睑畸形

眼睑和眼附属器结构的发育与眼本身的形成密切相关。眼睑发育失败的结果是形成隐眼（OMIM 123570），在这种情况下，皮肤从额头到脸颊不间断，覆盖在通常畸形的眼球表面。其可以独立发生或作为常染色体隐性遗传性疾病——Fraser 综合征的一部分表现（OMIM 219000）。回顾 27 例单纯隐眼患者，发现 11 例是家族性的，以显性方式遗传[106]。还没有发现相关基因。治疗取决于被覆盖的眼球功能，可以通过影像学结合视觉诱发电位和视网膜电图测定。如果存在视觉诱发电位，可以尝试手术利用人工角膜和创造功能性眼睑结构，以期创建清晰的视轴。有一临床试验针对这一疾病及另一密切相关疾病——Fryns 综合征（clinicaltrials.gov/ct2/show/NCT00032877）。

发育过程中眼睑的形成需要眼睑褶皱先融合，然后分离为上眼睑和下眼睑。分离失败会导致睑缘粘连（OMIM 106250 和 106260），即上下眼睑完全或部分粘连。丝状睑缘粘连是一种特殊情况，其特点为上下眼睑间由多股组织连接。

眼睑的结构发育不良可能会导致眼睑缺损或眼睑的边缘中断。单纯眼睑缺损从几乎完全没有眼睑到眼睑外侧有一个小切口程度不等。眼睑缺损也可能是某一综合征［如 Treacher Collins 综合征（OMIM 154500）或 Goldenhar 综合征（OMIM 164210）］的一部分或可能与腭裂、皮样瘤、唇裂、小眼畸形、虹膜缺损、眉缺损和骨面裂伴随发生。

先天性上睑下垂是由上睑提肌的横纹肌纤维缺乏所致。此种异常有三种主要形式：简单的遗传性上睑下垂、伴随眼外肌麻痹以及睑裂综合征（睑裂水平缩小，OMIM 110100）。单侧或双侧的单纯性先天性上睑下垂可能是一种常染色体显性遗传伴不完全外显率[107]。遗传性先天性上睑下垂 I 型的一个基因（OMIM178300）位于 8q21.12[108]。也有报道一例双侧上睑下垂男性患者有自发性平衡易位 t（1；8）（p34.3；q21.12）。提取细胞遗传断点，发现 8 号染色体断点是破坏了相当于小鼠 zfh4 基因的同源基因，其编码一种在肌肉和神经组织中表达的转录因子。这表明，人类 zfh4 基因可能是先天性双侧上睑下垂的一个候选基因[109]。针对一个大型白种英系家谱的分析发现了 X 连锁显性遗传的先天性单纯上睑下垂，定位于染色体 Xq24 ～ q27.1。其被命名为遗传性先天性上睑下垂 2 型（OMIM 300245）[110]。单纯先天性上睑下垂的治疗是手术，可以在任何年龄进行，但如果上睑下垂很严重，早期手术是必要的，以防止遮盖性弱视。手术方式的选择取决于上睑下垂的程度、上睑提肌功能量，和对 2.5% 去氧肾上腺素滴眼液的临床反应。在上睑穹窿给予 2.5% 去氧肾上腺素滴眼液 5min 后可以改善的轻度至中度上睑下垂患者可能采用 Mueller 肌切除，而那些对去氧肾上腺素滴眼液仅有轻微反应的患者可能需要上睑提肌切除术。在缺少或几乎没有上睑提肌功能的情况下，进行额肌悬吊术。

睑裂狭小、上睑下垂和倒转型内眦赘皮（blepharophimosis with ptosis and epicanthus inversus，BPES）并发通常为常染色体显性遗传[111]。有两种类型的 BPES，Ⅰ型与卵巢衰竭相关而Ⅱ型与卵巢衰竭不相关。FOXL2 基因是一个翼螺旋 / 叉头转录因子，位于染色体 3q22 ～ q23[112-114]。FOXL2 突变在Ⅰ型中产生截短蛋白，在Ⅱ型产生较大蛋白。在这种疾病中，睑裂在水平和垂直方向上均变窄，上睑下垂的特点是上睑提肌功能差，没有眼睑皱褶。因为上睑提肌功能不佳，治疗采用额肌悬吊术矫正上睑下垂。内眦赘皮的手术修复在某些情况下可以进行。

眼外肌纤维化综合征（fibrosis of the extraocular muscle syndrome，FEOM）是一种先天性眼外肌和眼睑肌肉神经支配异常，反过来又会影响肌肉发育的疾病[115]。肌肉纤维化和瘢痕、肌肉和 Tenon 囊之间粘连、Tenon 囊和眼球之间粘连导致患者的部分或全部眼外肌进行性活动障碍。患者通常眼球固定为向下凝视，导致下颌上抬的代偿头位。粘连可能累及上睑肌，导致双侧上睑下垂。FEOM1（OMIM 135700）是由 KIF21A 基因突变造成的[116]，通常位于染色体 12q12，神经病理改变提示动眼神经的上支发育缺陷[117-118]。FEOM 2（OMIM 602078）与双侧上睑下垂有关，眼位固定至外斜位。这种常染色体隐性遗传表型定位于染色体 11q13.3 ～ q13.4，由 ARIX 基因突变引起[119]。在 FEOM3（OMIM 600638）家庭中，一个或多个成员没有该病的典型表现。他们的眼可能不会下垂或可提高超过中线，或单眼受累。眼睑下垂可能不存在[120]。

先天性睑内翻和睑外翻是指眼睑位置不正，睫毛分别朝向眼球和朝外远离眼球。先天性睑内翻是由眶隔前和睑板前眼轮匝肌失衡所致。先天性睑外翻则可能源于炎症性疾病（如衣原体感染）和非炎症性疾病（如唐氏综合征和鱼鳞病）。

双行睫是指在睑缘有两行（而非一行）睫毛，可能为常染色体显性遗传。发育过程中，睫毛和眼睑 Zeis 腺在外胚层内陷过程中形成毛囊皮脂腺单位。双行睫是睑板腺发育时伴随的睫毛发育不良。治疗的目的是保护角膜上皮。如果睫毛不触及上皮，则不需要治疗。当睫毛接触角膜上皮表面时，可进行电解、冷冻或手术切开眼睑来去除毛囊。

结膜

许多遗传性疾病表现在结膜上。共济失调毛细血管扩张症（OMIM 208900：儿童时期进行性小脑共济失调，动眼失用症，无视动性眼震，眼皮肤毛细血管扩张，免疫缺陷，有恶性倾向）患者有明显的结膜血管扩张和迂曲。其特征性的动眼失用症（即自发眼球运动起始困难）多发生在毛细血管扩张之前。位于染色体 11q23.3 的共济失调毛细血管扩张症突变基因[121]编码一个调节细胞周期的大蛋白激酶[122-123]。

累及结膜和角膜的先天性或成年早期翼状胬肉（OMIM 178000）是有 70% 外显率的显性遗传[124-125]。

睑裂斑可见于所有形式的戈谢病（OMIM 230800、230900 和 231000），是糖原贮积症的一种[126]。

角膜

角膜发育异常

角膜发育异常包括扁平角膜、硬化性角膜（sclerocornea）、小角膜、大角膜和圆锥角膜。

扁平角膜（CNA1，OMIM 121400；CNA2，OMIM 217300）是指角膜平坦、曲率半径小于 43 D 的状态。具有和相邻巩膜相同的曲率半径是其特异性体征。这种情况是由于在发育过程中神经嵴细胞形成角膜缘受阻引起的。扁平角膜也许和小角膜或硬化性角膜、白内障、前部或后部缺损及 Ehlers Danlos 综合征有关。由于房角异常（开角型青光眼）或浅前房形态（闭角型青光眼）而引起青光眼。扁平角膜有两种亚型，二者的遗传模式和严重性不同。CNA1 是常染色体显性遗传，而 CNA2 是常染色体隐性遗传，后者更为严重。角蛋白聚糖（*KERA*）突变与两种亚型均有关，虽然最初的 CNA1 家庭没有发现突变[127-128]。KERA 编码硫酸角质素蛋白聚糖，对角膜透明度和结构的发育和维持至关重要。KERA 限制早期神经嵴发育和之后的角膜基质细胞表达。治疗包括纠正屈光不正和治疗青光眼。如果视轴中央清晰度消失，可以考虑穿透性角膜移植术。

硬化性角膜（OMIM 269400）有一个特点是角膜平坦，但不同于扁平角膜的是，硬化性角膜的角膜透明度部分或完全丢失。角膜缘很难明确，巩膜、巩膜外层和结膜的血管延伸到角膜。硬化性角膜病例一半是散发的，而另一半为显性或隐性遗传[129]。

小角膜（OMIM 116150）是指角膜清晰且厚度正常，但直径小于 10 mm（新生儿 9 mm）。其被认为是由于胎儿角膜生长停滞或视杯前部尖端过度生长而导致角膜发育空间减少。其有常染色体显性和隐性两种遗传形式，前者更常见。治疗包括矫正屈光不正和监测浅前房或房角异常引起的青光眼。

大角膜（OMIM 249300）是指角膜直径较大（13 ～ 16.5 mm），但角膜清晰且厚度正常。角膜增大并不是先天性青光眼的结果。这种情况是由于视杯前部尖端闭合失败使角膜有更多的空间生长，或者角膜相对于眼球其他结构过度生长。其可能与一些眼部异常有关，包括瞳孔缩小、小瞳孔、前房角发育不良、白内障、晶状体异位，Francois 中央雾状营养不良和青光眼。此外，该疾病与全身胶原合成紊乱密切相关。其通常是 X 连锁隐性遗传，位于 Xq21.3 ～ q22 区。也有散发性、常染色体显性和隐性遗传的病例报道。Neuhauser 等首次报道了一种大角膜综合征表现形式，即大角膜和智力低下综合征（OMIM 249310）[130]。儿童存在肌张力低下和轻度前额突出、睑裂下斜、内眦赘皮和宽鼻底。大角膜可能伴有虹膜发育不良。

圆锥角膜（OMIM 148300）可散发或为常染色体显性遗传。青春期前后起病，角膜出现渐进的扩张性营养不良，导致角膜变薄，引起不规则散光，可明显不对称。在严重病例中，存在角膜前部瘢痕，后弹力层破裂可引起上皮和基质水肿。这两种情况都可能需要角膜移植来达到视觉清晰。圆锥角膜与数种染色体异常（包括 21 三体、Turner 综合征、环状 13 号染色体、7 号与 11 号染色体易位）、结缔组织疾病（如 Ehlers Danlos 综合征、马方综合征、成骨不全综合征）、二尖瓣脱垂、Leber 先天性黑矇及特应性疾病有关[131-132]。现已明确 *vsx-1* 转录因子基因突变存在于 4.7% 的单纯圆锥角膜患者中。该基因也在后部多形性营养不良中发挥作用（见下文）[133]。

角膜营养不良

有很多影响角膜全层的遗传性营养不良类型，大多数是罕见的，需要眼科评估来区分。大部分角膜营养不良符合孟德尔遗传规律，有多种表型和不同程度的外显率。涉及酶促反应的营养不良往往是常染色体隐性遗传。角膜混浊可能在出生时就存在或是后天获得的（图 1.12）。角膜营养不良的症状和体征包括角膜混浊、视力不佳导致的眼球震颤，以及畏光。如果视力严重下降，可进行角膜移植。

遗传性青少年性角膜上皮营养不良（Meesmann corneal dystrophy，OMIM 122100）是一种常染色体显性遗传病，年龄较小时发病（约 12 月龄时）。成形的上皮内囊泡和微囊（其中含有过碘酸希夫反应阳性的"特殊物质"，提示为角蛋白）的数量随年龄增长逐渐增多。症状多变，从无症状到角膜糜烂引起疼痛和流泪均可见。已确定突变位于染色体 12q12 ～ Q13 的角蛋白 12 基因（OMIM 601687）和位于染色体 17q12 的角蛋白 3 基因（OMIM 148043）。这两种基

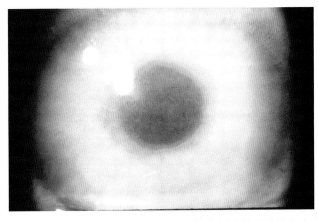

图 1.12　一名 10 岁 Maroteaux-Lamy 综合征（黏多糖贮积症）患者的角膜基质混浊

因在前部角膜上皮中均有表达，具有高度保守的螺旋边界基序，在角膜结构完整性和角质形成细胞微丝组装中起着重要作用[134]。

人类转化生长因子 β- 诱导基因（TGFβ Ⅰ 或 βIGH3）[135] 的缺陷与多种"经典"的角膜营养不良有关：格子样（OMIM 122200）、非经典 LCD Ⅲ a、中间型 LCD Ⅰ /LCD Ⅲ 和 LCD- 深层营养不良，颗粒状（OMIM 121900）和非经典颗粒状营养不良 GCD Ⅱ 和 GCD Ⅲ，Reis-Bucklers（OMIM 608470），Thiel-Behnke 营养障碍（OMIM 602082），以及 Avellino 角膜营养不良。所有角膜营养不良都为常染色体显性遗传，外显率多变，位于染色体 5q31[136-139]。TGFβ Ⅰ 在角膜细胞中表达并编码角膜上皮素，后者为高度保守的含有 683 个氨基酸的蛋白质。该蛋白质含有 N 末端分泌信号、内部同源性的四个结构域和羧基末端的精氨酸-甘氨酸-天冬甜素（RGD）基序（该基序在许多细胞外基质蛋白中存在）。RGD 基序调节细胞黏附，并作为整合素结合的识别顺序。基因突变导致角膜上皮素沉积物的进行性累积。根据突变的类型，角质上皮素异常异构体的聚集与淀粉样蛋白或其他非原纤维沉积物有关[140]。

不同的斑点状角膜营养不良（macular dystrophy）亚型，包括 MCD Ⅰ（OMIM 217800）、MCD Ⅰ a 和 MCD Ⅱ 均由遗传和生物化学决定。该营养不良为常染色体隐性遗传，在 10 岁以内发病。早期，较小的混浊在浅表基质呈轴向起始且边缘不明显。受累基质具有磨砂玻璃样外观。随后，混浊由外周延伸到深层基质。其具有特征性的糖胺聚糖积累，可被阿辛蓝和胶体铁染色。MCD Ⅰ 的特点是角膜和软骨中不存在角蛋白链硫酸化（KCS），没有明显的血清 KCS。在 MCD Ⅱ 中，血清和角膜可检测到角蛋白硫酸盐。MCD 位于染色体 16q22，可在 CHST6（OMIM 603797）中观察到突变。CHST6 编码碳水化合物转移酶，后者在角膜、脊柱和气管中表达。其基因产物在角膜中引发硫酸角质素的硫酸化过程。该基因的突变导致合成和分泌蛋白多糖（角膜结构基因）的酶失活，由聚乳糖胺取代硫酸角质素[141-143]。胶滴状角膜营养不良（GDLD，OMIM 204870）是常染色体隐性遗传病，10 岁以内发病，平坦的上皮下结节性沉积物类似于早期带状角膜病变。沉积物的数量和深度逐渐增加，最终形成桑树形状的黄灰色胶滴状物质和周围致密的上皮下混浊。可能需要反复的板层角膜移植术或穿透性角膜移植术。M1S1 基因位于染色体 1p31 并编码胃肠道肿瘤相关抗原。异常的 M1S1 基因产物可能影响上皮细胞连接，导致 GDLD 角膜细胞通透性增加[144-145]。

多形性角膜后层营养不良（posterior polymorphous corneal dystrophy，PPCD；OMIM 122000、120252 和 605020）是常染色体显性遗传病，其表达多样，发病年龄多变。虽然通常是成年发病，但 PPCD 可在出生时就出现并且较为严重。该病表现为伴或不伴基底膜增厚的不同程度的囊泡样内皮损伤。可为局部或弥漫性的，可能与角膜水肿有关。该病中青光眼和圆锥角膜的发生风险增加。后弹力层的异常前带层后方排列着异常的后胶原层。PPCD 在转录因子 VSX1（染色体 20p11.2 ～ 20q11.2）和 Ⅷ型胶原 COL8A2（染色体 1p34.3 ～ p32）α 2 亚基中的突变具有遗传异质性。PPCD 是圆锥角膜（OMIM 148300）和 Fuchs 内皮营养不良（FECD，OMIM 136800）的等位基因变异型，因为 VSX1 可能在约 9% 的 PPCD 病例和 4.5% 的圆锥角膜病例中起作用，COL8A2 可能在约 6% 的 PPCD 病例和 3.4% 的 FECD 的病例中发挥作用[133, 146]。

先天性遗传性内皮营养不良（congenital hereditary endothelial dystrophy，CHED1；OMIM 121700）是常染色体显性遗传，出生时或出生数月至 8 岁起病。CHED2（OMIM 217700）为常染色体隐性遗传，出生时或出生后数周内出现体征和症状。角膜具有磨砂玻璃样外观，并且角膜上皮可能变得粗糙。没有滴状病变，角膜敏感度正常。视力中度至重度下降，眼球震颤不常见。基底膜在 CHED2 中更厚。CHED 为遗传异质性，CHED1 和染色体 20p11.2 ～ 20q11.2 上一个 2.7 cM 的基因位点相关，CHED2 和染色体 20p13 上的基因位点相关。目前还没有发现明确基因[147-148]。

眼前节发育不全

虹膜和前房角畸形可能累及房水流出区域，使患者易患青光眼。

作为一种单纯的眼部畸形，无虹膜（OMIM 106200）为常染色体显性遗传病（图 1.3）。与虹膜发育不全程度无关的视力障碍是由青光眼或常常并发的黄斑或视神经发育不良引起。家庭内部和不同家庭患者的表现度多变[149-150]。有多篇报道显示无虹膜、发育延迟、泌尿生殖道畸形和 Wilms 肿瘤与 11 号染色体短臂缺失相关[151-154]，一名患者患有无虹膜和 Wilms 肿瘤，但不伴有显微镜可检测到的缺失[155]（见"染色体重排"部分）。常染色体显性遗传的无虹膜是源自 PAX6 基因突变[156-157]。这种基因的突变可导致其他疾病，包括先天性白内障、无眼畸形和中枢神经系统缺陷[158]、Peters 异常[159] 和角膜炎[160]。

Axenfeld-Rieger 综 合 征（OMIM602482 和 180500）是眼前段和全身结构改变并发的一系列疾病，其特征是明显的 Schwalbe 线、虹膜向角膜延伸、虹膜发育不全、牙齿异常、特征性面容和脐带缺陷。其通常为常染色体显性遗传。相关的眼部异常包括青光眼、瞳孔异位、虹膜色素上皮缺陷、小角膜、角膜混浊和白内障[161-166]。少见情况下，染色体重排也可导致 Rieger 综合征，在这种情况下通常会伴有发育延迟[167-174]。眼部发育基因 FOXC1（一种叉头盒转录因子）和 PITX2（配对样同源框转录因子）的突变引起 Axenfeld-Rieger 综合征[175-179]。FoxC1 敲除小鼠也具有与人类相似的眼前段异常。临床表型的外显率随遗传背景而变化，表明受调节基因的影响。

在人类，PITX3 突变导致眼前段间质发育不全[180]。在小鼠胚胎，Pitx3 首先在发育中的晶状体上表达，最初在晶状体囊，而后在前部上皮和晶状体赤道处表达。在 Pitx3 启动子缺失后，眼部无 Pitx3 表达，造成无晶状体眼表型（AK）的突变小鼠，缺乏晶状体和瞳孔[181]。

Peters 异常可能是胚胎发生过程中角膜和晶状体分离不完全导致的。虽然证据支持其为常染色体隐性遗传，但也可能存在染色体和非遗传性形式[182-185]。眼发育基因 PAX6、PITX2、FOXC1 和 CY1B1 的突变都与 Peters 异常有关[159, 178, 186-187]。

青光眼

青光眼是一种引起视神经细胞损伤、视野丧失和永久性视力缺陷的异质性视神经病变。这是西方国家双侧眼盲的第二大原因，影响了全球 6000 多万人。青光眼的遗传形式是遗传异质性的。至少有 8 个基因位点与青光眼（GLC1A ～ F，GLC3A/B）相关，迄今为止有 3 个基因已经明确：MYOC、CYP1B1 和 OPTN。

原发性先天性青光眼（PCG；OMIM 231300）是指 3 岁以前发病的青光眼。由于巩膜壁和角膜的弹性最大，宫内生活期间或婴儿期因眼内压增高，表现为牛眼或眼球扩大。在结构上，虽然这些眼具有正常的 Schlemm 管和正常的巩膜上静脉，但小梁网是异常的，阻碍房水从前房排出。婴幼儿先天性青光眼有经典的三联征——溢泪、畏光和眼睑痉挛。检查可发现角膜直径有所增加（在 1 岁内大于 12 mm），可能表现为牛眼。眼压升高可引起角膜水肿，角膜的急性拉伸可能导致 Haab 纹（后弹力层撕裂）。该病为隐性遗传伴不完全外显，已确定两个基因位点：一个位于染色体 2p22 ～ p21[188-189]，另一个位于染色体 1p36.2 ～ p36.1[190]。染色体 2p21 上的基因 CYP1B1（OMIM601771）的突变与 PCG[191] 相关，该基因编码细胞色素 P450 基因超家族亚科 Ⅰ 的含有 543 个氨基酸的药物代谢酶，该酶是能够代谢各种内源和外源性底物（如类固醇和类维生素 A）的单加氧酶。其在虹膜、小梁网和睫状体中表达。据报道，先天性青光眼与 10、13 和 18 号染色体的缺失，11 号染色体的臂间倒置，3 号和 14 号染色体的部分三体及 13，18 和 21 三体有关[192-193]。治疗主要是手术治疗先天性青光眼，采用小梁切开术或前房角切开术。

青少年开角型青光眼（juvenile-onset open-angle glaucoma，JOAG；OMIM 137750）是指出生后获得的青光眼，因此不伴有牛眼。其为显性遗传，通常在十余岁或二十余岁起病。据报道，有多达 87% 的病例合并近视[194]。肌纤蛋白基因（MYOC，又称为小梁网诱导型糖皮质激素应答基因；OMIM 601652）突变与常染色体显性遗传的 JOAG（33% 的患者）和原发性开角型青光眼（primary open-angle glaucoma，POAG；OMIM 137760）（2% ～ 4% 的患者）有关[195-196]。MYOC 已经被定位于染色体 1q24.3 ～ q25.2（GLC1A）。几乎所有眼部组织（包括视神经）都表达 MYOC[197]。尽管研究者已作出相当大的努力，MYOC 的功能仍未明确。

POAG 是一种慢性、进行性视神经病，其特征在于视神经乳头凹陷逐渐加深合并视野丧失，可伴有眼压升高。中心视力直到疾病晚期才受影响，因此发病隐匿且进展中多无症状。该病被认为是多因素遗传。除了染色体 1q23 ～ 24 上的肌纤蛋白基因相关的 GLC1A 基因位点外，POAG 还有其他几个基因位点：染色体 2cen ～ q13 上的 GLC1B、染色体 3q21 ～ 24 上的 GLC1C、染色体 8q23 上的 GLC1D 和染色体 7q35 ～ q36 上的 GLC1F。最近，已经证明在 16.7% 的 POAG 患者[198] 中存在视神经蛋白基因（OPTN）突变，这一位点是先前认为的位于染色体 10p14 ～ p15 上的 GLC1E 基因。OPTN 突变引起青光眼的发病机制尚未完全明了，推测 OPTN 通过凋亡（细胞死亡）途径，在眼球和视神经中发挥神经保护作用[198]。

色素播散综合征（OMIM 600510）是开角型青光眼的一种，其特征是色素沉积于角膜内皮（Krukenberg 梭形）、小梁网和周边晶状体，虹膜色素上皮出现轮辐状缺损，导致虹膜中周部特征性的透照缺损。这种色素的缺失被认为是由于悬韧带和虹膜之间的直接接触。患者通常是 20 ～ 50 岁存在近视的男性。眼压波动通常很大，患者有头痛、晕眩、间歇性视觉模糊、眼痛等症状。药物通常有助于控制眼压，激光虹膜切开术通常可在"反向瞳孔阻滞"的情况下尝试，而激光小梁成形术和过滤手术对治疗有一定作用。该病是常染色体显性遗传[199]，该基因已被定位于染色体 7q35 ～ q36[200]。

晶状体

晶状体异常可分为两大类——脱位和混浊。晶状体半脱位是指晶状体不在其正确的解剖位置，但仍保留一些悬韧带连接到睫状体；完全脱位时，晶状体在眼球里漂浮。晶状体混浊或白内障可能发生在晶状体的不同层面，并且严重程度不同。

晶状体半脱位和脱位的原因很多。晶状体脱位或半脱位是马方综合征（OMIM154700）（图 1.13）[201] 和同型胱氨酸尿症（OMIM236200）的常见表现。马方综合征的常见表现包括晶状体颞上半脱位、主动脉根部扩张、升主动脉瘤、骨骼异常（如漏斗胸、脊柱后凸侧弯和上段与下段比例低于同年龄平均值

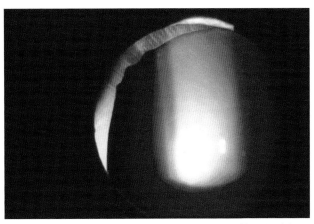

图 1.13　一名马方综合征年轻女性患者晶状体上方脱位

的两个标准差）。也可能发生气胸、扁平足、硬脑膜异位、关节松弛、蜘蛛样指和二尖瓣脱垂。诊断标准需要三个系统受累合并至少两个主要表现。如前所述，马方综合征的基础是原纤蛋白基因的突变，该基因位于染色体 15q15 ～ q21.1[202-208]。

同型胱氨酸尿症的特征是胱硫醚 - β - 合酶缺乏，导致同型半胱氨酸积累。未经治疗的患者存在智力低下、身材高大、毛发粗糙、心脏杂音和血栓栓塞体质。这些患者由于有发生血栓性血管闭塞的倾向，麻醉风险增加。眼部特征包括蓝色虹膜和进行性近视，这可能是晶状体脱位的首发表现。所有未经治疗的患者由于悬韧带缺乏而发生晶状体下方或鼻下方脱位。通过测量血清同型半胱氨酸水平来明确诊断。如果可能，应避免手术，治疗包括膳食管理（低甲硫氨酸、高半胱氨酸）和补充维生素 B_6。胱硫醚 - β - 合酶的基因已被定位于 21q22.3[209]，为常染色体隐性遗传。

晶状体及瞳孔异位（OMIC225200）是一种常染色体隐性遗传病，其特征是偏心性瞳孔和晶状体半脱位（通常晶状体半脱位的方向与瞳孔相反），并且缓慢进展[210]。单纯的晶状体半脱位或脱位罕见，大多数报道发表在马方综合征和同型胱氨酸尿症明确定义之前。

尽管也有常染色体隐性遗传和 X 连锁遗传的报道，但单纯性遗传性白内障通常为常染色体显性遗传。其可能在出生时出现或随着时间而进展。虽然家族成员的严重程度可能会有所不同，但发生位置和模式大体上是一致的。这种同一家族内的变异性表明修改初级突变表达的附加基因的重要性。相反，具有相似或相同临床表现的白内障可能由完全不同的基因的突变引起。目前，已经通过连锁分析或突变株筛选鉴定了 27 个单纯原发性白内障基因位点，其中 13 个与特定基因缺陷相关。对于一些 α 和 β 晶体蛋白突变，遗传性先天性白内障与小角膜甚至小晶状体有关。目前尚未发现明确的引起单纯性白内障的发育性病变。在已知突变基因的家族中，约有一半为晶体蛋白（晶状体核的结构成分）突变，约 1/4 具有间隙连接蛋白突变（缝隙连接的组成部分，无血管的晶状体依赖其进行营养和细胞间通讯），其余部分均分为水通道蛋白 0（参与水通道活性的酶）和珠状纤丝蛋白基因 BFSP2 突变（与 β - 晶体蛋白结合的晶状体纤维细胞特有的结构纤丝）[158, 211-223]。

已知白内障与大量代谢性疾病和遗传综合征有关。Nance-Horan 综合征（OMIM 302350）是一种 X 连锁隐性遗传的先天性白内障-牙齿疾病合并小角膜、前倾和复杂的耳郭、短掌骨和各种牙齿异常。携带者表现出独特的缝状混浊[26-27]。单纯的 X 连锁遗传的白内障最近被定位于染色体 Xp，可能是 Nance-Horan 综合征的等位基因[224]。

半乳糖血症（OMIM 230400）是常染色体隐性遗传病，其特征是不能将半乳糖转化为葡萄糖，导致半乳糖积累并转化为半乳糖醇。经典的半乳糖血症是疾病三种形式中最常见的类型，其涉及半乳糖 -1- 磷酸尿苷转移酶（GALT）的缺陷，导致 75% 的未治疗患者在出生后头几个星期内出现白内障。另外两种不太严重的疾病形式涉及两种其他酶——半乳糖激酶和 UDP- 半乳糖 -4- 差向异构酶的缺陷。

经典半乳糖血症患者在出生后头几个星期内存在营养不良、肝大、黄疸和智力缺陷。晶状体细胞内半乳糖和半乳糖醇聚积，导致细胞内渗透压升高，液体流入晶状体，在后照射时白内障出现特征性的"油滴"外观。可以通过检测尿液中的还原物质，证明存在非葡萄糖还原物质（半乳糖）来明确诊断。治疗包括从饮食中去除牛奶和奶制品。GALT 位于染色体 9p13[225-227]。

Wilson 病（肝豆状核变性）（OMIM 277900）是铜代谢异常的常染色体隐性遗传病，其导致特征性的"向日葵样白内障"，对视觉影响不明显。这种先天性新陈代谢障碍导致肝、肾和中枢神经系统中铜沉积过多。全身体征包括肝硬化、肾小管损伤和帕金森样运动功能缺损。眼部表现包括特征性的向日葵样白内障以及 Kayser-Fleischer 环，该环是后弹力层中铜沉积导致的角膜缘周金棕色变色。白内障是由于氧化亚铜沉积在前囊膜和后囊下皮质中，形成星状图案，类似于向日葵花瓣。可通过测量血清铜和血浆铜蓝蛋白水平来确诊，治疗包括铜螯合剂，在一些病例中采用锌以保护肝功能。由于白内障通常对视觉影响不明显，患者可以观察而无须手术。其中导致 Wilson 病的 WND 基因已经被定位到染色体 13q14.3 ～ q21.1[228]，被公认为编码铜转运的 P 型 ATP 酶[229]。

肌强直性营养不良（OMIM 160900）是常染色体显性遗传病，由于多色彩虹样晶体沉积在晶状体皮质中，患者可能会表现出特征性的"圣诞树样白内障"。全身表现通常在中年发生，包括收缩肌肉的延迟放松、面部肌肉的疲软、额头秃顶和心脏传导缺陷。除了结晶状晶状体沉积物外，强直性营养不良患者可能会发展为进行性后囊膜下白内障，导致皮质完全混浊。面部肌肉和眼外肌受累可能会导致上睑下垂、闭眼无力和眼球运动不足。该病是常染色体显性遗传，具有多变的外显率，已被定位到 19q13.2 ～ q13.3 染色体[230]。Boucher 等[231]确定了 I 型肌强直性营养不良的基因——DM 位点相关同源域蛋白。

玻璃体、视网膜和脉络膜

遗传性玻璃体视网膜和脉络膜视网膜畸形和变性有很多，本章不对其进行完整描述。分类很困难，因为眼球所有相邻的解剖区域（玻璃体、视网膜和脉络膜）可能都是异常的。分类基于临床特征，如眼底外观、色觉检查、电生理测试、荧光素血管造影和遗传模式。该部分将对挑选出的一些临床实体进行回顾。

色觉遗传学

色觉缺陷可能是视网膜功能最常见的异常，可出生就存在或后天获得。遗传性先天性色觉障碍几乎都是 X 连锁隐性遗传的红绿色觉异常，并且主要影响男性。编码红色和绿色光色素的基因在染色体 Xq28 上头对尾串联排列。正常 X 染色体连锁的色觉基因阵列由单一的红色色素基因紧接着一个或多个绿色色素基因组成。这些基因之间的高度同源性使其容易发生不平等的重组，导致基因缺失或形成红绿色杂交基因，从而解释了大部分常见的红绿色色觉缺陷。基因表达研究表明，阵列中只有两个最近的基因在视网膜中表达。阵列中基因的表达受高度保守的 DNA 序列控制，该序列被称为位点控制区（LCR），位于红色素基因上游约 3.5 kb。LCR 的缺失与阵列中所有基因的表达丧失相关，导致蓝色锥细胞单色盲（blue cone monochromacy，BCM；OMIM 303700）。色觉缺陷的严重程度与由阵列前两个基因编码的光色素吸收峰的差异大致相关。蓝色素基因位于 7 号染色体[232]上。

人类正常和缺陷色觉的个体变异性都很大。遗传的色觉缺陷形式分为四个主要类别：①常见的红绿色觉缺陷，包括缺乏红色视锥细胞（红色盲）或含有异常色素的视锥细胞替代红色视锥细胞（红色弱）导致的红色觉异常，以及缺乏绿色视锥细胞或含有异常色素的视锥细胞代替绿色视锥细胞（绿色弱）导致的绿色觉异常。②非功能性蓝色视锥细胞导致的蓝黄色或蓝色盲；③红色、绿色视锥细胞功能丧失（BCM）；④三类视锥细胞的功能均丧失导致的完全色盲［全色盲（ACHM）］。X 染色体连锁隐性遗传的红绿色觉缺陷是目前最常见的，在北欧抽取的男性中高达 8%，其他族群的发病率近 5%。其他形式比较罕见（ghr.nlm.nih.gov/condition ＝ colorvisiondeficiency）。

BCM 为 X 染色体连锁不完全色盲，是一种罕见的 X 连锁眼部疾病，其特征包括视力不佳、婴儿眼球震颤（随年龄增长而减少）、畏光以及色觉分辨能力严重降低。该病有时与进行性黄斑萎缩有关。包含 LCR 在内的缺失或点突变使红色和绿色色素失活，导致 BCM[233-234]。

蓝色盲或蓝黄色色觉缺陷是由于蓝色视锥细胞存在缺陷，其特征是蓝黄色混淆。这是一种罕见的（少于 1/1000）、具有重度（蓝色盲）和轻度（蓝色弱）两种形式的常染色体显性遗传性疾病。第 7 号染色体上的蓝色素基因突变引起这种疾病[235-236]。

ACHM 也被称为全色盲或杆状单色盲，是常染色体隐性遗传的先天性和静止性眼病，发病率为 1/30000。其特点是在出生头几个月内有严重的畏光和眼球震颤。视力明显降低，完全不能分辨色觉。在视网膜电图记录中，杆细胞功能正常，但锥细胞功能不存在或明显降低。这是由于三个锥细胞色素基因的遗传性功能障碍。有三个基因与色盲相关，其中两个是通道形成调节亚单位，分别是染色体 2q11 上的 ACHM2（OMIM 216900）位点的视锥细胞光感受器 cGMP 门控通道 CNGA3（a 亚单位）（OMIM 600053）和染色体 8q21 上的 ACHM3（OMIM 262300）位点的 CGNB3（p 亚单位）（OMIM 605080）。CGNA3 基因突变占 20% ～ 30%，CNGB3 基因突变占全色盲患者的 40% ～ 50%。最近发现，染色体 1p13（ACHM4 位点）上的 G 蛋白转导蛋白（GNAT2）基因（OMIM 139340）的视锥细胞特异性亚单位突变占这种罕见病症的 2% 左右[237-241]。

玻璃体视网膜变性

累及玻璃体和视网膜的疾病主要包括 X 连锁隐性遗传的先天性视网膜劈裂症（OMIM 312700）。黄斑和视网膜外周均表现出视网膜的分裂，其可能缓慢进展，到中年时，视力通常会轻微受损[242]。该基因位于 Xp22.2 ～ p22.1。家族性中心凹视网膜劈裂症（OMIM 268080）为一种家族中的常染色体隐性遗传病，其黄斑异常类似于先天性视网膜劈裂症[243]。临床试验正在准备中（www.kellogg.umich.edu）。

家族性渗出性玻璃体视网膜病变（familial exudative vitreoretinopathy，FEVR，OMIM 133780 和 305390）是外周视网膜血管形成失败引起的遗传性眼部疾病。该病中外周毛细血管的生长突然停止，可导致视网膜新生血管代偿性形成，由此继发性出现渗出性渗漏和出血、瘢痕形成以及牵拉性视网膜脱离。早期诊断至关重要。FEVR 为常染色体显性[244-245] 或 X 连锁隐性[246-247] 遗传。与 FEVR 相关的位点位于染色体 11q13 ～ 23、Xp11.4 和 11p13 ～ 12。Robitaille 等[248] 证实，在一个庞大的多基因家族中，常染色体显性 FEVR 染色体与 11q13 ～ 23 位点相关，并提取了疾病位点，确定卷曲 4 基因（FZD4）突变为此病的致病原因。FZD 基因编码 Wnt 受体，其涉及发育和致癌作用。Wnt 是参与多个发育过程的分泌信号分子，卷曲蛋白是这些配体的受体。上述发育过程的范围从胚胎背侧-腹侧的形式、神经管的形式和肢体形成到肾发育。新生血管性炎性玻璃体视网膜病变（OMIM 193235）位于染色体 11q13 ～ 23[249]（www.fevr.net/）。

Norrie 病（OMIM 310600）是一种 X 连锁隐性遗传综合征，包括先天性视网膜脱离、发育迟缓和听力丧失，其基因（norrin）位于 X 染色体短臂[250-258]，编码一种核蛋白[259-260]（www.norriedisease.org/）。

视网膜脉络膜营养不良

视网膜色素变性（OMIM 268000）十分普遍，该疾病中，视网膜进行性退化，特征为视觉丧失、夜盲和视网膜电图异常或不可记录。眼底镜下，色素聚集经常存在于视网膜中或与狭窄的视网膜血管相邻，导致"骨细胞样"外观。视网膜色素变性的形式可以大致分为最初或主要影响视网膜视锥细胞和最初或主要影响视网膜视杆细胞。其遗传模式可为常染色体隐性或显性遗传或 X 连锁隐性遗传[261]。初始症状、进展和眼部特征在不同的遗传模式中不一致。

常染色体显性遗传的视网膜色素变性（adRP）可能是由视紫红质（RP4）[262]、外周蛋白 /RDS（RP7）[263] 和 ROM1[264] 候选基因的突变引起。该病与染色体 7p（RP9）[265]、7q（RP10）[266]、8qll ~ 21（RP1）[267-268]、17p13.1（RP13）[269-270]、17p22 ~ 24[271] 和 19q13.4（RP11）[272] 相关。外周蛋白基因的突变可能导致多种临床疾病，包括 adRP、色素沉着点状白斑和黄斑营养不良[273-275]。外周蛋白 /RDS 和 ROM1 均突变的二基因遗传是另一种机制[276-277]。

该病的常染色体隐性遗传型可能由编码 RP4[278-279]、视杆细胞磷酸二酯酶[280] 的 α 亚基、视杆细胞磷酸二酯酶[281-282] 的 β 亚基和 cGMP 门控通道 CNCG1 的 a 亚基[283] 的基因突变引起，其他的基因位点位于染色体 1p13 ~ 21[284]、1q31 ~ q32[274,285] 和 6p[286-287]。

目前，存在三种视网膜色素变性 X 连锁遗传型，分别位于 Xp11（RP2）[288]、Xp21（RP3）[289-290] 和 Xp21（RP6）染色体。RP3 基因已被鉴定与鸟嘌呤核苷酸交换因子 RCC1 具有同源性[289-290]。

锥-杆型变性是指在疾病初期即出现中心视力受损，明视视网膜电图的异常先于暗反应的改变。外周蛋白 /RDS 基因的突变可引起该疾病的常染色体显性遗传型[291-293]。基因位于染色体 6q16[294-295]、6q25 ~ q26[296]、17p[297-298]、17q11[299]、18q21[300]、19q13.3 ~ 13.4[301] 以及 Xp21.1 ~ p11.3[302-303] 和 Xp22.13 ~ 11[304]。

Sorsby 眼底营养不良（OMIM136900）是一种具有完全外显率的常染色体显性遗传病。其特征是通常在患者三四十岁时出现黄斑和黄斑外脉络膜视网膜新生血管形成。早期特征包括可能延伸到周围的小的玻璃膜疣样病变（称为胶样小体）、色素聚集和色素上皮萎缩。视觉受损最初在周边部出现，可能恶化为手动。色觉异常、夜盲症和视网膜电图反应降低（视杆细胞和视锥细胞）为常见表现[305]。该疾病是由组织中的金属蛋白酶 -3（TIMP3）抑制剂的突变引起[306]。TIMP3 蛋白属于在调节细胞外基质代谢中发挥作用的分泌蛋白家族。其抑制基质金属蛋白酶，从而确定正常组织重塑过程中基质降解的程度。

显性 Stargardt 样黄斑营养不良症（OMIM 600110）是一种常染色体显性遗传病。视觉受损却没有明显的眼底损伤是这种疾病常见的首要表现，通常发生在几岁或十几岁时。微小的早期变化包括视网膜色素上皮（RPE）斑驳和视神经轻度苍白。之后，发生黄斑区 RPE 萎缩，可伴或不伴黄色斑点。最终视力通常在 20/200 ~ 20/40，黄色斑点的存在预示着更严重的视觉结果。"脉络膜湮灭征"见于隐性 Stargardt 病而在显性 Stargardt 病中不存在。2001 年，Zhang 等[307] 发现，被称为 ELOVL4 的光感受器特异性基因（极长链脂肪酸的延长因子）为该病致病基因。有假说认为，ELOVL4 蛋白参与外节中多不饱和脂肪酸的合成，因此在膜组成和光感受器健康中起关键作用[308]。

Stargardt 黄斑营养不良（Stargardt macular dystrophy，STGD；OMIM 248200）是最常见的黄斑营养不良，在美国有 1/10000 ~ 1/8000 的发病率。发病年龄和临床病程多变。1/3 的患者在生后 10 年内出现症状，一般比迟发性患者的病情进展更快。眼底异常包括黄斑中的色素变化、RPE 萎缩呈现"牛眼"外观、后极的金属样反光外观以及 RPE 水平的黄色"鱼尾"斑点。最后一种表现也称为眼底黄色斑点症。在大部分 STGD 患者中，在荧光血管造影术中可观察到"湮灭的"或"沉默的"脉络膜，反映了脂褐素的积累。视网膜电图结果各异。致病基因 ATP 结合盒转运蛋白 ABCA4（ABCR）在 1997 年被克隆，位于染色体 1p13 ~ p22。ABCR 蛋白转运脂褐素的前体，因此在缺陷状态下，RPE 中异常高水平的脂褐素积聚引发 RPE 细胞死亡并引起继发性光感受器变性[309-310]。

卵黄性黄斑营养不良（OMIM 153700）的致病基因位于染色体 11q13[311-312]，基因 VMD2 编码位于 RPE 的基底外侧质膜的 bestrophin 蛋白。bestrophin 是一种氯离子通道[313-314]。该病经典的临床表现是黄斑的"蛋黄"样外观。诊断标准是异常的眼电图中 Arden 比小于 1.5，这表明，在眼底投射光时，RPE 的电位低于正常变化。眼部症状，如视力模糊和视物变形可能发生在出生后头 10 年，但直到二十余岁和三十余岁，当视网膜新生血管形成和中心萎缩发生，才会出现严重的视力下降。

回旋状萎缩（OMIM 258870）是一种常染色体隐性遗传性脉络膜视网膜营养不良，与高鸟氨酸血症相关，由鸟氨酸氨基转移酶缺乏引起，该基因位于 10 号染色体[315]。

一些视网膜营养不良随着时间的推移相对稳定。先天性静止性夜盲（congenital stationary night blindness，CSNB；OMIM 310500、163500 和 300071）通常分为完全型和不完全型，其为常染色体显性遗传、常染色体隐性遗传和 X 连锁隐性遗传。患者视力下降伴有近视，该缺陷与双极细胞和光感受器之间神经传递的改变有关[316-317]。常染色体显性遗传性 CSNB 与视紫红质（染色体 3p）[318-319] 和视杆细胞磷酸二酯酶基因的 p 亚单位（染色体 3p）[320] 的突变有关。X 连锁遗传型与 Xp11.2 ～ Xp11.23[321-322] 有关，该基因可能是 X 连锁视网膜色素变性的一种类型[288] 的等位基因。X 染色体上的第二个位点已有描述[323]，RP3 基因区附近的第三个位点也已有报道[324]。阿兰岛眼病是 CSNB 的临床变异型[325-326]。Oguchi 病是静止性夜盲的一种隐性遗传形式，由视紫红质激酶缺陷引起[327]。

视神经

先天异常

视神经发育不全（OMIM 165550）是双侧或单侧发育异常，其特征是神经中轴突数目减少，而轴突中包含适当的支持性中胚层组织。该异常在出生时出现，临床表现从视神经乳头大小的微小节段减少到严重的弥漫性轴突丢失不等，这一弥漫性的轴突丢失可导致正常大小的视神经管包围小的视神经乳头，形成"双环"征。在胰岛素依赖性糖尿病母亲的孩子中报道有上方节段性视神经发育不良。男性和女性同等受累，双侧病变比单侧更常见。

据报道，已在一个家庭中发现视神经发育不全的常染色体显性遗传[328]。最近，Azuma 等[329] 报道了双侧视神经发育不良患者的 PAX6 基因突变。双侧严重视神经发育不全的患者可存在非进展性视力差和眼球震颤；轻度视神经发育不全的患者可能是无症状的并且具有正常的视力，或仅有视野缺陷但视力良好。通常双颞侧视野缺陷较常见，提示存在中枢神经系统中线异常。视束发育异常（OMIM 182230）（De Morsier 综合征）包括视神经发育不全和透明隔或胼胝体缺失，存在其他合并症，该综合征患儿表现为智力低下，且常具有垂体功能障碍。在视神经发育不全的情况下，可通过脑 MRI 评估相关的中枢神经系统异常。

视神经缺损（OMIM 120430）是胚裂闭合不全引起的先天性异常（图 1.11）。疾病从颞下小切迹到下方视神经较大凹陷程度不等。神经的上部通常不受影响，说明胚裂位于颞下。延伸到黄斑的视网膜浆液性脱离是常见的并发症。虽然大多数病例似乎是散发的，但在一些双侧发病的病例中为常染色体显性遗传[330]。Azuma 报道，一名虹膜异常的 1 岁男孩的视神经缺损与 PAX6 基因相关，患儿表现为虹膜异常，较大的视神经、视网膜和脉络膜缺损，双侧持续性增生性原始玻璃体，以及生长和智力发育迟缓[329]。多位研究者报道，双侧视神经缺损和肾病患者存在 PAX2 基因突变[331-333]。

视神经小凹是不同大小、形状、深度和位置的先天性凹陷。该病对男性和女性影响相当，可为双眼或单眼发病，单发或多发。通常存在对应于小凹位置的视野缺陷。如果不伴有黄斑处浆液性视网膜脱离，则视力通常不受影响，这一并发症通常发生于二十或三十余岁。已报道该病为常染色体显性遗传[334]。

遗传性视神经病变

显性视神经萎缩（OPA1；OMIM 165500）是早发性常染色体显性遗传性视神经病变，视力损害程度不一，可为渐进性[335-336]。患者通常在 10 岁内出现双侧（有时不对称）视力丧失。20 岁后通常不再进展。该病基因最初定位于染色体 3q[337]，后来明确为 OPA1，定位在视神经萎缩 -1 候选区域 3q28 ～ 3q29。已明确该基因突变为显性遗传性视神经萎缩的原因[338-339]。视神经萎缩的隐性遗传模式也存在，可独立发生或作为综合征的一部分。其表型比显性遗传性视神经萎缩更为严重。

Wolfram 综合征（OMIM 222300）（DIDMOAD，尿崩症、糖尿病、视神经萎缩和耳聋）可存在于童年早期或青春期。也可能合并其他神经系统异常。已明确，位于 4p16.1 染色体上的 WFS1 基因编码 Wolframin[340]。该疾病可为散发或常染色体隐性遗传，也有人提出可为线粒体遗传。

Leber 视神经萎缩（OMIM 535000）在患者十余岁或二十余岁呈现出严重的视力丧失，其特征是视神经乳头充血。该病男性多见，最常见于青少年或青年。男性患者不传递该疾病或其后代无携带者，而女性携带者至少有 50% 的机会将该病传递给儿子，女儿大多数都是携带者。10%～20% 的女性携带者表现出该疾病[341]。虽然几乎所有的 DNA 都位于细胞核中的 46 条染色体中，但有少量位于细胞质的线粒体内，称为 mtDNA（详见"线粒体遗传"部分）。已在 Leber 视神经萎缩的多种病例中发现编码 NADH 脱氢酶的 mtDNA 的点突变，突变已被确定为原发性或继发性[342-343]。密码子位置 11778、14484 或 3460 的突变具有致病性[34, 344-350]。继发突变，特别是 13708 和 15257 的突变，可能引发该疾病[351-353]；这些突变也可能发生在正常人群中[354-356]。X 连锁基因可能影响临床特征[357-358]。一篇关于视神经病变——青光眼性 vs. 非青光眼性的综述，以及现有的临床试验信息可在 www.revoptom.com/continuing_education/tabviewtest/lessonid/108438 找到。

染色体重排

在 20 世纪 50 年代末首次明确染色体畸变。Turner 综合征[359]、Klinefelter 综合征[360] 和唐氏综合征[361] 的遗传基础是在 Tjio 和 Levan[10] 确定正确的人类染色体数目后不久确立的。此后许多其他染色体疾病得以描述。染色体研究现在是评估儿童先天性畸形、智力低下和外阴生殖器不明的主要诊断工具。约有 1/200 的活产儿童和超过一半自发性流产的胎儿携带染色体异常。

大多数染色体数目异常源自父母（通常是母亲）的配子发育过程，是由于不分离或后期延迟。在第一次减数分裂期间，同源染色体配对，然后分离，迁移到相反的两极，与其父母的来源无关。其结果是产生 2 个细胞，每个具有 23 个复制出的染色体。之后是复制出的染色体的第二次分裂。第一次分裂时可能发生同源染色体分离失败，第二次分裂时可能发生染色体的染色单体分离失败（图 1.14）。在任一情况下，均会产生具有 24 个染色体（一条染色体存在两份）和 22 个染色体（一条染色体缺失）的互补配子。如果是前者和正常配子（23 条染色体）受精，受精卵将具有 47 条染色体，其中一条染色体存在三份（三体）；如果是后者和正常配子受精，受精卵将有 45 条染色体，一条染色体缺失（单体）。可继续妊娠的常染色体三体是染色体 13、18 和 21 三体。其他染色体的三体通常在宫内死亡，并在自然

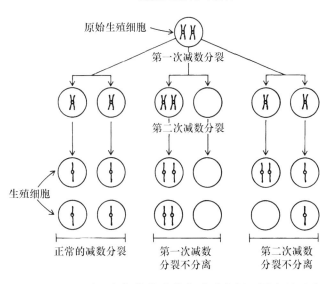

减数分裂分离-不分离

图 1.14　一对同源染色体的减数分裂示意图，图中显示在第一次和第二次减数分裂中因不分离而产生的三体和单体（From Nelson WE，Vaughn VC，McKay RJ，eds. Textbook of pediatrics，9th Ed. Philadelphia，PA：WB Saunders，1969.）

流产中可被鉴定。常染色体单体也通常是致命的，尽管 21 单体已有报道。在这种情况下可能发生镶嵌现象。

性染色体不分离的后果不是很严重。X 单体是 Turner 综合征的基础，已确定有 XXX 和 XXXX 的女性。有 XXY（Klinefelter 综合征）和 XYY 的男性并不罕见，X 和 Y 数量增多至 XXXXY 或 XXYY 已有报道。

如果在受精后的胚胎早期分裂后发生不分离，则会导致镶嵌现象。除正常细胞外，具有三体或单体的细胞系可能会持续存在于胎儿或个体中。一般来说，具有常染色体单体的细胞是不能存活的，但是 9 单体或 X 单体细胞可存活。三种细胞类型——45，X；46，XX 和 47，XXX——可以在本应是 XX 合子的女性中共存，并引起单一的有丝分裂不分离，产生 X 和 XXX 细胞。

第一个确定的人类染色体易位是两个近端着丝粒染色体（着丝粒靠近染色体一端）之间的着丝粒融合，其将染色体数量减少 1 条，不必要的短臂丢失了。导致唐氏综合征和 13 三体的大部分易位都是以着丝粒融合为主。双臂染色体之间的相互易位可改变臂的比例，而不改变染色体数量。相互易位的携带者在临床上是正常的，通常由于生出不平衡的后代而被检测出，这样的携带者可能生出具有多种

异常的孩子或具有自发性流产史。

　　家族性易位、缺失和重复（通过高分辨率染色体条带技术可识别结构异常）的病例报道描述了部分单体或三体的许多综合征。图 1.15 显示了已经鉴定的一些综合征中涉及的染色体区域。许多可识别的染色体综合征有眼部表现。

　　许多染色体畸变有眼部受累，最常见的表现为两眼间距过宽、内眦赘皮、眼裂倾斜、上睑下垂、

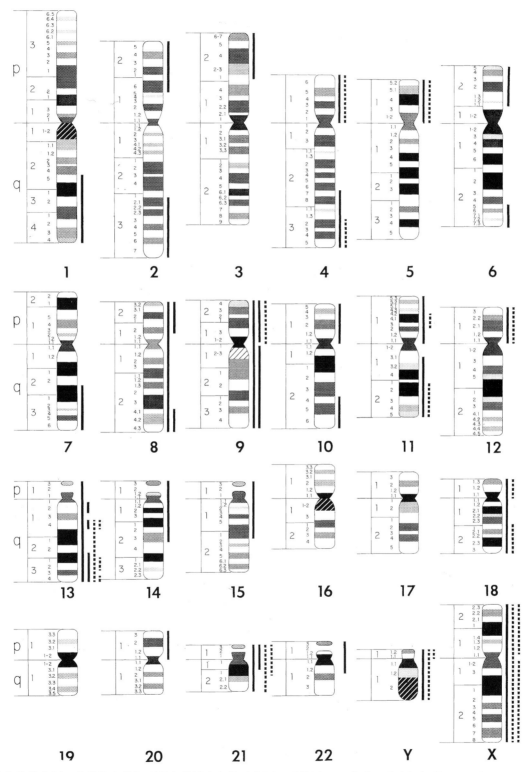

图 1.15　染色体综合征。人类染色体组型的高分辨率条带示意图。子带用 1971 年的巴黎会议推荐的十进制表示。数字 1 ～ 22 表示常染色体及 X 和 Y 性染色体。每排染色体左侧的字母 p 和 q 分别指短臂和长臂。第 1、9、16 号染色体和 Y 染色体的可变异染色质带 q12 用对角线表示。在每条染色体的右侧标注了目前已知的综合征：垂直的实线表示三体（重复）综合征，虚线表示缺失（单体）综合征（Adapted from previously unpublished figures，courtesy of Jorge J. Yunis，MD. ）

斜视和小眼畸形，而在染色体重排的患者中，眼的任何和所有结构都可能是异常的。在较常见的表现中，小眼畸形（眼球体积减小的一种畸形）表现最为显著，据报道，该病与许多染色体重排有关，通常伴有明显的葡萄膜缺损（图 1.10 中的虹膜或脉络膜），后者是由胎裂不完全闭合引起，典型的位置是鼻下方。如果眼球明显较小或完全不存在，或者如果缺损累及黄斑（视网膜上负责视锐度的位置）或视神经，则视力损害严重。单纯的虹膜缺损不会引起严重的视力损害。表 1.1 总结了已经报道的与缺损性和非缺损性小眼畸形相关的染色体重排，表 1.2 描述了与独眼畸形相关的染色体重排。

非整倍体

非整倍体是指具有完整的二倍染色体组与一个或多个额外或缺失染色体的状态。可活产的主要染色体非整倍体综合征包括 13、18 和 21 三体，X 单体（Turner 综合征），XXY（柯林菲特综合征），XXX，以及 XXY。猫眼综合征为部分 22 三体。

13 三体（Patau 综合征）

13 三体的婴儿通常出生体重正常，肌张力低下[362]。大约一半有唇裂或腭裂（图 1.16）。没有唇裂或腭裂的患儿具有前额倾斜和蒜头鼻的特征性面容（图 1.16B）。产期死亡常见，幸存者严重智力低下，90% 死于 1 岁前。

其异常包括心血管畸形、多囊性肾皮质、女性双子宫、男性隐睾和阴茎插入异常、手和脚多指 / 趾畸形、超凸指甲、毛细血管皮肤缺损和皮肤头皮缺损。中枢神经系统显著受累，损害程度从伴有嗅脑缺失、脑室和丘脑联合缺失、胼胝体、大脑镰和连合缺损的独眼畸形（图 1.16C），至伴有嗅神经和嗅叶缺失的单纯无嗅脑不等。

眼部异常是 13 三体的主要特征，包括缺损性小眼畸形、白内障、角膜混浊、青光眼、持续性增生性原发性玻璃体、眼内软骨和视网膜发育不良（图 1.16F 和 G）。大多数 13 三体患儿有 47 条染色体，少数有 46 条染色体伴有两个 D 类染色体易位，通常自发发生，偶尔从父母携带者遗传。男性和女性同等受累。

表 1.1	
染色体畸变	
缺损性小眼畸形	
畸变	参考文献
三倍体	Cogan（1971）[454] 三体性
13	Cogan 等（1964）[455]
18	Mullaney（1973）[456]
重复	
4q +	Wilson 等（1970）[457]
7q +	Vogel 等（1973）[458]
9q +	Rethore 等（1970）[459]
9p + q +	Schwanitz 等（1974）[460]
13q +	Hsu 等（1973）[461]
22q +	Walknowska 等（1977）[462]
缺失	
3q	Alvarado 等（1987）[463]
4p −	Wilcox 等（1978）[174]
4r	Carter 等（1969）[464]
7q −	Taysi 等（1982）[465]
11q −	Ferry 等（1981）[466]，Bialasiewicz 等（1987）[467]
13q −	O'Grady 等（1974）[468]
13r	Saraux 等（1970）[469]
18q	Schinzel 等（1975）[470]
18r	Yanoff 等（1970）[471]
小眼畸形重复	
10q +	Yunis 等（1976）[472]

表 1.2	
染色体重排与独眼和并眼畸形	
13 三体	Howard（1977）[473]
18 三体	Lang 等（1976）[474]
18r	Cohen 等（1972）[475]
18p −	Nitowsky 等（1966）[476]，Faint 和 Lewis（1964）[477]
3p +	Gimelli 等（1985）[478]

18 三体（Edwards 综合征）

18 三体的临床表现通常与额外的 18 号染色体的

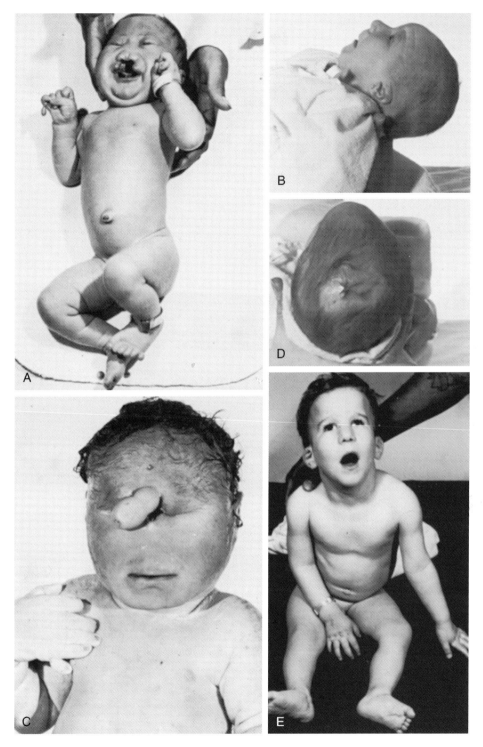

图 1.16　13 三体。**A.** 新生儿。可看到唇裂和腭裂，前额倾斜，四肢均有多指 / 趾。**B.** 没有腭裂婴儿的特征，表现出蒜头鼻、额头倾斜，外耳异常和小颌畸形。**C.** 独眼畸形伴多指。**D.** 头皮缺损。**E.** 一名 2 岁半的严重智力低下男孩，为 13 三体的镶嵌型。特征性面容、左眼小眼畸形、低位、异常耳朵，有超凸指甲的尖细手指。**F.** 左眼小眼畸形伴小角膜。白内障晶状体（L）位于脱离的视网膜前面。永存玻璃体动脉（箭头所示）被永存原始玻璃体增生包围。**G.** 眼内透明软骨岛（C）位于葡萄膜缺损平面，被永存原始玻璃体增生包围。在中央，胚胎视网膜有许多发育不良的玫瑰花结团（H 和 E：原始放大倍数 ×4）（From Rodrigues MM，Valdes-Dapena M，Kistenmacher M. Ocular pathology in a case of 13 trisomy. J Pediatr Ophthalmol 1973；10：54，reproduced with permission from Charles B. Slack，Inc.）**H.** D 组染色体，13 三体

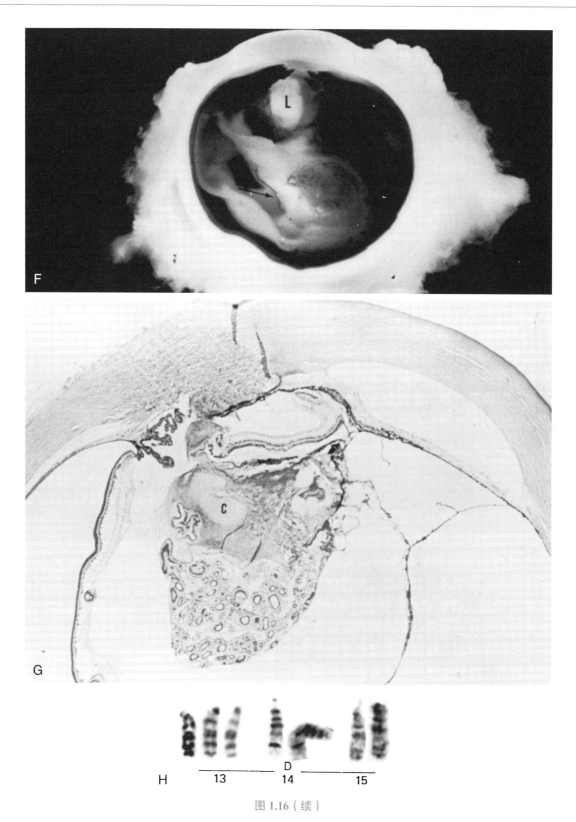

图 1.16（续）

存在有关[363]。偶尔，涉及 18 号染色体的不平衡易位也可导致该综合征。

有助于区分 18 三体的临床特征是小头畸形、特征性面容（图 1.17）、胎龄低出生体重、四肢屈曲张力高、髋关节外展受限、呼吸暂停和发育停滞。面部特征包括枕骨突出、双顶径窄，下颌后退、小颌畸形和高腭穹，低位、较大的畸形耳伴耳轮发育不良。手通常弯曲，第二指和第五指重叠，指间皱纹发育失败。常见"摇篮底"足、蹼状趾和较短的拇趾背屈。大多数指尖都可见拱形皮纹类型。这些婴

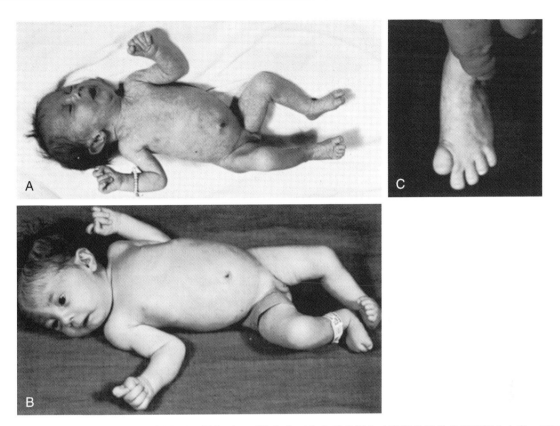

图 1.17　18 三体。**A** 和 **B.** 两名具有小颌畸形、低位耳、耳轮发育不良和手指屈曲畸形等特征性表现的新生女婴。**图 B** 中可见稍大的阴蒂和畸形足。**C.** 较短的拇趾背屈。**D.** 视网膜色素上皮（RPE）显示出明显的增厚和周边色素沉着（H 和 E，原始放大倍数 ×256）。**E.** 后极的视网膜色素减退（箭头）。**F.** E 组染色体，18 三体（**D** and **E** reprinted from Rodrigues MM，Punnett HH，Valdes-Dapena M，et al. Retinal pigment epithelium in a case of trisomy 18. Am J Ophthalmol 1973；76：265-268，with permission from Ophthalmic Publishing Company.）

儿脂肪组织发育不全，肌肉发育不良。

　　超过 65% 的病例伴有肾异常和先天性心脏病。25% ~ 50% 的病例发现幽门狭窄、膈肌膨出和 Meckel 憩室。大多数（90%）患者在 1 岁前死亡。

　　最常见的眼部异常是眼眶和眼睑异常，包括眼距过宽和眉眶发育不全。该综合征不常见的眼部特征包括缺损性小眼畸形、角膜混浊、白内障、小角膜、视网膜脱色素和先天性青光眼。

　　18 三体的眼部病理学研究较少。在 Ginsberg 等[364] 报道的两例中，最明显的异常累及角膜、葡萄膜、晶状体和视网膜。角膜混浊反映了基质的退行性变化（板层分裂和纤维化）。睫状突异常、虹膜括约肌断裂、后囊下白内障和肌肉异常也有描述。Rodrigues 等[365] 已观察到 18 三体和 XY/XXY 嵌合体患者的 RPE 异常（图 1.17D，E）。在 Green[366] 研究的另一名患者（46，XX/47，XX，＋18）中，眼未见异常。

21 三体（唐氏综合征）

　　活产最常见的常染色体异常是唐氏综合征（OMIM 190685），以 1866 年首先描述该病的 Langdon Down 命名[367]（图 1.18）。大多数唐氏综合征患儿有 47 条染色体，其中有一条额外的 21 号染色体[361]。其父母通常具有正常的染色体。约 6% 的唐氏综合征患儿有 46 条染色体，其中 1 条染色体为 21 号染色体和一条 D 或 G 组染色体的着丝粒融合。易位可能遗传自具有 45 条染色体的正常父母（该易位替换一条 21 号染色体和一条 D 组或 G 组染色体）或自发产生。三体性和易位性唐氏综合征患儿无临床差异。唐氏综合征的发病率为 1/700 活产儿，呈年龄依赖性。发病风险随母亲年龄的增长而增加，当女性超过 44 岁时，发病风险增加到 1/40。染色体正常的父母生出第二名唐氏综合征患儿的风险为 1% ~ 2%。在父母有染色体易位的情况下，如果母亲是携带者，生出唐氏综合征后代的风险为 10% ~ 15%，如果携

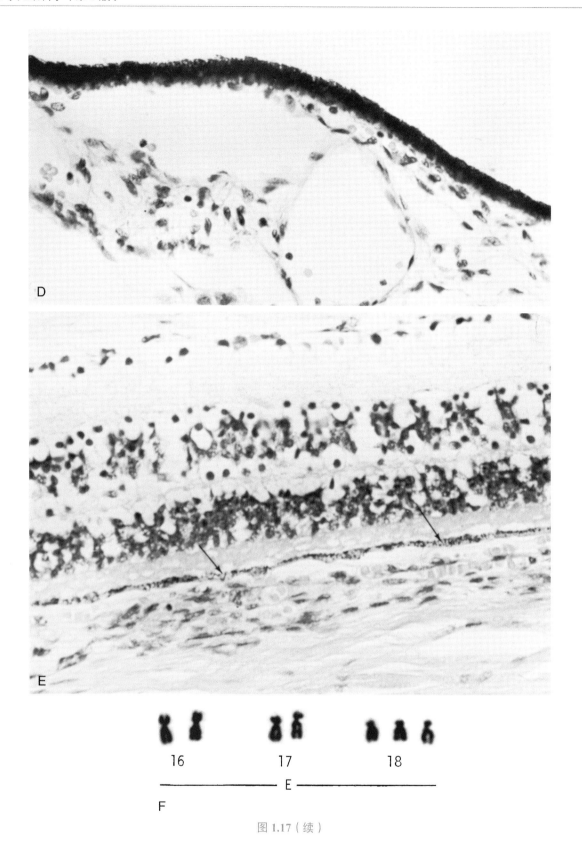

图 1.17（续）

带者为父亲，则风险仅为 1% ～ 2%。在父母之一有 21；21 染色体易位的罕见情况下，所有后代都有唐氏综合征（图 1.19）。

21 三体的镶嵌现象并不罕见。其临床表现不

一，从正常表型到典型的唐氏综合征均可见。身体正常而存在镶嵌现象的人通常在生出 21 三体的孩子后才被发现，染色体检测显示父母一方存在异常的 47，＋21 细胞系。再生出 21 三体孩子的风险可

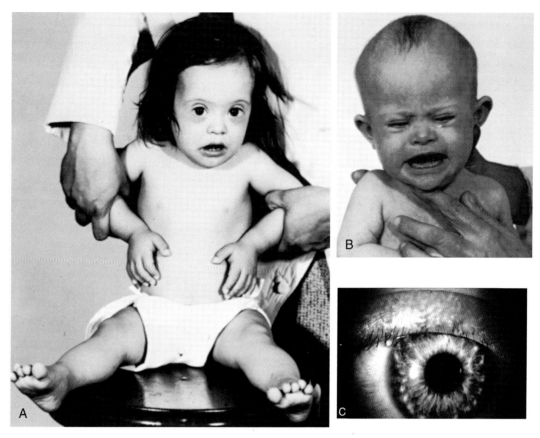

图 1.18　唐氏综合征。**A.** 一名有典型容貌、手粗短、脚趾间隔明显的 11 月龄男孩。**B.** 在该唐氏综合征患儿中，双眼上下眼睑均外翻。**C.** 21 三体中的虹膜 Brushfield 斑

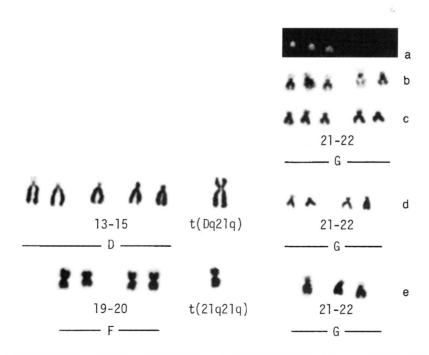

图 1.19　唐氏综合征中的染色体变异。21 三体中的荧光条带（a）和胰蛋白酶条带（b）。21 三体的染色体核型分析（c）、涉及 D 组染色体和 21 号染色体的中心着丝粒易位（d），以及两条 21 号染色体（e）。在每种情况下，21 号染色体的遗传信息均一式三份存在

能高达 50%，但无法精确计算，因为其取决于性腺中三体细胞的比例。

唐氏综合征的全身表现包括张力减退、智力低下、短头畸形、舌头大而突出、小鼻梁、小耳朵（通常轮廓不清）、脖子短粗、手短粗伴单条掌纹、小指先天性指侧弯伴中节指骨发育不全、脚短粗伴较大的一、二趾间隙，以及先天性心脏病。男性通常不育，女性能生育。据报道，21 名由唐氏综合征女性患者生出的孩子中，有 13 例正常，8 例为 21 三体[368]。

其特征性眼部表现是内眦赘皮、睑裂上斜、虹膜发育不全、Brushfield 斑、近视、圆锥角膜、内斜视、白内障和睑缘炎。可能发生双眼上下眼睑外翻（图 1.18B）。

猫眼综合征

猫眼综合征（OMIM115470）（或称 Schmid-Fraccaro 综合征）在临床上表现为虹膜和（或）脉络膜缺损、肛门闭锁伴瘘管、眼睑下垂、耳郭前悬垂物和（或）耳郭前窝、频发的心脏和肾畸形，心智发展正常或接近正常。该病存在一个小的超数染色体（小于 21 号染色体），通常有两个着丝粒，双卫星结构，代表反向重复（22）（q11）[369]。由 DNA 探针鉴定出这一多余染色体起源于染色体 22（q11 条带）的长臂内，患者中有该起源的 3 个或 4 个拷贝[370]。

多余的 22 染色体通常来源于父母两方之一。猫眼综合征是一种罕见的染色体异常，男女均可传递，如果其中一名家长表现出特征性的临床表现，如耳郭前窝或眼睑下垂，则应进行染色体检查。即使在无症状的父母中，也可能发生多余染色体的镶嵌现象。

细胞遗传的结构异常

第二类临床可识别的染色体综合征是由染色体断裂引起缺失所致，通常为末端部分的缺失。如果缺失自发发生在卵子或精子中，家庭中只有一个孩子会受到影响。一名表现正常的父母具有异常但平衡的染色体构成，出现不平衡易位时，缺失也可以被遗传。当染色体的末端断裂并互相融合时，形成环状，即环形染色体。有些孩子两端染色质（DNA）

都有损失，表现类似于同一染色体的简单缺失。许多部分缺失发生频繁，被认为是一种综合征。

4p－缺失（Wolf-Hirschhorn 综合征）

4 号染色体短臂（Wolf-Hirschhorn 综合征，OMIM 194190）部分缺失的阳性体征包括严重的智力低下、癫痫发作、眉间突出、中线处头皮缺损、耳郭前窝、唇裂和腭裂或高拱状腭裂、畸形鼻、前额血管瘤、脑积水、男性隐睾和尿道下裂[371]。缺损性小眼畸形、眼距增宽、突眼和斜视较常见[174]。该染色体异常可能是自发缺失或父母携带者配子中发生不平衡分离引起（图 1.20）。

5p－缺失（Cri du Chat 综合征）

5 号染色体短臂的部分缺失（Cri du Chat 综合征，OMIM 123450）最早是由 Lejeune 等[372]发现的。患有这种综合征的儿童通常出生体重低、新生儿期生长缓慢且肌张力低下。该综合征因婴儿有猫样哭泣而得名，这一症状是喉咙结构异常引起，在婴儿期明显，通常随着年龄增大而消失。患者可有严重智力缺陷。阳性体征包括婴儿期小头畸形伴有圆形面、小颌畸形、低位耳和先天性心脏病（图 1.21）。眼部体征有眼裂倾斜、眼距过宽、内眦赘皮、外斜视、近视和视神经萎缩。像 4p－所致综合征一样，5p－可能为新发或是由父母携带者遗传而来。

11p－缺失（WAGR 综合征）

WAGR 综合征（OMIM 194072）表现包括无虹膜、智力低下和泌尿生殖系统异常，与 Wilms 肿瘤易感有关。包括 11p13 条带在内的 11 号染色体的短臂缺失会导致该综合征[151-154]（图 1.22）。一名患有无虹膜和 Wilms 肿瘤的患者显微镜下未检测到缺失[155]。缺失可为自发发生或是正常携带者减数分裂的结果。虽然 Wilms 肿瘤是与这一三联征相关的胚胎肿瘤，但在一名 11p13 缺失、无虹膜且智力低下的患儿中发现了良性性腺母细胞瘤，而在患儿 21 个月大时尸检中未发现 Wilms 肿瘤的证据[154]。过氧化氢酶的基因靠近位于 11 号染色体短臂 p13 区带上的无虹膜位点[373]，该基因存在缺失可减少该酶的产生[151]。所有患有无虹膜和有这种基因缺失的儿童应该在 4～5

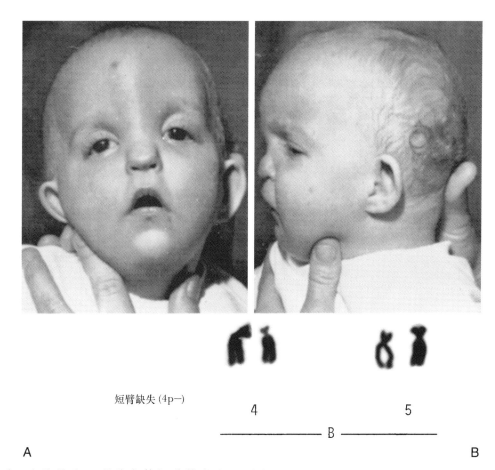

短臂缺失（4p－）

4　　　5

B

A　　　　　　　　　　　　　　　　　　B

图 1.20　**A.** 一名 1 岁的男孩，4 号染色体短臂缺失（4p－）（From Nelson WE，Vaughn VC，McKay RJ，eds. Textbook of pediatrics，9th Ed。Philadelphia，PA：WB Saunders，1969，with permission.）。**B.** B 组染色体，4 号染色体缺失部分短臂

岁内通过详细的腹部超声检查进行 Wilms 肿瘤的早期检测。

13q－缺失

13 号染色体部分单体可能是由部分长臂缺失或形成环形 13 号染色体而引起。表型相似，包括具有三角头畸形的小头畸形、鼻梁突出、小下巴、大且低位的畸形耳和面部不对称（图 1.23）。患儿有明显的智力低下。男性患儿有尿道下裂和隐睾。拇指缺失或发育不全多见。眼部体征发现包括眼距过宽、睑裂狭窄、内眦赘皮、上睑下垂、缺损性小眼畸形、白内障和视网膜母细胞瘤。

在一些散发性视网膜母细胞瘤病例中，已经证明存在 13 号染色体长臂 13q14 区的缺失。许多有这一缺失的患儿存在发育不良和发育迟缓。在少数患者中，染色体的缺失是由父母双方之一 13 号染色体重排而遗传所致[374]。大多数病例是自发的。

13q14 条带缺失引起的散发性视网膜母细胞瘤约占所有视网膜母细胞瘤的 2%。用于表达人类酯酶 D

（一种普遍存在的酶，生物功能尚不明确）的基因同样位于 13q14 条带。酯酶 D 水平测定对鉴定存在细胞遗传学检测不到的较小缺失的视网膜母细胞瘤患者有潜在作用。

18 号染色体缺失

18 号染色体缺失可在短臂（18p－）或长臂（18q－）中发生，或者两臂末端的部分缺失通过断裂的染色体末端融合之后形成环（r18）。因此，r18 的阳性体征可能与短臂和长臂缺失综合征相重叠，这里不再赘述（图 1.24）[375]。

18p－缺失

18 号染色体短臂缺失（全部或部分）相关的阳性体征变异很大。最轻微的表现包括小头畸形、智力低下、身材矮小、蹼状颈和免疫球蛋白异常（图 1.25）[376]。

该病最严重的表现类似 13 三体综合征，有中面

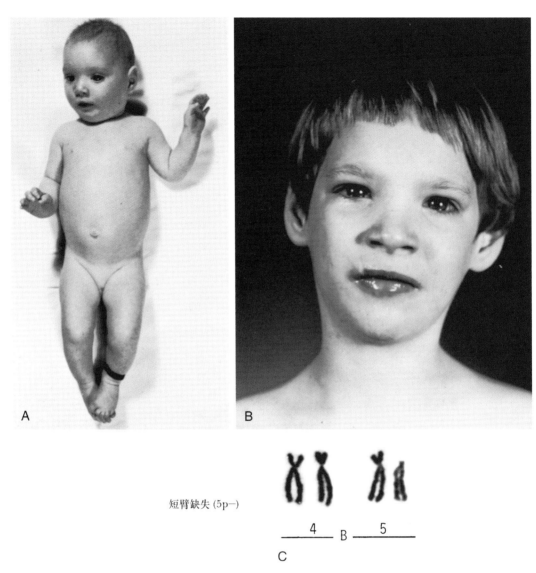

短臂缺失（5p－）

C

图 1.21　5 号染色体短臂缺失（5p－）患儿。**A.** 3 个月。**B.** 4 岁。患儿有小头畸形、眼距过宽、内眦赘皮和严重的智力低下。**C.** B 组染色体，5 号染色体大部分短臂缺失

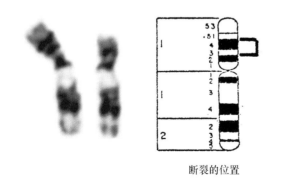

断裂的位置

图 1.22　无虹膜、性腺功能减退和 Wilms 肿瘤患儿的 11 号染色体。右侧的染色体中明显显示了包括条带 p13 ～ p14 的间质性短臂缺失。示意图中标出了引起缺失的断点位置（Courtesy of Laurel Marshall.）

部发育不良伴猴头畸形或独眼畸形及脑形态发育不全。18p－综合征中很少见到心脏、肾和胃肠道异常。轻型患儿的眼部异常包括眼距过宽、内眦赘皮、上睑下垂和斜视。猴头畸形患者存在小眼畸形和独眼畸形已有报道。

Yanoff 等的一项眼部组织病理学研究报道了一例环形 18 号染色体且 18p 缺失的猴头畸形患者[375]，其观察到双眼小眼畸形伴有囊肿、巩膜内软骨、脉络膜内平滑肌等异常。没有观察到可辨别的视觉系统成分。

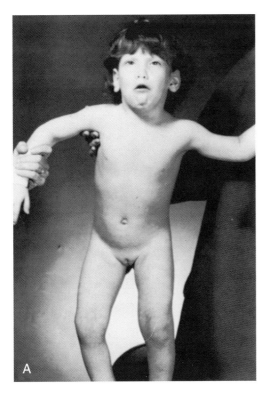

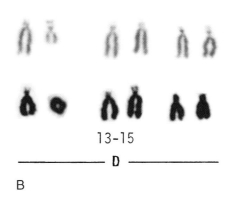

图 1.23 **A.** 一名 3 岁女孩携有环形 13 号染色体、小颌畸形、眼距过宽、内斜视、双侧虹膜缺损、内眦赘皮和先天愚型眼斜（ From Kistenmacher ML，Punnett HH. Comparative behavior of ring chromosomes. Am J Hum Genet 1970；22：304-318，with permission. ）。**B.** D 组染色体，显示长臂缺失（13q －）（上行）和环形（13r）（下行）

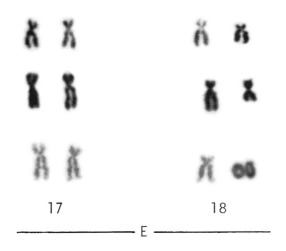

图 1.24 E 组的 17 号和 18 号染色体，左侧（上、中、下）为正常的 17 号染色体。右侧为 18 号染色体短臂缺失（18p －）（上）、长臂缺失（18q －）（中）和环形（18r）（下）

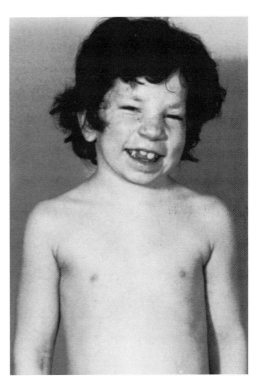

图 1.25 一名 8 岁女孩携有 18 号染色体短臂缺失、双侧先天性上睑下垂、糖尿病和甲状腺炎

18q －缺失

18 号染色体长臂部分缺失可引起一种以生长发育衰竭为特征的综合征[377]。患者面貌奇异——小头畸形、中面部发育不良和鲤鱼状嘴。耳朵有突出的

35

对耳轮和（或）对耳屏，有耳道狭窄或闭锁和听力下降。

患者指尖明显，并有许多螺纹，可见单掌纹。足趾位置异常，第三足趾位于第二和第四足趾之上。足背部有异常的脂肪垫。指关节、膝盖、肘部和肩膀上有明显凹陷（图 1.26）。眼部异常包括内眦赘皮、睑裂倾斜、眼球震颤、眼距过宽、小眼畸形、角膜异常、白内障和异常视盘。大多数病例是 18 号染色体长臂部分缺失的散发病例，偶有父母一方携带平衡易位。

三体和缺失 / 重复综合征的眼部特征总结于表 1.3 ～ 1.5。

性染色体

在现代细胞学技术发展之前，性染色体非整倍体引起的综合征已有描述。

Turner 综合征

Turner[378] 描述了几名表现为幼稚症、蹼状颈和肘外翻的患者，确立了一种临床综合征，该综合征之前被描述为内分泌疾病。三个独立的研究组在 1954 年报道，大多数 Turner 综合征（OMIM 163950）患者无性染色质（巴氏小体）[379-381]。同年首次发布的 45，X 染色体核型[359] 被许多实验室证实。大约 80% 的 Turner 综合征女性患儿有 44 条常染色体，单个 X 染色体，无性染色质。其余 20% 具有其他染色体变异。一致的细胞遗传学特征是不具有两条正常 X 染色体。可能完全缺少第二条 X 染色体或第二条 X 染色体异常（环形、片段、缺失）。具有巴氏小体的少数患者是嵌合体（45，X/46，XX）或具有一条长臂的等臂染色体——46，X，-i（Xq），即一个臂重复而形成两个相等长度臂的异常染色体。

Turner 综合征现在被称为 Noonan 综合征，典型表现是性幼稚症、身材矮小、蹼状颈、宽盾状胸部伴间隔较宽的乳头、提携角增大、小子宫和多个色素痣（图 1.27），常见反复耳部感染。卵巢由包含少数卵泡或无卵泡的纤维条纹组成，伴有较少卵巢小斑的年龄稍长的女孩所面临的问题是不伴有女性化体征。主动脉缩窄常见，可能是导致一部分儿童早期死亡的原因。自身免疫性疾病，特别是桥本甲状腺炎和糖尿病与该综合征有关。一些新生儿 Turner 综合征的特点是手足淋巴水肿，可持续到成年。

上睑下垂和斜视是最常见的眼部损害。可发生

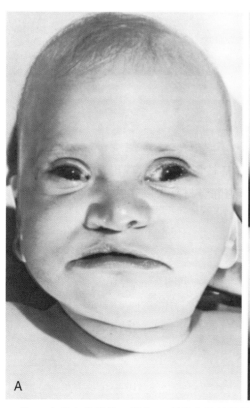
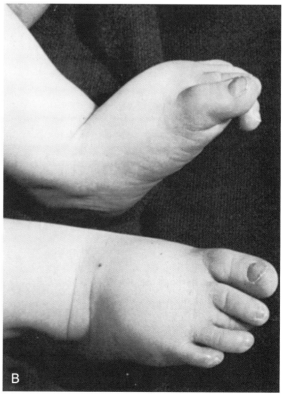

图 1.26　**A.** 一名 10 个月大的婴儿，携有 18 号染色体长臂缺失、唇裂（已修复）和腭裂、眼球震颤、外斜视、双侧视神经萎缩和黄斑异常。**B.** 足背异常长入的第三足趾和脂肪垫

表 1.3			
三体综合征的眼部表现			
	13 三体 [a]	18 三体 [b]	21 三体 [c]
内眦赘皮	+	+	+
眼距过宽	+	+	
眼距过窄			+
先天愚型眼斜			+
斜视	+	+	+
上睑下垂		+	
小眼畸形 / 无眼畸形	+	+	
眼缺损	+		
白内障			
青少年性			+
先天性	+	+	
角膜混浊	+	+	
先天性青光眼	+	+	+
其他			
Brushfield 斑			+
独眼畸形	+		
眼内软骨	+		
眉毛缺失	+		
先天性视网膜脱离	+		

[a] Hoepner 和 Yanoff（1972）[479]，Keith（1966）[480]。
[b] Huggert（1966）[481]，Rodrigues 等（1973）[482]，Ginsberg 等（1968）[364]。
[c] Ginsberg 等（1980）[483]，Shapiro 和 France（1985）[484]，Caputo 等（1989）[485]。

先天性白内障和晚发性白内障，特别是与糖尿病有关的白内障。屈光不正、角膜瘢痕、蓝色巩膜和各种其他异常也有报道[382]。

染色体为 45，X 的女性 Turner 综合征患者中，色盲发生率与正常男性相似，因为只存在一条 X 染色体。在资料齐全的家庭中，这一容易识别的缺陷可以鉴定单个 X 染色体的起源。假定亲子关系正确，如果患有 Turner 综合征的女孩和她的父亲不一致（如果患儿有色盲而父亲是正常的，或父亲有色盲而患儿正常），单个 X 染色体必定来自母亲。如果孩子和父亲都有色盲，母亲是正常的，那么 X 染色体可能被认为来自父亲。

外生殖器不明确并不是 Turner 综合征的特征，但其在 45，X/46，XY 嵌合体患儿中可以看到，这些患儿表现出 Turner 综合征的阳性体征并可能伴有不同程度的生殖器官男性化。有些可类似于典型的 Turner 综合征，而另一些是男性表型。常表现为单侧条纹性腺与对侧腹部睾丸。

Klinefelter 综合征

Klinefelter 等[383]描述了一类综合征，其表现为男子乳腺发育、小睾丸伴生精小管透明样变、精子生成缺乏，但患者有正常的睾丸间质细胞补体和升高的尿促性腺激素。Plunkett 和 Barr[384]发现，该临床综合征的患者为染色质阳性，Jacobs 和 Strong[360]发现其具有 47，XXY 染色体组。患有 Klinefelter 综合征严重类型的男孩（OMIM278850）可能有 XXXY 性染色体和 2 个巴氏小体（Barr body），或 XXXXY 和 3 个巴氏小体。X 染色体的数量增多会导致更多的身体和精神损伤。携 XXXY 的男性患有智力低下，可能有桡尺骨融合、脊柱侧凸、小头畸形、先天性心脏病和下颌前突（图 1.28）。眼部体征包括内眦赘皮、眼距过宽、睑裂上斜、斜视、Brushfield 斑和近视。

额外的 X 染色体可能来源于母系或父系。嵌合体（46，XY/47，XXY/48，XXXY 或 48，XXXY/49，XXXXY）常见，可通过两次连续的不分离现象来解释，初次不分离发生在父母配子形成过程中，第二次发生在受精卵中。

48，XXYY 核型男孩的表现与 Klinefelter 综合征有很大的重叠。他们身材异常高，伴类无睾者样身体比例，并表现出一定程度的智力低下。一些 47，XYY 核型的男性表现出攻击性或奇怪行为，但没有报道除身材高大以外的表型特征。XYY 男性的身体或行为特征多样。对英国最高安全医院进行人员调查时确定了第一名 XYY 男性，其攻击性人格获得了广泛的关注。其他 XYY 男性是根据性腺功能不全或不育来确定的，其他方面则正常。虽然 XYY 综合征中有近视、晶状体脱位和双侧视网膜脱离的报道，但结构性眼部异常并不多见。

多基因和多因素遗传

多基因和多因素遗传的概念为倾向于家族聚集

表 1.4

染色体重复综合征

	4q +	5p +	ᶜ9p +	ᵈ10p +	ᵉ12p +	ᶠ10q +	ᵍ11p +	ʰ13q +	ⁱ14q +	ʲ18piᵏ	22q	ˡ4ᵇp + ᵃ
内眦赘皮			+		+							
睑裂狭小	+		+	+								
上睑下垂	+			+							+	
眼距过宽	+	+		+			+	+			+	
眼距过窄												
睑裂上斜												
睑裂下斜							+			+		
斜视	+	+		+		+	+			+		
小眼畸形	+		+	+		+		+	+		+	
眼缺损	+	+		+	+					+	+	
白内障												
青少年性												
先天性				+							+	
角膜混浊								+				
先天性青光眼										+		
Brushfield 斑				+								

ᵃ Gustavson 等（1964）[486]。

ᵇ 4q ＋，Wilson 等（1970）[457]。

ᶜ Monteleone 等（1976）[487]。

ᵈ Rethore 等（1970）[488]。

ᵉ Yunis 等（1976）[472]。

ᶠ Rethore 等（1975）[489]。

ᵍ Orye 等（1975）[490]，Yunis 和 Sanchez（1974）[491]。

ʰ Falk 等（1973）[492]。

ⁱ Hsu 等（1973）[461]。

ʲ Raoul 等（1975）[493]。

ᵏ 超数等臂染色体 18，Condron 等（1974）[494]。

ˡ 猫眼综合征，Zellweger 等（1976）[495]

但不符合单基因孟德尔遗传的疾病提供了解释。疾病的表达可能取决于关键数量的独立遗传基因的存在。这种疾病是多基因性的，遗传风险因素可相加。如果环境因素影响结果，则被称为多因素性。多基因和多因素疾病的遗传阈值在两种性别中可能不同。例如，男性幽门狭窄比女性发生率更高，女性的风险因素必须更大才会表达该异常。因此，女性患者生育儿童患者的可能性高于男性患者。对于先天性髋关节脱位，性别关系则相反，在女性中更常见。家族聚集但未被证明是单基因缺陷而又不是纯粹受环境影响的疾病的例子包括屈光不正、斜视、糖尿病、唇裂和脊柱裂。我们下面简要讨论近视和斜视的遗传学。

近视

近视是指相较于角膜和晶状体焦距来讲眼球过长，因此图像的锐焦点平面位于视网膜的前面。眼球的增长由视网膜引导的图像处理反馈机制控制。毫无疑问，近视发展涉及环境因素，其中长期近距离工作似乎是主要的危险因素。因为近视父母的孩子更有可能患有近视，所以遗传在近视中也发挥一

表 1.5

染色体缺失综合征

	4r[b]	5p[c]	10p[d]	11p−[e]	11q[f]	13q[g]	15q−[h]	18p−[i]	18q−[j]	4p−[a]
内眦赘皮	+	+		+	+	+		+	+	
睑裂狭小										
上睑下垂	+				+	+		+		
眼距过宽	+	+				+		+	+	
眼距过窄					+					
睑裂上斜					+					
睑裂下斜									+	
斜视	+			+	+				+	
小眼畸形	+	+				+			+	
眼缺损	+	+	+		+				+	
白内障										
青少年性	+									
先天性		+		+						
角膜混浊					+					
先天性青光眼		+	+	+						
无虹膜				+						
视网膜母细胞瘤						+				
眼白化病									+	

[a] Wolf-Hirschhorn 综合征，Wilcox 等（1978）[174]。
[b] Carter 等（1969）[464]。
[c] Cri du chat 综合征，Breg 等（1970）[496]，Farrell 等（1988）[497]。
[d] Broughton 等（1981）[498]。
[e] Riccardi 等（1978）[153]。
[f] Bateman 等（1984）[183]，Lee 和 Sciorra（1981）[499]。
[g] Allderdice 等（1969）[500]。
[h] Prader-Willi 综合征，Ledbetter 等（1981，1982）[501-502]，Hittner 等（1982）[29]，Mattei 等（1983）[503]。
[i] Schinzel 等（1974）[504]。
[j] Schinzel 等（1975）[470]。

定作用。近视眼在亚洲人群中的发病率远高于美国或欧洲，即使在近距离工作量相似的群体间进行比较也是如此。

　　在多种有全身表现的基因综合征中，近视都是临床特征之一。例如，Stickler 综合征 Ⅰ 型（OMIM108300）是 Ⅱ a 型胶原基因突变引起的常染色体显性遗传的结缔组织病变，其特征是眼睛、口面和骨骼异常。相关的眼部表现包括高度近视、青光眼、白内障、玻璃体视网膜变性和视网膜脱离[385-386]。马方综合征（OMIM 154700）为原纤维蛋白 -1 基因突变引起的常染色体显性遗传的结缔组织病变，临床特征有近视、晶状体脱位、身材高大和主动脉壁扩张性增加[202，387]。Knob 综合征（OMIM 267750）会表现出常染色体隐性遗传的高度近视，伴有玻璃体变性和脑膨出，这一疾病是由染色体 21q22.3[388] 上的胶原型 18A1 基因突变而引起。而与这些综合征不同，绝大多数患有中度或高度近视的个体没有相关缺陷。

　　由于近视的高发病率、遗传异质性和临床谱的影响，遗传因素在非综合征性近视发展中的作用难

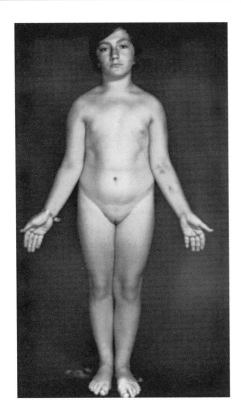

图 1.27　15 岁的 Turner 综合征女性患者，表现为身材矮小、肘外翻和甲状腺肿。该患者的染色体核型是 45，X/46，XX（From Behrman RE，Vaughan VC Ⅲ，Nelson WE，eds. Nelson textbook of pediatrics，13th Ed. Philadelphia，PA：WB Saunders，1989，with permission.）

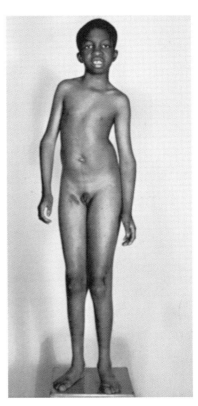

图 1.28　一名 12 岁的 48，XXXY/49，XXXXY 嵌合体男孩。患儿有下颌前突、内眦赘皮、脊柱侧凸、性腺功能减退、严重智力低下、先天性指侧弯和桡尺骨融合（From Behrman RE，Vaughan VC Ⅲ，Nelson WE，eds. Nelson textbook of pediatrics，13th Ed. Philadelphia，PA：WB Saunders，1987.）

以确定。任何疾病存在遗传因素都是基于家族聚集性和孪生子研究的证据[389]。过去曾提出几种近视的遗传方式，但在家系研究中并没有一致的结论[389-391]。Goss 等[392]对一些研究进行了回顾，其中一些研究提出近视为常染色体显性遗传，另一些研究则提出为常染色体隐性遗传，还有一些提出为 X 连锁遗传。最近，Naiglin 等[393]对 32 个高度近视的法国家庭进行了分离分析后确定了其常染色体显性遗传模式。对于高度近视来说，近视的 λs 值（与人群患病率相比，患者兄弟姐妹患病风险的增加）约为 20，而轻度近视的 λs 值约为 1.5，表明高度近视有较强的遗传基础[394]。

孪生子研究提供了最有力的证据证明近视是遗传性的。多项研究指出，与异卵双胞胎相比，同卵双胞胎中屈光不正和屈光成分（眼轴长度、角膜曲率、晶状体屈光度和前房深度）的一致性更高[390, 395-397]。孪生子研究估计出了一个显著的遗传度值（heritability value）（归因于基因组的总表型方差的所占比例）为 0.5 ～ 0.96[395-396, 398]。

许多研究报道，父母近视和其孩子的近视呈正相关，体现了近视易感性中的遗传因素[399-403]。平均而言，具有近视家族史的儿童在成为近视患者之前远视更少、前房更深且玻璃体腔更长。父母双方均有近视的儿童罹患近视的概率是父母一方有近视或父母均无近视的儿童的 6.4 倍。在 6 ～ 12 个月时，屈光度在分布后半部分的儿童发展成近视的可能性是位于前半部分的儿童的 4.3 倍。谱系分析表明，有青少年近视风险的个体中，实际上有 63% 发展为近视，其中男性和女性人数相等。这意味着在近视中，遗传对眼球的初始形状和随后的生长具有很强的作用。遗传对近视发展的影响的评估可能会因儿童采用了父母的行为特征［例如，超出平均的近距离工作活动（如阅读）］[404]而被混淆。

除遗传学外，中度近视的发展也可受环境因素的影响。这一观点可通过几种哺乳动物和禽类模型[405-407]发育中眼球屈光不正的实验性调制来证明，也可通过年幼儿童的屈光介质不规则阻止了图像聚焦在视网膜而发展为近视来证明[408-410]。此外，在日益工业化的环境下或随着教育水平的提高，一些人群的近视患病率一代代显著增加[411-415]。因此，鉴定近视基因有助于对遗传-环境相互作用的理解。

近期对高于 6.00 D 高度近视的研究结果支持多基因可能参与近视发病机制这一观点。染色体 Xq28（MYP1 位点，OMIM 310460）的三个位点区域[416, 417]和染色体 18p11.31 的常染色体显性位点（MYP2 位点，OMIM 160700）[418]以及染色体 12q23.1 ~ 24（MYP3 位点，OMIM603221）[419]已被证明在一部分独立家庭将近视分离出来。MYP2 位点已被两个独立实验室确认[420-421]。最近，常染色体显性遗传的高度近视的一个新位点被发现位于 17q21 ~ 22 染色体（MYP5，OMIM 608474）[422]。高度近视的第四个可能的常染色体显性遗传位点位于染色体 7q36（MYP4，OMIM 608367）[423]。

一项针对小鼠眼球生长速度和过程的调节因素的研究也发现了两个可能影响近视的遗传位点（Eye1 和 Eye2）[424, 425]。人类 Eye2 同源区（同线性）位于染色体 6p、16q13.3 和 19q13，Eye1 同源区在染色体 7q。

某些形式的严重近视可为孟德尔常染色体显性遗传或隐性遗传。但大多数近视患者为中度屈光不正，更可能是遗传和环境影响共同作用的结果。对高度近视易感性基因性质的研究可帮助理解常见类型的近视的发生和进展，并有助于阐明遗传和环境因素的相互作用。

关于常见的青少年中度近视，目前的共识是其病因受遗传和环境因素的影响[403]。由于其受多因素影响、常见且表现复杂，该类型近视的基因或基因位点尚未明确。独立谱系分析对中等或小效应基因的检测能力有限，因此，通过经典连锁分析可能难以定位常见的青少年近视的易感性位点。

斜视

斜视（双眼视轴不一致）是人类最常见的眼部疾病之一，人群患病率为 1% ~ 4%[426]。斜视的家族聚集性自古以来就为人所知。例如，希波克拉底曾说："患有斜视的父母的孩子大部分也有斜视"[426]。非综合征性斜视的常见类型，如共同性内斜视和外斜视，其原因可能是多重和混杂的，不是单一的功能障碍、环境因素或基因突变所引起[427-428]。

斜视倾向于家族聚集。人群研究支持遗传成分，斜视患者的兄弟姐妹患病率为 11% ~ 70%[429-430]。Francois[431]报道了内斜视的四个谱系，结论是外显率降低的常染色体显性遗传是导致该病的原因。Dufier 等[432]回顾性地研究了 195 例单纯性内斜视患者的家庭，他们通过病史或检查发现，在超过 50% 的家庭中，先证者有一名家庭成员受累，在 35% 的家庭中存在父母至子女的垂直传递。研究者在一般人群中使用 3% 的斜视患病率进行分离分析，得出结论：内斜视最可能为具有不完全外显率的常染色体显性遗传模式，内斜视伴弱视多为常染色体隐性遗传模式。

在对 173 个婴儿非调节性内斜视家系的分离分析研究中，Maumenee 等[433]发现，该疾病与伴不完全外显率的常染色体显性遗传模式或多因素遗传模式最匹配。许多遗传病通过影响中枢神经系统的发育和功能或眼球和眼眶的解剖结构引起斜视，这类疾病不包括在此分析中。

关于整体遗传性，患者一级亲属的相对风险估计在 3 ~ 5[434]。Hu[435]发现一级亲属中有 9% 的发病率，二级亲属的发病率为 2.2%，而人群的发病率为 0.6%。Richter[436]调查研究了患者的同胞和父母（先证者 697 人，总计 1509 人）以及在接种疫苗时确诊的斜视患儿（先证者 136 人，总计 344 人）。她发现，如果双亲都不患病，先证者的兄弟姐妹中斜视或各种斜视相关的眼球异常的发生率约为 20%；如果父母一方或双方患病，该发病率为 30% ~ 40%，而正常人群中发病率为 4%。男性和女性的斜视患病率相同。

外斜视先证者的家系研究较少。Waardenburg[437]报道了 18 个有 1 名以上外斜视患者的家庭，其中 13 个家庭表现为从父母到孩子的垂直传递。他假定其为伴有外显率降低的常染色体显性遗传。

孪生子研究进一步支持斜视的发生有遗传成分这一观点[438]。Waardenburg[437]将既往的内斜视孪生子报道与他的病例结合在一起，发现同卵双生子中斜视的一致性约为 80%（69 组），异卵双生子中斜视的一致性约为 12%（101 组）。De Vries 和 Houtman[439]研究了 17 对其中之一在 2 岁以内发生内斜视的同卵双生子，发现其中 8 对具有斜视的一致性。Rubin 等[440]询问了 50 名眼科医生，汇总了 22 对其中之一为外斜视的双胞胎和 122 对其中之一为内斜视的双胞胎的观察结果，发现同卵双生子中外斜视的一致性为 77%，异卵双生子中外斜视的一致性为 50%，同卵双生子中内斜视的一致性为 75%，异卵双生子中内斜视的一致性为 53%，外斜视遗传度为 0.54，内斜视遗传度为 0.47。研究者分别分析了内隐斜和外隐斜，发现这两种形式的斜视一致性相对较低。Richter[436] 也研究了双生子中的斜视（包括内斜视和外斜视），发现 12 对同卵双生子中的 11 对和 27 对异卵双生子中的 7 对有一致性。基于研究的频率和双生子研究，她得出结论，斜视是多因素的。如果斜视单纯为遗传因素导致，同卵双生子的一致性应为 100%；而如果环境是单独的影响因素，异卵双生子中的患者应为 4% 以下（普通人群患病率）。

1972 年 Niederecker 等[441] 发现，内斜视或外斜视先证者的父母与对照组相比，维持眼位（融合幅度）的能力欠佳。在进行眼位偏斜和 AC/A 关系的评估中，Mash 等[442] 发现，融合幅度比其他值有较高的遗传度，而且在斜视群体中差异显著。

一项大型定量遗传学研究探讨了美国爱荷华州一组斜视患者及其家庭的眼位情况和其他参数[442-443]。该研究评估了可能使患者易患斜视的眼部参数的遗传性。他们发现，眼位（内转或外转）在一个家庭内往往一致，母亲有较高的遗传度（0.42）。因此，内斜视患者的亲属也倾向于患有内斜视，而外斜视患者的亲属往往有外斜视倾向。母亲的眼位与后代最相关。作者计算出 AC/A 值的遗传度为 0.38。

Parikh 等最近的一项研究[444] 是在一个大家族用隐性遗传模型鉴定了假定的斜视易感位点与染色体 7p22.1 的连锁关系，其中概率的多项对数为 4.51。他们还证明，在其他 6 个多发家族中，未能观察到染色体 7p 上的显著连锁，这与家族间的遗传异质性相一致。他们的研究结果表明，可以通过候选基因的连锁分析和突变筛选来定位并最终鉴定斜视易感基因。

综上所述，单纯斜视是普通人群中的常见疾病，原因尚不明确。如果是单基因突变，斜视似乎不会发展；然而，所有形式都有家族聚集性，没有什么证据支持环境因素的影响。尽管没有结论性的证据，但是如果个体有明显斜视合并其他异常，刚提示很有可能为伴有"阈值"水平的多基因和（或）多因素模型，多因素包括瞳距、融合能力、屈光不正等。

遗传咨询和产前诊断

单基因疾病再次发生的风险取决于突变基因是位于常染色体还是性染色体，是否表现为杂合状态以及其外显率。患有常染色体显性遗传性疾病的个体可能其父母一方也患有此病并且家族内几代均有患者（垂直传递，图 1.6）。患有常染色体显性遗传病的个体与正常的伴侣相结合，无论子代性别如何，都会将致病基因传递到大约一半的子代，而另一半子代会接受正常的等位基因。因此，无论以往妊娠的结果如何，每次妊娠生出不携带突变的儿童的预期为 50%，生出具有异常等位基因的儿童的预期也为 50%。具有异常等位基因的儿童表达疾病的可能性取决于外显率。

如果外显率高且没有家族史，那么患有显性遗传病的孩子可能发生了新的突变。母亲未来妊娠生出患儿的风险将接近零，因为大多数可检测的突变发生在单个配子中。然而，包含生殖细胞的组织部位突变可能导致超过一个患病后代的诞生。曾有报道，生殖细胞系的这种罕见的体细胞突变导致一对正常父母生出两名软骨发育不全患儿[445]。两名软骨发育不全患儿先后出生，表明这一疾病在该家庭中为常染色体显性遗传。

两名常染色体隐性遗传病携带者结合后，双方将正常或异常等位基因传递给受精卵的概率相等。有三种可能的遗传组合：①接受来自父母双方的正常等位基因，形成纯合正常子代；②从父母一方接受正常等位基因而从另一方接受异常等位基因，形成杂合子；③患儿从父母双方均接受异常等位基因。预期的后代比例是一名临床上正常的纯合子：两名临床上正常的杂合子：一名临床上异常（患病）的纯合子。胚胎接受至少一个正常等位基因且表型为正常的概率为 3 : 1。因此，每次妊娠生育出患儿的风险为 25%。

在隐性遗传性代谢性疾病中，当已知的酶缺陷可定量时，可以确定患者的哪些亲属是携带者。患者通常酶活性降低或无酶活性，而杂合子酶活性大约是正常纯合子的一半。例如，半乳糖血症患者的临床表现是源于半乳糖 -1- 磷酸尿苷酰转移酶活性降低和半乳糖 -1- 磷酸的积累。相对于具有两个正常等位基因的个体，半乳糖血症的杂合子具有约一半的酶活性（在白细胞和组织培养成纤维细胞中测定的结果）。通过测定绒毛膜绒毛取样或羊膜穿刺术获得的胎儿细胞组织培养物中的酶水平，可以在子宫内诊断半乳糖血症和许多其他代谢紊乱，但 DNA 分析正在迅速代替传统的生物化学方法。

在罕见的隐性遗传病中，患者父母有更近的血缘关系，父母均接受了来自同一共同祖先的突变基因（图 1.5）。一个基因在某个群体中可能相对罕见，而在另一个群体中则是常见的。例如，美国 OCA 的发病率约为 1/20 000，而在巴拿马的圣布拉斯印第安人中，则为 1/132。假设两种疾病是由同一基因的缺陷引起，则携带者状态在圣布拉斯居民中更常见。除了祖籍为东欧的犹太人，Tay-Sachs 病和家族性自主神经异常的致病基因非常罕见。囊性纤维化几乎完全是白种人的疾病。一些隐性基因的高频率出现归因于一个孤立群体内的遗传漂移，其被称为创始者效应（正如圣布拉斯印第安人）。对于其他基因，杂合子可能表现出选择性优势。镰状细胞杂合子在疟疾发作中存活能力更强，从而产生选择性优势，在疟疾比较常见的非洲，携带者（杂合子）更为常见。还有人提出，Tay-Sachs 病的杂合性对肺结核有抵抗性[446]。

在 X 连锁隐性遗传病中，杂合女性携带者将异常等位基因传递给其一半的女儿（携带者）和一半的儿子。因为儿子只有一条 X 染色体，故表现出这种疾病（图 1.8）。另外 50% 的儿女都是正常的。男性患者将其单条 X 染色体传递给所有的女儿，她们是 X 连锁隐性基因的专有携带者，因 X 连锁显性基因而患病。很少发生雄性至雄性的 X 连锁基因传递，因为男性向儿子传递 Y 染色体；如果基因在 X 和 Y 染色体上，则可能会发生这种现象。在 X 连锁显性遗传病中，女性患者中有一半后代患病，通常女性患儿占多数，推测是由于男性在胎儿期流产。

在遗传咨询中，群体遗传学可用于计算近亲繁殖系数和复发风险。可以根据近亲关系计算一对夫妇的近亲繁殖系数。可以使用贝叶斯定理来计算特定疾病再次发生的风险，该计算是基于祖先的风险和有携带者风险的个体的后代受影响的状态。

产前诊断领域在过去 10 年中迅速发展。对于患有适合产前诊断的疾病的家庭来说，绒毛膜绒毛采样、羊膜穿刺、超声检查、胎儿镜检查和其他操作

的诊断性应用已经大大改变了遗传咨询的性质。父母现在可以根据受孕胎儿是否患病而不是统计学风险来决定是否继续妊娠。

在羊膜穿刺术中，经腹抽吸出羊水和悬浮的胎儿细胞。通常，这一操作是在妊娠第 15 周后的妊娠中期进行的。最近，精密的超声检查已使羊膜穿刺术能够提早至末次月经后的 11 ～ 12 周进行。

绒毛膜绒毛取样是指从孕囊外取出将会成为胎盘的细胞。这些细胞来自发育为胚胎的受精卵。在超声监测下，经阴道或经腹部获得细胞。该操作通常在末次月经后的第 9 ～ 12 周进行。细胞可以在培养物中生长并用于染色体分析和生化测定。

产前诊断性绒毛膜绒毛取样的一般适应证是：①生育染色体异常患儿的风险增加（如母亲年龄 35 岁或以上、之前的孩子患有染色体异常，或母亲是已知的常染色体重排的携带者）；②父母为可诊断的生化疾病的携带者；③母亲为严重的 X 连锁遗传病的携带者。羊膜穿刺术的适应证相同。此外，只有羊膜穿刺术可用于检测无脑畸形、脊柱裂和脑膨出等神经管缺陷，如果父母或之前的孩子为患者，则应进行羊膜穿刺术。

染色体异常可以通过细胞学研究来检测。如果生化疾病在培养的细胞或羊水中有表达，则可在子宫内诊断。胎儿中的神经管缺陷可以通过羊水中甲胎蛋白水平升高和羊水中改变的拟胆碱酯酶来检测，通过筛查母体血清可确定高风险妊娠。通常，神经管缺陷可以通过妊娠中期的超声检查来检测。对于 X 连锁疾病，确定胎儿性别后进行适当的诊断测试。如果不能进行测试，是否继续妊娠的决定可能只能基于男性胎儿有 50% 的患病风险这一信息。

绒毛膜绒毛取样和羊膜穿刺术已经成为可接受的医疗操作，对母亲或胎儿几乎没有风险。对胎儿的眼部创伤是罕见的并发症。妊娠中期的羊膜穿刺术导致单侧角膜混浊伴可疑穿孔曾有报道[446-451]。该并发症可通过使用超声引导来避免。

产前诊断对于许多具有眼部表现的疾病是可行的。分析技术包括胎儿解剖的超声检查和胎儿细胞或羊水的分析。由于胎儿眼部生物测定已经建立，已可通过超声检查[446]诊断出明显的眼部畸形。

（文雯　译　赵晨　审校）

参考文献

1. Sutton WS. The chromosomes in heredity. *Biol Bull* 1903;4: 231–251.

2. Watson JD, Crick FHC. Molecular structure of nucleic acids: a structure for deoxyribose nucleic acid. *Nature* 1953;171: 737–738.

3. Lenz W. Zukunftsperspektiven in der humangenetik. In: Hammerstein W, Lisch W, eds. *Ophthalmologische genetik.* Stuttgart, Germany: Enke, 1985:384–390.

4. Shin JT, Fishman MC. From zebrafish to human: modular medical models. *Ann Rev Genomics Hum Genet* 2002;3: 311–340.

5. McKusick VA. *Mendelian inheritance in man: a catalog of human genes and genetic disorders*, 11th Ed. Baltimore, MD: Johns Hopkins University Press, 1994.

6. Winter R, Baraister M. *London dysmorphology database,* version 3.0. Oxford: Oxford University Press Electronic Publishing, 2001.

7. Krawczak M, Ball EV, Fenton I, et al. Human gene mutation database—a biomedical information and research resource. *Hum Mutat* 2000;15:45–51.

8. Cotton RGH, McKusick V, Scriver CR. The HUGO mutation database initiative. *Science* 1998;279:10–11.

9. Thompson JS, Thompson MW. *Genetics in medicine,* 3rd Ed. Philadelphia, PA: WB Saunders, 1980:356.

10. Tjio JH, Levan A. The chromosome number of man. *Heredias* 1956;42:1–6.

11. Seabright M. A rapid banding technique for human chromosomes. *Lancet* 1971;2:971–972.

12. Caspersson T, Zech L, Johansson C. Differential binding of alkylating fluorochromes in human chromosomes. *Exp Cell Res* 1970;60:315–319.

13. Prescott JC, Blackburn EH. Telomerase: Dr. Jekyll or Mr. Hyde? *Curr Opin Genet Dev* 1999;9:368–373.

14. Bouffler SD. Involvement of telomeric sequences in chromosomal aberrations. *Mutat Res* 1998;404:199–204.

15. Krejci K, Koch J. An in situ study of variant telomeric repeats in human chromosomes. *Genomics* 1999;58:202–206.

16. Abdulla S. Telomerase as a marker for cancer. *Mol Med Today* 1997;3:187.

17. Albanell J, Lonardo F, Rusch V, et al. High telomerase activity in primary lung cancers: association with increased cell proliferation rates and advanced pathologic stage. *J Natl Cancer Inst* 1997;89:1609–1615.

18. Gendrot C, Ronce N, Raynaud M, et al. X-linked nonspecific mental retardation (MRX16) mapping to distal Xq28: linkage study and neuropsychological data in a large family. *Am J Med Genet* 1999;83:411–418.

19. Lichter P, Joos S, Bentz M, et al. Comparative genomic hybridization: uses and limitations. *Sem Hematol* 2000;37: 348–357.

20. Jeuken JWM, Sprenger SHE, Wesseling P. Comparative genomic hybridization: practical guideline. *Diagn Mol Pathol* 2002;11:193–203.

21. Pinkel D, Segraves R, Sudar D, et al. High resolution analysis of DNA copy number variation using comparative genomic hybridization to microarrays. *Nat Genet* 1998;20: 207–211.

22. Pollack JR, Perou CM, Alizadeh AA, et al. Genome-wide analysis of DNA copy-number changes using cDNA microarrays. *Nat Genet* 1999;23:41–46.

23. Snijders AM, Nowak N, Segraves R, et al. Assembly of microarrays for genome-wide measurement of DNA copy number. *Nat Genet* 2001;29:263–264.

24. Morton NE, Crow JF, Muller HJ. An estimate of the mutational damage in man from data on consanguineous marriages. *Proc Natl Acad Sci USA* 1956;42:855–863.

25. Lyon MF. Gene action in the X-chromosome of the mouse (*Mus musculus* L.). *Naturwissenschaften* 1961;190:372–373.

26. Bixler D, Higgins M, Hartsfield J Jr. The Nance-Horan syndrome: a rare X-linked ocular-dental trait with expression in heterozygous females. *Clin Genet* 1984;26:30–35.

27. Lewis RA, Nussbaum RL, Stambolian D. Mapping X-linked ophthalmic diseases. IV. Provisional assignment of the locus for X-linked congenital cataracts and microcornea (the Nance-Horan syndrome) to Xp22.2–p22.3. *Ophthalmology* 1990;97:110–120.

28. Berson EL, Sandberg MA, Maguire A, et al. Electroretinograms in carriers of blue cone monochromatism. *Am J Ophthalmol* 1986;102:254–261.

29. Hittner HM, Kretzer FL, Antoszyk JH, et al. Variable expressivity of autosomal dominant anterior segment mesenchymal dysgenesis in six generations. *Am J Ophthalmol* 1982;93:57–70.

30. Shoffner JM, Wallace DC. Mitochondrial genetics: principles and practice. *Am J Hum Genet* 1992;51:1179–1186.

31. Wallace DC. Mitochondrial DNA variation in human evolution, degenerative disease, and aging. *Am J Hum Genet* 1995;57: 201–223.

32. Bindoff LA, Desnuelle C, Birch-Machin MA, et al. Multiple defects of the mitochondrial respiratory chain in a mitochondrial encephalopathy (MERRF): a clinical, biochemical and molecular study. *J Neurol Sci* 1991;102:17–24.

33. Moraes CT, DiMauro S, Zeviani M, et al. Mitochondrial DNA deletions in progressive external ophthalmoplegia and Kearns-Sayre syndrome. *N Engl J Med* 1989;320:1293–1299.

34. Wallace DC, Singh G, Lott MT, et al. Mitochondrial DNA mutation associated with Leber's hereditary optic neuropathy. *Science* 1988;242:1427–1430.

35. DiMauro S, Moraes CT. Mitochondrial encephalopathies. *Arch Neurol* 1993;50:1197–1208.

36. Shapira AHV, DiMauro S, eds. *Mitochondrial disorders in neurology.* Oxford: Butterworth-Heinemann, 1994.

37. Hufnagel RB, Ahmed ZM, Correa ZM, Sisk RA. Gene therapy for Leber congenital amaurosis: advances and future directions. *Graefes Arch Clin Exp Ophthalmolol* 2012;250:1117–1128.

38. Morimura H, Fishman GA, Grover SA, et al. Mutations in the RPE65 gene in patients with autosomal recessive retinitis pigmentosa or Leber congenital amaurosis. *Proc Natl Acad Sci USA* 1998;95:3088–3093.

39. Sohocki MM, Sullivan LS, Mintz-Hittner HA, et al. A range of clinical phenotypes associated with mutations in CRX, a photoreceptor transcription-factor gene. *Am J Hum Genet* 1998;63: 1307–1315.

40. Acland GM, Aguirre GD, Ray J, et al. Gene therapy restores vision in a canine model of childhood blindness. *Nat Genet* 2001;28:92–95.

41. Tomita Y, Takeda A, Okinaga S, et al. Human oculocutaneous albinism caused by a single base insertion in the tyrosinase gene. *Biochem Biophys Res Commun* 1989;164:990–996.

42. Rinchik EM, Bultman SJ, Horsthemke B, et al. A gene for the mouse pink-eyed dilution locus and for human type II oculocutaneous albinism. *Nature* 1993;361:72–76.

43. Schmitz B, Schaefer T, Krick CM, et al. Configuration of the optic chiasm in humans with albinism as revealed by magnetic

resonance imaging. *Invest Ophthalmol Vis Sci* 2003;44:16–21.

44. Faugere V, Tuffery-Giraud S, Hamel C, et al. Identification of three novel OA1 gene mutations identified in three families misdiagnosed with congenital nystagmus and carrier status determination by real-time quantitative PCR assay. *BMC Genet* 2003;4:1.

45. Hegde M, Lewis RA, Richards CS. Diagnostic DNA testing for X-linked ocular albinism (OA1) with a hierarchical mutation screening protocol. *Genet Test* 2002;6:7–14.

46. Farrer LA, Arnos K, Asher JH Jr, et al. Locus heterogeneity for Waardenburg syndrome is predictive of clinical subtypes. *Am J Hum Genet* 1994;55:728–733.

47. Zlotogora J. X-linked albinism-deafness syndrome and Waardenburg syndrome type II: a hypothesis. *Am J Med Genet* 1995;59:386–387.

48. Nobukuni Y, Watanabe A, Takeda K, et al. Analysis of loss-of-function mutations of the MITF gene suggests that haploinsufficiency is a cause of Waardenburg syndrome type IIa. *Am J Hum Genet* 1996;59:76–83.

49. Tassabehji M, Newton VE, Liu XZ, et al. The mutational spectrum in Waardenburg syndrome. *Hum Mol Genet* 1995;4: 2131–2137.

50. Tassabehji M, Newton VE, Read AP. Waardenburg syndrome type 2 caused by mutations in the human microphthalmia (MITF) gene. *Nat Genet* 1994;8:251–255.

51. Morell R, Spritz RA, Ho L, et al. Apparent digenic inheritance of Waardenburg syndrome type 2 (WS2) and autosomal recessive ocular albinism (AROA). *Hum Mol Genet* 1997;6:659–664.

52. Rand EB, Spinner NB, Piccoli DA, et al. Molecular analysis of 24 Alagille syndrome families identifies a single submicroscopic deletion and further localizes the Alagille region within 20p12. *Am J Hum Genet* 1995;57:1068–1073.

53. Li Y, Bollag G, Clark R, et al. Somatic mutations in the neurofibromatosis 1 gene in human tumors. *Cell* 1992;69:275–281.

54. De Lange C. Sur un type nouveau de degeneration (typus Amsteledamensis). *Arch Med Enfants* 1933;36;713–719.

55. Jackson L, Kline AD, Barr MA, et al. de Lange syndrome: a clinical review of 310 individuals. *Am J Med Genet* 1993;47: 940–946.

56. Ireland M, Donnai D, Burn J. Brachmann-de Lange syndrome. Delineation of the clinical phenotype. *Am J Med Genet* 1993;47:959–964.

57. Levin PS, Green WR, Victor DI, et al. Histopathology of the eye in Cockayne's syndrome. *Arch Ophthalmol* 1983;101: 1093–1097.

58. Krantz ID, McCallum J, DeScipio C, et al. Cornelia de Lange syndrome is caused by mutations in *NIPLB*, the human homolog of *Drosophila melanogaster Nipped-B*. *Nat Genet* 2004;36: 631–635.

59. Tonkin ET, Wang T-J, Lisgo S, et al. *NIPBL*, encoding a homolog of fungal Scc2-type sister chromatid cohesion proteins and fly Nipped-B, is mutated in Cornelia de Lange syndrome. *Nat Genet* 2004;36:636–641.

60. Rollins RA, Morcillo P, Dorsett D. Nipped-B, a Drosophila homologue of chromosomal adherins, participates in activation by remote enhancers in the *cut* and *Ultrabithorax* genes. *Genetics* 1999;152:577–593.

61. Collod-Beroud G, Boileau C. Marfan syndrome in the third millennium. *Eur J Hum Genet* 2002;10:673–681.

62. Robinson PN, Booms P, Katzke S, et al. Mutations of FBN1 and genotype-phenotype correlations in Marfan syndrome and related fibrillinopathies. *Hum Mutat* 2002;20:153–161.

63. Comeglio P, Evans AL, Brice G, et al. Identification of FBN1 gene mutations in patients with ectopia lentis and marfanoid habitus. *Br J Ophthalmol* 2002;86:1359–1362.

64. Gehrig WJ. The genetic control of eye development and its implications for the evolution of the various eye-types. *Int J Dev Biol* 2002;46:65–73.

65. Halder G, Callaerts P, Gehring WJ. Induction of ectopic eyes by targeted expression of the eyeless gene in Drosophila. *Science* 1995;267:1788–1792.

66. Van Heyningen V, Williamson KA. *PAX6* in sensory development. *Hum Mol Genet* 2002;11:1161–1167.

67. Ashery-Padan R, Gruss P. Pax6 lights up the way for eye development. *Curr Opin Cell Biol* 2001;13:706–714.

68. Chiang C, Litingtung Y, Lee E, et al. Cyclopia and defective axial patterning in mice lacking Sonic hedgehog gene function. *Nature* 1996;383:407–413.

69. Fantes J, Ragge NK, Lynch SA, et al. Mutations in SOX2 cause anophthalmia. *Nat Genet* 2003;33:461–463.

70. Mathers PH, Grinberg A, Mahon KA, et al. The Rx homeobox gene is essential for vertebrate eye development. *Nature* 1997;387:603–607.

71. Zhang L, Mathers PH, Jamrich M. Function of *Rx,* but not *Pax6* is essential for the formation of retinal progenitor cells in mice. *Genesis* 2000;28:135–142.

72. Tucker P, Laemle L, Munson A, et al. The *eyeless* mouse mutation (*ey1*) removes an alternative start codon from the *Rx/Rax* homeobox gene. *Genesis* 2001;31:43–53.

73. Young HB. Microcornea without microphthalmos. Report of a case. *Ann Ophthal* 1904;13:753.

74. Judisch GF, Martin-Casals A, Hanson JW, et al. Oculodentodigital dysplasia. Four new reports and a literature review. *Arch Ophthalmol* 1979;97:878–884.

75. Boynton JR, Purnell EW. Bilateral microphthalmos without microcornea associated with unusual papillomacular retinal folds and high hyperopia. *Am J Ophthalmol* 1975;79:820–826.

76. Spitznas M, Gerke E, Bateman JB. Hereditary posterior microphthalmos with papillomacular fold and high hyperopia. *Arch Ophthalmol* 1983;101:413–417.

77. Uemura Y, Morizane H. The fundus anomalies in high hypermetropic eyes, with particular reference to the interpapillomacular retinal fold. *Rinsho Ganka* 1970;24:15.

78. Francois J, Goes F. Ultrasonographic study of 100 emmetropic eyes. *Ophthalmologica* 1977;175:321–327.

79. O'Malley PF, Allen RA. Peripheral cystoid degeneration of the retina. Incidence and distribution in 1,000 autopsy eyes. *Arch Ophthalmol* 1967;77:769–776.

80. Heinonen OP, Slone D, Shapiro S. *Birth defects and drugs in pregnancy.* Littleton, MA: Publishing Sciences Group, 1977.

81. MacDonald AE. Causes of blindness in Canada: an analysis of 24,605 cases registered with the Canadian National Institute for the Blind. *Can Med Assoc J* 1965;92:264–279.

82. National Society to Prevent Blindness. *Vision problems in the U.S.* (A statistical analysis prepared by the operational research department). New York, NY: National Society to Prevent Blindness, 1980.

83. Fraser GR, Friedman AI. *The causes of blindness in childhood. A study of 776 children with severe visual handicaps.* Baltimore, MD: Johns Hopkins Press, 1967.

84. Fujiki K, Nakajima A, Yasuda N, et al. Genetic analysis of microphthalmos. *Ophthalmic Paediatr Genet* 1992;1:139–149.

85. Mann I. *The development of the human eye.* London: British Medical Association, 1964:277.

86. Pagon RA. Ocular coloboma. *Surv Ophthalmol* 1981;25: 223–236.

87. Bateman JB. Microphthalmos. *Int Ophthalmol Clin* 1984;24:

87–107.

88. Capella JA, Kaufman HE, Lill FJ. Hereditary cataracts and microphthalmia. *Am J Ophthalmol* 1963;56:454–458.

89. Usher CH. A pedigree of microphthalmia with myopia and corectopia. *Br J Ophthalmol* 1921;5:289.

90. Phillips CI, Leighton DA, Forrester RM. Congenital hereditary bilateral non-attachment of retina. A sibship of two. *Acta Ophthalmol (Copenh)* 1973;51:425–433.

91. Temtamy SA, Shalash BA. Genetic heterogeneity of the syndrome: microphthalmia with congenital cataract. *Birth Defects Orig Artic Ser* 1974;10:292–293.

92. Steingrimsson E, Moore KJ, Lamoreux ML, et al. Molecular basis of mouse microphthalmia (mi) mutations helps explain their developmental and phenotypic consequences. *Nat Genet* 1994;8:256–263.

93. Wallis DE, Roessler E, Hehr U, et al. Mutations in the homeodomain of the human *SIX3* gene cause holoprosencephaly. *Nat Genet* 1999;22:196–198.

94. Zhu CC, Dyer MA, Uchikawa M, et al. Six 3–mediated auto repression and eye development requires its interaction with members of the Groucho-related family of co-repressors. *Development* 2002;129:2835–2849.

95. Lengler J, Krausz E, Tomarev S, et al. Antagonistic action of Six3 and Prox1 at the 7-crystalline promoter. *Nucl Acids Res* 2001;29:515–526.

96. Lengler J, Graw J. Regulation of the human SIX3 promoter. *Biochem Biophys Res Commun* 2001;287:372–376.

97. Goudreau G, Petrou P, Reneker LW, et al. Mutually regulated expression of *Pax6* and *Six3* and its implications for the *Pax6* haploinsufficient lens phenotype. *Proc Natl Acad Sci USA* 2002;99:8719–8724.

98. Chemke J, Czernobilsky B, Mundel G, et al. A familial syndrome of central nervous system and ocular malformations. *Clin Genet* 1975;7:1–7.

99. Hall BD. Choanal atresia and associated multiple anomalies. *J Pediatr* 1979;95:395–398.

100. Hittner HM, Hirsch NJ, Kreh GM, et al. Colobomatous microphthalmia, heart disease, hearing loss and mental retardation—a syndrome. *J Pediatr Ophthalmol Strabismus* 1979;16:122–128.

101. Ho CK, Kaufman RL, Podos SM. Ocular colobomata, cardiac defect, and other anomalies: a study of seven cases including two sibs. *J Med Genet* 1975;12:289–293.

102. Hussels IE. Midface syndrome with iridochoroidal coloboma and deafness in a mother: microphthalmia in her son. *Birth Defects Orig Artic Ser* 1971;8:269.

103. Pagon RA, Graham JM Jr, Zonana J, et al. Coloboma, congenital heart disease, and choanal atresia with multiple anomalies: CHARGE association. *J Pediatr* 1981;99:223–227.

104. Warburg M. Microphthalmos and colobomata among mentally retarded individuals. *Acta Ophthalmol (Copenh)* 1981;59:665–673.

105. Othman MI, Sullivan SA, Skuta GL, et al. Autosomal dominant nanophthalmos (NNO1) with high hyperopia and angle-closure glaucoma maps to chromosome 11. *Am J Hum Genet* 1998;63:1411–1418.

106. Thomas IT, Frias JL, Felix V, et al. Isolated and syndromic cryptophthalmos. *Am J Med Genet* 1986;25:85–98.

107. Briggs HH. Hereditary congenital ptosis with report of 64 cases conforming to the Mendelian rule of dominance. *Am J Ophthalmol* 1919;2:408–417.

108. Engle EC, Castro AE, Macy ME, et al. Agene for isolated congenital ptosis maps to a 3-cm region within lp32-p34.1. *Am J Hum Genet* 1997;60:1150–1157.

109. McMullan TFW, Crolla JA, Gregory SG, et al. A candidate gene for congenital bilateral isolated ptosis identified by molecular analysis of a de novo balanced translocation. *Hum Genet* 2002;110:244–250.

110. McMullan TFW, Collins AR, Tyers AG, et al. A novel X-linked dominant condition: X-linked congenital isolated ptosis. *Am J Hum Genet* 2000;66:1455–1460.

111. Kohn R, Romano PE. Blepharoptosis, blepharophimosis, epicanthus inversus, and telecanthus—a syndrome with no name. *Am J Ophthalmol* 1971;72:625–632.

112. Amati P, Chomel JC, Nevelon-Chevalier A, et al. A gene for blepharophimosis, ptosis, epicanthus inversus maps to chromosome 3q23. *Hum Genet* 1995;96:213–215.

113. Small KW, Stalvey M, Fisher L, et al. Blepharophimosis syndrome is linked to chromosome 3q. *Hum Mol Genet* 1995;4:443–48.

114. Crisponi L, Deiana M, Loi A, et al. The putative forkhead transcription factor FOXL2 is mutated in blepharophimosis/ ptosis/ epicanthus inversus syndrome. *Nat Genet* 2001;27:159–166.

115. Engle EC, Goumnerov B, McKeown CA, et al. Oculomotor nerve and muscle abnormalities in congenital fibrosis of the extraocular muscles. *Ann Neurol* 1997;41:314–325.

116. Yamada K, Andrews C, Chan W-M, et al. Heterozygous mutations of the kinesin *KIF21A* in congenital fibrosis of the extraocular muscles type 1 (CFEOM1). *Nat Genet* 2003;35:318–321.

117. Engle EC, Kunkel LM, Specht LA, et al. Mapping a gene for congenital fibrosis of the extraocular muscles to the centromeric region of chromosome 12. *Nat Genet* 1994;7:69–73.

118. Engle EC, Marondel I, Houtman WA, et al. Congenital fibrosis of the extraocular muscles (autosomal dominant congenital external ophthalmoplegia): genetic homogeneity, linkage refinement, and physical mapping on chromosome 12. *Am J Hum Genet* 1995;57:1086–1094.

119. Nakano M, Yamada K, Fain J, et al. Homozygous mutations in *ARIX(PHOX2A)* result in congenital fibrosis of the extraocular muscles type 2. *Nat Genet* 2001;29:315–320.

120. Mackey DA, Chan W-M, Chan C, et al. Congenital fibrosis of the vertically acting extraocular muscles maps to the FEOM3 locus. *Hum Genet* 2002;110:510–512.

121. Gatti RA, Berkel I, Boder E, et al. Localization of an ataxia-telangiectasia gene to chromosome 11q22–23. *Nature* 1988;336:577–580.

122. Savitsky K, Bar-Shira A, Gilad S, et al. A single ataxia-telangiectasia gene with a product similar to PI-3 kinase. *Science* 1995;268:1749–1753.

123. Savitsky K, Sfez S, Tagle DA, et al. The complete sequence of the coding region of the ATM gene reveals similarity to cell cycle regulators in different species. *Hum Mol Genet* 1995;4:2025–2032.

124. Hecht F, Shoptaugh MG, Winglets of the eye: dominant transmission of early adult pterygium of the conjunctiva. *J Med Genet* 1990;27:392–394.

125. Jacklin HN. Familial predisposition to pterygium formation: report of a family. *Am J Ophthalmol* 1964;57:481–482.

126. Cogan DG, Chu FC, Gittinger J, et al. Fundal abnormalities of Gaucher's disease. *Arch Ophthalmol* 1980;98:2202–2203.

127. Tahvanainen E, Villanueva AS, Forsius H, et al. Dominantly and recessively inherited cornea plana congenital maps to the same small region of chromosome 12. *Genome Res* 1996;6:249–254.

128. Pellegata NS, Dieguez-Lucena JL, Joensuu T, et al. Mutations in *KERA*, encoding keratocan, cause cornea plana. *Nat Genet* 2000;25:91–95.

129. Bloch N. The different types of sclerocornea, their hereditary modes and concomitant congenital malformations. *J Genet Hum* 1965;14:133–172.

130. Neuhauser G, Kaveggia EG, France TD, et al. Syndrome of mental retardation, seizures, hypotonic cerebral palsy and megalocorneae, recessively inherited. *Z Kinderheilk* 1975; 120:1–18.

131. Rabinowitz YS. Keratoconus. *Surv Ophthalmol* 1998;42: 297–319.

132. Edwards M, McGhee CN, Dean S. The genetics of keratoconus. *Clin Exp Ophthalmol* 2001;29:345–351.

133. Heon E, Greenberg A, Kopp KK, et al. VSX1: a gene for posterior polymorphous dystrophy and keratoconus. *Hum Mol Genet* 2002;11:1029–1036.

134. Irvine AD, Corden LD, Swensson O, et al. Mutations in cornea-specific keratin *K3* or *K12* genes cause Meesmann's corneal dystrophy. *Nat Genet* 1997;16:184–187.

135. Munier FL, Korvatska E, Djemai A, et al. Keratoepithelin mutations in four 5831-linked corneal dystrophies. *Nat Genet* 1997;15:247–251.

136. Gregory CY, Evans K, Bhattachary SS. Genetic refinement of the chromosome 5q lattice dystrophy type 1 locus to within a 2cM interval. *J Med Genet* 1995;32:224–226.

137. Eiberg H, Kjer B, Kjer P, et al. Dominant optic atrophy (OPAL) mapped to chromosome 3q region. *Hum Mol Genet* 1994;3:977–980.

138. Small KW, Mullen L, Barletta J, et al. Mapping of Reis-Bucklers' corneal dystrophy to chromosome 5q. *Am J Ophthalmol* 1996;121:384–390.

139. Stone EM, Mathers WD, Rosenwasser GO, et al. Three autosomal dominant corneal dystrophies map to chromosomes 51. *Nat Genet* 1994;6:47–51.

140. Munier FL, Frueh BE, Othenin-Girard P, et al. pIGH3 mutations in type IIIA and intermediate type I/IIIA of lattice corneal dystrophies are Fas4-specific. *Invest Ophthalmol Vis Sci* 2002;43:949–954.

141. Hassell JR, Newsome DA, Krachmer J, et al. Corneal macular dystrophy: a possible inborn error in corneal proteoglycan maturation. *Fed Proc* 1980;39:2120.

142. Vance JM, Jonasson F, Lennon E, et al. Linkage of a gene for macular corneal dystrophy to chromosome 16. *Am J Hum Genet* 1996;58:757–762.

143. Akama TO, Nishida K, Nakayama J, et al. Macular corneal dystrophy type I and type II are caused by distinct mutations in a new sulphotransferase gene. *Nat Genet* 2000; 25:237–241.

144. Kinoshita S, Nishida K, Dota A, et al. Epithelial barrier function and ultrastructure of gelatinous drop-like corneal dystrophy. *Cornea* 2000;19:551–555.

145. Tasa G, Kals J, Muru K, et al. A novel mutation in the M1S1 gene responsible for gelatinous drop-like corneal dystrophy. *Invest Ophthalmol Vis Sci* 2001;42:2762–2764.

146. Biswas S, Munier FL, Yardley J, et al. Missense mutations in COL8A2, the gene encoding the α2 chain of type VIII collagen, cause two forms of corneal endothelial dystrophy. *Hum Mol Genet* 2001;10:2415–2423.

147. Toma NM, Ebenezer ND, Inglehearn CF, et al. Linkage of congenital hereditary endothelial dystrophy to chromosome 20. *Hum Mol Genet* 1995;4:2395–2398.

148. Hand CK, Harmon DL, Kennedy SM, et al. Localization of the gene for autosomal recessive congenital hereditary endothelial dystrophy (CHED2) to chromosome 20 by homozygosity mapping. *Genomics* 1999;61:1–4.

149. Elsas FJ, Maumenee IH, Kenyon KR, et al. Familial aniridia with preserved ocular function. *Am J Ophthalmol* 1977;83: 718–724.

150. Hittner HM, Riccardi VM, Ferrell RE, et al. Variable expressivity in autosomal dominant aniridia by clinical, electrophysiologic, and angiographic criteria. *Am J Ophthalmol* 1980;89:531–539.

151. Bateman JB, Sparkes MC, Sparkes RS. Aniridia: enzyme studies in an 11p-chromosomal deletion. *Invest Ophthalmol Vis Sci* 1984;25:612–616.

152. Smith ACM, Sujansky E, Riccardi VM. Aniridia, mental retardation and genital abnormality in two patients with 46,XY,11p-. *Birth Defects Orig Artic Ser* 1977;13:257.

153. Riccardi VM, Sujansky E, Smith AC, et al. Chromosomal imbalance in the aniridia-Wilm's; tumor association: 11p interstitial deletion. *Pediatrics* 1978;61:604–610.

154. Warburg M, Mikkelsen M, Anderson SR, et al. Aniridia and interstitial deletion of the short arm of chromosome 11. *Metab Pediatr Ophthalmol* 1980;4:97–102.

155. Riccardi VM, Hittner HM, Strong LC, et al. Wilms tumor with aniridia/iris dysplasia and apparently normal chromosomes. *J Pediatr* 1982;100:574–577.

156. Glaser T, Walton DS, Maas RL. Genomic structure, evolutionary conservation and aniridia mutations in the human *pax6* gene. *Nat Genet* 1992;2:232–239.

157. Jordan T, Hanson I, Zaletayev D, et al. The human *PAX6* gene is mutated in two patients with aniridia. *Nat Genet* 1992;1:328–332.

158. Glaser T, Jepeal L, Edwards JG, et al. *PAX6* gene dosage effect in a family with congenital cataracts, aniridia, anophthalmia and central nervous system defects. *Nat Genet* 1994;7: 463–471.

159. Hanson IM, Fletcher JM, Jordan T, et al. Mutations at the *PAX6* locus are found in heterogeneous anterior segment malformations including Peters' anomaly. *Nat Genet* 1994;6:168–173.

160. Mirzayans F, Pearce WG, MacDonald IM, et al. Mutation of the PAX6 gene in patients with autosomal dominant keratitis. *Am J Hum Genet* 1995;57:539–548.

161. Alkemade PPH. *Dysgenesis mesodermalis of the iris and the cornea: a study of Rieger's syndrome and Peters' anomaly.* Assen, The Netherlands: Van Gorcum, 1969.

162. Awan KJ. Peters-Rieger's syndrome. *J Pediatr Ophthalmol* 1977;14:112–116.

163. Crawford RAD. Iris dysgenesis with other anomalies. *Br J Ophthalmol* 1967;51:438–440.

164. Dark AJ, Kirkham TH. Congenital corneal opacities in a patient with Rieger's anomaly and Down's syndrome. *Br J Ophthalmol* 1968;52:631–635.

165. Falls HF. A gene producing various defects of the anterior segment of the eye. *Am J Ophthalmol* 1949;32:41.

166. Henkind P, Sigel IM, Carr RE. Mesodermal dysgenesis of the anterior segment: Rieger's anomaly. *Arch Ophthalmol* 1965;73:810–817.

167. Akazawa K, Yamane S, Shiota H, et al. A case of retinoblastoma associated with Riegers anomaly and 13q deletion. *Jpn J Ophthalmol* 1981;25:321–325.

168. Ferguson JG Jr, Hicks EL. Rieger's anomaly and glaucoma associated with partial trisomy 16q. Case report. *Arch Ophthalmol* 1987;105:323.

169. Heinemann M, Breg R, Cotlier E. Rieger's syndrome with pericentric inversion of chromosome 6. *Br J Ophthalmol* 1979;63:40–44.

170. Herve J, Warnet JF, Jeaneau-Bellego E, et al. Partial monosomy

of the short arm of chromosome 10, associated with Riegers syndrome and a Di George type partial immunodeficiency. *Ann Pediatr (Paris)* 1984;31:77–80.

171. Ligutic I, Brecevic L, Petkovic I, et al. Interstitial deletion 4q and Rieger syndrome. *Clin Genet* 1981;20:323–327.

172. Stathacopoulos RA, Bateman JB, Sparkes RS, et al. The Rieger syndrome and a chromosome 13 deletion. *J Pediatr Ophthalmol Strabismus* 1987;24:198–203.

173. Tabbara KF, Khouri FP, der Kaloustian VM. Rieger's syndrome with chromosomal anomaly (report of a case). *Can J Ophthalmol* 1973;8:488–491.

174. Wilcox LM Jr, Bercovitch L, Howard RO. Ophthalmic features of chromosome deletion 4p- (Wolf-Hirschhorn syndrome). *Am J Ophthalmol* 1978;86:834–839.

175. Murray JC, Bennett SR, Kwitek AE, et al. Linkage of Rieger syndrome to the region of the epidermal growth factor gene on chromosome 4. *Nat Genet* 1992;2:46–49.

176. Mears AJ, Mirzayans F, Gould DB, et al. Autosomal dominant iridogoniodysgenesis anomaly maps to 6p25. *Am J Hum Genet* 1996;59:1321–1327.

177. Priston M, Kozlowski K, Gill D, et al. Functional analyses of two newly identified PITX2 mutants reveal a novel molecular mechanism for Axenfeld-Rieger syndrome. *Hum Mol Genet* 2001;10:1631–1638.

178. Nishimura DY, Searby CC, Alward WL, et al. A spectrum of FOXC1 mutations suggests gene dosage as a mechanism for developmental defects of the anterior chamber of the eye. *Am J Hum Genet* 2001;68:364–372.

179. Panicker SG, Sampath S, Mandal AK, et al. Novel mutation in FOXC1 wing region causing Axenfeld-Rieger anomaly. *Invest Ophthalmol Vis Sci* 2002;43:3613–3616.

180. Semina EV, Ferrell RE, Mintz-Hittner HA, et al. A novel homeobox gene PITX3 is mutated in families with autosomal-dominant cataracts and ASMD. *Nat Genet* 1998;19:167–170.

181. Semina EV, Murray JC, Reiter R, et al. Deletion in the promoter region and altered expression of Pitx3 homeobox gene in aphakia mice. *Hum Mol Genet* 2000;9:1575–1585.

182. Boel M, Timmermans J, Emmery L, et al. Primary mesodermal dysgenesis of the cornea (Peters' anomaly) in two brothers. *Hum Genet* 1979;51:237–240.

183. Bateman JB, Maumenee IH, Sparkes RS. Peters' anomaly associated with partial deletion of the long arm of chromosome 11. *Am J Ophthalmol* 1984;97:11–15.

184. Kivlin JD, Fineman RM, Crandall AS, et al. Peters' anomaly as a consequence of genetic and nongenetic syndromes. *Arch Ophthalmol* 1986;104:61–64.

185. Mondino BJ, Shahinian L Jr, Johnson BL, et al. Peters' anomaly with the fetal transfusion syndrome. *Am J Ophthalmol* 1976;82:55–58.

186. Doward W, Perveen R, Lloyd IC, et al. A mutation in the REIG1 gene associated with Peters' anomaly. *J Med Genet* 1999;36:152–155.

187. Vincent A, Billingsley G, Priston M, et al. Phenotypic heterogeneity of CYP1B1: mutations in a patient with Peters' anomaly. *J Med Genet* 2001;38:324–326.

188. Plasilova M, Ferakova E, Kadasi L, et al. Linkage of autosomal recessive primary congenital glaucoma to the GLC3A locus in Roms (gypsies) from Slovakia. *Hum Hered* 1998;48:30–33.

189. Sarfarazi M, Akarsu AN, Hossain A, et al. Assignment of a locus (GLC3A) for primary congenital glaucoma (buphthalmos) to 2p21 and evidence for genetic heterogeneity. *Genomics* 1995;30:171–177.

190. Akarsu AN, Turacli ME, Aktan SG, et al. A second locus (GLC3B) for primary congenital glaucoma (buphthalmos) maps to the 1p36 region. *Hum Mol Genet* 1996;5:1199–1203.

191. Stoilov IR, Akarsu AN, Sarfarazi M. Identification of three truncating mutations in cytochrome P_{450}1B1 (CYP1B1) as the principal cause of primary congenital glaucoma (buphthalmos) in families linked to the GLC3A locus on chromosome 2p21. *Hum Mol Genet* 1997;6:641–647.

192. Broughton WL, Rosenbaum KN, Beauchamp GR. Congenital glaucoma and other ocular abnormalities associated with pericentric inversion of chromosome 11. *Arch Ophthalmol* 1983;101:594–597.

193. Chrousos GA, O'Neill JF, Traboulsi EI, et al. Ocular findings in partial trisomy 3q. A case report and review of the literature. *Ophthalmic Paediatr Genet* 1989;9:127–130.

194. Wiggs JL, Del Bono EA Schuman JS, et al. Clinical features of five pedigrees genetically linked to the juvenile glaucoma locus on chromosome 1q21–q31. *Ophthalmology* 1995;102:1782–1789.

195. Stone EM, Fingert JH, Alward WLM, et al. Identification of a gene that causes primary open angle glaucoma. *Science* 1997;275:668–670.

196. Shimizu S, Lichter PR, Johnson AT, et al. Age-dependent prevalence of mutations at the GLC1A locus in primary open-angle glaucoma. *Am J Ophthalmol* 2000;130:165–177.

197. Karali A, Russell P, Stefani FH, et al. Localization of myocilin/ trabecular meshwork—inducible glucocorticoid response protein in the human eye. *Invest Ophthalmol Vis Sci* 2000;41:729–740.

198. Rezaie T, Child A, Hitchings R, et al. Adult-onset primary open-angle glaucoma caused by mutations in optineurin. *Science* 2002;295:1077–1079.

199. Scheie HG, Cameron JD. Pigment dispersion syndrome: a clinical study. *Br J Ophthalmol* 1981;65:264–269.

200. Andersen JS, Pralea AM, DelBono EA, et al. A gene responsible for the pigment dispersion syndrome maps to chromosome 7q35–q36. *Arch Ophthalmol* 1997;115:384–388.

201. Maumenee IH. The eye in the Marfan syndrome. *Trans Am Ophthalmol Soc* 1981;79:684–733.

202. Dietz HC, Cutting GR, Pyeritz RE, et al. Marfan syndrome caused by a recurrent de novo missense mutation in the fibrillin gene. *Nature* 1991;352:337–339.

203. Dietz HC, Pyeritz RE, Hall BD, et al. The Marfan syndrome locus: confirmation of assignment to chromosome 15 and identification of tightly linked markers at 15g15–121.3. *Genomics* 1991;9:355–361.

204. Kainulainen K, Pulkkinen L, Savolainen A, et al. Location on chromosome 15 of the gene defect causing Marfan syndrome. *N Engl J Med* 1990;323:935–939.

205. Lee B, Godfrey M, Vitale E, et al. Linkage of Marfan syndrome and a phenotypically related disorder to two different fibrillin genes. *Nature* 1991;352:330–334.

206. Magenis RF, Maslen KL, Smith L, et al. Localization of the fibrillin (FBN) gene to chromosome 15, band q21.2. *Genomics* 1991;11:346–351.

207. Maslen CL, Corson GM, Maddox BK, et al. Partial sequence of a candidate gene for the Marfan syndrome. *Nature* 1991;352:334–337.

208. Tsipouras P, Del Mastro R, Sarfarazi M, et al. Genetic linkage of the Marfan syndrome, ectopia lentis, and congenital contractural arachnodactyly to the fibrillin genes on chromosomes 15 and 5. *N Engl J Med* 1992;326:905–909.

209. Munke M, Kraus JP, Ohura T, et al. The gene for cystathio-

nine beta-synthase (CBS) maps to the subtelomeric region on human chromosome 21q and to proximal mouse chromosome 17. *Am J Hum Genet* 1988;42:550–559.

210. Diethelm W. Uber ectopia lentis ohne arachnodaktylie und ihre beziehungen zur ectopia lentis et pupillae. *Ophthalmologica* 1947;114:16–32.

211. Brakenhoff RH, Henskens HAM, van Rossum MWPC, et al. Activation of the gamma E-crystallin pseudogene in the human hereditary Coppock-like cataract. *Hum Mol Genet* 1994;3:279–283.

212. Lubsen NH, Renwick JH, Tsui LC, et al. A locus for a human hereditary cataract is closely linked to the gamma-crystallin gene family. *Proc Natl Acad Sci USA* 1987;84:489–492.

213. Rogaev EI, Rogaeva EA, Korovaitseva GI, et al. Linkage of polymorphic congenital cataract to the 7-crystallin gene locus on human chromosome 2q33–35. *Hum Mol Genet* 1996;5:699–703.

214. Kramer P, Yount J, Mitchell T, et al. A second gene for cerulean cataracts maps to the crystallin region on chromosome 22. *Genomics* 1996;38:539–542.

215. Litt M, Carrero-Valenzuela R, LaMorticella DM, et al. Autosomal dominant cerulean cataract is associated with a chain termination mutation in the human 7-crystallin gene CRYBB2. *Hum Mol Genet* 1997;6:665–668.

216. Eiberg H, Lund AM, Warburg M, et al. Assignment of congenital cataract Volkmann type (CCV) to chromosome lp36. *Hum Genet* 1995;96:33–38.

217. Renwick JH, Lawler SD. Probable linkage between a congenital cataract locus and the Duffy blood group locus. *Ann Hum Genet* 1963;27:67–84.

218. Eiberg H, Marner E, Rosenberg T, et al. Maimer's cataract (CAM) assigned to chromosome 16: linkage to haptoglobin. *Clin Genet* 1988;34:272–275.

219. Marner E, Rosenberg T, Eiberg H. Autosomal dominant congenital cataract. Morphology and genetic mapping. *Acta Ophthalmol (Copenh)* 1989;67:151–158.

220. Richards J, Maumenee I, Rowe S, et al. Congenital cataract possibly linked to haptoglobin. *Cytogenet Cell Genet* 1984;37:570.

221. Berry V, Ionides ACW, Moore AT, et al. A locus for autosomal dominant anterior polar cataract on chromosome 17p. *Hum Mol Genet* 1996;5:415–419.

222. Padma T, Ayyagari R, Murty JS, et al. Autosomal dominant zonular cataract with sutural opacities localized to chromosome 17q11–12. *Am J Hum Genet* 1995;57:840–845.

223. Armitage MM, Kivlin JD, Ferrell RE. A progressive cataract gene maps to human chromosome 17q24. *Nat Genet* 1995;9:37–40.

224. Francis PJ, Berry V, Hardcastle AJ, et al. A locus for isolated cataract on human Xp. *J Med Genet* 2002;39:105–109.

225. Shih LY, Rosin I, Suslak L, et al. Localization of the structural gene for galactose-1-phosphate uridyl transferase to band p13 of chromosome 9 by gene dosage studies. (Abstract) *Am J Hum Genet* 1982;34:62A.

226. Shih LY, Suslak L, Rosin I, et al. Gene dosage studies supporting localization of the structural gene for galactose-1-phosphate uridyl transferase (GALT) to band p13 of chromosome 9. *Am J Med Genet* 1984;19:539–543.

227. Kondo I. Nakamura N. Regional mapping of GALT in the short arm of chromosome 9. (Abstract) *Cytogenet Cell Genet* 1984;37:514.

228. Kooy RF, Van der Veen AY, Verlind E, et al. Physical localisation of the chromosomal marker D13S31 places the Wilson disease locus at the junction of bands q14.3 and q21.1 of chromosome 13. *Hum Genet* 1993;91:504–506.

229. Bull PC, Thomas GR, Rommens JM, et al. The Wilson disease gene is a putative copper transporting P-type ATPase similar to the Menkes gene. *Nat Genet* 1993;5:327–337.

230. Harley HG, Brook JD, Floyd J, et al. Detection of linkage disequilibrium between the myotonic dystrophy locus and a new polymorphic DNA marker. *Am J Hum Genet* 1991;49:68–75.

231. Boucher CA, King SK, Carey N, et al. A novel homeodomain-encoding gene is associated with a large CpG island interrupted by the myotonic dystrophy unstable (CTG)$_n$ repeat. *Hum Mol Genet* 1995;4:1919–1925.

232. Deeb SS, Motulsky AG. Molecular genetics of human color vision. *Behav Genet* 1996;26:195–207.

233. Nathans J, Thomas D, Hogness DS. Molecular genetics of human color vision: the genes encoding blue, green, and red pigments. *Science* 1986;232:193–202.

234. Nathans J, Davenport CM, Maumenee IH, et al. Molecular genetics of human blue cone monochromacy. *Science* 1989;245:831–838.

235. Weitz CJ, Miyake Y, Shinzato K, et al. Human tritanopia associated with two amino acid substitutions in the blue-sensitive opsin. *Am J Hum Genet* 1992;50:498–507.

236. Weitz CJ, Went LN, Nathans J. Human tritanopia associated with a third amino acid substitution in the blue-sensitive visual pigment. *Am J Hum Genet* 1992;51:444–446.

237. Arbour NC, Zlotogora J, Knowlton RG, et al. Homozygosity mapping of achromatopsia to chromosome 2 using DNA pooling. *Hum Mol Genet* 1997;6:689–694.

238. Wissinger B, Jagle H, Kohl S, et al. Human rod monochromacy: linkage analysis and mapping of a cone photoreceptor expressed candidate gene on chromosome 2q11. *Genomics* 1998;51:325–331.

239. Kohl S, Marx T, Giddings I, et al. Total colour blindness is caused by mutations in the gene encoding the a-subunit of the cone photoreceptor cGMP-gated cation channel. *Nat Genet* 1998;19:257–259.

240. Kohl S, Baumann B, Broghammer M, et al. Mutations in the *CNGB3* gene encoding the β-subunit of the cone photoreceptor cGMP-gated channel are responsible for achromatopsia (ACHM3) linked to chromosome 8q21. *Hum Mol Genet* 2000;9:2107–2116.

241. Aligianis IA, Forshew T, Johnson S, et al. Mapping of a novel locus for achromatopsia (ACHM4) to 1p and identification of a germline mutation in the α-subunit of cone transducin (GNAT2). *J Med Genet* 2002;39:656–660.

242. Condon GP, Brownstein S, Wang NS, et al. Congenital hereditary (juvenile X-linked) retinoschisis. Histopathologic and ultrastructural findings in three eyes. *Arch Ophthalmol* 1986;104:576–583.

243. Lewis RA, Lee GB, Martonyi CL, et al. Familial foveal retinoschisis. *Arch Ophthalmol* 1977;95:1190–1196.

244. Criswick VG, Schepens CL. Familial exudative vitreoretinopathy. *Am J Ophthalmol* 1969;68:578–594.

245. Gow J, Oliver GL. Familial exudative vitreoretinopathy: an expanded view. *Arch Ophthalmol* 1971;86:150–155.

246. Clement F, Beckford CA, Corral A, et al. X-linked familial exudative vitreoretinopathy. *Retina* 1995;15:141–145.

247. Fullwood P, Jones J, Bundey S, et al. X-linked exudative vitreoretinopathy: clinical features and genetic linkage analysis. *Br J Ophthalmol* 1993;77:168–170.

248. Robitaille J, MacDonald MEL, Kaykas A, et al. Mutant frizzled-4 disrupts retinal angiogenesis in familial exudative vitreoretinopathy. *Nat Genet* 2002;32:326–330.

249. Stone EM, Kimura AE, Folk JC, et al. Genetic linkage of autosomal dominant neovascular inflammatory vitreoretinopathy to chromosome 11q13. *Hum Mol Genet* 1992;1:685–689.

250. Bleeker-Wagemakers LM, Friedrich U, Gal A, et al. Close linkage between Norrie disease, a cloned DNA sequence from the proximal short arm, and the centromere of the X chromosome. *Hum Genet* 1985;71:211–214.

251. Bleeker-Wagemakers EM, Zweije-Hofman I, Gal A. Norrie disease as part of a complex syndrome explained by a submicroscopic deletion of the X chromosome. *Ophthalmic Paediatr Genet* 1988;9:137–142.

252. Gal A, Stolzenberger C, Wienker T, et al. Norrie's disease: close linkage with genetic markers from the proximal short arm of the X chromosome. *Clin Genet* 1985;27:282–283.

253. Kivlin JD, Sanborn GE, Wright E, et al. Further linkage data on Norrie disease. *Am J Med Genet* 1987;26:733–736.

254. Ngo JT, Spence MA, Cortessis V, et al. Recombinational event between Norrie disease and DXS7 loci. *Clin Genet* 1988;34:43–47.

255. Ngo J, Spence MA, Cortessis V, et al. Duplicate report crossing over in Norrie disease family. *Am J Med Genet* 1989;33:286.

256. Ngo JT, Bateman JB, Cortessis V, et al. Norrie disease: linkage analysis using a 4.2-kb RFLP detected by a human ornithine aminotransferase cDNA probe. *Genomics* 1989;4:539–545.

257. Ngo JT, Bateman JB, Spence MA, et al. Ornithine aminotransferase (OAT): recombination between an X-linked OAT sequence (7.5kb) and the Norrie disease locus. *Genomics* 1990;6:123–128.

258. Sims KB, Ozelius L, Corey T, et al. Norrie disease gene is distinct from the monoamine oxidase genes. *Am J Hum Genet* 1989;45:424–434.

259. Berger W, Meindl A, van de Pol TJ, et al. Isolation of a candidate gene for Norrie disease by positional cloning. *Nat Genet* 1992;1:199–203.

260. Chen ZY, Hendriks RW, Jobling MD, et al. Isolation and characterization of a candidate gene for Norrie disease. *Nat Genet* 1992;1:204–208.

261. Heckenlively JR. The hereditary retinal and choroidal degenerations. In: Rimoin D, Emery A, eds. *Principles and practice of medical genetics.* Edinburgh: Churchill Livingstone, 1983.

262. Kumar-Singh R, Wang H, Humphries P, et al. Autosomal dominant retinitis pigmentosa: no evidence for nonallelic heterogeneity on 3q. *Am J Hum Genet* 1993;52:319–326.

263. Shastry BS. Retinitis pigmentosa and related disorders: phenotypes of rhodopsin and peripherin/RDS mutations. *Am J Med Genet* 1994;52:467–474.

264. Bascom RA, Heckenlively JR, Stone EM, et al. Mutation analyses of the ROM1 gene in retinitis pigmentosa. *Hum Mol Genet* 1995;4:1895–1902.

265. Inglehearn CE, Keen TJ, Al-Maghtheh M, et al. Further refinement of the location for autosomal dominant retinitis pigmentosa on chromosome 7p (RP9). *Am J Hum Genet* 1994;54:675–680.

266. Jordan SA, Farrar GJ, Kenna P, et al. Localization of an autosomal dominant retinitis pigmentosa gene to chromosome 4q. *Nat Genet* 1993;4:54–58.

267. Blanton SH, Heckenlively JR, Conttingham RW, et al. Linkage mapping of autosomal dominant retinitis pigmentosa (RP1) to the pericentric region of human chromosome 8. *Genomics* 1993;15:376–386.

268. Sadler LA, Gannon AM, Blanton SH, et al. Linkage and physical mapping of the chromosome 8 form of autosomal dominant retinitis pigmentosa (RP1). *Cytogenet Cell Genet* 1993;64:144.

269. Greenberg J, Goliath R, Beighton P, et al. A new locus for autosomal dominant retinitis pigmentosa on chromosome 17p. *Hum Mol Genet* 1995;3:962–965.

270. Kojis TL, Heinzmann C, Flodman P, et al. Map refinement of locus RP13 to human chromosome 17p13.3 in a second family with autosomal dominant retinitis pigmentosa. *Am J Hum Genet* 1996;58:347–355.

271. Bardien S, Ebenezer N, Greenberg J, et al. An eighth locus for autosomal dominant retinitis pigmentosa is linked to chromosome 17q. *Hum Mol Genet* 1995;4:1459–1462.

272. Al-Maghtheh M, Inglehearn CF, Keen J, et al. Identification of a sixth locus for autosomal dominant retinitis pigmentosa on chromosome 19. *Hum Mol Genet* 1994;3:351–354.

273. Kajiwara K, Sandberg MA, Berson EL, et al. A null mutation in the human peripherin/RDS gene in a family with autosomal dominant retinitis punctata albescens. *Nat Genet* 1993;3:208–212.

274. Van Soest S, Vandenborn LI, Gal A, et al. Assignment of a gene for autosomal recessive retinitis pigmentosa (RP12) to chromosome 1q31-q32.1 in an inbred and genetically heterogeneous disease population. *Genomics* 1994;22:499–504.

275. Weleber RG, Carr RE, Murphey WH, et al. Phenotypic variation including retinitis pigmentosa, pattern dystrophy, and fundus flavimaculatus in a single family with a deletion of codon 153 or 154 of the peripherin/RDS gene. *Arch Ophthalmol* 1993;111:1531–1542.

276. Goldberg AFX, Molday RS. Defective subunit assembly underlies a digenic form of retinitis pigmentosa linked to mutations in peripherin/rds and rom-1. *Proc Natl Acad Sci USA* 1996;93:3726–3730.

277. Kajiwara K, Berson EL, Dryja TP. Digenic retinitis pigmentosa due to mutations at the unlinked peripherin/RDS and ROMI loci. *Science* 1994;26:1604–1608.

278. Kumaramanickavel G, Maw M, Denton MJ, et al. Missense rhodopsin mutation in a family with recessive RP. *Nat Genet* 1994;8:10–11.

279. Rosenfeld PJ, Cowley GS, McGee TL, et al. A null mutation I the rhodopsin gene causes rod photoreceptor dysfunction and autosomal recessive retinitis pigmentosa. *Nat Genet* 1992;1:209–213.

280. Huang SH, Pittler SJ, Huang XH, et al. Autosomal recessive retinitis pigmentosa caused by mutations in the alpha subunit of rod cGMP phosphodiesterase. *Nat Genet* 1995;11:468–471.

281. McLaughlin ME, Sandberg MA, Berson EL, et al. Recessive mutations in the gene encoding the beta-subunit of rod phosphodiesterase in patients with retinitis pigmentosa. *Nat Genet* 1994;4:130–134.

282. McLaughlin ME, Ehrhart TL, Berson EL, et al. Mutation spectrum of the gene encoding the beta subunit of rod phosphodiesterase among patients with autosomal recessive retinitis pigmentosa. *Proc Natl Acad Sci USA* 1995;92:3249–3253.

283. Dryja TP, Finn JT, Peng YW, et al. Mutations in the gene encoding the alpha subunit of the rod cGMP-gated channel in autosomal recessive retinitis pigmentosa. *Proc Natl Acad Sci USA* 1995;92:10177–10181.

284. Martinez-Mir A, Bayes M, Vilageliu L, et al. A new locus for autosomal recessive retinitis pigmentosa (RP19) maps to 1p13–1p21. *Genomics* 1997;40:142–146.

285. Leutelt J, Oehlmann R, Younus E, et al. Autosomal recessive retinitis pigmentosa locus maps on chromosome lq in a large consanguineous family from Pakistan. *Clin Genet* 1995;47:122–124.

286. Knowles JA, Shugart Y, Banerjee P, et al. Identification of a locus, distinct from RDS-peripherin, for autosomal recessive retinitis pigmentosa on chromosome 6p. *Hum Mol Genet* 1994;3: 1401–1403.

287. Shugart YY, Banerjee P, Knowles JA, et al. Fine genetic mapping of a gene for autosomal recessive retinitis pigmentosa on chromosome 6p21. *Am J Hum Genet* 1995;57:499–502.

288. Thiselton DL, Hampson RM, Nayudu M, et al. Mapping the RP2 locus for X-linked retinitis pigmentosa on proximal Xp: a genetically defined 5-cM critical region and exclusion of candidate genes by physical mapping. *Genome Res* 1996;6:1093–1102.

289. Meindl A, Dry K, Herrmann K, et al. A gene (*RPGR*) with homology to the RCC1 guanine nucleotide exchange factor is mutated in X-linked retinitis pigmentosa (RP3). *Nat Genet* 1996;13:35–42.

290. Roepman R, van Dujnhoven G, Rosenberg T, et al. Positional cloning of the gene for X-linked retinitis pigmentosa 3: homology with the guanine-nucleotide exchange factor RCC1. *Hum Mol Genet* 1996;5:1043–1046.

291. Nakazawa M, Kikawa E, Chida Y, et al. Asn244His mutation of the peripherin/RDS gene causing autosomal dominant cone-rod degeneration. *Hum Mol Genet* 1994;3:1195–1196.

292. Nazawa M, Naoi N, Wada Y, et al. Autosomal dominant cone-rod dystrophy associated with a Val200Glu mutation of the peripherin/RDS gene. *Retina* 1996;16:405–410.

293. Wells J, Wroblewski J, Keen J, et al. Mutations in the human retinal degeneration slow (*RDS*) gene can cause either retinitis pigmentosa or macular dystrophy. *Nat Genet* 1993; 3:213–218.

294. Small KW, Weber JL, Roses AD, et al. North Carolina macular dystrophy is assigned to chromosome 6. *Genomics* 1992;13:681–685.

295. Small KW, Weber JL, Roses AD, et al. North Carolina macular dystrophy (MCDR1): a review and refined mapping to 6q14-q16.2. *Ophthalmic Paediatr Genet* 1993;14:143–150.

296. Milosevic J, Kalicamin P. Long arm deletion of chromosome 6 in a mentally retarded boy with multiple physical malformations. *J Ment Def Res* 1975;129:139–144.

297. Balciuniene J, Johansson K, Sandgren O, et al. A gene for autosomal dominant progressive cone dystrophy (CORDS) maps to chromosome 17p12–p13. *Genomics* 1995;30:281–286.

298. Kelsell RE, Evans K, Gregory CY, et al. Localisation of a gene for dominant cone-rod dystrophy (CORD6) to chromosome 17p. *Hum Mol Genet* 1997;6:597–600.

299. Kylstra JA, Aylsworth AS. Cone-rod retinal dystrophy in a patient with neurofibromatosis type 1. *Can J Ophthalmol* 1993;28:79–80.

300. Warburg M, Sjo O, Tranebjaerg L, et al. Deletion mapping of a retinal cone-rod dystrophy. Assignment to 18q-211. *Am J Med Genet* 1991;39:288–293.

301. Evans K, Fryer A, Inglehearn C, et al. Genetic linkage of cone-rod retinal dystrophy to chromosome 19q and evidence for segregation distortion. *Nat Genet* 1994;6:210–213.

302. Bartley J, Gies D, Jacobson D. Cone dystrophy (X-linked) (COD1) maps between DXS7 (11.28) and DXS206 (Xj1.1) and is linked to DXS84 (754). *Cytogenet Cell Genet* 1989;51:959.

303. Hong H-K, Ferrell RE, Gorin MB. Clinical diversity and chromosomal localization of X-linked cone dystrophy (COD1). *Am J Hum Genet* 1994;55:1173–1181.

304. McGuire RE, Sullivan LS, Blanton SH, et al. X-linked dominant cone-rod degeneration: linkage mapping of a new locus for retinitis pigmentosa (RP15) to Xp22.13-p22.11. *Am J Hum Genet* 1995;57:87–94.

305. Felbor U, Suvanto EA, Forsius HR, et al. Autosomal recessive Sorsby fundus dystrophy revisited: molecular evidence for dominant inheritance. *Am J Hum Genet* 1997;60:57–62.

306. Weber BH, Vogt G, Pruett RC, Stohr H, Felbor U. Mutations in the tissue inhibitor of metalloproteinases-3 (TIMP3) in patients with Sorsby's fundus dystrophy. *Nat Genet* 1994;8:352–356.

307. Zhang K, Kniazeva M, Han M, et al. A 5-bp deletion in ELOVL4 is associated with two related forms of autosomal dominant macular dystrophy. *Nat Genet* 2001;27:89–93.

308. Stone EM, Nichols BE, Kimura AE, et al. Clinical features of a Stargardt-like dominant progressive macular dystrophy with genetic linkage to chromosome 6q. *Arch Ophthalmol* 1994;112:765–772.

309. Kaplan J, Gerber S, Larget-Piet D, et al. A gene for Stargardt's disease (fundus flavimaculatus) maps to the short arm of chromosome 1. *Nat Genet* 1993;5:308–311.

310. Allikmets R, Singh N, Sun H, et al. A photoreceptor cell-specific ATP-binding transporter gene (ABCR) is mutated in recessive Stargardt macular dystrophy. *Nat Genet* 1997;15: 236–246.

311. Forsman K, Graff C, Nordstrom S, et al. The gene for Best's macular dystrophy is located at 11q13 in a Swedish family. *Clin Genet* 1992;42:156–159.

312. Stone EM, Nichols BE, Streb LM, et al. Genetic linkage of vitelliform macular degeneration (Best's disease) to chromosome 11q13. *Nat Genet* 1992;1:246–250.

313. Petrukhin K, Koisti MJ, Bakall B, et al. Identification of the gene responsible for Best macular dystrophy. *Nat Genet* 1998;19:241–247.

314. Sun H, Tsunenari T, Yau KW, et al. The vitelliform macular dystrophy protein defines a new family of chloride channels. *Proc Natl Acad Sci USA* 2002;99:4008–4013.

315. Barrett DJ, Bateman JB, Sparkes RS, et al. Chromosomal localization of human ornithine aminotransferase gene sequences to l0q26 and Xpll.2. *Invest Ophthalmol* 1987;28:1037–1042.

316. Kato M, Aonuma H, Kawamra H, et al. Possible pathogenesis of congenital stationary night blindness. *Jpn J Ophthalmol* 1987;31:88–101.

317. Rao VR, Cohen GB, Oprain DD. Rhodopsin mutation G90D and a molecular mechanism for congenital night blindness. *Nature* 1994;367:639–642.

318. Dryja TP, McGee TL, Reichel E, et al. A point mutation of the rhodopsin gene in one form of retinitis pigmentosa. *Nature* 1990;343:364–366.

319. Dryja TP, Berson EL, Rao VR, et al. Heterozygous missense mutation in the rhodopsin gene as a cause of congenital stationary night blindness. *Nat Genet* 1993;4:280–283.

320. Gal A, Orth U, Baehr W, et al. Heterozygous missense mutation in the rod cGMP phosphodiesterase beta-subunit gene in autosomal dominant stationary night blindness. *Nat Genet* 1994;7:64–68.

321. Aldred MA, Dry KL, Sharp DM, et al. Linkage analysis in X-linked congenital stationary night blindness. *Genomics* 1992;14:99–104.

322. Bech-Hansen NT, Moore BJ, Pearce WG. Mapping of locus for X-linked congenital stationary night blindness (CSNB1) proximal to DXS7. *Genomics* 1992;12:409–411.

323. Bech-Hansen NT, Pearce WG. Manifestations of X-linked congenital stationary night blindness in three daughters of an affected male: demonstration of homozygosity. *Am J Hum Genet* 1993;52:71–77.

324. Bergen AAB, Brink JB, Riemslag F, et al. Localisation of a novel

X-linked congenital stationary night blindness locus: close linkage to the RP3 type retinitis pigmentosa gene region. *Hum Mol Genet* 1995;4:931–935.

325. Glass IA, Good P, Coleman MP, et al. Genetic mapping of a cone and rod dysfunction (AIED) to the proximal short arm of the human X chromosome. *J Med Genet* 1993;30:1044–1050.

326. Schwartz M, Rosenberg T. Aland island eye disease: linkage data. *Genomics* 1991;10:327–332.

327. Yamamoto S, Sippel KC, Berson EL, et al. Defects in the rhodopsin kinase gene in the Oguchi form of stationary night blindness. *Nat Genet* 1997;15:175–178.

328. Hackenbruch Y, Meerhoff E, Besio R, et al. Familial bilateral optic nerve hypoplasia. *Am J Ophthal* 1975;79:314–320.

329. Azuma N, Yamaguchi Y, Handa H, et al. Mutations of the PAX6 gene detected in patients with a variety of optic-nerve malformations. *Am J Hum Genet* 2003;72:1565–1570.

330. Savell J, Cook JR. Optic nerve colobomas of autosomal-dominant heredity. *Arch Ophthalmol* 1976;94:395–400.

331. Schimmenti LA, Pierpont ME, Carpenter BLM, et al. Autosomal dominant optic nerve colobomas, vesicoureteral reflux, and renal anomalies. *Am J Med Genet* 1995;59:204–208.

332. Narahara K, Baker E, Ito S, et al. Localisation of a 10q breakpoint within the PAX2 gene in a patient with a de novo t(10;13) translocation and optic nerve coloboma-renal disease. *J Med Genet* 1997;34:213–216.

333. Amiel J, Audollent S, Joly D, et al. PAX2 mutations in renalcoloboma syndrome: mutational hotspot and germline mosaicism. *Eur J Hum Genet* 2000;8:820–826.

334. Stefko ST, Campochiaro P, Wang P, et al. Dominant inheritance of optic pits. *Am J Ophthalmol* 1997;124:112–113.

335. Kjer P. Infantile optic atrophy with dominant mode of inheritance: a clinical and genetic study of 19 Danish families. *Acta Ophthalmol* 1959;164(Suppl 54):1–147.

336. Brown J Jr, Fingert JH, Taylor CM, et al. Clinical and genetic analysis of a family affected with dominant optic atrophy (OPA1). *Arch Ophthalmol* 1997;115:95–99.

337. Eiberg H, Maoller HU, Berendt II, et al. Assignment of granular corneal dystrophy Groenouw type I (CDGG1) to chromosome 5q. *Eur J Hum Genet* 1994;2:132–138.

338. Alexander C, Votruba M, Pesch UEA, et al. OPA1, encoding a dynamin-related GTPase, is mutated in autosomal dominant optic atrophy linked to chromosome 3q28. *Nat Genet* 2000;26:211–215.

339. Delettre C, Lenaers G, Griffoin J-M, et al. Nuclear gene OPA1, encoding a mitochondrial dynamin-related protein, is mutated in dominant optic atrophy. *Nat Genet* 2000;26:207–210.

340. Hardy C, Khanim F, Torres R, et al. Clinical and molecular genetic analysis of 19 Wolfram syndrome kindreds demonstrating a wide spectrum of mutations in WFS1. *Am J Hum Genet* 1999;65:1279–1290.

341. Rogers JA. Leber's disease. *Aust J Ophthalmol* 1977;5:111–119.

342. Brown MD, Wallace DC. Spectrum of mitochondrial DNA mutations in Lebers hereditary optic neuropathy. *Clin Neurosci* 1994;2:138–145.

343. Howell N. Primary LHON mutations: trying to separate "fruyt" from "chaf." *Clin Neurosci* 1994;2:130–137.

344. Howell N, Bindoff LA, McCullough DA, et al. Leber hereditary optic neuropathy: identification of the same mitochondrial ND1 mutation in six pedigrees. *Am J Hum Genet* 1991;49:939–950.

345. Huoponen K, Vilkki J, Aula P, et al. A new mtDNA mutation associated with Leber hereditary optic neuroretinopathy. *Am J Hum Genet* 1991;48:1147–1153.

346. Johns DR, Neufeld MJ, Park RD. An ND-6 mitochondrial DNA mutation associated with Leber hereditary optic neuropathy. *Biochem Biophys Res Commun* 1992;187:1551–1557.

347. Johns DR, Heher KL, Miller NR, et al. Leber's hereditary optic neuropathy: clinical manifestations of the 14484 mutation. *Arch Ophthalmol* 1993;111:495–498.

348. Mackey D, Howell N. A variant of Leber hereditary optic neuropathy characterized by recovery of vision and by an unusual mitochondrial genetic etiology. *Am J Hum Genet* 1992;51:1218–1228.

349. Singh G, Lott MT, Wallace DC. A mitochondrial DNA mutation as a cause of Lebers hereditary optic neuropathy. *N Engl J Med* 1989;320:1300–1305.

350. Vilkki J, Savontaus ML, Kalimo H, et al. Mitochondrial DNA polymorphism in Finnish families with Leber's hereditary optic neuroretinopathy. *Hum Genet* 1989;82:208–212.

351. Brown MD, Voljavec AS, Lott MT, et al. Mitochondrial DNA complex I and III mutations associated with Leper's hereditary optic neuropathy. *Genetics* 1992;130:163–173.

352. Johns DR, Berman J. Alternative, simultaneous complex I mitochondrial DNA mutations in Leber's hereditary optic neuropathy. *Biochem Biophys Res Commun* 1991;174:1324–1330.

353. Johns DR, Smith KH, Savino PJ, et al. Leber's hereditary optic neuropathy: clinical manifestations of the 15257 mutation. *Ophthalmology* 1993;100:981–986.

354. Kellar-Wood H, Robertson N, Govan GG, et al. Leber's hereditary optic neuropathy mitochondrial DNA mutations in multiple sclerosis. *Ann Neurol* 1994;36:109–112.

355. Oostra RJ, Bolhuis PA, Wijburg FA, et al. Leber's hereditary optic neuropathy: correlations between mitochondrial genotype and visual outcome. *J Med Genet* 1994;31:280–286.

356. Oostra RJ, Bolhuis PA, Zorn-Ende G, et al. Leber's hereditary optic neuropathy: no significant evidence for primary or secondary pathogenicity of the 15257 mutation. *Hum Genet* 1994;94:265–270.

357. Chen JD, Cox I, Denton MJ. Preliminary exclusion of an X-linked gene in Leber optic atrophy by linkage analysis. *Hum Genet* 1989;82:203–207.

358. Harding AE, Sweeney MG, Govan GG, et al. Pedigree analysis in Leber hereditary optic neuropathy families with a pathogenic mtDNA mutation. *Am J Hum Genet* 1995;57:77–86.

359. Ford CE, Jones KW, Polani PE, et al. A sex-chromosome anomaly in a case of gonadal dysgenesis (Turner's syndrome). *Lancet* 1959;1:711–713.

360. Jacobs, PA, Strong JA. A case of human intersexuality having a possible XXY sex-determining mechanism. *Nature* 1959;183:302–303.

361. Lejeune J, Gautier M, Turpin R. Human chromosomes in tissue cultures. *C R Hebd Seances Acad Sci* 1959;248;602–603.

362. Patau K, Smith DW, Therman E, et al. Multiple congenital anomaly caused by an extra autosome. *Lancet* 1960;1:790–793.

363. Edwards JH, Harnden DG, Cameron AH, et al. A new trisomic syndrome. *Lancet* 1960;1:787–790.

364. Ginsberg J, Perrin EV, Sueoka WT. Ocular manifestations of trisomy 18. *Am J Ophthalmol* 1968;66:59–67.

365. Rodrigues MM, Punnett HH, Valdes-Dapena M, et al. Retinal pigment epithelium in a case of trisomy 18. *Am J Ophthalmol* 1973;76:265–268.

366. Green WR. Personal communication, 1970.

367. Down JLH. Observations on an ethnic classification of idiots. *Clin Lect Rep Lond Hosp* 1866;3:259–262.

368. Reiss JA, Lovrien EW, Hecht F. A mother with Down's syn-

drome and her chromosomally normal infant. *Ann Genet* 1971;14:225–227.

369. Schachenmann G, Schmid W, Fraccaro M, et al. Chromosomes in coloboma and anal atresia. *Lancet* 1965;19:290.

370. McDermid HE, Duncan AM, Brasch KR, et al. Characterization of the supernumerary chromosome in cat eye syndrome. *Science* 1986;232:646–648.

371. Wolf U, Reinwein H, Porsch R, et al. Deficiency on the short arms of a chromosome No. 4. *Humangenetik* 1965; 1:397–413.

372. Lejeune J, Lafourcade J, Berger R, et al. 3 cases of partial deletion of the short arm of a 5 chromosome. *C R Hebd Seances Acad Sci* 1963;257:3098–3102.

373. Junien C, Turleau C, de Grouchy J, et al. Regional assignment of catalase (CAT) gene to band 11p13. Association with the aniridia-Wilms' tumor-gonadoblastoma (WAGR) complex. *Ann Genet* 1980;23:165–168.

374. Strong LC, Riccardi VM, Ferrell RE, et al. Familial retinoblastoma and chromosome 13 deletion transmitted via an insertional translocation. *Science* 1981;213:1501–1503.

375. Yanoff M, Rorke LB, Niederer BS. Ocular and cerebral abnormalities in chromosome 18 deletion defect. *Am J Ophthalmol* 1970;70:391–402.

376. Gorlin RJ, Yunis J, Anderson VE. Short arm deletion of chromosome 18 in cebocephaly. *Am J Dis Child* 1968;115: 473–476.

377. De Grouchy J, Royer P, Salmon C, et al. Partial deletion of the long arms of the chromosome 18. *Pathol Biol (Paris)* 1964;12:579–582.

378. Turner HH. A syndrome of infantilism, congenital webbed neck, and cubitus valgus. *Endocrinology* 1938;23:566–574.

379. Decourt L, Sasso WS, Chiorboli E, et al. Genetic sex in Turner's syndrome patients. *Rev Assoc Med Bras* 1954;1:203–206.

380. Polani PE, Hunter WF, Lennox B. Chromosomal sex in Turner's syndrome with coarctation of the aorta. *Lancet* 1954;2: 120–121.

381. Wilkins L, Grumbach MM, van Wyk JJ. Chromosomal sex in ovarian agenesis. *J Clin Endocrinol Metab* 1954;14: 1270–1271.

382. Chrousos GA, Ross JL, Chrousos G, et al. Ocular findings in Turner syndrome. A prospective study. *Ophthalmology* 1984;91:926–928.

383. Klinefelter HF Jr, Reifenstein EC Jr, Albright F. Syndrome characterized by gynecomastia, aspermatogenesis without a-Leydigism, and increased secretion of follicle-stimulating hormone. *J Clin Endocrinol Metab* 1942;2:615–624.

384. Barr ML, Plunkett ER. Testicular dysgenesis affecting the seminiferous tubules principally, with chromatin-positive nuclei. *Lancet* 1956;271:853–856.

385. Knowlton RG, Weaver EJ, Struyk AF, et al. Genetic linkage analysis of hereditary arthro-ophthalmopathy (Stickler syndrome) and the type II procollagen gene. *Am J Hum Genet* 1989;45:681–688.

386. Richards AJ, Yates JRW, Williams R, et al. A family with Stickler syndrome type 2 has a mutation in the COL11A1 gene resulting in the substitution of glycine 97 by valine in alpha-1(XI) collagen. *Hum Mol Genet* 1996;5: 1339–1343.

387. Nijbroek G, Sood S, McIntosh I, et al. Fifteen novel FBN1 mutations causing Marfan syndrome detected by heteroduplex analysis of genomic amplicons. *Am J Hum Genet* 1995;57: 8–21.

388. Sertie AL, Sossi V, Camargo AA, et al. Collagen XVIII, con-

taining an endogenous inhibitor of angiogenesis and tumor growth, plays a critical role in the maintenance of retinal structure and in neural tube closure (Knobloch syndrome). *Hum Mol Genet* 2000;9:2051–2058.

389. Goldschmidt E. On the etiology of myopia: an epidemiological study. *Acta Ophthalmol Suppl* 1968;98:1–172.

390. Teikari JM, O'Donnell J, Kaprio J, et al. Impact of heredity in myopia. *Hum Hered* 1991;41:151–156.

391. Ashton GC. Segregation analysis of ocular refraction and myopia. *Hum Hered* 1985;35:232–239.

392. Goss DA, Hampton MJ, Wickham MG. Selected review on genetic factors in myopia. *J Am Optom Assoc* 1988;59: 875–884.

393. Naiglin L, Clayton J, Gazagne C, et al. Familial high myopia: evidence of an autosomal dominant mode of inheritance and genetic heterogeneity. *Ann Genet* 1999;42:140–146.

394. Guggenheim JA, Kirov G, Hodson SA. The heritability of high myopia: a re-analysis of Goldschmidt's data. *J Med Genet* 2000;27:227–231.

395. Teikari JM, Kaprio J, Koskenvuo M, et al. Heritability of defects of far vision in young adults—a twin study. *Scand J Soc Med* 1992;20:73–78.

396. Sorsby A, Sheriden M, Leary GA. Refraction and its components in twins. Spec Rep Ser Med Res Coun Lond 1962; 303:43, 7s. H.M. Stationery Office (Special Report of the Medical Research Council of London).

397. Lyhne N, Sjolie AK, Kyvik KO, et al. The importance of genes and environment for ocular refraction and its determiners: a population based study among 20–45 year old twins. *Br J Ophthalmol* 2001;85:1470–1476.

398. Hammond CJ, Snieder H, Gilbert CE, et al. Genes and environment in refractive error. The twin eye study. *Invest Ophthalmol Vis Sci* 2001;42:1232–1236.

399. Goss DA, Jackson TW. Clinical findings before the onset of myopia in youth: parental history of myopia. *Optom Vis Sci* 1996;73:279–282.

400. Gwiazda J, Thorn F, Bauer J, et al. Emmetropization and the progression of manifest refraction in children followed from infancy to puberty. *Clin Vis Sci* 1993;8:337–344.

401. Zadnik K, Satariano WA, Mutti DO, et al. The effect of parental history of myopia on children's eye size. *JAMA* 1994;271:1323–1327.

402. Zadnik K. The Glenn A. Fry Award Lecture (1995). Myopia development in childhood. *Optom Vis Sci* 1997;74:603–608.

403. Pacella R, McLellan J, Grice K, et al. Role of genetic factors in the etiology of juvenile-onset myopia based on a longitudinal study of refractive error. *Optom Vis Sci* 1999;76: 381–386.

404. Wallman J: Parental history and myopia: taking the long view. *JAMA* 1994;272:1255–1256.

405. Wallman J, Turkel JI, Trachtman J. Extreme myopia produced by modest change in visual experience. *Science* 1978;201:1249–1251.

406. Weisel TN, Raviola E. Myopia and eye enlargement after neonatal lid fusion in monkeys. *Nature* 1977;266:66–68.

407. Sherman SM, Norton TT, Casagrande VA. Myopia in the lid-sutured tree shrew (Tupaia glis). *Brain Res* 1977;124:154–157.

408. Hoyt CS, Stone RD, Fromer C, et al. Monocular axial myopia associated with neonatal eyelid closure in human infants. *Am J Ophthalmol* 1982;91:197–200.

409. Von Noorden GK, Lewis RA. Ocular axial length in unilateral congenital cataracts and blepharoptosis. *Invest Ophthalmol Vis Sci* 1987;28:750–752.

410. Twomey JM, Gilvarry A, Restori M, et al. Ocular enlargement following infantile corneal opacification. *Eye* 1990;4: 497–503.

411. Lin LLK, Hung PT, Ko LS, et al. Study of myopia among aboriginal school children in Taiwan. *Acta Ophthalmol Suppl* 1988;185:34–36.

412. Zylberman R, Landau D, Berson D. The influence of study habits on myopia in Jewish teenagers. *J Pediatr Ophthalmol Strabismus* 1993;30:319–322.

413. Young FA. Myopia and personality. *Am J Optom Physiol Opt* 1987;64:136–143.

414. Young FA. Reading, measures of intelligence, and refractive errors. *Am J Optom Physiol Opt* 1963;40:257–264.

415. Rosner M, Belkin M. Intelligence, education, and myopia in males. *Arch Ophthalmol* 1987;105:1508–1511.

416. Schwartz M, Haim M, Skarsholm D. X-Linked myopia. Bornholm eye disease. *Clin Genet* 1990;38:281–286.

417. Young TL, Ronan SM, Alvear AB, et al. X-linked high myopia associated with cone dysfunction. *Arch Ophthalmol* 2004;122:897–908.

418. Young TL, Ronan SM, Drahozal LA, et al. Evidence that a locus for familial high myopia maps to chromosome 18p. *Am J Hum Genet* 1998;63:109–119.

419. Young TL, Ronan SM, Alvear A, et al. A second locus for familial high myopia maps to chromosome 12q. *Am J Hum Genet* 1998;63:1419–1424.

420. Lam DSC, Tam POS, Fan, DSP, et al. Familial high myopia linkage to chromosome 18p. *Ophthalmologica* 2003;217:115–118.

421. Heath SC, Robledo R, Beggs W, et al. A novel approach to search for identity by descent in small samples of patients and controls from the same Mendelian breeding unit: a pilot study on myopia. *Hum Hered* 2001;52:183–190.

422. Paluru P, Heon E, Devoto M, et al. A new locus for autosomal dominant high myopia maps to the long arm of chromosome 17. *Invest Ophthalmol Vis Sci* 2003;44:1830–1836.

423. Naiglin L, Gazagne CH, Dallongeville F, et al. A genome wide scan for familial high myopia suggests a novel locus on chromosome 7q36. *J Med Genet* 2002;39:118–124.

424. Zhou G, Williams RW. Mouse models for the analysis of myopia: an analysis of variation in eye size of adult mice. *Optom Vis Sci* 1999;76:408–418.

425. Zhou G, Williams RW. Eye1 and Eye2: gene loci that modulate eye size, lens weight, and retinal area in the mouse. *Invest Ophthalmol Vis Sci* 1999;40:817–825.

426. Von Noorden G. *Binocular vision and ocular motility: theory and management of strabismus*, 5th Ed. St. Louis, MO: Mosby Year Book.

427. Cross HE. The heritability of strabismus. *Am Orthopt J* 1975;25:11–17.

428. Spivey BE. Strabismus: factors in anticipating its occurrence. *Aust J Ophthalmol* 1980;8:5–9.

429. Chimonidou E, Palimeris G, Koliopoulos J, et al. Family distribution of concomitant squint in Greece. *Br J Ophthalmol* 1977;61:27–29.

430. Simpson NE, Alleslev LJ. Association of children's diseases in families from record linkage data. *Can J Genet Cytol* 1972;15:789–800.

431. Francois J. Affections of the ocular muscles. In: Francois J, ed. *Heredity in ophthalmology*. St. Louis: CV Mosby Co, 1961: 239–269.

432. Dufier JL, Briard ML, Bonaiti C, et al. Inheritance in the etiology of convergent squint. *Ophthalmologica* 1979;179:225–234.

433. Maumenee IH, Alston A, Mets MB, et al. Inheritance of congenital esotropia. *Trans Am Ophthalmol Soc* 1986;84:85–93.

434. Podgor MJ, Remaley NA, Chew E. Associations between siblings for esotropia and exotropia. *Arch Ophthalmol* 1996;114: 739–744.

435. Hu DN. Prevalence and mode of inheritance of major genetic eye diseases in China. *J Med Genet* 1987;24:584–588.

436. Richter S. On the heredity of strabismus concomitans. *Humangenetik* 1967;3:235–243.

437. Waardenburg PJ. Squint and heredity. *Doc Ophthalmol Proc Ser* 1954;7:422–494.

438. Reynolds JD, Wackerhagen M. Strabismus in monozygotic and dizygotic twins. *Am Orthopt J* 1986;36:113.

439. De Vries B, Houtman WA. Squint in monozygotic twins. *Doc Ophthalmol* 1979;46:305–308.

440. Rubin W, Helm C, McCormack MK. Ocular motor anomalies in monozygotic and dizygotic twins. In: Reinecke R, ed. *Strabismus: proceedings of the 3rd meeting of the international strabismological association,* Asilomar, CA, 1978. New York, NY: Grune & Stratton, 1978:89.

441. Niederecker O, Mash AJ, Spivey BE. Horizontal fusional amplitudes and versions. Comparison in parents of strabismic and nonstrabismic children. *Arch Ophthalmol* 1972;87:283–285.

442. Mash AJ, Hegmann JP, Spivey BE. Genetic analysis of vergence measures in populations with varying incidences of strabismus. *Am J Ophthalmol* 1975;79.978–984.

443. Mash AJ, Spivey BE. Genetic aspects of strabismus. *Doc Ophthalmol* 1973;34:285–291.

444. Parikh V, Shugart YY, Doheny KF, et al. A strabismus susceptibility locus on chromosome 7p. *Proc Natl Acad Sci USA* 2003;100:12283–12288.

445. Bowen P. Achondroplasia in two sisters with normal parents. *Birth Defects Orig Artic Ser* 1974;10:31–36.

446. Myrianthopoulos NC, Aronson SM. Population dynamics of Tay-Sachs disease. II. What confers the selective advantage upon the Jewish heterozygote? In: *Proceedings of fourth international symposium on sphingolipidoses*. New York, NY: Plenum Press, 1972:561.

447. Cross HE, Maumenee AE. Ocular trauma during amniocentesis. *Arch Ophthalmol* 1973;90:303–304.

448. Broome DL, Wilson MG, Weiss B, et al. Needle puncture of fetus: a complication of second-trimester amniocentesis. *Am J Obstet Gynecol* 1976;126:247–252.

449. Isenberg SJ, Heckenlively JR. Traumatized eye with retinal damage from amniocentesis. *J Pediatr Ophthalmol Strabismus* 1985;22:65–67.

450. Karp LE, Hayden PW. Fetal puncture during midtrimester amniocentesis. *Obstet Gynecol* 1977;49:115–117.

451. Merin S, Beyth Y. Uniocular congenital blindness as a complication of midtrimester amniocentesis. *Am J Ophthalmol* 1980;89:299–301.

452. Elejalde BR, de Elejalde MM, Hamilton PR, et al. Prenatal diagnosis of cyclopia. *Am J Med Genet* 1983;14:15–19.

453. Lev-Gur M, Maklad NF, Patel S. Ultrasonic findings in fetal cyclopia. A case report. *J Reprod Med* 1983;28:554–557.

454. Cogan DG. Congenital anomalies of the retina. *Birth Defects Orig Artic Ser* 1971;7:41–51.

455. Cogan DG, Kuwabara T. Ocular pathology of the 13–15 trisomy syndrome. *Arch Ophthalmol* 1964;72:246–253.

456. Mullaney J. Ocular pathology in trisomy 18 (Edwards' syndrome). *Am J Ophthalmol* 1973;76:246–254.

457. Wilson MG, Towner JW, Coffin GS, et al. Inherited pericentric inversion of chromosome no. 4. *Am J Hum Genet*

1970;22:679–690.

458. Vogel W, Siebers JW, Reinwein H. Partial trisomy 7q. *Ann Genet* 1973;16:277–280.

459. Rethore MO, Larget-Piet L, Abonyi D, et al. 4 cases of trisomy for the short arm of chromosome 9. Individualization of a new morbid entity. *Ann Genet* 1970;13:217–232.

460. Schwanitz G, Schamberger U, Rott HD, et al. Partial trisomy 9 in the case of familial translocation 8/9 mat. *Ann Genet* 1974;17:163–166.

461. Hsu LYF, Kim HJ, Sujansky E, et al. Reciprocal translocation versus centric fusion between two no. 13 chromosomes. A case of 46,XX,-13,+t(13;13)(p12;q13) and a case of46,XY,-13, +t(13; 13)(p12;p12). *Cytogenet Cell Genet* 1973;12:235–244.

462. Walknowska J, Peakman D, Weleber RG. Cytogenetic investigation of cat-eye syndrome. *Am J Ophthalmol* 1977;84: 477–486.

463. Alvarado M, Bocian M, Walker AP. Interstitial deletion of the long arm of chromosome 3d: case report, review, and definition of a phenotype. *Am J Med Genet* 1987;27:781–786.

464. Carter R, Baker E, Hayman D. Congenital malformations associated with a ring 4 chromosome. *J Med Genet* 1969;6:224–227.

465. Taysi K, Burde RM, Rohrbaugh JR. Terminal long arm deletion of chromosome 7 and retino-choroidal coloboma. *Ann Genet* 1982;25:159–161.

466. Ferry AP, Marchevsky A, Strauss I. Ocular abnormalities in deletion of the long arm of chromosome 11. *Ann Ophthalmol* 1981;13:1373–1377.

467. Bialasiewicz AA, Mayer UM, Meythaler FH. Ophthalmologic findings in 11 q-deletion syndrome. *Klin Monatsbl Augenheilk* 1987;190:524–526.

468. O'Grady RB, Rothstein TB, Romano PE. D-group deletion syndromes and retinoblastoma. *Am J Ophthalmol* 1974;77:40–45.

469. Saraux H, Rethore MO, Aussannaire M, et al. Ocular abnormalities of phenotype DR (ring D chromosome). *Ann Ocul (Paris)* 1970;203:737–748.

470. Schinzel A, Hayashi K, Schmid W. Structural aberrations of chromosome 18. II. The 18q-syndrome. Report of three cases. *Humangenetik* 1975;26:123–132.

471. Yanoff M, Rorke LB, Niederer BS. Ocular and cerebral abnormalities in chromosome 18 deletion defect. *Am J Ophthalmol* 1970;70:391–402.

472. Yunis E, Silva R, Giraldo A. Trisomy 10p. *Ann Genet* 1976;19:57–60.

473. Howard RO. Chromosomal abnormalities associated with cyclopia and synophthalmia. *Trans Am Ophthalmol Soc* 1977;75: 505–538.

474. Lang AF, Schlager FM, Gardner HA. Trisomy 18 and cyclopia. *Teratology* 1976;14:195–203.

475. Cohen MM, Storm DF, Capraro VJ. A ring chromosome (no. 18) in a cyclops. *Clin Genet* 1972;3:249–252.

476. Nitowsky HM, Sindhvananda N, Konigberg UR, et al. Partial 18 monosomy in the cyclops malformation. *Pediatrics* 1966;37:260–269.

477. Faint S, Lewis EJW. Presumptive deletion of the short arm of chromosome 18 in a cyclops. *Hum Chromosome Newsl* 1964;14:5.

478. Gimelli G, Cuoco C, Lituania M, et al. Dup(3) (p2-pter) in two families, including one infant with cyclopia. *Am J Med Genet* 1985;20:341–348.

479. Hoepner J, Yanoff M. Ocular anomalies in trisomy 13–15: an analysis of 13 eyes with two new findings. *Am J Ophthalmol* 1972;74:729–737.

480. Keith CG. The ocular manifestations of trisomy 13–15. *Trans*

481. Huggert A. The trisomy 18 syndrome. *Acta Ophthalmol (Copenh)* 1966;44:186.

482. Rodrigues MM, Valdes-Dapena M, Kistenmacher M. Ocular pathology in a case of 13 trisomy. *J Pediatr Ophthalmol* 1973;10:54.

483. Ginsberg J, Ballard ET, Buchino JJ, et al. Further observations of ocular pathology in Down's syndrome. *J Pediatr Ophthalmol Strabismus* 1980;17:166–171.

484. Shapiro MB, France TD. The ocular features of Down's syndrome. *Am J Ophthalmol* 1985;99:659–663.

485. Caputo AR, Wagner RS, Reynolds DR, et al. Down syndrome. Clinical review of ocular features. *Clin Pediatr (Phila)* 1989;28:355–358.

486. Gustavson KH, Finley SC, Finley WH, et al. A4–5/21–22 chromosomal translocation associated with multiple congenital anomalies. *Acta Paediatr* 1964;53:172–181.

487. Monteleone P, Monteleone J, Sekhon G, et al. Partial trisomy 5 with a carrier parent t(5p-;9p+). *Clin Genet* 1976;9:437–440.

488. Rethore, MO Larget-Piet, L, Abonyi D, et al. 4 cases of trisomy for the short arm of chromosome 9. Individualization of a new morbid entity. *Ann. Genet* 1970;13:217–232.

489. Rethore MO, Kaplan JC, Junien C, et al. Increase of the LDH-B activity in a boy with 12p trisomy by malsegregation of a maternal translocation t(12;14) (q12;p11). *Ann Genet* 1975;18:81–87.

490. Orye E, Verhaaren H, Samuel K, et al. A46,XX,10q+ chromosome constitution in a girl. Partial long arm duplication or insertional translocation? *Humangenetik* 1975;28:1–8.

491. Yunis JJ, Sanchez O. A new syndrome resulting from partial trisomy for the distal third of the long arm of chromosome 10. *J Pediatr* 1974;84:567–570.

492. Falk RE, Carrel RE, Valente M, et al. Partial trisomy of chromosome 11: a case report. *Am J Ment Defic* 1973;77:383–388.

493. Raoul O, Rethore MO, Dutrrliaux B, et al. Partial 14q trisomy. I. Partial 14q trisomy by maternal translocation t(10;14) (p15.2; q22). *Ann Genet* 1975;18:35–39.

494. Condron CJ, Cantwell RJ, Kaufman RL, et al. The supernumerary isochromosome 18 syndrome (+ 18pu). *Birth Defects Orig Artic Ser* 1974;10:36–42.

495. Zellweger H, Ionasescu V, Simpson J, et al. The problem of trisomy 22. A case report and a discussion of the variant forms. *Clin Pediatr (Phila)* 1976;15:601–606.

496. Breg WR, Steele MW, Miller OJ, et al. The cri du chat syndrome in adolescents and adults: clinical finding in 13 older patients with partial deletion of the short arm of chromosome no. 5(5p-). *J Pediatr* 1970;77:782–791.

497. Farrell JW, Morgan KS, Black S. Lensectomy in an infant with cri du chat syndrome and cataracts. *J Pediatr Ophthalmol Strabismus* 1988;25:131–134.

498. Broughton WL, Fine BS, Zimmerman LE. Congenital glaucoma associated with a chromosomal defect. A histologic study. *Arch Ophthalmol* 1981;99:481–486.

499. Lee ML, Sciorra LJ. Partial monosomy of the long arm of chromosome 11 in a severely affected child. *Ann Genet* 1981;24:51–53.

500. Allderdice PW, Davis JG, Miller OJ, et al. The 13q-deletion syndrome. *Am J Hum Genet* 1969;21:499.

501. Ledbetter DH, Riccardi VM, Airhart SD, et al. Deletions of chromosome 15 as a cause of the Prader-Willi syndrome. *N Engl J Med* 1981;304:325–329.

502. Ledbetter DH, Mascarello JT, Riccardi VM, et al. Chromosome 15 abnormalities and the Prader-Willis syndrome: a follow-up of 40 cases. *Am J Hum Genet* 1982;34:278–285.

503. Mattei JF, Mattei MG, Giraud F. Prader-Willi syndrome and

Ophthalmol Soc UK 1966;86:435–454.

chromosome 15. A clinical discussion of 20 cases. *Hum Genet* 1983;64:356–362.

504. Schinzel A, Schmid W, Luscher U, et al. Structural aberrations of chromosome 18. I. The 18p-syndrome. *Arch Genet (Zur)* 1974;47:1–15.

505. DiGeorge AM, Olmstead RW, Harley RD. Waardenburg's syndrome. A syndrome of heterochromia of the irides, lateral displacement of the medial canthi and lacrimal puncta, con-genital deafness, and other characteristic associated defects. *J Pediatr* 1960;57:649–669.

506. Nelson WE, Vaughn VC, McKay RJ, eds. *Textbook of pediatrics,* 9th Ed. Philadelphia, PA: WB Saunders, 1969.

507. Kistenmacher ML, Punnett HH. Comparative behavior of ring chromosomes. *Am J Hum Genet* 1970;22:304–318.

508. Behrman RE, Vaughan VC III, Nelson WE, eds. *Nelson textbook of pediatrics,* 13th Ed. Philadelphia, PA: WB Saunders, 1987.

第2章

新生儿眼科学：儿童时期的眼部发育

Kammi B. Gunton

新生儿的眼睛是发育最完善的感觉器官之一。虽然它与成人眼睛相似，但在儿童时期，眼屈光系统、眼轴长度、角膜形状、虹膜颜色、瞳孔反射、视网膜和神经发育等方面还是会发生很大的变化。了解这一变化过程对于儿童眼保健至关重要。本章重点阐述自婴儿时期至青春期眼及眼眶的解剖学改变。在生后的第1年，眼前节、视网膜、视神经都发生了快速的变化，从而使视网膜上的成像逐渐清晰，视网膜成像过程建立在神经发育基础上。眼眶骨骼和眼部周围组织的发育也受眼内的变化影响。

当眼科医生对儿童患者进行检查时，一定要了解眼部正常的发育过程，不要与病理状态相混淆。疾病状态可能会阻碍眼部的正常发育。在视觉发育关键期内必须要进行定期随访干预，以确保眼睛和眼眶有正常的发育。本章将讲述眼球、眼前节、瞳孔、视网膜、神经系统、眼眶和屈光状态的正常发育过程。

眼球的特点

婴儿时期眼球的重量为 2.3 ~ 3.4 g[1]，成人眼球的平均重量为 7.5 g。婴儿眼球的体积为 2.20 ~ 3.25 cm³。经过超声测量，新生儿的眼轴平均长度为 16.8 ~ 17.5 mm[2]。组织病理学研究检测的眼轴长度较超声测量值略小。标准数据表明眼轴长度会经历三个阶段的增长[2]。在生后第1年增长率最快。生后第1年眼轴平均增长 2.5 ~ 3.8 mm，该年龄段的平均眼轴长度为 20.7 mm。之后增长变缓，生后第2年平均眼轴长度为 21.5 mm，生后第3年平均眼

轴长度为 21.9 mm。之后，增长率降为每年 0.4 mm。大约在5岁，幼儿的眼轴长度就能大致达到成人水平。5 ~ 15 岁期间，如果没有出现近视性屈光不正，那么眼轴长度只有不到 1.0 mm 的小幅度增长。在整个青春期，女孩眼轴的平均长度较男孩短，分别为 23.92 和 24.36 mm[1]。

在病理状态下，如先天性青光眼、先天性白内障和早产儿视网膜病变中，测量的眼轴长度与正常数值不同。在 170 例先天性白内障患儿中，0 ~ 3 月龄的平均眼轴为 17.86 mm，30 ~ 42 月龄的平均眼轴为 21.96 mm[3]。在这一队列里，眼轴长度的范围为 14.22 ~ 25.98 mm。另一项研究报道，患有白内障的眼的眼轴长度在生后第1年短于未患白内障的眼，二者的平均眼轴长度分别为 17.9 mm 和 19.2 mm[4]。儿童白内障眼的平均眼轴长度标准差是非白内障眼标准差的两倍。眼轴长度的变化在白内障儿童中同样具有变异性。Trivedi 报道，6 ~ 18 月龄的眼轴变化为每月 0.19 mm，18 月龄至 18 岁眼轴变化为每月 0.01 mm[4]。此外，研究发现非裔美国儿童的眼轴较白种人长，差异具有统计学意义[4]。如何选择合适的人工晶状体仍然存在争议。早产儿眼轴与相应年龄对照组比有更大的变异性[5]。早产儿视网膜病变患者的眼轴增长可导致严重的近视，但是眼前节屈光指数的变化也起到了重要作用[5]。测量眼轴的变化也可以作为监测先天性青光眼的手段。

角膜

与身体其他组织相比，"新生眼"的角膜大小与

成人最为接近。角膜经历了肉眼和细胞内的变化而变得透明，同样，出生后角膜的屈光力也会发生变化，但是角膜直径变化不大。角膜的横径和纵径变化相同。早产儿的角膜直径在任何胎龄都可能差不多，因其与婴儿的体重（单位为 g）相关，角膜直径（单位为 mm）等于 0.0014× 体重（g）＋6.3[6]。足月儿的角膜横径平均为 9 ～ 10.5 mm，均值为 9.8 mm，垂直直径会比水平直径稍大一些，范围在 9.9 ～ 10.5 mm。总体来说，大角膜的定义为婴儿角膜水平直径大于均值 2 个标准差，或者大于 11 mm。小角膜为直径小于 9 mm（图 2.1）。测量值的标准范围可能有助于确定角膜增大是否继发于某些疾病（如婴儿型青光眼），但需要考虑种族的差异性。非洲婴儿的角膜直径略大，生后 1 周角膜直径为 9.0 ～ 12.5 mm，提示了评估不同种族的正常值范围是非常重要的[7]。

角膜直径的增长也伴随着角膜曲率的变化，角膜是一种屈光介质，所以角膜曲率的变化会影响视网膜成像的清晰度。为了保持正视，角膜曲率的变化必须能够完美代偿晶状体和眼轴的变化。婴儿角膜曲率比成人更为陡峭，这种现象在早产儿中也存在。平均胎龄小于 32 周的早产儿，水平子午线的平均角膜曲率测量值为 63.3±3.3 D，垂直子午线为 57.3±2.6 D[8]。胎龄 36 周时，该数值会迅速降低为 54.0±3.0 D 和 50.7±2.4 D。婴儿生后 2 ～ 4 周，角膜曲率持续快速降低，直到生后 8 周变化速度减慢。足月儿的角膜曲率范围为 48.06 ～ 47.00 D。一项研究测量了 4881 名 6 ～ 14 岁儿童的角膜曲率，发现

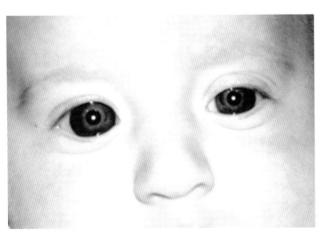

图 2.1　大角膜。右眼角膜直径为 14.0 mm，左眼水平角膜直径为 12.0 mm。双眼角膜透明且无青光眼的证据。大角膜为婴儿时期角膜水平直径大于平均值 2 个标准差或大于 11 mm，通常为双侧

水平子午线的角膜曲率值在儿童时期保持稳定，但垂直子午线的屈光力随着年龄增长有轻度降低[9]。所有年龄女孩的水平和垂直子午线屈光力较男孩大，垂直子午线屈光力比值为 44.27 D : 43.52 D，水平子午线屈光力比值为 43.17 D : 42.49 D。亚洲儿童与其他种族儿童相比，垂直子午线的角膜屈光力更大，白人儿童水平子午线的角膜屈光力更大。所以在解释正常数值时必须考虑到种族因素。

在 10 余岁和 20 余岁早期，角膜保持着平坦状态[10]，20 岁时平均角膜曲率测量值为 42.0 D。在 30 岁到 50 岁时，水平子午线开始变陡，然后随着年龄的增长持续变陡。出现了年轻时的顺规散光到 50 ～ 60 岁的逆规散光这一变化[10]。角膜地形图可更为精确地测量儿童角膜曲率[11]。

组织学上，儿童角膜各层的发育已经达到了成熟角膜的结构和功能水平。角膜上皮随着连续的细胞层增厚而增厚，并且每一层细胞体积都有增加。在胎龄 20 周时，角膜上皮只有两层细胞结构，基底细胞的厚度只有 20 μm[12]。在 6 月龄时，基底细胞厚度达到成人水平的 18 μm。桥粒，即角膜上皮细胞之间的连接结构，在胎龄 20 周时开始出现，虽然表层细胞层薄且分布不规则，但表层细胞层的桥粒更为丰富，因此早产儿更容易发生角膜擦伤。一项针对 1 ～ 12 周龄儿童的研究发现，其中 49% 的儿童出现了无症状的角膜擦伤[13]，大部分擦伤可在 24 h 内愈合。在妊娠早期，角膜上皮基底膜变得更厚且更具同质性，组成婴儿上皮基底膜的 IV 型胶原蛋白与成人相比有显著不同[14]，半桥粒数量增加，可将上皮的基底细胞层固定在基底膜上，同时胶原纤维的增加使前弹力层变得更坚固。

生后头几个月，角膜基质增厚，从胎龄 20 周时的 0.299 mm 增加到生后 6 个月时的 0.490 mm，在这一阶段基本上达到了成人的角膜厚度[12]，角膜厚度的增加是胶原纤维增厚的结果。一旦成熟，胶原纤维在随后的阶段不再增厚。胶原纤维的平均直径为 250 ～ 300 Å。虽然有些研究认为中央角膜厚度不会再发生变化[17-18]，但是大部分研究认为在 10 岁内中央角膜厚度都会轻度增加[15-16]。测量中央角膜厚度的方法不同可导致研究结果不同，如角膜内皮显微镜的测量值较超声角膜测厚仪的测量值小。

青少年的胶原纤维结构与成年人相比有细微的结构差异。青少年角膜基质的纤维间距离较成年人

大。角膜胶原纤维横断面积增加的原因已有报道。在 90 年中，平均横断面积由大约 3.04 nm^2 增加到 3.46 nm^2，相反，纤维间距离随着年龄的增加而变小。这种变化可能是由于胶原蛋白分子间非酶的交互连接增加。生物化学研究表明，成年个体角膜基质中胶原蛋白糖化作用及其终产物增加，因此纤维间的距离减少。为了平衡纤维间距离的缩短，胶原纤维间水分堆积随即增多。这些"湖"造成了光的散射，随着年龄的增加会降低视力的清晰度，并且在很大程度上增加了横断面积。

角膜基质的细胞厚度和密度会随着发育逐渐减少。研究发现，10 岁以前角膜细胞密度为 6.22×10^4 个 /mm^3，之后每年大约减少 0.3%[19]，这项研究还发现，不同个体之间角膜细胞的密度有很大不同。角膜细胞在角膜基质受损修复的过程中扮演了重要角色，虽然机制不明，但推测角膜细胞密度的减少与环境和基因因素有关。角膜细胞的减少是造成年龄相关性角膜改变（包括年龄相关性中央角膜厚度变薄、儿童时期角膜变陡导致屈光度改变，以及年龄相关的角膜光散射增加）的部分或全部原因。角膜细胞密度的降低和个体间的差异性在屈光手术中起到特别重要的作用，因为角膜基质损伤后的愈合能力可能会影响手术效果，伤口愈合活力与屈光回退和年龄增长呈负相关。

与角膜细胞密度相似，内皮细胞密度随着年龄的增长也呈降低趋势。12 周胎儿的角膜内皮细胞密度为 14 000 个 /mm^2[19]。足月儿的内皮细胞密度平均为 6800 个 /mm^2。胎儿发育过程中内皮细胞密度大量减少可能是由于角膜快速发育。从婴儿期到儿童期，内皮细胞减少的速度同样很快，范围在 1.4% ～ 4.0%。之前提到，在 2 岁时角膜发育基本达到成人水平。角膜内皮细胞数量进一步减少的原因目前未知。成人后角膜内皮细胞减少速度变缓，大约每年减少 0.3%。内皮细胞减少率提示了角膜移植捐献者年龄匹配的重要性，尤其是对于角膜混浊导致视力下降的新生儿和婴儿患者。

内皮细胞可影响角膜的透明性和胶原纤维的有序排列。在矫正胎龄 26 周以前，角膜为不透明的结构[20]。不透明性为轻度到中度，双眼对称均匀，角膜上皮平滑。角膜在生后 4 ～ 6 周内变得透明（图 2.2）。大部分矫正胎龄 > 32 周的婴儿角膜是透明的，发育期的不透明角膜会在婴儿生后 1 ～ 2 天内变得透明。

长期以来都在探究角膜结构变化的病因。最新的研究表明，在角膜的发育过程中，蛋白质可能调控细胞活动[21]。肌腱蛋白 C（Tenascin-C，TN-C）对多项细胞活动起调控作用，包括细胞黏附、迁移，以及干细胞的增生和分化。TN-C 在早产儿角膜中广泛表达，在婴儿角膜的后弹力层也有所表达[22]。新生儿期 TN-C 的表达受限，到了成人时期，TN-C 仅在角巩膜缘表达。TN-C 的变异型是基因的选择性剪接所致，形成了 TN-C 的多效性。这些变异型在角膜不同部位和不同年龄个体中表达不同。外伤中 Rho 介导的信号通路会诱导成人角膜的 TN-C 表达[23]。对影响生长的关键蛋白质的进一步研究会促进疾病治疗策略的进展。

总体来说，在儿童时期角膜直径（尤其是垂直直径）仅略有增加，同时角膜曲率变平。在 10 余岁早期，角膜曲率变陡，尤其是水平子午线。在 10 岁内角膜各层次发育成熟。在生后早期，上皮细胞层和基质层的细胞体积变大，与此同时，内皮和基质层的角膜细胞密度降低。尽管如此，总体的角膜厚度是增加的。

角膜厚度影响眼内压的测量[24-25]。当角膜厚度增加时，眼压的测量值可能会偏高。成年人的角膜厚度与眼压呈正相关[26]。因小于 6 月龄婴儿的角膜较薄，在使用 Goldmann 和 Schiotz 眼压计测量时可能会出现偏低的眼压值。此外，不同年龄和种族中角膜厚度存在变异性，所以儿童中央角膜厚度与眼压的关系也是变化的[18]。一项研究发现，在 10 岁之前，眼压与年龄相关，眼压 = 0.71 × 年龄（岁）+ 10[27]。眼压的测量方法同样对于眼压值有很大影响[28]。

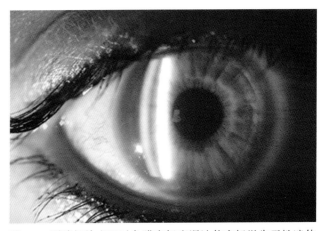

图 2.2　裂隙灯检查显示角膜有轻度混浊伴有轻微先天性遗传性角膜内皮营养不良

在全身麻醉状态下使用压平式眼压计测得的眼压值偏低，而且根据一些文献，儿童期使用压平式眼压计所测得的眼压值都是偏低的[27-29]。全身麻醉会使眼压降低，而当婴儿哭闹和挤压眼睑时，眼压会升高。自从使用 Tono-Pen 大大减少了测量时所接触的角膜面积后，角膜厚度对于眼压测量值的影响略微变小[30]。一些研究发现，使用 Tono-Pen 测量儿童眼压时，中央角膜厚度每增加 100 μm，眼压升高 2.1 ～ 3.5 mmHg[18-31]。在处理婴儿型青光眼时，角膜特性对眼压的影响必须被考虑进去。

前房

巩膜的发育影响前房深度，同样晶状体移动和厚度也会影响前房深度。有很多方法可以测量前房深度，包括裂隙灯照射法、超声生物显微镜和眼前段光学相干断层扫描[32]。使用这些方法测得的前房深度为 1.8 ～ 2.4 mm，平均为 2.05 mm[33]。前房深度持续增加到青春期时结束，随后逐渐变浅。与近视患者相比，正视眼患者的前房深度较早停止加深[34]，这一明显差别与近视患者持续变化的晶状体和眼轴有关。不同人种前房深度也有所不同[9]，美洲原住民儿童在 6 ～ 14 岁时前房深度变化是最小的，平均深度为 3.50 mm。非裔美国儿童在相同年龄段的变化是最大的，从 3.41 到 3.62 mm。在 12 岁之后，所有人种的前房深度都保持在恒定状态。

必须注意测量方法和生理性调节的影响，使用裂隙灯进行测量时，前房深度大约减少 24 μm/D[35]，当滴入扩瞳剂之后，前房深度会增加[36-37]。正常情况下，两眼的前房深度变化不会超过 0.15 mm[34]。男孩的前房深度较女孩略深，分别为 3.64 mm 和 3.56 mm[9]。婴儿的前房体积大约为 64 mm³，成年人大约为 116 mm³[34]。当进行儿童内眼手术时，应当根据前房深度的不同进行适当调整。

虹膜

虹膜隐窝从妊娠期开始发育，直到生后早期结束。原始瞳孔膜在妊娠早期形成，接近足月时萎缩。虹膜颜色是基质中胚层细胞的色素和虹膜血管所致。出生后，虹膜的中胚层基质细胞持续产生色素，因此生后前几个月虹膜颜色变暗。研究已经证实有多个位于 15 号染色体上的色素相关基因参与虹膜颜色的形成[38]，人类眼部颜色的差异有 74% 与 15 号染色体 HERC2 基因片段的一条特殊序列的表达有关[39]。Fuchs 隐窝、蜷缩轮、Wolfflin 结节和痣等虹膜结构对虹膜颜色也有影响，一些独立的基因（包括 SEMA3A 和 TRAF3IP1）与虹膜的这些结构相关，它们也与控制神经元形态发育的通路有关[40]。

晶状体

晶状体血管膜是对胚胎时期晶状体发育和营养有重要作用的血管丛。晶状体血管膜在孕 35 周之后就完全退化。虽然晶状体血管退化的确切过程仍未知，但是细胞自我吞噬被认为起到了一定作用[41]。退化的程度也可以用于生后评估矫正胎龄[42]。在孕 27 ～ 28 周，整个晶状体表面由血管覆盖。在孕 29 ～ 30 周，晶状体血管膜中央部血管开始萎缩。在孕 31 ～ 32 周，可以见到晶状体中央部，周边部血管逐渐变薄。在孕 33 ～ 34 周，晶状体血管膜仅残留周边部薄层血管。

晶状体是一个不断调整以适应眼轴变化的结构，会对眼的屈光状态产生影响。3 岁之前，眼轴快速增长，而在之后的 10 年内眼轴增长缓慢，大约仅增长 1 mm。生后第 1 年，角膜变平，使屈光力减少 3 ～ 5 D，为了保持正视，需要晶状体代偿剩余的大部分屈光力。生后第 1 年，晶状体屈光力大为减少。眼的屈光力从出生时的大约 90 D 减少到 1 岁时的 75 D。因此尽管眼轴增长，但大部分婴儿保持正视。

很多作者试图研究造成晶状体屈光力改变的内在结构、分子和几何学变化[43-45]。在一生中，位于晶状体囊膜附近的新的上皮细胞不断增长和分化为纤维细胞，这些细胞产生了形成晶状体的 β 和 γ 晶体蛋白，这些纤维在晶状体核的区域聚集，同时蛋白质浓度增加，这些都使晶状体屈光指数增加。晶状体发育出现在两个阶段，出生前，晶状体呈 S 形曲线快速增长，晶状体组织大约增长 149 mg[45]，这种出生前生长的部分形成了晶状体成人核[46]。晶状体一生都在生长，但在 6 ～ 9 月龄，晶状体呈线性生长，速度大约为每年 1.38 mg[45]，晶状体的生长速度没有性别差异，晶状体厚度在各年龄段的男孩和女孩之间没有区别[9]。生后头 3 年晶状体的厚度变薄，因为眼球赤道部的生长会将晶状体拉长[47]，与该变化相伴的是儿童时期晶状体前部和后部半径各自增长 1.0 mm 和 0.2 mm[44]。赤道部的生长使晶状体被动拉长，从而造成晶状体表面曲率变平、屈光力减少。有趣的是，晶状体前部和后部半径的增长速度是不同的，3 岁后前部晶状体曲率增长变缓，而后部曲率增长在整个儿童时期都保持不变，这些都使晶状体整体变平。6 岁时，晶状体的厚度根据人种不同而有所不同，约在 3.50 mm ～ 3.60 mm[9]，西班牙儿童的晶状体厚度最薄，非裔美国儿童的晶状体厚度最厚。在所有人种中，11 ～ 12 岁前，晶状体厚度都在变薄，之后厚度开始逐渐增加。

晶状体的构成同样经历了分子的变化。胎儿的晶状体较青少年有较高 γ 晶体蛋白含量（胎儿为 21%，青少年为 13%），γ 晶体蛋白有良好的可溶性和稳定性，能够防止光的散射[48]。儿童的 β 和 α 晶体蛋白含量较少，成年人的 α 晶体蛋白含量较多。晶状体的光密度随着年龄增加，光吸收度也随之增加[49]。许多蛋白质在晶状体形成和晶状体细胞分化过程中发挥了作用，其中一个影响晶状体形态的蛋白是 Epha2，Epha2 是由晶状体上皮细胞表达，指引晶状体纤维分布到正确位置，缺乏 Epha2 时，纤维细胞就会从视轴迁移到新的径线上[50]。未来的研究会持续阐明晶状体成熟中所需要的蛋白质功能，从而可能对这些在儿童白内障形成过程中所需的蛋白质通路造成影响。

巩膜

巩膜主要由细胞外胶原基质组成。成人眼球不同部位巩膜厚度不同，角巩膜缘厚度为 0.53±0.14 mm，赤道部为 0.39±0.17 mm，视神经附近厚度大约为 1.0 mm[51]。巩膜的总表面积为 16.3±1.8 cm²。生后早期巩膜的胶原蛋白经历发育性变化，婴儿巩膜的柔韧性是成年人的 4 倍，拉伸强度为其一半，其柔韧性可以解释婴儿青光眼高眼压状态下所见的牛眼体征。

巩膜结构的改变是由于组成巩膜的蛋白聚糖不同。巩膜有三种主要的蛋白聚糖——聚集蛋白聚糖、双糖链蛋白聚糖和饰胶蛋白聚糖[52]。40 岁前，这三种蛋白聚糖表达都是持续增加的。新生儿的巩膜厚度为 0.45 mm，到成年时增加为 1.09 mm。40 岁后，饰胶蛋白聚糖和双糖链蛋白聚糖的表达减少，聚集蛋白聚糖在后部巩膜的含量最高，并且在一生中都持续高表达。蛋白聚糖不同的表达速度影响了巩膜

各个部位的发育[52]，比如，后部巩膜的发育可能会造成眼轴的增长，这部分会在屈光部分加以详细讨论。特定的解剖学关系确定了不同的生长速度，生后早期后部巩膜的生长速度快于赤道部，因此眼外肌附着点相对于赤道部明显前移[53]。

在哺乳动物模型中，年长猴子的巩膜较薄且结构上更为坚硬[54]。较高硬度的胶原纤维蛋白围绕在视神经周围，因此神经纤维对眼内压变化有更高的敏感性。随着年龄的增长，巩膜通透性降低[55]。这些结构的改变是由于组成巩膜的胶原蛋白和蛋白质发生了变化，光蛋白聚糖是一种巩膜内部的硫酸角质素蛋白聚糖，能够控制胶原纤维的形成和排列。随着年龄的增长，光蛋白聚糖与聚集蛋白聚糖相互交联，形成的复合体含量增加[56]，此外，巩膜内糖化终产物和高级脂肪氧化终产物也随着年龄增长而增加[57]。

瞳孔

Isenberg 等发现，矫正胎龄小于 26 周的早产儿瞳孔较成年人大[58]。瞳孔大小受瞳孔开大肌和括约肌控制，瞳孔开大肌和括约肌分别由交感和副交感神经支配。早产儿瞳孔更大的原因是怀孕期间瞳孔开大肌更快成熟。大约到 31 周孕龄，瞳孔才出现对光反射[59]，瞳孔对光反射的出现可能是神经通路在这个年龄段成熟，婴儿视网膜光感受器具备了一定的功能[59]。其也可能与晶状体血管膜退化有关。视网膜的光照强度、眼部的调节状态、知觉和情绪状态也会影响瞳孔的大小。虹膜震颤是指持续性的、小的虹膜抖动及瞳孔大小变化。瞳孔的大小随着年龄增长呈线性缩小[60]，与性别和虹膜颜色无关，引起瞳孔缩小的假说有瞳孔开大肌的相对萎缩、虹膜强直以及交感神经信号强度相对减少。

视网膜

视网膜来自胚胎发生时期的视杯壁。视杯的外层形成视网膜色素上皮层（retinal pigment epithelium，RPE），内层分化为神经视网膜。朝视柄生长的视网膜神经节细胞的轴突形成视神经。在发育中，神经视网膜形成三个核层，由七种主要的

细胞类型组成——视杆和视锥光感受器、水平细胞、双极细胞、无长突细胞神经元、视网膜神经节细胞和 Muller 神经胶质细胞。这些细胞起源于视网膜内层的祖细胞。细胞分化一般需要经过四个步骤：在细胞分裂过程中祖细胞必须增大，退出细胞周期，形成所分化的细胞，最后执行所分化细胞的功能。对这一过程的分子层面的了解仍然较少，但是有很多因素已经明确，碱性螺旋-环-螺旋（basic helix-loop-helix，Bhlh）转录因子和同源框基因家族在分化过程中很重要[61-62]。在三层结构中的一层内，同源结构域因子起到调节特异性的作用，在结构层内，Bhlh 因子调控特定的细胞分化。分化的第一种细胞类型是视网膜神经节细胞。生长分化因子 11（growth and differentiation factor 11，GDF11）是转化生长因子 β（transforming growth factor-β，TGFβ）超级家族中的一员，控制各种类型视网膜细胞的数量。例如，除了 Bhlh 因子，视网膜神经节细胞内的 Math5（无调性）、shh（音猬因子）和 Pax6 表达对细胞分化至关重要[63-64]。此外，irx 基因可能对维持 shh 基因的功能是必需的，使精细的极联反应更加复杂化[65]。GDF11 能负调节 Math5 的表达，使祖细胞进一步分化形成其他细胞类型。例如，Foxn4、Math3、NeuroD 的表达参与水平或无长突细胞的分化[66]，在水平和无长突细胞正常生长过程中也需要淀粉样前体蛋白[67]，双极细胞依赖于 Chx10 和 irx 家族及 Mash1/Math3 的表达[68]。早期 B 细胞因子对视网膜细胞分化也是必需的[69]。很多信号转导通路在正常视杆和视锥细胞的发育过程中起决定性作用，包括成纤维细胞生长因子[70]。而 Muller 细胞受 Bhlh 抑制因子所调控，Pax6 基因在鼻侧和颞侧视网膜的形成过程中发挥作用。

当视网膜细胞完成分化后，RPE 细胞也同时完成发育。95% 的 RPE 细胞在出生时就已形成，其余的细胞在生后 7 个月形成[71]。RPE 起源开始于中心凹，随后向外扩展。中央视网膜 RPE 发育速度较周边视网膜更快且在更短时间内完成。

在成人中心凹内没有视网膜内层组织。这种分布形成了中心凹，其周围包围着密集神经节细胞的视网膜组织。此外，以中心凹为中心 350 μm 范围内没有视杆细胞，仅存在视锥细胞。因此当产生神经活动时，每个视锥细胞能够与多个双极细胞和至少两个神经节细胞联系，这使中心凹成为视觉最敏感区。

中心凹在孕早期开始发育，细胞分裂开始于 14 周孕龄。神经节细胞及随后的视网膜内层组织迁徙使中心小凹在 32 周孕龄变得明显。这个时期，人类的中心凹还未成熟，仅有一层神经节细胞并且内核层仍然存在[72]。到生后 11～15 月龄，这种迁徙活动才完成，这或许是新生儿视力相对低下的原因。中心凹视锥细胞在密度增加的同时变得更薄和更长。视杆细胞被挤到周边部。视锥细胞外节发育很慢，直到生后 45 月龄视锥细胞才完全成熟。到 4 岁时，整个中心凹才完全成熟。中心凹发育在生后这一阶段非常重要，提示这一阶段是形成弱视的敏感期。

谱域光学相干断层扫描可监测和评估早产儿的中心凹发育[72]（图 .2.3）。光学相干断层扫描测量儿童中心凹区域时，估计最薄的厚度为 140.0±2.3～161.1 μm[73-74]。黄斑处厚度为 326.44±14.17 μm[75]。年龄和眼内压不会影响黄斑的厚度。在高加索人种与东亚儿童的比较中，男孩的中心凹厚度较女孩明显更厚。弱视眼最初的黄斑中央厚度可能更厚，随后在 12 岁时降低[76]。

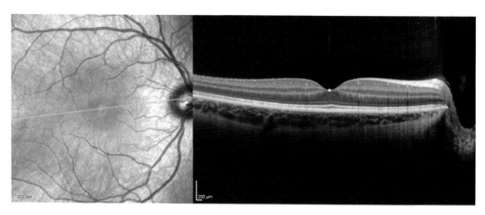

图 2.3　光学相干断层扫描检查中心凹区域，显示中心凹凹陷及无神经纤维层结构

视网膜电图（electroretinogram，ERG）可以评估不同年龄段正常人的视网膜成熟度[77]。进行测量时可以使用角膜、结膜或皮肤记录电极，三者有相对同等的作用[78]。但使用皮肤记录电极时，ERG 反应会更小。儿童时期全视野视锥和视杆细胞 ERG 振幅较成人小，潜时较成人长。生后 4 个月振幅和潜时很快成熟。视锥细胞介导的 ERG a 波和 b 波参数较视杆细胞介导的参数成熟快[79]。暗适应 b 波振幅随着年龄增加而延长，潜时随着年龄增加而降低。在 12 月龄时，混合视杆-视锥 b 波振幅达到最大值的一半，而视杆细胞介导反应要在 19 月龄才达到最大值的一半。二者各自在 37 月龄和 84 月龄时达到最大值[77-80]。婴儿 b 波早期无可记录的震荡电位，但之后震荡电位发育快于 a 波和 b 波。a 波与光感受器功能有关，b 波与视网膜内层双极神经元成熟有关。在 1 月龄时，b 波更加明显，且无可记录的 a 波。在 3 月龄时，可记录到高密度的暗适应 a 波。6 月龄时，出现明确的暗适应 a 波。因此，a 波振幅与 b 波振幅的比值可被用作外层和内层视网膜成分相对成熟的指标。对闪光强度的反应在 3 岁时才能达到成人正常水平[77]。3 ～ 5 岁时，a 波和 b 波的振幅和潜时与成人相当（图 2.4）。

视杆细胞的成熟可能导致婴儿 ERG 的敏感性降低。出生时，由于外节长度缩短，视杆细胞较短且不成熟。虽然婴儿视紫红质的质量与成人相同，但是视紫红质的净浓度却随着年龄增加而增多[81]，视紫红质的再生似乎在成人和婴儿身上有相似的速度，但时间和空间的总和反应却有显著不同。视杆细胞介导的发育变化被认为是在光感受器的成熟过程中产生的[82]，婴儿视杆细胞外节的拉长与视紫红质含量的增加相伴随，生后 5 周，婴儿视紫红质含量是成人含量中位数的 50%[81]，成人视网膜视杆细胞的数量为（78 ～ 107）×10^6，因此单眼的视紫红质总含量值有较宽的范围。此外，个体长时间的光暴露史会影响视紫红质的含量，比如，生长在光线强的地方的个体，视杆细胞外节较生长在较暗地方的个体短，视紫红质含量也较少。

视网膜不同部位的视杆细胞有不同的敏感性。旁中心凹（中心凹旁 10°）的视杆细胞外节较中心凹旁 30°的视杆细胞外节成熟得慢[83-84]。Fulton 等应用选择性观看和区域 ERG 比较旁中心凹和周边视杆细胞的反应，发现视杆细胞外节的成熟和视杆细胞介导视敏度的成熟是同时发生的。

总之，ERG a 波和 b 波振幅和潜时成熟速度不同。3 ～ 5 岁儿童的 ERG 值已与成人值相当。震荡电位振幅在 2 岁时与成人值相当。这种数据比较的标准在评估视网膜疾病中是有用的，特别是在视网膜无明显临床异常表现的情况下。在评估无已知神经疾病或视觉通路异常的眼球震颤患儿时，ERG 检查发现 56% 的患儿是知觉缺陷导致的眼球震颤[85]。

视网膜血管系统的发育将在"早产儿视网膜病变"一章详述。

神经发育

眼的神经发育对于视功能非常重要。自 Wiesel 和 Hubel 具有里程碑意义的研究之后[86-87]，人们对重要时期的视觉发育有了认识。由于屈光介质混浊、屈光不正、斜视或其他视觉异常，这一重要时间窗内正常的视觉传输被打断，导致视力降低或弱视。弱视可引起外侧膝状体核解剖改变，伴弱视眼神经

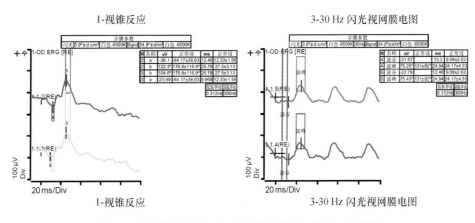

图 2.4　视网膜电图显示 5 岁孩子正常的 a 波和 b 波振幅

元数量不足和萎缩[88]。在视皮质，弱视引起双眼驱动细胞的数量减少[89]和视觉通路的连接减少[90]。即使矫正了引起弱视的相关问题，非弱视眼的视觉活动也会抑制弱视眼。多巴胺作为神经递质逆转弱视的研究仍在进行中。此外，Otx2 同源异体蛋白是视皮质的信号转导者，以经验依赖性方式传递来自于眼部的知觉刺激。弱视及其治疗将在其他章节讨论。

Snellen 视力并不是唯一一个在婴儿时期因为视觉剥夺而降低的指标，对比敏感度、立体视、暗适应和明适应敏感度也会降低[93]。假定这些不同的功能都有不同的重要发育时间窗[93]，在婴儿期越早发生视觉剥夺，对比敏感度降低越明显。立体视（要求具有双眼视功能）在早期出现单眼视觉剥夺时会被减弱[93]，这一功能的减弱与双眼驱动皮质细胞数量减少或与立体视相关的一些特定的不确定因素有关。当单眼出现视觉剥夺时，双眼驱动皮质细胞基本上仅存在于单眼[94]。在非视觉剥夺猴子模型中，81% 的皮质神经元是双眼驱动的，相比之下，在单眼视觉剥夺猴子模型中，仅有 25% 的皮质神经元是双眼驱动的。在猴子模型中，这一功能的重要时间窗可以延长到 24 月龄[94]。此外，若视觉剥夺发生在出生至 3 月龄期间，则弱视猴子的暗适应敏感度减弱。明适应敏感度的重要时间窗较长，若视觉剥夺在 5 月龄之后发生，则并没有发现明适应敏感度减弱。

视功能的另一个成分是视觉输入的大脑半球间整合，一项研究证实，人类 24 月龄之后才会发生这种整合[95]。在胼胝体纤维内控制大脑半球间整合，可以使左大脑半球和右大脑半球的信息发生互换。这样有助于"双侧优势"形成，即图像成像于双侧视野与成像于单侧视野相比，双侧视野成像能够提高计算能力。其他关于 6 月龄以内婴儿的研究表明，大脑半球之间图像的可视化处理会发生交换，但学习视觉任务交换在小于 10 月龄儿童中是不存在的[95-96]。视皮质的成熟由分子之间的相互作用和精确的空间序列内传入联系所控制。此外，经验依赖可塑性也包含在这一成熟模型里。未来的研究可能会引入一些新观念帮助视力恢复。

发生在婴儿时期的导致视功能减弱的现象称为视觉成熟延迟（delayed visual maturation，DVM），表现为不存在眼部病变、脑皮质病变、眼球震颤或其他发育迟缓的情况下出现对视觉刺激的反应受限。8 月龄

时，这些婴儿的视觉行为正常化，在之后的儿童时期，视觉行为也在正常范围之内[98]。之后对 DVM 的描述纳入了存在其他方面发育迟缓的儿童。Fielder 将 DVM 分成 3 种亚型——独立的 DVM、伴随神经系统异常的 DVM 和伴随眼部异常的 DVM[99]。这些不同的亚型预后略有不同。矫正胎龄小于 37 周的早产儿若出现 DVM，则预后较差[100]。与无 DVM 的早产儿相比，脑瘫和智力低下在伴发 DVM 的早产儿中更为常见。尽管如此，在这一组的 16 名患儿中，仍有 14 名患儿在 3～5 岁期间复查时具有正常的视力，尽管其存在神经系统异常[100]。DVM 的病因学仍未知。猴子模型的研究显示，形态视觉与基本空间视觉的发育同步。同样，与大空间视觉相比，局部图像视觉成熟得更早些[101]。进一步理解这类视觉过程有助于理解 DVM 的异常机制。

眼眶结构

眼球是面部的主要审美特征，受眼眶结构的容积影响。很多研究利用眼眶的 3 D 图像来分析、测量儿童和青少年的眼眶体积和空间尺寸，从而建立正常的参数[102]。在一项研究中，利用计算机电磁数字化仪将眼眶结构的特定标志标记在每名试验对象上，从而得到了这些标志的 3 D 坐标[103]，并且确定了眼眶确切的长度和高度、内眦间的距离、从一眼外眦到另一眼外眦的双眼宽度，以及相对于实际水平面的睑裂角度。这项研究显示，不论是在儿童时期还是青少年到成人时期，眼眶的线性和角度的测量值都存在持续变化。并且，在线形距离测量中发现，所有年龄段的男性和女性眼眶之间存在显著的临床差别（图 2.5）。除了眼眶的高度，所有的线性差异男性均较女性大。此外，年龄相关性差异男性也较女性更为显著。比如，青春期男性和成年男性相比，双眼距离增加了 4 mm，而女性仅增加了 1.5 mm。在

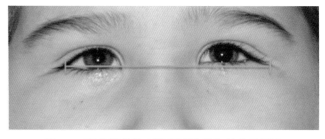

图 2.5　青春期男性双眼宽度的增加较女性更多

男性对象中，眼眶尺寸发生最大变化的阶段是在青春期和成人早期之间，而女性从婴儿到成人时期的变化是均匀的。有趣的是，尽管线性测量存在差异，但用于估计眼眶形状的高度-长度比在所有男性和女性中是相同的。Farkas 等发现，在 1 岁时，内眦之间的宽度已经达到 18 岁时宽度的 84%[104-105]。内眦宽度在 3～4 岁时显著增加，女性在 8 岁时可达到成人水平，男性在 11 岁时达到成人水平。而双眼宽度也在持续增长，女性直到 13 岁，男性直到 15 岁才达到成人水平。在 5 岁时，眼眶的高度和宽度分别达到成人水平的 93% 和 88%，因此儿童的眼眶、颅面手术推荐推迟到 5 岁后进行[104]。通过眼眶正常参数的测量，眼眶手术医生可以更为精确地定义任何年龄和性别的面部关系。

另一项研究使用 MRI 估计眼眶容积[106]。在生后 1 个月，男性的眼眶容积为 15 cm³，女性为 13 cm³。在之后的测量中发现，男性的眼眶容积在任何年龄都比女性的大。男性和女性的眼眶体积均呈线性模式增长，在 5 岁时达到成人水平的 77%。颅缝早闭的患者，生后头几个月眼眶容积的发育并未受限，因此额眶前移术可以推迟到 1 岁半以后进行，从而最大化地加速眼眶生长[106]。而且，了解眼眶的正常参数后，可以通过检查睑裂长度是否缩短或眼眶直径来确定是否存在胎儿酒精综合征风险[107]。

了解眼眶参数对于计划儿童眼球剜除术同样有帮助。众所周知，在儿童时期进行眼球剜除术会引起远期眼眶生长的迟缓，导致面部不对称。Fountain 等发现，即使在眼球剜除时植入小于成人眼球体积 50% 的眼眶植入物，眼眶的生长仍旧保持在没有眼眶植入物时的水平[108]。而使用随变生物可降低无眼患者的眼眶容积与正常人之间的差异[106]。新开展的研究探讨了行眼球剜除术的年龄对眼眶容积减少的影响[109]。文献报道，在眼球剜除术后眼眶容积的减少是持续性的，其机制与眼眶容积生长适应而非生长停滞有关。在这项研究中，即使最终眼眶达到了成人容积，剜除术后的眼眶骨骼容积仍持续减少[109]。

除了眼眶的大小和形状，眼睑与瞳孔的相对位置对于眼部的美学也有很大的影响。眼睑直到孕 28 周才融合。若在眼睑融合之前进行检查，则可用手指在下眼睑进行轻度下压，同时在上眼睑进行轻微上翻便可破坏眼睑之间的上皮桥。在生后头 3 个月，上眼睑与瞳孔的相对位置是最低的。在生后 3～6 个月期间，上眼睑与瞳孔的相对位置是最高的，很可能是由于同时存在上睑提肌或 Muller 肌过度活跃[110]。之后眼睑的位置会逐渐降低。相反，下眼睑和瞳孔中心的距离呈线性增加。

上眼睑皱褶是上睑提肌向上扩展形成的，上睑提肌附着于睑板前的眼轮匝肌处。非亚裔人群的眼睑上睑提肌通常是附着于睑板上缘。在一项针对 33 名白人儿童和非裔美国儿童的研究发现，1 岁儿童正常的上眼睑皱褶宽度是从睫毛根部到眉毛下部距离的 1/3[111]。小于 4 岁儿童从睫毛根部到眼睑皱褶的平均距离为 2.6 mm，大于 4 岁儿童为 5.7 mm。单侧眼睑下垂伴眼睑皱褶消失的病例，需要形成与对侧眼对称的眼睑皱褶，但对于双眼的病例，上述的一般准则可能有所帮助。

睑裂的宽度、睑板前皮肤的高度和眼睑皱褶的高度因性别而不同[112]。比如，白种成年女性睑裂长度为 23.5～29 mm，男性则为 24.8～29.1 mm[113]。亚洲女性眼睑平均水平长度为 26.8±1.7 mm，男性为 27.0±1.8 mm，平均垂直长度男性为 8.0±1.0 mm，女性为 8.2±1.1 mm[114]。亚洲人睑裂高度的生长最高峰在 10～13 岁。睑裂长度随着年龄逐渐减小[113]，相反，瞳孔中心到上睑或下睑边缘的距离并不会随年龄出现变化。同样，成年人的眉毛高度和眼睑皱褶高度保持相对稳定，所有年龄的女性眉毛高度均较男性更高。

孕龄增加后泪液分泌也随之增加。32 周龄的早产儿使用 schirmer 试验测试的泪液分泌总量平均为 7.4 mm[115]。这项研究发现，泪液分泌总量与早产儿的出生体重和出生周龄呈正相关，足月婴儿泪液分泌总量在 2 周龄时达到 18.1 mm，4 周龄时为 19.5 mm。Isenberg 等对早产儿进行研究，发现反射性泪液和基础泪液分泌速度较低，随后逐渐增加，到 40 周龄时达到正常范围[116]。他们发现，体重增加、周龄和基础泪液分泌三者之间存在正相关关系。在长时间暴露角膜的检查（如早产儿视网膜病变筛查）中，因早产儿的浆液性泪液成分较少，可能会增加角膜损伤的风险，但早产儿泪膜中脂质层较成人厚，或许可以防止泪液的蒸发[117]。新生儿平均泪膜破裂时间为 32.5 s[117]，更稳定的泪膜和延长的泪膜破裂时间可能可以解释婴儿注视时间的延长。婴儿泪膜的稳定是由于在眼睑脂质内有较成人更少的甲基化成分和更多的饱和碳。婴儿泪液含有更高的醛-过氧化氢脂质比，导致脂质屏障更严密，从而减少泪液蒸发[118]。这种泪膜组成成分的改变可能会导致眼前节出现病理改变。

屈光不正

需要矫正的屈光不正在发展中国家非常普遍，最常见的屈光不正是近视。在 Ashton 眼部研究组（Ashton Eye Study group）中，近视的发生率因年龄和人种不同而不同[119]。6～7 岁儿童近视的发生率为 9.4%，12～13 岁时增加到 29.4%。此外，南亚儿童的近视患病率较白种欧洲儿童高，分别为 36.8% 和 18.6%[119]。需要矫正的远视发生率为 10%～15%[120]。

在对小于 4 岁的健康患儿的横断面研究中，平均屈光不正度数为 1.4 D，其中 74% 的儿童没有明显的散光[121]。95% 的儿童有小于 1.5 D 的屈光参差和不高于 + 3.25 D 的远视[121]。另一项研究对 514 名儿童的屈光不正进行了前瞻性评估，发现远视度数随年龄增长而降低，在婴儿中发现的高度数散光也同样如此[122]。大部分儿童在 4 岁时未达到正视。在一项包含 514 名儿童的研究中，只有 3% 的儿童近视大于 0.5 D。根据年幼儿童屈光不正的正常值，可通过横断面研究建立合理的弱视筛查指南。美国儿童眼科和斜视学会建议下列屈光状态的患者需要进行弱视筛查：屈光参差 > 1.5 D、远视 > 3.00 D、近视 > 3.00 D、散光 > 1.5 D 或斜轴散光 > 1.00 D[123]。

屈光不正的纵向研究支持正视化理论。一项研究观察了 1246 名儿童，发现屈光不正由低度远视逐渐降低为正视，是由之前讨论的晶状体屈光力降低和眼球增长导致[43]。正视化的证据为该人群的屈光不正呈非正态分布。正视化似乎含有主动和被动成分。眼轴增长、角膜曲率半径增加导致的角膜屈光力轻度降低、晶状体屈光力降低，及前房变深导致的远期晶状体有效屈光力降低都构成了正视化的被动成分。正视化的主动机制取决于视网膜上物像清晰度的反馈。这种生长变化的具体机制仍未知[124]。已经确认了多种不同的调控模型，在小鸡的玻璃体腔注射 GABA 受体拮抗剂能防止近视的发展[125]，在狝猴模型中，全反式维 A 酸浓度增加与巩膜黏多糖合成减少有关[126]，这意味着，全反式维 A 酸的

减少可能通过增加眼轴长度和近视眼的巩膜细胞外基质变化对婴幼儿的眼球起主动调节作用。一项针对早产儿和足月儿的前瞻性研究发现，在 3 岁时可达到正视化[127]。

许多实验利用动物模型来探究正视化的主动反馈机制和屈光不正的原因，研究表明，视觉输入的失真和模糊是近视形成的原因。虽然阿托品对近视的进展有一定的抑制作用，但在近视形成条件下毒蕈碱受体并没有发生变化[128]。由于巩膜 TGF-β 成分减少，近视眼的巩膜扩展性增加[129]，虽然巩膜 TGF-β 可引起细胞外基质重塑，但近视眼巩膜内伸展细胞数量增加是巩膜拉伸的主要确定因素。

在针对近视儿童临床特征的研究中，有多种关于近视病理机制的学说。当物理参数阻止晶状体相应变薄，或者晶状体发生了最大程度的变薄但不能被眼轴所代偿时，都有可能发生近视。实际上，一项针对近视儿童的研究表明，与远视或正视的同龄人相比，近视患者有更薄的晶状体[47]。其他的被动模型认为，近视是由眼轴长度和晶状体生物参数改变二者分离所引起，这种改变可能是由于与眼轴相比，赤道的生长受限，赤道生长的中断可能会使晶状体停止变平，减缓了屈光指数的降低，或由于其他因素刺激眼轴增长，这些都最终造成了近视。

在美国，8～14 岁儿童最容易发生近视。近视眼的形状为长椭球形，其眼轴的长度较赤道直径长[44]。有两种主流的近视病理学说——基因易感性学说和近距离工作增加学说。单卵孪生双胞胎之间相似的眼部参数和屈光不正支持了基因学说[130]，同样，近视父母的孩子近视发生率增加[131]。而也有研究表明，近距离需求增加的人群和学历较高人群中近视的发生率增加，支持了近距离工作学说[132]。阿托品压抑疗法减少了近距离工作需求，可减缓近视进展[133]。通过将动物限制在小房间里，模拟调节需求增加的模型，与对照组猴子和猫相比，该组动物形成了轻度近视[134]。兔眼的巩膜扣带作用模型显示了眼轴增长造成的高度近视[135]，术后该模型的眼轴增长了 2 周之后稳定。这些动物模型能否适用于人类还需观察，但有些证据支持了这方面的研究。

其他可能预测近视发展的因素包括婴儿时期的屈光矫正。多项研究建议婴儿早期散瞳验光，但是这不能准确预测儿童时期的近视发展。生后第 1 年发生的近视与 3 岁时的近视有关[136]。在儿童早

期，正视或低度近视的个体更容易出现近视的进展，因为没有远视的缓冲作用[137]，若 11 周龄的儿童有大于 2.50 D 远视，7 ～ 8 岁时患近视的可能性则较低。

儿童早期的屈光不正并不是唯一一个预测近视的因素，视觉输入失真这一确定的眼科疾病导致的近视更为常见。在一项研究中，大于 3.00 D 的散光与近视有关[138]。与无散光儿童相比，即使是仅有 1.00 D 散光的儿童，随着年龄的增长也会更容易出现近视，尚不清楚对这些年幼儿童的散光进行矫正是否会减轻未来近视的度数。其他因素可能起到更为重要的作用，因为 3 岁以下儿童散光患病率高（50%），而学龄儿童近视患病率低[138]。此外，在一些特定疾病状态下，屈光不正的发生率更高，比如，

小于 36 周孕龄的早产儿与足月婴儿相比有更高的近视和散光患病率[139-140]。早产儿近视的病因为角膜更陡峭、眼轴更短且与足月儿相比前房更浅[141]。患有自闭症的患儿应当进行屈光不正的筛查。在一项大型研究中，40% 的自闭症儿有明显的眼部病理表现，其中 29% 有显著的屈光不正，大部分为散光[142]。

总之，婴儿期和幼儿期的眼部特征有许多变化，这些变化经过合理匹配，使视网膜成像清晰，而后经过一系列处理形成了视觉。除了眼内成分，眼球内其他组织与屈光和神经系统的发育一起形成了眼眶结构的特征。了解这些正常的变化对于儿童眼保健工作是非常重要的。

（陈珺珏　译　亢晓丽　审校）

参考文献

1. Isenberg, SJ. *Physical and refractive characteristics of the eye at birth and during infancy,* 2nd Ed, St. Louis: Mosby, 1994.

2. Gordon RA, Donzis PB. Refractive development of the human eye. *Arch Ophthalmol* 1994;103(6):785–789.

3. Capozzi P, Morini C, Piga S, et al. Corneal curvature and axial length values in children with congenital/infantile cataract in the first 42 months of life. *Invest Ophthalmol Vis Sci* 2008;49(11):4774–4778.

4. Trivedi RH, Wilson ME. Biometry data from Caucasian and African-American cataractous pediatric eyes. *Invest Ophthalmol Vis Sci* 2007;48(10):4671–4678.

5. Chen TC, Tsai TH, Shih YF, et al. Long-term evaluation of refractive status and optical components of eyes in children born prematurely. *Invest Ophthalmol Vis Sci* 2010;51(12):6140–6148.

6. Musarella MA, Morin JD. Anterior segment and intraocular pressure measurements of the unanesthetized premature infant. *Metab Ped Sys Ophthalmol* 1982;8:53–60.

7. Ashaye AO, Olowu JA, Adeoti CO. Corneal diameters in infants born in two hospitals in Ibadan, Nigeria. *East Afr Med J* 2006;83:631–638.

8. Friling R, Weinberger D, Kremer I, et al. Keratometry measurements in preterm and full term newborn infants. *Br J Ophthalmol* 2004;88:8–10.

9. Twelker JD, Mitchell GL, Messer DH, et al. Children's Ocular Components and Age, Gender, and Ethnicity. *Optom Vis Sci* 2009;86:918–935.

10. Hayashi K, Hayahsi H, Hayahsi F. Topographic analysis of the changes in corneal shape during to aging. *Cornea* 1995;14:527–532.

11. Swartz T, Marten L, Wang M. Measuring the cornea: the latest developments in corneal topography. *Curr Opin Ophthalmol* 2007;18:325–333.

12. Lesueur L, Are JL, Mignon-Conte M. et al. Structural and ultrastructural changes in the developmental process of premature infants' and children's corneas. *Cornea* 1994;13:331–338.

13. Shope TR, Reig TS, Kathiria NN. Corneal abrasions in young infants. *Pediatrics* 2010;125:e565–e569.

14. Kabosava A, Azar DT, Bannikov GA, et al. Compositional dif-

ferences between infant and adult human corneal basement membranes. *Invest Ophthalmol Vis Sci* 2007;48:4989–4999.

15. Muir Kw, Jin J, Freedman SF. Central corneal thickness and its relationship to intraocular pressure in children. *Ophthalmology* 2004;111:2220–2223.

16. Hussein MA, Paysse EA, Bell NP, et al. Corneal thickness in children. *Am J Ophthalmol* 2004;138:744–748.

17. Sauer A, Abry F, Blavin J, et al. Sedated intraocular pressure and corneal thickness in children. *J Fr Ophtalmol* 2011;34:238–242.

18. Heidary F, Gharehaghi R, Wan Hitam WH, et al. G. R. Central corneal thickness and intraocular pressure in Malay children. *PLoS One* 2011;6(10):e25208.

19. Moller-Pedersen, T. A comparative study of human corneal keratocyte and endothelial cell density during aging. *Cornea* 1997;16:333–338.

20. McCormick, AQ. Transient phenomenon of the newborn eye. In: Isenberg SJ, ed., *The eye in infancy*, 2nd Ed. St. Louis: Mosby, 1994;67–72.

21. Maseruka H, Ridgeway A, Tykkim A, et al. Developmental changes in patterns of expression of tenascin-C variants in the human cornea. *Invest Ophthalmol Vis Sci* 2000;41:4101–4107.

22. Kabosova A, Azar DT, Bannikov GA, et al. Compositional differences between infant and adult human corneal basement membranes. *Invest Ophthalmol Vis Sci* 2007;48(11):4989–4999.

23. Chen J, Guerriero E, Sado Y, SundarRaj N. Rho-mediated regulation of TGF-beta1- and FGF-2-induced activation of corneal stromal keratocytes. *Invest Ophthalmol Vis Sci* 2009;50:3662–3670.

24. Gordon MO, Beiser JA, Brandt JD, et al. The ocular hypertension treatment study: baseline factors that predict the onset of primary open-angle glaucoma. *Arch Ophthalmol* 2002;120:714–720.

25. Shih CY, Graff Zivin JS, Trokal LS, Tsai JC. Clinical significance of central corneal thickness in management of glaucoma. *Arch Ophthalmol* 2004;122:1270–1275.

26. Dohadwala AA, Munger R, Damji KF. Positive correlation between Tono-Pen intraocular pressure and central corneal thickness. *Ophthalmology* 1998;105:1849–1854.

27. Eisenberg DL, Sherman BG, McKeown CA, et al. Tonometry in adults and children. A manometric evaluation of pneumatonometry, applanation, and TonoPen in vitro and in vivo.

Ophthalmology 1998;105:1173–1181.

28. Kim NR, Kim CY, Seong GJ, Lee ES. Comparison of Goldmann applanation tonometer, noncontact tonometer, and TonoPen XL for intraocular pressure measurement in different types of glaucomatous, ocular hypertensive and normal eyes. *Curr Eye Res* 2011;36:395–300.

29. Jaafar MS, Kazi GA. Normal intraocular pressure in children: a comparative study of the Perkins applanation tonometer and the penumatonometer. *J Pediatr Ophthalmol Strabismus* 1993;30: 284–287.

30. Sullivan-Mee M, Pham F. Correspondence of Tono-Pen intraocular pressure measurements performed at the central cornea and mid-peripheral cornea. *Optometry* 2004;75:26–32.

31. Yildirim N, Sahin A, Basmak H, Bal C. Effect of central corneal thickness and radius of the corneal curvature on intraocular pressure measured with the Tono-Pen and noncontact tonometer in healthy school children. *J Pediatr Ophthalmol Strabismus* 2007;44:216–222.

32. Mireskandari K, Tehrani NN, Vanderhoven C, et al. Anterior segment imaging in pediatric ophthalmology. *J Cataract Refract Surg* 2011;37:2201–2210.

33. Jeanty P, Dramaix-Wilmet M, Van Gasbeke D, et al. Fetal ocular biometry by ultrasound. *Radiology* 1982;143:513–516.

34. Goes, F. Ocular biometer in childhood. *Bull Soc Belge Ophtalmol* 1982;202:159–193.

35. Yan PS, Lin Ht, Wang QL, Zhang ZP. Anterior segment variation with age and accommodation demonstrated by slit-lamp adapted optical coherence tomography. *Ophthalmology* 2010;117:2301–2307.

36. Tsai IL, Tsai CY, Kuo LL, et al. Transient changes of intraocular pressure and anterior segment configuration after diagnostic mydriasis with 1% tropicamide in children. *Clin Exp Optom* 2011;doi: 10.1111/j.1444-0938.2011.00677.

37. Palamar M, Egrilmez S, Uretmen O, et al. Influences of cyclopentolate hydrochloride on anterior segment parameters with Pentacam in children. *Acta Ophthalmol* 2011;89: e461–e465.

38. Frudakis T, Thomas M, Gaskin Z, et al. Sequences associated with human iris pigmentation. *Genetics* 2003;165:2071–2083.

39. Strum RA, Larsson M. Genetics of human iris colour and pattern. *Pigment Cell Melanoma Res* 2009;22:544–562.

40. Larrson M, Duffy DL, Zhu G, et al. GWAS findings for human iris patterns: associations with variants in genes that influence normal neuronal pattern development. *Am J Hum Genet* 2011;89:334–343.

41. Kim JH, Kim JH, Yu YS, et al. Autophage-induced regression of hyaloid vessels in early ocular development. *Autophagy* 2010;6:922–928.

42. Skapinker R, Rothberg AD. Postnatal regression of the tunica vasculosa lentis. *J Perinatol* 1987;7:279–281.

43. Zadnik K. Myopia development in children. *Optom Vis Sci* 1997;74:603–608.

44. Mutti DO, Sholtz RI, Friedman NE, et al. Peripheral refraction and ocular shape in children. *Invest Ophthalmol Vis Sci* 2000;41:1022–1030.

45. Augusteyn RC. Growth of the human eye lens. *Mol Vis* 2007;23:252–257.

46. Augusteyn RC. On the growth and internal structure of the human lens. *Exp Eye Res* 2010;90:643–654.

47. Zadnik K, Mutti DO, Fusaro RE, et al. Longitudinal evidence of crystalline lens thinning in children. *Invest Ophthalmol Vis Sci* 1998;39:120–133.

48. Zhao H, Brown PH, Magone MT, et al. The molecular refractive

function of lens γ-Crystallins. J Mol Biol 2011;411:680–699.

49. Wegener A, Muller-Breitenkamp U, Dragomirescu V, et al. Light scattering in the human lens in childhood and adolescents. Ophthalmic Res 1999;31:104–109.

50. Shi Y, De Maria A, Bennett T, et al. A Role for Epha2 in cell migration and refractive organization of the ocular lens. Invest Ophthalmol Vis Sci 2011;Dec 13 [Epub].

51. Olsen TW, Aaberg SY, Geroski DH, et al. Human sclera: thickness and surface area. Am J Ophthalmol 1998;125: 237–241.

52. Rada JA, Achen VR, Penugonda S, et al. Proteoglycan composition in the human sclera during growth and aging. Invest Ophthalmol Vis Sci 2000;41:1639–1648.

53. Swan KC, Wilkins JH. Extraocular muscle surgery in early infancy;anatomical factors. J Pediatr Ophthalmol Strabismus 1984;21:44–49.

54. Girard MJA, Suh JKF, Bottlang M, et al. Scleral biomechanics in the aging monkey eye. Invest Ophthalmol Vis Sci 2009;50:5226–5237.

55. Anderson OA, Jackson TL, Singh JK, et al. Human transscleral albumin permeability and the effect of topographical location and donor age. Invest Ophthalmol Vis Sci 2008;49: 4041–4045.

56. Dunlevy JR, Rada AAS. Interaction of lumican with aggrecan in the aging human sclera. Invest Ophthalmol Vis Sci 2009;45:3849–3856.

57. Beattie JR, Pawlak AM, McGarvey JJ, et al. Sclera as a surrogate marker for determining AGE-modification sin Bruch's membrane using a Raman spectroscopy-based index of aging. Invest Ophthalmol Vis Sci 2001;52:1493–1598.

58. Isenberg SJ, Dan Y, Jotteran V. The pupils of term and preterm infants. Am J Ophthalmol 1989;108:75–79.

59. Robinson J, Fielder AR. Pupillary diameter and reation to light in preterm neonates. Arch Dis Child 1990;65:35–38.

60. Winn B, Whitaker D, Elliot DB, et al. Factors affecting light-adapted pupil size in normal human subjects. Invest Ophthalmol Vis Sci 1994;35:1132–1137.

61. Marquardt T, Gruss P. Generating neuronal diversity in the retina: one for nearly all. Trends Neurosci 2002;25:32–38.

62. Harada T, Harada C, Parada LF. Molecular regulation of visual system development: more than meets the eye. Genes Dev 2007;15:367–378.

63. Neumann CJ, Nüsslein-Volhard C. Patterning of the zebrafish retina by a wave of sonic hedgehog activity. Science 2000;289:2137–2139.

64. Ferreiro-Galve S, Rodriguez-Moldes I, Candal E. Pax6 expression during retinogenesis in sharks: comparison with markers of cell proliferation and neuronal differentiation. J Exp Zool B Mol Dev Evol 2011;Nov 3. [Epub].

65. Choy SW, Cheng CS, Lee ST, et al. A cascade or irx1a and irx2a controls shh expression during retinogenesis. Dev Dyn 2010;293:3204–3214.

66. Dyer MA, Livesey FJ, Cepko CL, et al. Prox1 function controls progenitor cell proliferation and horizontal cell genesis in the mammalian retina. Nat Genet 2003;34:53–58.

67. Dinet V, An N, Ciccotosto GD, et al. APP involvement in retinogenesis of mice. Acta Neuropathol. 2011;121:351–363.

68. Feng L, Xie X, Joshi PS, et al. Requirement for Bhlhb5 in the specification of amacrine and cone bipolar subtypes in mouse retina. Development 2006;133:4815–4825.

69. Jin K, Jiag H, Mo Z, et al. Early B-cell factors are required for specifying multiple retinal cell types and subtypes from postmitotic precursors. J Neurosci 2010;30:

11902–11916.

70. Hochmann S, Kaslin J, Hans S, et al. Fgf signaling is required for photoreceptor maintenance in the adult zebrafish retina. *PLoS One* 2012;7:e30365. Epub 2012 Jan 26.

71. Rapaport DH, Rakic P,Yasamura D, et al. Genesis of the retinal pigment epithelium in the macaque monkey. *J Comp Neurol* 1995;363:359–376.

72. Maldonado RS, O'Connell RV, Sarin N, et al. Dynamics of human foveal development after premature birth. *Ophthalmology* 2011;118:2313–2325.

73. Huynh SC, Wang XY, Rochtchina E, et al. Distribution of macular thickness by optical coherence tomography: findings from a population-based study of 6-year-old children. *Invest Ophthalmol Vis Sci* 2006:47:2351–2357.

74. Zhang Z, He X, Zhu J, et al. Macular measurement using optical coherence tomography in healthy Chinese school age children. *Invest Ophthalmol Vis Sci* 2011;52:6377–6383.

75. Turk A, Ceylan OM, Arici C, et al. Evaluation of the nerve fiber layer and macula in the eyes of healthy children using spectral-domain optical coherence tomography. *Am J Ophthalmol* 2011, Oct 22 [Epub].

76. Huynh SC, Samarawickrama C, Wang XY, et al. Macular and nerve fiber layer thickness in amblyopia: the Sydney Childhood Eye Study. *Ophthalmology* 2009;116:1604–1609.

77. Westall CA, Panton CM, Levin AV. Time courses for maturation of electroretinogram responses from infancy to adulthood. *Doc Ophthalmol* 1999;96:355–379.

78. Pareness-Yossifon R, Mets MB. The electroretinogram in children. *Curr Opin Ophthalmol* 2008;19:398–402.

79. Hansen RM, Fulton AB. Development of the cone ERG in infants. *Invest Ophthalmol Vis Sci* 2005;46:3458–3462.

80. Breton ME, Quinn GE, Schueller AW. Development of electroretinogram and rod phototransduction response in human infants. *Doc Ophthalmol* 1999;96:355–379.

81. Fulton AB, Dodge J, Hansen RM, et al. The rhodopsin content of human eyes. *Invest Ophthalmol Vis Sci* 1999;40: 1878–1883.

82. Fulton, AB. The development of scotopic reintal function in human infants. *Doc Ophthalmol* 1988;69:101–109.

83. Hansen RM, Fulton AB. The course of maturation of rod mediated visual thresholds in infants. *Invest Ophthalmol Vis Sci* 1999;40:1883–1885.

84. Hendrickson AE, Ducker D. The development of parafoveal and midperipheral retina. *Behav Brain Res* 1992;19:21–32.

85. Cibis GW, Fitzgerald KM. Electroretinography in congnital idiopathic nystagmus. *Pediatr Neurol* 1993;9:369–371.

86. Wiesel TN, Hubel DH. Comparsion of the effects of unilateral and bilateral eye closure on cortical unit responses in kittens. *J Neurophysiol* 1965;28:1029–1040.

87. Hubel DH, Wiesel TN. The period of susceptibiity to the physiological effects of unilateral eye closure in kittens. *J Physiol* 1970;206:419–436.

88. Wiesel TN, Hubel DH. Effects of visual derivation on morphology and physiology of cells in the cat's lateral geniculate body. *J Neurophysiol* 1963;26:978–993.

89. Wiesel TN, Hubel DH. Single-cell rsponses in striate cortex of kittens deprived of vision in one eye. *J Neurophysiol* 1963;26:1003–1017.

90. Li X, Mullen KT, Thompson B, et al. Effective connectivity anomalies in human amblyopia. *Neuroimage* 2011;54: 505–516.

91. Repka MX, Kraker RT, Beck RW, et al. Pilot study of levodopa dose as treatment for residual amblyopia in chil-

dren aged 8 years to younger than 18 years. *Arch Ophthalmol* 2010;128:1215–1217.

92. Sugiyama S, Prochiantz A, Hensch TK. From brain formation to plasticity: insights on Otx2 homeoprotein. *Dev Growth Differ* 2009;51:369–377.

93. Crawford MLJ, Harwerth RS. Smith EL, et al. Keeping an eye on the brain: the role of visual experience in monkeys and children. *J Gen Psychol* 1993;120:7–19.

94. Crawford MLJ, von Noorden GK, Meharg LS, et al. Binocular neurons and binocular function in monkeys and children. *Invest Ophthalmol Vis Sci* 1983;24:491–495.

95. Liegeois F, Bentejac L, de Schonen S. When does interhemispheric integration of visual events emerge in infancy? A developmental study on 19- to 28-month-old infants. *Neuropsycholgia* 2000;38:1382–1389.

96. Deruelle C, de Schonan S. Hemispheric asymmetries in visual pattern processing in infancy. *Brain Cogn* 1991;16:151–179.

97. Bourne JA. Unraveling the development of the visual cortex: implications for plasticity and repair. *J Anat* 2010;217: 449–468.

98. Cole GF, Hungerford J, Jones RB. Delayed visual maturation. *Arch Dis Child* 1984;59:107–110.

99. Fielder AR, Russell-Eggitt IR, Dodd KL, et al. Delayed visual maturation. *Trans Ophthalmol Soc UK* 1985;104:653–661.

100. Kivlin JD, Bodnar A, Ralston CW, et al. The visually inattentive preterm infant. *J Pediatr Ophthalmol Strabismus* 1990;27: 190–195.

101. El-Shamayleh Y, Movshon JA, Kiorpes L. Development of sensitivity to visual texture modulation in macaque monkeys. *J Vis* 2010;10:11.

102. Saber NR, Phillips J, Looi T, et al. Generatin of normative pediatric skull models for use in cranial vault remodeling procedures. *Childs Nerv Syst* 2011;Nov 17[Epub].

103. Ferrario VF, Sforza C, Colombo A, et al. Morphometry of the orbital region: a soft-tissue study from adolescence to mid-adulthood. *Plast Reconstru Surg* 2001;108:285–292.

104. Farkas LG, Posnick JC. Growth and development of regional units in the head and face based on anthropometric measurement. *Clef Palate Craniofac J* 1992;29:301–302.

105. Ozturk F, Yavas G, Inan UU. Normal periocular anthropometric measurements in the Turkish population. *Ophthalmic Epidemiol* 2006;13:145–149.

106. Bentley RP, Sgouros S, Natarajan K, et al. Normal changes in orbital volume during childhood. *J Neurosurg* 2002;96: 747–754.

107. Kfir M, Yevtushok L, Onishchenko S, et al. Can prenatal ultrasound detect the effects of inutero alcohol exposure? A pilot study. *Ultrasound in Obstetrics Gynecol* 2009;33:683–689.

108. Fountain TR, Goldberger S, Murphree AL. Orbital development after enucleation in early childhood. *Ophthal Plast Reconstr Surg* 1999;15:32–36.

109. Hintschich C, Zonneveld F, Baldeschi L, et al. Bony orbital development after enucleation in humans. *Br J Ophthalmol* 2001;85:205–208.

110. Paiva RSN, Minare-Filho AM, Cruz AAV. Palpebral fissure changes in early childhood. *J Pediatr Ophthalmol Strabismus* 2002;38:219–223.

111. Zamora RL, Becker WL, Custer PH. Normal eyelid crease position in children. *Ophthal Surg* 1994;25:42–47.

112. Price KM, Gupta PK, Woodward JA, et al. Eyebrow and eyelid dimensions: an anthropometric analysis of African Americans and Caucasians. *Plast Reconstr Surg* 2009;124:615–623.

113. Erbagci I, Erbagci H, Kizilkan N, et al. The effect of age and

gender on the anatomic structure of Caucasian healthy eyelids. *Saudi Med J* 2005;26:1535–1538.

114. Park DH, Choi WS, Yoon SH, et al. Anthropometry of Asian eyelids by age. *Plast Reconstr Surg* 2008 121;1405–1413.

115. Toker E, Yenice O, Ogut MS, et al. Tear production during the neonatal period. *Am J Ophthalmol* 2002;133746–749.

116. Isenberg SJ, Apt L, McCarty JA, et al. Development of tearing in preterm and term neonates. *Arch Ophthalmol* 1998;116:773–776.

117. Isenberg SJ, Del Signore M, Chen A, et al. The lipid layer and stability of the preocular tear film in newborns and infants. *Ophthalmology* 2003;110:1408–1411.

118. Borchman D, Foulks GN, Yappert MC, et al. Changes in human meibum lipid composition with age using nuclear magnetic resonance spectroscopy. *Invest Ophthalmol Vis Sci* 2012;53:475–482.

119. Logan NS, Shah P, Rudnicka AR, et al. Childhood ethnic differences in ametropia and ocular biometry. *Ophthalmic Physiol Opt* 2011;31:550–558.

120. Meyer C, Mueller MF, Duncker GIW, et al. Experimental animal myopia models are applicable to human juvenile onset myopia. *Surv Ophthalmol* 1999;44:S93–S102.

121. Kuo A, Sinatra RB, Donahue SP. Distribution of refractive error in healthy infants. *J AAPOS* 2003;7:174–177.

122. Mayer DL, Hansen RM, Moore BD, et al. Cycloplegic refractions in healthy children aged 1 through 48 months. *Arch Ophthalmol* 2001;119:1625–1628.

123. Donahue SP, Arnold RW, Ruben JB. Preschool vision screening: what should we be detecting and how should we report it? Uniform guidelines for reporting results of preschool vision screening studies. J AAPOS 2003;7:314–315.

124. Brown NP, Koretz JF, Bron AJ. The development and maintenance of emmetropia. *Eye* 1999;13:83–92.

125. Chebib M, Hinton T, Schmid KL, et al. Novel, potent, and selective GABAC antagonists inhibit myopia development and facilitate learning and memory. *J Pharmacol Exp Ther* 2009;328:448–457.

126. Troilo D, Nickla DL, Mertz JR, et al. Change in the synthesis rates of ocular retinoic acid and scleral glycosaminoglycan during experimentally altered eye growth in marmosets. *Invest Ophthalmol Vis Sci* 2006;47:51768–51777.

127. Sharanjeet K, Norlaila MD, Chung KM, et al. Refractive status of children under the age of three years born premature without retinopathy of prematurity. *Clin Ter* 2011;162:517–519.

128. McBrien NA, Jobling AI, Truong HT. Expression of muscarinic receptor subtypes in tree shrew ocular tissues and their regulation during the development of myopia. *Mol Vis* 2009;15:464–475.

129. Jobling AI, Gentle A, Metlapally R, et al. Regulation of scleral cell contraction by transforming growth factor-beta and

stress: competing roles in myopic eye growth. *J Biol Chem* 2009;284:2072–2079.

130. Minkovitz JB, Essary LR, Walter RS, et al. Comparative corneal topography and refractive parameters in monozygotic and dizygotic twins. *Invest Ophthalmol Vis Sci* 1993;34:1218.

131. Ip JM, Huynh SC, Robaei D, et al. Ethnic differences in the impact of parental myopia: findings from a population-based study of 12-year-old Australian children. *Invest Ophthalmol Vis Sci* 2007;48:2520–2528.

132. Wallman J. Nature and nuture of myopia. *Nature* 1994;371:201–202.

133. Chia A, Chua W, Cheung Y, et al. Atropine for the treatment of childhood myopia: safety and efficacy of 0.5%, 0.1% and 0.01% doses (Atropine for the treatment of myopia 2.) *Ophthalmology* 2012;119:347–354.

134. Yinon R, Koslow KC, Goshen S. Eyelid closure effects on the refractive error of the eye in dark and in light reared kittens. The optical effects of eyelid closure on the eyes of kittens reared in light and dark. *Curr Eye Res* 1984;3:431–439.

135. Choi MY, Yu TS. Effects of scleral buckling on refraction and ocular growth in young rabbits. *Graefes Arch Clin Exp Ophthalmol* 2000;238:774–778.

136. Ehrlich DL, Atkinson J, Braddick O, et al. Reduction of infant myopia: a longitudinal cycloplegic study. *Vision Res* 1995;35:1313–1324.

137. Edwards MJ. Shing FC. Is refraction in early infancy a predictor of myopia at the age of 7 to 8 years? The relationship between cycloplegic refraction at 11 weeks and the manifest refraction at 7 to 8 years in Chinese children. *Optom Vis Sci* 1999;76:272–274.

138. Fulton AB, Hansen RM. Petersen RA. The relation of myopia and astigmatism in developing eyes. *Ophthalmology* 1982;89:298–302.

139. Lavrich JB, Nelson LB, Simon JW, et al. Medium to high grade myopia in infancy and early childhood: frequency, course and association with strabismus and amblyopia. *Binocul Vis Eye Muscle Surg Q* 1993;8:41–44.

140. Davitt BV, Quinn GE, Wallace DK, et al. Astigmatism progression in the early treatment for retinopathy of prematurity study to 6 years of age. *Ophthalmology* 2011;118:2326–2329.

141. Cook A, White S, Batterbury M, et al. Ocular growth and refractive error development in premature infant without retinopathy of prematurity. *Invest Ophthalmol Vis Sci* 2003;44:953–960.

142. Ikeda J, Davitt BV, Ultmann M, et al. Brief report: incidence of ophthalmologic disorders in children with autism. *J Autism Dev Disord* 2012;Feb 21[Epub].

第 3 章

早产儿视网膜病变

James D. Reynolds

早产儿视网膜病变（retinopathy of prematurity，ROP）是一种发生于早产儿的复杂性视网膜血管性疾病。尽管大部分患儿的病变程度较轻且可自发退化，仍有小部分患儿因病变进展而丧失视力。即使在当今最佳的医疗条件下，本病仍有致盲的可能性。

ROP 于 1942 年由 Terry 首先报道。他最初将这种新疾病定义为"晶体后血管持续纤维化"[1]。他的第二篇报道更全面且有多名同事参与，其中一位名为 Messenger 的作者将此病命名为"晶体后纤维增生症"[2]。虽然 Terry 并不完全赞同此名字，但晶体后纤维增生症（retrolental fibroplasia，RLF）这一疾病名称一直沿用了 40 年。第二篇报道中包含了一系列处于疾病瘢痕末期的病理标本，而该期多合并有各种并发症，因此该报道明显曲解了该疾病的病理生理学机制。Terry 将此病归结为玻璃体动脉和晶状体血管膜持续存在这一罕见的先天性出生缺陷，而没有意识到视网膜才是此病的发病根源。但他确实认识到了此病显著的流行病学特征，即"一些新的因素出现了"，而且此病"更常发生于极度早产的婴儿中"。

Terry 在第一篇病例报道中提出，亟须了解该疾病的"发生率、致病原因以及自然过程"，以便发现"预防性措施和有效的治疗方法"。经过半个多世纪的积极的临床和实验室研究，在"有效治疗"重度 ROP 方面已经取得了长足的进步，并对该疾病的"本质"有了深入的认识。但对于疾病真正的"原因"知之甚少，因此在疾病"预防性治疗"方面进展有限。本病的核心奥秘尚未充分阐明，故尚不能有效地消除不良视力预后。

尽管因 ROP 致盲的患者人数远少于因黄斑变性或糖尿病视网膜病变致盲的人数，但该病对于患儿本人、患儿家长以及整个社会来说是一种重大的疾病。Steinkuller 等[3] 在 1999 年对近 10 年儿童的致盲原因进行了分析，他们发现，美国儿童失明的三个主要原因是皮质视觉障碍、ROP 和视网膜发育不良。皮质视觉障碍是由各种脑损伤所致，通常发生于宫内，常合并有其他眼球并发症。视神经发育不良是一种胎儿期先天发育异常，确切病因不明。这两种情况都没有治疗的机会。因此，ROP 是美国儿童可预防性失明的主要原因。在美国，ROP 导致婴儿失明的持续性问题也得到了盲童基金会的证实[4]。

除美国外，全球其他国家也正经历着美国 20 世纪 40 年代和 50 年代的 ROP 大流行。Gilbert 等[5] 分析了全球 ROP 状况。他们将全球 ROP 流行病学特征分为三组，每组的特征与国家的财富密切相关：在美国等高收入国家中，许多极早的早产儿被挽救，有效的 ROP 治疗得到普遍应用，虽然 ROP 也会导致失明，但数量有限；在低收入国家中，比如大部分非洲国家，由于缺乏重症监护保育技术，极早的早产儿很难存活下来，因此 ROP 失明是不存在的；而在中等收入国家中，例如拉丁美洲或者亚洲，可进行重症监护，早产儿得以存活，但由于缺乏足够的筛查和（或）治疗的措施，导致 ROP 致盲的大流行。世界卫生组织（WHO）和各协作机构共同推出了视觉 2020 计划，以防治儿童盲为目标，并特别为中等收入国家确定了 ROP 的服务需求[6]。

越南就是这样一个中等收入国家。胡志明市的一家妇幼保健院进行了为期 1 年的前瞻性研究以评估 ROP 风险[7]。该项研究表明，ROP 的发生率与美国相似，但重度 ROP 的发生率比美国高，而且 ROP 多发生在较大胎龄和较高出生体重的早产儿中。不幸的是，该研究同时发现，处理不当导致的失明发生率很高。

社会经济成本除了与问题的数量有关，还与问题的质量有关。除外受累个体数，终生失明与生命晚期失明之间存在着本质的区别。Gilbert 和 Foster 用"失明年数"一词来说明这一点，并指出全世界失明儿童的失明年数与成人白内障造成的失明年数相近[8]。

另一个主要的社会经济学问题与 ROP 处理模式有关。目前我们对于 ROP 的认识限制了有效的预防措施。治疗方案仅限于高技术、高技能和高成本的侵入性治疗。这使得高收入国家的医疗费用高昂，而中等收入国家难以负担。随着玻璃体腔内注射贝伐珠单抗的使用，这样的情况正在发生变化。

历史

ROP 作为一种公共卫生流行病，在早期对病因的研究中所使用的科学调查方法以及从中所吸取的经验教训至今仍适用。这种疾病从 20 世纪 40 年代的育婴室中突然爆发。如前所述，此病是由 Terry 首次描述[1-2]。随后，RLF 进入全面流行大爆发期，1942—1954 年，有 10 000 名婴儿因此致盲[9]。因此，学者们开始疯狂地寻找致病原因以及潜在的有效治疗方法。唯一可以确定的事实是，由于护理技术的进步和新技术的应用，早产儿的生命首次得到挽救，而 RLF 以惊人的频率发生于这些早产儿中。但研究者们开始怀疑氧疗的作用[10-11]。

Jacobson 和 Feinstein 进行了临床流行病学研究，希望通过尸检解决 RLF 之谜[9]。在这一研究中，作者煞费苦心地描述和分析了"错误的 10 年"。方法不良、误导性假设、依赖小样本、研究者偏倚、缺乏对照和缺乏随机化都导致研究进入死胡同。这一情况以多中心随机临床试验——国家合作研究（the National Cooperative Study）的成功实施而告终，该研究明确揭示过度暴露于补充用氧与 RLF 存在相关性[12-13]。补充氧疗得到揭露后，护理方面削减了无限制氧疗。严格限制吸氧，仅保留存活所需最低氧气量的政策大大降低了婴儿失明的发病率，但并没有彻底消除。并且不幸的是，死亡率和患病率并未因此降至最低[14]。关于用氧的争论本应该在 1955 年平息，但至今仍在继续。Silverman 在社论中说道：

"从来没有一个强有力的证据来指导补充氧气在极度早产儿中合理应用的限度"[15]。

过去的半个世纪里，在不断寻求 Terry 所提问题的答案的过程中[1]，研究者们并不总能从错误中吸取教训。不良方法导致的错误路径继续困扰着 ROP 研究。之前可能过早废弃的想法重新得到重视。需要多年的多中心随机试验结合基础实验研究来明确 ROP 的特征。本章后续部分将集中于近 25 年来的 ROP 研究，定义目前已知的 Terry 所说的"本质、原因、预防和治疗"。

分类

早期流行病学研究困难的原因之一是缺乏普遍公认的 ROP 分类。研究人员的语言不同导致该病的一些重要元素可能无法被识别和认可。这一严重障碍直到 1984 年国际早产儿视网膜病变分类法（the International Classification of Retinopathy of Prematurity，ICROP）[16]发布才被消除。分类法的出现是进行严格临床研究的必要前提。它的重要性立刻得到了认可，临床工作者和研究人员也都接受这一分类。其重要性怎么强调都不为过。一夜之间，流行病学的景象发生了巨大的变化。

除了为进一步的研究提供重要基础之外，该分类还有另外一个更微妙、未被广泛了解但仍然非常重要的好处。它的发展和采用过程使得许多中心的研究者聚集在一起。其作为合作与协作的典范，为今后确定这种疾病的多中心临床研究铺平了道路。因此，该分类法为后续的科学研究提供了科学依据和哲学方法。

分类法的核心是定义急性期病变的分期，并提供一个地形图，将疾病在视网膜上定位。两者均有重要的临床意义。ROP 的分期取决于能够清晰观察到的视网膜结构变化，根据病变从轻到重分为 1～4 期。对于有经验的医生而言，使用间接眼底镜可观察到非常重要的立体图像，可很容易区分各期的表现。ROP 分期如下：

1 期：分界线

2 期：增高的嵴样组织

3 期：新生血管伴视网膜前纤维血管增殖

4 期：部分视网膜脱离

4a：黄斑未受累

4b：黄斑受累

5 期：全视网膜脱离

1 期病变为一条白色、扁平的线样改变，将正常血管化的视网膜与未血管化的视网膜分隔开。2 期病变是在之前线样改变的基础上出现更厚且高出视网膜平面的嵴样改变，这时间接眼底镜的三维立体图像至关重要。3 期病变是新生血管伴视网膜外的纤维血管增殖，此纤维成分与糖尿病或镰状细胞病的新生血管有非常不同的外观。这种新生血管更多的是连续的片状粉红色组织（图 3.1），而其他疾病中常见的典型蕨样独立血管在 ROP 中并未见到。4 期为视网膜脱离，可为小的或大的、浅的或高的。视网膜脱离可能是渗出性或牵引性，或两者都有，但不是孔源性。5 期是对国际分类法的一个补充，用以表示全视网膜脱离，可以是开漏斗型或闭漏斗型[17]（图 3.2）。

图 3.3 显示的是根据国际分类法所划分的视网膜地形图。国际分类法将视网膜分为三个区域。这样分区的目的在于与临床相关且易于识别。三个区域定义如下：

Ⅰ区：以视神经为中心，视神经至黄斑中心凹距离的两倍为半径的圆。

Ⅱ区：画一个同心圆，鼻侧边界达到锯齿缘，颞侧边界超过赤道部，Ⅰ区以外的环形区域。

Ⅲ区：从Ⅱ区边界至颞侧锯齿缘的一个大新月形区域。

病变部位的分区与疾病的自然病程有关，有几个非常重要的观点有助于进一步了解该分区。首先，这是一个人为的分类。挑选这些区域是为了提高识别度。视神经、黄斑、鼻侧和颞侧锯齿缘都是能够通过间接眼底镜清晰识别的。对于赤道部的识别比较困难，因此其与分类无关。第二，黄斑（而非视神经）是眼睛真正的解剖中心。但视网膜的血管化是从视神经出发向锯齿缘发展的。视神经位于视网膜的鼻侧，因此正常血管发育先到达鼻侧锯齿缘，使得颞侧尚未血管化的视网膜区域呈新月形。如果正好在恰当的时候观察，这一颞侧新月形的范围可延伸至超过 300° 的颞侧视网膜。第三，在颞侧Ⅱ区和Ⅲ区之间没有明确的界限。因为没有易被定义的中周带地标作为参考，颞侧区域是通过正常血管生长或 ROP 病变与鼻侧锯齿缘的关系来定义的。无论颞侧真实的病变位于何处，只要血管未长至鼻侧锯齿缘，就判定病变位于Ⅰ区或Ⅱ区。如果血管长至鼻侧锯齿缘，则判定病变位于Ⅲ区。当视网膜血管化正常、无间断时，同心圆式的Ⅱ区反映的就是真实情况。而当发生病理改变时，颞侧病变可能实际上位于Ⅱ区，但由于鼻侧视网膜血管化可未见明显

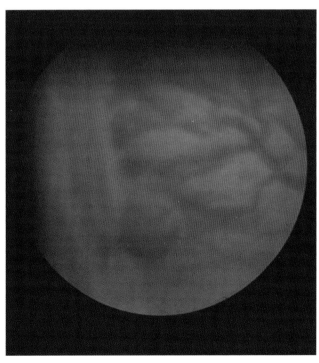

图 3.1　典型中等严重度的 3 期 ROP。可见一层连续的视网膜前增殖纤维血管组织。即使在二维照片中，这种增高也相当明显

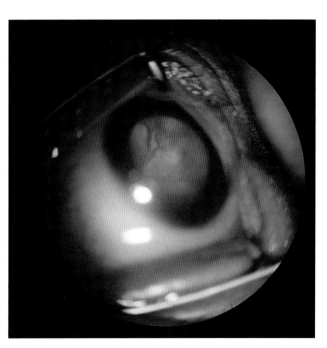

图 3.2　5 期 ROP，呈开漏斗型全视网膜脱离

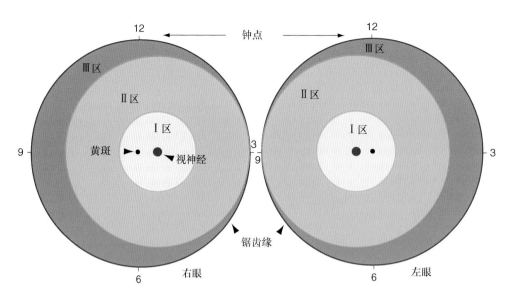

图 3.3　视网膜示意图显示视网膜分为三个区域，并有相应的解剖标志（Reprinted from the Committee forthe Classification of Retinopathy of Prematurity：an international classification of retinopathy of prematurity. Arch Ophthalmol 1984；102：1130-1134. Copyright American Medical Association，1984. All rights reserved.）

病变，病变可能会被判定为位于Ⅲ区。换言之，在疾病的发生、发展或退化过程中，ROP 病变可以非同心圆的方式位于不对称的位置。

但这一分类法有一个小缺陷，即这三个区域反映的是正常视网膜血管的自然发育过程，其并不总是能够准确反映颞侧病变的真实位置。理想状态是能够真实反映颞侧Ⅱ区病变的解剖位置与黄斑之间的关系，就如Ⅰ区病变那样。这样能够真实地预测病变对黄斑及中心视力的影响。但颞侧病变的位置是根据鼻侧病理生理学改变而定义的，所以颞侧病变的位置总是估计的。就如后文所示，这将对疾病的自然病程和筛查准则产生影响。总之，病变部位的分区是基于正常视网膜血管的生理发育，很容易识别，并且具有较高的临床相关性。

按照常规，ROP 在临床上按照最高期和最低区进行记录。视网膜分为十二个相等的径向段，通常被称为时钟的钟点数，以此来表示病变的范围。疾病范围可小至 1 个钟点数或多至 12 个钟点数。但 1 个钟点内受累的病变最高期和最低区可能就决定了当时疾病的分类。比如，当 3 期Ⅰ区的病变有 1 个钟点，2 期Ⅱ区的病变有 11 个钟点时，则判定为 3 期Ⅰ区的病变。

最后介绍附加病变（plus disease）的概念[16]。附加病变是指后极部大血管的扩张和迂曲。附加病变是对刺激产生的反应导致的血流量增加。通常存在新生血管分流，这是视网膜缺血信号导致的。而且 ROP 病变部位越靠近后极部，越容易发生附加病变，可能是因为大血管对解剖学上较近的缺血微环境反应更明显。严重的附加病变常合并玻璃体混浊、虹膜血管扩张且瞳孔不易散大。这种血流动力学变化是一个阈值概念，必须达到最小程度才能被称为附加病变。其具体定义如下：

附加病变：图片上至少有后极部静脉扩张和动脉迂曲。

但附加病变的发生并不是全有或全无。后极部血管扩张和迂曲可以是渐进式的发展，或者是处于尚未达到完全附加病变的程度。因此，附加病变需要观察者根据固有的临床体征作出量化的判断。这与分类法中其他部分大不相同。无论是分期还是病变位置，都不存在一个度的问题。通常有显著附加病变时很容易进行判断，但当处于临界状态时，判断是否有附加病变就变得困难。临界状态一词暗示了所涉及的困难。所有的 ROP 检查者均通过一张标准眼底照片判断达到附加病变的最低程度。[16]。附加病变从未被纳入文字定义，也从未被客观量化过。许多研究人员将其细分为前附加病变，但这一概念尚未被广泛接受[18-20]。其他研究显示，在不同的观察者之间存在意见分歧，且血管的迂曲和扩张存在自然变异，因此，使用计算机辅助照相模型系统判断附加病变具有一定的潜力[21-24]。

判断附加病变的另一个困难是检查本身对于临床表现的影响。巩膜顶压过程中短暂的眼内压升高会阻止血液流动。血流量的减少可缓解血管扩张。长时间的检查（可能由于多名检查者连续观察）会增加血流量，产生反弹效应。因此，关键性的判断变得更加困难，检查者必须谨慎。

国际早产儿视网膜病变分类法（ICROP）Ⅱ对视网膜脱离和 ROP 退化进行了描述和分级。其中特别注意了周边部和后极部的变化。急性 ROP 的退化与瘢痕性病变的发生含义相同[17]。

国际分类的第一部分和第二部分是一个很大的进步。其使用方便，不同检查者就病变分期、病变位置、病变范围，以及附加病变存在与否可以得到可靠的一致性。其与临床之间强烈的相关性也同样重要。检查者只需要一些经验和对上述警告的认识即可。

ICROP 在 2005 年进行了修订[25]。修订中增加了"前附加病变（pre-plus）"和"急进性后部型早产儿视网膜病变（AP-ROP）"这两个概念。前附加病变是指血管扩张和（或）迂曲，但其程度未达到附加病变的最低要求。这是一个非常重要的预后标志。AP-ROP 是一种急进类型的 ROP，病变进展极其迅速且病变部位多位于 Ⅰ 区或后部 Ⅱ 区。其往往发病较早，且以惊人的速度迅速进展至需要接受治疗的程度。AP-ROP 取代了"rush 病变"这一旧称呼。

之后的一些亚分类已经在临床上普遍使用。这些亚分类并未改变或并未脱离原来的国际分类，只是增加了临床相关联的细分类。早产儿视网膜病变冷冻治疗（CRYO-ROP）的多中心试验提出了一些具有显著临床意义的概念[26]。尽管提出这些概念的本意只是为了界定进行干预治疗的标准，但临床也已证实这些概念非常有用，因此目前已被当作接受治疗的金标准。这两个概念就是阈值前期 ROP 和阈值期 ROP。阈值前期是指疾病严重程度非常接近需要进行干预治疗的程度，而阈值期，顾名思义，是指疾病的严重程度达到需要接受干预治疗的程度。二者的具体定义如下：

阈值前期 ROP：位于 Ⅰ 区的任何期 ROP、Ⅱ 区 2 期伴附加病变的 ROP，或位于任何区的 3 期 ROP。

阈值期 ROP：位于 Ⅰ 区或 Ⅱ 区的 3 期病变，病变范围为至少连续 5 个钟点数或间断累计达 8 个钟点数，且伴有附加病变。

这两个概念在临床用语中根深蒂固，而且这两个术语通常用来表示上述确切定义。尽管它们现在已经不作为界定是否进行临床干预的金标准，但之前作为金标准已经被沿用了 15 年。

ROP 早期治疗（ET-ROP）试验对阈值期 ROP 的概念进行了修订并重新定义了需要接受治疗的标准，从而取代了原先的阈值期概念[27]。1 型 ROP 成为新的干预点，2 型 ROP 则是指干预前期的病变。其具体定义如下：

1 型 ROP：

Ⅰ 区，任何期 ROP，伴有附加病变。

Ⅰ 区，3 期 ROP，不伴有附加病变。

Ⅱ 区，2 期或 3 期 ROP，伴有附加病变。

2 型 ROP：

Ⅰ 区，1 期或 2 期 ROP，不伴有附加病变。

Ⅱ 区，3 期 ROP，不伴有附加病变。

因此，目前的临床分类系统使用了以往正式商定的国际分类以及多年来根据临床经验所做的修订，包括如下术语：

分期

位置

范围

前附加病变

附加病变

急进性后部型早产儿视网膜病变（AP-ROP）

疾病退化（瘢痕型）

阈值前期早产儿视网膜病变

阈值期早产儿视网膜病变

1 型早产儿视网膜病变

2 型早产儿视网膜病变

所有检查者都需要熟悉和掌握这些术语和它们的定义，最重要的是需熟悉其临床表现及相关性。

筛查和检查

ROP 筛查是 ROP 防治中的一项重要内容。最为基本的原则就是患者必须在治疗之前接受到检查。要在治疗时间窗内对患者进行检查。合适的筛查不仅需要科学证据来确定筛查参数，还要对每名高危婴儿应用这些筛查参数进行恰当的监督。

一个理想的循证筛查方案应该能够及时、可靠、有效地检测出严重病例。其应该尽量减少所需的检查次数，并尽可能地发现需要接受治疗的患者。

筛查方案不需要将所有患者都包含在内。事实上，筛选方案必须是基于人口统计学参数，而不是特殊情况下的数据。必须合理界定风险。

对早产儿整个视网膜的检查需要充分散瞳和间接眼底镜，以及开睑器和巩膜压迫器。对接受药物性散瞳和巩膜压迫的早产儿进行最低限度的检查尤为重要。这些早产儿在 ROP 筛查的最初几周全身情况尤其不稳定。报道的并发症包括心肺暂停、呼吸暂停、心动过缓、心动过速、血压波动、血氧饱和度下降、意外拔管、胃反流和感染[28-33]。另外，不必要的检查会增加护理费用，可能会给家庭带来不便，而且当婴儿被迫进行不必要的门诊检查时，会增加感染的风险。因此，ROP 筛查指南应规定何时开始适当的检查、检查的次数，以及何时结束检查。此外，高危人群亦需要合理界定。

筛查指南已经建立并根据多方资源进行了多次更新。这些资源包括单中心经验和政策共识文件。利用这些建议，对高危人群的合理界定是所有出生体重 ≤ 1500 g 或胎龄 ≤ 31 周的早产儿。但需要谨记的是，这代表的是高收入国家的高危人群。越南的系列研究表明，在中等收入国家中，较高出生体重和较大胎龄的婴儿也是高危人群[7]。这可能是由于新生儿重症监护室的标准护理不同所致。

ROP 筛查时机的选择已不再需要依赖单中心数据或政策共识声明。Reynolds 等利用 CRYO-ROP 研究[34] 和早产儿视网膜病变减少光照（the Light Reduction in Retinopathy of Prematurity，LIGHT-ROP）研究数据[35] "来定义急性期 ROP 筛查开始和结束的合适年龄以及视网膜眼底体征"[36]。其目的是在治疗时间窗内对婴儿进行理想的治疗干预，同时尽量减少检查次数。另外一个目的是在不改变筛查指南的情况下，为疾病谱中理想的干预点提供一个与时俱进的定义。图 3.3 显示了作者所使用的基本数据，图 3.4 和 3.5 显示了 CRYO-ROP 和 LIGHT-ROP 的近乎一致性，尽管两个研究之间相差近 10 年。疾病的发病特征验证了 CRYO-ROP 数据仍然适用于当今情况。

通过对这些数据和更多信息进行分析，作者建议首次筛查的时间遵循表 3.1 中的指导原则。根据对出生时胎龄的准确评估，所有婴儿都可以按照表中所示，提前计算出首次筛查眼底时的胎龄。类似的时机选择数据加上视网膜预后信号和 ROP 病变消退

的数据[37]，可以用来确定筛查的安全性和适当的时机。这项工作为 2006 年出版的美国共识以及 2013 年修订的筛查指南[38-40] 奠定了基础。

总之，以下是确定急性期 ROP 的筛查指南：

1. 筛查对象：出生体重 ≤ 1500 g 或孕周 ≤ 31 周的早产儿

2. 首次筛查时间：见表 3.1

3. 筛查终点

    a. 视网膜血管发育至 III 区，且之前没有 I 区或 II 区 ROP（假设检查没有错误）。如对发育至 II 区有疑问或者矫正胎龄比较小时，有必要复查。

    b. 视网膜完全血管化。

    c. 矫正胎龄达到 45 周，且之前没有阈值前期 ROP 或更严重的病变。

    d. 有明确的病变消退迹象，且与患儿的矫正胎龄相匹配。

在 ROP 分类中，存在一个小缺陷，即允许颞侧 II 区 ROP 重新归类为 III 区 ROP，而不改变其真正的解剖位置。这也是上面制订的筛查终点对于血管发育至 III 区者需要排除先前是否有 II 区 ROP 的原因。后者可能代表了大部分罕见的预后不佳而病变发生于 III 区的 ROP。换句话说，III 区病变极少发生不良预后，出现不良预后可能是由于鼻侧和颞侧病变的不对称，鼻侧视网膜血管化而颞侧病变进展但其实际解剖部位未发生改变。这是检查者必须高度警惕的情况。

最后，在合适的高危人群中何时开始和终止 ROP 筛查我们已经知道，那么筛查频率和治疗时机如何确定呢？这两个参数是由多中心试验结果产生的一致数值。目前认为视网膜存在 2 期或更低程度病变时，需要每 2 周进行一次眼底检查，但如果有附加病变、3 期病变、I 区病变、病变快速进展或在小婴儿中发生不典型病变时，需每周进行一次眼底检查。当发现疾病达到需要治疗的程度时，需要在 3 天内实施治疗。

筛查指南包含科学性和疾病特异性，但管理的成分是什么？这也同样重要。基于循证医学的筛查指南目的是明确第 99 百分位的参数，这基本上可以排除对特殊事件的考虑，而管理成分的目标是根据第 99 百分位的参数得以明确的高危婴儿能够 100% 得到筛查。换言之，良好的护理造就良好的科学。

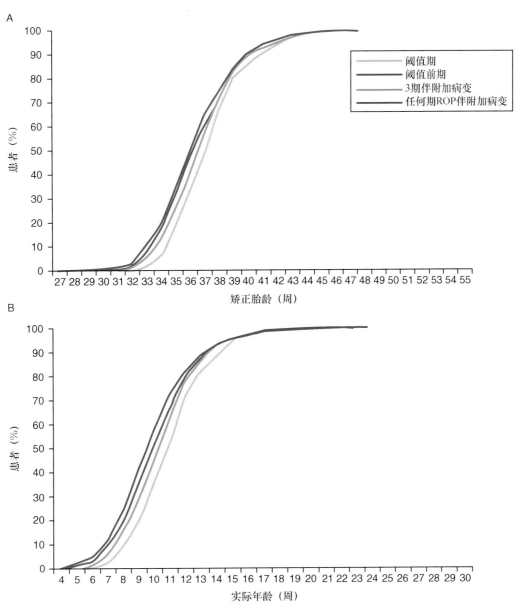

图 3.4 阈值期、阈值前期、3 期伴附加病变和任何期伴附加病变 ROP 的发病时间。**A.** 矫正胎龄；**B.** 实际年龄（Reprinted from Reynolds JD，Dobson V，Quinn GE，et al. for the CRYO-ROP and LIGHT-ROP Cooperative Groups. Evidence based screeningcriteria for retinopathy of prematurity. Arch Ophthalmol 2002；120：1470-1476. Copyright American Medical Association，2002. All rights reserved. ）

这种包容性的目标来之不易，也不是随意得到的。所有相关方面都必须参与，以便建立一个万无一失的包容体系。而实际上，人类的任何活动都不可能万无一失或是完美的。但是目标应该被设定且被所有人清楚地理解。系统分析是一个系统操作流程。它不是落在任何护士或者任何医生或医院员工身上以确保成功。这是一个建立起来的制度，是所有人都应该认真遵守的，并通过对不可预见事件的认识和修正来不断完善。

参与方包括新生儿科专家、儿科医生或家庭医生、护士、社会工作者、眼科医生、质控人员、文员和父母。住院医师和研究员也可能扮演一定的角色，负有一定的责任。没有任何一方能够承担全部责任确保毫无遗漏。这是一个制衡灾难的良方。作为一个团队，制定科学的筛查方案，明确职责和责任人，监督进展情况，运用系统分析，记录进度，相互沟通，并最终融入强烈的奉献精神和决心。在许多方面，失败的代价很高[40]。

一个有用的记忆总结如下：

划定责任

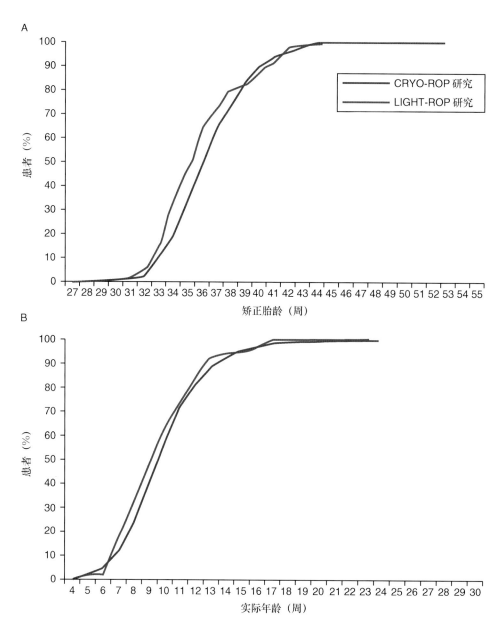

图 3.5　CRYO-ROP 和 LIGHT-ROP 研究中出生孕周低于 31 周早产儿发生阈值前期 ROP 的发病时间。**A.** 矫正胎龄；**B.** 实际年龄。请注意两曲线非常接近（Reprinted from Reynolds JD，Dobson V，Quinn GE，et al. for the CRYO-ROP and LIGHT-ROP Cooperative Groups. Evidence based screening criteria for retinopathy of prematurity. Arch Ophthalmol 2002；120：1470-1476. Copyright，American Medical Association，2002. All rights reserved）

建立一套流程
大家经常讨论
记录整个过程
实施筛查

发病率

尽管对于重度 ROP 进行了有效治疗[3-4]，但 ROP 在美国的发病率仍呈上升趋势。全球 ROP 的致盲率无疑也是呈上升趋势[5]。但可能是因早产儿存活数量增加，而并非是 ROP 实际发生率或 ROP 严重程度改变所致。

在发达国家新生儿重症监护室中，针对早产儿的医护技术有一系列的改进。包括表面活性物质的使用、孕前激素的使用、脉搏血氧饱和度的监测、营养学的改善等。这些系统性医护条件的改善或者其他因素是否改变 ROP 的发生率和严重程度、是否与 ROP 致盲率改变有关，目前尚不清楚。

一些研究显示，至少有一部分类型的 ROP 在减少。但是，这些研究有严重的缺陷。美国 Vanderbilt

表 3.1

首次眼底筛查时间

至少发现 99% 的严重 ROP

出生时孕周（周）	首次筛查时年龄（周）	
	矫正胎龄	实际年龄
22[a]	31	9
23[a]	31	8
24	31	7
25	31	6
26	31	5
27	31	4
28	32	4
29	33	4
30	34	4
31	35	4
32	36	4

[a] 这一指南应该解读为是暂定的，而不是基于 22 ~ 23 周婴儿的证据，因为这些孕龄的幸存者数量极少。

ROP，早产儿视网膜病变。

Reprinted from Reynolds JD, Dobson V, Quinn GE, et al. for the CRYO-ROP and LIGHT-ROP Cooperative Groups. Evidence based screening criteria for retinopathy of prematurity. Arch Ophthalmol 2002；120：1470-1476. Copyright, American Medical Association，2002. All rights reserved

地区将 1995—1996 年的数据与 1986—1987 年的数据进行了对比，这些是 CRYO-ROP 中的部分数据[42]。可以看出，作为基线数据，1986—1987 年 Vanderbilt 地区阈值期 ROP 的比例为 19%，而 CRYO-ROP 研究中阈值期 ROP 的比例为 6%。1995—1996 年的数据则与 CRYO-ROP 和 LIGHT-ROP 的数据非常接近。尽管阈值期 ROP 的发生率在美国田纳西州有显著的下降，但这种下降是从一个单一的过高比例下降到典型的国家平均水平。这项研究并没有证明发病率有所下降，而是证明了单中心小样本量的研究结果容易出现偏差。

澳大利亚某中心的一项研究对 1988—1991 年和 1991—1994 年之间的数据进行了比较，结果存在同样的缺陷[44]。阈值期 ROP 的比例分别为 25% 和 9.7%。第一个数字相当高，第二个数字仍然高于美国的多中心研究结果。这可能是单中心研究所造成的误差，但这也反映了澳大利亚医护水平接近美国

标准。相反，丹麦的一项研究发现，在高风险婴儿中 ROP 的比例没有差异[45]。Termote 等[46] 报道，在所有患儿中 ROP 的比例在减少，但在出生体重小于 1000 g 的早产儿中，ROP 的比例在增加。

没有一项独立的文献研究明确指出先前提到的医护技术提高对 ROP 发病率有影响，除了表面活性剂的使用。预防性或治疗性地给予新生早产儿表面活性剂对早产儿肺部疾病和生存率有极大的影响。从理论上讲，表面活性剂的使用通过增加低出生体重早产儿的存活率而增加重度 ROP 的发生率，通过改善这些婴儿的健康状况来降低 ROP 的发生率，或者在其他未知的方面影响 ROP 发生率。早期研究发现结果是相互矛盾的。

现在的证据清晰地表明，表面活性剂的使用不降低 ROP 的发生率和严重程度。Repka 等[47] 对 CRYO-ROP 研究中的两个中心的早产儿系列眼科检查结果进行前瞻性随机分析研究。发现两组间 ROP 结果无显著差异。有了这一证据，作者推测，随着生存率的提高，阈值期 ROP 患儿的绝对数量增加，但与出生体重匹配的 ROP 发生率不变。Holmes 等[48] 同样在随机试验中未发现有统计学上的显著差异。

评估 ROP 发病率和严重程度的最佳方法是比较多中心随机试验的研究结果。尽管在过去的几年里，医学技术和水平取得了进步，但 ROP 的发病率却非常相似。CRYO-ROP 研究入选并随访了 4099 例患儿。其中，2699 例（65.8%）患儿发生不同程度的 ROP，731 例（17.8%）患儿发生至少阈值前期 ROP，245 例（6%）患儿发生阈值期 ROP[49]。LIGHT-ROP 研究入选并随访了 361 例患儿。其中，251 例（69.5%）患儿发生一定程度的 ROP（虽然只有 202 例发生了研究定义的最小程度 ROP，即 ROP 病变范围至少累及 3 个钟点数），52 例（14.5%）发生至少阈值前期 ROP，18 例（4.9%）患儿发生阈值期 ROP[35]。这两项研究分别在 1986—1988 年和 1995—1997 年进行。表 3.2 显示，尽管两项研究注册期相隔近 10 年，但 ROP 的发病率和严重程度非常相似。

那么近期进行的早产儿视网膜病变早期治疗（ET-ROP）的随机研究又是什么呢？由于这是一项治疗性的试验研究，会对阈值期 ROP 的发病率产生影响，所以该研究中的阈值期 ROP 发病率不能用于比较。但阈值前期 ROP 的发病率可用于比较[27]。利用这些比较，在这三项多中心研究中，ROP 的发

ROP 的发病率与严重程度

CRYO-ROP 与 LIGHT-ROP 的比较

患者总人数	4099	361
不同程度的 ROP	2699（65.8%）	251（69.5%）
阈值前期 ROP	731（17.8%）	52（14.4%）
阈值期 ROP	245（6.0%）	18（4.9%）

CRYO-ROP，早产儿视网膜病变冷冻治疗；LIGHT-ROP，早产儿视网膜病变减少光照；ROP，早产儿视网膜病变

病率和严重程度非常相似。但Ⅰ区病变的发病率存在相当大的差异。ET-ROP 研究中Ⅰ区 ROP 发病率较高。虽然这可能是一个真正的流行病学变化，但也至少可以部分解释为方法上的差异以及观察者的偏倚[50]。

似乎可以肯定的是，ROP 仍然是一个重大的健康问题。尽管新生儿护理有所改善，但 ROP 发病率仍保持稳定，因此我们仍要保持警惕，对本病进行筛查。尽管目前采取了干预措施，但 ROP 仍然是儿童致盲的主要原因，我们需要对 ROP 的基本病理生理学及其防治措施进行持续的调查研究。

自然病程及预后

ROP 传统上分为急性期和瘢痕期。急性期是指 ICROP 分类中 ROP 的发生发展阶段。在某个时间点上，疾病进展变缓并停止，开始出现疾病退化或消退的过渡期。瘢痕期的开始始于急性期结束，可以理解为病变退化或瘢痕形成阶段的开始。大多数情况下，这种瘢痕期在临床上并不重要，表现为周边视网膜永久但微小或轻微的改变。但偶尔急性期重度 ROP 的纤维血管会产生显著的瘢痕和牵拉，最终会产生纤维性或膜性成分，导致牵引性视网膜脱离。这种严重的进展常被定义为疾病瘢痕期。周边轻微的瘢痕则被简单地认为是一种退化形式[17]。

人们更多关注的是急性期 ROP 的自然病程。经验丰富的观察者所获得的经验知识增加了对这种疾病的了解。但多中心试验研究，尤其是 CRYO-ROP 研究，是在 ICROP 的基础上进行的，它为人们对疾病的理解提供了许多流行病学方面的科学认知。

CRYO-ROP 研究的主要结果是证实了冷冻治疗

可有效降低重度 ROP 不良解剖预后和视力预后的发生率。但该研究有一个惊人的次要结果，就是收集了 ROP 病变的自然病程数据并进行了分析。这项研究的参与者证明了这一点。与治疗组相比，对照组人群和非随机患者在该病的临床认识方面的贡献更大[51]。

一种疾病的自然历史其实是人口的自然历史。它界定了潜在的行为范围。其遵循人口统计学规则，即钟形曲线、标准偏差等，因此可以准确地确定整个群体的疾病行为。但是很难在个体中应用这种统计数据。人口统计可以预测一名个体的进程，但预测可能是正确的，也可能是错误的。本质上讲，人们可以预测一名患者的行为有多大可能会以某种模式进行。但从定义上讲，特殊情况不太可能发生。有经验的检查者认为 ROP 是一种个体意外疾病，对个体的预测是不精确的。

对于疾病的迂回曲折而言，ROP 是一种以直线方式急剧发展的疾病。ROP 筛查指南是这一现象的直接结果。CRYO-ROP 研究的一个重大发现是 ROP 的发生与视网膜成熟度相关[49]。ROP 一直被认为是早产儿的视网膜暴露于宫外环境导致的多方力量相互作用所引起。但置身于该环境中的时间长度，即患儿实际年龄，与 ROP 发生发展的相关性要弱于患儿出生时的矫正胎龄（即 PMA）与 ROP 发生发展的相关性。随后会对这一现象的病理生理原因进行详细讨论，但是视网膜固有的活性决定了疾病发生的时间。换句话说，出生时孕周最小的婴儿会在生后较长一段时间后发生 ROP，而出生孕周最大的婴儿会在生后较早的时间内发生 ROP。例如，出生孕周为 25 周的早产儿在生后 10 周左右发生阈值期 ROP，而出生孕周为 30 周的早产儿在生后 6～8 周发生阈值期 ROP，但大多数婴儿患阈值期 ROP 时的矫正胎龄均为 36～38 周。

我们知道许多影响 ROP 预后的因素。CRYO-ROP 研究者认为影响预后的具体因素包括疾病分区、附加病变、疾病分期、新生血管的环状程度以及之前没有提到过的病变进展速度[49]。但这五项因素并不是同等重要。是否存在附加病变和Ⅰ区病变的重要性似乎胜过其他因素[52]。不良预后的最大风险是位于Ⅰ区的阈值期 ROP。无论治疗与否，患者不良视力结果的发生率均接近 90%[53]。

ET-ROP 试验结果基本上确认了 CRYO-ROP 研

究的数据分析得到的观点[27]。Ⅰ区病变和附加病变是导致不良预后的主要因素。CRYO-ROP 研究与 ET-ROP 研究的一个主要的统计学差异见于自然病程的讨论部分。ET-ROP 研究人群中，Ⅰ区病变更为普遍且有一个更为良性的发展过程。ET-ROP 研究者们也注意到了这一点。他们认为，这可能代表了 ROP 自然病程的真实变化，但更可能是观察者偏倚。Ⅰ区病变对于 ROP 治疗的重要性和相关性理解的不断深入改变了检查者在 CRYO-ROP 和 ET-ROP 研究之间的观察标准。这是一个很好的例子，说明即使检查者经过仔细训练和（或）指导，仍然会出现观察者偏倚。

ROP 病变退化或瘢痕化的自然病程尚未得到充分的认识，但这一过程涉及纤维血管增生、收缩、瘢痕、色素改变，以及永久性的牵拉。CRYO-ROP 研究设计了一个简单而有用的方法评估瘢痕期病变。他们使用黄斑评分（macular scoring，MS）系统，因为在临床上，黄斑损害程度与瘢痕程度最为相关。该研究没有对 ICROP Ⅱ 中提到的其他改变进行分级。其将牵拉性损伤分类如下：

MS 0：正常黄斑

MS 1：黄斑异位（图 3.6）

MS 2：黄斑皱襞（图 3.7）

MS 3：黄斑视网膜脱离

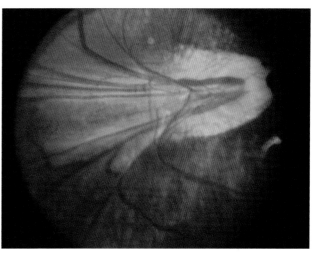

图 3.7　黄斑皱襞

在脑功能正常的情况下，黄斑正常意味着视力正常，累及黄斑的视网膜脱离则意味着视力极差[54]。而黄斑异位和黄斑皱襞的视力程度不一，差异极大[55]。

危险因素

危险因素可以分为几个部分，包括流行病学人群、系统性因素、周围环境和视网膜表现。后者其实是自然病程预后的体征，在前一部分中已经详细描述。

最为重要的危险因素是出生体重和出生时胎龄。出生体重越低、出生时胎龄越小，发生 ROP 的风险越大。例如，在 CRYO-ROP 研究中，出生体重小于 1251 g 的所有早产儿发生阈值前期 ROP 的比例是 17.8%。但以 250 g 为增量细分，则各组的比例分别是：1000～1250 g，等于 7.3%；750～999 g，等于 21.4%；小于 750 g，等于 39.4%。根据出生时胎龄细分的统计结果同样令人印象深刻。其真正覆盖了 ROP 所有子分类[49]。在 CRYO-ROP 研究中，还有一个危险因素是种族，阈值前期 ROP 的比例，白人与黑人分别为 20.5% 和 13.1%。

多年来，许多其他危险因素都与 ROP 有关。McColm 和 Fleck[56] 回顾和参考了其中许多因素。这些危险因素多由单中心研究报道，存在样本量小和对照不佳、使用以往数据和非随机数据的问题。这种所谓的危险因素并不一定是错误的，但肯定需要严格的确认。ROP 流行病学调查中一个令人困惑的问题是，ROP 发生在非常虚弱的早产儿身上。他们的生命极其脆弱，存在多器官衰竭，通过多种干

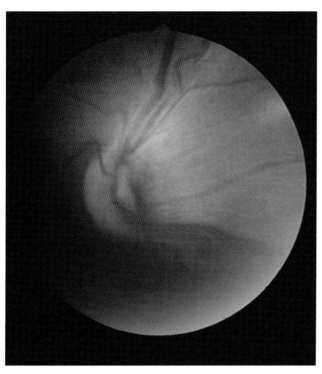

图 3.6　黄斑异位

预手段维持他们的生存。很难将 ROP 从这种多器官疾病和多系统支持的环境中孤立出来。建立充分匹配的对照是一个巨大的挑战。

Biglan 等[57-58]试图通过设立充分匹配的对照组来评估危险因素。该研究将 ROP 组与无 ROP 或最低病变程度 ROP 组相匹配，每组都患有慢性肺部病变，这是患儿患病程度的一个指标。虽然是单中心回顾性研究，但该研究试图控制婴儿的疾病水平，结果发现两组之间的差异很小，即危险因素很少。因此，该研究作者认为以往报道的许多危险因素是全身疾病严重程度的危险因素而不是 ROP 的危险因素。该研究发现的危险因素是高于预期的吸氧浓度和较长时间的持续供氧。此外，另外两种疾病水平的指标也与 ROP 有关：癫痫发作和脑室内出血。Hammer 等[59]进行的 logistic 回归分析也发现，持续用氧是 ROP 发病的危险因素，而其他危险因素则很少。这两项 ROP 单中心研究时代末期的试验以严格的流行病学方式探讨危险因素，基本上确认补充用氧与全身疾病严重程度增加一样，是 ROP 的一个危险因素。事实上，Enzenauer[60]指出 ROP 与"最小、最虚弱"有关，并推测它与婴儿的体重图表相关。

氧气这个一直存在的危险因素值得特别考虑。所有人都知道氧参与了 ROP 的病理生理过程。但其通过何种途径，又是以怎样的方式成为一种危险因素？给予氧的时机是否重要？氧气波动是否重要？吸入氧分数（FiO_2）、动脉血氧浓度（PaO_2）、经皮监测（TcO_2）或脉搏血氧饱和度与视网膜组织的氧张力以及 ROP 的关系如何？

当 Patz 的工作与 Kinsey 的协作试验显示出 ROP 与补充用氧有关时，氧气与 ROP 二者产生了关联[11, 13]。这一点被反复确认，但总是与用氧时间和 FiO_2 有关，与 PaO_2 这一与组织氧最为接近的指标无关。Flynn 等[61]最后采用 TcO_2 证明其与 PaO_2 有关。

但对于氧气作用的争论仍在继续。在一个戏剧性的反转中，有一个理论被复活了，该理论认为氧疗可能对于 ROP 有帮助，至少在病变的重度活动期有帮助。有趣的是，这一理念早在 1952 年作为 RLF 原因的最初研究工作的一部分就已被提出[62]。更有启发性的是，先前提到的 Jacobson 和 Feinstein 的评论[9]在评述 Kinsey 前研究活动时嘲笑了这一观点。但 Phelps 和 Rosenbaum[63]指出，在动物中，FiO_2 提高对重度 ROP 有积极的作用。Gaynon[64]在人身

上发现有类似的效果。因此补充氧疗治疗阈值前期早产儿视网膜病变（STOP-ROP）试验应运而生。可惜的是，这项研究并未发现补充氧疗对 ROP 有明确的治疗效果[64]。但是，氧疗的概念并没有消失。其他研究又重新引发了该理念[66-69]。

另一个引发激烈争论的危险因素是环境光暴露。该讨论最早始于 1949 年和 1952 年[70-71]，Glass 等 1985 年的工作将这场辩论推到了高潮[72]。在部分人支持但存在争议的情况下，这个问题需要另一个多中心试验来回答[73-75]。LIGHT-ROP 研究明确发现，减少环境光对 ROP 没有影响[35, 76]。

维生素 E 补充也被认为与 ROP 有关并存在激烈的争论，这一点将在后面的治疗部分提及。

发病机制

近年来的研究对于 ROP 的发病机制有着重要的启示。尽管对于 ROP 尚缺乏细胞层面的理解，但对于组织层面已经了解较多。正确认识疾病的发病机制需要对视网膜的正常胚胎学和生理学有初步的了解。毫无悬念，这两条路径是深深交织在一起的。

成熟视网膜的血供有两个不同的来源。脉络膜循环供应外层视网膜，而视网膜循环供应内层视网膜。例如，视网膜中央动脉阻塞破坏视网膜电图的 b 波，此波源于内层视网膜，而源于光感受器的 a 波是完整的。胚胎的脉络膜循环在孕 20 周前完成，也即在能够存活的早产前就已经完成。而起源于视神经乳头的视网膜循环此时才刚开始形成血管床，因此是视网膜循环参与了 ROP 的发病机制。

顾名思义，血管生成（angiogenesis）是指形成内衬有内皮细胞的血管。动脉生成（arteriogenesis）是在此基础上增加平滑肌细胞，与内皮细胞一起形成完整的动脉。血管化（vascularization）是组织产生新的动脉，而血管发生（vasculogenesis）是血管系统的形成，特别见于胚胎期[77]。因此，视网膜循环系统的血管发生包括血管的形成（即血管生成和动脉生成），以及新形成的血管遍布整个视网膜，使视网膜完全血管化。

血管生成在哺乳动物中以不同形式发生。在人类中，三种方式并存。胎儿发育阶段的主要模式是通过分化，至少 I 区如此[78]。原始的间充质细胞以一种离心的方式分布于视网膜上，这些细胞源自视

神经。这些间充质细胞逐渐转化为成血管细胞，最终发育为成熟的血管内皮细胞。这些内皮细胞逐步合并形成血管。内皮旁细胞或周细胞添加平滑肌。这样的周边视网膜血管化过程大约需要 20 周的时间，胎龄达 40～42 周时血管发育至颞侧锯齿缘。

胎儿的血管发生过程受多种因素控制。被广泛讨论和深入研究的因子是血管内皮生长因子（vascular endothelial growth factor，VEGF），其由高度调控的 VEGF mRNA[79-82] 所构建。但它并不是唯一一个血管活性成分。VEGF 本身有多种不同的亚型[83]，并与胰岛素样生长因子 1[84-86]、碱性成纤维细胞生长因子和转化生长因子[77] 有协同作用。这些不同的分子创造出一种复杂的细胞因子混合物。最后，细胞外基质的变化是调节细胞迁移和组装的一个重要组成部分[87-90]。与这一过程同时发生的还有视网膜的结构和功能细胞，其中一些无疑与血管发生过程相互作用，例如，星形胶质细胞[91-93]。

胚胎发育过程中，视网膜细胞成分的发育遵循严格的时间表。这一系统在足月妊娠或近足月妊娠时充分发挥作用。妊娠最后 3 个月是视网膜功能活动发展的时期。在 32 周之前，光感受器细胞和其他细胞电活动极小，视网膜菲薄而不成熟，视网膜代谢需求低，整个视网膜的营养需求，无论是内层还是外层，均由脉络膜提供。但大约 32 周之后，视网膜细胞之间建立联系，开始主要的代谢活动，并迅速成熟。此时脉络膜仅供应光感受器细胞，而内层视网膜开始越来越多地依赖发育中的视网膜循环。这些都通过解剖学研究及功能性视网膜电图和视觉诱发电位测试得到了证明[94-98]。所以解剖学的发育和充分的功能代谢在时间上与视网膜血管发生完美且严格地吻合。

VEGF 和其他调节性细胞因子的产生都可根据高氧浓度、正常氧浓度和低氧浓度进行自我调节。在极度活跃的代谢细胞对氧气的需求增加之前，视网膜不会表现出明显的缺氧。此假说由 Ashton 等首次提出[99]，即血管形成、视网膜发育成熟和视网膜代谢需求之间的联系与早产所致的生理波动之间相互作用，这可以解释在 CRYO-ROP 研究[49] 中观察到的 ROP 发生时间与矫正胎龄相吻合的现象。

ROP 的发病机制始于早产。暴露于子宫外、技术支持性环境以及未成熟肺的氧气输送系统无法充分满足视网膜发育所需是 ROP 发生的真正原因。

ROP 的发病机制可分为两个阶段。第一阶段是早产后的初始反应，称为高氧-血管闭塞期。第二阶段是缺氧-血管增生期。第一阶段非常常见，且最终无害，而第二阶段对解剖和视功能具有威胁性。虽然这两个阶段是连续的，但不能认为病理生理学的改变是线性的。视网膜的氧饱和度可能存在极大的差异，特别是在情况不稳定、极度不成熟的早产儿中。高氧和低氧可能发生于许多不同的周期。但为了简便起见，可以将它们视为单个连续事件。

早产儿出生后立即进入第一阶段。在子宫内，视网膜处于混合静脉血和 PaO_2 较低的微环境中。出生时，胎盘氧合转变为肺氧合，混合静脉血从而转变为动脉氧合的水平。这本身并不一定会直接产生高氧状态。不成熟的肺无法进行充分的氧合，以及增加吸入氧分数和（或）利用通气支持产生了一个初始的相对高氧状态。在非常不成熟的早产儿中，视网膜的低代谢加重了这种相对高氧状态。组织无法利用氧气使得组织氧张力始终保持高水平。

视网膜这种相对的高氧状态导致 VEGF 的下调和减少。视网膜血管生成和视网膜血管化受损，血管闭塞发生。如果成熟的血管及其内皮细胞在交界面彻底消失，会观察到破裂的内皮细胞，但 Kretzer 和 Hittner[100] 并未发现任何内皮细胞破裂的证据。正常的内皮细胞凋亡不会产生相同程度的非常局限的内皮细胞破坏。所以血管闭塞似乎更符合逻辑且与证据相符。

第一阶段可以自然消退。可能会达到一个更为合适的生理状态，产生适当数量的 VEGF，正常的血管获得重建，不发生 ROP 或者轻度 ROP 发生退化，视网膜成功血管化。然而，第二阶段可能会随之发生。

在第二阶段，肺部受损，更不能充分氧合血液，视网膜代谢需求急剧上升，这种氧供较差和需求增加的组合导致组织相对缺氧。很容易理解，这一过程在极度虚弱的婴儿中会如何恶化。回到正常空气中并不是视网膜组织缺氧的必要因素。逐渐戒除高 FiO_2 非常普遍，但只有病情最重的婴儿才会患 ROP。降低 FiO_2 可能有用，但是过于简单。VEGF 正处于上调状态且血管发生系统有反应。但为什么该系统不能作出正常反应并发育出正常的血管？为什么会产生异常的纤维血管成分？是由于 VEGF 数量猛增吗？或者是还有其他细胞成分参与？很有可能还有其他一些复杂成分参与其中。直接作用或通过自由基作用的氧的细胞毒性也是一种可能，但没有真正的证据来证实这一推测。可能是水平增加的 VEGF 作用于某种异常的血管形成成分，如间充质或成血管细胞，或受损的星形胶质细胞或细胞外基质。这些异常成分对 VEGF 产生应答，形成异常纤维血管组织，即新生血管或 3 期 ROP。

ROP 发病与孕龄的关系在自然病程部分已经讨论过了，这一切均与视网膜相对缺氧有关，而视网膜相对缺氧是由于早产导致的氧供不足，而且视网膜正常代谢需求受胚胎发育的严格时间控制在不断增加，这加剧了视网膜缺氧的状态。其并不仅是暴露于严酷的宫外环境，也不仅仅是氧浓度的变化。它是环境与视网膜发育时机的叠加作用。

总之，第一阶段 / 血管闭塞阶段在极低出生体重儿中很常见。紧接其后的第二阶段可以是血管化期，此时正常的生理过程获胜；也可能是血管增生期，此时异常的生理过程获胜。所有这些过程都受 VEGF 以及其他一些随组织氧合水平的相对性变化而上调或下调的细胞因子所介导，而组织氧合水平的变化可能取决于细胞损伤血管形成成分的供求相互作用。如果这些活动不是呈单纯的线性，而是循环发生的，那么很有可能发生重度 ROP[101-102]。

处理

ROP 的处理并不仅仅意味着治疗，事实上，该疾病的处理所涉及的内容比单纯的治疗干预多得多。我们可以将 ROP 的处理分为四个基本类型：预防、阻断、矫正和缓解。

预防包括通过所有方式防止 ROP 的发生。阻断意味着使用干预措施阻止 ROP 进展。矫正是指针对急性期后的瘢痕期或终末期 ROP 的治疗。最后，缓解包括适当处理 ROP 所有相关后遗症，包括失明。这样一个广泛的处理方法必然涉及各种专业人员，但医生，尤其是小儿眼科医生，应该参与其中的每一步，即制定决策、协调和指导决策，并确保适时的转诊。

预防

对于 ROP 问题，理想的答案就是完整的预防。

实现这一目的的最为简单的方法就是预防早产。早产儿的数量是惊人的。在 2002 年，极低出生体重儿，即出生体重低于 1500 g 的早产儿的发生率稳定在 1.45%。这意味着在美国每年有 50 000 名出生体重为 1500 g 或者更低的婴儿出生[103]。这些幸存者都有罹患 ROP 的风险，需要接受筛查。通过社会项目和研究来支持旨在改善产前护理和产科护理的行动是一个合适的做法。以这种方式减少 ROP 具有巨大的优势，也可以减少与早产相关的其他发育缺陷。从公共卫生角度来看，有很大的投资回报率。

目前，下一步预防 ROP 的最佳方案是建立理想化的重症监护。正如本章前面所述，许多重症监护技术的进步并没有减少 ROP 的发生。然而，同样如前所述，婴儿氧疗的严格循证医学方法尚未出现。这需要一项大规模随机试验，以明确最佳的血氧饱和度范围，从而最大限度地提高生存率，并最大限度地减少 ROP、脑瘫和发育缺陷的发生。

最后，对于患儿而言，虽不太理想但仍然可取的方法就是预防 ROP 本身。目前为止，这方面的努力已经彻底失败。过去，两个主要的尝试是减少环境光照和补充药物维生素 E，以防止任何形式的 ROP 和（或）重度 ROP 的发生。光照的作用在危险因素部分已经进行了详细讨论。总之，LIGHT-ROP 协作试验并未发现减少环境光照对阻止 ROP 有益[35]。

过去，对于补充维生素 E 也是有争议的。维生素 E 是参与正常生理过程的多种抗氧化成分之一。维生素 E 一个所谓的价值就是它可以中和自由基。氧直接或通过自由基产生的细胞毒性是 ROP 发病机制的内在组成部分，理论上补充维生素 E 能够预防或减少这种细胞毒性作用[96]。不幸的是，与几项药物剂量维生素 E（不同于正常生理剂量的补充）的随机临床试验的结果是相互矛盾的[103-107]。很少有婴儿监护室制定药物维生素 E 方案[108]。

配方奶中添加肌醇可能对 ROP 有影响。肌醇和磷脂酰肌醇有多种代谢作用[109]。Hallman 等[110]最初注意到血清肌醇浓度与 ROP 之间存在联系。该联系是从一项全球随机新生儿研究的亚组分析中发现，随后进行了一系列更为集中的观察研究[109, 111]。再次得到了相互矛盾的结果，没有达成共识。可能需要进行一项多中心试验以获得明确的答案。

阻断

阻断 ROP 进展的治疗是目前 ROP 处理的主流，主要是通过冷冻或激光光凝对周边视网膜进行消融。对周边视网膜进行消融的理论如下：在嵴前未血管化的缺血视网膜区域进行冷冻或激光光凝，杀死会产生 VEGF 产量调节信号的缺血细胞以及产生 VEGF 的细胞。这种双重效应可显著减少 VEGF[112]，使 ROP 消退而不再进展。两项多中心随机临床试验已经确定这种干预措施是 ROP 治疗的金标准。显然，CRYO-ROP 具有里程碑式的意义，该研究证实了冷冻治疗的效果并设定了首个被广泛接受和确立的 ROP 治疗的标准[26]。ET-ROP 是对周边视网膜消融的适应证进行的细微但极有意义的细化。一个额外的好处是，当采用目前最为常用的方法——激光光凝而非冷冻疗法时，其为这种治疗的整体成功率提供了更新的评估[27]。

CRYO-ROP 研究结果已在多种场合被转载多次，在这里不再重复。简言之，当达到阈值期 ROP，冷冻疗法应用于周边视网膜新生血管嵴前可使不良解剖结果下降近一半，使不良视力预后减少近 1/3[113]。解剖与视力预后之间的差异是显著的。这主要与非眼部或细微的眼部差异有关，这些差异可产生显著的视觉影响[53]。

除了有效的信息外，CYRO-ROP 研究的初步结果中有两个重要的注意事项。首先，尽管根据协议应用冷冻疗法，仍有相当一部分患者出现不良预后。第二，冷冻治疗已被证明对于 Ⅱ 区阈值期 ROP 有效，但 Ⅰ 区阈值期病变对治疗反应很差，不良结局的发生率接近 90%。

在 CRYO-ROP 研究结果发表后的 10 年中，治疗方法有两种演变。作为一种视网膜消融技术，与冷冻疗法相比，激光光凝治疗慢慢获得了广泛的优势，而且在重度 ROP 的早期干预中被越来越多地使用，特别是对于 Ⅰ 区病变。在第一种情况中，激光作为一种等效或改进的方法取代了冷冻疗法，破坏未血管化视网膜[114-119]。在第二种情况中，治疗时间提前，这是因为 CRYO-ROP 研究并未在 Ⅰ 区病变中取得成功。

尽管单中心研究注意到了这两种演变，仍需要进行多中心随机试验。ET-ROP 应运而生（27）。ET-ROP 研究成功达到了主要目的，即明确了能从周边

视网膜消融术获益的 ROP 病变程度。目前可针对以下情况对 1 型 ROP 进行干预：

Ⅰ 区，任何期伴有附加病变的 ROP

Ⅰ 区，3 期 ROP

Ⅱ 区，2 期或 3 期伴有附加病变的 ROP

正如先前在自然病程部分提到的，Ⅰ 区 ROP 和附加病变是不良预后的主要信号，并已证实通过早期干预可获得较好的结局。ROP 病变程度或钟点数与附加病变无关。

但是冷冻疗法和激光进行比较呢？激光具有更方便、更容易应用（尤其是后部）和耐受性更好的优点，但其是否更有效？ET-ROP 研究也许能够间接回答这一问题。ET-ROP 研究中绝大多数患者接受了激光光凝治疗。然而，治疗的适应证明显不同。但在 ET-ROP 研究中，有一组患者是按照 CRYO-ROP 研究指南接受的激光治疗。ET-ROP 研究中只有这部分患者可与 CRYO-ROP 研究进行有效的对比，尤其是视力检查使用类似的技术之后。CRYO-ROP 研究显示，9 月龄时不良视力预后发生率是 35%。ET-ROP 研究的不良视力预后发生率是 19.6%。研究者并没有单独分析这一问题，因为两项研究入选的人群并不相同，特别是 Ⅰ 区病变的比例，显然其他变量也可能存在不同。但是通过所发表数据的简单对比，发现在过去的 15 年间，即使是常规的 ROP 处理，成功率也有所提高，正如单中心和轶事证据所声称的那样。这一提高是否大部分归功于激光相较于冷冻疗法的优势还有待商榷，但很可能确实是有帮助的。

激光和冷冻疗法对于阻止 ROP 进展无疑是有效的，但二者也存在并发症。冷冻或激光的轻微或短暂的并发症包括眼睑水肿、球结膜水肿、炎症、视网膜出血或玻璃体积血、周边视野缩小，甚至脉络膜脱离或渗出性视网膜脱离。更严重、威胁视力的并发症包括白内障、青光眼、葡萄膜炎、眼前段缺血、出血、黄斑灼伤和视网膜中央动脉阻塞[27, 53, 120-130]。幸运的是，这些严重并发症的发生率很低，并不总是造成视力下降。对所有原因造成的威胁视力的并发症发生率的合理预估是 2% ～ 3%。

另一项尝试阻断疗法的试验是 STOP-ROP 研究[65]。该研究是基于以下理论：当重度 ROP 发生时，增加氧饱和度有可能缓解视网膜相对缺氧，降低 VEGF 水平，从而防止重度 ROP 进展。不幸的

是，尽管其理论潜力仍然存在，但并未发现此法有效。这项研究的一个间接信息是很难将临床上的氧气供给转化至视网膜的组织和细胞。视网膜相对缺氧以及所有的需求无疑是一系列复杂事件的影响而非单纯监测氧饱和度。

最新进展是抗 VEGF 药物的使用，主要是玻璃体内注射贝伐珠单抗。至本书出版时，这种治疗方法仍然存在争议，主要是由于其潜在的全身性并发症。但该疗法的有效性已经确立。

如前所述，血管生长因子有很多。VEGF 是这些生长因子中的一个家族。VEGF-A 似乎是促进新生血管性眼病［如老年性黄斑变性（AMD）和糖尿病］的主要原因，且有多种异构体。VEGF-A 是一种由二聚体糖蛋白组成的细胞因子。其通过选择性剪接达到异构体的状态。这些分子通过与酪氨酸激酶结合，启动信号级联反应。而 VEGF 是一种必要的生理性物质，毫无疑问，它直接参与血管生成和血管发生，并调节异常新生血管，所有这些都与 ROP 有关。

现在有四个特定的分子已被临床证实能够有效拮抗 VEGF：培加尼布，RNA 适配体；雷珠单抗，单克隆抗体片段；贝伐珠单抗，完整的单克隆抗体；阿柏西普，一种重组融合蛋白，是 VEGF（和 PGF，胎盘生长因子）受体的诱捕器。培加尼布于 2004 年获 FDA 批准用于 AMD 的治疗。贝伐珠单抗在 2004 年获得 FDA 批准用于癌症治疗，2006 年开始超适应证（off-label）广泛应用于 AMD 的治疗。雷珠单抗于 2005 年获批用于 AMD 治疗，阿柏西普于 2011 年获得批准。2011 年的 CATT 试验结果显示，超适应证使用玻璃体腔注射贝伐珠单抗（intravitreal bevacizumab，IVB）与在适应证内使用玻璃体腔注射雷珠单抗（intravitreal ranibizumab，IVR）治疗 AMD 的疗效相当[131]。

由于 VEGF 驱动的病理生理学共性，2007 年开始有 IVB 治疗 ROP 的报道。自此，相继有十几个小病例数的系列报道，最终出现了 BEAT-ROP 这项随机多中心临床试验研究，发表在 2011 年的《新英格兰医学杂志》（NEJM）[132-137]。此研究比较了常规激光治疗（conventional laser therapy，CLT）和 IVB 治疗的结果（表 3.3）。研究者将重度 ROP 分为 Ⅰ 区和后部 Ⅱ 区。结果显示，IVB 治疗对于后部 Ⅱ 区病变仅略有优势，而对于 Ⅰ 区病变却有显著优势。CLT 组病

表 3.3

BEAT-ROP 研究结果

疾病复发例数

位置	CLT（%）	IVB（%）	P
Ⅰ 区	42	6	0.0028
后部 Ⅱ 区	12	5	0.2709

解剖异常（眼部）发生例数 / 复发例数

Ⅰ 区	18/23	1/2
后部 Ⅱ 区	7/9	2/4

CLT，常规激光治疗；IVB，玻璃体腔注射贝伐珠单抗

变复发率为 42%，而 IVB 组复发率仅为 6%（P = 0.0028）。此外，在这些复发患者中，CLT 组解剖异常的比例为 18/23，而 IVB 组为 1/2。显然，在治疗 Ⅰ 区病变的效果上，IVB 组显著优于 CLT 组。

除了疗效显著以外，IVB 简单易行，且不像 CLT 需要长时间的镇静或插管。尽管 IVB 对于 Ⅰ 区病变非常有效且很实用，但安全性一直是人们关注的问题。IVB 似乎鲜有眼部并发症，并且以往的报道都没有显示有任何全身并发症的迹象。然而，没有一项研究能够充分检测到一些可能对器官发育有潜在负面影响的极小的异常，包括可能增加发生脑瘫、脑室旁白质软化、支气管发育不良以及动脉栓塞等事件的概率。需要进一步的研究来回答安全性这一最重要的问题。但 Ⅰ 区 ROP 的显著改善对于继续使用 IVB 具有很强的说服力，毕竟 CLT 治疗 Ⅰ 区病变仍有很高的致盲率。

使用 IVB 时还有几个实际问题需要考虑。注射时机至关重要。在疾病发展过程中，注射过早会导致永久性视网膜萎缩，而注射太晚则会加速疾病进入瘢痕期。必须仔细监测注射部位和注射技术，以防感染，并避免接触到患儿较圆的晶状体。有趣的是，虽然经过锯齿缘注射是最佳选择，但意外穿透未发育的周边视网膜似乎并没有任何相关不良反应。这些晶状体和视网膜的问题引发了一些关于理想注射穿刺点的争论。此外，药物剂量尚未明确。最常用的剂量是成人剂量的一半，即 0.625 mg。最后，患者的随访情况有显著不同。CLT 通过消除产生 VEGF 的缺血性细胞信号及破坏产生 VEGF 的细胞起作用。其效应是永久性的。病变不消退多是由于存在激光治疗遗漏区域，使得 VEGF 继续产

生。抗 VEGF 药物的作用机制完全不同。它们与现有的 VEGF 结合并使其失活，但不能消除之后产生的 VEGF。这使得疾病复发，有时复发发生得非常晚。BEAT-ROP 研究发现，复发可发生在矫正胎龄（PMA）54 周。这样的复发可能需要进行额外的治疗，根据临床判断行重复注射或者 CLT[138]。由于 IVB 治疗并未破坏周边视网膜，VEGF 的产生并未永久性终止，周边视网膜可能会进一步血管化，从而降低视野缺损的风险。

随着抗 VEGF 治疗的发展，还有几个主要问题有待解决。哪种将会成为人们最终选择的药物？尽管 IVB 和 IVR 的疗效相当，但雷珠单抗的血清浓度低，故其系统安全性可能更高；也许玻璃体腔注射培加尼布会更安全，因为其仅对一种异构体有效，即 VEGF-A165。阿柏西普的安全性可能略逊一筹，因为它和 VEGF-A 分子的亲和力极高。也许新药即将出现，其生理作用和药动学在药效或安全性方面更具优势。

总之，IVB 是非常有效和实用的。它对 1 型 I 区 ROP 有显著的疗效。可能所有的抗 VEGF 药物都具有相同的疗效，但系统安全性可能非常不同。成本不是一个科学问题，但肯定是一个社会经济问题。

鉴于这些事实，并认识到我们可推断的和我们仍未知的，IVB 似乎是 1 型 I 区 ROP、AP-ROP，或 II 区 ROP 伴玻璃体积血、屈光间质混浊或瞳孔无法充分散大时的首选治疗。引用 BEAT-ROP 试验发表时 NEJM 的评论："IVB 的使用必须包括超适应证用药的知情同意，此知情同意需建立在对已知和未知的风险与失明的风险充分探讨的基础之上。"[139]

矫正治疗

不幸的是，目前的矫正治疗旨在对显著瘢痕期疾病进行矫正，但结果令人失望。ROP 进展产生的牵引性视网膜脱离和视网膜皱襞是很棘手的手术问题。这是 ROP 中最昂贵、最英勇、技术上最严格的治疗阶段。然而，来之不易的解剖成功却换来令人失望的极小的视功能改善。从 CRYO-ROP 试验公布的结果来看，所有视网膜脱离患者这一阶段的治疗效果不尽如人意[140-141]。单个医疗中心的手术医生报道的患者情况通常较好，但结果仍然不十分理想[142-145]。然而，新的、更复杂的尝试仍在进行，也许会慢慢

改善结果。没有真正可替代的希望，这一压倒一切的逻辑支配几乎所有干预措施。关键在于预防和阻断，而不是矫正治疗。

缓解

这是 ROP 处理的最后阶段。一旦 ROP 的治疗阶段结束，该阶段就开始发挥作用。缓解阶段旨在治疗 ROP 引起的所有后遗症。这些后遗症从轻到重排序依次为：近视、弱视、斜视、屈光参差、白内障、青光眼、眼球痨和失明。更多来自颅内病变而非 ROP 本身的间接眼部问题包括眼球震颤、视神经萎缩和皮质视觉障碍。迟发性孔源性视网膜脱离也会发生。

近视是目前最常见的 ROP 后遗症，与 ROP 严重程度密切相关。在 CRYO-ROP 研究中，所有未达到阈值期的 ROP 患眼发生近视和高度近视的比例分别为 20% 和 5%，而 3 期伴附加病变范围达 9 个或以上钟点数的患眼发生近视和高度近视的比例激增至 80% 和 54%[146]。早期和频繁睫状肌麻痹检查对该类患者至关重要。

屈光参差、弱视和斜视也是常见的问题，其发病率也随着 ROP 严重度增加而增加[147-150]。再次强调，早期和频繁的眼科检查对于发现这些问题极其重要。可能需要戴镜治疗、弱视治疗，合并器质性疾病者可能还需手术。

值得庆幸的是，白内障和青光眼并不常见。如上所述，两者皆可能是 ROP 治疗的并发症，但其作为重度 ROP 的后遗症更为常见，常伴有显著的瘢痕性病变。白内障出现于多种眼部生理状态严重改变的情况下，而 ROP 的白内障毫无疑问是相似的。ROP 的青光眼可表现为多种形式[151]。这两种情况的治疗都会因为 ROP 的病变和患者的年龄而变得复杂。

最后，必须对未矫正的视力障碍和失明进行处理。尽管有时对于眼科医生而言并不重要，但它对于患者个体极其重要。眼科医生的作用主要是安抚，以及教育与宣传。适当将患者转诊至低视力专家、早期干预者、社区和政府的救助项目、患者和家属的支持团体等处可使处理和应对失明致残方面产生重大差异。

结论

正如本章起始那样，用同样的方法对本章进行总结是比较恰当的。自 1942 年 Terry 对本病进行描述以来[1]，在 ROP 疾病方面已经取得了重大的进展。总体来说，尽管在这一疾病和科学研究上还存在流行病学方面的缺陷，但进展却是惊人的。基础研究为未来提供了很好的前景。但不可否认的是，在美国，乃至全世界，仍有婴儿因 ROP 而失明。我们仍需进一步的学习和研究。因此，本章同样以 Terry 在 1942 年提出的恳求结尾。我们应将更多适当的资源应用于发现这一神秘疾病的全部病因并找出针对本病的预防措施。

（许宇　陈奕烨　译　亢晓丽　审校）

参考文献

1. Terry TL. Extreme prematurity and fibroblastic overgrowth of persistent vascular sheath behind each crystalline lens. I. Preliminary report. *Am J Ophthalmol* 1942;25:203–204.
2. Terry TL. Fibroblastic overgrowth of persistent tunica vasculosa lentis in premature infants. II. Report of cases—clinical aspects. *Arch Ophthalmol* 1943;29:36–53.
3. Steinkuller PG, Du L, Gilbert C, et al. Childhood blindness. *J AAPOS* 1999;3:26–32.
4. Tompkins C. A sudden rise in the prevalence of retinopathy of prematurity blindness? *Pediatrics* 2001;108:526–527.
5. Gilbert C, Rahi J, Eckstein M, et al. Retinopathy of prematurity in middle-income countries. *Lancet* 1997;350:12–14.
6. Pizzarello L, Abiose A, Ffytche T, et al. Vision 2020: the right to sight. A global initiative to eliminate avoidable blindness. *Arch Ophthalmol* 2004;122:615–620.
7. Hong Phan M, Nguyen PN, Reynolds JD. Incidence and severity of retinopathy of prematurity in Vietnam, a developing middle-income country. *J Pediatr Ophthalmol Strabismus* 2003;40: 208–212.
8. Gilbert C, Foster A. Childhood blindness in the context of VISION 2020—the right to sight. *Bull World Health Organ* 2001;79:227–232.
9. Jacobson RM, Feinstein AR. Oxygen as a cause of blindness in premature infants: "Autopsy" of a decade of errors in clinical epidemiological research. *J Clin Epidemiol* 1992;45:1265–1287.
10. Campbell K. Intensive oxygen therapy as a possible cause of retrolental fibroplasia: a clinical approach. *Med J Aust* 1951;2: 48–50.
11. Patz A, Hoeck LE, de la Cruz E. Studies on the effect of high oxygen administration in retrolental fibroplasia. *Am J Ophthalmol* 1952;35:1248–1252.
12. Kinsey VE, Hemphill FM. Etiology of retrolental fibroplasia and preliminary report of the cooperative study of retrolental fibroplasia. *Trans Am Acad Ophthalmol Otolaryngol* 1955; 59:15–24.
13. Kinsey VE. Retrolental fibroplasia: cooperative study of retrolental fibroplasia and the use of oxygen. *AMA Arch Ophthalmol* 1956;56:481–543.
14. Bolton DPG, Cross KW. Further observations on cost of preventing retrolental fibroplasia. *Lancet* 1974;445–448.
15. Silverman WA. A cautionary tale about supplemental oxygen: the albatross of neonatal medicine. *Pediatrics* 2004;113:394–396.
16. Committee for the Classification of Retinopathy of Prematurity. An international classification of retinopathy of prematurity. *Arch Ophthalmol* 1984;102:1130–1134.
17. International Committee for the Classification of the Late Stages of Retinopathy of Prematurity. An international classification of retinopathy of prematurity. II. The classification of retinal detachment. *Arch Ophthalmol* 1987;105:906–912.
18. Wallace DK, Kylstra JA, Chesnutt DA. Prognostic significance of vascular dilation and tortuosity insufficient for plus disease in retinopathy of prematurity. *J AAPOS* 2000;4:224–229.
19. Freedman SF, Kylstra JA, Capowski JJ, et al. Observer sensitivity to retinal vessel diameter and tortuosity in retinopathy of prematurity: a model system. *J Pediatr Ophthalmol Strabismus* 1996;33: 248–254.
20. Saunders RA, Bluestein EC, Sinatra RB, et al. The predictive value of posterior pole vessels in retinopathy of prematurity. *J Pediatr Ophthalmol Strabismus* 1995;32:82–85.
21. Wallace DK, Quinn GE, Freedman SF, et al. Agreement among pediatric ophthalmologists in diagnosing plus and pre-plus disease in retinopathy of prematurity. *J AAPOS* 2008;12:352–356.
22. Yanovitch TL, Freedman SF, Wallace DK. Vascular dilation and tortuosity in plus disease. *Arch Ophthalmol* 2009;127(1): 112–113.
23. Chiang MF, Gelman R, Williams SL, et al. Plus disease in retinopathy of prematurity: development of composite images by quantification of expert opinion. *Invest Ophthalmol Vis Sci* 2008;49:4064–4070.
24. Wallace DK, Zhao Z, Freedman SF. A pilot study using "ROP tool" to quantify plus disease in retinopathy of prematurity. *J AAPOS* 2007;11:381–387.
25. An International Committee for the Classification of Retinopathy of Prematurity. *Arch Ophthalmol.* 2005;123:991–999.
26. Cryotherapy for Retinopathy of Prematurity Cooperative Group. Multicenter trial of cryotherapy for retinopathy of prematurity. Preliminary results. *Arch Ophthalmol* 1988;106: 471–479.
27. Early Treatment for Retinopathy of Prematurity Cooperative Group. Revised indications for the treatment of retinopathy of prematurity. Results of the early treatment for retinopathy of prematurity randomized trial. *Arch Ophthalmol* 2003;121:1684–1696.
28. Young TE. Topical mydriatics: the adverse effects of screening examinations for retinopathy of prematurity. *NeoPreviews* 2003; 4:163–166.
29. Kumar H, Nainiwal S, Singha U, et al. Stress induced by screening for retinopathy of prematurity. *J Pediatr Ophthalmol Strabismus* 2002;36:349–350.
30. Laws DE, Morton C, Weindling M, et al. Systemic effects of screening for retinopathy of prematurity. *Br J Ophthalmol* 1996;80:425–428.
31. Mirmanesh SJ, Abbasi S, Bhutani VK. Alpha-adrenergic bronchoprovocation in neonates with bronchopulmonary dysplasia.

J Pediatr 1992;121:622–625.

32. Palmer EA. How safe are ocular drugs in pediatrics? *Ophthalmology* 1986;93:1038–1040.

33. Isenberg S, Everett S. Cardiovascular effects of mydriatics in low-birth-weight infants. *J Pediatr* 1984;105:111–112.

34. Cryotherapy for Retinopathy of Prematurity Cooperative Group. Multicenter trial of cryotherapy for retinopathy of prematurity. 3 month outcome. *Arch Ophthalmol* 1990;108:195–204.

35. Reynolds JD, Hardy RJ, Kennedy KA, et al. for the Light Reduction in Retinopathy of Prematurity (LIGHT-ROP) Cooperative Group. Lack of efficacy of light reduction in preventing retinopathy of prematurity. *N Engl J Med* 1998;338:1572–1576.

36. Reynolds JD, Dobson V, Quinn GE, et al. for the CRYO-ROP and LIGHT-ROP Cooperative Groups. Evidence-based screening criteria for retinopathy of prematurity. *Arch Ophthalmol* 2002; 120:1470–1476.

37. Repka MX, Palmer EA, Tung B, for the Cryotherapy for Retinopathy of Prematurity Cooperative Group. Involution of retinopathy of prematurity. *Arch Ophthalmol* 2000;118:645–649.

38. Section on Ophthalmology, American Academy of Pediatrics, American Academy of Ophthalmology, and American Association of Pediatric Ophthalmology and Strabismus. Screening examination of premature infants for retinopathy of prematurity. *Pediatrics* 2006;117:572–576.

39. ERRATA. Section on Ophthalmology, American Academy of Pediatrics, American Academy of Ophthalmology, and American Association of Pediatric Ophthalmology and Strabismus. Screening examination of premature infants for retinopathy of prematurity. *Pediatrics* 2006;118:1324.

40. Section on Ophthalmology, American Academy of Pediatrics, American Academy of Ophthalmology, and American Association of Pediatric Ophthalmology and Strabismus. Screening examination of premature infants for retinopathy of prematurity. *Pediatrics* 2013:131:189–195.

41. Reynolds JD. Malpractice and the quality of care in retinopathy of prematurity (An American Ophthalmological Society Thesis). *Trans Am Ophthalmol Soc* 2007;105:461–480.

42. Bullard SR, Donahue SP, Feman SS, et al. The decreasing incidence and severity of retinopathy of prematurity. *J AAPOS* 1999;3:46–52.

43. Reynolds JD, Hardy RJ, Palmer EA. Incidence and severity of retinopathy of prematurity. *J AAPOS* 1999;3:321–322.

44. Kennedy J, Todd DA, Watts J, et al. Retinopathy of prematurity in infants less than 29 weeks' gestation: 3 1/2 years pre- and post-surfactant. *J Pediatr Ophthalmol Strabismus* 1997;34:289–292.

45. Fledelius HC. Retinopathy of prematurity in a Danish county. Trends over the 12-year period 1982–93. *Acta Ophthalmol Scand* 1996;74:285–287.

46. Termote J, Schalij-Delfos NE, Brouwers HAA, et al. New developments in neonatology: less severe retinopathy of prematurity? *J Pediatr Ophthalmol Strabismus* 2000;37:142–148.

47. Repka MX, Hardy RJ, Phelps DL, et al. Surfactant prophylaxis and retinopathy of prematurity. *Arch Ophthalmol* 1993;111:618–620.

48. Holmes JM, Cronin CM, Squires P, et al. Randomized clinical trial of surfactant prophylaxis in retinopathy of prematurity. *J Pediatr Ophthalmol Strabismus* 1994;31:189–191.

49. Palmer EA, Flynn JT, Hardy RJ, et al. For the Cryotherapy for Retinopathy of Prematurity Cooperative Group. Incidence and early course of retinopathy of prematurity. *Ophthalmology* 1991;98:1628–1640.

50. Early Treatment of Retinopathy of Prematurity Cooperative Group. The incidence and course of retinopathy of prematurity: findings from the early treatment for retinopathy of prematurity study. *Pediatrics* 2005;116(1):15–23.

51. Kupfer C, McManus E, Berlage N. *History of the National Eye Institute 1968–2000*. Bethesda, MD: National Eye Institute, 2009.

52. Cryotherapy for Retinopathy of Prematurity Cooperative Group. The natural ocular outcome of premature birth and retinopathy. Status at 1 year. *Arch Ophthalmol* 1994;112:903–912.

53. Cryotherapy for Retinopathy of Prematurity Cooperative Group. Multicenter trial of cryotherapy for retinopathy of prematurity. One year outcome—structure and function. *Arch Ophthalmol* 1990;108:1408–1416.

54. Gilbert WS, Dobson V, Quinn GE, et al. For the Cryotherapy for Retinopathy of Prematurity Cooperative Group. The correlation of visual function with posterior retinal structure in severe retinopathy of prematurity. *Arch Ophthalmol* 1992;110:625–631.

55. Reynolds J, Dobson V, Quinn GE, et al. For the Cryotherapy for Retinopathy of Prematurity Cooperative Group. Prediction of visual function in eyes with mild to moderate posterior pole residua of retinopathy of prematurity. *Arch Ophthalmol* 1993;111:1050–1056.

56. McColm JR, Fleck BW. Retinopathy of prematurity: causation. *Semin Neonatol* 2001;6:453–460.

57. Biglan AW, Brown DR, Reynolds JD, et al. Risk factors associated with retrolental fibroplasia. *Ophthalmology* 1984;91:1504–1511.

58. Brown DR, Milley JR, Ripepi UJ, et al. Retinopathy of prematurity. Risk factors in a five-year cohort of critically ill premature neonates. *Am J Dis Child* 1987;141:154–160.

59. Hammer ME, Mullen PW, Ferguson JG, et al. Logistic analysis of risk factors in acute retinopathy of prematurity. *Am J Ophthalmol* 1986;102:1–6.

60. Enzenauer RW. Retinopathy of prematurity and weight of the baby's chart. *J AAPOS* 2001;5:198.

61. Flynn JT, Bancalari E, Snyder ES, et al. A cohort study of transcutaneous oxygen tension and the incidence and severity of retinopathy of prematurity. *N Engl J Med* 1992;326:1050–1054.

62. Jefferson E. Retrolental fibroplasia. *Arch Dis Child* 1952;27:329–336.

63. Phelps DL, Rosenbaun AL. Effects of variable oxygenation and gradual withdrawal of oxygen during the recovery phase in oxygen induced retinopathy: kitten model. *Pediatr Res* 1987;22:297–301.

64. Gaynon MD. Supplemental oxygen and photopic lighting in the management of retinopathy of prematurity. Presented at: Update on Retinopathy of Prematurity Conference; February 22, 1992; Los Angeles, California.

65. The STOP-ROP Multicenter Study Group. Supplemental therapeutic oxygen for prethreshold retinopathy of prematurity (STOP-ROP), a randomized, controlled trial. I: primary outcomes. *Pediatrics* 2000;105:295–310.

66. Tin W, Milligan DWA, Pennefather P, et al. Pulse oximetry, severe retinopathy, and outcome at one year in babies of less than 28 weeks gestation. *Arch Dis Child Fetal Neonatal Ed* 2001;84:F106–F110.

67. Askie LM, Henderson-Smart DJ, Irwig L, et al. Oxygen-saturation targets and outcomes in extremely preterm infants. *N Engl J Med* 2003;349:959–967.

68. Chow LC, Wright KW, Sola A for the CSMC Oxygen

Administration Study Group. Can changes in clinical practice decrease the incidence of severe retinopathy of prematurity in very low birth weight infants? *Pediatrics* 2003;111:339–345.

69. Cole CH, Wright KW, Tarnow-Mordi W, et al. Resolving our uncertainty about oxygen therapy. *Pediatrics* 2003;112:1415–1419.

70. Hepner WR, Krause AC, Davis ME. Retrolental fibroplasia and light. *Pediatrics* 1949;3:824–828.

71. Locke JC, Reese AB. Retrolental fibroplasia. The negative role of light, mydriatics, and the ophthalmoscopic examination in its etiology. *Arch Ophthalmol* 1952;48:44–47.

72. Glass P, Avery GB, Subramanian KNS, et al. Effect of bright light in the hospital nursery on the incidence of retinopathy of prematurity. *N Engl J Med* 1985;313:401–404.

73. Hommura S, Usuki Y, Takei K, et al. Ophthalmic care of very low birthweight infants. Report 4. Clinical studies on the influence of light on the incidence of retinopathy of prematurity. *Nippon Ganka Gakkai Zasshi* 1988;92:456–461.

74. Ackerman B, Sherwonit E, Williams J. Reduced incidental light exposure: effect on the development of retinopathy of prematurity in low birth weight infants. *Pediatrics* 1989; 83:958–962.

75. Seiberth V, Linderkamp O, Knorz MC, et al. A controlled clinical trial of light and retinopathy of prematurity. *Am J Ophthalmol* 1994;118:492–495.

76. LIGHT-ROP Cooperative Group. The design of the multicenter study of light reduction in retinopathy of prematurity (LIGHT-ROP). *J Pediatr Ophthalmol Strabismus* 1999;36:257–263.

77. Carmeliet P. Mechanisms of angiogenesis and arteriogenesis. *Nat Med* 2000;6:389–395.

78. Casey R, Li WW. Factors controlling ocular angiogenesis. *Am J Ophthalmol* 1997;124:521–529.

79. Stone J, Itin A, AlonT, et al. Development of retinal vasculature is mediated by hypoxia-induced vascular endothelial growth factor (VEGF) expression by neuroglia. *J Neurosci* 1995;15:4738–4747.

80. Alon A, Hemo I, Itin A, et al. Vascular endothelial growth factor acts as a survival factor for newly formed retinal vessels and has implications for retinopathy of prematurity. *Nat Med* 1995;1:1024–1028.

81. Pierce EA, Foley ED. Smith LEH. Regulation of vascular endothelial growth factor by oxygen in a model of retinopathy of prematurity. *Arch Ophthalmol* 1996;114:1219–1228.

82. Aiello LP. Vascular endothelial growth factor. *Invest Ophthalmol Vis Sci* 1997;38:1647–1652.

83. Robinson CJ, Stringer SE. The splice variants of vascular endothelial growth factor (VEGF) and their receptors. *J Cell Sci* 2001;114:853–865.

84. Hellstrom A, Engstrom E, Hard AL, et al. Postnatal serum insulinlike growth factor I deficiency is associated with retinopathy of prematurity and other complications of premature birth. *Pediatrics* 2003;112:1016–1020.

85. Hellstrom A, Perruzzi C, Ju M, et al. Low IGF-I suppresses VEGF-survival signaling in retinal endothelial cells: direct correlation with clinical retinopathy of prematurity. *Proc Natl Acad Sci USA* 2001;98:5804–5808.

86. Smith LEH, Shen W, Perruzzi C, et al. Regulation of vascular endothelial growth factor-dependent retinal neovascularization by insulin-like growth factor-1 receptor. *Nat Med* 1999;5:1390–1395.

87. McGuire PG, Jones TR, Talarico N, et al. The urokinase/urokinase receptor system in retinal neovascularization: inhibition by A6 suggests a new therapeutic target. *Invest Ophthalmol Vis Sci* 2003;44:2736–2742.

88. Majka S, McGuire PG, Das A. Regulation of matrix metallo-

proteinase expression by tumor necrosis factor in a murine model of retinal neovascularization. *Invest Ophthalmol Vis Sci* 2002;43:260–266.

89. Majka S, McGuire PG, Colombo S, et al. The balance between proteinases and inhibitors in a murine model of proliferative retinopathy. *Invest Ophthalmol Vis Sci* 2001;42:210–215.

90. Das A, McLamore A, Song W, et al. Retinal neovascularization is suppressed with a matrix metalloproteinase inhibitor. *Arch Ophthalmol* 1999;117:498–503.

91. Chan-Ling T, Stone J. Degeneration of astrocytes in feline retinopathy of prematurity causes failure of the blood-retinal barrier. *Invest Ophthalmol Vis Sci* 1992;33:2148–2159.

92. Zhang Y, Stone J. Role of astrocytes in the control of developing retinal vessels. *Invest Ophthalmol Vis Sci* 1997;38: 1653–1666.

93. Sun Y, Dalal R, Giariano RF. Cellular composition of the ridge in retinopathy of prematurity. *Arch Ophthalmol* 2010;128(5): 638–641.

94. Hendrickson AE, Yuodelis C. The morphological development of the human fovea. *Ophthalmology* 1984;91:603–612.

95. Johnson AT, Kretzer FL, Hittner HM, et al. Development of the subretinal space in the preterm human eye: ultrastructural and immunocytochemical studies. *J Comp Neurol* 1985;233:497–505.

96. Taylor MJ, Menzies R, MacMillan LJ, et al. VEPs in normal full-term and premature neonates: longitudinal versus cross-sectional data. *Electroencephalogr Clin Neurophysiol* 1989;68:76–80.

97. Norcia AM, Tyler CW, Piecuch R. Visual acuity development in normal and abnormal preterm human infants. *J Pediatr Ophthalmol Strabismus* 1987;24:70–74.

98. Harding GF, Grose J, Wilton A, et al. The pattern reversal VEP in short-gestation infants. *Electroencephalogr Clin Neurophysiol* 1989;74:76–80.

99. Ashton NA, Ward B, Serpell G. Effect of oxygen on developing retinal vessels with particular reference to the problem of retrolental fibroplasia. *Br J Ophthalmol* 1954;38:397–430.

100. Kretzer FL, Hittner HM. Vitamine E and retrolental fibroplasia: ultrastructural mechanism of clinical efficacy. In: Porter R, Whelan J, eds. *Biology of vitamin E*. London: Pittman Books, 1983:165–185.

101. Penn JS, Henry MM, Wall PT, et al. The range of PaO_2 variation determines the severity of oxygen-induced retinopathy in newborn rats. *Invest Ophthalmol Vis Sci* 1995;36: 2063–2070.

102. Penn JS, Tolman BL, Lowery LA. Variable oxygen exposure causes preretinal neovascularization in the newborn rat. *Invest Ophthalmol Vis Sci* 1993;34:576–585.

103. Arias E, MacDorman MF, Strobino DM, et al. Annual summary of vital statistics—2002. *Pediatrics* 2003;112:1215–1230.

104. Hittner HM, Godio LB, Rudolph AJ, et al. Retrolental fibroplasia: efficacy of vitamin E in a double-blind clinical study of preterm infants. *N Engl J Med* 1981;305:1365–1371.

105. Phelps DL, Rosenbaum AL, Isenberg SJ, et al. Tocopherol efficacy and safety for preventing retinopathy of prematurity: a randomized, controlled, double-masked trial. *Pediatrics* 1987;79:489–500.

106. Schaffer DB, Johnson L, Quinn GE, et al. Vitamin E and retinopathy of prematurity. Follow-up at one year. *Ophthalmology* 1985;92:1005–1011.

107. Puklin JE, Simon RM, Ehrenkranz RA. Influence on retrolental fibroplasia of intramuscular vitamin E administration during respiratory distress syndrome. *Ophthalmology* 1982;89:

96–103.

108. Fielder AR. Retinopathy of prematurity: aetiology. *Clin Risk* 1997;3:47–51.

109. Carver JC, Stromquist CI, Benford VJ, et al. Postnatal inositol levels in preterm infants. *J Perinatal* 1997;17:389–392.

110. Hallman M, Bry K, Hoppu K, et al. Inositol supplementation in premature infants with respiratory distress syndrome. *N Engl J Med* 1992;326:1233–1239.

111. Friedman CA, McVey J, Borne MJ, et al. Relationship between serum inositol concentration and development of retinopathy of prematurity: a prospective study. *J Pediatr Ophthalmol Strabismus* 2000;37:79–86.

112. Young TL, Anthony DC, Pierce E, et al. Histopathology and vascular endothelial growth factor in untreated and diode laser-treated retinopathy of prematurity. *J AAPOS* 1997;1: 105–110.

113. Cryotherapy for Retinopathy of Prematurity Cooperative Group. Multicenter trial of cryotherapy for retinopathy of prematurity. Ophthalmological outcomes at 10 years. *Arch Ophthalmol* 2001;119:1110–1118.

114. Ng EYJ, Connolly BP, McNamara JA, et al. A comparison of laser photocoagulation with cryotherapy for threshold retinopathy of prematurity at 10 years. Part 1. Visual function and structural outcome. *Ophthalmology* 2002;109:928–935.

115. Shalev B, Farr AK, Repka MX. Randomized comparison of diode laser photocoagulation versus cryotherapy for threshold retinopathy of prematurity: seven-year outcome. *Am J Ophthalmol* 2001;132:76–80.

116. Paysse EA, Lindsey JL, Coats DK, et al. Therapeutic outcomes of cryotherapy versus transpupillary diode laser photocoagulation for threshold retinopathy of prematurity. *J AAPOS* 1999;4: 234–240.

117. McGregor ML, Wherley AJ, Fellows RR, et al. A comparison of cryotherapy versus diode laser retinopexy in 100 consecutive infants treated for threshold retinopathy of prematurity. *J AAPOS* 1998;2:360–364.

118. White JE, Repka MX. Randomized comparison of diode laser photocoagulation versus cryotherapy for threshold retinopathy of prematurity: 3-year outcome. *J Pediatr Ophthalmol Strabismus* 1997;34:83–87.

119. The Laser ROP Study Group. Laser therapy for retinopathy of prematurity. *Arch Ophthalmol* 1994;112:154–156.

120. Cryotherapy for Retinopathy of Prematurity Cooperative Group. Effect of retinal ablative therapy for threshold retinopathy of prematurity. Results of Goldmann perimetry at the age of 10 years. *Arch Ophthalmol* 2001;119:1120–1125.

121. Fallaha N, Lynn MJ, Aaberg TM, et al. Clinical outcome of confluent laser photoablation for retinopathy of prematurity. *J AAPOS* 2002;6:81–85.

122. Lambert SR, Capone A, Cingle KA, et al. Cataract and phthisis bulbi after laser photoablation for threshold retinopathy of prematurity. *Am J Ophthalmol* 2000;129:585–591.

123. Gold RS. Cataracts associated with treatment for retinopathy of prematurity. *J Pediatr Ophthalmol Strabismus* 1997;34:123–124.

124. Simons BD, Wilson MC, Hertle RW, et al. Bilateral hyphemas and cataracts after diode laser retinal photoablation for retinopathy of prematurity. *J Pediatr Ophthalmol Strabismus* 1998;35:185–187.

125. Noonan CP, Clark DI. Acute serous detachment with argon laser photocoagulation in retinopathy of prematurity. *J AAPOS* 1997;1:183–184.

126. Christiansen SP, Bradford JD. Cataract following diode laser photoablation for retinopathy of prematurity. *Arch Ophthalmol*

1997;115:275–276.

127. Watanabe H, Tsukamoto Y, Saito Y, et al. Massive proliferation of conjunctival tissue after cryotherapy for retinopathy of prematurity. *Arch Ophthalmol* 1997;115:278–279.

128. Saito Y, Hatsukawa Y, Lewis JM, et al. Macular coloboma-like lesions and pigment abnormalities as complications of cryotherapy for retinopathy of prematurity in very low birthweight infants. *Am J Ophthalmol* 1996;122: 299–308.

129. Christiansen SP, Bradford JD. Cataract in infants treated with Argon laser photocoagulation for threshold retinopathy of prematurity. *Am J Ophthalmol* 1995;119:175–180.

130. Pogrebniak AE, Bolling JP, Stewart MW. Argon laser-induced cataract in an infant with retinopathy of prematurity. *Am J Ophthalmol* 1994;117:261–262.

131. The CATT Research Group. Ranibizumab and Bevacizumab for Neovascular Age-Related Macular Degeneration. *N Engl J Med* 2011;364(20):1897–1908.

132. Wu WC, Yeh PT, Chen SN, et al. Effects and complications of bevacizumab use in patients with retinopathy of prematurity: a multi-center study in Taiwan. *Ophthalmology* 2011;118: 176–183.

133. Nazari H, Modarres M, Parvaresh MM, et al. Intravitreal bevacizumab in combination with laser therapy for the treatment of severe retinopathy of prematurity (ROP) associated with vitreous or retinal hemorrhage. *Graefes Arch Clin Exp Ophthalmol* 2010;248:1713–1718.

134. Lee JY, Chae JB, Yang SJ, et al. Effects of intravitreal bevacizumab and laser in retinopathy of prematurity therapy on the development of peripheral retinal vessels. *Graefes Arch Clin Exp Ophthalmol* 2010;248:1257–1262.

135. Dorta P, Kychenthal A. Treatment of type 1 retinopathy of prematurity with intravitreal bevacizumab (Avastin). *Retina* 2010;30(Suppl):S24–S31.

136. Law JC, Recchia FM, Morrison DG, et al. Intravitreal bevacizumab as adjunctive treatment for retinopathy of prematurity. *J APPOS* 2010:14:6–10.

137. Mintz-Hittner, HA, Kennedy KA, and Chuang AZ for the BEAT-ROP Cooperative Group. Efficacy of intravitreal bevacizumab for stage 3+ retinopathy of prematurity. *N Engl J Med* 2011;364(7):603–615.

138. Hu J, Blair M, Shapiro M, et al. Reactivation of retinopathy of prematurity after bevacizumab injection. *Arch Ophthalmol* Online first: April 9, 2012.

139. Reynolds JD. Bevacizumab for retinopathy of prematurity. *N Engl J Med* 2011;364(7):677–678.

140. Quinn GE, Dobson V, Barr CC, et al. for the Cryotherapy for Retinopathy of Prematurity Cooperative Group. Visual acuity of eyes after vitrectomy for retinopathy of prematurity. Follow-up at 5 1/2 years. *Ophthalmology* 1996;103:595–600.

141. Quinn GE, Dobson V, Barr CC, et al. Visual acuity in infants after vitrectomy for severe retinopathy of prematurity. *Ophthalmology* 1991;98:5–13.

142. Mintz-Hittner HA, O'Malley RE, Kretzer FL. Long-term form identification vision after early, closed lensectomy-vitrectomy for stage 5 retinopathy of prematurity. *Ophthalmology* 1997;104:454–459.

143. Seaber JH, Machemer R, Eliott D, et al. Long-term visual results of children after initially successful vitrectomy for stage V retinopathy of prematurity. *Ophthalmology* 1995;102: 199–204.

144. Fuchino Y, Hayashi H, Kono T, et al. Long-term follow-up of visual acuity in eyes with stage 5 retinopathy of prematurity

after closed vitrectomy. *Am J Ophthalmol* 1995;120:308–316.

145. Hirose T, Katsumi O, Mehta MC, et al. Vision in stage 5 retinopathy of prematurity after retinal reattachment by open-sky vitrectomy. *Arch Ophthalmol* 1993;111:345–349.

146. Quinn GE, Dobson V, Repka MX, et al. for the Cryotherapy for Retinopathy of Prematurity Cooperative Group. Development of myopia in infants with birth weights less than 1251 grams. *Ophthalmology* 1992;99:329–340.

147. O'Connor AR, Stephenson TJ, Johnson A, et al. Strabismus in children of birth weight less than 1701 g. *Arch Ophthalmol* 2002;120:767–773.

148. Bremer DL, Palmer EA, Fellows RR, et al. For the Cryotherapy for Retinopathy of Prematurity Cooperative Group. Strabismus in premature infants in the first year of life. *Arch Ophthalmol* 1998;116:329–333.

149. Summers G, Phelps DL, Tung B, et al. for the Cryotherapy for Retinopathy of Prematurity Cooperative Group. Ocular cosmesis in retinopathy of prematurity. *Arch Ophthalmol* 1992;110:1092–1097.

150. Reynolds JD. Anisometropic amblyopia in severe posterior retinopathy of prematurity. *Binocul Vis Quarterly* 1990;5:153–158.

151. Reynolds JD, Olitsky SE. Pediatric Glaucoma. In Wright KW, Spiegel PH, eds. Pediatric Ophthalmology and Strabismus Second Ed. New York, NY. Springer-Verlag, 2003:483–498.

第 4 章

儿童眼部检查

Gregory Ostrow • Laura Kirkeby

概述

眼科全科医生通常惧怕对儿童进行眼部检查，因为在诊室里儿童往往不合作、吵闹、令人沮丧，检查效率极低。与成人不同，儿童往往不知道也不能告诉医生他们的眼睛出了什么问题，而且不愿配合检查，因此，医生需要付出非常多的努力来获取必要的信息。为了得到详细的病史，我们不得不向父母和儿童提出一些相关问题以获取我们所需要的信息，以至于浪费了儿童仅有的一段能集中注意力的宝贵时间。儿童在就诊过程中一直忙于玩耍，医生必须吸引他们的注意力，并懂得如何在检查过程中与之"嬉戏"。儿童眼科医生并非天生就有这种让儿童觉得检查很有趣的能力。这种检查的"艺术"需要极大的耐心、适应能力和不断的练习。本章将讨论各种可用于儿童眼部检查的技巧，运用这些技巧可以最大化地提高检查质量，同时提出使医生和患儿都觉得检查不乏味且更有趣的一些建议。

在检查中必须牢记的一些共识如下：

1. 在进入诊室前先从病历中获取尽可能多的信息。儿童集中注意力的时间有限，我们必须分秒必争。如果到诊室后再看病历，可能就失去了儿童配合检查的时机而不能完成所有检查。

2. 即使儿童不配合检查，仍然可以完成许多检查来排除令人担忧的疾病。

3. 患者是儿童，而不是家长。记得尽量多与儿童眼神交流。在检查前可以和儿童简短地对话，与不同年龄的儿童讨论一些他们感兴趣的正在上映的电影或人物或潮流。一段短小的对话和一个大大的微笑可以使儿童更配合检查。

4. 当医生步入诊室和询问病史时可以同时开始对儿童进行检查。在检查一开始以及与儿童交谈时，可以发现患儿外观上的异常、歪头、红眼、睑板腺囊肿（霰粒肿）、斜视、流泪或不规则瞳孔等，这都有助于询问相关病史和做明确诊断的检查。

5. 用儿童能理解的语言与之交谈。成人化的语言或医疗术语会使儿童（可能父母也是如此）立刻与你疏远。可以询问儿童"你为什么来这儿？"和"你为什么来看眼睛？"让儿童知道医生做任何事前都会先告知。把儿童变为医生检查时的帮手和盟军。如果你问儿童："你愿意和我一起玩有趣的游戏吗？你愿意让酷酷的灯光照亮你的眼睛吗？"儿童会很好地配合检查，效果远胜不打招呼。用儿童喜欢的方式介绍每一种检查仪器："我能不能从我的显微镜里看看你漂亮的眼睛？在我看的时候你是否想抓着把手？"诸如此类的说法会使儿童觉得裂隙灯检查不再可怕。进行间接眼底镜检查时，可以告诉儿童医生要戴上滑稽的帽子，然后展示漂亮的彩虹。问问儿童愿意让医生先检查哪只眼睛。

6. 如果可能，让接受过良好训练的员工帮医生点眼药水。医生尽量不在诊室里点眼药水。当医生回到诊室做散瞳后的检查时，可以让儿童知道医生今天不会让任何人给他们点眼药水了，以再次获得儿童的信任而配合检查。

病史

大多数医生由于工作繁忙，助手会询问主要病史。这往往对记录基线病史非常有帮助，但医生通常需要再询问一些与疾病直接相关的病史，以帮助诊断和治疗。许多医生给家长们一些表格，当他们在候诊的时候可以填写以前的病史。这非常有用，但是必须注意给家长填写的表格不是给所有患者的标准成人病史采集表，而是儿科病史采集表。推荐罗列一些儿童眼病常见的主诉以供勾选，另有空白处以供患者或家长补充。常见的主诉包括学校或儿科诊所视力筛查不合格、红眼、眼睛痒、流眼泪、斜视或弱视、歪头、眼球震颤、眼睑肿块、头痛或阅读困难。这些可以使医生的助手更快地采集病史，显著提高工作效率。转诊医生的诊断和检查病历同样也非常有价值。

主诉必须以儿童或其父母的语言记录。必须在现病史里详细阐述。例如儿童主诉流泪，助手可以询问什么时候开始流泪，整天流泪还是部分时间流泪，是否伴有眼红，分泌物是绿色还是黏腻的，外出或生病时流泪是否加重。对于斜视患者，问诊包括最初发现斜视的时间，间歇性的还是全天都有斜视，儿童是否会闭上或遮盖一眼，一眼斜视还是双眼都会斜视，以及是否有伴随的头位等，这些都是助手可以帮医生在看诊前询问好的病史，以节约在诊室里的宝贵时间。如果医生必须自己询问病史，在检查前先问一些必要的问题。当儿童注意力不在医生这儿了之后，还可以再向家长询问病史。

既往史可能直接有助于诊断。既往史可以包括产前和产后史、出生体重、孕周、外伤史、手术或疾病史、生长发育史以及其他。儿童在读年级和学习成绩也是非常好的问题。这些可以包含在药物史和过敏史的表格中。必须了解儿童以前是否戴过眼镜或有无遮盖治疗史，这一点同样重要。

对于儿童眼病，家族史也非常重要。可以直接询问是否存在遗传性疾病，以及是否存在先天性青光眼、先天性白内障、斜视或弱视等（而不是成人才发生的疾病，如老年性白内障和黄斑病变）的家族史。

体格检查

当医生步入诊室时，就开始了体格检查。儿童是否警觉？他 / 她是否关注你或者自己的周围环境？儿童的脸部或眼眶是否有异常？是否有代偿头位？是否有明显的斜视或上睑下垂？医生在检查开始仅

仅对儿童看一眼就可以得出接下来需要做何种检查的信息。

视力检查

矫正视力或可矫正的视力检查是儿童眼部检查最重要的部分之一。对于婴儿，医生只能检查是否能引起其视觉注意和 eye-popping 反射，儿童年龄越大，医生越能详细检查视力。应测量每名儿童的最高发育水平。儿童视力检查按年龄依次查 eye-popping 反射，注视和跟随，中心注视、稳定注视和保持注视（Central，Steady and Maintained，CSM），HOTV 或图形视力表，直至 Snellen 视力表。眼科医生必须熟练掌握不同年龄儿童视力检查的方法。

为不会说话的儿童查视力绝对是一门艺术，通过耐心和反复学习可以学会。婴幼儿检查结果往往多变，这取决于儿童的健康状态和睡眠状态。瞌睡的儿童比睡醒的儿童更不愿意注视物体。密切注意儿童如何观察周围环境。儿童是否跟随人的脸或亮光？是否有 eye-popping 反射（关灯时会睁大眼睛）？双眼都睁开时是否能跟随注视目标？单眼是否也能跟随？其结果可以定义为婴儿能注视和跟随（单眼或双眼）或不能注视和跟随。注视目标必须用儿童可以看到的最小物体。直到出生后 6～8 周才能平滑追随运动。遮盖一眼时，另一眼能注视和跟随的患儿，其视力常可通过 CSM 检查进一步明确。

CSM 检查是检测儿童是否能中心注视（视轴方向注视）、稳定注视（眼球震颤或没有眼球震颤）和保持注视（对于斜视患者，双眼都睁开时任一眼保持注视目标的能力）。检测注视功能时，远视标比近视标更敏感。如果不能中心注视（偏心注视），可以推测该眼视力较差，可能低于 20/200。如果注视不稳定（眼球震颤），通常表示视力不佳。发现儿童眼球震颤这一体征提示视力严重低下，往往只能看见图形（可以看见外形）。如果去遮盖时一眼不能维持注视，提示此眼可能弱视。

在非斜视患者，基底向下 $10^\triangle$ 三棱镜试验（或称为诱导斜视试验）可用以检测视力的非对称性。让儿童注视某一目标，然后将基底向下的 $10^\triangle$ 三棱镜置于任一眼前。三棱镜使物像轻微分开，如果儿

童双眼视力相等，则会用没有三棱镜的一眼维持注视；如果儿童眼球垂直移动，即转换注视，我们可以推测有三棱镜的一眼视力更好（偏好注视眼）。在临床上，观察双眼的对称性比观察是否出现转换注视更有意义。许多儿童无论三棱镜置于哪一眼，都会有眼球垂直移动现象，与双眼都没有垂直移动一样说明双眼视力是平衡的。对于斜视患者，不能保持（维持）注视眼常常表示患有弱视。一些大角度的婴儿型内斜视患者因注视目标位于面部的不同侧而用不同眼注视。这种现象称为交叉注视，有交叉注视的患儿双眼视力大致相等。

许多年幼儿童（和年长儿童）当一眼弱视时，不愿意被遮盖视力好的眼睛。拒绝遮盖一眼必须在病历中记录。如果可能，检查视力时均应该用眼贴代替遮盖板遮住一眼。儿童不是为了欺骗而从遮盖板边上偷看，而是他们更愿意使用主视眼。检查视力时必须牢牢遮盖一眼，以免儿童歪头偷看。

其他检查

对于不会说话的儿童，可以用视动性眼球震颤（optokinetic nystagmus，OKN）反应来检测视功能。在儿童视野内转动印有平行竖直条纹的鼓以引出视动性眼球震颤。眼睛会不由自主地跟随条纹运动，然后由于扫视运动，又被带回眼睛的起始位置。当OKN鼓转动时，眼睛会持续不断地出现视动性眼球震颤。视动性眼球震颤阳性的儿童视力大概为指数/（3～5）英尺［约指数/（7.6～12.7）cm］。对患有眼球震颤的婴儿，OKN检查非常有用。检查水平性眼球震颤患儿时，必须将条纹水平放置，垂直旋转OKN鼓，以引出眼球的垂直性眼球震颤。如果能引出水平性眼球震颤患儿的垂直性眼球震颤，其视力通常为20/400或更好。

尽管给不会说话的儿童定量测定视功能非常困难，但仍然有一些检查可以评估视力并转换成Snellen或logmar视力表等值视力。选择性观看技术，如Teller视力表和Cardiff卡分别采用图形和画片引出注视的改变。Teller视力卡为长方形卡片，一边有高对比敏感度的图案而另一边则为普通的图案。检查者面对儿童展示卡片，而且不知道图案位于哪一边（为了避免偏差），并从Teller卡后通过中央一个小的窥孔观察儿童注视哪个方向。如果儿童直接

看向图案这边，则表明他能分辨这一空间频率。然后换一张空间频率更高的条栅图案继续检查，直至儿童不能注视图案为止。儿童所能分辨的最高空间频率即为条栅视力阈值，可用与之等值的Snellen视力记录。这项检查可以查单眼视力，以发现弱视；或对有神经疾病或发育迟缓的患儿查双眼视力，以判定是否有视力。Teller卡查视力会低估斜视性弱视。

视觉诱发电位（visual evoked potentials，VEP）可检测整个视觉通路的功能。VEP是视皮质对视觉刺激产生反应的脑电图。正常的VEP要求所有视路通道上的成分，包括黄斑、视神经、视束、视放射和枕部皮质功能均正常。检查时给儿童贴三个电极，作用电极置于枕骨区域，参考电极置于前额，地电极置于耳垂。VEP检查中通常使用图形棋盘格或闪光刺激。绝大多数VEP检查首选图形翻转刺激，由互相交替的黑白方块组成棋盘格。尽管闪光VEP精确度稍差，但可用于屈光间质混浊、眼球震颤、不配合或伪盲的病例。VEP测得的小婴儿的视力约为20/400，到6月龄时发展到20/20。必须由受过训练的专业人士做VEP检查和分析报告，不合作的儿童需使用镇静剂。

对于眼科全科医生来说，检查会说话的儿童的视力不太困难。如果儿童能辨认图形而不认识字母，可以使用Lea图形视力表或Allen卡片检查视力（图4.1）。在检查之前就将这些图形或符号给儿童父母，以便于让他们在家里教儿童辨认。许多医生会在教儿童辨认视标时使用较大（20/400）的视标，并让儿童双眼都睁开，让儿童觉得检查更像是游戏。Allen和Lea视力表最佳视力均为20/30，足够查幼儿视力。对不识字的弱视儿童，HOTV比图形视力表精确度更高。由于拥挤现象，整行视力表比单个视标所查得的视力更准确。如果儿童比较害羞或不认识字母，可以给儿童一张印有比较大的字母的HOTV卡片，让儿童配对指出其在屏幕上看到的字母（图4.2）。家长可以在整行视标屏幕旁帮着依次点出字母，而儿童可以在他们面前的卡片上找出配对的字母。与使用HOTV类似，可以用翻转的E字视力表，让儿童指出E字腿的方向。

当儿童熟悉了字母，可以使用Snellen视力表测远视力。

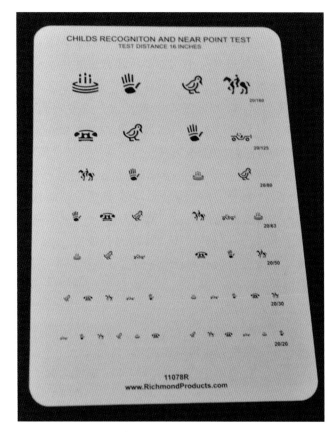

图 4.1　图形视标的 Allen 卡片，用于检查近视力

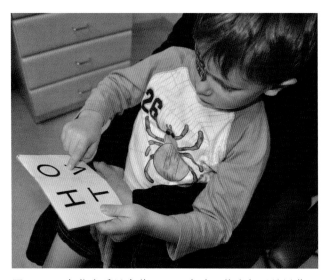

图 4.2　一名儿童手里拿着 HOTV 卡片，找出与远处屏幕上一样的字母

外眼检查

明显的外眼疾病在一开始检查时就能发现。在室内有照明的情况下可以发现明显的眼睑异常、皮肤结节、增生、睑板腺囊肿或其他畸形。如果需要

仔细观察某些异常情况，可以使用 20 D 或 28 D 手持透镜作为放大镜。对于不能配合裂隙灯检查的年幼儿童，可以采用这种方式检查眼睑或眼眶。

眼位和眼球运动

对眼位和眼球运动进行详细检查是儿童眼部检查中必不可少的。幼儿的任何眼外肌不平衡均可破坏双眼视觉系统并影响视觉发育，导致永久性视觉功能下降。

从非特异性的筛查到确定斜视角的精确性检查，有许多方法可用于检测眼位。被广泛使用的眼底红光反射（Bruckner）筛查试验可发现许多眼部疾病。检查者距离儿童约 1 m 远，手持直接检眼镜，让患者注视灯光。检查者也可以弄出声响或使用能发出声音的玩具来吸引儿童的注意力。通过眼底镜观察儿童双眼的视网膜反光。医生必须寻找双眼红光反射亮度是否不同、月牙形光斑的位置及是否有黑色不透明区。如患有斜视、屈光参差、瞳孔大小不等、后极部异常、屈光间质混浊，都可以造成双眼眼底红光反射不对称。斜视患者斜视眼红光反射更亮。屈光参差患者双眼月牙形光斑大小不同或位于相反的位置。屈光间质混浊（如白内障）会阻挡从眼底反射的光线，呈现深色或黑色区域。双眼不对称的眼底红光反射需要睫状肌麻痹检影验光和眼底检查。

角膜映光法也能用于检查眼位。检查者持手电筒观察每一眼角膜映光点与瞳孔的相对关系。每一眼的映光点都应该位于瞳孔的中央，或者位于距瞳孔中央相等的位置。许多儿童外表看上去双眼靠得近（假性斜视），这是由于儿童存在内眦赘皮或瞳距较近，但用 Hirschberg（角膜映光）法检查时，会发现角膜映光点位于瞳孔中央（图 4.3）。如果角膜映光不对称，则怀疑存在斜视。

角膜映光点位于偏斜眼的颞侧，则该眼内斜视；角膜映光点位于偏斜眼的鼻侧，则该眼外斜视。对于垂直斜视，角膜映光点位于下方，则该眼上斜视，角膜映光点位于上方，则该眼下斜视。Kappa 角是这项法则中的例外，Kappa 角会造成双眼角膜映光的不对称，伴或不伴有斜视。Kappa 角是由于瞳孔中轴和视轴之间有夹角而形成的。角膜映光点位于瞳孔鼻侧称为正 kappa 角，位于瞳孔颞侧称为负 kappa

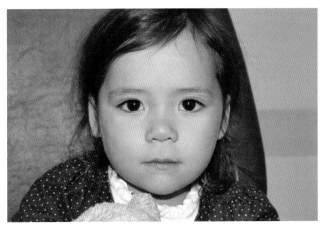

图 4.3 因怀疑斜视要求检查的一名儿童，Hirschberg 检查示双眼角膜映光对称

角。正 kappa 角比负 kappa 角更常见，且常伴有早产儿视网膜病变等眼底病。有 Kappa 角的患者可以通过遮盖-去遮盖试验并以此证明没有显性偏斜来排除斜视。

可以用不同的遮盖试验更精确地检查眼位。遮盖-去遮盖试验用于发现显性斜视。让儿童注视目标，检查者用遮盖板遮盖儿童的一眼，同时观察另一眼是否发生移动。移除遮盖板，然后再遮盖另一眼（图 4.4）。如果遮盖任一眼时，另一眼不得不移动而注视目标，则存在显性斜视。如果存在因双眼融合而控制正位的隐性斜视，被遮盖眼可能会在去遮盖时移动。交替遮盖试验可以发现间歇性斜视或大角度的隐斜视。遮盖板交替遮盖一眼，交替遮盖试验打破了融合，能发现最大量的斜视，包括显性斜视和隐性斜视。

三棱镜加遮盖试验可以测量眼位偏斜的大小。

光线进入三棱镜后会向其基底偏斜，所看到的像向三棱镜尖端移位。为测量斜视度，将三棱镜的基底朝向眼球转动的方向。举例说明，如果某一位患者内斜视，为了注视目标，眼球必须向颞侧转动，因此三棱镜的基底置于颞侧，称为"底向外"。三棱镜加遮盖试验测量的是显性斜视量，检查时让儿童注视目标，同时将三棱镜置于斜视眼，遮盖板置于注视眼前。

当斜视眼注视目标时不需再转动，此时为斜视的中和点。三棱镜加交替遮盖试验是在斜视眼前放置三棱镜，当患者注视目标时，检查者交替遮盖一眼（图 4.5）。当检查者增加三棱镜的度数时，斜视眼为获得再注视而产生的眼球转动幅度会减少。当交替遮盖没有眼球转动时，此为斜视中和点。交替遮盖试验测得的斜视度包括显性斜视和隐性斜视。遮盖试验应该查视远和视近的斜视角，如果可能，还应该查 9 个诊断眼位的斜视角。还可以在斜视眼前放置三棱镜，使用角膜映光法测量斜视角。这种检查方法称为 Krimsky 法，斜视眼前的三棱镜度数不断增加，直至双眼角膜映光对称。Krimsky 法对斜视眼视力极差而不能维持注视的患者非常有用。

马氏杆

双马氏杆试验可以用于检测旋转-垂直斜视中的旋转成分。在患者双眼前的试镜架或使用综合验光仪放置红色的一组线状圆柱体，这些圆柱体（马氏杆）竖直放置于试镜架上，检查时让患者看前面的手电筒（图 4.6）。患者通过马氏杆可见与之相垂

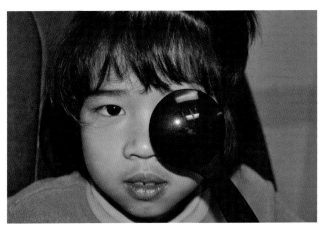

图 4.4 在遮盖-去遮盖试验中，遮盖板置于儿童的某一眼前

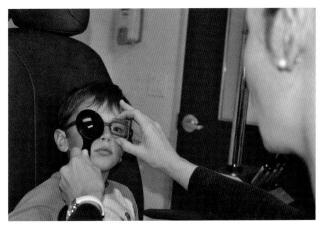

图 4.5 内斜视的儿童左眼前放置底向外的三棱镜，让儿童注视检查者鼻子上的贴纸，交替遮盖并渐渐增加三棱镜的度数，直至中和点

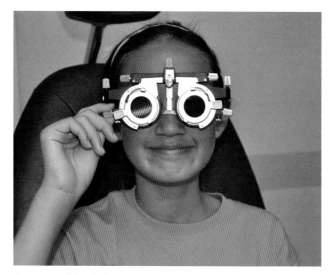

图 4.6　上斜肌麻痹患儿戴双马氏杆的试镜架行主观旋转斜视量的检查

直的光线。旋转-垂直斜视患者一眼或双眼均可见倾斜的线条。让患者旋转马氏杆，直至两条光线平行。患者旋转马氏杆的方向即为该眼旋转斜视的方向，并可定量。举例说明，某一患者上斜肌麻痹，由于上斜肌内旋作用减弱，造成外旋斜视。为了使双眼所见光线平行，患者会将马氏杆向颞侧旋转（外旋）。如果患者垂直斜视度较小，存在间歇性的融合，可于一眼前加三棱镜以打破融合，使双眼所见水平线垂直分开。

眼球运动

　　眼外肌功能检查是让儿童注视灯光或小的玩具，并让其跟随注视目标运动至六个诊断眼位（右、右上、右下、左、左上、左下）。六条眼外肌均可用来评估是否存在脑神经麻痹、眼外肌运动限制和亢进。双眼共轭运动称为双眼运动（version），如果检查双眼共轭运动时发现某一肌肉运动受限，则需要行单眼运动检查。通常，麻痹性斜视单眼运动时会略改善，限制性斜视却不会。

辐辏运动

　　眼球的辐辏运动是为维持或恢复双眼融合功能的异向运动。集合是双眼都向内（即鼻侧）运动，而散开则是双眼均向颞侧运动。垂直辐辏运动幅度很小，但在长期垂直斜视（如上斜肌麻痹）患者，垂直辐辏会较大。检查辐辏运动时，在患者双眼前放置条状三棱镜或可旋转三棱镜，尖端朝向希望眼

球运动的方向。

　　集合对近距离（尤其是阅读）维持双眼单视非常重要。近距离用眼时不能集合会伴随眼胀、复视、视物模糊和头痛。集合功能减弱伴随上述症状称为集合功能不足。集合幅度的检查：在患者一眼前放置水平底向外条状三棱镜，不断增加三棱镜度数，直至眼球不再因维持融合而集合（图 4.7）。也可以测量集合近点（the near point of convergence，NPC）来评估集合的能力。NPC 是能维持双眼单视时距离眼睛最近的一点。检查时，让儿童注视近距离的图片或小玩具，检查者将此视标缓缓向儿童鼻子移动（图 4.8）。当患者不能维持融合时会出现外斜视，此点记录为破裂点。NPC 正常值为小于 10 cm。集合功能不足会伴随中等或大角度的间歇性外斜视（常大于 10 PD）。需要行交替遮盖试验查视近斜视角，一旦打破双眼融合，原本表现为小的外隐斜者可能实际上是角度较大的间歇性外斜视。

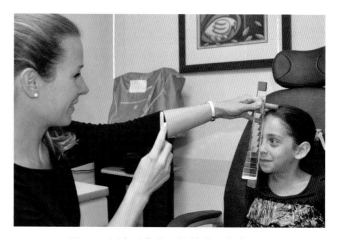

图 4.7　用水平条状三棱镜检查集合幅度

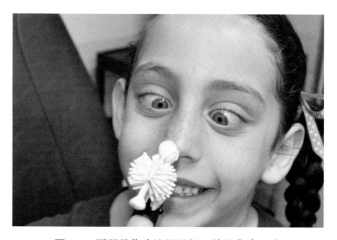

图 4.8　用玩具作为注视目标，检查集合近点

双眼视检查

评估儿童的知觉状态是儿童眼部检查非常必要的项目。立体视检查是一种非常好的筛查双眼视的方法，多种情况均会影响双眼视发育。斜视、屈光参差、屈光间质混浊、高度屈光不正和其他眼病都能降低立体视或致立体视缺如。目前眼科医生最常用的两种立体视检查方法是轮廓立体视检查（Titmus 立体图检查）和随机点立体视检查（如 Randot 和 Lang 立体视检查）。Titmus 立体图由略微不同的图形（苍蝇、动物、圆圈）组成，戴上偏光眼镜后可以看到立体图。检查时要求儿童指出苍蝇翅膀的位置。有深度觉的儿童会试图捏或抓住翅膀而不接触检查图的页面。然后应该让儿童找出高于平面的动物或圆圈（图 4.9）。Titmus 立体图中的圆圈立体图能检测最高 40 秒弧的立体视，但缺点是存在单眼线索，可能有假阳性。相反，随机点立体图其周围都是随机点，避免了单眼线索。随机点立体图同样需要偏光眼镜来检测立体视。到目前为止，眼科诊所有三种最常用的随机点立体图。标准的近立体视图有各种各样的几何图形、动物和圆圈，可以检测高达 20 秒弧的精细立体视，要求儿童说出或指出几何图形或找到高于平面的动物或圆圈。学龄前儿童和远距离立体视检查使用几何图形，两者分别最高能检测 40 秒弧和 60 秒弧的立体视（图 4.10）。

Lang 立体视检查也是一种随机点立体视检查，用于检测近立体视，但不需要眼镜。有两种版本的立体图，包含 3 幅或 4 幅图片（图 4.11）。Lang 立体图对于不会说话和不愿戴偏光眼镜的儿童特别有用。儿童会主动指向图片或在他们之间前前后后地

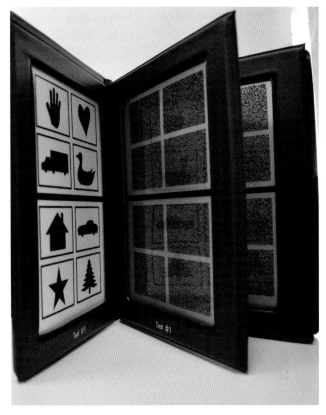

图 4.10　用于学龄前儿童的近距离随机点立体视图，需要戴偏光眼镜

看。对婴儿和幼儿，可以用 20 PD 底向外三棱镜检测融合功能。当儿童注视近距离目标时，于任一眼前放置 20 PD 底向外三棱镜，如果儿童双眼视力相当、眼球运动正常，则会为了克服底向外三棱镜引起的斜视而产生集合运动，如果没有引出集合运动，表明患有斜视或弱视。立体视降低的儿童必须行包括遮盖试验的眼位检查、睫状肌麻痹验光和扩瞳后眼底检查。

双眼视下降的儿童还需要做一些其他的知觉性

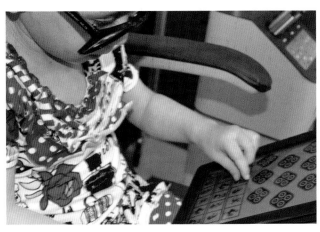

图 4.9　Titmus 立体图检查，儿童指出立体图像

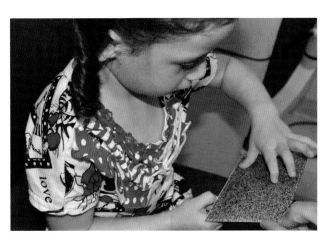

图 4.11　儿童 Lang 立体视检查

检测以评估融合功能和抑制。Worth 四点检查常用于检测融合和抑制。患者戴红-绿眼镜，右眼前为红玻片，左眼前为绿玻片，注视四个发光的圆圈（2 个绿色，1 个红色，1 个白色）（图 4.13）。具有双眼融合功能的儿童能同时看见 4 个灯，2 红 2 绿。如果单眼抑制，则仅能看见与主导眼前玻片颜色一致的灯，如果双眼交替注视，能看见两种不同的颜色交替。如果是患有斜视而无抑制的儿童，则会有复视，看见 5 个灯。Worth 四点灯放在近距离时，测量的是周边融合，放在远距离时，测量的是中心融合。患有单眼注视综合征的儿童因为抑制暗点较小，常常近距离时存在周边融合而远距离表现为抑制。另一种检查抑制暗点的方法为将一小度数三棱镜（通常是 4 PD 底向外）置于非主导眼前，如果该眼没有转动或没有因此而产生集合运动，则怀疑该眼抑制。

色觉检查

对任何怀疑色弱或色盲（有家族史或红-绿辨识困难）的男孩均应行色觉检查。并不需要对所有人常规检测。色觉检查时双眼都睁开。石原假同色图操作方便、筛查迅速。其另一优点在于甚至不认识数字的儿童也可以用手指画出同色的轨迹（图 4.14）。

瞳孔检查

儿童瞳孔大小随年龄变化很大。新生儿瞳孔直径很小，随着儿童年龄增长，瞳孔逐渐增大，直至十三四岁到达峰值（平均约 7 mm），随后再逐渐减小。检查婴儿的瞳孔很困难，而且可能被调节反射混淆。对年龄较大的儿童，检查时让其注视远处物体，以控制调节近反射。必须在灯光打开和关上的情况下分别测量瞳孔的大小。必须检查直接和间接对光反应。应行交替光照试验，以检查传入性瞳孔障碍。对于斜视眼，必须注意确保灯光照在瞳孔上。儿童比成人更常见虹膜震颤。严重的弱视可以造成轻度传入性瞳孔障碍，但中度或轻度弱视却不会。任何假定弱视引起的瞳孔病变均需要进一步评估。

裂隙灯检查

对婴儿不推荐使用裂隙灯检查，可以使用手电筒或将间接眼底镜作为放大镜（而不是聚光镜）来检查外观和眼前节。用手电筒检查不能评估眼前节

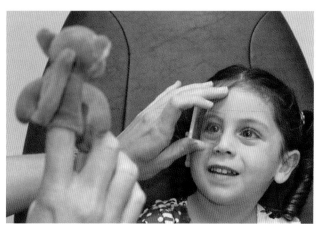

图 4.12　20 PD 底向外三棱镜试验，该儿童检查结果显示具有正常融合功能和双眼视

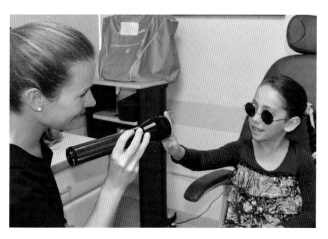

图 4.13　Worth 四点法检查近距离融合

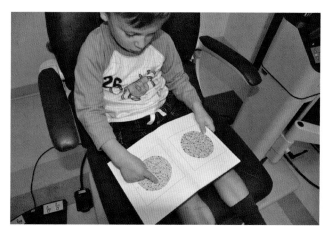

图 4.14　石原假同色图检查男孩的色觉

疾病时需要行裂隙灯检查。对儿童行裂隙灯检查常常很困难和令人头痛。常常需要不止一位大人协助将儿童或婴儿竖直抱着置于裂隙灯前，年幼的儿童可能还会害怕仪器。另一种选择是使用手持裂隙灯给仰卧的儿童检查。手持裂隙灯可移动，而且不会让年幼的儿童觉得有威胁感。手持裂隙灯的分辨率不如台式裂隙灯，因此可能很难看清前房的炎症反应和角膜微小的变化。

当必须对儿童行裂隙灯检查时，可以使用一些技巧以获得良好的检查结果。对年幼的儿童，可以让家长抱着儿童到适当的高度，同时助手扶着儿童的头固定，医生在检查时扒开儿童的眼睑。对年龄大的儿童，裂隙灯检查时的位置非常重要。裂隙灯检查的桌椅不是为儿童设计的。可以让儿童跪着，或者将腿移到椅子边上，以便将检查椅上升到足够高的高度，让儿童的下颌能放在颌托上（图 4.15）。最好将高度调整到比所需高度略高，这样，儿童不得不往前靠，从而避免他们的头向后仰。为减少儿童的恐惧感，裂隙灯的灯光尽可能在医生可看清眼部的情况下调至最暗。一种让儿童觉得裂隙灯检查很有趣的方法是让儿童像抓住摩托车手柄一样抓住裂隙灯的扶手，并在灯光亮起时抓得紧紧的。在裂隙灯检查时应该先查医生最需要观察的部位，因为可能很快儿童会不合作而不能检查了。

眼压检查

眼压检查不是儿童眼部检查的常规项目，除非怀疑眼压升高或降低，否则一般不为儿童查眼压。

现有好几种眼压检查方法，各有利弊。一直以来，眼压检查的金标准是 Goldmann 压平眼压计。压平眼压计（或者说所有接触式眼压计）检查最主要的困难在于年幼儿童检查不合作。如果儿童不合作，而眼压检查又是必须要做的，可在全身麻醉下测眼压。

Icare 回弹式眼压计可在健康儿童做眼压筛查，有报道其测量值与 Goldmann 压平眼压计相当。其为回弹式眼压计，不需要使用表面麻醉药，使用方便、快速（图 4.16）。缺点是比较昂贵以及仍然需要患者的配合。Tonopen 也同样较 Goldmann 更便于测量儿童的眼压，但需要麻醉和多次测量，较难用于挣扎的儿童。笔者发现，在检查室的另一头放注视目标或卡通电影会足够长时间地吸引儿童注意力而得到准确的 Tonopen 测量值，尽管 Tonopen 测量值不如 Goldmann 精确。如果筛查低危的年长儿童，可以使用非接触性气动眼压计，气动眼压计操作方便，与角膜上皮不接触。但是测量数值欠准确，而且不可手持，难于用于年幼儿童。如果需要对不合作的儿童测量精确的眼内压，需要全身麻醉后测量。

扩瞳检查

儿童眼科医生对于扩瞳操作做法不一。许多医生愿意让其职员为儿童点眼药水，以便儿童在散瞳后检查时不害怕医生。对于幼儿和早产儿，不必使用睫状肌麻痹剂，可以联合使用扩瞳剂和稀释了的托比卡胺。如果需要检查儿童准确的屈光度数，则需要使用环喷托酯（环戊通）滴眼液，常常还与其他药物联合使用。环喷托酯通常在使用后 30 min 到

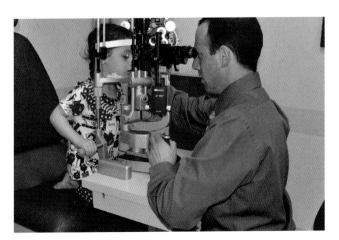

图 4.15　裂隙灯检查年幼的儿童

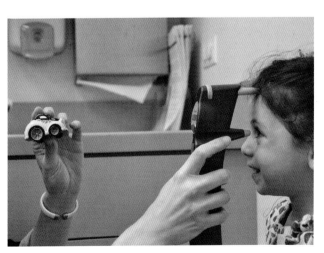

图 4.16　Icare 回弹眼压计

1 h 内达最大效果。如果是深色虹膜的儿童，可以加用去氧肾上腺素或托比卡胺，以增加扩瞳效果。深色虹膜的儿童可能需要不止一次用药。一些医生会在用扩瞳剂之前先点表面麻醉剂，以增加药物的穿透性和减少不适感。对那些使用了环喷托酯后仍未达到完全睫状肌麻痹的儿童，可以使用阿托品滴眼液。阿托品滴眼液可以在诊室使用，或者让儿童父母于检查前在家里先用药。嘱儿童父母在家于预约检查前 3 天开始使用阿托品滴眼液，每天 2 次，每次一滴。一些医生愿意将眼药水混合或将配方眼药水装在带喷头的瓶子里，以便将药水快速地喷进儿童的眼睛里而不需要抓着儿童滴眼药水。重要的是要记住，与成人不同，在儿童中，环喷托酯可以持续作用 24 h 或更久，而阿托品可以持续作用 1 ~ 2 周。

眼底镜检查

扩瞳后查全眼底是眼科检查中重要的部分，但是对眼科全科医生来说非常困难。几乎不可能对儿童行裂隙灯检查和直接眼底镜检查。间接眼底镜最容易查看儿童的眼底。根据所怀疑的疾病还可以行各种不同的检查。对于配合的儿童，用间接眼底镜在尽可能低的光照下通过 28 D 或 20 D 镜可较容易地查看眼底后极部。可以用儿童感兴趣的物体吸引其注意力，并使之注视不同方位，以查看眼底不同部位。如果在诊室不能行充分的眼底检查或怀疑后极部有病变，需要全身麻醉下检查眼底。

验光

怀疑不会说话的儿童（有时也包括会说话的儿童）视力低下时，必须强制性进行睫状肌麻痹后验光。对非儿童眼科医生来说这是项可怕的任务，但是经过不屈不挠地练习，可以掌握这门"艺术"。未矫正的屈光不正可造成儿童视力永久性损失，因此必须熟练使用单个镜片，在视网膜检影验光时能随时移动（图 4.17）。记得固定自己的工作距离，同时尽可能多鼓励儿童。可在诊室另一边放影片吸引儿童注意力，为确保验光结果准确，必须保持检影光带与瞳孔轴成一直线。

对年龄大一些的儿童，可以使用手持式自动验

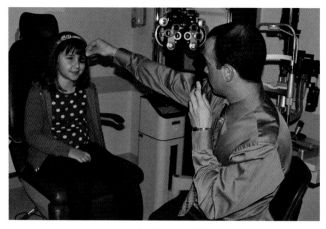

图 4.17　使用单个镜片进行视网膜检影验光

光仪辅助检影验光。睫状肌麻痹后验光度数更精确。如果儿童能在自动验光仪检查时配合坐稳不动，此时所测得的散光轴较手持镜片法更精确。对未行睫状肌麻痹的儿童，使用自动验光仪检查与显然验光一样，验光结果会偏近视（或远视不足）。

不合作的儿童

有些儿童（通常年龄较小）因为害怕、困倦，或在医生诊室联想到打针或其他令人痛苦的操作而不愿配合，无论医生微笑、哈哈大笑还是与其做游戏，患儿都不愿配合医生检查。在这种情况下，仍然可以进行足够多的检查。如能通过 CSM 方法查得视力，并能检查瞳孔状况，则随后应对儿童进行扩瞳检查。扩瞳后儿童的家长应该在医生检查时帮忙约束儿童。在约束儿童检查前，所有的检查器具必须都放在桌子上准备好，包括视网膜检影镜、镜片、间接眼底镜和 20 D 或 28 D 镜。让儿童坐在家长的腿上，面向医生。家长的腿交叉夹住儿童的腿，以防被踢伤。然后家长将儿童的双手举起来并扶着儿童的头，这样很容易使儿童坐正并面对医生。助手可以在医生检影验光和查眼底时帮忙撑开儿童的眼睑（图 4.18）。

全身麻醉后检查

如果有必须进行的检查不能在诊室里完成，则需要全身麻醉后检查。发育迟缓或力气太大而难以约束的儿童在诊室里检查不安全，需要在全身麻醉

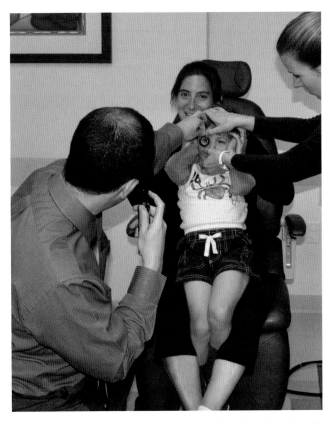

图 4.18　对不合作的儿童进行视网膜检影验光。家长约束孩子的双手和双脚，同时助手帮着撑开眼睑

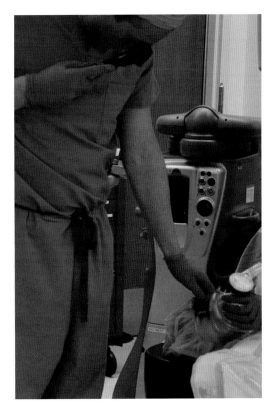

图 4.19　全身麻醉后采用单个镜片进行视网膜检影验光

后进行更多的评估检查。全身麻醉后的检查包括眼内压、角膜厚度检查、检影验光、房角镜、裂隙灯或手术显微镜检查和眼底检查（图 4.19）。全身麻醉会影响眼内压，因此在麻醉诱导时应尽早行眼压测量（图 4.20）。

总结

　　儿童眼部检查对眼科全科医生来说具有挑战性、耗费时间且令人害怕。需要不断练习、适应，用温暖的微笑和鼓励使儿童成为医生检查的盟友。必须常常练习视网膜检影验光技术、儿童视力检查和眼球运动检查，使眼科医生有能力预防和治疗威胁儿童视力的潜在疾病，让儿童获得终生保持良好视力的机会。

（岑洁　译　亢晓丽　审校）

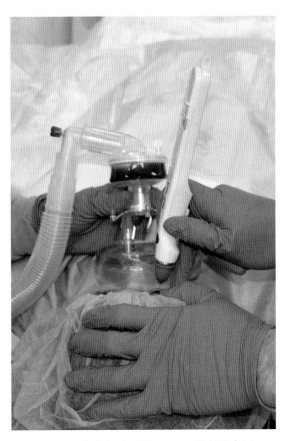

图 4.20　全身麻醉后用 Tonopen 测量眼内压

103

参考文献

1. American Academy of Ophthalmology. Basic and clinical science course. *Pediatric ophthalmology and strabismus. Section 6.* San Francisco, CA: American Academy of Ophthalmology, 2006.
2. Ansons AM, Davis H. Diagnosis and management of ocular motility disorders, 3rd Ed. Oxford: Blackwell, 2001.
3. Nelson LB, Olitsky S, eds. *Harley's pediatric ophthalmology,* 5th Ed. Philadelphia, PA: Lippincott Williams & Wilkins, 2005.
4. Pratt-Johnson J, Tillson G. *Management of strabismus and amblyopia—a practical guide.* New York: Thieme Medical Publishers, Inc, 1994.
5. von Noorden GK, Campos E. *Binocular vision and ocular motility. Theory and management of strabismus,* 6th Ed. St. Louis, MO: Mosby, 2002.
6. Wright KW, Spiegel PH, eds. *Pediatric ophthalmology and Strabismus,* 2nd Ed. New York: Springer, 2003.

第 5 章

小儿眼视光

Michael X. Repka

屈光不正的处理是小儿眼科医生最常面临的问题。患者常表现为视力模糊、阅读障碍、看电视坐得过近、斜视或学校成绩欠佳。这类患者可能是由初级保健医生转诊或未通过学校视力筛查而来就诊。除了视力异常，患者还主诉视疲劳、学习障碍、读写时字迹模糊或阅读困难。许多患者眼部一般情况检查和眼球运动正常。对一些患者来说安慰就足够了，但也有许多患者确实存在屈光问题。

视力和屈光不正的检测

准确的屈光检查是小儿眼部检查的重要组成部分。儿童期的屈光不正需要频繁复查。例如，无晶状体眼的婴儿需要每月检查，而大多数近视的青少年每年检查就足够了。儿童的屈光检查不能急躁，多需依赖客观技术而非那些用于成人的主观检查。检查时常需父母在场。年幼的儿童最好坐在父母的膝盖上。年长的儿童可独立坐在检查椅上，由父母或其他家庭成员陪伴。检查室不能完全黑暗，以避免恐惧（图 5.1）。

既往认为刚出生的新生儿无视力，直到 60 年前[1]，即 20 世纪 50 年代末期出现视动性眼球震颤（optokineticnystagmus，OKN）检查，才证明这种想法是错误的[2]。视觉诱发电位（visual-evoked potential，VEP）检查发现，新生儿的视力范围为 20/200 ～ 20/100，1 岁时可达到 20/20。选择性观看检查发现，新生儿在出生时视力接近 1 cpd（cycles per degree）（20/400），30 月龄时可快速提高到成人水平，即 30 cpd[3]。3 岁儿童的字母表视力通常为 20/40，4 ～ 5 岁时可达到 20/30[3]。大多数 7 岁儿童可达到 20/20 的视力。

学龄前儿童的视力

检查屈光不正时常需要检查视力。大多数小于 2.5 岁的儿童可通过学龄前的方法检查视力[4]。临床检查视力的方法包括评估注视能力和追随能力（图 5.2）。检查时不要使用笔式手电筒，因为其缺少清晰的边缘轮廓，难以准确测定视力。应该用有高对比敏感度边缘的注视视标，如条纹或棋盘。对婴儿来说，可能最佳的视标是检查者的脸部。婴儿通常更喜欢注视人脸。对于 6 月龄以上的婴幼儿，可使用有趣的玩具检查。足月产的婴儿生后即会有正常的单眼注视，非足月的婴儿在满月时也应有正常的单眼注视。追随注视是对婴儿注视移动物体的能力的一种定性评估。在生后的 6 个月内，追随注视的

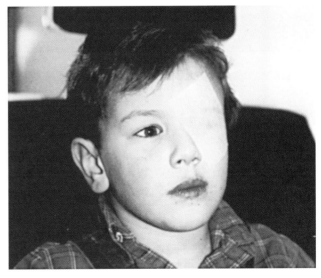

图 5.1　学龄前儿童的检查。患者舒适地坐在半黑暗的检查室内，左眼用眼贴遮盖

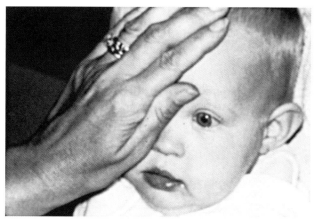

图 5.2 注视偏好。检查者用有趣的玩具检查婴儿的单眼注视能力

平滑性和幅度会快速提高。每次检查也应仔细观察是否存在细微的眼球震颤。一些检查者将注视行为的质量描述为"中心注视""稳定注视"和"持续注视"。"持续注视"是指患者眨眼后仍能维持注视。除单眼注视外，检查者还应评估患者的双眼注视能力，判断患者是否存在优势眼。双眼注视能力有差别提示非优势眼可能存在问题。表 5.1 列出了相关评估方法（摘自 Zipf 的文章[4]），其中 A 级和 B 级为正常，C 级和 D 级提示患者存在弱视。但在这些分级中也存在重叠，该测试有可能会过度诊断弱视[5-6]。

为改进注视功能的检测，可使用客观、定量的方法评估视功能，已有不同空间频率（条栅宽度）的分级视标用于检测。这种检查法依赖于视敏度视力，与注视评估中单视标的检查法相比，可更精确

表 5.1

注视偏好检查的分级表[*]

分级

A	左右眼可自由交替注视
B（可维持良好注视）	优势眼再注视前，非优势眼可维持注视≥3 s 或可维持平滑追随运动或眨眼后转换注视眼
C（短暂维持注视）	非优势眼可维持注视 1～3 s
D（不能维持注视）	优势眼去除遮盖物后可立即重新注视（＜1 s）

[*]12～16 PD（prism diopter，棱镜度）基底向下的三棱镜置于一眼前，诱导正位眼患者出现斜视。

Adapted from Zipf RF. Binocular fixation pattern. Arch Ophthalmol 1979；94：401-405

地测定视功能。目前有三种检测视敏度视力的方法，包括选择性观看、OKN 和 VEP。

应用最广泛的方法是选择性观看。包括强迫选择的选择性观看[3]，强化选择性观看[7]及各种视力卡，可提供简单、有效的方法评估婴儿、幼儿及学龄前儿童的视力（图 5.3）[8-9]。每种检查法都假定儿童更愿意注视高视觉刺激的区域和条纹光栅，而不是中性的灰色区域。通过判断可注视的最小光栅宽度确定患者的视敏度视力。测定的空间频率值可转换为相应的 Snellen 视力[8, 10]。正常值的范围很广，特别是对于年幼的儿童。

选择性观看检查法需要花费时间，并需专业训练的人员进行检查。这种方法不适合作为筛查工具。视力卡方法检查每名患者的单眼和双眼视力需要 36 min[9]。这种方法最适合用于监测单眼视力严重异常患者（如单眼无晶状体眼）的弱视治疗效果。

婴幼儿的视力也可以通过 VEP 或不同条纹宽度的 OKN 方法检测。这两种方法因仪器复杂而受到限制。OKN 检查法需要患者有正常的眼球运动功能。VEP 检测需要专业的技术人员，因此应用受限。另一个问题是，VEP 方法检测的视力常比视觉行为检测法所得视力要好，这是因为 VEP 方法绕过神经处理通路来确定反应终点。这三种评估视力的方法（选择性观看、VEP 和 OKN）因高估患者和正常人的视力而应用受限[10]。但对婴幼儿来说，这种检查很重要。

1～3 岁儿童的视力很难检测。视觉行为检查十分耗时，虽然视力卡检测也可成功，但需维持活泼幼儿的注意力[9]。Simons[11] 和 McDonald[12] 归纳总结了该年龄患者的其他检测方法。大多数医生发现这些检查可靠性较差，3 岁前儿童的检查更依赖于注视行为评估。

年长儿童的视力

大于 2.5 岁的儿童可以通过阅读图表检查视力。这些检查可测量认知视力，即分辨单一刺激与一组相似刺激的能力。

所用的检查方法以及记录方式应选用患者可产生持续反应的最复杂方法。在对比每次随访时的视力时，必须考虑所进行的具体检查及每次检查时患儿的配合程度。

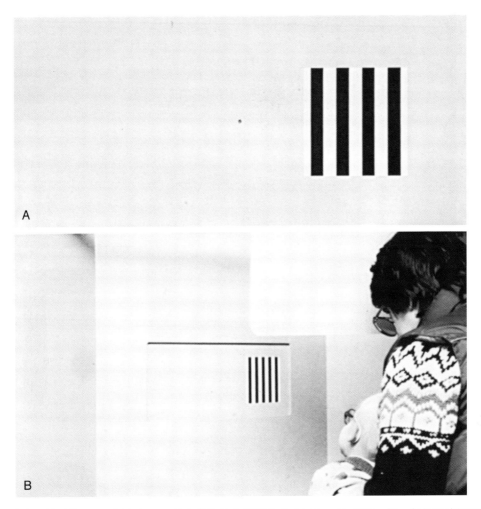

图 5.3　选择性观看检查所用的 Teller 视力卡。**A.** 最大条纹的分级视力卡（0.32 cpd）置于一侧，灰色区域置于另一侧；**B.** 应用视力卡检测婴儿的视力

检查儿童视力时，视标的呈现方式可能会影响视力检测的准确性。尽可能留有充足的时间，并将检查室内分散注意力的物体移除。为了更好的测试结果，检查距离应为 3 m，而不是 6 m。最好是应用一行视标或线条环绕的单个视标（图 5.4），这两种方法可产生类似的结果[13]。若只显示单个视标，因缺乏视标周边的轮廓作用，会使正常眼和弱视眼的检测视力偏高[11]。这种效应临床上称为"拥挤现象"，对弱视眼的影响更为明显。因此，若用单个视标检测弱视患者的视力，常不能发现视力异常情况。

最常用的检查年幼儿童视力的方法是图形视标（图 5.5A），应用更简便。但在反映双眼视力差异方面，即使是线条环绕的图形视标也不及字母视标敏感，因此可能无法发现所有视力低下的病例。Hyvarinen 仿照 Landolt C 发明了一系列符号（房子、方形、苹果、圆圈）（图 5.5B）[14]。

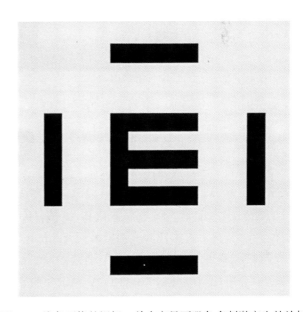

图 5.4　线条环绕的视标。单个字母可避免多刺激产生的认知混淆，而线条可产生必要的边缘作用，以更好地检查线性视力。线条与视标的距离为视标宽度的 1/2

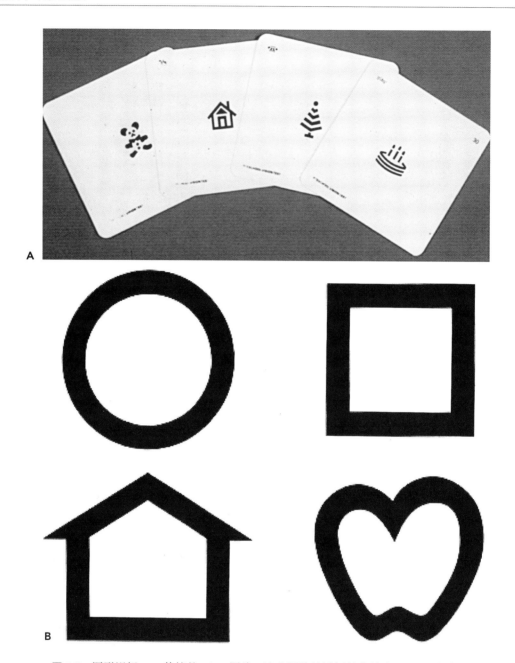

图 5.5　图形视标。**A.** 传统的 Allen 图片，这些图片的视标并非首选；**B.** Lea 视标

应用单视标线条环绕的 HOTV 方法检测 30 ～ 54 月龄儿童的视力非常实用。患者用手持卡片的字母与屏幕显示的字母配对。检测这种字母视标视力需要识别能力，但不需要读写能力。HOTV 视力检测法已被正式用作弱视治疗研究（Amblyopia Treatment Studies）的检测标准[15]。弱视治疗研究组在多个中心应用自动化版本的 HOTV 测试为患者提供一致性的视力检测（图 5.6）[16]，并比较了 3 ～ 3.5 岁儿童用 Lea 视标和 HOTV 方法检测的结果[17]，两种检测方法的成功率均很高。然而，HOTV 法检查患儿的视力会较对照组提高 2.5 行，这可能是因为

Lea 视力表的行数较多。临床实践中，Lea 视标更适用于单个拥挤视标检测[18]。

大于 4 岁的儿童可用单视标线条环绕的 HOTV 视标、字母或 E 字表检查视力（图 5.7）。E 字表由 Snellen 发明，已被广泛接受为标准方法，但因可能会使年幼儿童感到迷惑而不推荐用于儿童。

最广泛应用的字母视力表是改良的 Snellen 视力表（图 5.8）。Snellen 视力表在相同的视角中应用了不同辨识度的字母，并且每行视标的变化不相等，因此并不是理想的检测方法。Sloan 设计了一种更好的字母测试，包含 10 个字符，辨识度基本相同

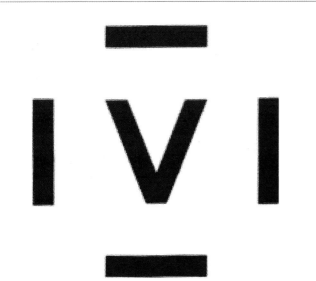

图 5.6　3 m 远的电脑显示器随机呈现单线条环绕的 HOTV 视标。患儿可手持匹配的卡片完成测试。也可用该检查的线性版本

（图 5.9）[19]。这些字符已用于糖尿病视网膜病变早期治疗研究（Early Treatment of Diabetic Retinopathy Study）中的视力测试[20]。

标准视力表方法是应用 Landolt C（图 5.10），由受试者确定字符的开口方向。迄今为止，这种方法临床接受度有限，且不能用于年幼儿童。

屈光检查技巧

由于儿童的理解力有限且注意力集中时间短，检查儿童的屈光问题有一定难度。因此，屈光检查必须快速而准确。尽管自动化的客观屈光检查设备发展快速，客观的视网膜检影法仍是确定儿童屈光状态的最佳方法。通常不需镇静或用开睑器即可完成视网膜检影，但对有些儿童来说，进行准确的视网膜检影需要镇静，甚至全身麻醉。

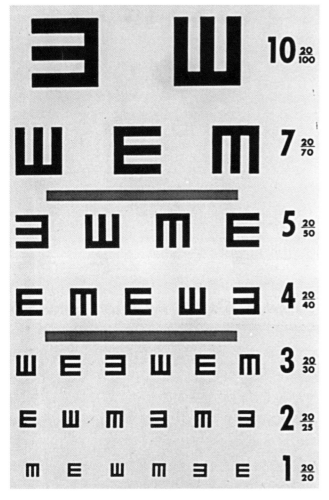

图 5.7　E 字视力表。儿童应避免使用该视力表

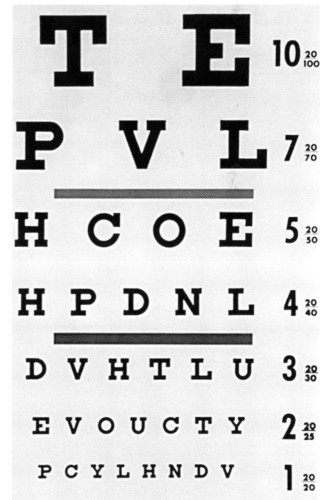

图 5.8　Snellen 视力表

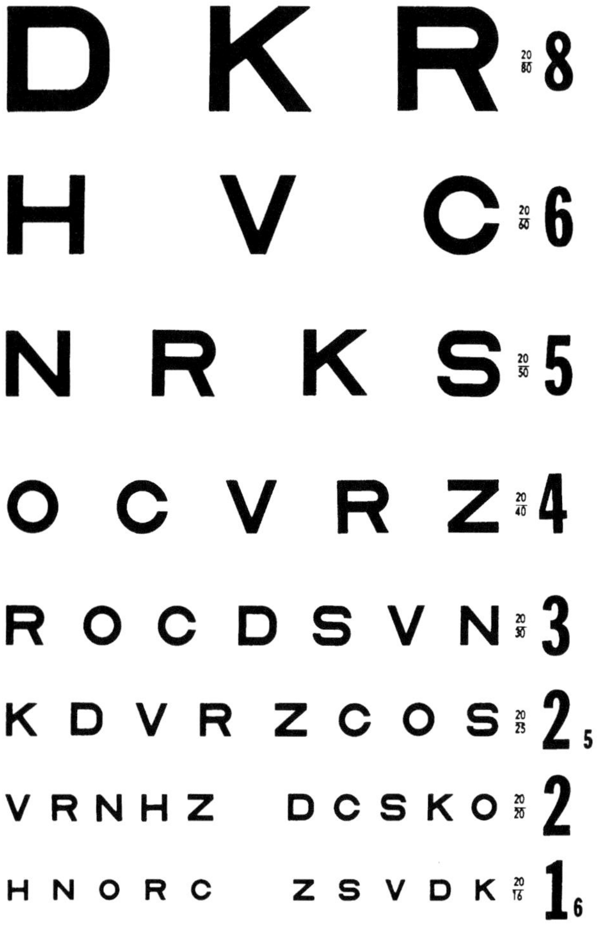

图 5.9　Sloan 视标

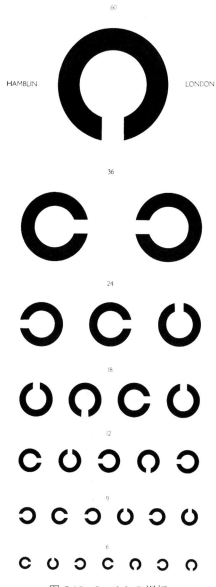

图 5.10　Landolt C 视标

视网膜检影

Copeland 采用的屈光估计法如今已很少使用。大多数检查者会在婴儿或年幼儿童中应用单个镜片的中和法，或在年长儿童和青少年中用试验框架镜或综合验光仪。最好在睫状肌麻痹后进行视网膜检影。当不用睫状肌麻痹剂时，视网膜检影检查法称为"显性"或"干性"验光。为更准确地检查屈光状态，需要放松患者的调节力，通常让患者注视远处，或使用非调节视标（如手电灯）。视力表视标不适合作为注视视标，视网膜模糊的物像会刺激调节机制，因此在患者试图注视视标时会产生一定的调节。

若学龄期儿童和青少年未确定远视状态，在散瞳之前可以先进行显性屈光检查。如果睫状肌麻痹验光确定有高度数的远视，检查者需要知道患者可耐受的远视度数并开具配镜处方。这样患者不必再复查睫状肌麻痹后的显性屈光状态。

睫状肌麻痹验光

睫状肌麻痹验光是每名患儿眼部检查的主要部分。除了确定屈光状态，应用睫状肌麻痹剂还为全面的视网膜检查提供了条件。睫状肌麻痹剂的选择取决于患儿的年龄以及虹膜的色素。小于 4 月龄的儿童在应用睫状肌麻痹剂之前，应在每眼的结膜下穹窿点一滴 0.5% 盐酸丙美卡因，再点一滴 1% 环喷托酯（环戊通）。在睫状肌麻痹剂之前应用局部麻醉药可增强睫状肌麻痹的效果。这可能是由于减少了反射性流泪和眨眼，也可能是改变了角膜上皮屏障功能[21]。35 ～ 40 min 后进行屈光检查。早产儿需使用作用更弱的睫状肌麻痹剂，如联合用 0.2% 环喷托酯和 1% 肾上腺素。在足月儿到 4 月龄的婴儿中，

0.5% 环喷托酯可达到满意效果，若虹膜颜色较深，需联合应用肾上腺素。应用作用更弱的药物可减少全身副作用，尤其是呕吐。检查新生儿监护室内的小婴儿时，应在喂食前胃排空的状态下检查。

大多数检查者认为阿托品是儿童可用的最强效的睫状肌麻痹剂，特别是伴有调节性内斜视的儿童。在 120 名调节性内斜视患者中，Rosenbaum 等发现，1% 阿托品应用 3 天以上可比 2 滴 1% 环喷托酯多暴露 0.34 D 的远视[22]。作者同时指出，若患者存在内斜视且远视度大于 2.00 D，环喷托酯和阿托品的睫状肌麻痹效果相差更大。然而，大多数检查者仍仅在应用了 2 倍或 3 倍剂量的环喷托酯后睫状肌仍然不能被充分麻痹的患者中使用阿托品。用环喷托酯进行睫状肌麻痹有可能欠矫，若患者出现戴远视镜矫正不佳或屈光调节性内斜视失代偿，需重复进行睫状肌麻痹验光。在第二次屈光检查时，常常会发现远视度数增加。

检查者选用阿托品时需谨慎。父母或监护人给予患者阿托品时通常是用 1% 的软膏或溶液，每日 2 次，连用 3 天，再进行视网膜检影验光。须告知父母在检查当日不要使用膏剂，否则会影响视网膜检影结果。父母应正确地摆放阿托品，特别是阿托品溶液，需要远离儿童。每滴 1% 阿托品溶液包含 0.5 mg 阿托品。

阿托品中毒的症状包括口干、心动过速、发热、皮肤潮红、共济失调、定向障碍，甚至大运动性癫痫发作。如果是刚刚摄入，应给予牛奶或水，并用吐根糖浆诱导呕吐。如果患儿已吃饭，应进行洗胃，再诱导呕吐已不安全。症状可能持续数小时，甚至数天。如果症状或体征更为严重（心律失常、癫痫发作），可应用重复剂量的毒扁豆碱，0.25 mg 每隔 15 min 皮下或肌内注射。对 5 岁以下的儿童，推荐每隔 5 min 静脉给予 0.02 mg/kg 的毒扁豆碱（最多至 0.5 mg），最大剂量为 2.0 mg[23]。

动态视网膜检影

动态视网膜检影是眼科医生没有广泛接受或应用的视网膜检影技术，其不需借助繁琐的实验室设备就可快速评估患者的调节能力[24]。当患者注视远处视标时，检查者首先中和患者的屈光不正，并减去工作距离，再让患者注视检影镜旁边的近处调节视标。如果患者对近处视标有调节，检查者就可看到中和反光带的移动。

更多被应用的定量技术包括自动化全视野验光仪、单眼评估方法（Monocular Estimate Method，MEM）和 Nott 检影验光[25]。这些仪器准确性高，并可减少调节滞后。

高度远视、视网膜疾病或弱视患者经常存在调节幅度不足。当出现有症状的调节不足时，需开具视近处方，这样可缓解视疲劳。

屈光不正筛查仪

筛查仪可用于发现有弱视风险或其他眼病的患儿。有两种基本的检查，一种是检查眼位和明显屈光不正的感光筛查，另一种是自动验光仪。

感光筛查（也称为光反射照相）是一种用于发现弱视原因（包括斜视、屈光介质混浊及屈光不正）的筛查技术。这些技术涉及双眼角膜和眼底光反射的同时成像。

有两种基本的方法[26-27]，这两种方法的区别是闪光源与照相机光轴的关系不同。同轴法（各向同性）要求每位患者拍摄三张图像[26]。一张图像聚焦在瞳孔平面，一张图像向前离焦固定的屈光度，一张图像向后离焦等量的屈光度。球性和柱性屈光度范围为 +4 ～ -4 D，误差在 0.75 D 以内。检查屈光不正时需要照相机离焦，使斜视检查变得困难。这个系统在很大程度上已被离轴系统取代。

离轴系统（偏心摄影验光）可提供清晰的聚焦影像，包括瞳孔、眼底红光反射和角膜光反射[27]。由于频闪刺激是线性的，每个图像可沿着平行于闪光轴的轴线产生信息。过去的仪器中两个频闪图像互相垂直。改良做法应用了两个同时闪烁刺激，因此需要单个图像[28]。检测屈光不正的偏轴光反射照相敏感度通常需要大于 80%，最好在睫状肌麻痹和瞳孔扩大的状态下进行。这项技术可以检测大于 1.0 D 的远视和小于 2.5 D 的近视。可常规检测大于 1.0 D 的屈光参差。然而，实际屈光度要在睫状肌麻痹的情况下才能确定，因为在该检查过程中存在不同程度的调节。闪光灯产生的角膜反光点可检测出大于 2° 的斜视角。在检测眼部异常的患者时，商业化的视力筛查仪有 91% 的敏感性和 74% 的特异性[29]。

该方法一个主要的缺点是对 3 岁以下的儿童缺

乏有效性[30]。Morgan 和 Johnson 检查 3 岁以下的儿童时，发现有 24% 的患儿无法检测[31]。Donahue 等在 2 岁以下的儿童中无法诊断斜视、屈光参差或散光[31]。需进一步完善这一检查，并开发其他的筛查方法，最终会出现更有效的筛查工具。

自动验光仪利用光学自动检影验光或波前像差技术评估每只眼的屈光不正。在筛查时，根据预设的屈光不正标准分析数据，确定一名儿童是否可通过筛查。根据自动验光仪的结果为小于 15 岁的非睫状肌麻痹儿童开具处方是有困难的。因为仪器内的视标可产生明显的仪器性和视近性的近视。现在的仪器体积更小，更不具威胁性，当进行睫状肌麻痹验光时，测试重复性高且可靠。主观验光仪已基本上从市场消失，其实用性受到患者合作性和短暂注意力的限制。

由于仍需要眼部的标准检查，筛查仪不可能取代眼科医生诊室的检查。在检查 4 ～ 5 岁儿童的视力方面，视力筛查仪和自动验光仪没有被证明优于或劣于视力表[32]。最近的研究发现，非睫状肌麻痹状态下全自动验光仪优于视力筛查仪[33]。

屈光系统的解剖成分

眼球的屈光状态由四个变量决定——角膜曲率、晶状体屈光力、前房深度和眼球轴长。其中每个成分都已得到详细研究，以试图将某个特定成分与屈光不正的发展联系起来。Curtin 提出，轴长是影响屈光不正的主要决定因素[34]。在婴幼儿眼球生长期（3 岁之前），角膜曲率和晶状体度数的变化可借助大幅度的轴长改变产生正视的屈光状态。在青少年生长期（3 ～ 14 岁），角膜曲率和晶状体屈光力无法持续代偿眼轴的增长，会产生近视性屈光不正。

屈光系统的每个成分都会在发育过程中不断改变。婴儿期的眼前节发育非常迅速。新生儿的角膜直径为 10 mm，2 岁时会发育至接近成人水平。足月产的婴儿平均角膜屈光度数是 55.2 D，在生后第 1 年降低至 45 D[35]。早产儿的角膜通常比同月龄足月儿的角膜陡峭。增加的角膜屈光力似乎与早产儿易发生近视相关[36-37]。

晶状体与眼球的其余成分不同，在一生中持续生长。刚出生时，新生儿的晶状体是球形的，厚度接近 4 mm；在生后第 1 年，晶状体大小增加 1 倍。由于晶状体逐渐扁平化，屈光度在 3 ～ 14 岁持续下降。

眼轴长度经历两个不同的生长阶段——结束于 3 岁的婴幼儿期和结束于 14 岁的青少年期。婴幼儿期平均眼轴长度从 18 mm 增加到 22.8 mm[38]。青少年期眼轴长度仅增加 1 mm。眼球在 13 岁时达到成年人大小。青春期没有发现眼球生长的迹象。

屈光不正的发展

屈光不正的自然发展史一直是许多研究的主题[34]。出生时眼球为接近 3 D 的远视。横断面研究发现，远视在 7 岁内逐渐增加，然后下降[39]。其他的研究显示，远视性屈光不正在儿童期逐渐降低[35, 38, 40-41]。戴眼镜的儿童中，远视眼的矫正比例随年龄递减，从 4 ～ 5 岁的 66% 降低至 12 ～ 17 岁的 11%[42]。近视的发生率从年幼儿童的 30% 增加到年长儿童的 87%。到 20 岁时，全美的近视发病率接近 27%。

正视化

如果屈光不正遵循正态分布，正视性屈光不正的比例往往会较预期高。正视化的过程是各组成部分的复杂相互作用，可在 97% 的人口中产生接近正视的结果（＋4 ～ －4 D）。大量证据表明，遗传和环境因素影响屈光系统的每个成分。应用实验动物研究环境对屈光的影响，发现灵长类和非灵长类动物都可由于感觉性输入信号中断而产生异常的屈光状态，通常表现为近视[34, 43-44]。然而，出生后早期发生的物像离焦可诱发远视[45-46]。在非人类灵长动物的婴儿早期，最小程度的物像离焦也可引起眼球的正常生长模式发生改变，这可消除诱发的屈光不正[47]。因此，在有限的情况下，正视化可以补偿诱发的屈光不正。如果这适用于年长的儿童，则早期屈光矫正将对患儿不利。理论上，矫正所有的屈光不正均会存在副作用。这种矫正会影响正常的正视化过程。Ingram 等对配戴全矫远视眼镜的屈光性内斜视患儿进行了研究[48]，研究发现，从 6 月龄开始治疗会损害患儿的正视化过程。

近视的病因

大多数理论仍然认为遗传因素在屈光不正中占主导作用。这种理念是基于 Curtin 的孪生子和基因谱系研究[34]。目前还没有被公认的遗传模式。尚不清楚是每一个屈光成分独立地受遗传影响，还是各成分的组合存在遗传因素。

高智商人群的近视率患病率增加提示环境会对屈光不正产生影响。自 1907 年 Cohn 首次观察到后，这一现象已被多次报道，说明近视和智力之间有很强的相关性[49]。这些研究虽然很有启发性，但并不能确定近视的遗传因素是否因为学术技能的卓越表现（近距离工作理论）而表现出来。可能是近视导致了卓越的表现，或者简单地说，这两个性状在遗传上密切相关。

目前关于近视病因的最佳结论为环境改变外显率和基因的表达，因此最终会产生屈光不正。

调节

调节是睫状肌收缩导致晶状体形状改变，从而使晶状体屈光度变化。睫状肌的神经支配包括副交感神经纤维和交感神经纤维。副交感神经纤维会刺激睫状肌收缩，而交感神经纤维会抑制睫状肌收缩。患者通常会在中间焦点保持调节的"休息"状态，即无调节和充分调节之间的状态。静息状态的变化依赖于很多因素，包括全身和局部用药，以及近距离工作量。

调节幅度在出生时最高，之后逐渐下降[50]。在 20 岁之前，调节下降得非常缓慢，患者仅降低约 2 D 的调节力。利用动态调节法研究婴儿的调节情况，显示 2 ～ 10 月龄的婴儿为适应远距离注视目标的改变，会在相应的方向产生调节，而且调节速度与成人相当（4.6 D/s）[51]。

调节主要受视网膜模糊物像的刺激，其他因素也在控制调节方面起着重要作用，包括色差、刺激大小、目标物对比度和目标物速度。正常眼的调节在黄斑中心凹处最高[52]。视网膜周边区接受的刺激越多，反应幅度下降越明显，这一点与弱视眼密切相关，弱视眼黄斑中心凹的视网膜受体在刺激调节方面效率较低，导致弱视眼的调节幅度下降[53]。在接受治疗的弱视眼中，异常持续存在[54-55]。研究人员推测，是未受影响的周边视网膜而非弱视眼的黄斑中心凹控制调节反应，这可导致反应不足。

在有视力缺陷、唐氏综合征以及睫状肌或睫状神经节损伤的儿童中也发现有调节的缺陷[56-57]，患有这些疾病的儿童应考虑配戴双光镜。

屈光不正的治疗

一旦在睫状肌麻痹或非睫状肌麻痹下确定有屈光不正，必须要开具配镜处方。应选用耐冲击的聚碳酸酯镜片，这种材料符合大多数工业标准，并且重量轻。其缺点是容易划伤，成本高于其他材料。

患者在学校常须全天配戴眼镜。该方法有助于提高患者的依从性，并可由老师监督。内斜视患者常用双光眼镜，可控制较高的调节性集合 / 调节（AC/A），并需全天配戴眼镜。若患者配戴双光眼镜后有融合的机会，应长期使用；若配戴双光眼镜后残余的斜视角度仍较大，并影响融合（大于 10 PD），则通常不采用双光眼镜。标准做法是应用 30 ～ 35 mm 的平顶式双光镜片，双光区平分瞳孔。少见情况下，儿童会因无晶状体、早期老花眼（眼外伤所致）或存在强直性瞳孔而配戴双光眼镜。

远视是儿童眼的正常屈光状态。远视性屈光不正可分为显性和隐性两部分。远视性屈光不正的隐性部分可通过患者的张力性调节克服，显性验光无法发现。远视的隐性部分只可通过睫状肌麻痹验光发现。

显性远视是在"干性"或非睫状肌麻痹情况下发现的远视度数，可分为能胜性和绝对性远视两部分。能胜性远视是患者可以用调节力矫正的远视度数，这种用力的调节可导致视疲劳。绝对性远视是指患者用最大的调节力也无法代偿的远视部分，可表现为视力下降。

婴幼儿近视很罕见，除非患儿出现了早产儿视网膜病变或有严重的视觉剥夺[36, 44]。到了青春期后期，将近有 27% 的人会发生近视。大多数患者会出现单纯性学龄期或生理性近视。临床表现为远视力下降，通常无症状。在较少见的情况下，视力低下会表现为长期眯眼，促使近视患者就医。然而，大多数患者的视力问题是学校每年常规视力检查时或由初级保健医生发现。这种学龄期的近视每年近视度数会逐渐增加，直到患者停止生长。

一种更少见类型的近视表现为最初的几年里视力不佳。这种先天性或婴幼儿性的近视通常度数较高，大于 5.00 D，通常度数保持稳定。若这种类型的近视是单侧的，通常会导致弱视。

许多治疗近视的方案可预防或延缓学龄期近视的进展。由于长期以来近距离工作被认为是近视发生的病因，这些治疗方案的目的通常是降低调节。治疗包括长期使用阿托品[58-61]、双光眼镜，并且在近距离工作时摘掉近视眼镜。根据近视眼的视近理论，调节过度也可导致眼前节的屈光力增加。这一颇具争议的理论尚未得到验证。最近完成的一项双盲随机临床试验比较了近附加的双光眼镜和单光眼镜对近视进展的影响[62]。作者评估了 469 名年龄为 6～11 岁的儿童。配戴双光眼镜的患者平均 3 年里近视度数增加了 1.28 D，配戴单光眼镜的患者平均 3 年里近视增加了 1.48 D。这种差异具有统计学意义，但差异较小，因此作者认为临床实践中没有必要使用双光眼镜。在一项时长 1 年的试验中，发现哌仑西平（相对选择性 M1 毒蕈碱受体拮抗剂）是减缓近视发展的一种安全、有效的方法[63-64]。但作用效果不大，目前正在进行更多的研究。

第三种类型的屈光不正是散光，可能是角膜来源或晶状体来源的。矫正散光是避免屈光不正性或子午线性弱视的重要方法，尤其是轴向偏离垂直或水平方向 15°以上时会产生形觉剥夺性弱视[65]。尽管大散光常会导致患者发生弱视，但 1.5～2 D 的散光也可导致形觉剥夺性弱视。所开具的处方应在正确的轴位上完全矫正散光[66]。角膜瘢痕、圆锥角膜或其他角膜疾病引起的不规则散光最好用硬性透气性角膜接触镜矫正。

开具镜片处方时应着重关注屈光参差，必须小心注意视力情况。在远视患者中，1 D 的屈光参差即可产生屈光参差性弱视[67]。近视患者不易发生弱视。任何矫正眼镜都应考虑屈光参差。较大的屈光参差可产生单眼注视综合征。当用眼镜矫正屈光参差时，儿童通常耐受性良好，但成人会产生症状性物像不等。

指导原则

以下矫正儿童屈光不正的指导原则应根据个体

情况适度调整，以适应每名患者的需要。通常，患儿会愉快地配戴矫正眼镜，至少是部分时间配戴。如果患儿不愿意配戴眼镜，则说明处方可能存在错误。这种错误可能是眼球屈光状态的测定错误，但更可能的是对儿童视觉需求的判断发生错误。

很多患儿对未矫正的低度近视产生的远距离物像模糊很满意，因为患儿更愿意视近物。在学校时应配戴相对低度数的近视矫正眼镜，在其他时间则可随意选择。

散光性屈光不正所致的物像模糊可出现在所有距离，这与未矫正的低度近视不同，后者只会引起远距离物像的模糊。超过 2 D 的散光应该至少在部分时间矫正，以防止发生弱视。低至 1 D 的斜轴散光也需要矫正，因为患者会出现症状或产生弱视。高度数的远视或近视需要矫正，散光也应完全矫正。

远视性屈光不正的矫正依赖于患者的调节能力以及是否存在斜视。儿童有非常大幅度的调节，但长期使用调节的患者会产生视疲劳的症状。因此，即使患者有足够的调节，长时间近距离工作时也通常需配戴相对低度数的远视眼镜。在不存在内斜视的情况下，患儿需矫正的屈光不正程度不易确定。一些医生用低度数的远视眼镜治疗所有＋3.00 D 以上的患儿，而另一些医生会根据年龄、症状和远视屈光度个性化地选择配镜处方[65]。此外，若患儿没有斜视，可以只部分时间配戴眼镜。还没有研究显示可欠矫的正球镜度数，但临床实际降低的幅度是 1～2 D。

无晶状体眼

接触镜

最常用的矫正儿童单侧无晶状体眼的方法是使用可长期配戴的接触镜。可长期配戴的硅胶弹性体材料的镜片是最常用的，其屈光度（最大可达＋32.0 D）、基弧（7.3、7.5、7.7、7.9、8.1、8.3）和直径（11.3 mm、12.5 mm）的选择范围都很大。高度正球镜（超过 20 D）的镜片只有 11.3 mm 的直径和三种基弧（7.5、7.7 和 7.9）可选。大多数无晶状体眼患儿可以用这些镜片适当矫正[68-69]。硬性透气性接触镜是一种费用较低的替代品，可以长期配戴，且可以制作出特别陡峭的基弧和高度数，而硅胶弹性体材料的镜片无陡峭的基弧和很高的度数。婴儿接触镜应调整至远视度过矫接近 2 D。对于学步的幼儿，接触镜矫正应达到视远接近正视或过矫 1 D。患者做近距离工作时应配戴双光眼镜。眼镜也可以起到保护眼睛的作用。

角膜表面镜片术

角膜表面镜片术是历史上记录的可矫正儿童无晶状体眼或其他大度数屈光不正的替代方法[70-71]。婴幼儿角膜表面镜片术因变量太多而无法广泛应用于婴幼儿无晶状体眼。在有人工晶状体植入术后，这种方法已被弃用。

人工晶状体

人工晶状体（intraocular lens，IOL）植入矫正婴幼儿无晶状体眼已广泛用于大龄儿童的视觉康复，并有越来越多的婴儿使用[72-73]。人工晶状体不能被随意更换，而逐渐增长的眼球会出现近视漂移。光学直径 5.0 ~ 5.5 mm 的人工晶状体可植入囊袋内[69, 74-75]。这些人工晶状体可成功用于外伤后的治疗[76]。随着人工晶状体植入的应用，视力恢复的可能性显著增加。人工晶状体植入手术之前就应计划后囊膜的处理，因为几乎所有患者的后囊膜都会快速发生混浊。大多数 5 岁以下的儿童都需要后囊膜切开和前部玻璃体切割。选择植入的晶状体度数应产生可预测的远视度数。每名专家推荐的残余远视量差别很大，如婴儿为 8 D，2 岁为 4 ~ 5 D，6 岁为 2 D。在远视眼或小眼球中，应首选 SRK/T、SRK Ⅱ 或 Holladay 公式[77]。随着经验的增加，人工晶状体植入的最小年龄持续降低，并取得了很好的结果[73, 78-79]。对 2 岁及以上的儿童，通常考虑双侧植入，1 岁以内或无法配戴角膜接触镜的儿童可单眼植入人工晶状体。婴幼儿无晶状体眼治疗研究（the Infant Aphakia Treatment Study）的长期结果针对单侧植入人工晶状体设置了年龄下限。最常用的人工晶状体是丙烯酸和可折叠的人工晶状体。

低视力

未矫正的屈光不正是发达国家儿童视力受损的最常见原因[80]。儿童占据了低视力患者的一小部分[81]。最常见的视力丧失原因是先天性白内障、视神经萎缩和白化病。发达国家风疹疫苗接种使得先天性白内障的影响正在减弱，而早产儿视网膜病变的影响则正在日益增加。

医生检查视力受损的儿童时必须进行常规评估，并对视野、活动能力、课堂功能以及其他日常活动能力进行评估。应矫正高度的屈光不正。婴幼儿使用特殊助视器者极少。可为视力障碍儿童提供早期干预项目，这些通常由当地学区管理。这些项目可以降低或消除低视力所致的智力发育迟滞。

一至三年级的书籍印刷的字体为 18 号字（2 M），四年级为 14 ~ 16 号字（1.6 M），高中为 10 ~ 12 号字（1 M）。由于儿童的调节储备高，视力低下的患者经常可以通过将物体靠近眼睛和增加调节获得足够的放大率。手持放大镜可满足偶尔的放大需求。可让患儿将学校功课带去诊室或低视力诊所评估视功能。

若患儿缺乏足够的调节能力和放大率来注视远距离目标，或缺乏自我意识，可使用低视力助视器。这与成人所用的完全相同。眼镜是日常使用的首要选择，其可提供良好的放大率和足够的视野，但会极大限制患者的工作距离。闭路电视（最大 60 X）、立式放大镜和计算机辅助的电子图像放大器和（或）增强器是其他一些可借助的仪器。远距离和中等距离的工作有必要使用望远镜，这对观看体育运动或乘公共汽车有帮助，而且对观看电脑屏幕或阅读音乐也有帮助。

视力障碍儿童通常是在正规学校而非在盲人学校接受教育。视力障碍人士的教育专家会对任课教师提供支持，他们会为教师提供培训和材料。医生应该告知教师患儿的预后以及重要检查的结果。例如，右侧同向偏盲患儿应该坐在教室的右边，这样课堂的大部分内容都在完整的视野之内。

（韦严　译　亓晓丽　审校）

参考文献

1. Teller DY, Movshon JA. Visual development. *Vision Res* 1986;26:1483–1506.

2. Gorman JJ, Cogan DG, Gellis SS. An apparatus for grading the visual acuity of infants on the basis of opticokinetic nystagmus. *Pediatrics* 1957;19:1088–1092.

3. Teller DY. The forced-choice preferential looking procedure: a psychophysical technique for use with human infants. *Infant Behav Dev* 1979;2:135–153.

4. Zipf RF. Binocular fixation pattern. *Arch Ophthalmol* 1979;94:401–405.

5. Atilla H, Oral D, Coskun S, Erkam N. Poor correlation between "fix-follow-maintain" monocular/binocular fixation pattern evaluation and presence of functional amblyopia. *Binoc Vis Strab Quart* 2001;16(2):85–90.

6. Friedman DS, Katz J, Repka MX, et al. Lack of concordance between fixation preference and HOTV optotype visual acuity in preschool children: the Baltimore pediatric eye disease study. *Ophthalmology* 2008;115:1796–1799.

7. Mayer DL, Dobson V. Visual acuity development in infants and young children, as assessed by operant preferential looking. *Vision Res* 1982;22:1141–1151.

8. McDonald MA, Dobson V, Sebris SL, Baitch L, Varner D, Teller DY. The acuity card procedure: a rapid test of infant acuity. *Invest Ophthalmol Vis Sci* 1985;26:1158–1162.

9. Preston KL, McDonald MS, Sebris SL, et al. Validation of the acuity card procedure for assessment of infants with ocular disorders. *Ophthalmology* 1987;94:644–653.

10. McDonald MA, Ankrum C, Preston K, et al. Monocular and binocular acuity estimation in 18- to 36-month-olds: acuity card results. *Am J Physiol Opt* 1986;63:181–186.

11. Simons K. Visual acuity norms in young children. *Surv Ophthalmol* 1983;28(2):84–92.

12. McDonald M. Assessment of visual acuity in toddlers. *Surv Ophthalmol* 1986;31:189–210.

13. Stager DR, Everett ME, Birch EE. Comparison of crowding bar and linear optotype acuity in amblyopia. *Am Orthop J* 1990;40:51–56.

14. Hyvarinen L, Nasanen R, Laurinen P. New visual acuity test for pre-school children. *Acta Ophthalmologica* 1980;58:507–511.

15. Holmes JM, Beck RW, Repka MX, et al. The amblyopia treatment study visual acuity testing protocol. *Arch Ophthalmol* Sept 2001;119(9):1345–1353.

16. Moke PS, Turpin AH, Beck RW, et al. Computerized method of visual acuity testing: adaptation of the amblyopia treatment study visual acuity testing protocol. *Am J Ophthalmol* 2001;132(6):903–909.

17. Vision in Preschoolers (VIP) Study Group. Threshold visual acuity testing of preschool children using the crowded HOTV and Lea symbols acuity tests. *J AAPOS* 2003;7:396–399.

18. Becker R, Hubsch S, Graf, MH, Kaufmann, H. Examination of young children with Lea symbols. *Br J Ophthalmol* 2002;86:513–516.

19. Sloan LL. New test charts for the measurement of visual acuity at far and near distances. *Am J Ophthalmol* 1959;48:807–813.

20. Early Treatment Diabetic Retinopathy Study Research Group. Early treatment diabetic retinopathy study design and baseline patient characteristics. ETDRS report number 7. *Ophthalmology* 1991;98:741–756.

21. Apt L, Henrick A. Pupillary dilatation with single eyedrop mydriatic combinations. *Am J Ophthalmol* 1980;89:553–559.

22. Rosenbaum AL, Bateman JB, Bremer DL, et al. Cycloplegic refraction in esotropic children. *Ophthalmology* 1981;88:1031–1034.

23. Johns Hopkins Hospital, Kristin Arcara K, Tschudy M. *The Harriet Lane handbook*, 19 Ed. St Louis, MO: Mosby, 2012.

24. Guyton DL, O'Connor GM. Dynamic retinoscopy. *Curr Opin Ophthalmol* Feb 1991;2(1):78–80.

25. Correction of Myopia Evaluation Trial 2 Study Group for the Pediatric Eye Disease Investigator Group. Accommodative lag by autorefraction and two dynamic retinoscopy methods. *Optom Vis Sci* 2009;86:233–243.

26. Howland HC, Howland B. Photorefraction: a technique for study of refractive state at a distance. *J Opt Soc Am A Opt Image Sci Vis* 1974;64:240–249.

27. Kaakinen K. A simple method for screening of children with strabismus, anisometropia, or ametropia by simultaneous photography of the corneal and the fundus reflexes. *Acta Ophthalmol* 1979;57:161–171.

28. Kaakinen KA, Kaseua HO, Teir HH. Two-flash photorefraction in screening of amblyogenic refractive errors. *Ophthalmology* 1987;94:1036–1042.

20. Morgan KS, Johnson WD. Clinical evaluation of a commercial photorefractor. *Arch Ophthalmol* 1987;105:1528–1531.

30. US Preventative Services Task Force. Vision Screening for Children 1 to 5 year of age: US preventive services task force recommendation statement. *Pediatrics* 2011;127:340–346.

31. Donahue SP, Johnson TM. Age-based refinement of referral criteria for photoscreening. *Ophthalmology* 2001;108:2309–2314.

32. Schmidt P, Maguire M, Dobson V, et al. Comparison of preschool vision screening tests as administered by licensed eye care professionals in the Vision In Preschoolers Study. *Ophthalmology* Apr 2004;111(4):637–650.

33. Miller J, Dobson V, Harvey, EM, Sherrill, DL,. Comparison of preschool vision screening methods in a population with a high prevalence of astigmatism. *Invest Ophthalmol Vis Sci* 2001;42:917–924.

34. Curtin B. *The myopias: basic science and clinical management.* Philadelphia, PA: Harper and Row, 1985.

35. Grignolo A, Rivara A. Biometry of the eye from the sixth month of pregnancy to the tenth year of life. *Acta Facult Med Brun* 1968;35:251–257.

36. Quinn GE, Dobson V, Repka MX, et al. Development of myopia in infants with birth weights less than 1251g. *Ophthalmology* 1992;99:329–340.

37. Cook A, White S, Batterbury M, et al. Ocular growth and refractive error development in premature infants without retinopathy of prematurity. *Invest Ophthalmol Vis Sci* 2003;44:953–960.

38. Sorsby A, Benjamin B, Sheridan M, et al. Refraction and its components during the growth of the eye from the age of three. *Med Res Counc Annu Rep* 1961;301:1–67.

39. Brown EVL. Net average yearly changes in refraction of atropinized eyes from birth to beyond middle life. *Arch Ophthalmol* 1939;19:719–734.

40. Hirsch MJ. Refraction of children. *Am J Optom Arch Am Acad Optom* 1964;41:395–399.

41. Larsen JS. The sagittal growth of the eye. I. Ultrasonic measurement of the anterior chamber from birth to puberty. *Acta Ophthalmol (Copenh)* 1971;49:239–262.

42. National Center for Health Statistics. Refraction status and motility defects of persons 4–74 years, U. S. 1971–72. In: U.S. Department of Health Education and Welfare, ed. Hyattsville, Maryland, 1978:1–130.

43. Yinon URI. Myopia induction in animals following alteration of the visual input during development: a review. *Curr Eye Res*

1984;3:677–690.

44. Hoyt CS, Stone RD, Fromer C, et al. Monocular axial myopia associated with neonatal eyelid closure in human infants. *Am J Ophthalmol* 1981;91:197–200.

45. Kruther SG, Nathan J, Kiely PM, et al. The effect of defocusing contact lenses on refraction in cynomolgus monkeys. *Clin Vision Sci* 1988;3:221–228.

46. Smith ELI, Hung L, Harwerth RS. Effects of optically induced blur on the refractive status of young monkeys. *Vision Res* 1994;34:290–293.

47. Hung L, Crawford, ML, Smith, EL. Spectacle lenses alter eye growth and the refractive status of young monkeys. *Nat Med* 1995;8:761–765.

48. Ingram R, Arnold, PE, Dally S, Lucas, J. Emmetropization, squint, and reduced visual acuity after treatment. *Br J Ophthalmol* 1991;75:414–416.

49. Rosner M, Belkin M. Intelligence, education, and myopia in males. *Arch Ophthalmol* 1987;105:1508–1511.

50. Duane A. Studies in monocular and binocular accommodation with their clinical applications. *Am J Ophthalmol* 1922;5:865–877.

51. Howland HC, Dobson V, Sayles N. Accommodation in infants measured by photorefraction. *Vision Res* 1987;27:2141–2152.

52. Phillips SR. *Ocular neurological control systems: accommodation in the nearest mons triad.* Berkeley, CA: University of California, 1974.

53. Urist MJ. Primary and secondary deviation in comitant squint. *Am J Ophthalmol* 1959;48:647–656.

54. Abraham SV. Accommodation in the amblyopic eye. *Am J Ophthalmol* Aug 1961;52:197–200.

55. Otto J, Graemiger A. On inexact accommodation of amblyopic eyes with eccentric fixation. *Albrecht Von Graefes Arch Klin Exp Ophthalmol* 1967;173:125–140.

56. Lindstedt E. Failing accommodation in cases of Down's syndrome. A preliminary report. *Ophthalmol Paediatr Genet* 1983;3:191–192.

57. Lindstedt E. Accommodation in the visually impaired child. In: GC W, ed. *Low vision. Principles and applications.* New York: Springer-Verlag, 1986:424–435.

58. Swann A, Hunter C. A survey of amblyopia treated by atropine occlusion. *Br Orthopt J* 1974;31:65–69.

59. Syniuta L, Isenberg, SJ. Atropine and bifocals can slow the progression of myopia in children. *Binoc Vis Strab Quart* 2001;16:203–208.

60. Chiang M, Kouzis A, Poiter, RW, Repka, MX. Treatment of childhood myopia with atropine eyedrops and bifocal spectacles. *Binoc Vis Strab Quart* 2001;16:209–216.

61. Chia A, Chua W-H, Cheung Y-B, et al. Atropine for the treatment of childhood myopia: safety and efficacy of 0.5%, 0.1%, and 0.01% doses (atropine for the treatment of myopia 2). *Ophthalmology* 2012;119:347–354.

62. Gwiazda J, Hyman L, Hussein M, et al. A randomized clinical trial of progressive addition lens versus single vision lens on the progression of myopia in children. *Invest Ophthalmol Vis Sci* 2003;44:1492–1500.

63. Siatkowski RM, Cotter S, Miller JM, et al. Safety and efficacy of 2% pirenzepine ophthalmic gel in Children With Myopia: a 1-Year, multicenter, double-masked, placebo-controlled paral-

lel study *Arch Ophthalmol* 2004;122:1667–1674.

64. Tan DTH, Lam DS, Chua WH, Shu-Ping DF, Crockett RS, Asian Pirenzepine Study Group. One-year multicenter, double-masked, placebo-controlled, parallel safety and efficacy study of 2% pirenzepine ophthalmic gel in children with myopia. *Ophthalmol* 2005;112(1):84–91.

65. American Academy of Ophthalmology Pediatric Ophthalmology/Strabismus Panel. *Preferred practice pattern guidelines: pediatric eye evaluations.* San Francisco, CA: American Academy of Ophthalmology, 2012.

66. Guyton DL. Prescribing cylinders: the problem of distortion. *Surv Ophthalmol* 1977;22:177–188.

67. Ingram RM. Refraction as a basis for screening children for squint and amblyopia. *Br J Ophthalmol* 1977;61:8–15.

68. Levin AV, Edmonds SA, Nelson LB, et al. Extended wear contact lenses for the treatment of pediatric aphakia. *Ophthalmology* 1987;94(Suppl):68–69.

69. Infant Aphakia Treatment Study Group. A randomized clinical trial comparing contact lens to intraocular lens correction of monocular aphakia during infancy: grating acuity and adverse events at age 1 year. The Infant Aphakia Treatment Study (IATS) Report 1. *Arch Ophthalmol* 2010;128(7):931–933.

70. Arffa RC, Mavelli TL, Morgan KS. Long-term follow-up of refractive and keratometric results of pediatric epikeratophakia. *Arch Ophthalmol* 1986;104:668–670.

71. Morgan KS, Stephenson GS, McDonald MB, et al. Epikeratophakia in children. *Ophthalmology* 1984;91:780–784.

72. Wilson ME. Intraocular lens implantation: has it become the standard of care for children? *Ophthalmology* 1996;103:1719–1720.

73. Lambert SR, Lynn M, Drews-Botsch C, et al. Intraocular lens implantation during infancy: perceptions of parents and the American Association of Pediatric Ophthalmology and Strabismus members. *J AAPOS* 2003;7:400–405.

74. Brady KM, Atkinson CS, Kiltey L, et al. Cataract surgery and intraocular lens implantation in children. *Am J Ophthalmol* 1995;119:1–9.

75. Crouch ERJ, Pressman SH, Crouch ER. Posterior chamber intraocular lenses: long-term results in pediatric cataract patients. *J Pediatr Ophthalmol Strabismus* 1995;32:210–218.

76. Koenig SB, Ruttum MS, Lewandowski ME, et al. Pseudophakia for traumatic cataracts in children. *Ophthalmology* 1993;100:1218–1224.

77. Nihalani BR, VanderVeen DK. Comparison of intraocular lens power calculation formulae in pediatric eyes. *Ophthalmology* 2010;117(8):1493–1499.

78. Rosenbaum AL, Masket S. Intraocular lens implantation in children. *Am J Ophthalmol* 1995;120:105–107.

79. Repka MX. Monocular infantile cataract: treatment is worth the effort. *Arch Ophthalmol* 2010;129:931–933.

80. Friedman DS, Repka MX, Katz J, et al. Prevalence of decreased visual acuity among preschool-aged children in an American urban population: the Baltimore pediatric eye disease study, methods, and results. *Ophthalmology* 2008;115:1786–1795.

81. Hill AR, Cameron A. Pathology characteristics and optical correction of 900 low vision patients. In: Woo GC, ed. *Low vision. Principles and applications.* New York: Springer-Verlag, 1986:362–385.

第 6 章

弱视

Evelyn A. Paysse • David K. Coats • Timothy P. Lindquist

"弱视（amblyopia）"一词来源于希腊语，意即"视力迟钝"。Gunter von Noorden 医生对弱视的定义为"视觉发育未成熟期，单眼因异常的双眼相互作用、单眼或双眼因形觉剥夺而导致的视力下降，且眼部检查不能明确病因，合适的病例经治疗，视力可得到恢复"[1]。

对弱视眼的眼科检查通常不能发现解剖学的异常。其视力下降的确切机制尚不清楚，但目前多认为源于视皮质。弱视不仅引起视力的降低，也有融合功能、立体视觉以及对比敏感度的下降。

视觉发育

人类在出生时，视觉系统尚不成熟，其视力约为 20/400[2]。随后在第一个月视力便得到提高，立体视也开始发育。视神经髓鞘形成、视皮质的发育以及外侧膝状体的发育发生在生后头两年[2]。黄斑作为视网膜中视觉最敏锐的部分，在大约 4 岁时发育成熟。视觉刺激对正常的视觉发育非常关键。中枢神经系统视觉通路的发育要求大脑接收的图像是清晰聚焦且双眼一致的。任何对大脑视觉通路发育的干扰或抑制都可能引起弱视。

视觉发育至成熟的这一时期即为关键期，该时期视觉系统易受外部因素的影响。视觉系统的成熟被认为主要发生在 3 岁之前，但 3 ～ 8 岁甚至更年长仍然有一定的可塑性。有作者描述了视力发育和弱视的三个关键时期[3]：

——视力发育期（出生至 3 ～ 5 岁）；
——剥夺可引起弱视的时期（出生至 7 ～ 8 岁）；
——弱视眼视力能够恢复的时期（发生剥夺至青春期或青年时期）。

流行病学、社会学和心理学因素

美国弱视的患病率为 1% ～ 3%[4]。以保守估计 2% 计算，美国弱视患者约有 600 万。发展中国家弱视的患病率更高。美国国立眼科研究所报道，弱视是 70 岁以下人群单眼视力丧失的最主要原因。但弱视患病率的估计受到视力下降的定义以及被研究人群的早期筛查和治疗经历的影响[4-5]。其患病率不受性别的影响。在一些研究中，左眼较右眼更易受累，特别是存在屈光参差性弱视的情况下。

弱视发生的平均年龄因病因而不同[6]。在一项纳入 961 名弱视患儿的报道中，屈光参差性、斜视性以及混合性弱视的平均发生年龄分别为 5.6 岁、3.3 岁和 4.4 岁[6]。有报道指出，儿童暴露于引起弱视的条件（比如外伤性白内障）从而发生弱视的年龄上限为 6 ～ 10 岁[7]。弱视患者非弱视眼发生视力丧失和盲的风险增加[8]。一项以人群为基础的包含 370 名单眼弱视患者的研究报道，非弱视眼视力丧失的终生预期风险为 1.2%（95% 置信区间为 1.1 ～ 1.4）[8]。其中 16% 的患者，非弱视眼视力丧失的原因为眼眶或眼球外伤。

因众多原因，发现和治疗弱视非常重要。从弱视患儿及其父母反映的情况来看，弱视存在心理学影响。自我形象、工作、上学和交友都会受到负面影响。躯体化、强迫行为、人际关系敏感、抑郁、焦虑等在弱视患者中发生率更高[9]。弱视患者的就业机会也因一些行业要求双眼有良好视力而受到限制。

已证明弱视治疗在众多方面具有正面作用。无论是遮盖还是压抑疗法，患儿都可以很好地耐受，其父母也能理解[10]。弱视造成的社会心理学影响通过治疗被降到最低。此外，若评估花费和获取的回报（视力）以及其对患者终生的影响，可以说弱视治疗有很高的成本效益[11]。

弱视的分类

必须区分功能性（潜在可逆的）弱视和器质性（不可逆的）弱视。器质性弱视是指由显著的或不显著的通常涉及视网膜或视神经的眼部病理性改变引起的视觉损害。例如，视神经发育不全、视神经萎缩以及中心凹发育不全等。器质性弱视不是本章的重点。功能性弱视发生于眼部解剖学正常的情况下。功能性弱视可以和器质性弱视同时存在，我们将在本章后面讨论。

弱视通常具有引起这种疾病的特征性临床相关因素。弱视也可以根据病因分类。熟悉这两种分类方法对于临床医生非常重要，在设计和实施恰当的治疗策略时很有用。

临床分类

斜视性弱视

斜视性弱视是最常见的弱视类型之一。它是双眼视轴不一致引起的双眼异常相互作用导致的。这种异常相互作用使得双眼黄斑中心凹接收不同的像，从而引起复视和视混淆。视混淆（同时感知到分别来自双眼中心凹的两个不同的像）和复视（双眼分别感知到同一关注目标的两个分离的像）可激发源自偏斜眼中心凹和周边视网膜的视觉输入的视网膜-纹状皮质通路的主动抑制。于是视皮质抑制了来自偏斜眼的图像。视觉发育敏感期内长期的抑制导致了弱视。

任何类型的斜视均可并发弱视。特发性婴幼儿型内斜视患儿发生弱视者多达 17% ～ 40%。间歇性外斜视患者中有 15% 并发弱视。第 3、4 或 6 脑神经部分和完全麻痹因受损程度不同以及儿童通过采取异常头位保持融合的能力差异而可能会或不会发生弱视。

斜视手术并不治疗并发的斜视性弱视。尽管有报道认为内斜视手术的成功率不受轻度弱视的影响[12]，但斜视手术通常（虽然并非总是如此）要推迟到弱视获得最大程度的治疗后才施行。

屈光参差性弱视

屈光参差是弱视的另一个常见病因。屈光参差性弱视可发生于远视、近视或散光。总体来说，发生于远视性屈光参差的屈光参差性弱视更常见[13]。这是因为当双眼视物时，远视性屈光不正患儿屈光度高的那只眼的中心凹无法接收到清晰聚焦的像。对于轻度至中度近视性屈光参差，近视程度高的眼可用于近距离工作，近视程度相对较轻的眼可用于远距离工作，这样便为对抗弱视的发生提供了一种重要的保护措施。Weakly[13] 研究了有可能产生弱视的屈光不正类型。他指出，小到 1 D 的远视性屈光参差和 1.5 D 的散光性屈光参差都足以引起弱视。

屈光参差性弱视通常发现较晚，因为这些孩子无明显眼部异常（比如白内障、斜视），并且由于用对侧眼看没有任何障碍，其视功能看起来也是正常的。

和斜视性弱视类似，屈光参差患儿的其中一只眼的中心凹对皮质的输入会被主动抑制。这种抑制是为了消除单眼离焦和物像不等造成的错误感知觉状态。

视觉剥夺性弱视

剥夺性弱视是最少见但最严重的弱视类型。造成视觉剥夺的原因包括单眼或双眼的视轴受到阻挡或者中心凹成像严重失真。先天性白内障、上睑下垂、先天性角膜混浊以及玻璃体积血等都会导致剥夺性弱视。即使是很短时间的视轴遮挡，例如，非常年幼的孩子如果有前房积血或眼睑水肿，就会发生视觉剥夺性弱视。视觉剥夺性弱视可以是单侧或双侧。知觉性斜视通常发生于有单侧视觉剥夺的儿童。如果在婴幼儿期病因未得到及时解除，剥夺性弱视会导致永久性视力丧失。

特殊类型弱视

屈光不正性弱视是指双眼存在未矫正或未正确矫正的高度屈光不正而导致的双眼弱视。这类弱视最常见于双眼高度远视，屈光度通常大于 5 D 或 6 D，但也可见于高度散光和高度近视患儿。

遮盖性弱视是一种医源性弱视，是由于弱视治疗时对健眼视轴的遮挡而引起的。它常发生于接受全天遮盖的情况下。很快发生遮盖性弱视其实表明视觉系统仍存在可塑性，很多眼科医生相信，这些患者如能及时发现并采取纠正措施，预计会有良好的双眼视力结果。

特发性弱视是一种排除性诊断，通常是在回顾患儿的病史时发现其虽有单眼视力下降但无可察觉的病因，并且尝试弱视治疗后视力得到提高的情况下才予以诊断。由于偶尔会有视力改善，对于这种发生在儿童的未能找到明确解释的视力下降经常需要尝试弱视治疗。可能的原因是，这些儿童生后早期曾有弱视病因存在，但此后又自行恢复了。详细地了解病史经常会发现其曾有斜视或视轴遮挡（例如年幼时昆虫叮咬或感染导致的长期眼睑水肿）的病史。既往曾有屈光参差但之后屈光度变得相等可能是另一种解释，虽然对于这种情况，病史的帮助不大。

机制分类

从发病机制来说，弱视有两方面的原因，包括形觉剥夺和异常双眼相互作用。两种情况可独立或协同发生。形觉剥夺造成弱视是由于投射到中心凹的图像质量差，于是视皮质无法发育出加工清晰聚焦的图像的能力。形觉剥夺发生于视轴被遮挡的情况下，例如白内障、玻璃体积血、角膜混浊或严重的上睑下垂等。例如，一患儿右眼有 + 10.00 D 未矫正的屈光不正，左眼 + 1.00 D，那么其右眼便会由于长期明显的成像模糊而发展出弱视。

异常双眼相互作用是指投射到每只眼的中心凹上的图像具有显著差异，以致无法融合，于是触发了抑制并最终导致被抑制眼的弱视。虽然斜视可能是造成异常双眼相互作用最显著的原因，但单侧屈光介质混浊及严重的屈光参差也是参与这一机制的病因。例如，一患儿单侧高度近视未矫正，那么除了该眼成像模糊外，投射到该眼中心凹的像与投射到对侧眼的像大小也有显著差别，结果导致其除了形觉剥夺外还有异常双眼相互作用。

病理生理学

弱视的机制和病因学是一个非常令人感兴趣的领域，在过去 40 年中有大量论文发表。尚未得到完全解答的一个共同关注的问题是视觉系统中最终导致弱视产生的受干扰的确切部位。业已发现弱视存在外侧膝状体（lateral geniculate nucleus，LGN）和视皮质的改变。弱视眼的视功能在中等视觉环境和暗适应条件下最佳，而在明适应条件下最差。弱视眼视网膜感受野较正常要大[14]。最后，斜视性弱视中心凹区域测得的对比敏感度函数降低，和正常眼周边视网膜对比敏感度函数相当[15]。

虽然弱视通常在视力检查时发现，但视力下降不是弱视眼视觉功能异常的唯一表现。弱视的全部异常或许还有待确定。已知的视觉异常包括对比敏感度降低、暗适应异常、视野异常等。在屈光参差性弱视患者中，即使是"好眼"也有异常表现。Leguire[16] 报道，弱视患者弱视眼和"好眼"均有对比敏感度函数的降低。Kandel[17] 报道，非弱视眼有更好的暗适应。

一些作者提出，多数弱视眼实际上有细微的未被诊断的涉及视神经的眼部病理性改变，比如轻度视神经发育不全[18]。当然，确实有一些开始被诊断为弱视的儿童后来由于能够配合更细致的检查而被发现有细微的眼部病理改变。处理弱视患儿时总需留意这种隐秘的视神经和（或）视网膜病理损害的可能性，这些患儿对治疗的反应会不如预期。

弱视与视皮质的组织学和电生理学异常有关。Hubel 和 Wiesel[19] 在方法学上开创性地研究了单侧眼睑缝合的幼猫视觉经验改变带来的影响。在灵长类模型中也得到了类似的研究结果[20]。这些试验以及后来的其他试验中，弱视模型是通过在易感动物中缝合单眼眼睑或诱导实验性屈光参差实现的。

在有斜视性、屈光参差性和视觉剥夺性弱视的猴中，LGN 对应于弱视眼输入的层变薄（图 6.1）。LGN 的细胞经由顶叶或颞叶到达位于枕叶的视皮质。反映右眼和左眼的交替性输入的眼优势柱出现于接受双眼输入的视皮质的所有部分。值得注意的例外是，每只眼视网膜对应于视野的颞侧新月部分以及对应于另一侧眼视神经位置的视网膜是单眼输入的。弱视与纹状皮质双眼驱动细胞数目的降低有关[20-21]。在剥夺性弱视猴模型中，和弱视眼相联系的眼优势柱明显收缩（图 6.2）。最近 Demer 等[22] 采用正电子发射计算机断层扫描（PECT）显示，弱视眼在接受视觉刺激时，皮质血流和葡萄糖代谢显著降低。

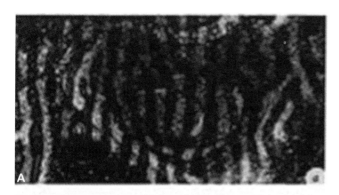

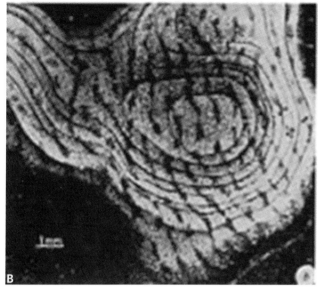

图 6.1　猴一眼玻璃体注射放射性示踪剂后 2 周视皮质放射自显影图。每张图为皮质弦切面拼接而成。**A.** 正常猴。浅色条纹代表被标记眼的功能柱，这些条纹被代表另外一只眼的等宽的间隙所分隔。**B.** 单眼剥夺猴。生后 2 周时右眼缝达 18 个月。代表正常眼输入的纹带增宽，在一些部位，甚至相邻纹带联合到一起，使得代表与被缝合眼相联系的功能柱的窄间隙几乎消失了[21]（Reprinted with permission from Amblyopia，in Duane's Ophthalmology.）

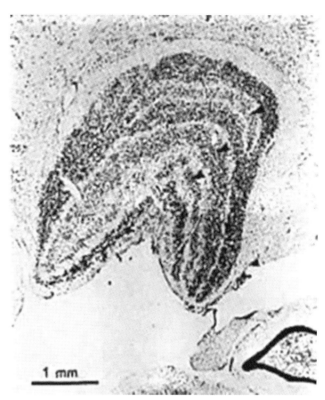

图 6.2　同一只猴右外侧膝状体冠状切面。箭头所示为接受剥夺眼输入的层的萎缩[21]（Reprinted with permission from Amblyopia，in Duane's Ophthalmology.）

视力筛查和发现弱视

从父母的观察角度来说，弱视有明显的和不明显的病因。明显的斜视和致密的白内障会很容易被父母和儿科医生发现，因此可得到及早诊断和治疗。不明显的弱视病因，包括屈光参差、微小度数斜视、位置靠后的白内障、玻璃体混浊等经常不会被父母注意或察觉，直到接受常规视力筛查时才被发现，通常要等到孩子成长至足以接受正式的心理物理学视力测试（3 ～ 5 岁）。

虽然视力筛查不是本章要讨论的目的，但关于视力筛查程序在这里提几点也是适合的。虽然现在

建议视力筛查在 3 ～ 5 岁的儿童中进行，但据估计，在美国只有 21% 的儿童按这一建议的时间间隔接受了视力筛查。Snowdon 和 Smith[23] 最近对这一弱视筛查时间的建议的合理性提出挑战，他们报道，轻度弱视（20/40 或更好）拖到 5 岁时诊断不会对长期视觉结果构成不利影响。

弱视患者的检查

用于诊断弱视的视力检测方法需根据儿童的年龄和认知能力选择。低于 5 岁的儿童由于不能专心配合使用 Snellen 视标的测试，常无法获得超过 20/40 ～ 20/30 的视力。如果双眼的视力不等或双眼的视力均低于 20/40，则应怀疑弱视。虽然视力并非弱视唯一的视功能异常指标，但视力测试是诊断的关键，也是弱视最易被检测到的方面。不幸的是，最有可能对弱视治疗有反应的儿童（即更年幼的孩子）是最难检查的。

视觉行为 / 视力的评估

视觉行为评估对于语言能力尚未发育的儿童弱视的诊断是一项关键检查。视觉行为评估首先评价儿童注视和跟随调节性视标的能力，比如检查者的脸或小玩具。如果一个孩子能用一眼注视和跟随一个玩具，但用另一只眼却做不到，那么不能注视和跟随玩具的眼常有视力降低。检查者必须意识到年幼儿童的注意力范围是有限的，要确认其无法注视和跟踪目标并非是对视标缺乏或失去兴趣所致。为确保不出现这种可能性，需要采用第二或第三个具有视觉趣味的视标再试，以便确认。双眼注视和跟踪行为不一致并不表明一定存在弱视，也可能仅仅是表明存在未经矫正的屈光不正或其他可矫正的问题。

注视行为测试

注视行为测试是移动视标，使其通过儿童的视觉空间。测试时需要将另一只眼遮挡，每只眼分别测试。遮挡另一只眼的方法可以采用遮眼板或检查者的手，很少采用眼罩。需重复测试提高准确度。可观察到婴儿的眼球运动欠协调。大约在 2 个月龄时眼球能够追随物体过中线。大致 3 个月时通常能有垂直性眼球运动。

差异性抵抗遮挡试验

差异性抵抗遮挡（the differential occlusion objection，DOO）试验是一项检查中度至重度弱视的经典视觉行为测试。DOO 试验需要测试儿童对序贯性遮挡对侧眼的反应。双眼视力对称的儿童对序贯性遮挡两眼的反应是等同的。双眼视力不等的儿童在视力较好眼被遮挡时会变得烦躁不安。该试验需要重复测试几次，以提高可靠性。如果受试儿童对其中一只眼有强烈的偏好，即遮挡该眼有更强的抵抗，则高度提示对侧眼为弱视眼。

注视选择试验

注视选择试验是另一种用于鉴定弱视的常用方法，特别适用于过于年幼无法进行正式的心理物理（定量）视力测试的儿童。该试验对于斜视患者而言操作简单。检查者只要试着通过遮盖其中一眼让对侧眼维持同样的注视，然后撤去遮挡，观察当前注视的眼睛能否保持注视，然后遮盖对侧眼重复同样的操作。如果在撤除遮挡时患儿任一眼均能保持注视，可能就不存在明显的弱视。而如果在撤除遮挡时儿童持续表现出其中一只眼睛的注视偏好，则应怀疑对侧眼存在弱视。

垂直棱镜试验

垂直棱镜试验采用 10 ～ 14 三棱镜度的垂直棱镜诱发视轴的垂直分离，使得无眼位偏斜的儿童两眼视觉的不对称易于被发现[24]。该试验首先将三棱镜底朝下放置在儿童右眼前，诱导出垂直斜视，此时右眼的像上移，产生垂直方向的复视。那么接下来该儿童必须要决定他 / 她要注视哪个像。双眼视力对称的儿童通常会做出以下两种反应之一：多数会在每只眼前依次放置三棱镜时无眼位变化；少数情况下，双眼视力对称的儿童在一眼前放置三棱镜时该眼会有向上的运动，这是因为他 / 她想注视被底朝下的三棱镜上移了的像。而有明显弱视的儿童通常会对依次放置在每只眼前的三棱镜有不对称的反应。当三棱镜放置在健眼前时，两眼均向上运动，这是由于健眼想注视被底朝下的三棱镜上移了的目标；而当三棱镜放置在弱视眼前时，由于健眼仍继续注视视标，眼位无变化。可反复多次操作和测试，确保获得一致的反应结果，垂直棱镜试验的准确性因此而大大提高。

视力测试

视力测试应在可行的情况下于生后早期开始。低至 2 岁的儿童有时也能配合心理物理（定量）视力测试。检查者在评估儿童视力时应尽可能使用最为复杂的心理物理测试。Snellen 视力测试被认为是最优的，而图形视力测试，如 Allen 图形，是令人最不满意的，因为其经常引起对实际视力的高估。HOTV、Tumbling E 和 Landolt C 视力表测试从这个方面来说优于 Allen 图形视力测试。两眼最佳矫正视力相差 2 行（比如左眼 20/20，右眼 20/30）在临床上提示有弱视，虽然两眼视力相差 1 行或更少也可能存在弱视。这在使用 Allen 图形视力测试时尤其需要重点考虑。如一名儿童用 Allen 视力测试两眼视力相差 1 行，在用更复杂的测试时可能会发现其相差好几行。故而，Allen 图形视力测试总应与注视选择试验一起使用。

年幼的儿童由于注意力集中程度有限，在任何测试中均很少达到 20/20 的视力。如果年幼的儿童双眼视力相当且在 20/50 到 20/40 的范围内或者更好，则应认为其视力正常。这样的话，一名 3 岁儿童采用 Tumbling E 视力表测试双眼视力均为 20/40 则应认为其视力正常。但是一名 3 岁儿童双眼视力均为 20/70，或者一只眼视力 20/50，另一只眼视力 20/30，则应做进一步的检查评估。

弱视患者经常会被发现在采用整行视标测试时较采用独立视标测试时有更严重的视力缺陷。当采用整行测试时，在达到视力极限时，接近分辨力极限的图形被邻近的图形围绕，从而引起轮廓相互作用。这种作用即熟知的"拥挤现象"，可以出现于正常眼，但在弱视患者，其临床表现更为显著，因为相比于正常人，弱视患者中心凹范围内轮廓相互作用的距离增大。视标的拥挤会对弱视眼的视力测试造成显著影响。给弱视儿童采用单个视标从而忽略拥挤现象经常错误地导致好的视力值。在此情况下，采用整行视标可提供更准确的视力评估，提高发现弱视的机会。

空间总和和侧抑制是在对可能存在弱视的患者进行视力测试时必须考虑的视觉加工特性。空间总和是指当一个小光点的面积增大时，检测到该光点所需的亮度阈值会降低。侧抑制可以这样观察到，即照亮被检测点周围视网膜时，对该位置小的测试光点的检测阈值会增加。和轮廓相互作用一样，在正常中心凹范围内发生空间总和和侧抑制的距离非常短，而在正常周边视网膜发生的空间距离更宽。侧抑制可以用一种熟悉的被称为 Hermann 格的错觉图形来演示，它由被白色条纹分隔的黑色方块组成（图 6.3）。条纹交会处看起来会比条纹本身更暗一些，这是因为条纹交会处周围的白色区域面积更大，从而产生更强的侧抑制。这种效应在注视点处较弱，因为较小的中心凹抑制区完全落在条纹宽度以内。业已发现，空间总和和侧抑制的空间距离范围在弱视眼的中心凹比在正常眼要大[25]。

单个字母视力测试在特定情况下是有一些价值的。一些检查者相信单个字母视力可以预测弱视治疗后的最终视力潜能。其他报道提示，如果换到单个字母都无视力改善，则提示存在器质性视觉损伤。

视力测试技巧

儿童天生具有好好表现的欲望。这种想做好和取悦成人的驱动力促使其在视力检查中采取记忆、偷窥和其他我们不希望发生的行为。为了在检查中避免这些可能出现的问题，建议在对侧眼使用黏性眼罩（眼贴）。

具有随机呈现视标功能的计算机化视力测试设备因为可以避免记忆造成的假象，是值得采用的。此外，由于操作时存在学习曲线，常可见到儿童在

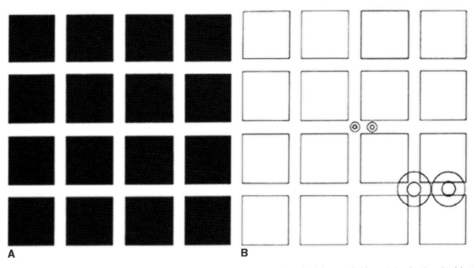

图 6.3　**A.** Hermann 格错觉。**B.** 每个圆圈内无阴影的区域代表圆圈中心点的抑制区。在接近注视点处，抑制区很小且恰好位于白色条纹边界线以内。这种情况下，条纹交会处的点和交会处以外的点接收到的抑制是等量的。而在远离注视点的地方，抑制区变大且进入到对抑制没有贡献的黑色区域内。这种情况下，交会处的点比交会处以外的点接收到更多的抑制，因此看起来更暗一些（Reprinted with permission from Amblyopia, in Duane's Ophthalmology.）

测试第一只眼时表现较差而在测试另外一只眼时提高。如果第二只眼的视力较好，第一只眼需要重测，以避免学习曲线造成的假象。

回顾眼科全面检查的细节不是本章的目的。但是需要重点指出的是，全面的眼科检查对所有怀疑有弱视的儿童都是必需的。视力丧失的器质性原因有时会被忽视，特别是对于活跃的或不合作的儿童。一些最常见的没有被发现的器质性视力丧失的病因包括视神经发育不全（最为多见）、轻度视神经萎缩、轻微的黄斑异常等。传入性瞳孔障碍（在不合作的儿童中常难以确定）或许是发现可能导致患儿视力丧失的视神经异常的唯一线索，因为采用其他方法难以进行评估。当患儿对治疗建议的依从性良好但弱视治疗不能达到预期时，应考虑存在轻微的器质性视力异常的可能性。

弱视的治疗

关于弱视患者的处理就不如前面关于病因学和检查的讨论那样明确了。现实中的困难包括儿童检查的困难、对检查反应的不一致、需要持续重复的检查、须改进检查技术、经常对治疗不能完全依从等。基本的弱视治疗建议没有多少变化。作为最主要的弱视治疗方法之一，遮盖治疗最早在公元 900 年美索不达米亚的 Thabit Ibn Qurrah 就曾有描述。除了遮盖治疗，药物和光学压抑治疗也常用于弱视的治疗。虽然近几十年来很少报道新的有效治疗手段，但采用现有的治疗方法进行治疗的时机和策略的相关知识有了显著进步。

大量文献建议，儿童弱视的治疗应尽可能早，以取得最佳治疗效果。但这一建议最近受到了挑战。有几项研究表明，视力在 20/400 及以上的斜视性弱视和屈光参差性弱视的初始治疗年龄的影响没有之前预期的那么大[26-27]。因此，对于临床医生来说，对弱视治疗保持一种开放的观念，并乐于采用经过科学验证的可采用的新治疗建议是很重要的。

对于个体患者而言，弱视治疗的目标是最大程度地提高视力。简单来说，弱视治疗包括去除屈光介质混浊（如果存在），用框架眼镜或接触镜矫正明显的屈光不正，鼓励患儿使用弱视眼，以及监测复发。为鼓励使用弱视眼，可以采用眼罩遮盖健眼或使用长效睫状肌麻痹剂或光学模糊的方法压抑健眼[28]。

一些所谓的视觉治疗，包括眼球运动锻炼、视觉训练以及用闪光点或旋转图形刺激或抑制视觉的方法都未经科学验证。

虽然也有例外，但各种弱视治疗方法通常每次只用其一。这是为了评估每种治疗的效果。或许，一次只用一种治疗的一个更重要的原因是为了避免让弱视儿童因接受过多的治疗方式而负担过重，这会让患儿容易产生挫败感而产生更多的依从性问题。

光学矫正

所有弱视患儿治疗的第一步都是设法让清晰的物像投射到每只眼的中心凹。要确保投射到中心凹上的物像清晰，需要去除明显的屈光介质混浊（比如白内障、角膜混浊），并用框架和（或）接触镜矫正明显的屈光不正。最近报道，轻度至中度屈光参差性弱视采用单纯屈光矫正能达到完全的治疗效果，不需要进行遮盖或压抑疗法[29]。

遮盖治疗

遮盖治疗长期以来是治疗弱视的主要手段。其被很多眼科医生优先采用是因为它没有全身性的副作用，有效而且便宜。遮盖治疗的方法是遮盖健眼，强迫弱视眼的使用。遮盖治疗的主要缺点是依从较难。患儿会移动眼罩偷看，这使得治疗效果降低或完全没有作用。

遮盖治疗的策略在过去 10 年里有了显著进步。遮盖的方案取决于患儿的年龄和医生的选择。年幼的儿童比年长的儿童需要的遮盖更少。过去普遍采用的弱视初始治疗的建议是，1 岁以下的儿童每天遮盖时间为 1 个月龄遮盖 1 h，初始随访为每 1～2 周一次。但最近研究显示，多数 3～6 岁的中度弱视患儿每天仅 2 h 的遮盖是必需的。那么有理由假设，低剂量遮盖方案在更年幼的儿童中也是有效的。在更年长的儿童，过去的建议是每天遮盖 6 h 或更长时间，初始随访间隔为每 1 岁 1～2 周。随访时间间隔随着儿童对治疗的反应变得确切，和（或）采用每天减少遮盖的措施而逐渐延长[30]。

最近的一系列随机对照试验——由美国儿童眼病研究组（Pediatric Eye Disease Investigator Group, PEDIG）实施的弱视治疗研究（Amblyopia Treatment Studies）——已经表明，只需较少的遮盖和（或）

压抑剂量就可以在同等的时间内达到同样的视力改善效果。这些研究已经改变了许多小儿眼科医生治疗弱视的方式。

研究发现，中度弱视（20/80～20/20）患儿健眼每天遮盖 2 h 和每天遮盖 6 h 的效果，以及重度弱视（20/400～20/100）患儿健眼每天遮盖 6 h 和全天遮盖的效果在第 4 个月随访检查时一样[27]。很多人把这些结果解读为 2 h 遮盖和 6 h 遮盖效果一样。但这可能是一个错误的结论，因为这些研究中并没有监测遮盖的量。当然，这也是一种"真实"生活状况的结果，或许也是可以实现的结果。

因此现在问题来了，是否每天 2 h（或更少）遮盖对任何程度的弱视都已经足够？有没有一个视觉系统能够接受的达到最大治疗反应的每天遮盖剂量？

有几种利于遮盖治疗的遮盖选择。黏性眼罩（眼贴）为主要的治疗方法。已有市售的几种眼罩用于完全遮挡视轴和周边区域，适用于戴框架眼镜的儿童，特别是在炎热潮湿的气候条件下更为可取。通常而言，一些夹在框架眼镜前方的眼罩不能完全遮盖所有的边，不建议用。这种夹持型眼罩可使儿童轻易地透过眼镜或眼镜周边偷看，可能没有效果。

遮盖型的接触镜对于依从性较差的弱视患儿是另一个选择。这种方法通常是用于重度弱视且依从性差，尝试了所有其他方法都失败的患儿，或者是弱视眼为无晶状体眼并且其父母习惯于配戴和摘除接触镜的患儿。患儿的父母需理解接触镜的潜在并发症，包括微生物引起的角膜炎、巨乳头性结膜炎和角膜瘢痕等。这些潜在的并发症加上增加的费用和父母的精力，使得这种方法对于多数父母而言不能令人满意，这也是这种治疗模式较少使用的主要原因。

压抑

压抑是指暂时地阻碍健眼的使用，从而给弱视眼创造视觉优势的一种治疗技术。压抑通过使用药物、操控眼镜或者两者联合使用，使健眼视物模糊[28, 31]。

药物压抑是通过在健眼滴睫状肌麻痹剂来实现的。1% 的阿托品是最为常用的药物剂型，但一些眼科医生也使用后马托品、东莨菪碱和环喷托酯。这些局部抗胆碱能药物引起暂时的瞳孔扩大和调节功能降低，使得弱视眼具有竞争优势，达到鼓励其使用的目的。药物压抑最好用于远视眼，但在很低度数的近视使用也可有效。药物压抑必须和弱视眼合理的配镜矫正联合使用。

抗胆碱能副作用虽然很少见，但有时在使用了几滴抗胆碱能眼药水后就会发生，在给予处方时应和父母讨论这一点。最常见的副作用为皮肤潮红和发热。易怒、攻击行为、癫痫则鲜见报道。

自从弱视治疗研究（Amblyopia Treatment Study, ATS）在一组中度斜视性或屈光参差性弱视患者中揭示阿托品压抑治疗和遮盖治疗相比，治疗 6 个月后视力矫正效果相同，阿托品压抑或许现在正被越来越多地接受和使用[32]。在这一大样本前瞻性盲法多中心试验中，419 名年龄小于 7 岁的斜视性或屈光参差性弱视患儿（视力范围 20/100～20/40）被随机分为两组，分别接受健眼 1 滴硫酸阿托品或每天至少遮盖 6 h[32]。视力的改善在遮盖组略快。治疗 6 个月后，弱视眼视力在两组均提高了 3 行或更多（遮盖组 79%，阿托品组 74%）。但是阿托品组治疗依从性更好（完成至少 76% 的治疗的人数为 78%，而遮盖组为 49%）。

光学压抑是改变健眼框架眼镜或接触镜的矫正度数，从而产生物像模糊，潜在地为弱视眼提供了竞争优势。光学压抑可以单独使用，但更常见的是和药物压抑联合使用。单独光学压抑的缺点是，患儿会为了避免不喜欢的视物模糊而直接摘掉眼镜或越过眼镜偷看。但是当联合睫状肌麻痹剂使用时，光学压抑是治疗弱视的一种强有力的辅助方法。

在联合使用药物压抑时，降低健眼的屈光矫正需小心谨慎，确保健眼不发生压抑性弱视（类似于遮盖性弱视）。应以足够高的频率随访，以监测和处理压抑性弱视。在 ATS 研究中，阿托品治疗组有 15% 的患儿健眼视力下降 1 行，而随机分配的遮盖组为 7%[32]。在两个治疗组中，中止治疗均和恢复了正常视力有关。

全身治疗

弱视的全身治疗取得了有限的成功。用于治疗帕金森病的左旋多巴-卡比多巴就是这样的药物。它通过在中枢产生更多的多巴胺发挥作用。其对弱视的治疗作用是在一些帕金森病患者中偶然发现的，这些患者有久远的弱视病史，他们称，在开始使用左旋多巴-卡比多巴后，对比敏感度和视力得到提高。现已发现左旋多巴-卡比多巴对弱视患者的弱视眼和健眼均能起到短时间的轻度视力提升作用。同时发现，这种治疗对于超过有治疗反应的标准年龄范围的年长儿童有轻微的效果[33]。但是，这种视力的提升在停止给药后并不总能够保持。已有研究显示，联合遮盖治疗能够提高治疗反应和维持视力的提升，虽然该结论未得到进一步肯定。其他药物，包括胞磷胆碱（胞嘧啶核苷 -5′ - 二磷酸胆碱）正在被研究用于弱视的治疗，或许会在将来证明其功效[34]。

维持治疗

通过治疗，视力达到最大程度的提升后，许多眼科医生建议仍应采用每天数小时遮盖或周期性压抑疗法维持治疗数月，以最大程度降低复发的风险[35]。一个常用的方案是，经验性建议维持每天遮盖治疗 1 ～ 2 h，或者维持阿托品压抑每 1 ～ 2 周一次，持续 3 ～ 6 个月，直到完全停止治疗。研究已显示，当采用超过每天 2 h 的剂量的遮盖治疗或者每天使用阿托品压抑疗法的情况下突然停止弱视治疗，大约 40% 的患者会有视力回退，而每天 2 h 遮盖或每周末遮盖的患者仅有 13% 有视力回退[36]。

停止治疗

医生必须做出的最难的决定之一就是停止对一种慢性疾病的治疗，特别是在没有取得最优治疗反应的情况下。这一点对弱视也是如此。什么时候医生对于停止弱视治疗在医学和医学法律方面都会感觉舒服呢？弱视治疗后，视力恢复多数发生于治疗的最初几个月[32]。关于什么时候停止治疗是安全的，目前没有可靠的科学研究结论提供给临床医生。通常的做法是需要 3 次连续的随访，每次间隔至少 6 ～ 8 周并且依从性良好，在考虑停止治疗前没有进一步的视力提高。如果适合，在考虑停止治疗前，遮盖和压抑治疗一般都是要尝试的。实际地说，这意味着经治疗视力未达到平衡的患儿在放弃治疗前，需要接受 4 ～ 6 个月遮盖或压抑治疗，随后采用其他替代治疗方法进行治疗尝试。和上述不同的例外方案也很常用，取决于很多因素，包括依从性、上

学问题及家庭压力等。建议在停止治疗前和患儿父母进行诚恳交流，应告知他们虽然可能性很小，但继续治疗可能会进一步提高视力。当仍然有残余弱视时，有必要让父母参与做出停止治疗的最终决定，这样会减轻父母现在和将来的内疚感，以免他们认为自己在及时发现弱视和（或）对孩子的弱视采取措施方面没有做到最好。

对剥夺性弱视停止治疗通常是最为困难的。这些患者通常每天遮盖不超过 6 h，因为据报道，每天 6 h 或更少时间的遮盖治疗，立体视会更好，而且因为对于剥夺性弱视患儿，更高剂量的遮盖是很难依从的。对于语言能力尚未发育的儿童，客观视力难以准确评估，因此弱视治疗应持续到孩子长大到足以接受心理物理学视力测试时为止。通常建议在考虑停止治疗前需能够使用比图形（Allen）视力测试更复杂的视力检查方法，除非视力差至遮盖健眼会让其无法离床活动或进行其他日常活动。

预后

各种弱视治疗的效果是难以测量和比较的，这是因为没有适合所有年龄段儿童的标准、准确和线性的视力检查方法。此外，很多病例是在视力能够被准确测量前诊断和成功治疗的。通常在 4 ～ 5 岁之前开始治疗至少有一部分是成功的。

已确定有几个因素和治疗的高失败风险有关，包括依从性差、年龄在 6 岁及以上、1.5 D 及以上的散光、大于 3 D 的远视、初始视力 20/200 或更差[37]。ATS 研究已经显示，3 ～ 6 岁儿童弱视治疗的视力结果相近[26]。

在年幼的儿童中，对治疗计划的依从性更可能是决定疗效的关键[37-38]。甚至在年长的儿童中也显示，当他们依从性越好时，弱视治疗的效果越明显。在一项研究中，36 名 7 ～ 10 岁的儿童接受了全天遮盖（标准遮盖或遮盖型接触镜），所有患儿的最终最佳矫正视力在 20/30 ～ 20/20[39]。

在一项关于长期效果的队列研究中，94 名儿童成功接受了单眼弱视的遮盖治疗，他们在 9 岁（即弱视治疗终点）时视力达到 20/20。这些患儿在停止治疗后平均 6.4 年接受检查。结果发现，治疗前视力低于 20/100 的患儿要比治疗前视力在 20/100 ～

20/60 的患儿的视力回退更严重（Snellen 视力平均减退分别为 1.5 行和 0.6 行），发生率更高（分别为 63% 和 42%）。视力回退和弱视类型有关，混合性、斜视性和屈光参差性弱视的视力回退发生率分别是 79%、46% 和 36%。该研究中 45 名患者在停止治疗后 21.5 年，平均 29 岁时接受了再次评估。约有 1/3 的患者弱视复发。

弱视可能会有长期的社会心理学后果。在一项对有弱视病史的 25 名患者的研究中，约 50% 的患者反映弱视干扰他们上学、工作或生活，约 40% 的患者反映会影响他们参加体育运动和（或）选择工作[10]。此外，和对照组相比，弱视患者有更高程度的躯体化、强迫行为、抑郁和焦虑。

特殊问题

年长儿童

最近的非对照研究已经对超过 8 岁或 9 岁后弱视治疗无用的观点提出质疑[39-40]。Mintz-Hittner 等[39] 报道，7 ~ 10 岁的儿童全天遮盖健眼，其 Snellen 视力有明显的提高。然而，该研究的队列可能是研究者自己选取了有可能对治疗有反应或者由于弱视之外的原因在最初的视力检查中没有做得很好的一组儿童。而且，那些治疗依从性不够好的患儿没有纳入研究，也没有对照组。另一项研究显示，如果接受了屈光矫正并对健眼行每天 6 h 遮盖或每天给予阿托品，7 ~ 12 岁的患儿中有 50% 视力可提高 2 行或 2 行以上。该研究还显示，同样的治疗能使之前未经治疗的 13 ~ 17 岁的患儿中的 50% 视力提高 2 行或 2 行以上[29]。

合并眼部病变

弱视可能会和视网膜或视神经的解剖学异常同时发生，例如视神经发育不全、视神经萎缩和视网膜缺损。除非临床上肯定视力丧失是不可逆的，医生应假定有明显病理改变的眼存在可逆的弱视成分，应尽力尝试治疗，以改善任何可逆的视觉损害成分。

儿童检查起来经常会有困难。因此可以理解，在小的不合作的儿童中细微的病变或许会被忽视，包括轻度视神经发育不全、细微的视神经萎缩和细微的中心凹发育不全。我们建议在每次检查中记录儿童的合作水平。这可以在随访时提醒医生之前的检查可能欠佳，允许其他医生合理地看待这名医生的结论。建议在所有的弱视检查中仔细地检查瞳孔，明确是否有传入性瞳孔阻滞。如儿童对弱视治疗的反应没有达到预期，可能是没有正确地矫正屈光或忽略了重要的病理改变，这时就需要仔细地重新评估。

结论

综上所述，弱视是小儿眼科和成人眼科从业人员经常会遇到的一种疾病。大多数情况下，它在临床上和斜视及屈光参差有关。屈光介质混浊导致的剥夺性弱视是最少见但最严重的弱视类型。弱视存在中枢神经系统的解剖和功能改变，已报道在外侧膝状体和视皮质均有改变。发现弱视常常是困难的，特别是对于语言能力尚未发育和不合作的儿童。弱视治疗的社会心理学和社会经济学益处是很明显的。虽然对弱视治疗的反应在某个阶段是最大的，但治疗可能无效的最大年龄目前还没有定论。

弱视的基本治疗原则包括去除所有明显的屈光介质混浊，矫正明显的屈光不正，然后设计方案鼓励使用弱视眼。长期的随访对于发现复发是必需的。遮盖治疗和阿托品压抑是最常用的治疗方法。光学压抑可以选择性地应用，通常要和药物压抑联合使用。全身治疗还没有得到广泛接受。维持治疗对于降低复发风险是很重要的。在停止治疗前把遮盖剂量减少到每天遮盖 2 h 或周末给予阿托品压抑能够降低弱视复发的机会。如儿童对治疗没有反应，应重新评估是否有细微的视网膜或视神经病理损害。ATS 在弱视治疗上最近取得了重要并且有趣的进展。该研究以及其他研究有望最终推动治疗策略的优化和全面提高视觉疗效。

（史学锋 译 谢芳 审校）

参考文献

1. vonNoorden GK. Mechanisms of amblyopia. *Adv Ophthalmol* 1977;34:93–115.
2. Boothe RG, Dobson V, Teller DY. Postnatal development of vision in human and nonhuman primates. *Annu Rev Neurosci* 1985;8:495–545.
3. Daw NW. Critical periods and amblyopia. *Arch Ophthalmol* 1998;116:502–505.
4. Thompson JR, Woodruff G, Hiscox FA, et al. The incidence and prevalence of amblyopia detected in childhood. *Public Health* 1991;105:455–462.
5. Eibschitz-Tsimhoni M, Friedman T, Naor J, et al. Early screening for amblyogenic risk factors lowers the prevalence and severity of amblyopia. *J AAPOS* 2000;4:194–199.
6. Woodruff G, Hiscox F, Thompson JR, et al. The presentation of children with amblyopia. *Eye* 1994;8:623–626.
7. Keech RV, Kutschke PJ. Upper age limit for the development of amblyopia. *J Pediatr Ophthalmol Strabismus* 1995;32:89–93.
8. Rahi J, Logan S, Timms C, et al. Risk, causes, and outcomes of visual impairment after loss of vision in the nonamblyopic eye: a population-based study. *Lancet* 2002;360:597–602.
9. Packwood EA, Cruz OA, Rychwalski PJ, et al. The psychosocial effects of amblyopia study. *J AAPOS* 1999;3:15–17.
10. Holmes JM, Beck RW, Kraker RT, et al. Impact of patching and atropine treatment on the child and family in the amblyopia treatment study. *Arch Ophthalmol* 2003;121:1625–1632.
11. Membreno JH, Brown MM, Brown GC, et al. A cost-utility analysis of therapy for amblyopia. *Ophthalmology* 2002;109:2265–2271.
12. Weakley DR Jr, Holland DR. Effect of ongoing treatment of amblyopia on surgical outcome in esotropia. *J Pediatr Ophthalmol Strabismus* 1997;34:275–278.
13. Weakley DR Jr, Birch E. The role of anisometropia in the development of accommodative esotropia. *Trans Am Ophthalmol Soc* 2000;98:71–76.
14. Hommer K, Schubert G. The absolute size of foveal receptive field centers and Panum'sareas. *Albrecht Von Graefe's Arch Ophthalmol* 1963;166:205–210.
15. Thomas J. Normal and amblyopic contrast sensitivity function in central and peripheral retinas. *Invest Ophthalmol Vis Sci* 1978; 17:746–753.
16. Leguire LE, Rogers GL, Bremer DL. Amblyopia: the normal eye is not normal. *J Pediatr Ophthalmol Strabismus* 1990;27:32–38.
17. Kandel GL, Grattan PE, Bedell HE. Are the dominant eyes of amblyopes normal? *Am J Optom Physiol Opt* 1980;57:1–6.
18. Lempert P. The axial length/disc area ratio in anisometropic hyperopic amblyopia: a hypothesis for decreased unilateral vision associated with hyperopic anisometropia. *Ophthalmology* 2004; 111:304–308.
19. Hubel DH, Wiesel TN. Receptive fields and cells in striated cortex of very young, visually inexperienced kittens. *J Neurophysiol* 1963; 26:994–1002.
20. Hubel DH, Wiesel TN, LeVay S. Plasticity of ocular dominance columns in monkey's striate cortex. *Philos Trans R Soc Lond B Biol Sci* 1977;278:377–409.
21. Wiesel TN. Postnatal development of the visual cortex and the influence of environment. *Nature* 1982;299:583.
22. Demer JL, von Noorden GK, Volkow ND, et al. Imaging of cerebral blood flow and metabolism in amblyopia by positron emission tomography. *Am J Ophthalmol* 1988;105:337–347.
23. Snowdon SK, Stewart-Brown SL. Preschool vision screening. *Health Technol Assess* 1997;1:1–83.
24. Wright KW, Walonker F, Edelman P. 10-Diopter fixation test for amblyopia. *Arch Ophthalmol* 1981;99:1242–1246.
25. Lawwill T, Meur G, Howard CW. Lateral inhibition in the central visual field of an amblyopic subject. *Am J Ophthalmol* 1973;76:225–228.
26. Pediatric Eye Disease Investigator Group. A comparison of atropine and patching treatments for moderate amblyopia by patient age, cause of amblyopia, depth of amblyopia, and other factors. *Ophthalmology* 2003;110:1632–1637.
27. Holmes JM, Kraker RT, Beck RW, et al. A randomized trial of prescribed patching regimens for treatment of severe amblyopia in children. *Ophthalmology* 2003;110:2075–2087.
28. France TD, France LW. Optical penalization can improve vision after occlusion treatment. *J AAPOS* 1999;3:341–343.
29. Writing Committee for the Pediatric Eye Disease Investigator Group. Optical treatment of strabismic and combined strabismic-anisometropic amblyopia. *Ophthalmology* 2012;119:150–158.
30. Simon JW, Parks MM, Price EC. Severe visual loss resulting from occlusion therapy for amblyopia. *J Pediatr Ophthalmol Strabismus* 1987;24:244–246.
31. Pediatric Eye Disease Investigator Group. The course of moderate amblyopia treated with atropine in children: experience of the amblyopia treatment study. *Am J Ophthalmol* 2003;136: 630–639.
32. Pediatric Eye Disease Investigator Group. A randomized trial of atropine vs. patching for treatment of moderate amblyopia in children. *Arch Ophthalmol* 2002;120:268–278.
33. Leguire LE, Walson PD, Rogers GL, et al. Levodopa/carbidopa treatment for amblyopia in older children. *J Pediatr Ophthalmol Strabismus* 1995;32:143–151.
34. Campos EC, Schiavi C, Benedetti P, et al. Effect of citicoline on visual acuity in amblyopia: preliminary results. *Graefes Arch Clin Exp Ophthalmol* 1995;233:307–312.
35. Oster JG, Simon JW, Jenkins P. When is it safe to stop patching? *Br J Ophthalmol* 1990;74:709–711.
36. Holmes JM, Beck RW, Kraker RT, et al. Risk of amblyopia recurrence after cessation of treatment. *J AAPOS* Oct 2004;8: 420–428.
37. Lithander J, Sjostrand J. Anisometropic and strabismic amblyopia in the age group 2 years and above: a prospective study of the results of treatment. *Br J Ophthalmol* 1991;75:111–116.
38. Holmes JM, Lazar EL, Melia BM, et al. Effect of age on response to amblyopia treatment in children. *Arch Ophthalmol* Nov 2011;129(11):1451–1457.
39. Mintz-Hittner HA, Fernandez KM. Successful amblyopia therapy initiated after age 7 years: compliance cures. *Arch Ophthalmol* 2000;118:1535–1541.
40. Moseley M, Fielder A. Improvement in amblyopic eye function and contralateral eye disease: evidence of residual plasticity. *Lancet* 2001;357:902–904.

第 7 章

双眼视觉：斜视和单眼注视中的适应

Bruce M. Schnall

正常双眼视觉

双眼单视是将产生于两眼视网膜上的两个相似物像在皮质整合为一个单一的印象[1]。双眼视觉功能产生在皮质水平，任何双眼视觉的变化和适应也出现在皮质水平。患有婴儿型或先天性斜视的儿童，早期手术矫正眼位对于大脑双眼视觉细胞的发育和在双眼视觉发育关键期防止这些细胞的丢失都是必需的[2]。儿童期异常视觉经验不仅仅使产生双眼视觉的视皮质发生变化，单眼物像模糊所致外膝体神经元的丢失在弱视中也已得到证实[3]。

要理解双眼视觉，首先要明白视网膜成分具有视觉方向性。视网膜成分的视觉方向由它与黄斑中心凹的相对位置决定[4]。例如，中心凹下方的视网膜成分受到刺激，物像被定位到相应的上方视野。如果外界物体被中心凹感知，这一物体会被定位到正前方的空间里。如果光线落在鼻侧视网膜，则会感觉光线来自颞侧视野。新近起病的单眼展神经麻痹会使此眼处于内转位，这样鼻侧视网膜变位到正常中心凹的位置，但仍将物体定位到颞侧视野，而中心凹位于颞侧视网膜的位置。这样当光线落在位于颞侧的中心凹，仍感觉光线来自正前方。进行视野检查时，能够看到视网膜成分的视觉方向的表现。视野的每一个点对应于视网膜的每一特定区域。

具有共同视觉方向或定位到空间同一区域的两眼视网膜成分被称为视网膜对应点。落到视网膜对应点上的相似的物像会被两眼定位为来自相同的空间区域，并且能融为一个的物像。落在非对应点上

的物像被两眼定位为来自不同的空间区域，从而被看成两个物像。视界圆是一个二维平面，只有视界圆上的物体会成像在视网膜对应点上（图 7.1）。在视界圆前后一个小的区域内的物体成像在两眼视网膜的非对应点或有视差的视网膜点上，大脑不仅会将其物像加以融合形成双眼单视，而且产生立体视觉。视界圆前后的这个区域称为双眼单视的 Panum 空间（图 7.2）。只有在 Panum 空间内，两眼视网膜的视差才会小至将两眼的物像融合为单一的像。视网膜周边部具有较大的感受野，产生较大视差的物像也能够被融合，所以 Panum 空间在周边视野区较大而在中心区较小。只有在 Panum 空间这一有限的

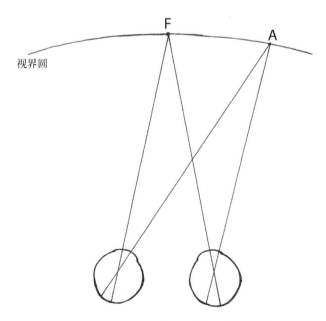

图 7.1 视界圆。F 点是注视点。A 点位于视界圆上，所以像落在两眼的视网膜对应点上

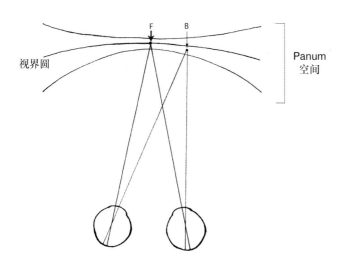

图 7.2　双眼单视的 Panum 空间是视界圆前后一定范围内组成的空间。F 点是注视点，B 点位于视界圆之前但在 Panum 空间内。B 点的像落在稍微有些偏差的视网膜成分上。B 点被融合成单一的像，而且位于 F 点之前，形成立体视觉

区域能够产生双眼单视功能。Panum 空间以外区域的物体投射到视网膜上会由于视差太大不能被融合而出现复视。

　　视界圆和 Panum 空间不是静止不变的，随着注视方向和聚焦点的变化会形成新的视界圆和 Panum 空间。例如，当一个人注视远处墙上的钟时，会产生围绕这个钟的双眼单视的 Panum 空间，如果伸直胳膊，将伸出的手置于身体和钟之间，当聚焦在钟上，那么手会被看成两个，因为手位于 Panum 空间之外；如果聚焦在手上，就会产生一个围绕手的 Panum 空间，手会被看成一个，而墙壁上的钟因位于形成双眼单视的 Panum 空间之外而被看成两个。正常情况下，大脑对 Panum 空间以外的物体产生的复视没有意识。偶尔儿童会对此感到复视，称为生理性复视。

　　为了具备双眼单视功能，两眼所形成的物像必须融合为一。像的融合发生在皮质水平。融合有知觉性和运动性融合两种，运动性融合能够降低视网膜像的水平、垂直或旋转视差，从而使物像融合为单一的像。运动性融合有助于维持眼位和避免复视。隐斜是一个通过运动性融合来维持眼位的例子。如果隐斜量较大，不能达到运动性融合，则会出现显斜。通过运动性融合来维持眼位所产生的眼球运动称为异向运动。没有立体视但有知觉性和运动性融合是可能的。

　　并非所有人都有双眼视觉。为了双眼视觉的发育，在双眼视觉发育的关键期，两眼必须都能注视并且保持正位，以允许视网膜像投射到视网膜对应点上[5]。双眼视觉发育的关键期通常认为是在出生后的头两年。一个人如果双眼视觉从未发育，将会成为单眼视者，即只能用一只眼视物。单眼视患者不能双眼同时使用，而且无复视感。单眼视患者没有融合功能，所以没有维持眼位的运动性融合或异向运动。通过知觉测试能够判断患者有无双眼视觉（同时知觉）。

斜视的视觉症状

　　只有单眼视的斜视患者没有同时知觉和复视感。如果新近患有斜视且具有双眼视觉功能，就会感到复视。复视是对投射到视网膜非对应点上的物像的同时知觉。这些非对应点将物体定位到两个不同的空间，所以一个物体被看成两个。空间两个不同物体的像应该落在视网膜非对应点上，但发生斜视后它们能落在视网膜对应点上，所以这两个不同的物体会被定位和感知在空间的同一区域[5]，这被称作视混淆。它不同于复视，复视是一个物体在两个地方看到。当成年人刚出现斜视，他们会马上主诉复视，即将一个物体定位在两个地方。他们并不会看到一个物体叠在另一物体的上面，或两个物体位于同一地方（视混淆）。视混淆症状在临床上并不明显。

　　视混淆不是出现在视野的所有区域[5]。只有相似的物像投射到中心凹才会被同时知觉。一旦发生斜视，黄斑暗点就会在一只眼出现。这种兼性的（facultative）黄斑暗点的出现即刻阻止了中心区视混淆的产生。这种黄斑暗点出现在所有斜视患者中，它的大小能够用双眼视野技术测出[5]。黄斑暗点不是随时间慢慢形成的，它是在斜视时即刻产生的，并不是一种抑制性暗点。

斜视后皮质的适应

　　在后天性斜视中，双眼视觉系统的适应消除了中心和周边复视。这些适应只发生在以往存在双眼视觉的患者。随时间推移逐渐发生的皮质的适应是抑制和异常视网膜对应（anomalous retinal correspondence，ARC）。大脑出现的抑制和 ARC 防

止了复视的出现。抑制消除了中心复视，ARC 消除了周边复视。单眼视的患者没有同时知觉（复视），所以不出现抑制或 ARC。是否发生抑制和 ARC 与患者的年龄有关。儿童年龄越小，这些适应发生得越快。

抑制是一种积极的抑制性反射[5]，它使得皮质忽略了斜视眼黄斑以外的视网膜成分所产生的物像（此物像是在注视眼的黄斑中心区）。出现在黄斑区的兼性暗点是为了消除中心的混淆视，而抑制则是病理性的和逐渐形成的。抑制只出现在双眼视物时。当一眼闭合，抑制性暗点立刻消失。如果两眼能交替注视，抑制性暗点就会交替出现在非注视眼上。抑制性暗点不产生弱视，因为它累及的是黄斑以外的视网膜。当斜视时，即刻出现的黄斑暗点则会引起斜视性弱视[5]。

抑制性暗点能在双眼条件下用三棱镜或双眼视野计测量。内斜视患者有大约 5° 的鼻侧抑制性暗点（图 7.3）。而外斜视患者有一个大的半侧视网膜暗点，它覆盖了所注视物体的投射区（图 7.4）。有视觉抑制的斜视患者，随着三棱镜量的增加，最终会感到复视。内斜视患者，出现复视所需的三棱镜度数通常较内斜度数小；而对于外斜视患者，将注视物体的像移出抑制性暗点区所需的三棱镜度较外斜度数稍大。一旦物像从抑制性暗点区移出，患者会感到复视，这样的患者有双眼视觉，斜视术后会有双眼单视功能或复视。用三棱镜使斜视过矫而无复视感的患者很可能是单眼视者，无双眼视觉能力，所以斜视术后应该没有复视的风险。

ARC 是皮质对斜视患者黄斑以外视网膜成分正常视觉方向的一种调整，以防止周边复视的发生[5]。ARC 只存在于双眼视物的情况下，当即刻闭合注视眼后，具有 ARC 的斜视眼的视网膜成分的视觉方向又回到原来的视觉方向上。

抑制和 ARC 发生在皮质水平，且能够迅速变化[5]。在 A 型或 V 型斜视患者中，当从下方注视变为上方注视时，水平斜视角在不断变化。具有抑制和 ARC 的患者，每次随着斜视角的变化，抑制性暗点和 ARC（黄斑外成分的视觉方向）也发生变化。抑制和 ARC 是一种适应，是为了防止复视的发生。它们与运动成分无关，不产生像运动性融合成分那样有助于维持眼位的集合分开范围。当斜视角变化时，具有 ARC 和抑制的患者有知觉性反应（而

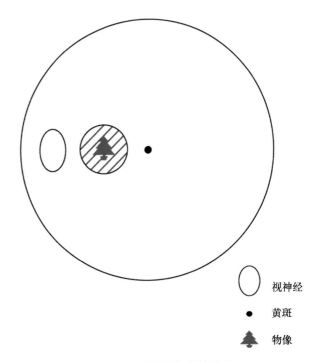

视神经 ⬭

黄斑 ●

物像 🌲

图 7.3 内斜视的抑制性暗点

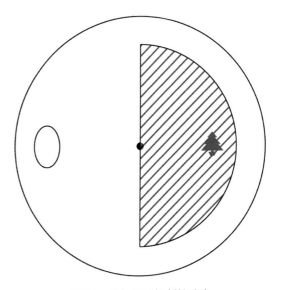

图 7.4 外斜视的抑制性暗点

非运动性反应），以防复视的发生。为了适应新的斜视角，新的抑制性暗点和 ARC 模式就会产生。具有 ARC 的患者没有立体视功能。

间歇性斜视患者出现显斜时可能有 ARC 和抑制性暗点存在，而眼位正位时可具有正常视网膜对应（normal retinal correspondence，NRC）关系。如果通过戴球镜、三棱镜，或斜视手术使患者斜视度小于 8 个棱镜度（PD），那么 ARC 能够转变为 NRC[5]。随着眼位的改善和 NRC 的建立，立体视和运动性融合功能或融合性集合分开范围能够恢复，这将有助

于维持已经得到改善的眼位。如果斜视度增加，则已经转变为 NRC 的患者会再次变为 ARC。这种现象可在调节性内斜视和有 ARC 及抑制病史的患者中见到。有些调节性内斜视患者配戴矫正眼镜时具有立体视和 NRC，摘掉眼镜出现内斜时变为 ARC 并产生抑制，这就防止了复视的发生。

注视转换性复视

儿童期发生非交替性斜视的成人常常有一只优势眼和一只具有抑制性暗点的非注视眼或斜视眼。这些患者可能只在非主导眼出现抑制和 ARC。当主导眼屈光矫正不当，或发生了白内障，或非主导眼做了白内障手术，非主导眼的视力可能会优于主导眼。当患者用非主导眼注视时，主导眼不能产生抑制和 ARC 而感到复视。这种复视的发生是主导眼注视转为非主导眼注视所致，称为注视转换性复视[6]。这种斜视的斜视角较小（小于 15 PD）。即使非主导眼注视是恒定性的，这种复视的出现也可能是间歇性的。

注视转换性复视的治疗是改善主导眼的视力。如果主导眼的视力下降是由于屈光矫正不当，那么改善屈光矫正就是最好的治疗方法。为了给予准确的光学矫正，需要睫状肌麻痹后进行验光[6]。如果主导眼的视力下降是由于白内障所致，则成功的白内障手术以及合适的光学矫正能够消除复视。

视觉的二元性

一只眼有黄斑和黄斑外视力。如果疾病累及一眼的黄斑区，将会使高质量的中心视力，即精细的视力丧失，但这只患有黄斑疾病的眼仍有周边或黄斑外视力。双眼视觉也有黄斑和黄斑外成分。黄斑双眼视觉与高级立体视（40 秒弧）相关。要产生黄斑双眼视觉，两眼的中心凹物像参差须在 2/3 D 以内[7]。恒定性斜视会使精细而脆弱的黄斑双眼视觉丧失，一旦丧失，即使进行了斜视矫正也很难再重新获得。黄斑双眼视觉被称为双眼固视，即立刻能用两只眼同时注视。

8 D 的斜视可以有黄斑外双眼视觉[8]，后者与低级别立体视有关，并且为维持眼位提供运动性集合分开范围。不像黄斑双眼视觉，黄斑外双眼视觉是持久的。如果斜视出现前即有黄斑外双眼视觉，即使恒定性斜视存在多年，经过成功的斜视治疗后，这种双眼视觉仍会恢复。斜视患者可能失去黄斑双眼视觉，但黄斑外双眼视觉可能仍然保留，这常见于长期患有后天性斜视的患者。

（陈霞　译　丁娟　审校）

单眼注视综合征

"单眼注视（monofixation）"一词是由 Marshall Parks[8] 提出的，指的是不存在黄斑区双眼视觉的患者存在黄斑外双眼视觉的一种综合征。在 Marshall Parks 前，很多患者被发现在成功的斜视矫正术之后仍存在小角度的稳定的斜视。这些患者存在 8 PD 或更小度数的斜视，有好的融合性集合分开范围，从而使眼位保持正位。在非注视眼或斜视眼存在中心或黄斑区盲点，从而使患者并无中心性复视的存在。这种小度数的斜视被认为是微小斜视或者轻度斜视，因为通过遮盖试验可以发现，斜视眼企图注视时有小幅度的移动[9]。也有一部分类似的患者是没有手术史的。这些患者是正位眼或者存在微小斜视（小于 8 PD），非注视眼存在中心盲点，黄斑中心凹旁具有双眼视觉。Marshall Parks 将有斜视病史和无斜视病史这两类情况整合为一个综合征——单眼注视综合征[8]。在双眼注视者，患者是以两只眼的黄斑中心凹注视。在单眼注视综合征患者，一只眼黄斑区有盲点，因此，单眼注视仅仅是一只眼注视（图 7.5）。

有多种不同的疾病伴随单眼注视综合征，其中弱视和经过治疗的斜视最为常见。任何影响黄斑融合的疾病都会造成单眼注视。双眼注视的发育需要婴幼儿期黄斑区形成清晰的物像。等效球镜或散光性屈光参差 1.5 D 会导致一只眼黄斑区物像清晰，另外一只眼黄斑区物像模糊[8]。生后最初几年内屈光参差可能不能被发现，从而阻碍患者形成双眼注视。屈光参差也可导致弱视的形成。光学矫正会帮助治疗弱视[10]，但是弱视患儿很可能不会发育成双眼注视。即使成功治疗了弱视，单眼注视仍然存在，极少例外。虽然在双眼注视下黄斑区的盲点是存在的，但即使不联合遮盖，仅用光学手段矫正，弱视眼的

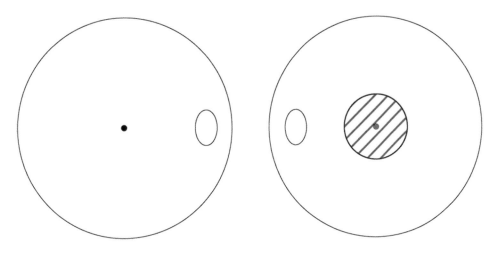

图 7.5 左眼单眼注视，8 PD 黄斑区盲点

视力仍会有一定程度的提高[10]。所有弱视患者都会存在单眼注视，但不是所有的单眼注视综合征患者都有弱视。Parks 发现，24% 的单眼注视综合征患者从未发生过弱视[11]。

单眼注视也可存在于治疗成功的婴儿型或后天性斜视患者。间歇性斜视，如间歇性外斜视患者，在看近时能够融合和双眼注视。而恒定性外斜视如果不能及时矫正，则会阻碍形成双眼注视，从而单眼注视。单眼注视一般与儿童时期发生的斜视相关，也有报道可为成人后天性斜视的结果[12]。调节性内斜视发生后立刻治疗，与数月不治疗相比，有很大的机会保持双眼注视。恒定性斜视已存在数月或数年的患者，通过斜视手术、透镜或三棱镜治疗，如果眼位能稳定在 8 PD 以内，也能发展为单眼注视。

未经矫正的婴儿型斜视，如婴儿型或先天性内斜视，是不存在双眼视觉的。在斜视矫正之前这些患者已经是单眼注视，也不具有同时知觉（复视或融合）。斜视患者是否双眼视觉缺失可以通过配戴过矫的三棱镜来检测患者是否出现复视。单眼注视的患者不会有复视的主诉，斜视矫正手术后也不会体验到复视。在先天性或婴儿型斜视，在视觉发育关键期内矫正眼位至 8 PD 以内，会给孩子获得单眼注视的机会。Ing[2] 发现，婴儿型内斜视患儿如果在 2 岁以内矫正眼位，有很大机会获得融合；如果在内斜视发生 1 年以内矫正眼位，有很大机会获得立体视[13]。

其他合并单眼注视的情况包括垂直分离性斜视（dissociated vertical deviation，DVD）和器质性黄斑损伤。单眼注视也可以是特发性的或者并不合并斜

视、屈光参差、弱视和器质性损伤。这种情况称为原发性单眼注视。原发性单眼注视常常存在于先天性内斜视患者的父母、兄弟姐妹或孩子[14]。

对于先天性斜视患儿，如果在单眼注视发育阶段这一足够年幼的时期行手术治疗，可以给患儿运动性集合分开范围发育的机会，从而使他们的眼位保持稳定。先天性内斜视的患者如果在视觉发育关键期以后再行手术治疗，则不太可能发育为单眼注视及所需要的集合分开范围。没有单眼注视以及所对应的集合分开范围，眼位重新变成斜视的机会随着时间的推移会越来越大[15]。

单眼注视的本质特征是在双眼同时视物情况下，非注视眼存在黄斑区盲点。在双眼视物情况下，存在不超过 8 PD 的显性斜视（显斜）。在显性微小斜视中常常会有隐斜的成分。显斜可以通过同步三棱镜遮盖试验来检测，而隐斜可以通过交替遮盖试验来检测。同步三棱镜试验指的是把遮眼板放置在注视眼前，把三棱镜放置在非注视眼前，观察到不发生眼位移动的三棱镜度数即为显斜度数。接下来可进行交替遮盖试验，用来测量隐斜。产生于黄斑以外的双眼视觉的集合分开范围使得单眼注视患者的显斜小于他们的隐斜。这些集合分开范围是对单眼注视者有益的。他们将显斜限制在 8 PD 或更小，使得周边视网膜具有正常对应，阻止了周边复视的发生。集合分开范围的存在帮助维持小度数的斜视（在别人看来并不明显），从而降低了发生明显斜视的风险[15]。8 PD 以上的显性斜视患者会存在抑制和 ARC，虽能阻止复视的出现，却因为不伴随运动性集合分开范围而无法保持眼位的稳定。单眼注视患者的融合性

集合分开范围的范围与双眼注视患者相近[15]。

大约 1/3 的单眼注视患者并没有斜视，通过遮盖–去遮盖试验或同步三棱镜遮盖试验，没有检测到明显的眼位偏斜[11]。这些没有斜视的单眼注视患者，因为一只眼黄斑区存在特定盲点，所观察的物体的像在该眼被忽略。因为黄斑区存在器质性盲点（黄斑病变所致），这些患者的双眼视觉与存在功能性盲点（与单眼注视相关）的患者的双眼视觉并不相同[11]。当双眼注视时，此黄斑区特定的盲点才会存在，而且能被感知觉试验所证实。

感知觉检查

感知觉检查用于确定是存在单眼注视还是双眼注视。绝大多数检查都是依赖于证实双眼视物时，单眼注视患者中出现的黄斑区盲点存在与否。

立体视

立体视指的是视网膜上有轻度差别的图像在皮质可以整合成一个单一的物像。立体视锐度是立体视的一种测量方式，指的是患者察觉这些有轻度差别的图像的能力。用秒弧来表示。双眼注视患者能够察觉非常小的视网膜图像差别，立体视锐度达到 40 秒弧或更低。在一只眼黄斑区有盲点的单眼注视患者中，立体视锐度在 60 ～ 3000 秒弧。单眼注视患者有融合但没有立体视是可能的。立体视可以在看近或看远时测量。Titmus 立体视检测（图 7.6）是一种广泛使用的测量近立体视的简单方法。检查时患者戴偏振光眼镜。单眼注视患者常常能发现苍蝇

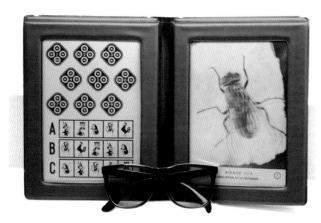

图 7.6　Titmus 立体视

翅膀浮起来，也有达到 60 秒弧的立体视者。双眼注视患者需要精确区分第 8 个框（50 秒弧）和第 9 个框（40 秒弧）中哪一个点浮起来。

Worth 4 点灯

测试的视标包括 2 个绿灯、1 个红灯和 1 个白灯。患者一只眼前戴红色镜片，一只眼前戴绿色镜片（图 7.7）。绿色镜片后面的眼睛能看到绿灯但看不到红灯，因为绿色的镜片已经滤去了红灯[16]。患者从红色镜片后面能看到红灯，但看不到两个绿灯。白灯通过红色镜片看会看成红灯，通过绿色镜片看会看成绿灯。这些灯嵌在手电筒上，可以用于看近和看远测量。

双眼注视的患者在远处测试 Worth4 点灯时能看到 4 个灯。有复视的患者在远处能看到 5 个灯，因为白灯会在两个不同的位置被感知到。单眼注视患者，比如斜视有抑制暗点者，或单眼注视引起的一只眼有黄斑中心凹暗点者，在看远时一只眼看不到 Worth 4 点灯的灯。如果绿色镜片后面的眼睛不能看到灯，红色镜片后面的眼睛将会看到红灯和白灯，那么患者会看到 2 个红灯；如果红色镜片后面的眼睛不能看到灯，患者将会看到 3 个绿灯（图 7.8）

理解这一检查的关键在于要认识到看近时 4 个灯的图像比看远要大得多（图 7.9）。Worth 4 点灯投射到视网膜上的角度是看远（6 m）1.25°，看近（33 cm）6°。单眼注视黄斑区盲点是 3°[11]。在单眼注视中，当看远处视标时，灯落在这一 3° 的非注视眼黄斑区盲点内，因此，用双眼注视时，有黄斑区盲点的眼是看不到灯的。看近处目标时，视网膜投射的图像相对较大，大约为 6°，落在 3° 的黄斑区盲点以外，因此，在单眼注视中非注视眼还是能看到（图 7.10）。

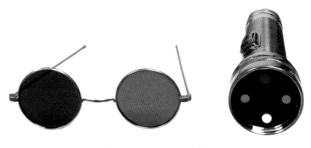

图 7.7　Worth 4 点灯

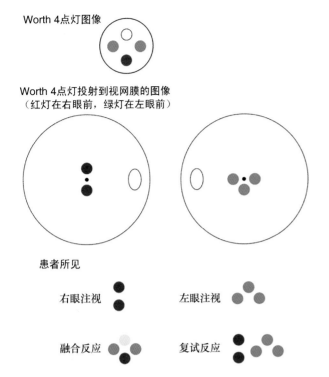

Worth 4点灯图像

Worth 4点灯投射到视网膜的图像
（红灯在右眼前，绿灯在左眼前）

患者所见

右眼注视　　　左眼注视

融合反应　　　复试反应

图 7.8　Worth 4 点灯图像。视网膜呈现的图像与患者所看到的图像是相反的

当做这项检查时，如远处能看到 4 个灯，则说明患者具备双眼注视，不需要再查看近。如果患者仅能看到 2 个绿灯或 3 个红灯，就要再查看近。如果患者没有 8 PD 以上的斜视，只在看近时能看到 4 个灯，说明其存在单眼注视。看近能看到 4 个灯而看远不能且眼位在 8 PD 以内的患者，是持续存在单眼注视的。大于 8 PD 显性斜视的患者会存在单眼抑制和异常网膜对应，也会有类似的视觉反应。从未出现过双眼视觉的单眼视物患者，在看近时只能看到 2 个或 3 个灯。

远距离（偏振光镜下）立体照片检查

远距离（偏振光镜下）立体照片检查是快速区分单眼注视和双眼注视的检查手段[11]。远处的字母会在视网膜上形成很小的图像，落在单眼注视患者的盲点上。通过配戴合适的偏振光眼镜，可以在远距离看到一行 20/40 或 20/50 大小的偏振光字母。如果使用 A-O 投射幻灯片，6 个字母中的 4 个将会是偏振的。在配戴合适的偏振光眼镜后，透过右眼的镜片可以看到 2 个字母，透过左眼的镜片可以看到 2 个字母，还有 2 个字母透过任何一只镜片都能看到。单眼注视者仅能读出 6 个字母中的 4 个，漏掉的字母就是本应在黄斑中心凹的盲点出现的字母。双眼注视的患者能够看到也能读出 6 个字母。

底向外的 4 PD 三棱镜检查

这一检查的基础是患者不会感知到落在 8 PD 盲点内的 4 PD 的图像运动，也不会出现为阻止复视发生而产生的代偿性眼球运动。其最初由 Irvine[17] 描述为"图像替代试验"。患者一只眼前放置底向外的

图 7.9　看下方更近的图像时，Worth 4 点灯会在视网膜产生更大的图像

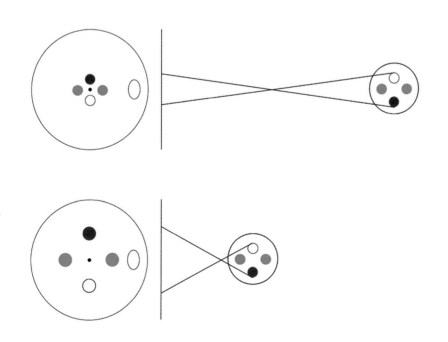

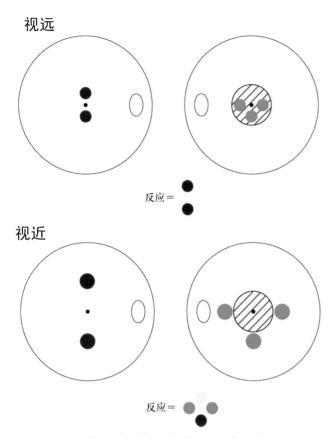

视远

视近

反应＝

图 7.10　左眼黄斑区存在盲点的单眼注视者。当视远时，绿灯落在左眼黄斑区盲点，因此不能被看到；视近时落在黄斑区盲点以外，能看到 4 个灯

4 PD 三棱镜，同时嘱患者阅读远处的字母或者观察物体。密切注视三棱镜后眼睛的任何运动[11]。没有黄斑区盲点的眼睛会感知到图像向三棱镜的尖端移动，眼睛向内移动才能看到。存在 8 PD 盲点的患者不能感知到 4 PD 的图像运动。如果一只眼没有任何移动，则证明该眼存在黄斑区盲点。在每只眼前放置底向外的 4 PD 三棱镜后，该眼都有向内移动的动作，则证明患者是存在双眼视的。在不合作的儿童观察 4 PD 三棱镜试验是有一些困难的。双眼注视的患者 4 PD 三棱镜试验会体验到复视而不会产生集合运动。在检查过程中，单眼注视的患者转换注视眼时会观察到眼球的运动。

Bagolini 线状镜

　　感知觉检查通过配戴红绿镜片或偏振光镜片人为制造干扰融合的环境。Bagolini 线状镜是清晰的镜片刻上模糊的线状纹组成，通过 Bagolini 线状镜观察明亮的灯时，灯可以产生亮线。Bagolini 线状镜可

以在绝大多数生活场景中应用。对于间歇性斜视患者，Bagolini 线状镜检查是最有可能证明融合的感知觉测试。镜片镶嵌在镜框之中，右眼线的角度是135°，左眼线的角度是 45°。检查室灯打开时，患者通过镜片注视点光源。具有双眼注视能力的患者会看到两条细长的光线穿过灯，右眼前 135°，左眼前 45°，通过点光源形成 X 交叉。如果患者具有双眼注视能力，两条线则通过灯完全交叉，线之间没有任何缺口。在单眼注视患者中，非注视眼通过灯看到的线会在灯的旁边有小的缺口，是由 8 PD 的黄斑区盲点造成的（图 7.11）。在单眼注视患者中，这个线的缺口 / 中断非常小，以至于会被患者忽视，再次看时才能注意到。

　　Bagolini 线状镜可以用来检查抑制、NRC，或者斜视患者 ARC。斜视存在抑制的患者会有一条线看不到。在内斜视有抑制的患者，在一条线会看到有很大的缺口。外斜视患者抑制的盲点更大，患者会看到周边仅有小段的条纹，或者根本看不到条纹。斜视有 ARC 者可以看到两条线在中间交叉，但一条线因为抑制盲点的存在而有缺口。斜视存在 NRC 的患者，两条线不在中心交叉（图 7.12）。内斜视非交叉复视患者会看到线在中心下方交叉；外斜视 NRC交叉复视患者，会看到线在中心上方交叉。

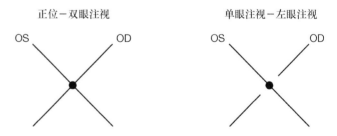

图 7.11　配戴 Bagolini 线状镜的患者所看到的条纹。中心即点光源。双眼注视者可以看到两条完整的线；单眼注视者因存在黄斑区盲点，会导致该眼看到的线存在缺口

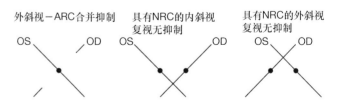

图 7.12　存在抑制性盲点的斜视患者会看到一条线有缺口。存在 ARC 的斜视患者会看到线在中心点交叉。NRC 的患者可以看到线在中心点以上或以下交叉

（丁娟　译　陈霞　审校）

参考文献

1. Mitchell PR, Parks MM. Sensory tests and treatment of sensorial adaptations. In: Duane TD, Jaeger EJ, eds. *Duane's ophthalmology*, 2011 Ed. Vol. 1, chapter 9. Philadelphia, PA: JB Lippincott Co., 2011:1–16.

2. Ing MR. Early surgical alignment for congenital esotropia. *Trans Am Ophthalmol Soc* 1981;79:625–663.

3. Wiesel T, Hubel D. Single cell response in striate cortex of kittens deprived of vision in one eye. *J Neurophysiol* 1963;26:1003–1017.

4. Burian HM, von Noorden GK. *Binocular vision and ocular motility*. Chapter 2. St Louis, MO: The C.V. Mosby Company, 1974.

5. Parks MM. Binocular vision adaptations in strabismus. In: Duane TD, Jaeger EJ, eds. *Duane's ophthalmology*, 2011 Ed. Vol 1, Chapter 8. Philadelphia, PA: JB Lippincott Co., 2011:1–14.

6. Kushner BJ. Fixation switch diplopia. *Arch Ophthalmol* 1995;113:896–899.

7. Ogle KN. Fixation disparity. *Am Orthoptic J* 1954;4:35–39.

8. Parks MM. Monofixation syndrome. *Trans Am Ophthalmol Soc* 1969;67:609–657.

9. Helveston EM, von Noorden GK. Microtropia. *Arch Ophthalmol* 1967;78:272–281.

10. Cotter SA: Pediatric Eye Disease Investigator Group; Edwards AR, Wallace DK, Beck RW, et al. Treatment of anisometropic amblyopia in children with refractive correction. *Ophthalmology* Jun 2006;113(6):895–903.

11. Parks MM. Monofixation syndrome. In: Duane TD, Jaeger EJ, eds. *Duane's ophthalmology*, 2011 Ed. Vol. 1, Chapter 14. Philadelphia, PA: JB Lippincott Co., 2011:1–12

12. H Eustis HS, Parks MM. Acquired monofixation syndrome. *J Pediatr Ophthalmol Strabismus* 1989;26:169–172.

13. Ing MR, Okino LM. Outcome study of stereopsis in relation to duration of misalignment in congenital esotropia. *J AAPOS* Feb 2002;6(1):3–8.

14. Scott MH, Noble AG Raymond WR 4th, Parks MM. Prevalence of primary monofixation syndrome in parents of children with congenital esotropia. *J Pediatr Ophthalmol Strabimsus* 1994;31:298–301.

15. Arthur BW, Smith JT, Scott WE: Long-term stability of alignment in the monofixation syndrome. *J Pediatr Ophthalmol Strabimsus* 1989;26:224–231.

16 Rabb EL. Sensory physiology and pathology. In: *Basic and Clinical Science Course, Pediatric Ophthalmology and Strabismus*, 2010–2011 ed. Section 6, chap 4. San Francisco, CA: American Academy of Ophthalmology, 2010:58–63.

17. Irvine SR. Amblyopia ex anopsia: observations on retinal inhibition, scotoma, projections, light difference discrimination and visual acuity. *Trans Am Ophthalmol Soc* 1948;46:527.

第 8 章

斜视

Scott E. Olitsky • Leonard B. Nelson

斜视，或称眼位异常，是儿童最常见的眼科疾病之一。眼位偏斜可以出现于任何注视野，可以表现为恒定性或间歇性，可于视远、视近或视远视近均出现。在学龄前儿童中，斜视的发病率为 2% ～ 5%，是引起视觉障碍和心理障碍的重要原因[1-2]。"strabismus（斜视）"一词来源于希腊语"strabismos"（意思是偏斜），可能起源于地理学家 Strabo，"在罗马帝国时代的亚历山大，Strabo 的可怕的明显的斜视众所周知"。

斜视包括多种不同的临床类型。描述斜视类型和斜视常见共性特征的专有名词可以帮助推测斜视的病因并决定恰当的治疗方案。

正位视是真正眼球平衡的表现，是指眼球运动系统完美平衡，双眼视轴保持注视视标的一致性。

隐斜视是眼球具有潜在偏斜的趋势。这种潜在偏斜可以被融合机制控制，从而保持双眼视觉功能或避免出现复视。眼位偏斜仅发生在某些特定条件下，如疲劳、疾病、紧张或打破双眼正常融合状态的检查（如遮盖单眼）。如果隐斜视度数大，可以引起不适症状，如一过性复视或视疲劳。

显斜视是眼位发生显性偏离。根据视力的不同，显斜视可以是双眼交替性或单眼性。交替性斜视中，一眼注视则另一眼发生偏斜。因每只眼轮流注视，两眼视力相近。单眼斜视中，仅一只眼主导注视，而另一眼持续性偏斜，在视觉发育未成熟期，恒定的偏斜眼易于出现中心视力受损。

集合性偏斜是指眼位交叉或向内偏斜，前缀是"eso-"（esotropia，内斜视；esophoria，内隐斜）。分开性偏斜，或眼睛向外偏斜，前缀是"exo-"（exotropia，外斜视；exophoria，外隐斜）。垂直斜视的前缀为"hyper-"和"hypo-"（hypertropia，上

斜视；hypotropia，下斜视）。在单眼斜视的病例，斜视状态的描述中常包括偏斜眼的眼别（如左眼内斜视）。大多数垂直斜视用高位眼描述。但如果低位眼是限制性因素引起的眼球运动障碍，则垂直斜视用低位眼描述。

婴儿期的眼位偏斜

生后最初 1 个月内发生的眼位偏斜不一定是真正的眼位异常。这一时期的眼球运动尚不稳定，生后 3 个月左右才可以进行眼位的评估，此时斜视角度才稳定。婴儿出生时常有眼位偏斜。生后第 1 个月，偏斜表现多样，可以呈现出间歇性内斜视、正位视或外斜视。Nixon 等观察了 1219 例新生儿病房的患儿，发现有 40% 为正位，33% 为外斜视，3% 为内斜视[3]。许多婴儿表现为变化性眼位，7% 的婴儿不能予以斜视类型的分类。另一大样本研究证实，斜视在婴儿早期十分常见[4]。

内斜视

假性内斜视

假性内斜视是眼科医生被要求评估检查婴儿的最常见原因之一。其特征为假性内斜视外观而视轴并未发生偏斜。造成假性外观的原因是鼻梁偏平过宽、明显的内眦赘皮，或瞳距过窄（图 8.1）。观察者看到的鼻侧巩膜比想象的少，而产生眼睛向鼻侧偏斜的印象，特别是孩子向侧方注视时。在照片中尤其容易注意到这一现象。假性内斜视与真性内斜视可以通过角膜映光、遮盖-去遮盖检查鉴别。一旦

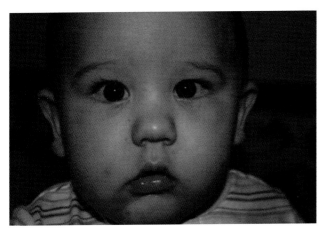

图 8.1 宽鼻梁和内眦赘皮造成的假性内斜视。光点反射在两眼瞳孔中间（Reprinted with permission from Olitsky SE，Nelson LB. Pediatric clinical ophthalmology—A color handbook. London，UK：Manson Publishing，2012，ISBN 9781840761511.）

明确是假性内斜视，家长就会明白孩子的假性外观以后会消失，从而打消顾虑。随着孩子的发育，鼻梁变得突出，内眦赘皮移位，内侧和外侧的巩膜外观视觉上变得对称。应强调的是，孩子"对眼"的外观会随发育改善。但一些假性内斜视的孩子家长误认为，真性内斜视也可以自行消退。假性内斜视的孩子以后也可发生真性内斜视，所以家长和儿科医生应当注意，孩子内斜视外观没有改善时要进一步重新检查。

先天性内斜视

定义

先天性内斜视并非一个确切的概念，很少有孩子出生时即确诊为先天性内斜视。尽管家长描述孩子生后即出现"对眼"，但家长并不能记得是在新生儿病房就发现眼位偏斜，并且常会否认生后几周内发现内斜视。在一项纳入 3324 例婴儿的前瞻性研究中，仅有 3 名婴儿逐渐表现出先天性内斜视的特征，而他们出生时眼位或是正位或是外斜视[4]。因此，大多数文献报道认为，婴儿生后 6 个月内发生的内斜视有着相同的表现，一些学者建议命名为"婴儿型"内斜视。区分这两个概念十分重要。与真正的"先天性"内斜视相比，生后较晚发病的婴儿型内斜视患儿的双眼视功能发育预后较好，因其生后早期正位对早期双眼视功能发育形成刺激。在很多学者中，先天性内斜视和婴儿型内斜视两个名称互换使用。

流行病学

先天性内斜视是一种常见的斜视类型。没有性别差异。在一些家系遗传中表现为不规则的常染色体显性遗传，也可为隐性遗传。所报道的家系中受累家庭成员的发病率差异较大[5]。通常患者的父母或是孪生兄弟姊妹有斜视病史。有报道先天性内斜视患儿的父母双眼视功能下降[6]。在早产、脑瘫、脑水肿或其他神经科异常的患儿中，先天性内斜视的发病率更高。

发病机制

本世纪众多临床文献对先天性内斜视发病机制的研究集中于两个互相矛盾的理论。Worth"知觉"理论认为，先天性内斜视是大脑融合中枢的缺陷所致[7]。基于该理论，由于没有方法可以弥补这种先天性的神经功能缺陷，所以双眼视功能无法恢复。直到 20 世纪 60 年代，手术治疗的结果普遍支持这一观点。报道的患者手术治疗年龄几乎都在 2 岁以后。

Chavasse 反对 Worth 理论。他认为早期正位通过条件反射可以获得正常的双眼视功能[8]。Chavasse 认为主要障碍是机械性的。如果在婴儿时期消除斜视，先天性内斜视是可以获得治愈的。之后 Costenbader、Taylor、Ing、Costenbader 和 Parks 等相继报道，生后 6 个月到 2 岁手术，先天性内斜视患儿可以获得较好的双眼视功能，自此，Chavasse 的"运动"理论得到支持[9-11]。这些令人鼓舞的结果成为先天性内斜视早期手术的理论基础。

早期手术得到提倡，但术后双眼视功能普遍仍不完整。Parks 定义了单眼注视综合征，在该定义中，尽管缺乏立体视觉、双眼视物时一只眼存在中心抑制，但是患者所获得的"周边"融合和集合分开范围可以使术后眼位维持在 10 PD 以内[12]。许多斜视手术医生将获得这种知觉状态作为手术治疗的目标。

临床表现

视力

弱视和先天性内斜视的关联众所周知。很难确定弱视的发生率，特别是在不会说话的患儿中。弱视发生率可能高达 40% ~ 72%。很多婴儿可以自主交替注视，不形成弱视；也有患者形成"交叉注视"，两眼交替注视对侧视野，使得双眼视力得到保护。

斜视度

先天性内斜视较其他发病较晚的内斜视的偏斜角度大（图 8.2）。多数患儿斜视度在 40～60 PD[13-14]。尽管准确测量婴儿的视远斜视度非常困难，但其实视远和视近斜视度相似。斜视度短期内没有变化，普遍没有调节因素影响。可能存在长期斜视度变化，即斜视度增大较斜视度减小常见。

屈光不正

睫状肌麻痹后验光，先天性内斜视患儿屈光状态与同年龄正常儿童相似。这点与调节性内斜视（特别是屈光调节性内斜视）患儿特征性的远视有显著区别。

眼球运动

先天性内斜视患儿常表现为外转受限，这是交叉注视引起的假性外展麻痹。如果两眼视力平衡，

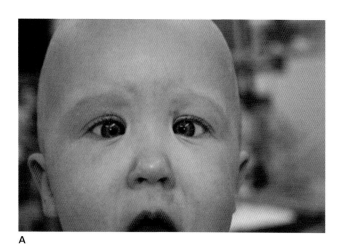

A

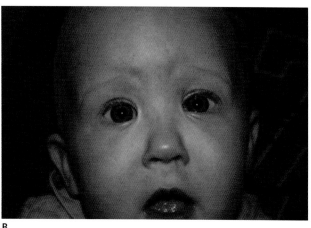

B

图 8.2　**A.** 先天性内斜视。**B.** 先天性内斜视术后 3 天随访（Reprinted with permission from Olitsky SE，Nelson LB. Pediatric clinical ophthalmology—A color handbook. London，UK：Manson Publishing，2012，ISBN 9781840761511.）

患儿不必眼球外转去注视，而是用内转眼交叉注视对侧视野。这种情况下，患儿会表现出双眼假性外展麻痹。如果存在弱视，则仅视力较好眼向对侧交叉注视，从而表现为弱视眼外转受限。真性单眼或双眼展神经麻痹在婴儿并不常见。有两种方法用于鉴别真性和假性展神经麻痹。一种方法是检查者让婴儿直立坐于转椅上或采用娃娃头试验手法，转动婴儿头部，观察眼球运动；另一方法是遮盖单眼一段时间后再进行婴儿眼球外转运动的检查。

伴随表现

垂直分离性斜视

这是单眼或双眼交替性缓慢的向上偏斜。通常眼球向上漂移伴随外旋，向下回落伴随眼球内旋。垂直分离性斜视（dissociated vertical deviation，DVD）可以是隐性的，仅在受累眼被遮盖时出现；也可为显性，间歇性或持续性出现（图 8.3）。遮盖检查时对侧眼没有下斜视，以此与真性垂直斜视鉴别。Bielschowsky 现象是其另一特征，即注视眼前的中性滤光片密度增加时，被遮挡眼出现向下移位。先天性内斜视中 DVD 的发生率较高，为 46%～92%，并且多在 2 岁时出现[13、15]。DVD 有时间相关性，但是与初次手术成功率和双眼视功能的发育无关[15-16]。

下斜肌功能亢进

先天性内斜视中单眼或双眼下斜肌功能亢进（inferior oblique overaction，IOOA）发生率高达 78%。研究表明，IOOA 多发生于 2～3 岁。IOOA 的出现与手术年龄、发病到手术的时间间隔及眼位失代偿无关。手术前眼底照相显示的眼球旋转情况可以帮助预测患儿今后发生 IOOA 的可能[17]。在先天性内斜视患者中，IOOA 与 DVD 均可引起内转位时单眼或双眼的过度上转。二者区别见表 8.1。IOOA 导致受累眼球向鼻侧运动时发生上转（图 8.4）。眼球向鼻侧运动时可以引发 DVD，其机制是鼻梁形成的遮盖作用。但是 DVD 的上斜视通常在原在位、内转位、外转位斜视度数相同。在 IOOA 中，采用内转眼注视时，外转眼有相应的下斜视；而在 DVD 中，没有对侧眼的下斜视。一些患者可能 IOOA 和 DVD 合并存在。IOOA 按照程度分为 1～4 级：1 级即内转眼向上或向侧方注视时较对侧眼高 1 mm，4 级时

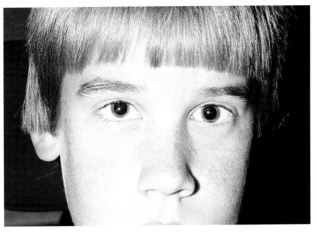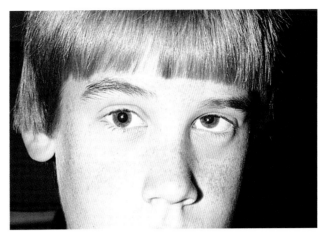

图 8.3　双眼 DVD。**A.** 左眼注视时右眼 DVD。**B.** 右眼注视时左眼 DVD（Reprinted with permission from Tasman W，Jaeger E. The Wills Eye Hospital atlas of clinical ophthalmology，2nd Ed. Philadelphia，PA：Lippincott Williams & Wilkins，2001.）

表 8.1

垂直分离性斜视与下斜肌功能亢进的鉴别特征

垂直分离性斜视

1. 内转位和外转位均可引起眼球上转

2. 通常有共同性，即原在位、内转位、外转位垂直分离斜视度数相同

3. 垂直斜视度数变化大

4. 通常不伴有 AV 现象

5. 向上注视和向下注视斜视度相同

6. 垂直分离斜视可能伴随眼球外转和旋转运动发生

7. 外转眼没有下斜视

下斜肌功能亢进

1. 内转时眼球上转，外转时不发生上转

2. 具有非共同性，在下斜肌的功能位表现明显

3. 斜视度稳定

4. 常伴有 V 征

5. 向上注视较向下注视的垂直斜视度大

6. 上斜视偏斜时不伴随眼球旋转运动

7. 外转眼有相应下斜视表现

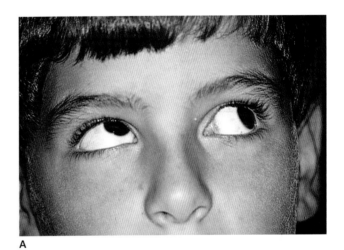

A

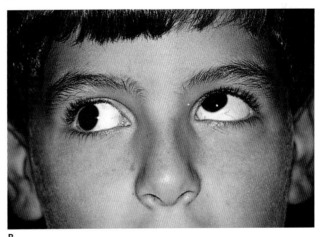

B

图 8.4　**A** 和 **B.** 下斜肌功能亢进（Reprinted with permission from Tasman W，Jaeger E. The Wills Eye Hospital atlas of clinical ophthalmology，2nd Ed. Philadelphia，PA：Lippincott Williams & Wilkins，2001.）

高 4 mm。两眼高度差别测量自角巩膜缘 6 点位置。引发 IOOA 的眼球内转程度用以决定 IOOA 是否需要治疗。小角度内转即可引起的中等程度的 IOOA 与大角度侧方注视时才引起的明显 IOOA 相比，前者更容易被注意到。

眼球震颤

有报道，30% 的先天性内斜视患儿可有旋转性

眼球震颤。根据笔者经验，这种类型的眼球震颤并不多见。

隐性眼球震颤是一眼被遮盖时所诱发的明显的

水平冲动性眼球震颤，慢相朝向遮盖眼一侧。检查视力时采用不透明的遮眼板会诱发出最大的眼球震颤，使受检眼的视力很差。评估视力时，应采用部分遮盖或非检眼雾视，以保证一定的双眼注视状态。

在先天性内斜视中，隐性眼球震颤较旋转性震颤更常见。如果隐性震颤明显，采用遮盖法进行弱视治疗效果较差，其原因就是诱发的震颤降低了中心的视觉刺激。该情况下，其他弱视治疗方法会更有效。

鉴别诊断

生后第一年，有些疾病与先天性内斜视相似，诊断存在一定困难（表 8.2）。因为这些疾病的治疗与先天性内斜视不同，临床辨别非常重要。总体而言，较小度数的内斜视应该考虑并非先天性内斜视。许多疾病需要全面的眼科检查来除外。因此，所有以内斜视就诊的婴儿均需要全面进行评估检查，包括瞳孔散大后的眼底检查。

治疗

治疗目标和时机

先天性内斜视最初的治疗目标是减少斜视度，使视远和视近尽可能接近正位视。理想状态下，每只眼具有正常外观，没有偏斜，由此至少可以获得保持眼球运动性正位的粗糙的知觉性融合。患者获得满意外观的手术次数的评估可以预测远期治疗的成功。

传统上，先天性内斜视患者被告知：无论手术年龄如何，均不可能获得双眼黄斑中心凹的融合。但临床事实表明，生后 2 岁内使眼位小于 10 PD，可

以获得一定程度的双眼视觉和立体视觉[12, 16, 18]。相反，随手术年龄增长，患者获得双眼视觉的机会减少，但是一些大龄患者如手术后获得正位，仍可在较晚时获得一定程度的双眼视觉。

最常见的术后正位获得的知觉适应是 Parks 所描述的，2 岁以内手术矫正眼位，患者变成单眼注视综合征（表 8.3）。单眼注视综合征会促进正常的周边视网膜对应和融合性集合分开范围的发育，以此来保持患者之后的运动性融合。Arthur 等研究证实了其正确性[19]，在其研究中，80 例先天性内斜视患者治疗后分为获得单眼注视综合征组和未获得单眼注视综合征组。单眼注视综合征组 17.5 年后有 74% 保持正位，而未获得单眼注视综合征组 14 年后有 45% 保持正位。但单眼注视综合征组中患者的远期预后也不尽相同。Kushner 将该组患者又分为三个亚组——正位视组、内斜视（小于 8 PD）组和外斜视（小于 8 PD）组[20]。正位视组患者远期眼位稳定性最好，小度数内斜视组较正位视组差，但比小度数外斜视组显著稳定。在预测患者将会落在三个亚组中的哪一组时，出生时的双眼视觉潜能发挥的作用不能被排除，因此，并不清楚对小角度斜视采取主动干预措施（即进一步手术）是否会对维持正常眼位的远期成功率有促进作用。

Birch 等研究表明，1 岁内手术治疗可以提高双眼视觉水平[21]。在其研究中，患儿手术年龄不同，获得随机点立体视觉的患儿例数没有显著差别，但立体视水平在组间有显著差异。生后 5 ～ 8 个月手术的患儿中，有 42% 获得中心凹或黄斑的立体视觉

表 8.2

先天性内斜视的鉴别诊断

假性内斜视

Duane 眼球后退综合征

Möbius 综合征

眼球震颤阻滞综合征

先天性展神经麻痹

早期发病的调节性内斜视

知觉性内斜视

神经系统异常伴发的内斜视

表 8.3

单眼注视综合征的特征

水平显性斜视 ≤ 8 PD

双眼注视时存在盲点：

Worth 4 点灯、4 PD 底向外三棱镜试验、Bagolini 线状镜、双眼视野检查可以证实

某些单眼疾病也可以发生，即黄斑器质性病变

融合性集合分开范围正常

立体视觉 67 ～ 3000 秒弧

也可表现为：

弱视

潜在隐斜视

屈光参差

（61～200秒弧），生后9～12个月手术的患儿有55.6%获得这一结果，而13～24个月手术的患儿不能获得此水平的立体视觉。先天性内斜视观察研究（the Congenital Esotropia Observational Study，CEOS）显示，具有稳定的40 PD以上的恒定性内斜视且于生后2～4个月发病的患儿不太可能自愈，因此建议更早期的手术治疗[22]。也有医生对过早手术表示担忧，其担忧包括一些患儿内斜视自愈的报道、麻醉的风险、尚未被证实的对远期水平眼位及（或）对IOOA和DVD进展的影响。

先天性内斜视患儿的家长常会描述，手术后患儿精细运动发育和视觉功能有所改善。Rogers等的研究表明，尽早获得正位与精细运动能力和其他视觉相关任务的改善有关[23]。患儿外观的改善也可提高家长的心理接受度，这有利于亲子关系的正常发展。

非手术治疗

弱视

早期、积极的弱视治疗是先天性内斜视治疗的重要内容。大龄儿童的弱视治疗更加困难，消耗的时间更多，而获得弱视眼视力改善的效果差。治疗包括遮盖治疗和压抑疗法。

如果患儿可以交替注视中线位置，则不存在明显的弱视。对能否出现交叉注视的评估是监测弱视治疗反应的有用方法。持续监测是必要的。反弹回复到其初始注视偏好的患者需要维持弱视治疗，可以转换注视偏好到对侧眼的患者仍需要继续原先弱视眼的治疗。几个月的弱视治疗不成功提示要再次检查明确是否存在细微器质性病变（如视神经发育不良），但更常见的是对医生建议的弱视治疗依从性差。对处于视觉发育未成熟期的患儿，弱视复发或新发是常见的。

完成弱视治疗后方可手术治疗。对存在大角度内斜视的婴幼儿，弱视治疗更容易。对于不会说话而眼睛正位的儿童，判断其注视偏好较为困难。低龄儿童弱视治疗通常在较短时间就可以获得视力平衡，因此手术治疗时机不会明显延后。手术矫正眼位后，家长对弱视治疗的依从性会下降。

屈光不正

由于大多数儿童存在远视性屈光不正，明确哪些患儿手术前需要先行抗调节治疗有时存在困难。

这一年龄段发生调节性内斜视不常见，但确有发生。应该考虑到远视度数与斜视角度有关。中度远视一般认为不会引起大角度的内斜视，明确具有早期内斜视病史的患儿可能对较高度数的远视性屈光不正的矫正治疗亦没有反应。

手术治疗

先天性内斜视有多种手术治疗方式。支持两条肌肉手术的学者主张双眼内直肌后退的对称性手术或单眼退-截手术，两种手术方式的选择与术前斜视度没有关系。两种术式都是分级手术，手术量越大，则矫正的斜视度越大。对二次手术，则行双眼对称性外直肌的缩短或对侧眼的退-截手术。

为提高大角度内斜视的手术治疗成功率，有些医生同时对三条或四条水平直肌实施手术，而有些医生倾向于施行双眼内直肌的大量后退。这种内直肌大量后退手术不仅可以获得好的效果，而且不引起术后的内转受限和集合障碍[24-25]。两条肌肉手术时间短、操作简单、手术创伤小，同时保留两条外直肌，为以后再次手术提供机会。

一些研究者采用肉毒杆菌毒素注射治疗先天性内斜视[26-27]。需要多次注射，尚未证实其可以获得与手术治疗相同的知觉结果[28]。

术后处理

过矫和欠矫

早期手术的成功不能确保远期眼位的稳定。患儿12岁之前需反复随访观察，这一点怎样强调都不为过。

远视眼的欠矫、近视眼的过矫都曾经用于治疗术后小度数的过矫。如术后立即出现大度数的过矫伴随内转受限，术者要警惕肌肉滑脱的可能。需要对可疑肌肉施行手术探查。术后6周继发性外斜视大于15 PD通常需要二次手术。

小于10 PD的欠矫，如果对大于＋1.5 D的远视的矫正有反应，则需要眼镜矫正。如残余内斜视大于15 PD，除非该斜视度对抗调节治疗有反应，否则应该观察6周后考量二次手术。

先天性内斜视后发生调节性内斜视

先天性内斜视患儿行手术矫正后可以发生调节

性内斜视。由于潜在的双眼视功能较差，这些患儿易于出现调节性内斜视，可能会对小度数远视的矫正有反应。对于内斜视复发的患儿，即使远视度数在正常范围内，也要考虑予以屈光矫正。

垂直分离性斜视

DVD 患者多数无复视，通常双眼为非对称性。DVD 在成年斜视患者中较儿童斜视患者少，提示有随年龄自愈的趋势。如果为隐性 DVD，仅在检查者遮盖检查时被发现，则不需要手术治疗。对于间歇性 DVD，手术治疗要视 DVD 程度、发生频率和患者对外观的要求而定。

下斜肌功能亢进

IOOA 极少引起综合征，通常是外观问题。患者通常避免极度侧方注视，以免暴露 IOOA。患者通常自觉地面转向侧方注视，使 IOOA 对外观的影响降至最小。IOOA 的手术治疗指征不同，取决于仅需要做下斜肌减弱手术还是考虑下斜肌减弱联合水平斜视手术。如果实施下斜肌减弱手术，则应有下斜肌显著亢进的证据来证明手术的合理性。如 30° 或更轻微的侧方注视时内转眼即出现明显上转，对外观确有影响，则要行手术治疗；如果仅在极度侧方注视时内转眼出现上转，对外观影响很小，最好不予处理。如果施行水平斜视手术矫正先天性内斜视，轻度的 IOOA 也可以考虑同期矫正。

垂直分离性斜视和下斜肌功能亢进的手术

DVD 的手术治疗方法有三种——上直肌后退手术、上直肌后退手术联合后固定手术和下斜肌前转位手术（anterior transposition of the inferior oblique，ATIO）。

下斜肌功能亢进行下斜肌后退手术、止点离断、肌肉切断、部分切除、大量截除去神经手术均可以有效矫正。下斜肌后退手术由 Parks 广泛推广，该术式的并发症和下斜肌亢进复发的发生率小[29]。手术医生可以根据亢进程度进行分级手术。

Scott 采用计算机模型描述下斜肌前转位手术[30]。关于此手术方式的早期报道表明其对于 IOOA 的治疗更为有效，值得注意的是，这些研究报道大多是针对重度 IOOA 的治疗。

一项研究表明，下斜肌前转位手术组与标准的下斜肌后退术组相比，前者 DVD 的发生率较低。该研究作者推测，下斜肌前转位手术可以减少 DVD 发生的风险[31]。但是该项研究各组间没有可比性，入组时可能就存在偏倚。下斜肌前转位手术对治疗 DVD、IOOA 或二者合并存在均有效[32]。

目前许多手术医生会在先天性内斜视患者存在 DVD 或 IOOA 时行下斜肌前转位手术。许多医生认为，患者同时存在 DVD 和 IOOA 时应选择该手术方式，其可减少同时进行上直肌和下斜肌手术的需要。

前转位手术中，下斜肌新止点的位置至关重要。如新止点过于偏前或过于偏颞侧，术后可引起抗上转综合征。这一综合征的表现是眼球在外转位时上转受限。这是由眼球转动到这一位置时下斜肌侧方的纤维束限制引起。因对侧内转眼的上转较外转眼好而表现为下斜肌功能亢进。Kushner 首次描述这一异常，指出要矫正下斜肌止点的位置来治疗，使其不过于偏前也不过于偏颞侧。不需要对表面上看起来亢进的下斜肌进行手术[33]。

弱视

手术后弱视的发生常见，需要长期警惕。每一次术后的检查都要进行注视偏好检查，直到患儿可以进行视力检查。不幸的是，两眼越接近正位，越难分辨注视偏好。10 PD 三棱镜注视检查对不会说话的有小度数斜视或没有斜视的儿童十分有用。10 PD 的垂直三棱镜置于一眼前可引发眼球垂直偏斜，以此观察注视偏好[34]。

一旦发现弱视，需要及时治疗。一些患儿需要持续治疗至视觉发育成熟，大约 9 岁时视觉发育敏感期终止此时弱视发生的易感性消除。

眼球震颤阻滞综合征

眼球震颤阻滞综合征的特征是眼球震颤发生于婴儿早期且合并发生内斜视。注视眼处于内转位时震颤减轻或消失。当注视眼追随视标向外侧运动到原在位，继之外转时，眼球震颤增加而内斜视度数减小。当一眼遮盖时，代偿头位为转向非遮盖眼一侧。这种代偿头位可使非遮盖眼保持内转位置。

调节性内斜视

调节性内斜视的定义是与调节反射活动有关的眼位集合性偏斜。与调节作用相关的内斜视分为三类——屈光性、非屈光性、部分调节性或失代偿性。

屈光调节性内斜视

屈光调节性内斜视通常 2～3 岁发病，为获得性的间歇性或持续性内斜视。偶尔也可见 1 岁或 1 岁内婴儿表现出调节性内斜视的全部临床特征[35-36]。调节性内斜视患者的平均屈光状态是＋4.75 D[37]。视远、视近斜视度数相同，多为 20～40 PD 中等程度内斜视。弱视常见，特别是内斜视趋向恒定时。

发病机制

屈光调节性内斜视的发病机制主要涉及三方面因素，即未矫正的远视、调节性集合和融合性分开不足。当机体调动一定量的调节，会伴随特定程度的集合（调节性集合）。远视未矫正时，为使视网膜物像保持清晰，必然会产生过度的调节，从而会诱发过度的集合。如果融合性分开范围足以矫正过度的集合，则不会引起内斜视。但是当融合性分开范围不足或是由于知觉异常引起运动性融合发生变化，内斜视就会发生。低度远视伴有明显屈光参差的患者也有发展成调节性内斜视的高风险。

治疗

屈光调节性内斜视患者在睫状肌麻痹验光后首先应予以远视足矫（图 8.5）。如戴镜后患儿获得正位或仅有小度数的内斜视，则仅需要定期随访。

4～5 岁左右开始，远视矫正可以逐渐减少，以提高融合性分开，同时达到最佳视力。这时可以采用显然验光代替睫状肌麻痹验光。中等程度远视的患儿能够建立足够的融合性分开，在不戴镜时发挥作用。高度远视的患儿很难自然消除屈光不正，不予以眼镜矫正会引起视疲劳。对于高度远视患儿，过度减小远视眼镜处方度数可能不合理。

需告知家长，无论是屈光调节性内斜视还是非屈光调节性内斜视患儿，在最初予以戴镜矫正后，会有摘镜时内斜视增加的表现。家长常会抱怨，戴镜前孩子仅是小度数内斜视，而治疗后摘镜时内斜

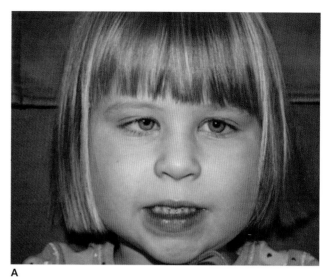

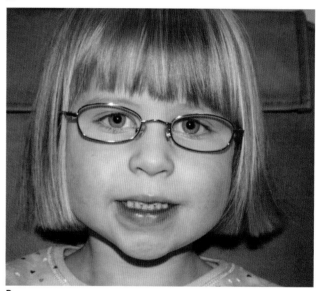

图 8.5　**A.** 调节性内斜视。**B.** 眼镜消除了调节需求和因此产生的内斜视（Reprinted with permission from Olitsky SE，Nelson LB. Pediatric clinical ophthalmology—A color handbook. London，UK：Manson Publishing，2012，ISBN 9781840761511.）

视更加明显。家长会把内斜视的增加归咎于眼镜，并且会注意到患儿对眼镜产生了依赖。针对这一情形，最好的解释是，当患儿戴镜时，仅需动用适当的调节量，而摘镜后患儿为保持视物聚焦，需要调动大量调节，从而增加了内斜视。孩子愿意戴镜的原因是戴镜减轻视疲劳或是有利于双眼单视，也可能是二者兼有。向家长提前解释这一现象会比事后解释效果更好。

非屈光调节性内斜视

非屈光调节性内斜视多在 2～3 岁发病，视近

内斜视度大于视远。屈光不正状态可以是远视或近视，平均为＋2.25 D。

发病机制

病因是调节性集合与调节的比值（AC/A）过高，即调节引发了异常的高调节性集合反应。有几种方法测量 AC/A 值——隐斜法、固定视差法、梯度法，以及临床上常用的视远与视近斜视度比较法。多数临床医生喜欢采用视远与视近斜视度比较法。这一方法简单快捷，因为其采用了常规的检查方法并且不需要计算，只是简单地比较视远和视近时的斜视度。如果视近内斜视大于视远 10 PD，则认为是高 AC/A。

治疗

非屈光调节性内斜视的治疗有多种方法。如果视远内斜视小于 10 PD，儿童眼科医生多采用配戴双光眼镜矫正视近的内斜视。初始予以下加＋2.50 D 的双光镜，下方光学部分的上缘正好位于瞳孔下缘。随访中，孩子应配戴最小度数的双光镜来维持视近正位。

双光镜矫正视近内斜视这一治疗方法并非没有争议。Albert 和 Lederman 发现，持续配戴双光镜与停戴双光镜，患者内斜视的自然减小没有差别[38]。该组中仅有 12% 的患者有双眼中心凹注视，视近没有复视。进行治疗的原因是家长发现患儿视近时存在内斜视。由于视近内斜视的外观不容易被发现，有学者对积极的治疗产生质疑。Ludwig 和 Parks 等报道，患者病情进展的发生率与视远视近的斜视度差别的严重程度有关[39]。病情进展发生率与视近过度内斜视程度成正比。因此作者推测，这部分患者即使采用双光镜治疗，仍会有视近内斜视。Pratt-Johnson 和 Tillson 回顾了 99 例视近过度内斜视患者的远期知觉状态。其中一半患者采用双光镜治疗而另一半未行双光镜治疗，发现两组间知觉状态和病情进展的发生率没有差别[40]。

手术可以减小 AC/A，通常视近内斜视不能被双光镜控制或视远内斜视不能被接受时采取手术治疗。对于这部分患者，手术是首选治疗[41]。对于视近过度内斜视的患者，通常有两种手术方式。O'Hara 和 Calhoun 研究表明，即使视远内斜视度数小或没有斜视，根据视近的内斜视度数进行手术，也可获得

满意效果[42]。尽管许多患者视远正位，术后也很少出现过矫。由于担心引起视远外斜视，后固定手术，即 Faden 手术广泛用于这类患者。一般根据视远的内斜视度数决定内直肌的后退量，后固定缝线减小视近时的集合。Kushner 等对两种手术方法进行了 15 年的前瞻性随机研究[43]，发现根据视近的内斜视度数行增强手术较后固定缝线手术更有效。增强手术组患者术后眼位满意率更高，并且可以停戴双光镜，该组患者有完全脱镜的趋势。

部分或失代偿性调节性内斜视

屈光或非屈光性调节性内斜视并非总是单独存在。部分患者予以戴镜后，内斜视度数可显著减小，但即使将远视性屈光不正全部矫正，仍存在残余内斜视，该残余部分即为非调节性或失代偿性内斜视。这种情况多发生于调节性内斜视患者发病后数月才予以抗调节治疗。有时，内斜视起初可以戴镜全部矫正，但非调节部分之后会逐渐表现出来，即使患者配戴了足矫的远视性屈光不正眼镜并获得了良好的视力。

对于部分或失代偿性调节性内斜视的手术治疗指征存在争议。一些医生认为，无论任何类型的内斜视，大于 10 PD 时都要进行手术矫正，使斜视度小于 10 PD。这些医生认为，如果出现单眼注视综合征，患者可以因获得周边融合而得到更好的功能。并且，由于单眼注视综合征良好的运动性融合，术后永久性正位的预后会得到巩固。

另一些医生认为，应仅在患者或家属不能接受内斜视的外观时才进行手术治疗，矫正非屈光调节性部分。他们认为，无周边融合的患者不会像单眼注视综合征患者那样，在现实环境中表现出功能缺陷。

如选择手术治疗，应以远视性屈光不正完全矫正后视远的斜视度来决定手术量。如果视近斜视度大于视远，则手术应矫正视近斜视度。因在一些系列病例报道中，术后欠矫病例数量让人难以接受，有人提出了新的手术计算公式。Wright 等研究表明，双眼内直肌后退手术量根据戴镜视近与摘镜视近斜视度之和的一半进行设计，93% 的患者内斜视度减少到 10 PD 以内。而"标准"手术组成功率为 74%。增强手术组患者术后不需要调整远视镜的度数[44]。Kushner 对手术后过矫患者予以减小远视镜度数的方

法来保持眼睛正位[45]。该方法对远视度低于＋2.5 D的患者有效。对于远视度超过＋2.5 D的患者，通过术后降低远视镜度数很难逆转眼位过矫。

另一种增强手术是基于三棱镜耐受试验结果。戴镜矫正全部远视后仍有残余内斜视的患者，予以底向外的压贴三棱镜进行耐受，2周后复查，如果内斜视增加，则给予更大的三棱镜。重复检查，直到斜视度不再变化。根据三棱镜耐受后的斜视度进行手术矫正。三棱镜耐受试验（The Prism Adaptation Trial）是针对该技术的一项多中心前瞻性随机研究[46]。尽管研究表明该方式可以提高手术成功率，但对三棱镜耐受适应的患者可能在手术前有潜在更好的双眼视功能。

周期性内斜视

周期性内斜视是一种少见的眼球运动性疾病，其在斜视中发病率为 1/5000 ～ 1/3000。全面询问病史并反复检查对于确定斜视的周期性规律是非常必要的。根据周期性斜视典型的特征不难作出诊断。

周期性斜视通常是一种获得性斜视，多发病于3 ～ 4 岁。出生时即发病和成年发病均有报道，表现不一。在一些病例中，意外或手术创伤与周期性内斜视有一定联系。

典型的周期性内斜视表现为大角度内斜视与正位或小角度内斜视交替出现，48 h 一个周期。可伴有垂直斜视、非共同性、外斜视等多种表现。1 天、3 天、4 天、5 天的周期，或 48 h 内斜视加 24 h 正位的周期亦有报道。周期性变化可能只持续 2 周，以至于错过诊断，也可持续数年后演变成恒定性内斜视。

患者通常有斜视家族史。事实上，大多数病例发病于学龄前，这或许可以解释轻度远视性屈光不正常见的原因。

病因

关于周期性内斜视的病因有很多学说。可能是生物钟不规则变化的结果。一名周期性内斜视患者在经历跨越 6 个时区的旅行后，发生了内斜视周期的改变[47]。这一变换支持生物钟理论。

在斜视那天，患者融合和双眼视觉丧失或缺陷，正位那天则显著改善。斜视那天的复视并不常见，较大年龄发病、不能发生知觉适应性抑制的患者可出现复视症状。

治疗

周期性内斜视对不同治疗的反应不可预测，但手术治疗通常有效。矫正远视性屈光不正来减小内斜视度数的效果不可预测。遮盖治疗可使患者由周期性内斜视变成恒定性内斜视采取双眼内直肌后退术或单眼内直肌后退联合外直肌缩短术矫正全部斜视度是最为成功的治疗方法。

急性获得性共同性内斜视

发生于大龄儿童或成年人。该病特征是急性发病，内斜视角度相对较大，伴有复视和轻度远视性屈光不正。可能会在一小段时间内呈间歇性，但很快发展为恒定性内斜视。

病因

1945 年，Burian 首次描述急性获得性共同性内斜视（acute acquired comitant esotropia，AACE）[48]，并将其分为两型：1 型，遮盖治疗一段时间后突然出现；2 型，没有明显的外源性因素。

1 型发生于双眼融合破坏后，据报道，可见于进行弱视遮盖治疗的既往没有斜视的患者，也可见于钝挫伤后眼睑水肿引起短暂遮盖的患者。

2 型没有引起内斜视的明显外因。

治疗

儿童或成人发生急性内斜视时，必须进行详细的眼球运动检查，特别是应检查是否存在侧方非共同性，以除外麻痹性斜视。如眼科检查没有阳性发现，神经科检查亦都正常，患者仍需要进一步查找病因，包括神经影像学的进一步评估检查。一经除外潜在病因且斜视度保持稳定，则需要考虑手术治疗，以保护正常的双眼视觉。

（李月平　译　张伟　审校）

外斜视

先天性外斜视

外斜视在 1 岁以内的健康儿童中发病较为罕见[49]。

尽管 1 岁以前的外斜视可能经历间歇期，但是许多病例很快进展为恒定性交替性外斜视。斜视角往往很大，平均 35 PD 或更大（图 8.6）。外斜视度数 ≥ 50 PD 的患者通常在向侧方注视时似乎表现为内转落后。向左侧或右侧注视时，外转眼注视目标而对侧眼在接近中线处中止。这与先天性内斜视的交叉注视类似。遮盖和娃娃头试验可以证实存在良好的内转功能。患儿通常能够交替注视，因此弱视并不常见。屈光不正发病情况与普通儿童相似。

治疗

先天性恒定性外斜视患者与先天性内斜视患者一样需要早期手术。与先天性内斜视患者一样，早期手术可获得粗双眼视，但非双眼黄斑中心凹注视。此外，这些同样可能伴有 AV 征、DVD 和下斜肌亢进，随访过程中应密切关注以上可能伴有的运动异常[50]。

间歇性外斜视

人口统计学

间歇性外斜视是儿童时期最常见的外斜视[49]。发病年龄差异很大，但通常在 6 月龄至 4 岁之间。

自然病程和临床特征

大多数患者因为在间歇性外斜视发病过程中的某个阶段难免会接受治疗性干预，所以该病的自然病程通常并不明了。尽管间歇性外斜视的自然病程不好界定，但是许多小儿眼科医生认为，未经治疗

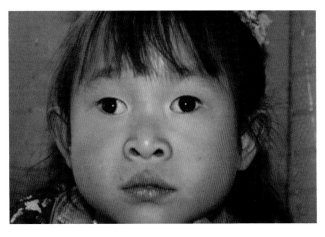

图 8.6 大角度外斜视（Reprinted with permission from Olitsky SE, Nelson LB. Pediatric clinical ophthalmology—A color handbook. London, UK: Manson Publishing, 2012, ISBN 9781840761511.）

的间歇性外斜视，其眼位偏斜的频率或幅度不可能改善。间歇性外斜视失代偿成为恒定性外斜视的比例不详。最初，眼位偏斜通常表现为间歇性且视远时偏斜角度更大。在疾病的早期，视近时常无眼位偏斜。当患儿父母首先带孩子找儿科医生就诊时，因为儿科医生不是眼科医生，只在近处检查患儿，所以斜视可能会被漏诊。为了便于讨论和比较，间歇性外斜视可能的病程进展可分为以下 4 期：

第 1 期：视远时外隐斜，视近时正位。

第 2 期：视远时间歇性外斜视，视近时正位或间歇性外斜视。

第 3 期：视远时外斜视，视近时外隐斜或间歇性外斜视。

第 4 期：视远和视近时均为外斜视。

第 1 期，即仅在视远时出现外隐斜。此期儿童无临床症状，眼科医生极少对其进行评估。第 2 期，当患儿注意力不集中或疲劳时，家长注意到患儿视远出现间歇性外斜视。在此期，因无抑制性暗点，患儿可主诉复视或者通过其在强光下喜闭一眼的表现来推断复视的存在。在此期，外斜视可通过遮盖试验轻易引出，但是偏斜眼通过眨眼或改变注视眼后很快恢复正位。第 3 期，抑制性暗点形成，以避免复视。眼位长期保持偏斜而非形成矫正性融合性集合运动，即使通过眨眼或改变注视眼也不能使眼球恢复正位。第 4 期时牢固地形成抑制性暗点，视远视近注视时均表现为恒定性外斜视。

弱视在间歇性外斜视患儿中并不常见。屈光不正发病情况与普通儿童相似。

发病机制和分类

外斜视可能是由机械性和神经支配性因素共同引起。Duane 根据他所认为的神经支配不平衡理论提出一个分类系统，该理论认为神经支配的不平衡打乱了主动性集合与分开机制的交互作用[51]。根据这一分类系统，视远斜视角大于视近斜视角的外斜视是分开过强引起，视近斜视角大于视远斜视角的外斜视是集合不足引起，视远视近斜视角相等的外斜视（即基本型外斜视）是分开过强合并集合不足引起。Burian 后来提出的"类似分开过强型"特指具有分开过强型外斜视特点，但经过单眼遮盖或近距离注视时配戴 + 3.00 D 球镜后视远视近斜视角相等的患者。Kushner 引用"顽固性近感融合（tenacious proximal fusion）"这一概念来描述视近斜视角可通过单眼遮盖一段时间后增大而通过配戴＋3.00 D眼镜无此变化的临床现象[52]。

间歇性外斜视通常是基本型和分开过强型恒定性外斜视的前期表现，所以在外斜视的各亚型间发挥作用的似乎并不是完全不同的因素。Parks认为，与其假设外斜视存在视远视近斜视角的差异是分开系统或集合系统的异常所致，不如仅依据AC/A来解释这些现象。集合不足型外斜视患者表现为低AC/A，分开过强型外斜视患者表现为高AC/A。这可能是儿童为保持近处融合功能而形成的代偿性高AC/A。此假说可解释为什么间歇性外斜视患者易存在高AC/A而恒定性外斜视患者的AC/A通常正常。恒定性斜视患者的视近和视远融合均消失，因而不再保持高AC/A。许多临床医生发现很难按照Duane分类系统将所有间歇性外斜视患者恰当地分类，而Parks提出的分类方法较之更容易、更灵活。

治疗

尽管大多数小儿眼科专家支持手术治疗间歇性外斜视，但是关于手术时机的选择及术前是否给予非手术治疗，专家们各抒己见、各执一词。

手术时机

由于手术可能对儿童时期未发育成熟的视觉和感觉系统产生影响，所以手术时机的选择有相当大的争论。争论的焦点是，如果对术前具备良好的视力和立体视的间歇性外斜视患儿行早期手术，那么术后即使产生小度数的内斜视也将面临弱视的风险及立体视受到损害。然而，手术推迟太久可形成抑制性暗点，进而可能明显增加后期斜视复发的风险。

非手术治疗

间歇性外斜视的非手术治疗包括配戴基底向内的三棱镜、配戴过矫的凹透镜、遮盖治疗和视轴矫正训练。

棱镜治疗

通过配戴棱镜治疗外斜视的报道主要出现在视光学相关文献中。在这些文献报道中，棱镜治疗的成功率不尽相同。棱镜治疗包括两种不同的方案——欠矫配镜和足矫配镜。欠矫配镜能矫正全部斜视的一部分，此方案可能对集合不足的老视患者有效。足矫配镜能够完全矫正斜视，通常用于儿童重建"正常"双眼视。如果可能，棱镜度数可根据患者的承受能力逐渐减小。由于棱镜可能非常重且可引起物像变形，患者的依从性成为治疗过程中的难题。相较于视光学文献中将配戴棱镜作为斜视初始治疗的观点，大多数眼科医生仅将棱镜治疗用于年龄较小、需延缓手术的患者，作为权宜之计以降低因手术过矫形成弱视的风险。

过矫凹透镜治疗

已有研究者通过使用过矫的凹透镜刺激调节性融合，成功地治疗外斜视。这种治疗的局限性包括：对大多数患者暂时有效、可能引起调节性眼疲劳以及仅对具有较大调节幅度的年轻患者有效。不要求光学矫正以改善视力的患者可能对该疗法依从性较差。

遮盖治疗

间歇性外斜视遮盖治疗的目的是消除间歇性斜视向恒定性斜视过渡过程中发生的单眼抑制现象。有几项评估遮盖治疗成功率的小样本研究，这些研究大多缺乏双盲和对照组。此外，大多数作者认为斜视角度相对较小的患者应限制使用该方法。遮盖可能在暂时改善融合控制能力方面起作用，似乎不具有长期效果。遮盖治疗对那些因年龄尚小需要推迟手术的患者也许有效，患者可以遮盖到术后不易出现弱视的年龄为止。

视轴矫正训练

虽然使用视轴矫正来改善融合性集合范围的理论基础很具吸引力，但大多数学者发现其疗效有限。通常视轴矫正训练由复视感知训练和改善融合性集合分开范围组成。许多间歇性外斜视患者有复视经历，而复视可通过患者表现为闭单眼或斜视呈间歇性得以证实。进一步而言，几乎所有的间歇性外斜视患者融合性集合范围异常增大。许多眼科医生仅对集合不足的患者行视轴矫正治疗，增加其融合性集合功能。

手术治疗

手术适应证

当斜视表现为间歇性、通过眨眼眼位可恢复正位或仅在疲劳时出现时，观察是有必要的。对于年龄较小的患儿，如果病情从2期进展到3期，患儿在警觉状态下出现斜视，即使不断眨眼或转换注视斜视仍持续存在，此时应该手术，以防抑制性暗点的形成。如果患儿视物时需闭上或遮盖一只眼睛，那么说明外斜视角度太大，超出了融合性集合机制的控制。此时患儿出现复视，只能通过闭上或遮盖一只眼睛来消除复制症状。在此情况下，手术矫正令人烦恼的复视症状很有必要。在视远表现为恒定性外斜视、视近表现为外隐斜或间歇性外斜视的第 3 期，视远时因为没有意识到复视或缺乏消除复视的代偿表现，所以会出现抑制性暗点。通过立体视觉检查或 Worth4 点试验常可证明在看近时尚存一定程度的双眼视功能。为维持视近时的双眼视功能并尽可能地恢复已经失去的视远双眼视功能，此期应及时行手术治疗。对于 10 岁以上的患者，因为不太可能出现抑制，所以手术推迟不会对手术结果产生不利影响。消除复视和视疲劳症状及美容问题成为手术的主要适应证。

术式的选择

一些手术医生以 Duane 和 Burian 的分类体系为依据来决定对间歇性外斜视患者进行什么类型的手术。他们试图根据测量到的视远、视近斜视角，减弱明显亢进的眼外肌或加强明显落后的眼外肌。因此，对于基本型或"类似分开过强型"间歇性外斜视，他们认为单眼的"外直肌后徙＋内直肌缩短术"对视远视近的矫正效果均有利。分开过强型外斜视则行双眼外直肌后徙术，集合不足型外斜视行双眼内直肌缩短术。

相对而言，Parks 认为，双眼外直肌后徙术和单眼退－缩术两种术式的治疗效果是等同的。他认为，应根据手术医生对特定术式的熟悉和信任程度决定使用什么术式。许多手术医生偏好做对称性手术，如无必要，避免行缩短术式。尽管双眼外直肌后徙术被许多眼科医生用于治疗间歇性外斜视，但是单眼外直肌后徙术也已成功地应用于治疗中小度数外斜视。单眼手术具有在麻醉状态下手术时间短的优点，并将手术风险限定在一只眼睛。

手术目标

间歇性外斜视手术治疗的成功率难以从文献中得出。文献报道的结果含混不清，因为受疾病性质多变、缺乏标准化的成功／失败标准以及由于作者偏好的干预方式不同而存在研究偏倚的影响。因此，文献报道的成功率差异之大不足为奇，其成功率为 40%～92%。大多数作者将手术的成功定义为术后残留小度数的外斜视（＜10 PD）或仅有外隐斜／内隐斜。行双眼外直肌后徙术的医生应预期到斜视手术后会出现 10～15 PD 的内斜视，持续 10 天至 3 周[53]。术后早期轻微过矫的患者一旦从手术中完全恢复，往往会获得最佳治疗效果。当然，适量的初始过矫并不总预示好结果，建议术前告知家长，术后短期内患儿眼睛将有望内斜以及可能会出现比术前更严重的复视。行单眼外直肌后徙＋内直肌缩短术的患者不会出现术后即刻过矫几个三棱镜度的现象。相似地，行单眼外直肌后徙术的患者术后短期内也很少出现过矫现象[54]。

对于外斜视的成年患者，手术目标应该有所不同。在这些患者中，持续的连续性内斜视可能导致难以克服的复视。一旦出现这种情况，很有可能需要再次手术，使患者回到最初的抑制性暗点状态。而小度数的残留外斜通常会使症状完全缓解且达到改善外观的目的。

集合不足

集合不足的特点为仅于视近时出现外斜或视近外斜度数比视远大。患者主诉近距离工作时出现视疲劳和复视。因为患者试图转换调节性集合为融合性集合时会引起假性近视，所以患者也可能抱怨视物模糊。集合不足的症状可从轻微到非常严重，跨度较大，由于存在小度数外斜视，患者在注视近处目标时常常极度苦恼和困扰。

处理

通过视轴矫正疗法增大融合范围和缓解症状，在许多集合不足患者中已获得成功。配戴底向内的三棱镜可能也有助于缓解集合不足的症状。有一小部分患者，其临床症状不能通过视轴矫正训练、配戴棱镜或任何其他形式的眼科治疗得以缓解。对于这些难治性症状明显的特殊患者，行内直肌缩短术可能有效。术后早期伴有复视的过矫及术后予以三棱镜治疗可获得最理想的长期效果[55]。其他学者主要参考视近时的外斜度数行单眼外直肌后徙＋内直肌缩短术，并适度增加内直肌缩短量，相应减少外直肌后徙量[56]。

AV 征

AV 征表现为，眼球从第一眼位（原在位）转到中线位向上、中线位向下注视时，水平斜视发生明显改变。内斜 V 征表现为向下注视时内斜增加，向上注视时内斜减少；外斜 V 征表现为向下注视时外斜减少，向上注视时外斜增加；内斜 A 征表现为向上注视时内斜增加，向下注视时内斜减少；外斜 A 征表现为向下注视时外斜增加，向上注视时外斜减少。偶见患者在原在位基本无斜视或者斜视角度很小，而外斜视在向上和向下注视时明显，此为 X 征。此外，外斜视也可仅于向上注视时出现，此为 Y 征；或于向下注视时出现，此为 λ 征。AV 征是通过分别测量患者视远时原在位及上下转各 25°时的偏斜角度来确定。外斜 A 征是指向下 25°注视比向上 25°注视时的水平斜视度至少增加 10 PD，外斜 V 征是指向上 25°注视比向下 25°注视时的水平斜视度至少增加 15 PD。由于下方注视时的眼位偏斜会对患者阅读及其他近距离工作产生更大的影响，所以诊断 A 征时规定的斜视角变化量较 V 征小。AV 征患者多有代偿头位，向下注视时具有融合功能的内斜 A 征和外斜 V 征可伴下颌上抬；反之，内斜 V 征和外斜 A 征可伴有下颌内收。

发病机制

虽然有许多不同的理论来解释 AV 征的病因，但是目前仍没有一种理论能得到大家的普遍认可。AV 征的一个可能原因是斜肌功能异常。由于斜肌的次要作用是外转，所以当上斜肌亢进时，可能导致 A 征；当下斜肌亢进或上斜肌落后时，常导致 V 征。许多伴有斜肌功能异常的患者可表现为 A 征或 V 征。但 AV 征也常常出现在没有斜肌功能异常的患者。

有研究者提出，眼球旋转可导致 AV 征[57-58]。眼球旋转可导致水平直肌的肌止点的垂直移位和垂直肌的水平移位。这种移位改变了施加在眼球表面的力的矢量关系，使水平直肌具有部分上下转作用，垂直肌内外转作用增强。这种力矢量的变化可以导致 AV 征或者促进其发展为 AV 征的趋势。在外旋情况下，上直肌在上转时会产生过强的外转作用，下直肌在下转时会产生内转作用，从而产生 V 征。眼球旋转引起矢量力的继发性改变，但其原发原因未知。Kushner 认为，原发性斜肌功能异常是产生眼球旋转的主要原因，而 Miller 和 Guyton 认为，融合功能的丧失导致继发性眼球"知觉性"旋转。他们观察到，在间歇性外斜视的患者中，由于手术过矫而失去融合功能者比术后仍有融合功能者更可能产生 A 征或 V 征。

治疗

AV 征通常通过以下两种方式中的一种得以矫正：水平直肌肌止点的移位，斜肌的减弱或加强。

水平直肌垂直移位是治疗 AV 征一种有效的方法。通过上下移位水平直肌肌止点，使得该水平直肌在眼球向上或向下转动时原有的作用力减弱。例如，将内直肌向上移位 1/2 肌止端宽度，那么在向上方注视时，其水平作用分力进一步降低。因此，将内直肌向 AV 征顶点方向移位、外直肌向 AV 征的开口方向移位均能恰当地矫正此类非共同性斜视。无论行肌肉的后徙还是缩短术，均遵照此方法转位。

通常认为，只要是两条水平直肌上移或下移半个肌止端宽度，无论是在内直肌或外直肌上施行手术，还是肌肉后徙或缩短后再移位，都将矫正约 15 PD 的 AV 征。其手术矫正效果与术前 AV 征程度成正比。水平直肌的垂直移位可以行双眼对称性手术或在单眼上同时行内、外直肌垂直移位。斜肌的手术是另外一种减少垂直性非共同性的有效方法。这种手术方式对原在位和下方注视时的水平眼位没有影响，所以内斜 V 征伴有下方注视时内斜角较大和上斜肌功能落后者，可行双上斜肌折叠术，因为这种术式可以增加下方注视时上斜肌外转的力量，从而减小内斜视。减弱双侧功能亢进的上斜肌可增加下方注视时的集合，同时对原在位影响甚微而对上方注视野不产生影响。这种双上斜肌减弱术对下方注视野水平斜视的影响与术前 AV 征程度成正比。

除非伴有一定程度的上斜肌落后，否则下斜肌功能亢进不予减弱。反之亦然，上斜肌功能亢进不予减弱，除非伴有一定程度的下斜肌功能落后。如果忽视以上建议施行手术治疗，那么术后很快会出现与术前相反的 AV 征且伴有未手术斜肌功能亢进。

如果患者具有良好的双眼视，即便是间歇性斜视，也应审慎行上斜肌减弱术。通常这种情况见于伴有 A 征的间歇性外斜视，患者眼位正时，双眼表现为黄斑注视。对此类患者行上斜肌减弱术，即使手术技术高超，也可能导致术后在原在位出现不对称的垂直性斜视，进而可能会导致为代偿垂直斜视而出现的持久性歪头。如果要行上斜肌减弱，应行保留肌腱的术式，以应对因医源性眼性斜颈而不得不进行的再次手术。因为上斜肌肌腱切断后想再恢复几乎是不可能的，所以一些专家主张行上斜肌肌腱后徙或行在切口断端间放置延长物的肌腱延长术。另一种选择是仅行水平肌肉移位。虽然这种方法可能不能完全纠正 AV 征，但是会减少发生旋转性复视的风险。

脑神经麻痹

麻痹性斜视是由眼外肌部分或完全麻痹引起的运动不平衡，主要临床特征为麻痹眼或非麻痹眼注视时，各个注视方向斜视度数不同。新发病的麻痹性斜视的诊断主要依据是否麻痹肌行使作用的方向斜视度数最大，患者用麻痹眼注视时斜视度数增加。区分单条或多条眼外肌的部分麻痹或全麻痹与共同性斜视极其重要，不仅是因为正确识别某条或某组眼外肌麻痹有助于制订正确的治疗计划，而且因为后天性部分麻痹或全麻痹性斜视可能会伴有全身或神经系统的异常。

麻痹性斜视的治疗，尤其成年人伴有复视的治疗，在斜视领域最具挑战性。麻痹性斜视患者的诊疗中最关键的是术前正确评估以及制订合理的治疗策略。患者应该和医生一样，在面对这些复杂斜视的治疗时，拥有一个理性的期望值，这一点很重要。

第三脑神经麻痹

儿童第三脑神经麻痹多是先天性的。外伤是儿童后天性第三脑神经麻痹最常见的原因。相比之下，后天性第三脑神经麻痹在成年人中更为常见。

先天性

四条眼外肌（内直肌、下直肌、上直肌和下斜肌）受第三脑神经支配，可不同程度受累。临床上，受累眼典型表现为下斜视和外斜视，并有上转、下转和内转不同程度的受限（图 8.7）。第三脑神经也支配上睑提肌，因此患者也可能存在不同程度的上睑下垂。在先天性第三脑神经麻痹中，眼内肌通常不受影响。然而在某些迷走神经异常再生的病例中，

企图内转时可出现瞳孔收缩。

先天性第三脑神经麻痹的患者中，有部分患者通过代偿头位来维持双眼视觉。如果患者不能通过头位来代偿斜视，则在任一眼可能发生弱视。

通常认为先天性第三脑神经麻痹是良性和单纯性的。然而，一些患者可能存在其他局部神经系统缺陷，因此都需要请神经科医生会诊。

病理学

先天性第三脑神经麻痹有多种可能的病因。周围性动眼神经围产期损伤是先天性第三脑神经麻痹的主要发病机制。一些异常神经再生的患者中未发现脑干的异常，也证明了这一机制的存在。然而，先天性第三脑神经麻痹患者偶尔会出现其他相关的神经系统异常以及脑干征。

后天性

儿童和成人的后天性第三脑神经麻痹通常是不好的征兆。麻痹可能是部分或完全麻痹，可能仅累及眼外肌或同时累及眼外肌与眼内肌。动眼神经的异常再生被认为是神经纤维广泛和杂乱的再生所致。异常再生的体征见表 8.4。

治疗

后天性第三脑神经麻痹患者的初期眼科治疗是消除复视。如果是完全性第三脑神经麻痹，上睑下垂遮盖全部瞳孔，可避免复视。而对于部分麻痹的患者，眼睑不能完全遮盖瞳孔，所以存在复视。遮盖治疗是此阶段最佳的治疗方案。手术治疗应等斜视度数稳定后进行。

先天性第三脑神经麻痹或者后天性麻痹尚未治愈者，为促进双眼视觉发育或改善复视，可以行手术治疗。如果内直肌有明显的功能，可通过外直肌后徙联合内直肌缩短手术来矫正眼位。必要时，应在获得满意的眼位后行上睑下垂手术。这种规则也有例外，儿童发生完全性上睑下垂会引起重度弱视，这种情况一旦发生，应尽早进行上睑下垂矫正手术。对于上睑提肌功能较差或缺乏的患者，需行额肌悬吊术。由于眼球上转不好会增加角膜暴露的风险，必须注意不能将眼睑过度抬高。如果发生神经异常迷走再生，导致本来下垂的上睑在眼球企图内转时上抬，则有可能通过对非麻痹眼进行手术，使麻痹

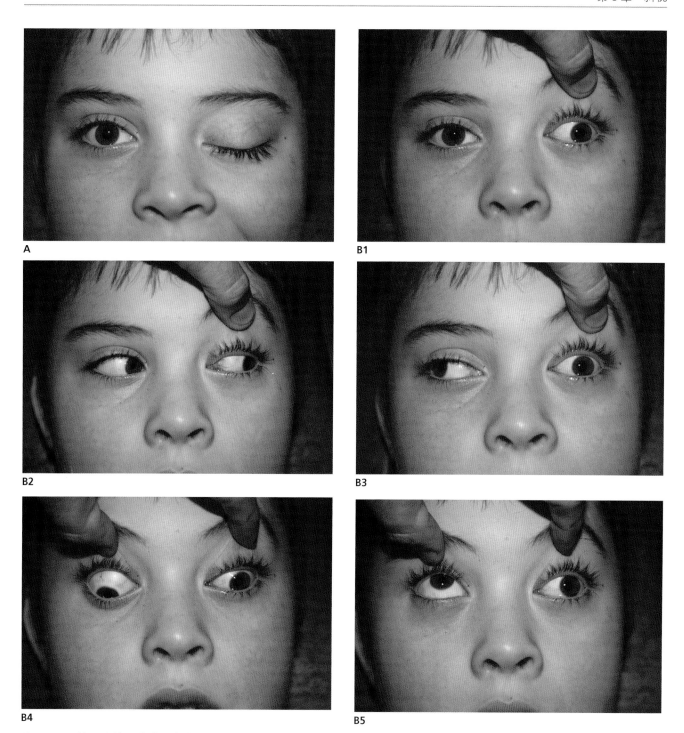

图 8.7 **A.** 第三脑神经麻痹，伴完全性上睑下垂。**B1 ~ B5.** 第三脑神经麻痹，眼球运动异常（Reprinted with permission from Olitsky SE，Nelson LB. Pediatric clinical ophthalmology—A color handbook. London，UK：Manson Publishing，2012，ISBN 9781840761511. ）

眼处于企图内转位，同时矫正斜视和上睑下垂。

完全性第三脑神经麻痹时，仅外直肌和上斜肌有功能，眼球运动严重受限。眼球固定于典型的外下斜位。手术治疗的目标是利用仅有的两条有功能的眼外肌，使眼位达到正位，但眼球运动仍然受限。应该向患者和家长充分解释手术目的，以避免不切实际的术后期望。

在完全性第三脑神经麻痹的患者中，外直肌的后徙至少距原肌止点 16 mm，也可以断腱并固定于眼眶外侧壁[59]。完全麻痹的内直肌缩短对矫正外斜视几乎没有作用。麻痹的内直肌伸长、缺乏弹性，难以使眼球保持正位，从而产生外斜。

由于上、下直肌均麻痹，垂直直肌转位手术在治疗第三脑神经麻痹中较为困难。临床上已经开展

表 8.4
第三脑神经的再生
企图垂直注视时，眼球后退
企图垂直注视时，眼球内转
向下注视时，睑裂退缩（假性 Graefe 征）
内转时瞳孔缩小（假性 Argyll Robertson 瞳孔）
内转时眼睑上抬

了伴或不伴滑车破坏的上斜肌转位手术。上斜肌转位手术的局限性主要包括水平眼位欠矫、术后出现上斜视或者矛盾性眼球运动。外直肌的转位手术是将外直肌肌腹分成两半，上、下 1/2 肌腹分别穿过上、下直肌的下部，分别固定于内直肌的肌止点处[60]。

另一种手术方法是通过缝线或者阔筋膜将眼球固定于眶内侧壁[61]。

第四脑神经麻痹

第四脑神经麻痹是单条眼外肌引起垂直旋转性斜视的主要病因。可分为先天性和后天性第四脑神经麻痹。闭合性脑外伤是第四脑神经麻痹的主要病因。第四脑神经麻痹早期主要表现为麻痹眼的非共同性上斜视，麻痹眼内下转时垂直分离斜视最大。随着麻痹的进展，同侧眼的下斜肌发生挛缩，并在该肌肉功能眼位出现最大的垂直偏斜，同侧下斜肌挛缩的另一个体征是麻痹眼内转时明显上转（图 8.8）。

单侧第四脑神经麻痹的患者通过代偿性斜颈来消除复视。大部分患者头向非麻痹眼侧倾斜。由于上斜肌是下转肌和内旋肌，当头位向非麻痹眼侧倾斜且下颌内收时，患眼上斜肌作用力减弱，患者可以保持双眼单视。弱视或者垂直融合范围较大的患者通常无代偿头位。部分患者头部向麻痹眼侧倾斜，目的是增加垂直复视像分离，从而更容易忽略第二个物像。

先天性上斜肌麻痹可伴有面部发育不对称。通常，这种不对称典型表现为受累上斜肌对侧面的面中部发育不全。鼻部朝向发育不全的一侧，尽管存在斜颈，但口部倾斜接近于水平方向。通常认为面部发育异常是代偿头位倾斜所致，头部倾斜引起继发的重力作用，减少供应面部颈内动脉的血流，或这种重力作用在睡眠中对面部、头颅产生作用，使其变形。在肌源性斜颈中，即使行手术治疗，面部

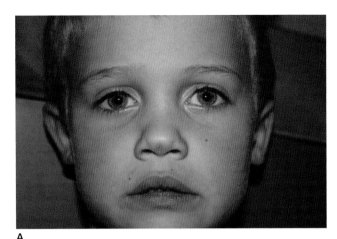

A

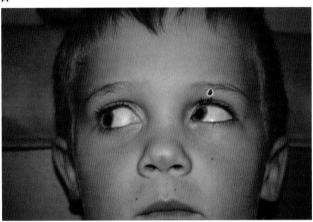

B

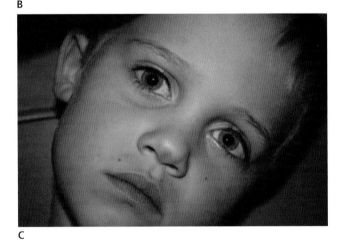

C

图 8.8 A ～ C. 左眼上斜肌麻痹。左眼上斜视，左眼下斜肌亢进，头左倾时，左眼上斜更明显（Reprinted with permission from Olitsky SE，Nelson LB. Pediatric clinical ophthalmology——A color handbook. London，UK：Manson Publishing，2012，ISBN 9781840761511）

的不对称也可能会持续存在。为了预防面部不对称发育，一些眼科医生建议应尽早行斜视手术矫正。

通常年龄较大的第四脑神经麻痹患者会突然出现复视。判断这种麻痹是新近发病还是先天性上斜肌麻痹失代偿引起尤为重要。新近发病的后天性第

四脑神经麻痹患者需要进一步的评估，包括详细的神经科检查以及影像学检查。一些特征有助于鉴别斜视的急缓。先天性上斜肌麻痹的患者垂直融合范围较大。如果患者垂直融合范围较大，或者患者虽然垂直斜视度数较大，但只是偶尔出现复视，说明这种麻痹很可能是长期存在的或者是先天性的。查阅旧照片可能会发现患者有代偿头位（图 8.9）。如前所述，存在面部发育不对称也提示早期可能有眼球运动障碍。最后，先天性上斜肌麻痹的患者通常无明显的主观旋转性复视，而后天性麻痹的患者通常会主诉第二个物像倾斜。

为了更有逻辑地评估单侧垂直旋转性斜视，Parks 提出了三步法，如下文所述[62]。

第一步

首先确定原在位是否存在右眼上斜视或左眼上斜视，八条垂直旋转眼外肌中可排除四条，剩余四条可能麻痹的眼外肌。以右眼上斜视为例。

　A. 左眼上转肌功能弱

　　1. 左眼上直肌

　　2. 左眼下斜肌

　B. 右眼下转肌功能弱

　　1. 右眼下直肌

　　2. 右眼上斜肌

第二步

判断向左侧注视或右侧注视时垂直斜视度数是否增加，可排除每只眼中两条垂直旋转肌中的一条。例如：

　A. 左侧注视时，右眼上斜视更加明显，表明以下两种情况中的一种：

　　1. 右眼上斜肌功能弱

　　2. 左眼上直肌功能弱

　B. 在第二步的最后，两条可能的麻痹肌通常都是内旋肌或者外旋肌。

第三步

Bielschowsky 歪头试验可以区分第二步中两条可能的麻痹肌中哪条肌肉麻痹。

Bielschowsky 歪头试验基于椭圆囊反射，是由头部倾斜时刺激引起。头部向右侧倾斜时，右眼的内旋肌和左眼的外旋肌同时收缩，向左侧倾斜时，相反的一组眼外肌同时收缩。头部倾斜可以刺激两条外旋肌和两条内旋肌同时收缩，每只眼中两条旋转肌一条为上转肌，另一条为下转肌。通常情况下，这种平衡在保持头部倾斜时才可以维持眼球的垂直眼位。Parks 三步法第三步中，垂直旋转肌力量较弱时，垂直平衡被打破，患者只有通过代偿头位来维持垂直平衡，这是 Parks 三步法中 Bielschowsky 征的基础。例如，如果是右眼的上斜肌麻痹，当头部向右侧倾斜时，右眼的两条内旋肌（上斜肌和上直肌）同时收缩。由于上斜肌麻痹，右眼上直肌受到刺激并引起上斜视。

除了 Parks 三步法的检查，还应测量上斜肌和下斜肌功能眼位（分别为内下转位和内上转位）的斜视度数。通过第"四"步检查提供的信息，可确定上斜肌麻痹患者治疗方案（见"治疗"部分）。

年龄较大的儿童或成人上斜视患者可通过双马氏杆检查任一旋转成分。对于年龄较小、不能用双马氏杆评估斜视的儿童，间接检影镜和眼底照相都有助于客观诊断旋转斜视。从解剖学上看，黄斑大约为 1/3 视盘直径大小，位于视神经中央的下方位置。如果黄斑低于正常位置，视网膜就存在外旋。需注意的是，间接眼底镜检查时，检查者所看到的视网膜图像是倒像，因此存在外旋的情况下，间接眼底镜中黄斑位置高于视神经。

双侧上斜肌麻痹发生率为 8% ～ 29%（图 8.10）。双侧上斜肌麻痹的患者，右眼注视时左眼上斜视，左眼注视时右眼上斜视，头向右侧倾斜时右眼上斜

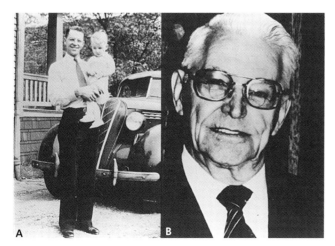

图 8.9　**A.** 旧照片显示患者头向右肩倾，但无临床症状。**B.** 约 40 年后，患者开始出现复视（Reprinted with permission from Nelson LB，Olitsky SE. Harley's pediatric ophthalmology，5th Ed.Baltimore，MD：Lippincott Williams & Wilkins，2005：170.）

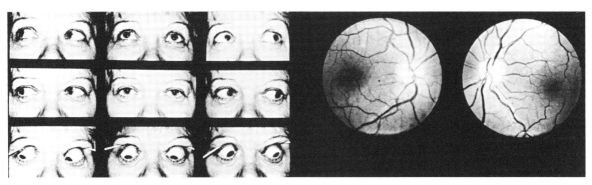

图 8.10　**A.** 双侧上斜肌麻痹，下转时内斜视。**B.** 左眼眼底外旋（Reprinted with permission from Nelson LB，Olitsky SE. Harley's pediatric ophthalmology，5th Ed. Baltimore，MD：Lippincott Williams & Wilkins，2005：174）

视，头向左侧倾斜时左眼上斜视，同时伴有 V 型内斜视。上斜肌麻痹时外展不足，正常收缩的下直肌引起的内转作用强于上斜肌的外转作用，从而出现 V 型内斜视。当双侧对称性麻痹时，由于两侧作用"抵消"，原在位无明显的垂直斜视。但旋转仍然存在，可通过之前所描述的主观或客观方法进行测量。如果双眼为非对称性麻痹，在单侧手术完成之前，麻痹程度较轻的一侧可能会被麻痹程度较重的一侧所隐藏。患者术后表现为非手术眼的上斜视，这种现象也被称为"隐匿性"双侧上斜肌麻痹。双侧上斜肌麻痹的主要体征包括主观旋转度数 > 10°，双侧眼底照相均显示外旋，向任一方向注视（特别是下斜肌的作用方向）时出现反向斜视，或者向下方注视时出现内斜视。

治疗

除了垂直斜视度数 ≤ 10 PD（或三棱镜耐受不足 10 PD）的患者，绝大多数上斜肌麻痹的患者需要手术治疗。一般来说，上斜肌麻痹的手术主要针对功能眼位与垂直分离最大的眼位一致的眼外肌。

先天性上斜肌麻痹的患者通常会出现松弛或异常的上斜肌肌腱[63]。可通过术中被动牵拉试验来判断上斜肌肌腱的松弛程度。如果发现上斜肌肌腱松弛，一些手术医生建议行上斜肌折叠手术。在上斜肌作用方向垂直分离最大时，也应考虑行上斜肌折叠手术。如果下斜肌作用方向垂直分离最大，应行下斜肌的减弱手术。一般来说，下斜肌的减弱或者上斜肌的加强能矫正 15 PD 垂直斜视。对于大于 15 PD 的垂直斜视，需要行第二条眼外肌手术。可同时行上斜肌折叠术和下斜肌后徙术。或者，其中任一手术联合对侧眼的下直肌减弱或同侧眼的上直肌减弱。

如果行下斜肌减弱，必须注意不要同时行上直肌大量后徙，因为可能会引起双上转肌麻痹。下斜肌前转位也被用于治疗单眼上斜肌麻痹。由于该手术存在术后引起原在位下斜视的风险，一般应用于原在位垂直斜视较大的单侧上斜肌麻痹患者。

双侧上斜肌麻痹主要通过加强手术进行治疗。如果主要表现为旋转复视，可行 Harada-Ito 术。在 Harada-Ito 术中，主要采用 Fells 改良的术式，上斜肌的前部 1/2 肌腱向前及向颞侧转位[64-65]。标准的上斜肌肌腱转位术可以矫正不同程度的外旋[66]。

第六脑神经麻痹

第六脑神经麻痹主要引起原在位内斜视，并且向麻痹的外直肌的作用方向运动时内斜视更明显。可为单侧或双侧麻痹。一般通过向非麻痹眼侧注视来获得双眼视觉；最终面部代偿地水平转向麻痹眼侧。

先天性

先天性第六脑神经麻痹较为罕见。在新生儿中，暂时性外直肌麻痹一般在生后 6 周消失，因而很少发现[3-4]。大多数内斜视的新生儿外转欠佳主要是由于先天性内斜视多表现为交叉注视。此外，Duane 眼球后退综合征和 Möbius 综合征等眼球运动性疾病可产生类似第六脑神经麻痹的症状。

后天性

第六脑神经在颅内走行较长，有三个解剖区是第六脑神经最易受损伤的部位：①脑桥延髓连接处，易受前下方的小脑动脉压迫；②穿过硬脑膜部（Dorello 通道），在颞下岩骨嵴部易引起 Gradenigo

综合征；③海绵静脉窦内。

外伤是健康儿童出现后天性第六脑神经麻痹的最常见原因。非外伤性后天性第六脑神经麻痹通常是严重的颅内异常或颅内压增高的表现。通常仅在排除其他可能的原因后，才可诊断病毒性第六脑神经麻痹。

治疗

在患有单纯性急性第六脑神经麻痹而不伴有其他神经系统异常［包括视乳头水肿（视盘水肿）、头痛、共济失调］的儿童中，通常需要进行进一步的神经系统评估，包括 CT 或 MRI 扫描。如果神经科检查结果为阴性，应定期复查，并建议父母观察有无新的体征和症状。

单侧第六脑神经麻痹在发病后 6 个月内需保守治疗。患者通常采取面转的代偿头位或遮盖单眼来缓解复视。无面转代偿头位的患儿应行双眼交替遮盖，以防止弱视和抑制的发生。在交替遮盖期间，远视应该足矫，以防止发生调节性内斜视。对于急性第六脑神经麻痹的患者，可对同侧眼内直肌注射肉毒杆菌毒素，使其在恢复期原在位仍能保持双眼视觉。肉毒杆菌毒素也可用于治疗慢性第六脑神经麻痹。虽然注射肉毒杆菌毒素有助于急性第六脑神经麻痹患者恢复期消除复视，但尚未证实可以免除未来的手术需求[67]。发病 6 个月内，第六脑神经功能可能会恢复。过了第六脑神经可能恢复的 6 个月之后，考虑手术治疗比较合适。如果外直肌有部分功能，根据内斜的度数，可行分级的内直肌后徙联合外直肌缩短术。如果外直肌没有功能，可行肌肉的转位手术。目前三种直肌的转位手术已经普及。Hummelsheim 术是将垂直直肌的外侧 1/2 转位至外直肌。Jensen 术是将垂直直肌和外直肌分成两半，外直肌的上 1/2 肌腹和上直肌的外 1/2 肌腹联结，下直肌也进行同样的操作。其他的手术医生建议将全部的垂直直肌从肌止点转位至外直肌肌止点处。除了转位手术，通常还需要行内直肌减弱术，以减弱内转的力量。这种术式容易造成眼前节缺血，特别是在循环不良的老年患者中。部分直肌转位术（Hummelsheim 和 Jensen 术式）可能会降低眼前节缺血的风险。然而，甚至是在幼儿中，也有报道行部分直肌转位术后引起眼前节缺血。术中注射肉毒杆菌毒素联合垂直直肌转位术已被证明是有效的，且

避免了移除第三条直肌。Hummelsheim 术可以通过将转位部分的肌肉缩短而进一步加强转位的效果[68]。不可吸收缝线也可用于完全或部分转位术，通过将肌肉侧向固定于外直肌边缘附近的巩膜来加强手术效果[69]。

双侧第六脑神经麻痹的治疗与单侧第六脑神经麻痹类似。不幸的是，这些患者不能通过代偿头位来克服复视。

斜视综合征

Duane 眼球后退综合征

该疾病首次报道于 19 世纪末。1905 年，Duane 报道了 54 例病例，总结了所有的临床表现，回顾了以往的研究，并在发病机制和治疗方面提出了一些理论[70]。

Duane 眼球后退综合征（Duane retraction syndrome，DRS）左眼发病率高于右眼，女性发病率高于男性。双侧眼的发病率低于单侧眼。

DRS 合并其他眼部或全身异常已有报道。合并的眼部异常包括虹膜基质发育不良、瞳孔异常、白内障、虹膜异色、缺损、颌动瞬目综合征、"鳄鱼泪"和小眼球。全身系统异常包括 Goldenhar 综合征、营养不良缺陷（如 Klippel-Feil 综合征）、颈脊柱裂、腭裂、面部发育异常、耳聋、外耳道畸形，以及四肢、足、手发育异常。

临床表现

DRS 典型的临床表现包括不能外转，内转轻度受限，企图内转时眼球后退，伴内转时上射或（和）下射。Huber 根据肌电图结果，将 DRS 分为三种类型[71]：

Ⅰ型：外转明显受限或者不能外转，内转正常或轻度受限，内转时眼球后退、睑裂变小，企图外转时睑裂开大（图 8.11）。肌电图显示外转时外直肌无电活动，而内转时表现出矛盾性的电活动。

Ⅱ型：患眼外斜视，内转受限或完全受限，外转正常或轻度受限，企图内转时眼球后退（图 8.12）。肌电图显示外直肌在内外转时均有电活动。

Ⅲ型：内外转均受限，眼球后退，企图内转时睑裂缩小（图 8.13）。肌电图显示水平肌肉在内外转

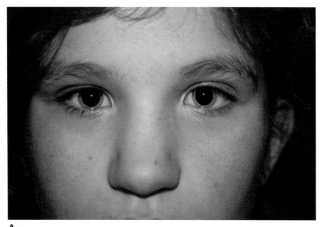

A

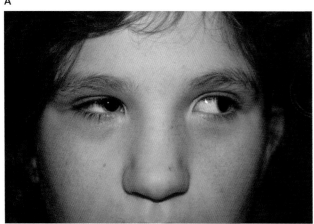

B

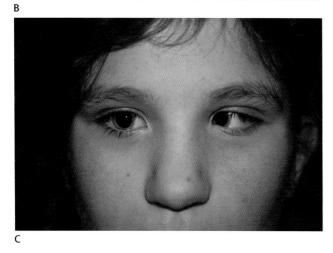

C

图 8.11　A ～ C. Ⅰ 型 DRS。注意患者右眼外转受限，内转时睑裂缩小、眼球后退（Reprinted with permission from Olitsky SE，Nelson LB. Pediatric clinical ophthalmology—A color handbook. London，UK：Manson Publishing，2012，ISBN 9781840761511.）

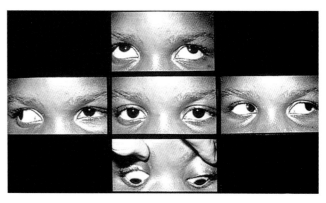

图 8.12　Ⅱ 型 DRS。左眼内转受限，内转时伴睑裂缩小和眼球后退。左眼外转正常（Reprinted with permission from Tasman W，Jaeger E. The Wills Eye Hospital atlas of clinical ophthalmology，2nd Ed. Philadelphia，PA：Lippincott Williams & Wilkins，2001.）

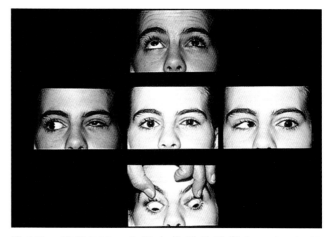

图 8.13　Ⅲ 型 DRS。左眼内外转均受限（Reprinted with permission from Tasman W，Jaeger E. The Wills Eye hospital atlas of clinical ophthalmology，2nd Ed. Philadelphia，PA：Lippincott Williams & Wilkins，2001.）

病理学

虽然临床上一直在研究 DRS，但病因尚不清楚。根据手术资料、肌电图以及尸体解剖的研究数据，人们已经构想出多种理论。

结构异常

眼球内转时出现的上、下射现象被认为是结构异常所致。一些学者提出"缰绳"效应来解释这种眼球运动异常模式。他们认为在眼球内转时，外直肌收缩的同时可能在眼球表面垂直滑行，引起眼球急剧的上、下射。

许多研究人员提出了一个有趣的理论，即在妊娠 8 周时常见的致畸刺激可能与 DRS 相关的眼部和全身

时均有电活动。

Ⅰ 型 DRS 最常见，其次是 Ⅱ 型和 Ⅲ 型。大部分 Ⅰ 型 DRS 患者在婴儿期和儿童期主要表现为原在位小角度内斜视，并采用面转向受累眼侧的代偿头位来维持正常的双眼视觉。

畸形的高患病率有关，许多短肢畸形综合征患者也患有 DRS，从而对致畸理论提供了进一步支持[72]。

异常神经支配

1957 年，Breinin 通过肌电图检查，首次提出 DRS 患者的外直肌存在矛盾性电活动[73]。他认为内、外直肌异常收缩是引起眼球后退的原因。许多其他研究者已经证实并扩展了上述发现。内直肌与垂直直肌或斜肌之间的异常神经支配已经被肌电图结果证实，这可能解释了 DRS 患者在内转时上、下射的原因。

治疗

在考虑手术之前，必须先治疗屈光不正、屈光参差和弱视。DRS 患者行手术治疗的指征主要是原在位存在明显的斜视、头位异常、明显的上射或下射，或因眼球后退而严重影响外观。

在 I 型 DRS 中，可能会有内斜视（通常 < 30 PD）和面转向受累眼侧的代偿头位。多数情况下，同侧眼的内直肌后徙可以显著改善内斜和面转头位。由于肌肉挛缩，通常受累眼内直肌增粗并在外转时被动牵拉试验阳性。

一些 DRS 患者内转时外直肌也明显收缩，导致内转时扫视运动速度明显减慢。此类患者中，内直肌大量后徙（> 6 mm）后会有内转严重受限及术后继发外斜视的风险。此类患者在眼球企图内转时可出现外斜视，由外直肌同时收缩引起。原在位有大角度内斜视的患者可能特别具有挑战性。一些手术医生建议对这类患者行肌肉转位术。上直肌转位术已被证实有效且术后不会出现上斜视[74]。传统的观点认为应慎重行同侧眼外直肌缩短术，因为其会加重内转时的眼球后退。但在一些眼球后退不明显且斜视度数较大的患者中，外直肌的少量缩短是安全有效的[75]。对于原在位外斜视、面转向受累眼侧的 II 型 DRS 患者，需行受累眼外直肌后徙术。

DRS 伴有的上、下射也会像代偿头位一样影响患者的外观。如果存在"缰绳"效应，减弱挛缩、纤维化的外直肌后，上、下射可能会减轻。但如果原在位无明显斜视，联合同侧眼内直肌后徙可以有效避免术后出现连续性内斜视。外直肌 Y 形劈开或使用后固定缝线可有效减轻"缰绳"效应，且不会引起原在位斜视。下斜肌前转位已成功用于治疗上射。

企图内转时眼球后退严重影响外观的患者，可通过行内、外直肌同时后徙来缓解内、外直肌同时收缩造成的眼球后退，该术式可用于原在位眼位无偏斜的患者，或用于矫正存在眼位偏斜的患者。

Brown 综合征

这种眼球运动障碍的临床表现是内转眼不能主动或被动上转，最早由 Brown 在 1950 年提出[76]。早期已经认识到存在多种病因，该疾病可能是先天性或后天性的，其缺陷可能是持久性的、暂时的或间歇性的。

临床表现

Brown 综合征的主要临床表现为内转时不能上转（图 8.14）。通常在中线位置上转明显改善，外转时可正常或接近正常。向相反方向侧向注视时，受累眼可表现为内转时下转，但在眼球运动检查中不会出现类似上斜肌亢进时的过度下转。眼球在中线位置向正上方注视时，常会出现外斜视（V 型）。许多患者原在位眼位为正位，随着时间的推移，可能会出现下斜视且出现面转向对侧眼的代偿头位。在一些患者中，企图内上转时会出现不适，在相同的情况下，患者可能会感觉到或听到"咔哒"一声，并且在滑车区域可能存在明显的肿块或压痛。被动牵拉试验阳性是 Brown 综合征的一个重要体征。

病理学

Brown 后来认识到该疾病比最初提出的要更复杂，于是重新定义了该综合征[77]。他最初认为这种疾病类似下斜肌麻痹，是由异常的神经支配引起，并伴有继发性上斜肌前部腱鞘的挛缩。Brown 将此综合征归因于先天性上斜肌返转肌腱周围腱鞘的缩短。然而，后来的研究者并未找到上斜肌肌腱前部腱鞘先天异常的证据。Crawford 首次证实该综合征的病因是上斜肌肌腱过紧[78]。离断肌腱或者切除部分肌腱，内转眼上转时的限制明显改善。

后天性 Brown 综合征的病因较多，包括上斜肌手术、巩膜环扎带术后、鼻窦炎术后、滑车区域炎症等。青少年或成人的类风湿关节炎也可引起类似于 Brown 综合征的眼球运动障碍。这种类型的 Brown 综合征表现为滑车上的狭窄性腱鞘炎，与影响手指肌腱的炎症性疾病具有相似的特征。

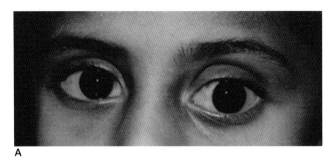

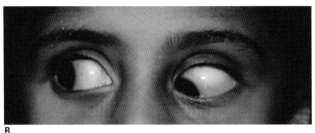

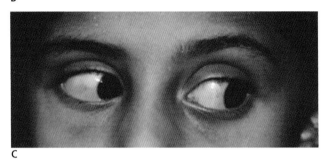

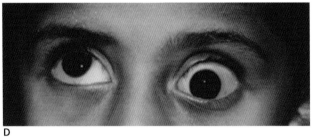

图 8.14　A ～ D. 左眼 Brown 综合征

治疗

如果 Brown 综合征患者原在位为正位，且不伴有代偿头位，则无需手术治疗。这类患者在内上转时会出现复视，但患者会避免向该方向注视。然而，如果原在位下斜视且代偿头位严重影响外观，则手术目的是尝试重建原在位的双眼视觉。

上斜肌肌腱的部分切除或离断可解除 Brown 综合征患者内上转时的限制。然而，这种减弱手术可能会引起上斜肌麻痹。因此，一些手术医生提倡同时行下斜肌减弱，以减少后期手术的需要。也有学者提出行上斜肌后徙术或嵌入上斜肌"延长器"以达到分级减弱的效果，降低术后医源性上斜肌麻痹的风险。

单眼上转不足（双上转肌麻痹）

单眼上转不足（monocular elevation deficiency，MED）以前也称为双上转肌麻痹，表明单眼的双上转肌（下斜肌和上直肌）力量较弱，导致受累眼不能上转且原在位下斜视。该术语通常用于描述在各个注视眼位眼球上转均落后。

临床特征

MED 的主要临床表现为各个注视眼位眼球上转均落后。当患者用非麻痹眼注视时，麻痹眼下斜视且可能眼睑下垂。当麻痹眼注视时，非麻痹眼上斜视（图 8.15），如果未累及上睑提肌，上睑下垂会消失。患者常以下颌上抬的代偿头位来维持双眼视觉。Bell 征是 MED 患者的重要临床体征。继发于核上性麻痹时，Bell 征存在，但在下直肌有限制时，则无Bell 征。极少数情况下，MED 患者各个注视方向上转均落后，但无原在位下斜视。眼球外转时上转落后可用来与 Brown 综合征相鉴别。

病理学

MED 可能是源于神经支配异常（核上性、核性、核间性异常），眼眶机械性、限制性因素，或者多种因素同时存在。

Scott 和 Jackson 强调了 MED 下直肌限制在MED 患者中的重要性[79]。通过被动牵拉试验，他们发现，73% 的患者同侧眼下直肌存在限制。他们还发现下直肌限制合并明显的下眼睑皱褶，这种皱褶在企图向上注视时更明显。他们推测这种眼睑皱褶可能是下直肌囊筋膜头部与下睑附着引起。

治疗

如果 MED 患者原在位为正位，不需要行手术治疗。患者原在位有垂直斜视时，则需行牵拉试验。牵拉试验阳性的患者，表明眼球上转时存在限制，需行下直肌后徙术。当牵拉试验阴性时，应行 Knapp术（内、外直肌同时转位至上直肌肌止点旁）[80]。Knapp 术最多可矫正 35 PD 的下斜视，一些欠矫的患者需二期行下直肌后徙术。然而，术后通常只观察到适度的上转改善。

如果患者有上睑下垂，其可能是由于眼位处于

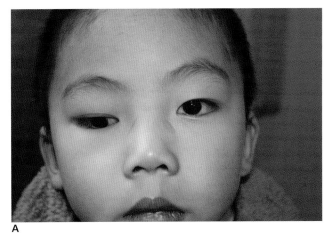

A

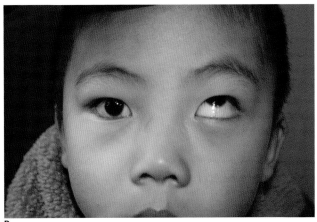

B

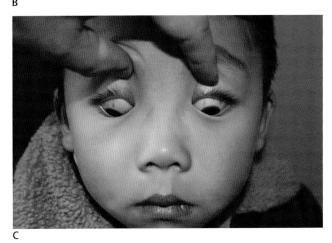

C

图 8.15 A～C. 右眼双上转肌麻痹。注意右眼假性上睑下垂，当右眼注视时，上睑下垂消失（Reprinted with permission from Olitsky SE, Nelson LB. Pediatric clinical ophthalmology—A color handbook. London, UK: Manson Publishing, 2012, ISBN 9781840761511）

下斜位（假性上睑下垂）或上睑提肌力量较弱（真性上睑下垂），或者上述两种因素同时存在。因此，在矫正下斜视之前，应避免行上睑下垂手术。一旦眼位得到改善，上睑下垂需要重新评估。

原发性单纯下斜肌麻痹

原发性单纯下斜肌麻痹是一类罕见的疾病。

临床表现

下斜肌麻痹的患者，根据注视偏好，主要表现为受累眼下斜视或非受累眼上斜视。在受累眼下斜肌功能眼位，垂直分离最大，向相反方向注视时垂直分离减小。当头位向非麻痹眼侧倾斜时，Bielschowsky 歪头试验阳性。随着时间推移，上斜肌收缩，表现出中度至重度亢进。患者特征性地将头部向麻痹眼侧倾斜，以试图减小垂直斜视度数，保持双眼视觉。

原发性单纯下斜肌麻痹和 Brown 综合征需通过被动牵拉试验鉴别。下斜肌麻痹患者在内上转时应无任何明显的上转受限。此外，在下斜肌麻痹患者中，上斜肌亢进会引起 A 型斜视。在 Brown 综合征中主要是 V 型斜视。

病理学

原发性单纯下斜肌麻痹的病因不清。在 25 例原发性单纯下斜肌麻痹病例（包括 2 例双侧下斜肌麻痹）中，患者均无任何影像学检查的异常或重症肌无力[81]。

治疗

上斜肌断腱术可治疗下斜肌麻痹，但存在过矫的风险。也可行对侧眼上直肌后徙术。在下斜肌的功能眼位垂直偏斜最大，后徙配偶肌（即对侧眼的上直肌）具有临床意义。此种手术效果良好且减少了医源性上斜肌麻痹的风险。

Möbius 综合征

Möbius 综合征是一种罕见的先天性疾病，包括面部及侧向注视不同程度的麻痹。在 1888 年，Möbius 首次提出，先天性双侧展神经−面部麻痹可能是一种独立的病理疾病，因此以其名字命名[82]。

临床特征

Möbius 综合征主要表现为单眼或双眼不能外转。虽然水平运动不足，但垂直眼球运动以及集合反应仍然存在。瞳孔反射、视力、眼底均正常。

内斜是 Möbius 综合征最常见的斜视类型。因患儿吮吸和喂养困难以及睡眠时眼睑不完全闭合，在出生后几周就能发现单侧或双侧完全或部分面瘫。这些患者通常有典型的面具脸、不能咧嘴笑、无法皱眉。

Möbius 综合征通常伴有脑神经支配的其他肌肉的麻痹。舌部分萎缩，不能伸至唇外。软腭和咀嚼肌的麻痹也可发生。骨骼肌肉发育缺陷也较常见，包括胸肌缺失或发育不良、并指畸形、棒状足和先天性截肢。

病理学

Möbius 综合征的病因目前尚不清楚，可能是多因素的。

在少部分患者中，这种情况是由遗传决定的，但大多数是散发性的。由于同时发生肢体畸形，一些研究者提出，在胚胎结构发育的关键时期，Möbius 综合征患者这些区域的胚胎正常形态受到破坏。这种破坏可能发生在妊娠 4～7 周。

血管阻塞是引起 Möbius 综合征的另一可能原因。血流中断的可能原因为原始性三叉神经动脉过早退化，或者基底动脉或锁骨下动脉供血中断，其涉及胚胎血液供应中断。

治疗

大部分 Möbius 综合征主要表现为早发的大角度内斜视（图 8.16），内斜视手术通常在年轻的患者中进行，正如主要类型的先天性内斜视所提倡的手术时机。

通常 Möbius 综合征患者术中被动牵拉试验及眼外肌可见异常。内、外转时被动牵拉试验均为阳性，但垂直方向正常。水平肌肉通常增厚、紧张、纤维化。由于双眼同时伴有水平注视麻痹，内斜视矫正（将紧张的内直肌后徙）术后，患者通常几乎没有水平运动。

先天性眼外肌纤维化

先天性眼外肌纤维化（congenital fibrosis of the extraocular muscles，CFEOM）是动眼神经支配的全部或部分眼外肌异常引起眼球运动障碍的一组疾病。CFEOM 患者通常出生时出现眼肌麻痹和上睑下垂（图 8.17）。Baumgarten 在 1840 年首次描述了 CFEOM[83]。Brown 在 1950 年将这种疾病定义为"眼外肌广泛纤维化综合征"[84]。

临床表现

CFEOM 分为三型。1 型 CFEOM 被认为是先天性、限制性斜视的经典类型。受累眼处于中线下

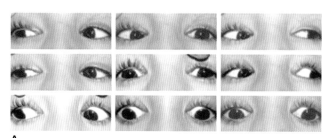

A

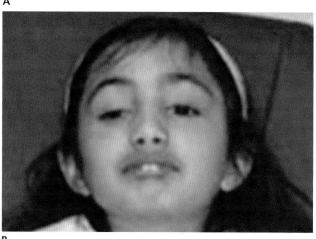

B

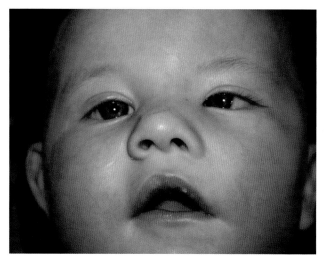

图 8.16 Möbius 综合征。原在位大角度内斜视（Reprinted with permission from Olitsky SE，Nelson LB. Pediatric clinical ophthalmology—A color handbook. London，UK：Manson Publishing，2012，ISBN 9781840761511）

图 8.17 A 和 B. 眼外肌广泛纤维化综合征（Reprinted with permission from Cestari DG，Hunter DG. Learning strabismus surgery：A case-based approach. Philadelphia，PA：Lippincott Williams & Wilkins，2012：193-197）

20°～30° 的下斜位。眼球水平运动受限或完全不能。患者通常双眼上睑下垂，伴有下颌上抬的代偿头位。无双眼视觉。2 型 CFEOM 患者为非典型的CFEOM，与 1 型患者一样，双眼上睑下垂，但眼球部分或完全固定于外斜位。3 型 CFEOM 临床表现多样，通常将不符合 1 型和 2 型的患者归为 3 型。CFEOM 患者通常伴有眼外肌和 Tenon 囊的纤维化。眼外肌与球壁粘连或眼外肌之间粘连均有描述。也可出现眼外肌附着点异常。

病理学

对患者的早期报道及"肌肉纤维化"这一术语的使用表明这些综合征是由原发的眼外肌异常引起。然而，证据表明 CEEOM 是由原发的神经支配异常和继发的眼外肌病变引起。基因突变导致眼外肌神经核发育异常，导致眼外肌受累[85]。1 型和 3型 CFEOM 是常染色体显性遗传，与 *KIF21A* 基因突变有关。2 型 CFEOM 是常染色体隐性遗传，与*PHOX2A* 基因突变有关。

治疗

眼外肌纤维化患者手术治疗的目标是使眼球处于正中位并改善代偿头位。对于下斜视明显的患者，可以行下直肌的大量后徙或离断。然而，患眼下斜视改善后将会加重上睑下垂。斜视术后需立即行双侧额肌悬吊术矫正上睑下垂。因为这类患者通常无Bell 现象，上睑下垂术后可能会出现角膜干燥、暴露性角膜炎等症状。因此，眼睑只能矫正至瞳孔上缘。眼球运动是不可能改善的。

（张伟　译　李月平　审校）

参考文献

1. Olitsky SE, Sudesh S, Graziano A, Hamblen J, Brooks SE, Shaha SH. The negative psychosocial impact of strabismus in adults. *J AAPOS* 1999;3:209–211.

2. Uretmen O, Egrilmez S, Kose S, Pamukcu K, Akkin C, Palamar M. Negative social bias against children with strabismus. *Acta Ophthalmol Scand* 2003;81:138–142.

3. Nixon RB, Helveston EM, Miller K, Archer SM, Ellis FD. Incidence of strabismus in neonates. *Am J Ophthalmol* 1985;100:798–801.

4. Archer SM, Sondhi N, Helveston EM. Strabismus in infancy. *Ophthalmology* 1989;96:133–7.

5. Mohney BG, Erie JC, Hodge DO, Jacobsen SJ. Congenital esotropia in Olmsted County, Minnesota. *Ophthalmology* 1998;105:846–850.

6. Scott MH, Noble AG, Raymond WRT, Parks MM. Prevalence of primary monofixation syndrome in parents of children with congenital esotropia. J Pediatr *Ophthalmol Strabismus* 1994;31:298–301; discussion 302.

7. Worth C. *Squint, its causes and treatment*. London: Bailliere, Tindall, and Cox, 1903.

8. Chavasse FB. *Worth's squint on the binocular reflexes and the treatment of strabismus*, 7th Ed. Philadelphia, PA: P. Blakiston's Son & Co., 1939.

9. Costenbader FD. Infantile esotropia. *Trans Am Ophthalmol Soc* 1961;59:397–429.

10. Taylor DM. How early is early surgery in the management of strabismus? *Arch Ophthalmol* 1963;70:752–756.

11. Ing M, Costenbader FD, Parks MM, Albert DG. Early surgery for congenital esotropia. *Am J Ophthalmol* 1966;61:1419–1427.

12. Parks MM. The monofixation syndrome. *Trans Am Ophthalmol Soc* 1969;67:609–657.

13. Hiles DA, Watson BA, Biglan AW. Characteristics of infantile esotropia following early bimedial rectus recession. *Arch Ophthalmol* 1980;98:697–703.

14. Helveston EM, Ellis FD, Schott J, et al. Surgical treatment of congenital esotropia. *Am J Ophthalmol* 1983;96:218–228.

15. Neely DE, Helveston EM, Thuente DD, Plager DA. Relationship of dissociated vertical deviation and the timing of initial surgery for congenital esotropia. *Ophthalmology* 2001;108:487–490.

16. Vazquez R, Calhoun JH, Harley RD. Development of monofixation syndrome in congenital esotropia. *J Pediatr Ophthalmol Strabismus* 1981;18:42–44.

17. Eustis HS, Nussdorf JD. Inferior oblique overaction in infantile esotropia: fundus extorsion as a predictive sign. *J Pediatr Ophthalmol Strabismus* 1996;33:85–88.

18. Ing MR. Early surgical alignment for congenital esotropia. *Trans Am Ophthalmol Soc* 1981;79:625–663.

19. Arthur BW, Smith JT, Scott WE. Long-term stability of alignment in the monofixation syndrome. *J Pediatr Ophthalmol Strabismus* 1989;26:224–231.

20. Kushner BJ, Fisher M. Is alignment within 8 prism diopters of orthotropia a successful outcome for infantile esotropia surgery? *Arch Ophthalmol* 1996;114:176–180.

21. Birch EE, Stager DR, Everett ME. Random dot stereoacuity following surgical correction of infantile esotropia. *J Pediatr Ophthalmol Strabismus* 1995;32:231–235.

22. Pediatric Eye Disease Investigator G. Spontaneous resolution of early-onset esotropia: experience of the Congenital Esotropia Observational Study. *Am J Ophthalmol* 2002;133:109–118.

23. Rogers GL, Chazan S, Fellows R, Tsou BH. Strabismus surgery and its effect upon infant development in congenital esotropia. *Ophthalmology* 1982;89:479–483.

24. Hess JB, Calhoun JH. A new rationale for the management of large angle esotropia. *J Pediatr Ophthalmol Strabismus* 1979;16:345–348.

25. Weakley DR, Jr, Stager DR, Everett ME. Seven-millimeter bilateral medial rectus recessions in infantile esotropia. *J Pediatr Ophthalmol Strabismus* 1991;28:113–115.

26. Magoon EH. Chemodenervation of strabismic children. A 2- to 5-year follow-up study compared with shorter follow-up. *Ophthalmology* 1989;96:931–934.

27. McNeer KW, Spencer RF, Tucker MG. Observations on bilateral simultaneous botulinum toxin injection in infantile esotropia. *J Pediatr Ophthalmol Strabismus* 1994;31:214–219.

28. Ing MR. Botulinum alignment for congenital esotropia. *Ophthalmology* 1993;100:318–322.

29. Parks MM. The weakening surgical procedures for eliminating overaction of the inferior oblique muscle. *Am J Ophthalmol* 1972;73:107–122.

30. Scott AB. *Planning inferior oblique muscle surgery*. New York: Grune & Stratton, 1978.

31. Mims JL 3rd, Wood RC. Bilateral anterior transposition of the inferior obliques. Arch *Ophthalmol* 1989;107:41–44.

32. Bacal DA, Nelson LB. Anterior transposition of the inferior oblique muscle for both dissociated vertical deviation and/or inferior oblique overaction: results of 94 procedures in 55 patients. *Binocul Vis Eye Muscle Surg* 1992;7:219.

33. Kushner BJ. Restriction of elevation in abduction after inferior oblique anteriorization. *J AAPOS* 1997;1:55–62.

34. Wright KW, Walonker F, Edelman P. 10-Diopter fixation test for amblyopia. *Arch Ophthalmol* 1981;99:1242–1246.

35. Pollard ZF. Accommodative esotropia during the first year of life. Arch *Ophthalmol* 1976;94:1912–1913.

36. Coats DK, Avilla CW, Paysse EA, Sprunger DT, Steinkuller PG, Somaiya M. Early-onset refractive accommodative esotropia. *J AAPOS* 1998;2:275–278.

37. Parks MM. Abnormal accommodative convergence in squint. *AMA Arch Ophthalmol* 1958;59:364–380.

38. Albert DG, Lederman ME. Abnormal distance—near esotropia. Doc *Ophthalmol* 1973;34:27–36.

39. Ludwig IH, Parks MM, Getson PR, Kammerman LA. Rate of deterioration in accommodative esotropia correlated to the AC/A relationship. *J Pediatr Ophthalmol Strabismus* 1988;25:8–12.

40. Pratt-Johnson JA, Tillson G. The management of esotropia with high AC/A ratio (convergence excess). *J Pediatr Ophthalmol Strabismus* 1985;22:238–242.

41. Lueder GT, Norman AA. Strabismus surgery for elimination of bifocals in accommodative esotropia. *Am J Ophthalmol* 2006;142:632–635.

42. O'Hara MA, Calhoun JH. Surgical correction of excess esotropia at near. *J Pediatr Ophthalmol Strabismus* 1990;27:120–123; discussion 4–5.

43. Kushner BJ. Fifteen-year outcome of surgery for the near angle in patients with accommodative esotropia and a high accommodative convergence to accommodation ratio. *Arch Ophthalmol* 2001;119:1150–1153.

44. Wright KW, Bruce-Lyle L. Augmented surgery for esotropia associated with high hypermetropia. *J Pediatr Ophthalmol Strabismus* 1993;30:167–170.

45. Kushner BJ. Partly accommodative esotropia. Should you overcorrect and cut the plus? *Arch Ophthalmol* 1995;113: 1530–1534.

46. Efficacy of prism adaptation in the surgical management of acquired esotropia. Prism Adaptation Study Research Group. *Arch Ophthalmol* 1990;108:1248–1256.

47. Metz HS, Bigelow C. Change in the cycle of circadian strabismus. *Am J Ophthalmol* 1995;120:124–125.

48. Burian HM. Motility clinic: sudden onset of comitant convergent strabismus. *Am J Ophthalmol* 1945;28:407.

49. Mohney BG, Huffaker RK. Common forms of childhood exotropia. *Ophthalmology* 2003;110:2093–2096.

50. Hunter DG, Kelly JB, Buffenn AN, Ellis FJ. Long-term outcome of uncomplicated infantile exotropia. *J AAPOS* 2001;5: 352–356.

51. Duane A. A new classification of the motor anomalies of the eyes based upon physiological principles, together with their symptoms, diagnosis and treatment. *Ann Ophthalmol Otolaryngol* 1896;5:969–1008.

52. Kushner BJ. Exotropic deviations: a functional classification and approach to treatment. *Am Ortho* J 1988;38:81–93.

53. Raab EL, Parks MM. Recession of the lateral recti. Early and late postoperative alignments. *Arch Ophthalmol* 1969; 82:203–208.

54. Olitsky SE. Early and late postoperative alignment following unilateral lateral rectus recession for intermittent exotropia. *J Pediatr Ophthalmol Strabismus* 1998;35:146–148.

55. Choi DG, Rosenbaum AL. Medial rectus resection(s) with adjustable suture for intermittent exotropia of the convergence insufficiency type. *J AAPOS* 2001;5:13–17.

56. Kraft SP, Levin AV, Enzenauer RW. Unilateral surgery for exotropia with convergence weakness. *J Pediatr Ophthalmol Strabismus* 1995;32:183–187.

57. Kushner BJ. The role of ocular torsion on the etiology of A and V patterns. *J Pediatr Ophthalmol Strabismus* 1985;22:171–179.

58. Miller MM, Guyton DL. Loss of fusion and the development of A or V patterns. *J Pediatr Ophthalmol Strabismus* 1994;31: 220–224.

59. Velez FG, Thacker N, Britt MT, Alcorn D, Foster RS, Rosenbaum AL. Rectus muscle orbital wall fixation: a reversible profound weakening procedure. *J AAPOS* 2004;8:473–480.

60. Taylor JN. Surgical management of oculomotor nerve palsy with lateral rectus transplantation to the medial side of globe. *Aust N Z J Ophthalmol* 1989;17:27–31.

61. Sharma P, Gogoi M, Kedar S, Bhola R. Periosteal fixation in third-nerve palsy. *J AAPOS* 2006;10:324–327.

62. Parks MM. Isolated cyclovertical muscle palsy. *AMA Arch Ophthalmol* 1958;60:1027–1035.

63. Plager DA. Tendon laxity in superior oblique palsy. *Ophthalmology* 1992;99:1032–1038.

64. Harada M, Ito, Y. Surgical correction of cyclotropia. *Jpn J Ophthalmol* 1964;8:88–96.

65. Fells P. Management of paralytic strabismus. *Br J Ophthalmol* 1974;58:255–265.

66. Mitchell PR, Parks MM. Surgery of bilateral superior oblique palsy. *Ophthalmology* 1982;89:484–488.

67. Holmes JM, Beck RW, Kip KE, Droste PJ, Leske DA. Botulinum toxin treatment versus conservative management in acute traumatic sixth nerve palsy or paresis. *J AAPOS* 2000;4:145–149.

68. Brooks SE, Olitsky SE, de BRG. Augmented Hummelsheim procedure for paralytic strabismus. *J Pediatr Ophthalmol Strabismus* 2000;37:189–195; quiz 226–227.

69. Foster RS. Vertical muscle transposition augmented with lateral fixation. *J AAPOS* 1997;1:20–30.

70. Duane A. Congenital deficiency of abduction, associated with impairment of adduction, retraction movements, contraction of the palpebral fissure and oblique movements of the eye. *Arch Ophthalmol* 1905;34.

71. Huber A. Electrophysiology of the retraction syndromes. *Br J Ophthalmol* 1974;58:293–300.

72. Maruo T, Kusota N, Arimoto H. Duane's syndrome. *Jpn J Ophthalmol* 1979;23:453.

73. Breinin GM. Electromyography: a tool in ocular and neurologic diagnosis. II. Muscle palsies. *Arch Ophthalmol* 1957;57: 165–175.

74. Mehendale RA, Dagi LR, Wu C, Ledoux D, Johnston S, Hunter DG. Superior rectus transposition and medial rectus recession for Duane syndrome and sixth nerve palsy. *Arch Ophthalmol* 2012;130:195–201.

75. Morad Y, Kraft SP, Mims JL 3rd. Unilateral recession and resection in Duane syndrome. *J AAPOS* 2001;5:158–163.

76. Brown HW. *Congenital structural anomalies.* St. Louis, MO: C. V. Mosby Co., 1950.

77. Brown HW. True and simulated superior oblique tendon sheath syndromes. *Aust J Ophthalmol* 1974;2:12–19.

78. Crawford JS. Surgical treatment of true Brown's syndrome. *Am J Ophthalmol* 1976;81:289–295.

79. Scott WE, Jackson OB. Double elevator palsy: the significance of inferior rectus restriction. *Am Orthopt J* 1977;27:5–10.

80. Knapp P. The surgical treatment of double-elevator paralysis. *Trans Am Ophthalmol Soc* 1969;67:304–323.

81. Pollard ZF. Diagnosis and treatment of inferior oblique palsy. *J Pediatr Ophthalmol Strabismus* 1993;30:15–18.

82. PJ M. Uber angeboren doppelseitige abducens-facialis-lahmung. *Munchen Medizinische Wochenschrift* 1888;35:3.

83. Baumgarten M. Erfahrungen uber den strabismus und die Muskeldurchschneidung am Auge in physiologischpathologischer und therapeutischer Beziehung. *Monatsschr Med Augenheilkd Chir* 1840;3(25):474–499.

84. Brown HW. *Congenital structural muscle anomalies.* In: Strabismus Ophthalmic Symposium. St. Louis, MO: C. V. Mosby Co., 1950.

85. Demer JL, Clark RA, Engle EC. Magnetic resonance imaging evidence for widespread orbital dysinnervation in congenital fibrosis of extraocular muscles due to mutations in KIF21A. *Invest Ophthalmol Vis Sci* 2005;46:530–539.

第 9 章

结膜病

Rudolph S. Wagner

结膜病

结膜是一种具有韧性的黏膜组织，包括球结膜和睑结膜，对眼球起到初级屏障保护作用。通过症状和体征来明确诊断患儿的结膜病是非常有挑战性的。这层薄薄的黏膜经常会受到肿瘤、血管和结构异常及环境危害的影响，也受到许多系统疾病的影响。儿童的结膜炎可与鼻泪管阻塞症状相似，由过敏、细菌、病毒所导致。因细菌培养费时而且并不总是准确，所以结膜炎的诊断及治疗通常依靠医生对可能的病原体相关文献的了解和临床经验。

结构和功能

结膜起源于早期眼胚的表皮外胚层，表皮外胚层还可分化出皮肤、角膜上皮层、睫毛、腺体、泪腺和鼻泪管[1]。这层半透明、含血管的分泌性黏膜富含免疫组织，紧密附着于眼睑的睑板（睑结膜），起始于皮肤黏膜交界处而止于角膜缘（球结膜）前 1 mm 处，其反折界限形成上、下和外侧穹窿（穹窿结膜）。内侧结膜终止于泪阜，泪阜既包含结膜组织又包含皮肤组织。Tenon 囊位于球结膜下，将结膜与其下组织分离。因此，球结膜和穹窿结膜与其后的组织结构（包括提上睑肌和外直肌的筋膜腱鞘组织）是松散连接的，使得这些组织可以在眼球运动及眼睑运动时不受限制。结膜同样向下延伸至下睑缩肌，向上则至提上睑肌和 Muller 肌。这些附着结构及其与眦韧带、滑车、泪腺之间的连接，共同构成了所谓的"悬吊装置"[2]。

在细胞水平，结膜是一种非胶质化多层柱状上皮组织，覆盖有富含血管结缔组织的固有层。柱状上皮细胞转变为多层鳞状上皮延续至角膜上皮[3]。杯状细胞遍布结膜组织，尤以鼻下方结膜居多。杯状细胞在儿童中数量更多。角膜缘干细胞和皮肤黏膜交界细胞分别进一步形成球结膜和眼睑结膜上皮细胞。在疾病状况下，角膜缘干细胞被破坏或损害，可导致结膜上皮侵入角膜形成血管翳。

黏蛋白、水、外层脂质层组成了泪膜。结膜杯状细胞产生黏多糖，与眼睑上皮细胞的小囊泡一起，形成泪膜的黏蛋白层[4]。泪腺和副泪腺的导管开口于结膜表面，产生水样层和大量免疫因子。最外层的脂质层由睑板腺和 Zeis 腺产生。婴儿脂质层要厚于成人，故泪膜破裂时间也更长[5]。这些成分的比例和相互作用保持着泪膜的稳定。

结膜通过物理屏障作用及泪膜中的免疫因子保护眼球免受病原体的侵扰。结膜的各层都具备免疫功能：表层上皮杯状细胞分泌免疫保护性黏蛋白，上皮基底膜层富含朗格汉斯细胞，固有层则含有肥大细胞、浆细胞和中性粒细胞。颞侧淋巴管转运淋巴液至腮腺浅淋巴结，而鼻侧淋巴管转运淋巴液到下颌下淋巴结。

球结膜区的神经支配是来自三叉神经眼支的睫状长神经，后者为鼻睫状神经的分支。上睑和上穹窿部神经支配是来自三叉神经眼支的额神经和泪腺神经。下睑和下穹窿的神经支配是来自三叉神经眼支的泪腺神经，以及三叉神经上颌支的眶内部分。

球结膜的厚度随年龄增长而降低，且弹性逐渐丧失，Tenon 囊也变薄。儿童的结膜后方动脉更细而且弯曲较少。更为细直的动脉、更厚的 Tenon 囊是儿童和青少年结膜的颜色显得更白的原因。

荧光素钠染色通常用于结膜炎症的诊断及鉴别，以及在裂隙灯下评估泪河高度和泪膜破裂时间。玫瑰红（也称为孟加拉红）染色可显示损伤的或缺乏黏液覆盖的细胞[6]。丽丝胺绿染色则可显示死亡或损伤的上皮细胞，其刺激性比玫瑰红染色轻（图9.1）。

睑裂斑、翼状胬肉和光线性巩膜外层炎

不同于成年人，睑裂斑、翼状胬肉罕见于儿童。但是儿童受到日光紫外线照射会引起结膜固有层的嗜碱性粒细胞变性。组织结构上，结膜基质上的胶原纤维变性，同时上层上皮变薄，少数甚至出现钙化。光化学暴露使薄层的结膜组织中的成纤维细胞产生更多的弹性蛋白纤维，但其较之正常纤维更扭曲，可导致胶原纤维的变性。变性组织中正常的弹性蛋白纤维明显减少[7]。临床上，其表现为巩膜外层炎对应区的局限性结膜血管充血（图9.2）。有时可观察到不与角膜缘相连续的肉样中央隆起区。治疗方法为人工泪液与局部使用类固醇激素。

球结膜区的三角形纤维血管增生（翼状胬肉）可破坏角膜前弹力层而侵入角膜，同时可造成角膜表面局限性干燥区或形成凹陷，进而破坏泪膜。翼状胬肉中肥大细胞数量增多[7]。假性胬肉往往与其下组织联系不甚紧密，多由角膜外伤或炎症所致。同成人一样，儿童患者的翼状胬肉可经切除治愈，但术后常见复发。

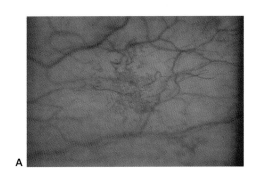

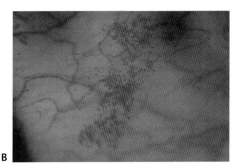

图 9.1 丽丝胺绿（A）与玫瑰红染色（B）

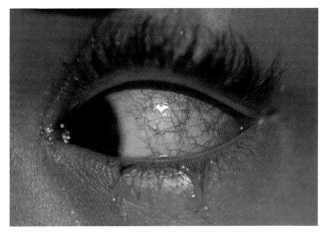

图 9.2 光线性巩膜外层炎表现出的结膜血管充血

色素沉着和色素相关性病变

结膜黄疸

胆红素与弹性蛋白有很高的亲和力，在结膜及表浅的、富含纤维血管的巩膜外层都含有大量的弹性蛋白，但是巩膜本身没有。眼部的黄疸多见于新生儿一过性黄疸，以及溶血性疾病导致的儿童持续性结膜黄疸[8]。

黑素细胞色素痣

色素痣是一种色素病变，其分类与皮肤色素痣分类类似：皮内痣（交界痣）、皮下痣、混合痣（皮内痣合并皮下痣）、蓝痣和细胞性蓝痣（少见于结膜）[9]。在成人中，大部分结膜色素痣为混合痣或皮下痣。而单纯的皮内痣（交界痣）只在儿童病例中见到过[10]。

从组织学上来看，结膜色素痣可存在细胞异型性，尤其是在年幼者。交界痣可能与原发性获得性黑变病的非典型增生较难区分，而后者在年长者有发展成黑色素瘤的趋势。Spitz痣中典型的大梭形或上皮样黑素细胞与黑色素瘤极为相似[11]。结膜上皮中的包涵体多呈岛状或囊状[12]。青春期阶段，结膜色素痣可发生一些变化：黑素细胞增生或黑素沉着增加、包涵体中的上皮细胞增生并分泌一些物质，导致包涵体囊增大。当色素痣变得更突起时，可引起刺激症状和炎症。而炎症细胞的浸润可进一步增加色素痣的大小、突起度和血管分布（图9.3）。上述变化会引起我们的担忧，让我们以为色素痣已经

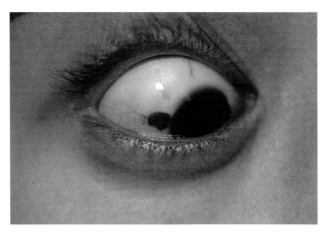

图 9.3　具有典型炎症性血管形成的结膜色素痣

恶变为恶性黑色素瘤，以至于大量良性结膜色素痣被切除[9]。

结膜色素痣的色素沉着具有多样性，其中有一些缺乏色素，甚至无色素，需要同其他上皮病变区分。有时发炎的色素痣会因血管化而被误认为血管瘤[12]。

眼球黑素沉着病

黑素沉着病以过量黑色素沉着为特征，但它没有结膜色素痣所特有的隆起的团块。黑素沉着病可以发生在结膜水平，也可以发生在更深的巩膜、脉络膜或球周组织。异色症可继发于虹膜隐窝表面弥散分布的暗黑色素性微乳头。

上皮先天性黑素沉着症是一种静止性病变，常发生于新生儿或婴幼儿早期。病变表现为巩膜本身的不规则地图样色素斑块和巩膜外层的色素沉着，其颜色可从纯棕色至灰色。该病以黑素细胞和结膜上皮基底膜处过量黑色素沉积为特征。它不是恶性黑色素瘤的癌前病变[9]。上皮下的先天性黑素沉着症并不是一种结膜病变，因为该病中异常的黑素细胞出现在巩膜和巩膜外层。若推动病灶表面的结膜组织，病变形态并不会发生改变[13]。该病有两种形式：①"眼部黑素沉着症"，只累及眼部组织；②"眼皮肤黑素沉着症"，或称"太田痣"，伴有同侧眼睑或眼周面部皮肤黑素沉着。大多数病例为单侧性，并伴有同侧虹膜色素沉着[14]。该病在亚洲和非洲人群中的发生率高于白种人[15-16]，而且可伴有眶周组织和脑膜的黑素沉着[10]。从组织学上看，太田痣以葡萄膜黑素细胞的数量、体积及色素沉着量的增加为特征，同时伴有巩膜、巩膜外层和眼睑皮肤的色素性黑素细胞数量增加。上皮下的先天性黑

素沉着症有发生恶性黑色素瘤的倾向[17-18]。因为存在发生色素性青光眼和黑色素瘤的风险，所以患有眼皮肤黑素沉着症的儿童应该定期接受检查[19]。同样，眼部黑素沉着症患者也可从定期监测眼压中受益[20]（图 9.4）。一些眼皮肤黑素沉着症患儿还可能伴有舌和口腔黏膜的色素沉着病灶[13]。

一些综合征和疾病在病程中也可能发生结膜色素性病变，例如：①慢性戈谢病（Gaucher's disease）；②尿黑酸尿症，该病中直肌附着点水平可见色素沉着；③ Kartagener 综合征（Kartagener's syndrome），以明显的结膜色素沉着和半月皱襞肥大为特征；④ Peutz-Jegher 综合征（Peutz-Jegher's syndrome），该病在结膜、眼睑和口唇处可见雀斑[21]。

戈谢病

戈谢病最常见于犹太人，是由葡糖脑苷脂酶缺乏引起的肝肾综合征。其特征包括：睑裂斑样病变、角膜上皮沉积物、玻璃体沉积物、黄斑周围环、视网膜白色渗出、眼球运动不能、肝脾大、继发于脾功能亢进的全血细胞减少症、骨痛及葡糖脑苷脂堆积。睑裂斑样病变往往可以通过其棕褐色外观及组织学上含有戈谢细胞（增大的、充满脂质的巨噬细胞）而得以鉴别。这些病变通常在十几岁时出现，其病变基因定位于 1 号染色体。

尿黑酸尿症 / 黄褐病

尿黑酸尿症 / 黄褐病是一种由蛋白质代谢异常引起尿中出现尿黑酸的罕见疾病。该疾病中，尿黑酸 -1，2- 氧化酶的缺乏（黄褐病）导致尿黑酸累积。其病变基因定位于 3q21 ～ q23，属于常染色体隐性

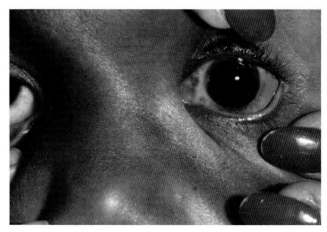

图 9.4　眼部黑素沉着症，先天性青光眼

遗传病。该病可致纤维结缔组织的色素沉着。临床上表现为色素性睑裂斑、直肌附着处附近的三角形巩膜色素沉着、巩膜外层色素颗粒、角膜缘上皮和前弹力层的油滴状混浊、黄褐病性关节病、黄褐病性泌尿生殖系结石以及心血管系统沉积物（包括主动脉钙化、狭窄）。治疗以缓解症状为主。

Kartagener 综合征

1904 年，Siewert 首次描述 Kartagener 综合征；1933 年，Kartagener 在一篇德文论著中对其特征进行了进一步描述。该病是由编码轴丝动力蛋白中间链的基因发生变异引起的。它是一种罕见的综合征，伴有内脏易位（右位心），存在由原发性纤毛运动障碍导致的支气管扩张和鼻窦炎。结膜黑素沉着症、半月皱襞肥大、近视以及青光眼也曾有描述。

Peutz-Jegher 综合征

1921 年，荷兰内科医生 Peutz 首次描述了一种家族性综合征——Peutz-Jegher 综合征。该病变是由定位于染色体 19p13.3 位点的丝氨酸 / 苏氨酸激酶 STK11 基因变异引起的。Peutz-Jegher 综合征的特征为眼周和口周黑素细胞性上皮病变（雀斑样外观），伴有胃肠道息肉（通常是小肠息肉）。色素斑主要分布于口颊黏膜，也可出现于手掌、足底和结膜。胃肠道症状通常发生于色素斑之后，主要表现为疼痛、出血、肠套叠和肠梗阻。

肿瘤和浸润

迷芽瘤

皮样瘤是最常见的迷芽瘤，由正常情况下受累区域不存在的一些组织构成。这种实质性盘状肿瘤起源于巩膜外 1/3 层，常含有毛囊、皮脂腺、汗腺和脂肪小叶。它们通常生长于颞下方角巩膜缘处，呈黄白色圆形隆起的肿物，有时伴有色素沉着（图 9.5）。大多数皮样瘤不会引起任何不适，但可引起明显的散光，从而继发弱视。眼部的刺激症状可能是由眼睑闭合不全、泪膜异常或病变表面生长的毛发刺激引起。皮样脂瘤发生位置较靠后，其内含有大量脂肪组织。通常，其发生于外直肌附着点附近，

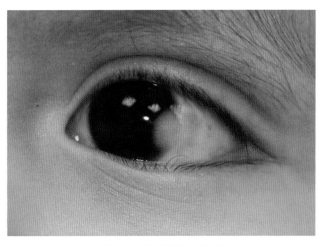

图 9.5　眼角膜缘皮样瘤

并与其下的巩膜组织结合紧密。极少情况下，皮样脂瘤可引起球睑粘连，导致眼球运动受限。

皮样瘤和皮样脂瘤可伴有一些全身畸形，包括 Goldenhar 综合征（面-耳-脊柱综合征）、面下颌骨发育不全（Treacher-Collins 综合征和 Franceschetti 综合征）以及带状皮肤色素痣和中枢神经系统功能紊乱（Solomon 综合征、Jadassohn 线状脂腺痣）。两者都会随患者年龄增长而长大，但一般不会发生恶性转化。

一般以保守治疗为主要治疗方法。但是当发生明显的散光（伴或不伴弱视）、刺激症状或有确需整形的畸形时可考虑手术切除。由于巩膜外 1/3 经常受累，所以需行板层切除。当角膜受累面积较大时，术前应准备板层角膜移植或穿透性角膜移植术。手术并发症包括：穿透眼球、瘢痕形成或相关直肌受损导致眼球运动受限、散光增大等。

其他迷芽瘤包括：泪腺异位、单纯及复合迷芽瘤、骨性迷芽瘤。泪腺异位是眼表的第二大常见迷芽瘤。骨性迷芽瘤是一种与结膜皮样瘤相似的静止性病变，但从组织学上看，其由致密成熟的骨组织构成，周围包绕着迷芽瘤的其他成分[22-23]。

器官样痣综合征（Organoid Nevus Syndrome）患儿在出生时即可呈现单侧或双侧的眼球表面迷芽瘤，在含皮脂腺成分的头皮区可出现线状或圆形病灶（图 9.6）。起初命名为"Jadassohn 皮脂腺痣"，但目前已有更加适合的命名，即"器官样痣"，后者涵盖了更多种的皮肤异常。最一致的眼部表现是眼球混合性迷芽瘤和后巩膜软骨性迷芽瘤。此类患者的眼球迷芽瘤起源于球结膜，呈粉红色肉样病变，

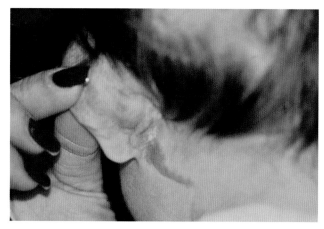

图 9.6　器官样痣综合征患儿头皮及耳部的线状皮脂腺痣

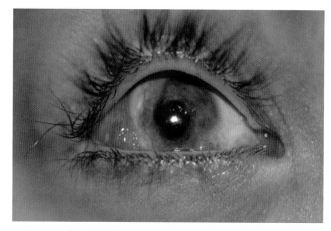

图 9.8　器官样痣综合征患者受迷芽瘤进行性侵袭的角膜

可包含异位泪腺组织、脂肪软骨、骨、神经、平滑肌（图 9.7）。这类迷芽瘤可在出生后逐渐侵袭而长入角膜，造成角膜部分或全部失去透明性（图 9.8）。这些病变很难被切除[24]。

错构瘤

　　错构瘤是一种由受累区域正常存在的组织构成的病变。神经纤维瘤是一种累及球结膜和睑结膜的实性结节样病变。该病呈丛状、孤立存在或弥散分布，几乎都与神经纤维瘤病 1 型或 2 型相关。2B 型多发性内分泌肿瘤（multiple endocrine neoplasia，MEN）与甲状腺髓样癌和嗜铬细胞瘤有关。眼部异常则包括发生于角膜缘处结膜和邻近睑缘的睑结膜的黏液神经瘤。病例中 100% 会出现显著的角膜有髓神经。这些患者呈马方综合征样体型，如硬腭高拱、漏斗胸、双侧高弓足、脊柱侧弯等。神经瘤还经常出现在眼睑、结膜、鼻和喉黏膜、

舌及唇部等部位。结膜神经瘤和神经纤维瘤表现为灰黄色的无蒂或圆顶状的基质团块。患者也存在突出肥大的嘴唇，导致特征性的颜面部外观。MEN 男女发病率为 2∶1。虽然该疾病亦可见于 10 岁以下儿童，但所有类型的 MEN 综合征在儿童中均十分罕见[13]。

　　纤维错构瘤是一种含有大量弹性纤维和纤维组织的眼球病变。该病变可见于 Proteus 综合征。该综合征是一种以非对称性过度生长为特征的罕见综合征，可累及任何组织（骨、皮肤、内脏），通常整个儿童期都处于进展状态。

　　另一种累及结膜的错构瘤称为出血性淋巴管扩张症。该病中球结膜淋巴间隙不规则扩张，有时还可充血，可见于发育异常或由创伤、感染所致[22-23]。

结膜囊肿

　　结膜囊肿是一种先天性或获得性的稳定病变。手术或创伤后结膜上皮植入是获得性结膜囊肿的一个常见原因。该类囊肿可自行消退，但也可一直存在，需要通过手术或透热法治疗[22]。

化脓性肉芽肿

　　化脓性肉芽肿是一种由肉芽组织构成的血管增生性炎症反应。"化脓性肉芽肿"一词是一种误称，该病变既没有脓肿形成，也不是真正的肉芽肿。该病的发病机制尚不清楚，但其可迅速生长，与眼部及其附属器的手术、感染、异物、化学烧伤或眼球痨有关。斜视术后结膜切口缝线处可出现该类病变。化脓性肉芽肿可自行萎缩，必要情况下可行单纯切

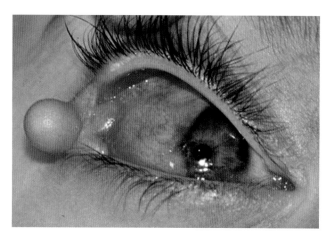

图 9.7　器官样痣综合征患者的眼球混合性迷芽瘤，蒂样皮肤病灶包含骨和软骨成分

除并活检，对基底部进行烧灼，这样既可以明确诊断又具有治疗作用[22]（图 9.9）。

着色性干皮病综合征

着色性干皮病综合征是一种罕见的常染色体隐性遗传病，表现为无法修复紫外线辐射导致的 DNA 损伤。临床上，该综合征的特征为早期发生色素改变、萎缩、角化、皮肤恶性肿瘤（癌、黑色素瘤、肉瘤、血管肉瘤和神经瘤），病变多位于光线暴露区皮肤。一些患者存在反复发作的结膜炎、伴有局部色素沉着和角蛋白形成的干眼，还可能存在结膜鳞状细胞癌。该综合征有时会存在慢性进展性神经异常，包括耳聋、共济失调、智力障碍和小脑萎缩。多数患者因恶性肿瘤死于 20 岁前[25]。治疗方法为避免日光和紫外线暴晒，可使用防晒霜和 100% 阻挡紫外线的太阳镜[23]。

良性遗传性上皮角化不良

这是一种罕见的疾病，最早见于 Haliwa 部落的印第安人（北卡罗来纳州的哈利法克斯和华盛顿）中。这是一种外显性很高的常染色体隐性遗传病，其特征为暴露区结膜双侧性隆起性斑块。良性遗传性上皮角化不良病程缓慢，具有畏光等眼部刺激症状，可伴有口腔黏膜的异常角化。从组织学上看，病变显示上皮棘层肥厚、角化不全、角化不良，基质间常有慢性炎症细胞浸润，无非典型增生及潜在的发育不良。虽然复发率很高[22-23]，但仍多选择切除病灶进行治疗。

血管畸形

结膜血管瘤是一种主要由血管构成的病变。可为单纯结膜病变，也可联合眼睑、眼眶和颅内病变。临床上表现为结膜表面的红色团块，按压后变白。自发性出血并不少见，可能发生于轻微外伤后。该病手术切除比较困难，常出现复发。一些患者在局部使用 0.5% 的噻吗洛尔后浅层毛细血管瘤可消退[26]。

淋巴管瘤常分布广泛，有时会累及整个同侧面部。临床上表现为充满透明液体的小囊泡，散布在血管瘤组织之间（图 9.10）。由于病变范围弥散，手术切除很困难[13]。

一些综合征也存在结膜血管异常。Sturge-Weber 综合征的特点是沿三叉神经面部分布区的皮肤血管瘤，可伴有正常白色结膜上的微红灶。Klippel-Trenaunay-Weber 综合征表现为广泛的血管异常所致的肢端肥大、皮肤血管异常以及结膜血管瘤。Wyburn-Mason 综合征常出现结膜血管畸形，视网膜葡萄状血管瘤。Louis-Bar 综合征或共济失调毛细血管扩张症是常染色体隐性遗传，可伴有共济失调和中枢神经系统退变（舞蹈徐动症、语言节律障碍、眼球运动异常和间歇性癫痫发作），暴露区皮肤和结膜血管极度扩张（不含淋巴成分）（图 9.11）。Rendu-Osler-Weber 综合征存在结膜毛细血管扩张，并伴有视网膜颅内血管畸形[13]。

新生儿结膜炎

新生儿结膜炎是指发生于出生后 1 个月内婴儿

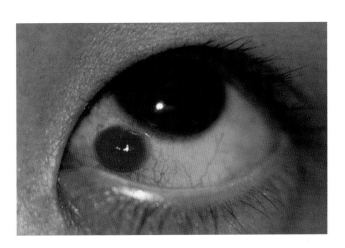

图 9.9 既往斜视手术后的化脓性肉芽肿

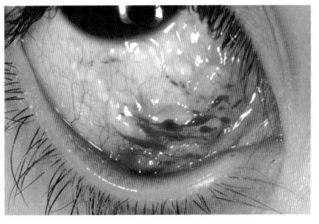

图 9.10 出血的血管瘤组织间的淋巴管瘤，可见内含透明液体的囊泡

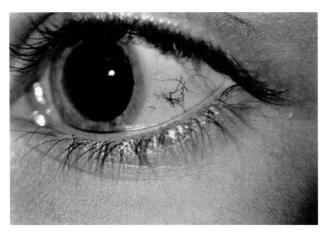

图 9.11 共济失调毛细血管扩张症患者迂曲扩张的结膜血管

的结膜炎症。其通常为超急性乳头性结膜炎，因为 6～8 周前的婴儿尚不具备滤泡反应能力[27]。

自出生至结膜炎发病的时间跨度是多变的，但如果将这一时间跨度与可能的病原体的潜伏期相联系，则有助于判断病因。

若结膜炎发生在婴儿出生后的头几天，最可能的诱因是出生时使用的预防性药物的毒性反应。其特征为轻微的和一过性的结膜充血和流泪，通常 24～48 h 内可缓解。这在预防性使用硝酸银者更为常见。

由淋病奈瑟菌（淋球菌）引起的结膜炎通常于出生后 2～5 天发病。该病在发展中国家仍十分常见，发达国家则鲜有发生。临床上，最初表现为浆液血色分泌物，后迅速出现稠厚的脓性分泌物，并伴有明显的眼睑及球结膜水肿，还可出现结膜假膜。由于淋球菌可穿透完整的上皮细胞并迅速繁殖，故有诱发严重角膜炎的倾向。诊断及治疗的延误可能造成角膜溃疡或穿孔。

过去认为，非淋球菌的其他细菌性结膜炎的潜伏期为生后 5～8 天，但实际上可发生于产后任何时间。病原体包括流感嗜血杆菌、肺炎链球菌、金黄色葡萄球菌及少见的铜绿假单胞菌。虽然罕见，但铜绿假单胞菌感染可迅速由结膜炎进展为角膜溃疡和穿孔。如果未发现病原体是铜绿假单胞菌，结膜感染可能导致眼内炎，甚至死亡。

引起新生儿包涵体性结膜炎的沙眼衣原体血清型 D-K 是工业化国家新生儿结膜炎中最常见的可分离病原。潜伏期通常为 5～14 天。临床上，患儿可表现为轻度的黏脓性结膜炎，伴有中度的眼睑水肿

及轻度球结膜水肿，一般初起为单侧，但通常发展为双侧（图 9.12）。此病虽通常认为是良性并具有自限性，8～12 个月内多可自行缓解，但如未妥当处理，仍可能导致微小血管翳形成及睑结膜瘢痕。眼部感染如发生系统性扩散，可诱发咽、肺和（或）直肠病变，这些可能是致命性病变。该病的系统性潜在威胁需要系统治疗，通常使用大环内酯类抗生素。

单纯疱疹病毒（HSV）引起的新生儿病毒性结膜炎通常发生于出生后 6～14 天。虽然 HSV 感染的婴儿中 80% 伴有典型的皮肤、眼睑或口周疱疹性病变，但如未伴发这些病变，HSV 引起的结膜炎与其他病原引起的新生儿结膜炎非常难以区分。角膜受累的体征包括微小树枝状或地图状溃疡。疱疹性角结膜炎常与全身感染相关，播散性疾病的死亡率约为 50%。

白念珠菌是导致新生儿结膜炎的相对少见的病原之一。其表现为假膜性结膜炎，接触后平均发病时间为 5 天。

先天性鼻泪管梗阻也常与新生儿结膜炎相关，常见致病菌为嗜血杆菌和肺炎链球菌。

临床上，鉴别不同的致病因素十分困难。但由于结膜炎治疗不当会有发生严重并发症的可能，建议对此年龄段的患儿进行病原学检查。所有患儿均应行结膜涂片并选用适当的培养方法。应使用匙状刮刀进行结膜搔刮，再用无菌培养基预湿润的海藻酸钙拭子收集标本。结膜刮取物应进行革兰氏染色和吉姆萨染色。在吉姆萨染色下，化学性结膜炎者可见中性粒细胞，有时见淋巴细胞；衣原体性结膜炎者则见中性粒细胞、淋巴细胞、浆细胞和上皮细

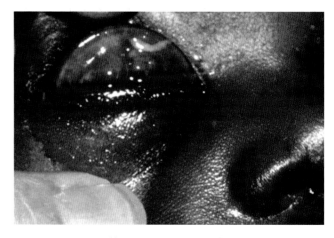

图 9.12 沙眼衣原体引起的新生儿包涵体性结膜炎，伴假膜形成

胞内的嗜碱性包涵体；病毒性结膜炎者可见淋巴细胞、浆细胞、多核巨细胞和嗜酸性核内包涵体；真菌感染者则为中性粒细胞及假丝酵母菌形成；细菌感染者可见中性粒细胞和细菌。一些细菌可经革兰氏染色鉴定。革兰氏染色阴性的双球菌伴多形核白细胞者提示淋球菌感染；革兰氏阴性的球杆菌则与流感嗜血杆菌相关；革兰氏阳性的球菌提示金黄色葡萄球菌和肺炎链球菌。建议使用的培养基包括：血琼脂、巯基乙酸盐和心脑肉汤培养基用于需氧菌；巧克力琼脂或 Thayer-Martin 琼脂用于淋球菌；沙氏斜面培养基用于真菌培养。McCoy 细胞培养法在过去是诊断沙眼衣原体的标准，但该方法昂贵且需要 2 ～ 3 天。聚合酶链反应（PCR）检测和直接免疫荧光单克隆抗体染色（DFA）与传统的病原培养方法特异性相似，但具有更高的敏感度且更快捷。病毒抗原可通过免疫学方法快速检测，如直接免疫荧光法、酶联免疫吸附试验（ELISA），以及免疫过滤法。

对预防性用药所致的化学性结膜炎无须特殊治疗，通常会在 24 ～ 48 h 内自行缓解。根据世界卫生组织（WHO）的指南，由于存在混合感染的可能性，所有的新生儿结膜炎患儿均应同时针对沙眼衣原体和淋球菌进行治疗。

淋球菌性结膜炎的治疗可用青霉素 100 000 U/（kg·d）进行静脉注射，疗程为 7 天。对青霉素耐药的淋球菌在美国及世界范围内的许多城市中都有发现。在这种情况下，应使用三代头孢菌素进行治疗。WHO 推荐使用单次肌内注射头孢曲松 125 mg 治疗，疗效满意[28-30]。也可静脉注射或肌内注射头孢噻肟 25 mg/kg，每 8 ～ 12 h 一次。除了抗生素，建议用生理盐水每小时一次冲洗淋球菌性结膜炎患儿的结膜囊，可减少角膜后遗症。绝大多数眼科医生主张同时局部应用抗生素。

非淋球菌性、非衣原体性细菌性结膜炎应当局部使用广谱抗生素。革兰氏阳性球菌感染者适合局部应用 1% 四环素眼膏或 0.5% 红霉素眼膏，每 4 h 一次，共 7 天；革兰氏阴性杆菌可用 0.3% 环丙沙星眼膏每 4 小时一次，共 7 天[31]。

WHO 和美国儿科学会推荐口服红霉素糖浆治疗新生儿衣原体性结膜炎，剂量为 50 mg/（kg·d），分 4 次口服，共 14 天[32]。虽然没有证据表明局部用药疗效更好，但通常会加用 0.5% 红霉素眼膏，每

天 4 次。若包涵体性结膜炎在疗程结束后复发，应使用红霉素重新治疗 2 周。口服红霉素还可以治疗衣原体性肺炎并根除在鼻咽部繁殖的病原体，这种情况在新生儿衣原体性结膜炎患儿中占 50% 以上。

所有怀疑单纯疱疹病毒性结膜炎的患者均应全身应用阿昔洛韦或阿糖腺苷治疗，以降低发生全身感染的概率。阿昔洛韦的有效剂量为 30 mg/（kg·d），分 3 次静脉注射，共 14 天，也可使用更高剂量[45 ～ 60 mg/（kg·d）]。新生儿单纯疱疹病毒性角结膜炎还应局部应用 1% 三氟胸苷滴眼液或 3% 阿糖腺苷眼膏，疗程为 7 天，或一直用到角膜上皮愈合。

虽然真菌感染很少见，但仍可能会发生。应当使用 5% 那他霉素滴眼液或 1% 氟胞嘧啶滴眼液治疗，每小时一次，连续 10 ～ 14 天。

在过去的几个世纪中，新生儿结膜炎一直是世界各地影响婴儿健康的主要问题。在 19 世纪末的欧洲，产科医院活产婴儿中新生儿眼炎的发生率超过 10%，其中 20% 导致角膜损伤，约 3% 的患儿最终致盲[33]。因此，眼部疾病的预防已强制进行并被广泛接受。预防措施包括：婴儿出生后立即清洗眼部，并在出生后 1 h 内局部应用滴眼液或眼膏。这一预防措施首先针对淋球菌性眼炎，因为其引起眼部损害的潜在威胁最大。最常用的三种药物为 0.5% 红霉素眼膏、1% 硝酸银滴眼液和 1% 四环素眼膏[3]。预防性应用红霉素已经引起红霉素耐药性的葡萄球菌性新生儿结膜炎的发生[34]。因为淋球菌是新生儿眼炎致病菌中最具威胁性的一种，来自英国[35]、荷兰[36] 及美国[37] 的关于其对四环素耐药的众多报道应当引起高度警觉。四环素也因此而不再作为淋球菌感染的一线用药[38]。预防性应用硝酸银后仍可能发生新生儿眼炎[39-40]。Isenberg 等在 1994 年报道，在对 100 名健康新生儿进行的一项研究中发现，2.5% 聚维酮碘在对抗结膜细菌方面比硝酸银和红霉素更加有效，且毒性作用比硝酸银小。此外，聚维酮碘还有抗病毒作用，包括单纯疱疹病毒，至少在体外试验中如此[41]。在另一报道中，Isenberg 等[42] 提出，红霉素和硝酸银在治疗该研究中涉及的其他任何细菌感染时效果也并不优于聚维酮碘。聚维酮碘抗菌谱广，价格极其低廉，将来很可能成为最广泛使用的新生儿眼部预防用药。

（何欢 译 谢芳 审校）

急性结膜炎

结膜炎是指睑结膜和球结膜的炎症。它是"红眼病"的最常见原因，其特点为细胞浸润、渗出和血管扩张，常见球结膜水肿。详细的病史询问、眼部检查和对最可能感染的病原体的认识通常可以确定病因，有时需要依靠病原体培养或其他诊断性试验来协助诊断和指导治疗。

裂隙灯下可以观察到结膜炎的五种形态学特征：乳头、滤泡、膜/假膜、瘢痕和肉芽肿。

乳头是结膜炎症的一种非特异性体征，继发于结膜水肿与多形核细胞浸润，表现为结膜上皮增生肥大形成的点状突起，其中心有纤维血管伸出，到达顶端。真正的乳头只有在结膜通过锚定隔膜附着于其下组织的位置才能形成，例如在睑板表面或角膜缘处。巨乳头是由于锚定隔膜的正常纤维条索受到破坏而形成的，多发生于上睑结膜。

滤泡是由淋巴细胞反应产生的结膜表面散在分布的圆形隆起，中央无血管，血管从周边基底部向顶部逐渐消失。滤泡也可见于正常结膜，尤其可短时间存在于年轻人。

膜主要是由纤维蛋白凝结于上皮表面而成。真膜与其下的上皮组织黏附紧密，剥离时易出血，该特征有助于与剥离时不出血的假膜相鉴别。真膜发生于较严重的结膜炎症，可导致结膜瘢痕形成。

瘢痕改变只有发生基质层损害时才会出现，单纯的结膜上皮损害一般不会导致瘢痕形成。结膜瘢痕会导致穹窿结膜缩短和上皮下纤维化，结膜下瘢痕可引起一些并发症，包括睑球粘连、瘢痕性睑内翻、倒睫，严重病例还可出现结膜穹窿消失、上皮角质化和眼睑融合（睑缘粘连）。

肉芽肿常累及结膜基质层，可见于与异物残留有关的结节病或 Parinaud 眼腺综合征。

乳头性结膜炎

大多数急性乳头性结膜炎是由细菌引起，通常裂隙灯下检查就可以决定使用哪一种局部抗生素眼药水。

淋球菌和脑膜炎奈瑟菌可引起超急性结膜炎，表现为病情进展迅速和伴有大量脓性分泌物。发病时常为单眼，但很快会累及对侧眼。如前所述，这些侵袭性很强的细菌也可能会侵及完整的角膜上皮，引起角膜溃疡。如果未经治疗或者治疗不当，甚至会导致角膜穿孔。淋球菌感染最多见于性生活频繁的患者，但偶尔也会在儿童中发现，通常他们是性虐待的受害者。少数情况下，有些幼儿可在与成人患者的密切生活接触中受到传染[43]。这就说明，与其他部位的淋球菌感染不同，眼部淋球菌感染可以通过非性接触方式传播[44]。尽管脑膜炎奈瑟菌引起的结膜炎很少见，但可能会出现严重的并发症，因为结膜是导致脑膜炎球菌血症和脑膜炎的一个潜在入口[45]。正是由于其全身影响，必须进行革兰氏染色和细菌培养来协助诊断。革兰氏染色会显示革兰氏阴性双球菌。细菌培养应该用巧克力琼脂培养基，在 CO_2 浓度为 4% ~ 8% 的环境下进行培养。上述细菌感染应局部和全身同时应用抗生素治疗。单纯淋球菌感染的儿童结膜炎患者应该马上接受病情评估和治疗。如确诊为脑膜炎奈瑟菌感染，则其密切接触者必须预防性口服抗生素，如利福平。

急性结膜炎是儿童最常见的眼部感染，好发于 6 岁以下的儿童，发病高峰期为 12 ~ 36 月龄。儿童急性结膜炎的临床症状包括脓性分泌物、眼睑皮肤粗糙和（或）球结膜充血（图 9.13）。3 岁以下的急性结膜炎患儿尽管有病原菌感染，常仅表现为球结膜充血。对于 2 岁以下的幼儿，鼻泪管阻塞一般不伴有结膜充血，除非继发感染，这一点可与急性结膜炎相鉴别。据报道，儿童急性结膜炎的病因主要是细菌感染（> 80%）[46-47]。急性结膜炎起病也比较急，但没有淋球菌性结膜炎严重。一般为双眼先后发病，间隔 1 周左右。常见病原菌为流感嗜血杆菌（不可分型）、肺炎链球菌、金黄色葡萄球菌和厌

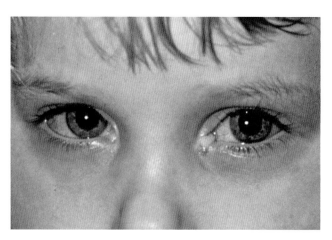

图 9.13　流感嗜血杆菌性结膜炎

氧菌[48-50]。不可分型（无包膜的）肺炎链球菌与学龄前儿童及大学生的结膜炎大暴发有关[51-52]。

相同病原体在不同年龄段引起结膜炎证实，急性细菌性结膜炎也发生于大龄儿童和青少年。过去，这种流行病通常被认为是腺病毒感染引起。当时社区获得性 MRSA（耐甲氧西林金黄色葡萄球菌）与儿童急性结膜炎的发病无关。据报道，成人耐甲氧西林金黄色葡萄球菌性结膜炎发病率越来越高，儿童可能也会受到传染[53]。

急性细菌性结膜炎的临床诊断可以通过观察症状和体征而得出，大多数病例具有自限性，即使不治疗，症状也可在 10 天左右逐渐减轻。然而，要把细菌性和其他原因导致的急性结膜炎进行临床鉴别诊断是很困难的[48,54]。实验室培养价格昂贵、耗时长，一般只用于难治性病例、严重结膜炎以及疑似淋球菌或脑膜炎奈瑟菌感染病例。在最近的一项前瞻性观察队列研究中，某城市急诊儿科共招募 368 名急性结膜炎患者，64.7% 的患者标本中分离出细菌，在培养结果阳性的患者中，流感嗜血杆菌占 67.6%，肺炎链球菌占 19.7%，金黄色葡萄球菌占 8%[55]。该研究调查了当结膜炎病原体不太可能是细菌时要如何判断，其发现四个因素与细菌培养结果阴性有关：①年龄 ≥ 6 岁；②结膜炎发生在 4 ～ 11 月；③水样分泌物或无分泌物；④晨起眼睑无粘连。在本研究中，同时具备以上四个条件的患者有 92.2% 细菌培养结果为阴性，同时具备 3 个条件的患者有 76.4% 培养结果为阴性。这些资料有助于临床医生决定在某些情况下是否治疗或怎样治疗。

推荐局部应用广谱和低毒性的抗生素治疗，应选用能以最快的速度杀灭病原微生物的药物作为一线药物，特别是考虑到细菌性结膜炎通常首先是由初级保健医生来处理。与一些老的抗生素相比，新一代的局部应用氟喹诺酮类药物显示可以缩短病程[56]。短期应用广谱杀菌抗生素治疗细菌性结膜炎一般不会导致耐药细菌的形成[57]。此外，缩短细菌性结膜炎的病程可以降低发病率，使患儿父母早日返回工作岗位、患儿早日返回学校或托儿所。应用有效的抗生素还可以使一些更令人烦恼的疾病（如疱疹）暴露出来。无并发症的急性结膜炎很少全身应用抗生素。

1982 年，Bodor[58] 提出一种以结膜炎合并中耳炎为特征的临床综合征——结膜炎-中耳炎综合征。该病最初表现为低热和轻微的呼吸道症状，后者包括咳嗽和鼻腔黏液脓性分泌物。同时进行结膜和中耳分泌物培养，发现两者培养出的致病菌是相同的[59]。流感嗜血杆菌是最常见的病原菌（≥ 90%），肺炎链球菌次之[48,58-61]。治疗上应该全身应用抗生素联合局部给药，尤其是当眼部的症状和体征很明显时[61-62]。

滤泡性结膜炎

急性滤泡性结膜炎最常见的病因是病毒感染。衣原体包涵体性结膜炎的早期阶段和采用某些局部药物后也可表现为急性滤泡性结膜炎。

腺病毒是迄今最常见的致病病毒[48]。眼部腺病毒感染可有多种表现形式，从自限性的结膜炎到病程迁延的角膜炎不一而足。同样，病变的严重程度也不同，从轻微到严重致残均可见到。常见传播途径有飞沫、人-人接触、受污染的眼科仪器或游泳池水。最常见的两种腺病毒感染为咽结膜热（pharyngoconjunctival fever，PCF）和流行性角结膜炎（epidemic keratoconjunctivitis，EKC）。

EKC 是一种强传染性疾病，由腺病毒 8、11 和 19 型引起。典型的临床症状出现于接触后 8 天，表现为迅速出现水样分泌物、结膜充血、眼部不适伴有异物感、轻度畏光。通常为双眼先后发病，间隔 3 ～ 7 天。严重者可出现结膜下出血、假膜，甚至形成真膜，可伴有眼睑水肿和耳前淋巴结肿大。结膜炎一般持续 10 ～ 14 天，如果累及角膜病变，则迁延至数周。大约发病 1 周后，局灶性上皮性角膜炎融合成较大的、粗糙的上皮浸润，呈不规则分布的灰白色小点，最终发展到上皮下，此时畏光加重并可能出现视力下降。这种角膜浸润是一种迟发型超敏反应，通常会在数周到数月内逐渐消退，也可持续数年。

PCF 是一种伴有咽炎和发热的急性滤泡性结膜炎。该病由腺病毒 3、4 和 7 型引起，好发于儿童，成人少见。临床症状与 EKC 相似。结膜表面很少形成膜，角膜病变仅限于点状角膜炎，上皮下浸润罕见（图 9.14）。

对 EKC 和 PCF 的治疗主要是对症处理，可以用冷敷、人工泪液、局部血管收缩剂和睫状肌麻痹剂滴眼液。局部应用类固醇激素可有效缓解角膜上皮下浸润的症状和体征，但临床结果可能是相同的，

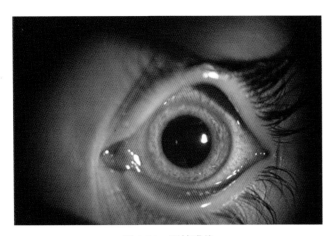

图 9.14 咽结膜热

并且激素使用的逐渐减量可能比较困难。所以，大多数临床医生认为激素应该只用于有明显的视力改变或不能正常活动的患者。局部应用类固醇激素会引起眼压的升高并使单纯疱疹性角结膜炎的病情恶化。

一种基于抗原的免疫分析法采用直接取样微滤可以快速确诊腺病毒性结膜炎。表层为涤纶的取样头直接轻轻地接触结膜，10 min 内就可以得出阳性或阴性的试验结果[63]。准确诊断病毒性结膜炎可以避免在某些情况下开出价格昂贵但又无效的局部抗生素。应用西多福韦治疗腺病毒性结膜炎的临床试验正在进行中[64-65]。一旦证实有效，将代表着人类在治疗腺病毒感染方面取得了一大进步并必将显著降低其在眼部的发病率[66]。

许多其他病毒也可引起急性滤泡性结膜炎，包括：单纯疱疹病毒（HSV）、EB 病毒、副黏病毒科（麻疹病毒、腮腺炎病毒和鸡瘟病毒）、微小 RNA 病毒科（肠道病毒和柯萨奇病毒）、正黏病毒科（流感病毒）、披膜病毒科（风疹病毒和虫媒病毒）以及痘病毒科（天花和牛痘）。

HSV 引起的急性结膜炎常伴有眼周的小水疱病变。原发性 HSV 感染可有发热、上呼吸道症状、水疱性口炎或皮炎，可能与腺病毒引起的急性结膜炎难以区分。在发病 2 周之内，累及睑缘的原发性 HSV 感染患者有 50% 将出现角膜上皮病变，可以是斑点状上皮损害，也可能发生树枝状溃疡。原发感染治愈后通常不会留下瘢痕。可每日 5 次在结膜囊和眼睑局部应用阿糖腺苷眼膏，以加快感染消退并防止波及角膜。新生儿原发性 HSV 结膜炎需静脉注射阿糖腺苷或阿昔洛韦[67]。复发性 HSV 眼病通常发生于角膜，但是复发性结膜炎在没有角膜病变的情况下也可发生（图 9.15）。

包涵体性结膜炎是由 D-K 型沙眼衣原体引起的单侧眼生殖器疾病，好发于年轻人和性生活频繁的成年人，很少通过眼-眼接触传播。其潜伏期为 2 ～ 19 天，但接触后第 5 天左右会出现急性滤泡性结膜炎。滤泡直到疾病的第 2 ～ 3 周才发育成熟，外观呈乳白色，比病毒性疾病的滤泡大。如果不治疗，病程可持续数月。周边角膜可发生淡黄白色上皮下浸润，上方角膜缘处出现微血管翳，有时可见浅层点状上皮型角膜炎。必要时可通过培养和直接免疫荧光抗体染色（DFA）来确诊。治疗应全身应用抗生素，如多西环素 100 mg，每天 2 次，疗程 7 ～ 14 天，或单次口服阿奇霉素 1000 mg[68-70]。

慢性结膜炎

当结膜炎病程迁延，就被归类为慢性结膜炎。通常隐匿起病，进展缓慢。症状多种多样，主要表现为异物感、结膜充血、少量分泌物及睫毛脱落。

睑缘炎

慢性细菌性结膜炎最常见的病原微生物为金黄色葡萄球菌。该细菌可引起伴有睫毛脱落、倒睫和睑腺炎的睑缘结膜炎。结膜炎症可能源于细菌直接感染，也可能源于细菌释放的毒素。这些毒素可以引起睑缘睫毛毛囊周围溃疡形成，也可以引起非特异性结膜炎和浅层点状角膜炎。严重病例还可出现边缘性角膜浸润和角膜溃疡。通常清晨时症状最重（图 9.16）。治疗包括清洁眼睑、热敷和局部应用抗

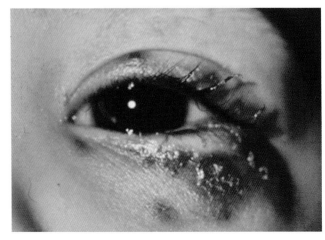

图 9.15 单纯疱疹病毒累及上下眼睑，角膜轻微受累

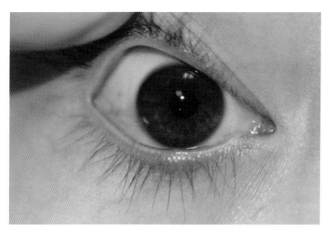

图 9.16 金黄色葡萄球菌性睑缘炎合并睑板腺功能障碍的患儿出现边缘性角膜浸润

生素[71]。

在一些迁延不愈的病例中，由于机体对金黄色葡萄球菌内毒素的免疫反应，可在结膜上形成小水疱，典型者表现为球结膜上皮退化形成白色小结节，周围有充血区。坏死的上皮细胞和急性炎症细胞被淋巴细胞和浆细胞所取代（图 9.17）。除了治疗同时存在的睑缘炎或睑板腺功能障碍（meibomian gland dysfunction，MGD）以外，局部需要类固醇激素治疗。

有慢性睑缘炎的儿童易患睑板腺囊肿（霰粒肿），它是源于破裂的睑板腺的脂肪肉芽肿。好发于睑结膜，睑板腺开口常见为白色油性分泌物所堵塞。睑缘炎和多发或复发霰粒肿患儿可能有 MGD 或酒渣鼻。重度 MGD 患者的治疗应包括在饮食上多补充 ω-3 脂肪酸[72]。

慢性结膜炎的其他原因

结膜炎摩拉克菌可引起"外眦结膜炎"，后者是一种伴有溃疡性眦部睑缘炎的慢性滤泡性结膜炎[73]。能引起慢性结膜炎的其他细菌包括表皮葡萄球菌、变形杆菌、肺炎克雷伯菌、黏质沙雷菌和大肠埃希菌。

单侧慢性乳头状结膜炎应怀疑可能是眼表恶性肿瘤（例如上皮内瘤样病变、恶性黑色素瘤或皮脂细胞癌）引起的伪装综合征。幸运的是，这些情况在儿童中并不常见。

单侧慢性结膜炎的另一重要病因为慢性泪小管炎，后者可由以色列放线菌、泪囊炎或先天性泪管狭窄引起。

传染性软疣是一种可引发慢性滤泡性结膜炎的痘病毒。其引起的病变特征为眼睑和眼周皮肤的小脐形病灶。单纯的病灶切除（包括中央的栓子）可有效治疗结膜炎[67]（图 9.18）。

帕里诺眼淋巴结综合征（Parinaudoculoglandular syndrome，POS）表现为单侧肉芽肿性结膜炎与耳前及颌下淋巴结肿大。猫抓病（继发于一种叫作汉赛巴尔通体的革兰氏阴性杆菌感染）是引起 POS 的最常见病因。在严重病例中，支持疗法和应用抗生素可能是有效的。

沙眼可能是最受关注的慢性感染之一。它是一种双眼慢性滤泡性结膜炎，流行于一些发展中国家，是可预防性盲最常见的原因。A-C 型沙眼衣原体可通过密切社交或性接触传播，平均潜伏期为 5 ～ 10 天。主要表现为自限性、轻度黏液脓性结膜炎，治愈后一般不留下任何后遗症。如沙眼衣原体持续反复感染引起严重的慢性结膜炎，则治愈后可遗留结膜瘢痕和其他一些并发症。慢性炎症以睑结膜上皮下滤泡形成和乳头增生为特征，角膜上方血管浸润（角膜血管翳）常见，但一般不会影响到视轴。这些

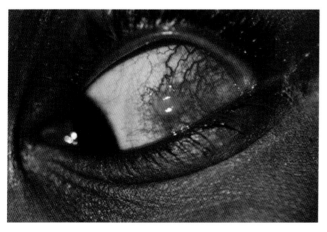

图 9.17 球结膜小水疱

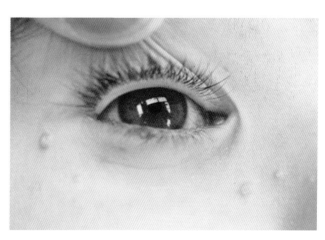

图 9.18 传染性软疣引发的慢性结膜炎

活动性病变的临床体征主要见于年幼儿童，但也可见于年长儿童和一些成人。上方角膜缘处的结膜滤泡治愈后可遗留特征性的浅凹，称为 Herbert 小凹。复发感染引起的上睑结膜纤维化和瘢痕称为 Arlt 线。随着瘢痕的进展，睑缘出现畸形，从而导致睑内翻和倒睫。对角膜的持续损伤最终会引起角膜角化、混浊，甚至失明。典型的严重瘢痕可见于年长儿童，但直到 40 或 50 岁才会出现失明[74]。总体来说，沙眼只是一个临床诊断，可通过实验室检查进一步确诊。常用实验室检查方法有结膜刮片染色镜检（可查及细胞质内包涵体）、组织培养、免疫荧光检测、ELISA 以及核酸扩增试验（如 PCR）[75]。

自从 20 世纪 50 年代以来，局部使用四环素广泛应用于沙眼的治疗和控制。推荐用法为局部应用四环素每日 2 次，共 6 周。四环素眼膏刺激性较大，使用困难（尤其是婴幼儿），所以患者依从性较差。口服抗生素治疗比局部治疗更有效，因为它可同时清除眼外的感染病灶[76]。三项随机对照临床试验所获数据显示，单次口服 20 mg/kg 阿奇霉素（最大剂量 1 g）在治疗活动性沙眼方面至少与长程局部应用四环素同效[77-79]。局部应用 1.5% 阿奇霉素也是有效的治疗方法[80]。WHO 在控制沙眼方面提出"SAFE"策略，"SAFE"是指手术治疗倒睫（S）、抗生素降低感染率（A）、保持面部清洁（F）及改善生存环境以减少沙眼的传播（E）。

眼部过敏性疾病

慢性结膜炎最常见的病因是过敏反应。全世界超过 15% 的人口患有过敏性结膜炎，在工业化国家发病率高达 30% 左右[81]。眼和眼睑是过敏反应和其他超敏反应经常累及的部位。患者往往有过敏性疾病史，如湿疹、哮喘或鼻炎等。发病高峰人群为大龄儿童和青少年[82]。眼部过敏反应是由结膜暴露于变应原引起，涉及两种免疫应答。在 I 型超敏反应（体液介导）中，环境变应原与肥大细胞表面致敏的 IgE 结合，促使肥大细胞（估计每眼含 5000 万个）脱颗粒并释放介质，如组胺、前列腺素、白三烯等。这些介质（尤其是组胺）会引起瘙痒、血管扩张和血管通透性增加。眼部 I 型超敏反应包括季节性过敏性结膜炎和常年性过敏性结膜炎。Ⅵ型超敏反应又称迟发型超敏反应，是由细胞（T 淋巴细胞和巨噬细胞）介导的超敏反应，可见于接触镜相关的巨乳头性结膜炎。事实上，接触镜相关的巨乳头性结膜炎、过敏性角结膜炎和春季角结膜炎都同时涉及上述两种类型的超敏反应[83]。

季节性和常年性过敏性结膜炎是眼部过敏反应中最常见的类型，主要由空气中的过敏原诱发。常见的过敏原包括花粉、青草、杂草、真菌、尘螨和动物毛屑[84]。常年性过敏性结膜炎与季节性过敏性结膜炎的区别在于前者的症状持续终年，而且通常被认为比后者症状轻。然而，大约 80% 的常年性过敏性结膜炎患者的症状有季节性加重的现象[85-86]。典型的症状和体征包括双眼发病、瘙痒、流泪、黏液性分泌物、结膜充血、轻度眼睑水肿和结膜水肿。有时可发生轻微的结膜滤泡反应。角膜很少受累。治疗上首先应该尽可能避免或消除诱因。在较轻的病例中，使用润滑剂和冷敷可能有助于缓解结膜刺激症状，但是对儿童无效。非处方类局部抗组胺药 / 血管收缩剂和非甾体抗炎药对持续性过敏反应无效。肥大细胞稳定剂的治疗作用在于抑制病初炎症介质的释放，炎症介质释放延迟限制了其发挥作用。抗组胺药和肥大细胞稳定剂联合应用已被证实是最适当的选择。人结膜肥大细胞与肺肥大细胞不尽相同，两者对药物的反应也各异[87-88]。局部 H_1 受体拮抗剂联合肥大细胞稳定剂，包括阿卡他定、盐酸氮卓斯汀、贝他斯汀、盐酸依匹斯汀、富马酸酮替芬及 0.1% 和 0.2% 盐酸奥洛他定，可用于治疗过敏性结膜炎的症状和体征。局部使用类固醇激素可用于严重的过敏反应，但其应用受到潜在不良反应的限制，始终只能作为二线用药[81]。

春季角结膜炎（vernal keratoconjunctivitis，VKC）是一种危及视力的慢性双侧性结膜炎症，好发于青年男性。通常在 10 岁以前发病，到青春期阶段缓解。生活在温暖干燥气候中的人群易感。常有明显的其他方面的过敏史，如哮喘和湿疹[89]。主要症状有疼痛、瘙痒、结膜充血、上睑下垂和黏液性分泌物。体征表现为上睑结膜大而扁平的乳头增生（直径 > 1 mm）、角膜缘乳头胶样融合、结膜充血水肿及 Horner-Trantas 结节（位于上方角膜缘处，由嗜酸性粒细胞和坏死的上皮细胞组成）（图 9.19 和 9.20）。这些改变可能会导致角膜浅层新生血管形成。严重病例不仅会发生上皮型角膜炎，还可能出现角膜溃疡。点状上皮型角膜炎可融合成大片上皮糜烂，但

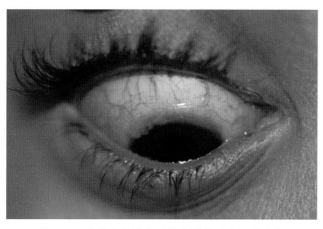

图 9.19 春季角结膜炎可见角膜缘乳头胶样融合

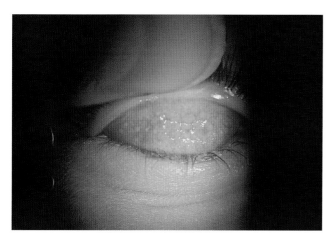

图 9.20 春季角结膜炎的睑结膜

前弹力层保持完整。如果治疗不当或未予治疗，纤维蛋白和黏液斑块就会在上皮缺损处沉积，导致上皮延迟愈合并形成一个盾形溃疡。

一些预防措施可缓解症状，如冷敷、避免或清除环境变应原等。局部应用肥大细胞稳定剂（如洛度沙胺）可有效治疗VKC，因为它作用于嗜酸性粒细胞。也可应用 H₁ 受体阻滞剂，但效果不如前者[90]。由于VKC易发生严重并发症，在发病初期几乎都要局部应用类固醇激素，数周后激素开始减量，而肥大细胞稳定剂还应继续使用。

特应性角结膜炎是一种发生于双眼的慢性炎症，常伴有特应性皮炎，好发于 20～50 岁的男性[83]。多达 40% 的特应性皮炎患者同时有眼部受累[91-92]。主要症状有瘙痒、晨起有黏液性分泌物、视物模糊、畏光和疼痛。临床体征包括眼睑皮炎、外眦部溃疡、睫毛脱落、点状上皮型角膜炎、乳头增生和结膜滤泡（多见于下穹窿）。并发症可以很严重，主要并发症如下：与角膜上皮缺损相关的视力下降、圆锥

角膜、白内障、角膜瘢痕及浅层点状角膜炎，眼睑苔藓样和木质性硬化可引起睑外翻和眼睑闭合不全，结膜上皮下纤维化，睑球粘连（少见）[89]。治疗与春季角膜结膜炎相似，主要目的是预防出现损害视力的并发症。局部应用 H₁ 受体阻断剂和肥大细胞稳定剂是有效的。短期局部应用类固醇激素有助于控制特应性角结膜炎的症状和体征。口服抗组胺药和非甾体抗炎药有助于减轻全身症状。作为一种黏膜干燥剂，抗组胺药全身应用可引起泪液分泌减少，儿童应慎用。

巨乳头性结膜炎（giant papillary conjunctivitis，GPC）是一种非感染性炎症，常与软性角膜接触镜佩戴史、青光眼滤过泡、缝线暴露、义眼和巩膜环扎带突出有关[93]。GPC也可以发生于佩戴硬性角膜接触镜者，但不如佩戴亲水性软性角膜接触镜者常见。GPC初发时症状较轻，持续佩戴接触镜和（或）接触刺激物可促使结膜炎症状加重，表现为瘙痒、视物模糊、黏液形成以及接触镜耐受不良。上睑结膜可见巨大乳头（>0.3 mm），早期还伴有结膜充血。巨乳头的出现说明分泌黏液的杯状细胞数量增多，其上的结膜也往往增厚并变得不规则。在GPC中角膜很少受累，但是长期佩戴软性接触镜者可出现角膜血管翳。停戴接触镜或义眼以及去除缝线或巩膜环扎带有助于减轻甚至消除GPC的临床症状。但是，由于许多患者不愿意停戴接触镜或义眼，目前只能通过使用一次性接触镜并尽量寻找相容性更好的材料和设计来改善接触镜和义眼的卫生状况，从而达到治疗目的[81]。局部应用组胺拮抗剂和受体阻断剂收效甚微。局部应用类固醇激素有助于减轻睑结膜的充血和炎症。注意保持接触镜卫生的同时应用肥大细胞稳定剂可促进早期GPC的消退。肥大细胞稳定剂对于进展期的GPC是无效的，这种情况下应停戴接触镜和义眼至少数周，然后再逐渐重新佩戴并同时辅以肥大细胞稳定剂治疗[93]。

药物和其他物质的过敏和毒性反应

眼科局部用药引起的过敏反应并不少见，大约90% 的结膜药物反应是由药物毒性（直接化学刺激的结果）引起，而非过敏。通常，过敏反应以慢性病程为特征（过敏反应的发展需要敏化时间），而毒性反应在初次接触毒性药物时即可发生。过敏反应

主要是由药物活性成分引起，很少与防腐剂或其他添加剂有关。药物导致的眼部过敏多属Ⅳ型超敏反应，发生于接触刺激性药物和受累组织后。该药物作为一种半抗原（不完全抗原）进入体内，只有与组织蛋白结合后才能成为具有免疫原性的完全抗原。免疫反应导致结膜充血、乳头增生和眼睑皮肤湿疹。初次致敏至少需要 5 天，甚至需要数月至数年暴露于半抗原。再次致敏时，重新接触半抗原后 12～72 h（通常为 24～48 h）就会发生炎症反应[94]。

过敏和毒性反应的最初表现为充血、玫瑰红染色显示鼻下方球结膜点状着色（鼻下方正是局部药物流向泪液排出系统的部位）、眼睑皮肤湿疹。此时若继续用药，症状和体征就会加重，出现乳头性结膜炎伴有显著的血管扩张、球结膜水肿和水性分泌物，有时可见滤泡。严重病例可发生角膜炎，表现为角膜上皮缺损，甚至角膜浸润（少见）。角膜受累在毒性反应中较过敏反应中更常见。单纯眼睑皮肤湿疹而缺乏结膜体征时往往提示病因为眼局部用药之外的其他因素，也就是说，病因可能是一些只接触眼睑的物质，如眼睑局部用眼膏、护肤品和护发素、化妆品、指甲油等。另外，还应该考虑到误用眼药。

引起过敏和毒性反应的常见药物有阿托品、氨基糖苷类抗生素（尤其是新霉素）、东莨菪碱、青霉素、安普乐定、溴莫尼定、多佐胺以及其他一些较早的抗病毒药（碘苷和阿糖腺苷，后者较少引起）[95]。防腐剂和其他添加剂引起的过敏反应并不常见，有机汞防腐剂除外。但是，如果长期使用，防腐剂对角结膜上皮也会有相当大的毒性。该病治疗的关键是识别毒性并去除病因[96]。

多形红斑及其变异体

多形红斑是一种皮肤黏膜的急性超敏反应，以对称分布的皮肤丘疹为特征，可伴或不伴黏膜病变。该病的严重程度差异很大，轻者主要累及皮肤和不超过一处黏膜，重者可表现为 Stevens-Johnson 综合征。大约 20% 的病例发生于儿童和青少年。典型病例表现为皮肤和两处或两处以上黏膜病变，有时可伴有内脏器官受累而出现全身症状。关于中毒性表皮坏死松解症是多形红斑的严重表现还是另外

一种疾病，目前仍有争论。由于患者的各种临床特征经常相互交叠，临床上往往很难对该病做出确定的分类。

药物和感染是多形红斑最常见的诱因，但其他一些因素，如机械性或物理性因素（放疗和光照），也可诱发该病[97]。该病的前驱表现为发热和流感样症状，随后迅速出现皮肤起泡（初次暴露于刺激因素后 1～3 周、再次暴露后数小时）[98]。眼部病变最初表现为双侧非特异性结膜炎，伴有充血和球结膜水肿，随后进展为假膜性结膜炎及继发性细菌性结膜炎，有时可发生前部葡萄膜炎。结膜炎通常在 2～4 周内缓解，假膜性结膜糜烂会遗留结膜瘢痕和睑球粘连。上述变化又会导致睑内翻、倒睫及泪膜不稳定。同时，眼睑改变的慢性刺激会引发持续性角膜缺损、角膜瘢痕形成和新生血管形成。由于泪腺导管形成瘢痕或狭窄及分泌泪膜黏液层的结膜杯状细胞被破坏，患者也可能出现严重的干眼症状。

该病的治疗包括反复冲洗结膜囊及预防性应用抗生素滴眼液和不含防腐剂的人工泪液。局部应用激素还有争议，因为激素既不能降低睑球粘连的发生率，又易引起继发感染。睑球粘连的松解需要每天进行，也可以使用睑球粘连环。角膜受累严重，甚至有穿孔的危险时，可行结膜瓣遮盖术或穿透性角膜移植术。Stevens-Johnson 综合征中的慢性眼部损害对于大多数眼科医生来说是一个挑战。倒睫和睑内翻可以通过手术矫正，但是复发率高。角膜上皮缺损可通过配戴软性接触镜、结膜移植、人工角膜或同种异体角膜缘干细胞移植等方法来治疗，但效果有限。急性炎症后发生的干燥性角结膜炎往往需要频繁滴用人工泪液来缓解，有时也会采取睑缘缝合术[99]。本病的预后取决于原发病的严重程度，通常儿童预后较好[100]。此外，患者应尽量避免接触诱发因素，以降低复发的危险性。

木样结膜炎

木样结膜炎是一种很少见但具有较强破坏性的慢性结膜炎，以复发性、富含纤维素、木质样假膜性病变为特征，主要累及睑结膜。该病好发于儿童，且可发生于胃肠道、呼吸道和女性生殖道等其他部

位的黏膜。女性多见，可累及单侧或双侧结膜。早期病变（隆起、易碎、高度血管化）很容易用镊子去除。随着病变的进展，最终在新生血管膜上形成一层白色无血管的团块。在疾病的晚期，正常的睑结膜被增厚、血管化、坚固的木质性团块所取代。大约 1/3 的病例会出现角膜受累，这些病例可能会因为角膜瘢痕、新生血管形成、角膜软化或角膜穿孔而丧失视力。木样结膜炎的主要特征是伤口愈合障碍、慢性顽固性局部炎症，以及细胞外纤维蛋白溶解（纤维蛋白溶酶介导）不足造成的纤维蛋白和其他血浆蛋白的过度沉积[101]。

目前认为，木样结膜炎与机体对组织损伤的过度反应有关，可由局部损伤、局部和全身感染及眼科手术诱发。其诊断主要依据临床表现。典型的组织学表现为肉芽组织区和无细胞的、嗜酸性、过碘酸希夫反应阳性的半透明物质，以及细胞浸润区[102-103]。

木样结膜炎自发缓解的病例已有报道，但很罕见[102-104]。局部治疗效果欠佳，曾有过多种局部药物治疗的尝试。某些研究发现局部单用透明质酸酶（1.5 mg/ml）或联合使用 α 糜蛋白酶（0.2 mg/ml）有较好的疗效，而另一些研究却发现其并无明显的

效果[103, 105-106]。还有一些报道认为，局部应用抗生素、类固醇激素、色甘酸钠和硝酸银也有一定的效果[107]。

有研究表明，长期局部应用糖皮质激素联合环孢素可明显降低手术去除假膜后的复发率及其严重程度，但没有描述环孢素的全身副作用[108-109]。目前看来最有前景的方法是首先局部应用纤维蛋白溶解剂，随后手术去除假膜，继而大剂量长期应用肝素联合糖皮质激素和 α 糜蛋白酶[110]。肝素可降低手术后局部复发的危险性，但仍应尽量减少用手术或其他机械性方法去除假膜的次数。

总结

结膜是位于眼表的一层多功能黏膜，它为眼睑的接触性运动提供光滑的表面，具有免疫防护、润滑作用及防止物理创伤的作用。正是这层弹性组织使眼睛能够在不利的环境中得到充分的保护。

（庄建福 译 谢芳 审校）

参考文献

1. Torczynski E. Normal development of the eye and the orbit before birth. In: Isenberg SJ, ed. *The eye in infancy.* Chicago: Mosby International, 1988:25–26.
2. Kikkawa DO. Ophthalmic facial anatomy and physiology. In: Kaufman P, Alm A, eds. *Adler's physiology of the eye.* Philadelphia, PA: WB Saunders, 2002:23–25.
3. Lawton A. Structure and function of the eyelids and conjunctiva. In: Kaufman H, Barron B, McDonald M, eds. *The Cornea.* Boston, MA: Butterworth-Heinemann, 1998:51–60.
4. Greiner JV, Kenyon KR, Henriquez AS, et al. Mucus secretory vesicles in conjunctival epithelial cells of wearers of contact lenses. *Arch Ophthalmol* 1980;98(10):1843–1846.
5. Isenberg SJ, Del Signore M, Chen A, et al. The lipid layer and stability of the preocular tear film in newborns and infants. *Ophthalmology* 2003;110(7):1408–1411.
6. Tseng SC, Zhang SH. Interaction between rose bengal and different protein components. *Cornea* 1995;14(4):427–435.
7. Yanoff M, Fine BS. *Ocular pathology,* 5th Ed. Philadelphia, PA: Mosby, 2002:761.
8. Kuiper JJ. Conjunctival icterus. *Ann Intern Med* 2001;134:345–346.
9. Mclean IW. Melanocytic neoplasms of the conjunctiva. In: Krachmer JH, Mannis MJ, Holland EJ, eds. *The Cornea.* St. Louis, MO: Mosby-Year Book, 1997:715–722.
10. Folberg R, Jakobiec FA, Bernardino VB, et al. Benign conjunctival melanocytic lesions: clinicopathologic features. *Ophthalmology* 1989;96(4):436–461.
11. Kantelip B, Boccard R, Nores JM, et al. A case of conjunctival Spitz nevus: review of literature and comparison with cutaneous locations. *Ann Ophthalmol* 1989;21(5):176–179.
12. Jakobiec FA, Folberg R, Iwamoto T. Clinicopathologic characteristics of premalignant and malignant melanocytic lesions of the conjunctiva. *Ophthalmology* 1989;96(2):147–166.
13. Shields JA, Shields CL. *Eyelid, conjunctival, and orbital tumors: an atlas and textbook,* 2nd Ed. Philadelphia, PA: Lippincott Williams & Wilkins, 2008:320,354–358,368.
14. Ticho BH, Tso MO, Kishi S. Diffuse iris nevus in oculodermal melanocytosis: a light and electron microscopic study. *J Pediatr Ophthalmol Strabismus* 1989;26(5):244–250.
15. Gonder JR, Shields JA, Albert DM, et al. Uveal malignant melanoma associated with ocular and oculodermal melanocytosis. *Ophthalmology* 1982;89(8):953–960.
16. Dutton JJ, Anderson RL, Schelper RL, et al. Orbital malignant melanoma and oculodermal melanocytosis: report of two cases and review of the literature. *Ophthalmology* 1984;91(5):497–507.
17. Yamamoto T. Malignant melanoma of the choroid in the nevus of Ota. *Ophthalmologica* 1969;159:1–10.
18. Singh M, Kaur B, Annwar NM. Malignant melanoma of the choroid is a naevus of Ota. *Br J Ophthalmol* 1988;72:131–134.
19. Roldan M, Llanes F, Negrete O, et al. Malignant melanoma of the choroid associated with melanosis oculi in a child. *Am J Ophthalmol* 1987;104(6):662–663.
20. Goncalves V, Sandler T, O'Donnell FE Jr. Open angle glaucoma in melanosis oculi: response to laser trabeculoplasty. *Ann*

Ophthalmol 1985;17(1):33–36.

21. Gomi CF, Robbins SL, Heichel CW, et al. Conjunctival diseases. In: Nelson LB, Olitsky SE, eds. *Harley's pediatric oohthalmology*, 5th Ed. Philadelphia, PA: WLippincott Williams & Wilkins, 2005:203–204.

22. Warner M, Jakobiec F. Subepithelial neoplasms of the conjunctiva. In: Krachmer JH, Mannis MJ, Holland EJ, eds. *Cornea-cornea and external disease: clinical diagnosis and management*. St Louis, MO: Mosby, 1997:723–743.

23. Taylor D. Conjunctiva and subconjunctival tissue. In: Taylor D, ed. *Paediatric ophthalmology*. Oxford: Blackwell Science, 1997:237–251.

24. Wagner RS, Facciani JM. Organoid nevus syndrome: manifestations and management. *J Pdiatr Ophthalmol Strabismus* 2003;40:137–141.

25. Kraemer KH, Lee MM, Scotto J. Xeroderma pigmentosum. Cutaneous, ocular, and neurologic abnormalities in 830 published cases. *Arch Dermatol* 1987;123(2):241–250.

26. Ni N, Wagner RS, Langer P, Guo S. New developments in the management of periocular capillary hemangioma in children. *J Pediatr Ophthalmol Strabismus* 2011;48:269–276.

27. Fransen L, Klauss V. Neonatal ophthalmia in the developing world. Epidemiology, etiology, management and control. *Int Ophthalmol* 1988;11(3):189–196.

28. Haase DA, Nash RA, Nsanze H, et al. Single-dose ceftriaxone therapy of gonococcal ophthalmia neonatorum. *SexTransm Dis* 1986;13(1):53–55.

29. Hoosen AA, Kharsany AB, Ison CA. Single low-dose ceftriaxone for the treatment of gonococcal ophthalmia—implications for the national programme for the syndromic management of sexually transmitted diseases. *S Afr Med J* 2002;92(3):238–240.

30. Laga M, Naamara W, Brunham RC, et al. Single-dose therapy of gonococcal ophthalmia neonatorum with ceftriaxone. *N Engl J Med* 1986;315(22):1382–1385.

31. [No authors listed]. Ophthalmia neonatorum. *Afr Health* 1995;17(5):30.

32. AAP, AAOP, Red Book: 2012 Report of the Committee on Infectious Diseases, 29th Ed. Elk Grove Village, IL, 2012.

33. Newel FW. Centenary of Crede' prophylaxis. *Am J Ophthalmol*. 1980;90(6):874–875.

34. Hedberg K, RistinenTL, Soler JT, et al. Outbreak of erythromycin-resistant staphylococcal conjunctivitis in a newborn nursery. *Pediatr Infect Dis J* 1990;9(4):268–273.

35. Ison CA, Terry P, Bendayna K, et al. Tetracycline-resistant gonococci in UK. *Lancet* 1988;1(8586):651–652.

36. van Klingeren B, Dessens-Kroon M, Verheuvel M. Increased tetracycline resistance in gonococci in The Netherlands. *Lancet* 1989;2(8674):1278.

37. Knapp JS, Zenilman JM, Biddle JW, et al. Frequency and distribution in the United States of strains of *Neisseria gonorrhoeae* with plasmid-mediated, high-level resistance to tetracycline. *J Infect Dis* 1987;155(4):819–822.

38. Schwarcz SK, Zenilman JM, Schnell D, et al. National surveillance of antimicrobial resistance in Neisseria gonorrhoeae. The Gonococcal Isolate Surveillance Project. *JAMA* 1990;264(11):1413–1417.

39. Hammerschlag MR, Cummings C, Roblin PM, et al. Efficacy of neonatal ocular prophylaxis for the prevention of chlamydial and gonococcal conjunctivitis. *N Engl J Med* 1989; 320(12): 769–772.

40. Zanoni D, Isenberg SJ, Apt L. A comparison of silver nitrate with erythromycin for prophylaxis against ophthalmia neonatorum. *Clin Pediatr (Phila)* 1992;31(5):295–298.

41. Isenberg SJ, Apt L, Del Signore M, et al. Povidone-iodine

for ophthalmia neonatorum prophylaxis. *Am J Ophthalmol* 1994;118(6):701 706.

42. Isenberg SJ, Apt L, Wood M. A controlled trial of povidone-iodine as prophylaxis against ophthalmia neonatorum. *N Engl J Med* 1995;332(9):562–566.

43. Wald ER. Conjunctivitis in infants and children. *Pediatr Infect Dis J* 1997;16[2 Suppl]:S17-S20.

44. Lewis LS, GlauserTA, Joffe MD. Gonococcal conjunctivitis in prepubertal children. *Am J Dis Child* 1990;144(5):546–548.

45. Irani F, Ruddell T. Meningococcal conjunctivitis. *Aust N Z J Ophthalmol* 1997;25(2):167–168.

46. Bodor FF. Diagnosis and management of acute conjunctivitis. *Semin Infect Dis* 1998;9:27–30.

47. Weiss A. Acute conjunctivitis in childhood. *Curr Probl Pediatr* 1994;24(1):4–11.

48. Gigliotti F, Williams WT, Hayden FG, et al. Etiology of acute conjunctivitis in children. *J Pediatr* 1981;98(4):531–536.

49. Brook I. Anaerobic and aerobic bacterial flora of acute conjunctivitis in children. *Arch Ophthalmol* 1980;98(5):833–835.

50. Brook I. Ocular infections due to anaerobic bacteria. *Int Ophthalmol* 2001;24(5):269–277.

51. Martin M, Turco JH, Zegans ME, et al. An outbreak of conjunctivitis due to atypical streptococcus pneumonia. *N Engl J Med* 2003;348:1112–1121.

52. Centers for Disease Control and Prevention. Pneumococcal conjunctivitis at an elementary school—Maine, September 20–December 6, 2002. *MMWR*. 2003;52(4):64–66.

53. Cavuoto K, Zutshi D, Karp CL, et al. Update on bacterial conjunctivitis in South Florida. *Ophthalmology* 2008;115:51–56.

54. Leibowitz HW, Pratt MV, Flagstad IJ, etal. Human conjunctivitis. I. Diagnostic evaluation. *Arch Ophthalmol* 1976;94(10):1747–1749.

55. Meltzer JA, Kunkov S, Crain EF. Identifying children at low risk for bacterial conjunctivitis. *ArchPediatr Adolesc Med* 2010;164(3):263–267.

56. Granet DB, Dorfman M, Stroman D, et al. A multicenter comparison of polymyxin B sulfate/trimethoprim ophthalmic solution and moxifloxacin in speed of clinical efficacy for the treatment of bacterial conjunctivitis. *J Pediatr Ophthalmol Strabismus* 2008;45:340–349.

57. Lichtenstein SJ, DeLeon L, Heller W, et al. Topical ophthalmic moxifloxacin elicits minimal or no selection of fluoroquinolone resistance among bacteria isolated from the skin, nose, and throat. *J Pediatr Ophthalmol Strabismus* 2012;49:88–97.

58. Bodor FF. Conjunctivitis-otitis syndrome. *Pediatrics* 1982;69(6):695–698.

59. Bodor FF, Marchant CD, Shurin PA, et al. Bacterial etiology of conjunctivitis-otitis media syndrome. *Pediatrics* 1985;76(1):26–28.

60. Bodor F. [Purulent conjunctivitis-otitis media syndrome]. *Lijec Vjesn* 1987;109(6):220–223.

61. Bodor FF. Systemic antibiotics for treatment of the conjunctivitis-otitis media syndrome. *Pediatr Infect Dis J* 1989;8(5):287–290.

62. Gigliotti F, Hendley JO, Morgan J, et al. Efficacy of topical antibiotic therapy in acute conjunctivitis in children. *J Pediatr* 1984;104(4):623–626.

63. Sambursky R, Trattler W, Tauber S, et al. Sensitivity and specificity of the adenoplus test for diagnosing adenoviral conjunctivitis. *JAMA Ophthalmol* 2013;131(1):17–22.

64. Hillenkamp J, Reinhard T, Ross RS, et al. The effects of cidofovir 1% with and without cyclosporin 1% as a topical treatment of acute adenoviral keratoconjunctivitis: a controlled clinical pilot study. *Ophthalmology* 2002;109(5):845–850.

65. Hillenkamp J, Reinhard T, Ross RS, et al. Topical treatment of acute adenoviral keratoconjunctivitis with 0.2% cidofovir and 1% cyclosporine: a controlled clinical pilot study. *Arch Ophthalmol* 2001;119(10):1487–1491.

66. Ritterband DC, Friedberg DN. Virus infections of the eye. *Rev Med Virol* 1998;8(4):187–201.

67. Stamler JF. Viral conjunctivitis. In: Krachmer JH, Mannis MJ, Holland EJ, eds. *Cornea—cornea and external disease: clinical diagnosis and management.* St. Louis, MO: Mosby, 1997:773–777.

68. Katusic D, Petricek I, Mandic Z, et al. Azithromycin vs. doxycycline in the treatment of inclusion conjunctivitis. *Am J Ophthalmol* 2003;135(4):447–451.

69. Chandler JW. Chlamydial infections. In: Krachmer JH, Mannis MJ, Holland EJ, eds. *Cornea-cornea and external disease: clinical diagnosis and management.* St. Louis, MO: Mosby, 1997:779–788.

70. Basualdo JA, Huarte L, Bautista E, et al. [Follicular conjunctivitis due to Chlamydia trachomatis]. *Medicina (B Aires)* 2001;61(4):397–400.

71. Soukiasian SH, Baum J. Bacterial conjunctivitis. In: Krachmer JH, Mannis MJ, Holland EJ, eds. *Cornea-cornea and external disease: clinical diagnosis and management.* St. Louis, MO: Mosby, 1997:759–772.

72. Macsai MS. The role of omega-3 dietary supplementation in blepharitis and meibomian gland dysfunction (an AOS thesis). *Trans Am Ophthalmol Soc.* 2008;106:336–356.

73. Taylor D. External eye diseases. In: Taylor D, ed. *Paediatric ophthalmology.* London: Blackwell Science, 1997:185–198.

74. Bowman RJ, Jatta B, Cham B, et al. Natural history of trachomatous scarring in the Gambia: results of a 12-year longitudinal follow-up. *Ophthalmology* 2001;108(12):2219–2224.

75. Mabey DC, Solomon AW, Foster A. Trachoma. *Lancet* 2003;362(9379):223–229.

76. Schachter J, West SK, Mabey D, et al. Azithromycin in control of trachoma. *Lancet* 1999;354(9179):630–635.

77. Bailey RL, Arullendran P, Whittle HC, et al. Randomized controlled trial of single-dose azithromycin in treatment of trachoma. *Lancet* 1993;342(8869):453–456.

78. Dawson CR, Schachter J, Sallam S, et al. A comparison of oral azithromycin with topical oxytetracycline/polymyxin for the treatment of trachoma in children. *Clin Infect Dis* 1997;24(3):363–368.

79. Tabbara KF, Abu-el-Asrar A, al-Omar O, et al. Single-dose azithromycin in the treatment of trachoma. A randomized, controlled study. *Ophthalmology* 1996;103(5):842–846.

80. Cochereau I, Goldschmidt P, Goepogui A, et al. Efficacy and safety of short duration azithromycin eye drops versus azithromycin single oral dose for the treatment of trachoma in children—a randomised, controlled, double-masked clinical trial. *Br J Ophthalmol* 2007;91(5):667–672.

81. Bielory L, Origlieri , Wagner RS. Allergic and immunologic eye disease. In: Leung DY, Sampson HA, Geha R, et al., eds. *Pediatric allergy: principles and practice 2nd edition.* Edinburgh: Saunders—Elsevier, 2010:600–615.

82. Teoh DL, Reynolds S. Diagnosis and management of pediatric conjunctivitis. *Pediatr Emerg Care* 2003;19(1):48–55.

83. Trocme SD, Sra KK. Spectrum of ocular allergy. *Curr Opin Allergy Clin Immunol* 2002;2(5):423–427.

84. Abelson MB, Schaefer K. Conjunctivitis of allergic origin: immunologic mechanisms and current approaches to therapy. *Surv Ophthalmol* 1993;[38 Suppl]:115–132.

85. Dart JK, Buckley RJ, Monnickendan M, et al. Perennial allergic conjunctivitis: definition, clinical characteristics and prevalence. A comparison with seasonal allergic conjunctivitis. *Trans Ophthalmol Soc U K* 1986;105(Pt 5):513–520.

86. Friedlaender MH. Conjunctivitis of allergic origin: clinical presentation and differential diagnosis. *Surv Ophthalmol* 1993; [38 Suppl]:105–114.

87. Irani AM, Schwartz LB. Mast cell heterogeneity. *Clin Exp Allergy* 1989;19(2):143–155.

88. Irani AM, Butrus SI, Tabbara KF, et al. Human conjunctival mast cells: distribution of MCT and MCTC in vernal conjunctivitis and giant papillary conjunctivitis. *J Allergy Clin Immunol* 1990;86(1):34–40.

89. Barney NP. Vernal and atopic keratoconjunctivitis. In: Krachmer JH, Mannis MJ, Holland EJ, eds. *Cornea-cornea and external disease: clinical diagnosis and management.* St. Louis, MO: Mosby, 1997:811–817.

90. Verin P, Allewaert R, Joyaux JC, et al. Comparison of lodoxamide 0.1% ophthalmic solution and levocabastine 0.05% ophthalmic suspension in vernal keratoconjunctivitis. *Eur J Ophthalmol* 2001;11(2):120–125.

91. Garrity JA, Liesegang TJ. Ocular complications of atopic dermatitis. *Can J Ophthalmol* 1984;19(1):21–24.

92. Rich LF, Hanifin JM. Ocular complications of atopic dermatitis and other eczemas. *Int Ophthalmol Clin* 1985;25(1):61–76.

93. Dunn SP, Heidemann DG. Giant papillary conjunctivitis. In: Krachmer JH, Mannis MJ, Holland EJ, eds. *Cornea-cornea and external disease: clinical diagnosis and management.* St. Louis, MO: Mosby, 1997:819–825.

94. Wilson FI. Toxic and allergic reactions to topical ophthalmic medications. In: Arrffa R, ed. *Grayson's diseases of the cornea.* St. Louis, MO: Mosby, 1997:669–683.

95. Wilson FM II. Allergy to topical medications. *Int Ophthalmol Clin* 2003;43(1):73–81.

96. Chang S. Toxic conjunctivitis. In: Krachmer JH, Mannis MJ, Holland EJ, eds. *Cornea-cornea and external disease: clinical diagnosis and management.* St. Louis, MO: Mosby, 1997:847–856.

97. Pruksachatkunakorn C, Schachner L. Erythema multiforme. In: Farmer E, ed. *Reactive and inflammatory dermatoses.* E-medicine, 2003.

98. Metry DW, Jung P, Levy ML. Use of intravenous immunoglobulin in children with Stevens-Johnson syndrome and toxic epidermal necrolysis: seven cases and review of the literature. *Pediatrics* 2003;112(6 Pt 1):1430–1436.

99. Palmon FE, Webster GF, Holland EJ. Erythema multiforme, Stevens-Johnson syndrome and toxic epidermal necrolysis. In: Krachmer JH, Mannis MJ, Holland EJ, eds. *Cornea-cornea and external disease: clinical diagnosis and management.* St. Louis, MO: Mosby, 1997:835–846.

100. Giannetti A, Malmusi M, Girolomoni G. Vesiculobullous drug eruptions in children. *Clin Dermatol* 1993;11(4):551–555.

101. Schuster V, Seregard S. Ligneous conjunctivitis. *Surv Ophthalmol* 2003;48(4):369–388.

102. Hidayat AA, Riddle PJ. Ligneous conjunctivitis. A clinicopathologic study of 17 cases. *Ophthalmology* 1987;94(8):949–959.

103. Kanai A, Polack FM. Histologic and electron microscope studies of ligneous conjunctivitis. *Am J Ophthalmol* 1971;72(5): 909–916.

104. McGrand JC, Rees DM, Harry J. Ligneous conjunctivitis. *Br J Ophthalmol* 1969;53(6):373–381.

105. Francois J, Victoria-Troncoso V. Treatment of ligneous conjunctivitis. *Am J Ophthalmol* 1968;65(5):674–678.

106. Eagle RC Jr, Brooks JS, Katowitz JA, et al. Fibrin as a major constituent of ligneous conjunctivitis. *Am J Ophthalmol* 1986;101(4):493–494.

107. Holland R, Schwartz G. Ligneous conjunctivitis. In: Krachmer JH, Mannis MJ, Holland EJ, eds. *Cornea-cornea and external*

disease: clinical diagnosis and management. St. Louis, MO: Mosby, 1997:863–868.

108. Holland EJ, Chan CC, KuwabaraT, et al. Immunohistologic findings and results of treatment with cyclosporine in ligneous conjunctivitis. *Am J Ophthalmol* 1989;107(2): 160–166.

109. Rubin BI, Holland EJ, de Smet MD, et al. Response of reactivated ligneous conjunctivitis to topical cyclosporine. *Am J Ophthalmol* 1991;112(1):95–96.

110. De Cock R, Ficker LA, Dart JG, et al. Topical heparin in the treatment of ligneous conjunctivitis. *Ophthalmology* 1995; 102(11):1654–1659.

第 10 章

角膜病

Jagadesh C. Reddy • Christopher J. Rapuano

除了先天性疾病和发育异常，许多儿童的角膜和眼前段病变的临床表现与成人的表现并没有太多不同。一些特殊类型的角膜异常首先在婴儿及儿童期就会表现出来，所以早期细致地检测与筛查将有利于成年期对疾病的识别。

本章介绍了小儿常见的主要累及角膜但也可累及角膜周边结构（如眼睑、结膜、巩膜、虹膜、晶状体和前房等）的疾病。

胚胎学与发育异常

角膜、前房角、虹膜、晶状体共同构成眼前段结构，由于这些解剖结构和生理系统都共存于狭小的眼前段空间内，其在胚胎学和发育畸形方面有时难以鉴别。而一种畸形多种命名的现象使得情况更加复杂。我们可以通过回顾眼前段的发育过程，观察每种畸形如何源于生长静止或生长异常，并根据解剖结构对其进行分类，进而减少对各类疾病的混淆。

眼前段先天性异常是组织异常的诱导、分化和成熟导致。这种异常可归因于遗传性基因缺失、新的基因突变和（或）环境因素的影响。除非发生染色体异常，同一个体的所有细胞均起源于同一个基因库（gene pool）中的脱氧核糖核酸（deoxyribonucleic acid，DNA），但每一个形态学差别，只有一部分基因［基因型（genotype）］参与调控。内、外部微环境的影响也调节这些基因的自我表达。在分化过程中，不同组织均有极易受到损伤的时期，在这段易感期内任何干扰因素都可能导致异常。代谢过剩或低下、病毒或其他感染性病原体、外毒素、组织缺氧、机械损伤都可能引发相似畸形。

同样，在胎儿发育的不同时期，即使是同一致病因素也会导致不同的畸形，这主要由特定发育阶段的组织易感性决定。有一些病例，如先天性风疹，我们既明白其异常原因，也了解其大致发病时间。然而在大多数病例中，这些因素还不确切，我们须依靠畸形的异常解剖结构，再结合其发病的时间和病因学，来获取更多的信息。

角巩膜缘发育异常

角巩膜缘是角膜上皮及其基底膜与干细胞、结膜上皮及其基底膜相交汇的区域。其中，角膜基质层与巩膜在同一层面，后弹力层止于 Schwalbe 环和小梁网，角膜内皮细胞与小梁网内皮细胞相连续。

在角巩膜缘移行区可用裂隙灯观察到许多环形结构（图 10.1）。眼前段先天畸形时这些环形结构常常会发生变异[1]。

上皮

角膜上皮和结膜上皮在角巩膜缘处是连续的。角膜上皮是由 5 ～ 8 层复层扁平上皮细胞构成，并附着于平滑的基底膜上。前弹力层是由无细胞成分的纤维网状结构构成，并作为上皮基底膜的支撑。嵌有杯状细胞的复层柱状细胞层构成结膜上皮，附着于不规则的血管结缔组织组成的基底膜上。在角巩膜缘处，结膜上皮形成一连串放射状排列的突起样结构并伸入上皮下结缔组织，其侧面与伸入上皮内的血管结缔组织嵴相接。在白色的结缔组织空隙间，结膜上皮基底层的色素沉着使这些上皮延伸结构——Vogt 栅栏可被窥清（图 10.1 和 10.2）。这些缘部栅栏样结构发出的舌样上皮突起——网状嵴可

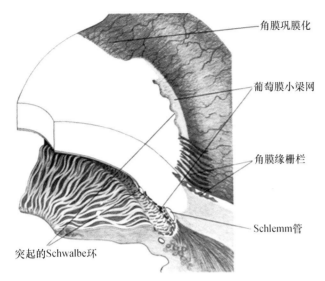

图 10.1　角巩膜缘发育异常。图示角巩膜缘横切面的前表面各结构的形态和位置

具有均一直径和排列的胶原纤维及脱水的蛋白聚糖构成，而巩膜是由水化的蛋白聚糖构成，胶原纤维的走行方向及其大小均不规则。在角巩膜缘处角膜嵌入巩膜，如同将水晶镶嵌在手表中一样。正常情况下，边缘的表层巩膜分别从上方和下方向角膜楔入并向中央伸入 0.5 mm，形成血管化的白色新月形区域（图 10.1 和 10.3）。所以，在角膜的前表面进行角膜直径测量时，垂直径比水平径短 1 mm。角巩膜缘内的深层组织结构（突起的 Schwalbe 环或葡萄膜小梁网）通常在鼻侧和颞侧才可窥见。如果巩膜延伸至角膜中央，或延伸范围达到 360°，这种异常被称为角膜巩膜化或巩膜覆盖。

小梁网

薄层半透明的灰色条带状葡萄膜小梁网可延伸通过 Schwalbe 线，在角膜后表面形成灰色弧线，有时色素上皮环和突起的 Schwalbe 环会使该弧线更加明显（图 10.4 和 10.5）。

Schwalbe 环

角膜内皮和后弹力层（Desecemet 膜）与葡萄膜小梁网的交界处被定义为 Schwalbe 前界环（或 Schwalbe 线）。Schwalbe 环与小梁网结构相似，以胶原蛋白聚糖为中心，外层包有后弹力层末端部分的薄层，内皮细胞则覆盖在其内表面。用前房角镜观

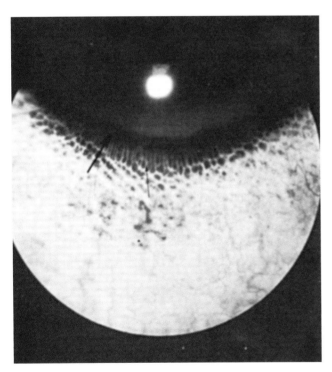

图 10.2　角巩膜缘 Vogt 栅栏。位于角巩膜缘的白色指状突起（小箭头所示）隔断了连续的角膜色素环（大箭头所示）。这些白色指状突起源于邻近的上皮下结缔组织乳头，干扰结膜上皮基底的色素沉着

伸入角膜基质层。这些上皮网状嵴是储存角膜上皮前驱细胞的"储藏室"。

角巩膜接合处

虽然角膜基质和巩膜都是由胶原纤维、蛋白聚糖（酸性黏多糖）、水和结缔组织等构成，但是两种组织的表现以及外观并不相同，其原因为：角膜由

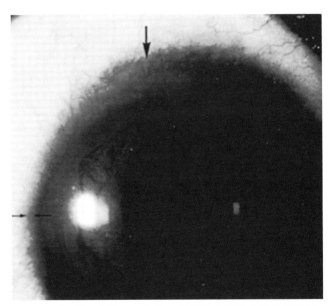

图 10.3　角膜巩膜化。12 点位巩膜及其血管沿角膜表面延伸，遮挡了下方虹膜和前房角的具体解剖结构（两个大箭头所示的范围）；与 9 点位角膜缘正常巩膜的范围对比（两个小箭头之间的范围）

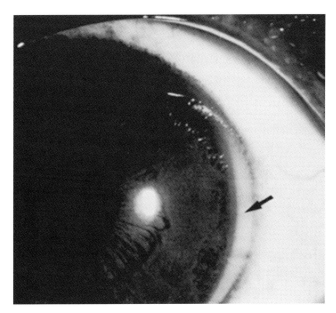

图 10.4　突出的葡萄膜小梁网。色素环为角巩膜缘的界线，巩膜未跨过此环。葡萄膜小梁网是位于色素环中部的浅色组织

察时可表现为具有折光性的角膜内皮向半透明网状结构的小梁网移行。

Schwalbe 环的中央区可有增厚，在裂隙灯下可见与角巩膜缘同轴的不规则折光白线，用前房角镜观察可看到伸入前房的嵴样结构。此嵴可连续也可中断，通常在其内表面有色素斑，提示该部位曾发生虹膜丝状前粘连。位于中央区的突起的 Schwalbe 环常被称作"角膜后胚胎环"，该结构仅见于 8% ～ 15% 的正常眼，常需刻意寻找才可被发现。

角膜先天性异常

当遇到眼前段发育异常的患儿时，临床医生常较难对此病变进行正确的归类和命名。但分类和命名不仅有学术价值，也是准确诊断的必需因素，

眼科医生由此可预测疾病的自然病程，寻找与疾病相关的特异性眼部或全身畸形，提供遗传咨询，进行恰当的药物或手术治疗。一般情况下，最容易根据解剖结构阐明畸形的特点。当临床医生能够对解剖结构的异常进行全面描述时，即可更精确地将该疾病标签化，这些得益于简单的分类系统（图 10.6）。

从胚胎学角度来说，这种基于解剖的分类方法是有道理的，因为角膜（角膜上皮层除外）、房角结构、虹膜基质是由神经嵴来源的间充质组织分化形成的。间充质组织可能对视杯的形成也具有诱导作用，决定着瞳孔和睫状体环的大小和形状。从临床角度来说，这种分类方法也很合理，因为许多极易描述的畸形是与其他组织异常伴随发生的。例如，Rieger 异常（表现为突起的 Schwalbe 环、虹膜丝状物与 Schwalbe 环粘连，以及虹膜前基质发育不全），约 25% 的病例伴有大角膜，80% 的病例有角膜巩膜化，25% 的病例出现青少年型青光眼但不伴有水眼，偶有病例表现为 Peters 异常。

不伴有角膜混浊的先天性角膜病

角膜大小和形态异常

大角膜

新生儿角膜水平径约 10 mm，2 岁时可达到成人角膜直径的平均水平 11.8 mm。当新生儿角膜水平径 ≥ 12 mm 或成人角膜水平径 ≥ 13 mm 时即可诊断为大角膜（图 10.7）。

角膜扩张通常见于三种情况：①不伴有其他眼部畸形的大角膜，通常为常染色体显性遗传[2-3]；② X 染色体连锁的大角膜或前段巨眼，其为 X 染色

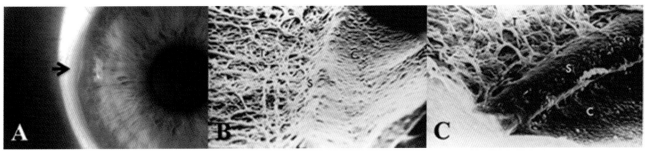

图 10.5　A. 突起的 Schwalbe 环（角膜后胚胎环）。可见角膜缘色素环和突出的葡萄膜小梁网。Schwalbe 环是葡萄膜小梁网的中心分界线，箭头所示的白色环是发生扩张移位的 Schwalbe 环，这种情况可能出现在 10% 的正常眼中。B. 扫描电镜图片。位于角巩膜交界区的正常 Schwalbe 环（S）、角膜（C）、葡萄膜小梁网（T）。C. 扫描电镜图片示突起的 Schwalbe 环（角膜后胚胎环），角膜内皮细胞覆盖在角膜（C）和突起的 Schwalbe 环（S）上

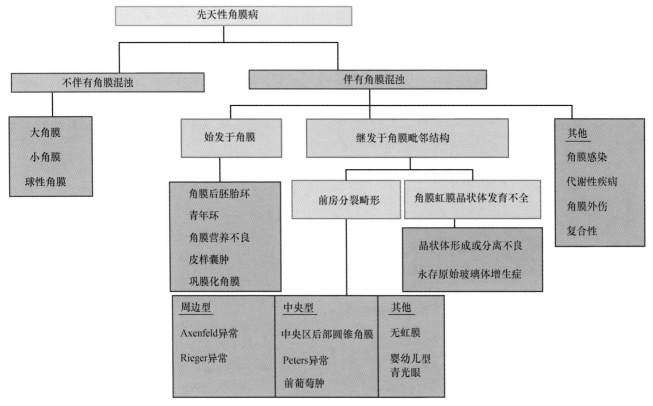

图 10.6　先天性角膜病的临床分类流程图

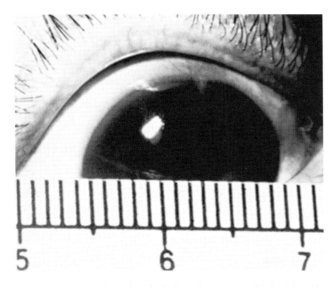

图 10.7　眼前段大眼球。角膜直径为 15 mm，角膜厚度正常且透明，通常伴有虹膜透光缺损和晶状体半脱位，在 40 岁左右时发生白内障

体连锁隐性遗传，具有大角膜、虹膜和房角畸形、晶状体半脱位伴早期白内障形成；③婴幼儿型青光眼伴水眼[3]。而球形角膜患者的临床表现为角膜突出变薄且扩张，但角膜直径常正常。似乎不存在"巨眼"，即眼压正常的全眼球先天性扩张。

单纯大角膜

当双侧角膜直径 ≥ 13 mm，但角膜透明，厚度正常，且不伴有相关的眼部畸形和进行性病变时，即可明确诊断为大角膜，不必进行随访[3-4]。

X 染色体连锁遗传的大角膜（前段巨眼）

X 染色体连锁遗传的大角膜是一种隐性遗传病，是 X 染色体 q23 位点上的 CHRDL1 基因突变导致。该病为大角膜病中最常见的类型。在胚胎期，若视杯前部开口直径与赤道部的直径持续相关（即钟形视杯），则导致眼前节的直径相比眼后节直径增大，形成 X 染色体连锁遗传的大角膜[3]。其临床表现为双眼角膜对称性扩张且终身保持稳定，有时包含基质马赛克（mosaic）模式以及青年环[3-5]。由于睫状体环的扩张，正常大小的晶状体相对于变深的前房显得太小，因此常发生晶状体半脱位。前房角开放，但过多的间充质组织聚集，而虹膜呈现前基质发育不全，透光缺损，色素分散，常伴有瞳孔异位。

反复发作的高眼压 [多由色素性青光眼、球形晶状体和（或）晶状体半脱位导致] 和白内障成为威胁视力的两种主要因素。终身进行一年一度的例行检查是尽早发现高眼压的有效手段。通常在 40 岁时发生白内障，由于晶状体半脱位，摘除时可能同时需要联合玻璃体切割术[6-7]。由于眼前段的扩大，应选择植入个性化定制的人工晶状体，以确保晶状体的稳定性以及视力的恢复[8]。

对于伴有角膜扩张的患儿，区分单纯大角膜、前段巨眼以及婴幼儿型青光眼对临床医生来说极具挑战性。表 10.1 详细介绍了以上三种病变的鉴别特点。

球性角膜

球形角膜是一种罕见且极具特点的疾病，表现为角膜广泛变薄并向前膨出。中周部角膜变薄最为明显（图 10.8A）。球性角膜可能是常染色体隐性遗传病，是 Ehlers-Danlos 综合征 VIA 型的其中一种临床表现，另外还包括关节过度伸展、蓝巩膜和感音神经性聋。据报道，作为获得性疾病，球性角膜可并发春季角结膜炎、甲状腺炎相关眼病等多种病变。通常球形角膜的直径正常，但厚度仅为正常角膜厚度的 1/3，外观为高度弧形，横跨于虹膜之上，从而

形成极深的前房。急性自发性后弹力层破裂可引起局灶性基质水肿（急性角膜水肿），该病为自限性疾病，几周到几个月后可自行愈合。眼部或头部的轻微钝挫伤常导致角膜和巩膜的破裂，所以眼科医生一定要建议患儿父母为其提供安全的环境并配戴保护性眼镜或眼罩。由于患者常有高度近视，通常也会有严重的弱视，配戴合适的眼镜或接触镜是减轻弱视的有效手段。如果角膜接触镜的效果不理想，可考虑改用巩膜接触镜。对于角膜严重变薄并向前膨出的患者，手术治疗经慎重考虑后可进行。由于到角巩膜缘的全角膜已发生弥漫性变薄，角膜修补术的疗效还有待于进一步讨论。大范围的全板层角膜移植或者表层角膜植片术既起到加固角膜的作用，又能恢复角膜的完整性和正常曲率，也许是目前治疗球形角膜最好的方法。"折叠式"角膜板层移植（中央部角膜板层移植联合周边边缘基质内折叠）是针对该类患者的另一种有效术式。如果已形成中央角膜瘢痕，尤其是由于角膜水肿的反复发作而导致的瘢痕，则可行穿透性角膜移植以恢复中心视力[9-14]。

表 10.1

角膜扩张的鉴别诊断

	单纯大角膜	前段巨眼	原发性婴幼儿型青光眼伴水眼
遗传	常染色体显性（？）	X 性染色体隐性（男性多发）	少见
发生时间	先天性	先天性	1 岁
单 / 双侧	双侧	双侧	单侧或双侧
对称性	对称	对称	不对称
自然病程	非进行性	非进行性	进行性
症状	无	无	畏光、流泪
角膜透明性	透明	透明或马赛克样营养不良	后弹力层弥漫水肿、撕裂
眼压	正常	部分成人升高	升高
角膜直径	13 ～ 18 mm	13 ～ 18 mm	13 ～ 18 mm
角膜厚度	正常	正常	增厚
角膜曲率	正常	正常或陡升（球形角膜），散光度数增加（顺规性）	扁平
房角镜检查	正常	间充质组织过多	间充质组织过多
眼球直径（A 超）	正常	正常或增长	渐进性增长
前方深度（A 超）	基本正常（3 mm）	大约 5 mm	大约 4 mm
玻璃体长轴径	正常	缩短	增长
主要眼部并发症	无	晶状体脱位、白内障发生年龄小于 40 岁、继发青光眼	视盘损伤、晚期角膜水肿
相关全身病变	无	偶尔见马方综合征和其他骨骼畸形	不同

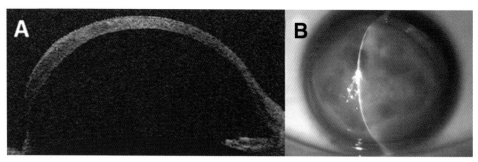

图 10.8　球形角膜。**A.** 眼前段光学相干断层扫描（optical coherence tomography，OCT）显示，角膜广泛膨出且中央部变薄。**B.** 裂隙灯照相显示，该球形角膜患者因急性角膜积水而导致角膜水肿

小角膜

在多种临床病变中均可出现角膜直径仅有 7 ～ 8 mm 的情况，所以对其进行分类就显得格外困难（图 10.9）。常染色体显性遗传和隐性遗传均可见，也可为散发。虽然确切的发病机制至今尚不清楚，但大多数人认为这与分化完成后角膜生长受限有关。

小角膜可能是不同于正常眼的一种独立的眼部异常[15-16]。常伴随真性小眼球（也称为单纯小眼球，即具有正常解剖结构的小眼球）[17-19] 或部分小眼球（又称为复杂小眼球，即同时存在多种眼部异常的小眼球）[20]。A 超检查可有助于鉴别单纯小角膜和小眼球[17]。需注意的是，所有小眼球一定伴有小角膜，但小角膜并不一定伴有小眼球。小角膜还与许多综合征相关，如 Ehlers-Danlos 综合征（主要表现为中胚层受累）、Waardenburg 综合征（主要表现为颅面部受累）、Norrie 综合征（主要表现为神经受累）、Nance-Horan 综合征（主要表现为骨骼受累）等。

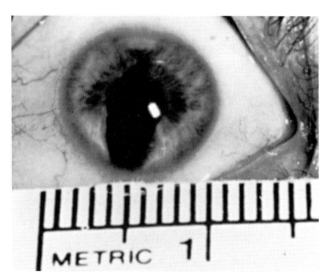

图 10.9　小角膜。该患者角膜直径 9 mm 并伴有不规则虹膜缺损以及白内障，该病变在该患者家族中呈常染色体显性遗传

由于小眼球可能伴发多种相关眼部畸形，其处理原则也是不同的。小眼球常有扁平角膜，故患者也常患有远视，但角膜曲率的改变也常常导致其他类型屈光不正的发生。患者早期进行屈光检查可能有助于预防弱视的发生。终身检查可以发现眼压升高的情况。小角膜常伴有前房角异常，原本就狭小的前房容纳正常大小的晶状体就显得更为拥挤，因此更易发生高眼压。小角膜通常伴有先天性白内障，这种先天性白内障是由多种基因突变导致。伴随白内障的患者应该行晶状体摘除术，对伴有其他眼部异常的患者要给予特别的关注[21]。

伴有角膜混浊的先天性角膜病

眼前段发育不全

眼前段结构（角膜、虹膜、睫状体和晶状体）的发育异常称为眼前段发育不全。通常，将这些异常划分成独立的具体疾病是很困难的。眼前段发育不全更应该被视为一类形式多样的临床表现。例如"虹膜和角膜的中胚叶发育障碍"（现在认为虹膜和角膜来源于神经嵴外胚叶）和"前房分裂综合征"（指在眼前段发育过程中没有晶状体分离面的形成）这样的名称现在仍在使用，但是这些名称不能恰当地描述在胚胎发生及神经嵴分化阶段的发育异常[22-25]。

基于化繁为简的原则，按照由前到后的解剖结构模式对多种角膜、房角、虹膜畸形进行分类[26]。这种分类方法简化了对这些眼部异常的理解，眼科医生只需要对异常的解剖结构进行描述而不用纠结于如何选择合适的人名或难以理解的拉丁习语去给疾病命名。对不符合先前分类标准[27]的罕见病变，根据其异常的解剖结构进行上述分类。图 10.10 展示了解剖结构分类法以及常用的姓氏命名法。

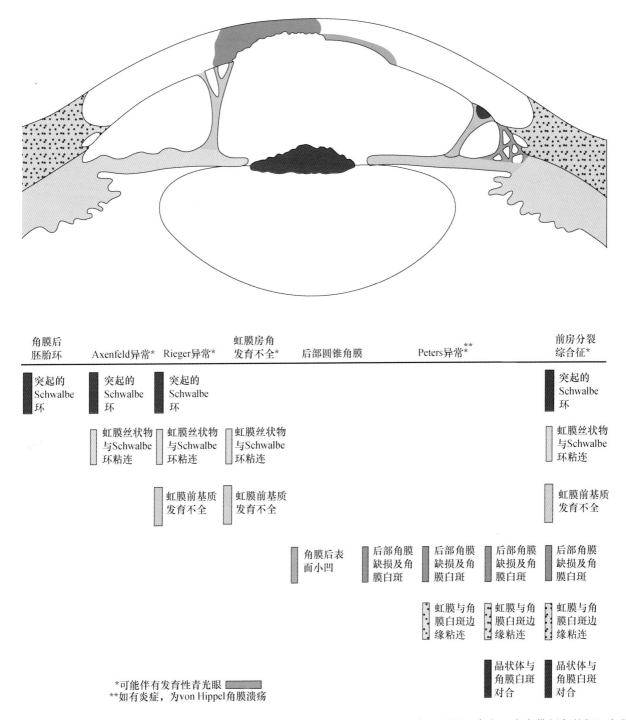

图 10.10　前房分裂综合征的解剖分类命名法。这一阶梯形图表包括解剖命名和常用的姓氏命名，表中带颜色的标记与图中的解剖结构相对应（From Waring GO，Rodrigues M，Laibson PR，et al. Anterior chamber cleavage syndrome：a stepladder classification. Surv Ophthalmol 1975；20：5，with permission.）

可将这些眼前段畸形简单分为三类：①周边型（突起的 Schwalbe 环、虹膜丝状物与 Schwalbe 环粘连、虹膜前基质发育不全）；②中央型（中央区后角膜缺损、中央区虹膜角膜粘连、角膜晶状体贴近）；③混合型。

周边型眼前段发育不全

虹膜丝状物与突起的 Schwalbe 环粘连（Axenfeld 异常）

虹膜丝状物跨越房角嵌入突起的 Schwalbe 环（图 10.11），可有多种不同的形态学表现：类似

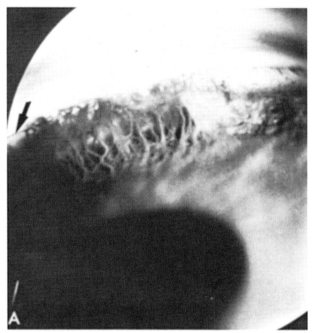

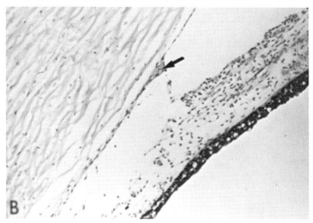

图 10.11　Axenfeld 异常。**A.** 房角镜检查可见房角后退，大量虹膜突（持续存在的间充质组织）嵌入突起的 Schwalbe 环（箭头所示）；这种解剖异常可能单发或作为许多虹膜角膜发育异常中的一个临床表现。**B.** 组织切片示 Schwalbe 环发生移位，伴有虹膜突嵌入 Schwalbe 环并越过后退的房角（×64）（Courtesy of Merlyn Rodrigues，MD. ）

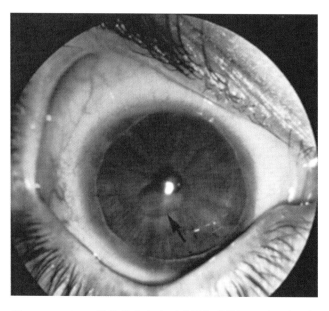

图 10.12　Rieger 异常伴有中央区后部角膜缺损。图示为一名 23 岁的侏儒患者的右眼，可见虹膜突伸入突起的 Schwalbe 环，虹膜前部浅层基质萎缩，中心区后部角膜缺损（后部圆锥角膜）（箭头所示）。眼压正常。左眼表现与右眼类似

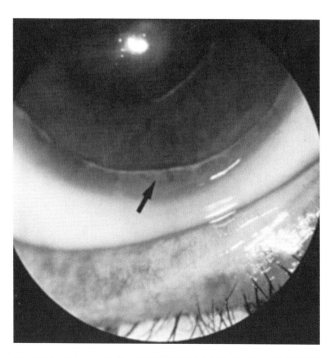

图 10.13　Rieger 异常。虹膜突（箭头所示）伸入不规则的突起的 Schwalbe 环（角巩膜缘 6 点钟位，与图 10.12 为同一只眼）

"花蕊"的末端有球形突出的细丝状、锥形宽条带状、交织的有孔的格栅状。裂隙灯下往往只能看到突起的 Schwalbe 环的一部分，而前房角镜下可实现 360° 的观察。伴有青光眼的 Axenfeld 异常为 Axenfeld 综合征。

虹膜丝状物与突起的 Schwalbe 环粘连及虹膜前基质发育不全（Rieger 异常）

　　正常虹膜表面可看到虹膜隐窝、皱襞及近瞳孔区的卷缩轮，但当存在 Rieger 异常（图 10.12 ～ 10.17）时，由于虹膜表面基质缺乏，可透见深层基质的放

射状细小纤维，使虹膜表现为纤维样外观。该畸形常伴有局部无虹膜，可见异形瞳孔（沿虹膜增厚方向移位）：狭长形、梨形、圆形、瞳孔易位或部分瞳孔非典型缺损以及大瞳孔。罕见病例中可出现虹膜进行性萎缩。虹膜前表面的原始内皮细胞层的挛缩

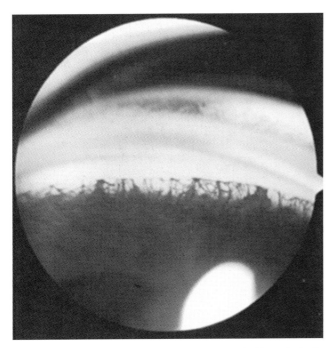

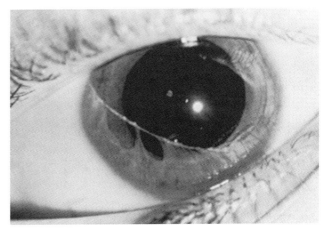

图 10.16　Rieger 异常。女性患者，10 岁，白种人，突起的 Schwalbe 环发生中心移位，伴虹膜突长入房角隐窝和虹膜卷缩轮。11 点方向虹膜前部浅基质缺失，散大的瞳孔使症状更加明显。眼压正常，不伴有其他眼部异常（Courtesy of George L. Spaeth，MD）

图 10.14　Rieger 异常的房角结构。虹膜突伸入突起的 Schwalbe 环（与图 10.12、10.13 为同一只眼）

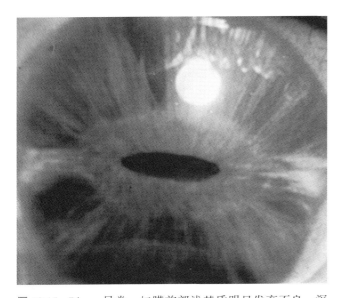

图 10.15　Rieger 异常。虹膜前部浅基质明显发育不良，深部基质变薄、纤维化，可透见其下虹膜上皮和瞳孔括约肌，瞳孔居中，形状狭长，突起的 Schwalbe 环窥不清（右眼）（Courtesy of George L. Spaeth，MD）

是导致瞳孔异常改变的原因。Rieger 异常伴有其他全身改变时称为 Rieger 综合征。

Axenfeld 异常、Axenfeld 综合征以及 Rieger 异常、Rieger 综合征代表了一类相似的发育不全，因此，人们提出了 Axenfeld-Rieger 综合征的概念[28-29]。50% 的患者伴有青光眼，与婴幼儿型青光眼相比，其发病时间较晚，因此所有患者均需要终身定期监

测眼压。此类患者青光眼的发病机制如下：来源于神经嵴的原始组织的异常迁移使前房角存在内皮细胞层，并导致周边虹膜嵌入小梁网，从而致使房水循环障碍[30]。70% 的 Rieger 异常是常染色体显性遗传，表型变异性高，但也有散发病例见于报道[31]。Axenfeld-Rieger 综合征的发病与基因突变有关，其相关特异基因是位于 4q25 的 *PITX2* 基因以及 6q25 的 *FOXC1* 基因。角膜内皮、角膜基质、虹膜、睫状体与巩膜等结构均有 PITX2 的表达。*PITX2* 基因的突变与 Axenfeld-Rieger 综合征的眼外全身异常表现密切相关，而 *FOXC1* 基因的突变则只与眼部异常表现及青光眼高风险相关[32]。

虽然 Axenfeld-Rieger 综合征最常见的全身表现为心血管流出道异常，但颅面部以及骨骼的异常也较为常见[33-35]。

房角处虹膜丝状物生长和虹膜前基质发育不全（虹膜与房角发育不全）

此类畸形为常染色体显性遗传病，与 Rieger 异常相似，但不伴有突起的 Schwalbe 环[36]。患者常会并发青少年型青光眼。

婴幼儿型青光眼

如果基于前述分类标准来划分，婴幼儿型青光眼（伴或不伴有水眼）应归为源于间充质的前房角发育不全。事实上，一些研究者认为婴幼儿型青光

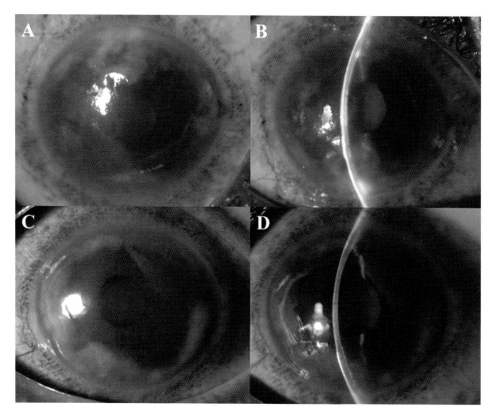

图 10.17　Rieger 异常。**A、B.** 图示为右眼，周围角膜白斑和水肿并伴有瞳孔 1 点钟方位虹膜丝状物粘连。**C、D.** 图示为左眼，周围角膜白斑和水肿，Schwalbe 环突起并伴有鼻侧虹膜突伸入，12 点至 3 点方向前部虹膜基质萎缩，前房角镜窥不完全。眼内压正常

眼中的大角膜并不是源于高眼压，而是由原发的角膜发育障碍造成的[37]。

　　关于婴幼儿型和青年型青光眼的治疗将在第 12 章进行讨论。

中央型眼前段发育不全：基本特征

　　中央型眼前段发育不全的基本特征是局部角膜内皮细胞层和后弹力层变薄或缺失，常伴有角膜混浊。在病因方面，与周边型眼前段发育不全相比，中央型病变有两种独立的观点——原发于发育障碍和继发于炎症改变。但是要在临床和组织病理学上对以上两种观点进行区分是很困难的。通常我们认为，如果角膜没有新生血管生长，且不伴有炎症表现，可以推测病变是原发性发育障碍。如果角膜混浊、新生血管化，可能孕期发生了子宫内炎症。因此，病因学的讨论仅基于解剖结构的变异而不包括其发病机制。约半数病例会发生青光眼，通常为不伴有水眼的婴幼儿型青光眼。

　　一方面，出生后患者若表现为角膜中心区无血管仅伴周围区角膜水肿，混浊的角膜透明性可较好。

另一方面，如果患者存在严重的角膜膨隆扩张以及眼前段组织结构异常，可能在角膜混浊的基础上还会伴有进行性血管化。

角膜后表面小凹（中央区后部圆锥角膜）

　　角膜后表面小凹可表现为局部不连续的后部角膜凹痕，其表面出现轻微的基质混浊（haze），通常是中心性、单侧、非进行性病变（图 10.18）[38]。在有些病例中可发现小凹周围有色素环，提示此处曾发生虹膜前粘连[39]。该病的角膜前表面曲率规则性尚可，与较为常见的进行性圆锥角膜无关。不规则散光可能引发轻度弱视，会导致患者视力下降。后部圆锥角膜可能是更为常见的进行性退化型后部角膜凹痕的一种变异，有作者对其进行了详细的描述[40]。该病的组织病理学检查显示，角膜上皮基底膜不规则增厚、前弹力层局部中断、基质不规则、后弹力层内有局部赘生物[41]。然而，最近应用扫描电镜进行检查时并未发现后部圆锥角膜的后弹力层或内皮细胞层有赘生物生长[42]。基于上述电镜检查结果，Al-Hazzaa 等[42] 提出，可能存在

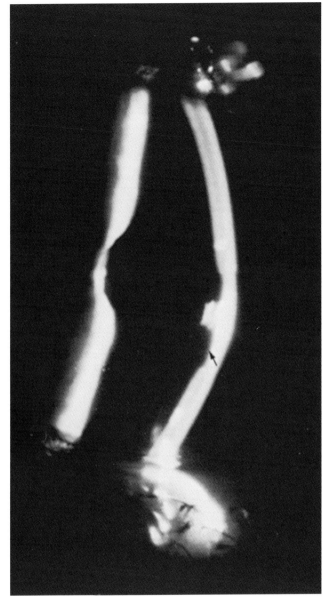

图 10.18 后部圆锥角膜。裂隙灯下可见角膜后表面小凹（箭头所示），前表面角膜透明，边缘未见伸入的虹膜突（与图 10.12 为同一只眼）

后部圆锥角膜的亚型，该亚型不能归入眼前段发育不良。

学者们普遍认为后部圆锥角膜的前表面曲率基本正常。但问题是目前用来测量角膜曲率的角膜曲率计和角膜镜都不能很好地反映出角膜中心几毫米区域的角膜曲率变化情况。随着新兴的计算机辅助的角膜地形图（corneal videokeratography）的发展，我们可以对中央及周围的角膜曲率进行更精确的分析。在计算机辅助的角膜地形图中，后部圆锥角膜表现为中央区角膜陡峭呈圆锥形以及后部角膜变薄[43]。

后部角膜缺损伴角膜白斑（Peters 异常）

Peters 异常为一系列以单纯角膜后表面缺损导致的角膜白斑以及严重的眼部和全身畸形为特点的疾病。如混浊致密，可导致正常的前段解剖结构不易窥清。

后部角膜缺损伴基质混浊和虹膜丝状粘连（Ⅰ型 Peters 异常）

该型 Peters 异常中角膜混浊表现各异，从面积、密度到后部缺损的深度都有很大不同，可以是中心区面积较小的局部毛玻璃样混浊［图 10.19（A）］，也可以是致密的圆形角膜白斑［图 10.19（B）］，还可以是广泛角膜新生血管化和角膜瘢痕［图 10.19（A）］。Ⅰ型 Peters 异常的晶状体透明、位正。虹膜丝状物从其前表面的卷缩轮延伸至角膜后部缺损区的边缘，与角膜混浊一样，形态多样，包括细丝状［图 10.19（A）］、宽带状、孔隙样的层状结构。

此种 Peters 异常的组织病理学检查结果同样具有多样性，通常包括角膜前弹力层增厚或中断，基质纤维结构紊乱、后弹力层和内皮细胞层中央区缺失（周边区可见）、中央区角膜虹膜粘连［图 10.20 和 10.21（C、D）］。

后部角膜缺损伴基质混浊、虹膜丝状物粘连及角膜晶状体粘连或白内障（Ⅱ型 Peters 异常）

在这一 Peters 异常的变异型中，可发生多种晶状体畸形[44]，包括在角膜后部缺损处晶状体皮质和角膜基质发生粘连（图 10.22 和 10.23）[45]、完整的晶状体囊膜与角膜后表面相接触、晶状体脱位到前房或瞳孔区以及晶状体位正的中央区白内障[46]。这类白内障通常是胚胎发育时期晶状体囊泡未能从外胚层上正常分离所导致。通常还伴有其他眼部异常，如无虹膜、小角膜和小眼球[47-48]。

伴有其他全身畸形（如身材矮小症、发育迟缓、唇裂和唇腭裂等）的 Peters 异常称为 Peters 叠加综合征。Peters 异常通常累及双眼，与累及单眼的 Peters 异常相比，前者常伴有更多全身畸形。Peters 异常通常为散发或常染色体隐性遗传，但常染色体显性遗传也已见报道。与 Peters 异常有关的基因突变有位于 11p13 的 *PAX6* 基因、位于 4q25 的

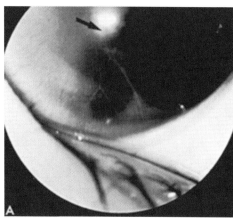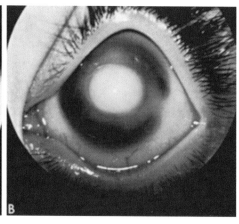

图 10.19　**A.** Peters 异常。图示 9 个月的白人女孩，角膜混浊区的边缘可见细小的虹膜丝状物粘连（箭头所示）。**B.** Peters 异常。图示 10 个月的白人女孩，先天性中心角膜混浊，穿透性角膜移植手术过程中发现虹膜粘连从瞳孔缘延伸至角膜混浊区边缘，可见前极白内障（Courtesy of Harold Koller，MD.）组织病理学检查结果同样具有多样性，但通常都包括前弹力层增厚或断裂、基质纤维结构紊乱、后弹力层和内皮细胞层中央区缺失（周边区可见）、中央区虹膜角膜粘连［图 10.20 和 10.21（C、D）］

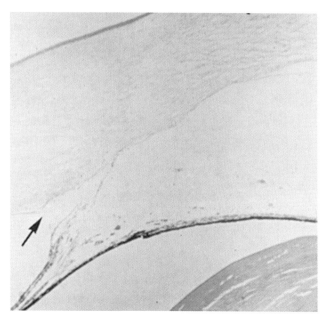

图 10.20　Peters 异常。图为组织病理切片，可见角膜水肿、虹膜粘连从其前表面的卷缩轮延伸至角膜后部缺损区的边缘，在中心缺损区边缘后弹力层突然中断（箭头所示）（×6）（Courtesy of Robert D'Amico，MD.）

膜膨隆，出生后第 1 周病情通常会加重。患者还可伴有高眼压，晶状体嵌入膨隆的瘢痕化角膜组织中。在极少数病例中会有增厚的角膜瘢痕组织形成[51]。

后部角膜缺损的发病机制

现有四种有关后部角膜缺损发病机制的理论[44, 52-53]：①因角膜基质炎反复发作而导致后部角膜缺损，常称为 von Hippel 基质内角膜溃疡；②发育成角膜内皮和基质的神经嵴间充质组织向角膜中心区移行不完全；③晶状体囊泡未能正常地从外胚层上分离可能阻断了神经嵴间充质组织的长入，从而导致角膜中央缺损，由于没有完整的晶状体囊膜而导致持续的角膜内皮与晶状体粘连；④玻璃体视网膜样原始玻璃体持续增生导致继发性晶状体脱位，或瞳孔膜的持续形成引起瞳孔阻滞。这四种理论都不能充分解释所有的临床或组织病理结果，但每种理论又有其实验依据，所以该类先天性异常应被看作具有相似临床表现的异质组。

对于中心型和周边型病变共存的病例来说，用描述性解剖结构分类法对其命名和分类极有帮助，因为它能够非常快捷地帮助临床医生了解每种病变中发生异常改变的确切组织或解剖结构，而不需要使用联合姓氏命名法。

角膜瘢痕

角膜瘢痕是一种灰白色突起团块，可为局限性，也可弥漫分散至整个角膜（图 10.25）。角膜瘢痕有

PITX2 基因以及位于 6p25 的 *FOXC1* 基因。而与 Peters 叠加综合征相关的基因突变是位于 13q12.3 的 *B3GALTL* 基因[48-49]。

角膜葡萄肿

变薄膨胀、瘢痕形成、血管化的角膜和葡萄膜组织混合并可能突出到眼睑外是后部角膜缺损最严重的表现（图 10.24）[50]。患者出生时即可能发生角

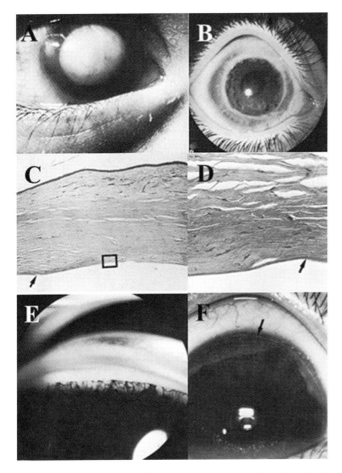

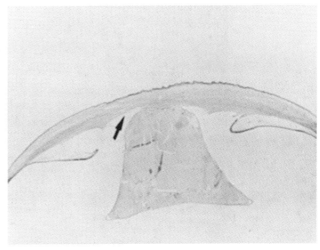

图 10.22　Peters 异常。图示先天性晶状体角膜粘连，增厚的角膜上皮和基质排列不规则，中心区前弹力层和后弹力层缺失，中央后部角膜缺损伴有晶状体角膜粘连（箭头所示），白内障呈锥形，前房角畸形并伴随虹膜角膜粘连（PAS×3）（Courtesy of Charles G. Steinmetz，MD.）

管扩张以及不成熟的成纤维细胞聚集），随后，血管回缩、成肌纤维细胞增殖及瘢痕收缩。有时这种炎症反应还会导致纤维细胞反应，形成发亮的团块。该病的确诊需基于角膜的组织病理学表现，如胶质透明、大量成纤维细胞和成肌纤维细胞浸润等。先天性角膜瘢痕常与 Lowe 综合征、Rubinstein-Taybi 综合征相关。角膜瘢痕可采用手术治疗，多种术式均见报道，如浅层角膜板层移植、角膜板层移植、穿透性角膜移植等，但成功率各异[55-59]。

无虹膜

无虹膜是一种双眼发病的先天性异常，常伴随多种眼部异常，病变不仅累及虹膜，还常影响角膜、前房角、晶状体、视网膜以及视神经等。大多数无虹膜为常染色体显性遗传病，常染色体隐性遗传偶有发生，但很罕见。散发的无虹膜患者有罹患 WAGR 综合征（表现为肾母细胞瘤、无虹膜、泌尿生殖系统畸形以及智力低下）的高风险，因此需要定期检测肾功能。位于 11p13 的 PAX6 基因（配对盒基因 6）发生突变是造成无虹膜的主要原因，常伴有角膜病、白内障、青光眼、中心凹发育不全及斜视。全身畸形，如牙齿、肌肉骨骼的发育迟缓等也常伴有无虹膜。角膜上皮分化及细胞黏附异常、愈合不良以及角膜缘干细胞缺乏等造成的角膜结膜化是导致角膜病变的主要因素，起初表现为周边角膜增厚

图 10.21　前房分裂综合征。A. 图示 7 个月男孩双眼大角膜（直径 13 mm），右眼 Peters 异常（A ～ D），中央后部角膜缺损伴角膜白斑，左眼 Rieger 异常（E ～ F）。（Courtesy of Turgut Hamdi，MD）。B. 角膜移植术治疗中央后部角膜缺损。患者在出生后 22 个月行右眼穿透性角膜移植，角膜植片透明，植片在位良好，直到术后 5 个月发生排斥反应，未发现虹膜突伸入角膜白斑，术后发现前极白内障。C. 中央后部角膜缺损伴角膜瘢痕形成。组织病理学检查可见切除的角膜表面有纤维血管长入，角膜深基质水肿，前弹力层和后弹力层缺失。角膜片的边缘（左侧）可见正常角膜伴基质水肿。箭头所示为后弹力层（PAS 染色 ×25）。D. 中央后部角膜缺损。D 图为 C 图方框中内容的放大图像，为周边部完整的后弹力层向中心部纤维组织转变的过渡区（箭头所示）。只有部分角膜内皮片段可见（PAS 染色 ×250）。E. 大角膜和 Rieger 异常。左眼角膜直径 13 mm，伴有 Schwalbe 环突起和虹膜突长入，虹膜基质发育不全。F. Rieger 异常中的虹膜突。房角处弥漫分布着纤细的虹膜突和间充质组织，并向突起的 Schwalbe 环处生长延伸

时是先天性的，但大多数是发生于眼外伤后。胚胎发育时期角膜组织的异常分化是先天性角膜瘢痕的主要原因。羊膜穿刺术可能是导致孕期胎儿眼外伤的主要原因。幸运的是，随着超声介导技术的不断进步，此类产伤的发生率已经有所下降[54]。在外伤术后的病例中，机械刺激可导致细胞炎性反应（血

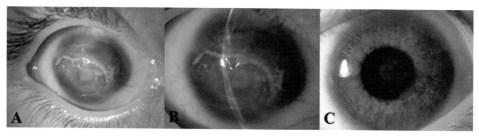

图 10.23　Peters 异常。**A、B.** 一儿童右眼中央角膜混浊但周边部角膜透明，虹膜在角膜中部及赤道部发生粘连。**C.** 左眼角膜后部混浊及晶状体前部混浊，提示为局部发育不良（与 A、B 为同一患者）

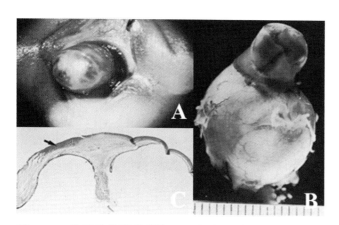

图 10.24　先天性角膜葡萄肿。**A.** 生后 5 天的婴儿右眼，先天性角膜扁平混浊，生后 2 天时角膜变薄膨隆。左眼瞳孔膜持续存在，其余大致正常（Courtesy of Joseph H. Calhoun, MD）。**B.** 肉眼观察可见向前膨隆的部位仅局限于角膜（Courtesy of Merlyn Rodrigues，MD）。**C.** 全眼球组织切片。可见角膜变薄并膨出。箭头示暴露于表面的角膜脓肿。前、后弹力层均缺失。幼稚的晶状体与角膜后中央区粘连并与基质组织混合。葡萄膜紧紧地黏附于角膜后面并沿晶状体表面匍行（HE×3）（Courtesy of Merlyn Rodrigues，MD.）

及新生血管长入，后逐渐累及中央角膜。反复的角膜受损使角膜上皮下纤维化，进而导致角膜混浊。这种反复的角膜损伤是由基质金属蛋白酶 9 缺乏导致，该酶由 *PAX6* 调控，主要作用为调控正常细胞的重塑及伤口愈合。由于反复表皮受损，通过全层角膜移植也不能使视力恢复。异体角膜缘干细胞移植、人工角膜移植术现被认为是长期视力恢复的有效手段（图 10.26）[60-62]。

新生儿角膜混浊

鉴别诊断

当遇到新生儿角膜混浊患儿，眼科医生经常在作出诊断时感到很为难（stumped），而新生儿角膜混浊的病因也被巧妙总结为一个与之对应的缩写——STUMPED（表 10.2）[63]。

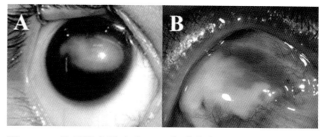

图 10.25　先天性角膜瘢痕。**A.** 角膜瘢痕，眼内结构正常（3 个月，男孩）。**B.** 角膜瘢痕伴新生血管（Lowes 综合征患儿）

巩膜化角膜（S）

临床医生经常用"巩膜化角膜"对所有先天性角膜混浊、新生血管化角膜进行非特异性说明。然而，这一诊断的滥用模糊了其真正意义上的鉴别意义。临床上，角膜缘弓的前移导致的巩膜化角膜（sclerocornea）是指在角膜周边部，血管化、先天性角膜白色混浊区与巩膜相混合，角巩膜缘和巩膜沟的界限模糊不清的情况。

Waring 与 Rodrigues 最早提出"巩膜化角膜"这一概念，后又由 Nischal 等将其重新分为以下三类[64-65]：

1. 单纯的巩膜化角膜［图 10.27（A）］　表现为巩膜较正常范围有所扩大（巩膜化、巩膜骑跨），或周边角膜混浊和血管化的范围较广。不伴有其他眼部畸形。双眼角膜扁平伴浅前房，角膜曲率小于 38 D，有发生继发性青光眼的危险[66]。需与青年环鉴别，青年环患者的角膜无血管且在角膜混浊处与角膜缘之间有一清晰的过渡带。

2. 复杂的巩膜化角膜　该类型较常见，常常伴随其他眼部畸形，如小眼球、白内障和婴幼儿型青光眼等。中央部角膜较透明，角膜可增厚、可正常、也可变薄[67]。

3. 完全巩膜化角膜［图 10.27（B）］　当角膜混浊十分致密而妨碍对虹膜和晶状体的观察时，临床医生很难对其作出正确的临床诊断。在某些病例中，

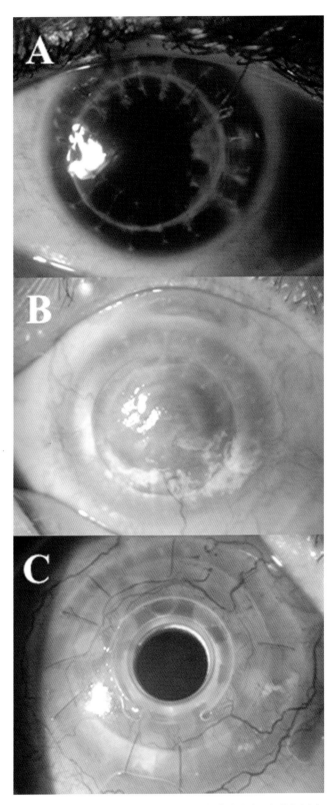

图 10.26　无虹膜。**A.** 无虹膜患者行角膜中央部透明全层角膜移植术后。**B.** 无虹膜导致的角膜病致使全层角膜移植失败。**C.** 多次移植失败后应用 Boston 人工角膜，由于弱视和眼球震颤，该患者视力为 0.05

晶状体和虹膜尚未从角膜上分离。在怀孕第 10 周时，角膜缘的原基可被定位，形成稳定环，可用于区分角膜与巩膜。该稳定环的形成使得角膜曲率与巩膜曲率接近。

组织病理学检查发现，巩膜化角膜的上皮层排列不规则并附着在厚度不均一的基底膜上，前弹力层断裂或缺失，基质层则由结构紊乱的血管化基质胶原纤维替代。基质浅层的胶原纤维直径与基质深层的胶原纤维相比较粗，与巩膜结构类似。由于这些粗大的胶原纤维极度不规则地排列及周围血管对光线的散射作用，角膜外观呈白色。异常的后弹力层可表现为局部纤维组织断裂。内皮层通常会受到损伤，无法详细描述[68-69]。巩膜化角膜伴随其他畸形综合征的情况不确切[70-71]。

内皮层与后弹力层撕裂（T）

本章将在后文对产伤进行讨论，而婴幼儿型青光眼将在第 21 章进行讨论。

角膜溃疡（U）

新生儿的角膜溃疡十分罕见。感染、炎症等多种病因均可致其发病。笔者曾观察过一名先天性感觉神经病变（无法对病变进行具体分类）患者。患者出生时双眼角膜中央出现表浅的溃疡，尽管行睑裂缝合、配戴软性角膜接触镜、角膜移植等治疗，但遗憾的是，由于后期患者发生进行性角膜溶解，最终行双眼眼球摘除。

本章后文会对病毒感染性角膜病变进行讨论。

代谢性疾病（M）

母体内存在的多种酶类会在很大程度上影响胎儿，所以在婴儿出生时很少发生黏多糖贮积症、黏脂贮积症、酪氨酸代谢（紊乱）症等全身代谢性疾病。这些疾病常会伴有角膜混浊。Ⅳ型黏脂贮积症（神经节苷脂-神经氨酸酶缺乏症）是个例外，本书第 21 章将对这些代谢性疾病进行更详细的讨论。

后部角膜缺损（Peters 异常）（P）

本章前面已对中央区角膜混浊进行了讨论。

角膜内皮营养不良（E）

角膜内皮营养不良将在本章后文进行讨论。

表 10.2

STUMPED——新生儿角膜混浊的鉴别诊断

诊断	眼别	混浊情况	眼压	其他眼部异常	自然病程	遗传因素
巩膜化角膜	单眼或双眼	血管化的角膜与巩膜混合、中央区透明或全角膜巩膜化	正常或升高	扁平角膜	不进展	散发
内皮层与后弹力层撕裂						
产伤	单眼	弥漫性水肿	正常，可能升高	可能伴有前房积血、眶周瘀斑	1 个月内自行缓解	散发
婴幼儿型青光眼	双眼	弥漫性水肿	升高	大角膜、畏光流泪、房角异常	进展，需进行治疗	常染色体隐性遗传
角膜溃疡						
单纯疱疹病毒性角膜炎	单眼	树枝状或地图状上皮弥漫性缺损	正常或升高	无	通常进展	散发
先天性风疹	双眼	盘状或弥漫性水肿，没有明显的溃疡	正常或升高	小眼球、白内障、色素上皮斑点	稳定	散发
神经营养性或暴露性角膜炎	单眼或双眼	中心性角膜溃疡	正常	眼睑异常或先天性感觉神经病变	进展，需治疗	散发
代谢性疾病（出生时几乎无症状，除外 Ⅱ、Ⅲ 型黏多糖贮积症和 Ⅳ 型黏脂贮积症的其他代谢疾病）[*]	双眼	弥漫性角膜混浊，周边部较致密	正常	很少	进展	通常为常染色体隐性或 X 连锁隐性遗传
后部角膜缺损（Peters 异常）	单眼或双眼	角膜中心弥漫性混浊，或血管化的角膜白斑	正常或升高	前房分裂综合征	稳定，有时早期变透明或新生血管形成	散发、常染色体隐性遗传
角膜内皮营养不良						
先天性遗传性角膜内皮营养不良	双眼	弥漫性角膜水肿，角膜明显增厚	正常	无	稳定	常染色体显性或隐性遗传
后部多形性角膜营养不良	双眼	弥漫性混浊，角膜厚度正常或略有增厚	正常或升高	偶尔发生周围前粘连	缓慢进展	常染色体显性遗传
先天性遗传性角膜基质营养不良	双眼	片状、羽毛样角膜基质混浊，角膜增厚	正常	无	稳定	常染色体显性遗传
皮样瘤	单眼或双眼	血管化的白色团块、毛发、脂类	正常	无	稳定	散发

[*] 黏多糖贮积症 Ⅱ 型（Hunter 综合征），黏多糖贮积症 Ⅲ 型（Sanfilippo 综合征）

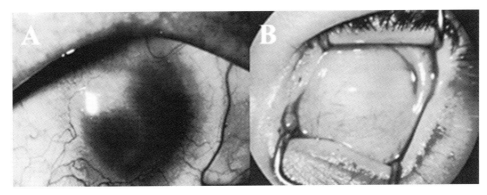

图 10.27　巩膜化角膜。**A.** 巩膜向中央角膜生长，呈地图状，部分中央区角膜仍透明。**B.** 角膜完全巩膜化，穿透性角膜移植手术失败。虹膜和晶状体畸形（Courtesy of Joseph Calhoun，MD.）

皮样瘤（D）

皮样瘤属于迷芽瘤（图 10.28），是由角化上皮和纤维脂肪组织构成的一种先天性圆形实性物，其内含有毛囊、皮脂腺、汗腺[72-73]。需与罕见的异位泪腺和其他类型的迷离瘤鉴别。通常是单眼发病，瘤体直径 1～5 mm，可呈粉、白、灰三色，多长于角膜颞下象限并跨过角巩膜缘。皮样瘤一般为散发，也有极少量的家族性遗传的病例报道。皮样瘤的临床表现各异，可为双眼多发的局限于角膜的微小病变，或者是体积很大、侵犯全角膜的严重类型（图 10.29）。角结膜皮样瘤可以累及角膜基质和巩膜，很少侵犯角膜全层或房角，其表面并不总伴有毛发生长。皮样瘤分为三级：一级，最常见类型，单发，直径小于 5 mm；二级，可覆盖整个角膜表面，并侵入角膜深层；三级，最严重也较罕见，可累及整个眼前段[74]。

角结膜皮样瘤发展可缓慢，尤其在青春期或受到外伤刺激后生长变缓。位于角膜缘的皮样瘤通常不会影响视力，但如果皮样瘤累及视轴区或引起严重的角膜散光，可能会导致弱视的发生。在角结膜皮样瘤内，脂肪组织占有很大比例，类脂样物质形成的白色弧形混浊通常会长入受累的角膜基质内，并逐渐侵犯视轴区，造成视物模糊。

大约 1/3 的角膜缘皮样瘤患者存在其他相关发育畸形。最常见的是角结膜皮样瘤、耳前赘生物、脊椎畸形三联征，又称 Goldenhar 综合征（眼-耳-脊椎发育不良）（图 10.30～10.33）[73-75]。

在 Goldenhar 综合征中，角结膜皮样瘤多在角膜颞下象限跨过角膜缘，双眼发病者约占 25%。约 50% 的患者颞上象限发现结膜下脂肪皮样囊肿或皮样脂肪瘤（即覆有角化或非角化的上皮、表面有毛发的脂肪瘤），脂肪皮样囊肿可与眼球上的皮样瘤相混合，约 25% 的患者在眼睑中内 1/3 交界区发生上睑缺损。其他相关眼部畸形包括 Duane 综合征、泪道狭窄、虹膜和脉络膜缺损。

耳部畸形通常发生在角结膜皮样瘤的同侧，包括耳前赘生物、耳位后置、耳前窦和外耳道狭窄。约 2/3 的患者会出现脊椎畸形，包括颈椎骨融合、半脊椎畸形、脊柱裂、寰椎枕骨化，也会并发腰骶部畸形。面部畸形包括小颌、巨口、牙齿畸形、面部不对称。Goldenhar 综合征的诊断应该对相关全身疾病进行彻底检查，尤其是心血管、肾、泌尿生殖系统的缺陷。Goldenhar 综合征临床较少见。

如果角结膜皮样瘤已影响到视力或美观，可以手术切除（见图 10.23）。无症状的小肿瘤可暂不行手术，继续观察。存在以下三种情况时应暂缓手术：①彻底切除角结膜皮样瘤可能导致角膜穿孔；②术后遗留的角膜瘢痕可能会造成细微的影响；③术后散光可能不会得到明显改善。皮样瘤切除所采用的手术方法有很多，如板层角膜切除术、板层角膜切除术联合羊膜移植或板层角膜移植等，均能达到提升视力和改善外观的目的（图 10.34～10.36）。其中板层角膜移植可能有助于降低眼部穿孔的危险和减轻角膜瘢痕的形成。在术前或术中利用前房角镜对患者进行检查可发现可能存在的房角受累情况[76-78]。术前采用高频超声生物显微镜（ultrasound biomicroscopy，UBM）检查可有助于判断角结膜皮样瘤切除的深度和范围[79-80]。为了防止前房穿通，手术时应该备用供体角膜。角结膜皮样瘤术后很少复发。

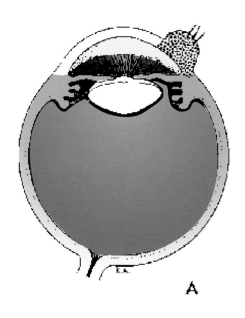

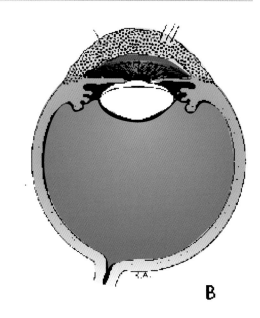

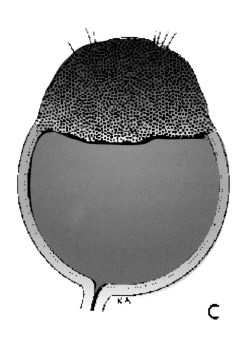

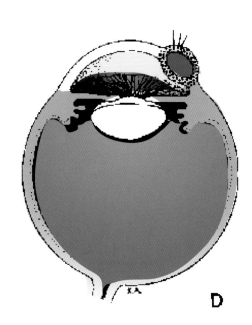

图 10.28　角膜皮样瘤示意图。**A.** 角巩膜缘皮样瘤。**B.** 皮样瘤侵及全角膜。**C.** 皮样瘤侵及整个眼前段。**D.** 角膜皮样囊肿（After Ida Mann）

新生儿角膜混浊的管理

专业团队

　　眼科医生必须决定角膜混浊的婴儿是否需要行角膜移植手术。基于该项工作的复杂性，需要由专业顾问组成的团队提供优化管理。该团队可能包括：①在社区医院或社区附近工作的眼科医生，他们往往对社会医疗环境较为熟悉；②社会服务人员，可以帮助患者解决具体的交通、经济、家庭用药指导以及设备维护等问题；③在婴幼儿角膜移植以及前房重建方面有着丰富经验的角膜手术医生；④对婴幼儿型和进展型青光眼的药物治疗和手术治疗有着丰富经验的青光眼治疗专家；⑤专项治疗小儿斜视、弱视的小儿眼科医生；⑥角膜接触镜验配专家，他们在硬性及软性角膜接触镜验配方面经验丰富，尤其针对＋20.00～＋30.00 D 的婴幼儿无晶状体眼；

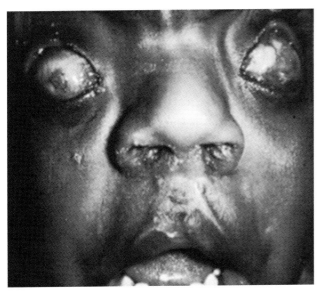

图 10.29　皮样瘤侵犯全角膜。图示为 3 岁男孩，出生时即发现双眼睑裂间有表面有毛发的血管化组织生长，曾行唇裂和上腭裂修补（Courtesy of Robison D. Harley，MD.）

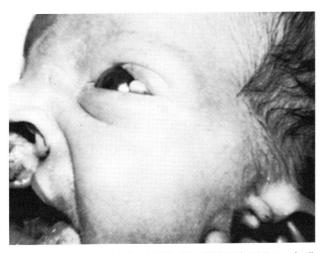

图 10.30　Goldenhar 综合征（眼-耳-脊椎发育不良）。角膜缘皮样瘤、耳前赘生物、唇裂（Courtesy of Robison D.Harley，MD.）

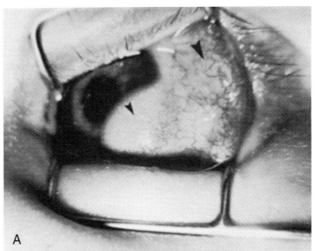

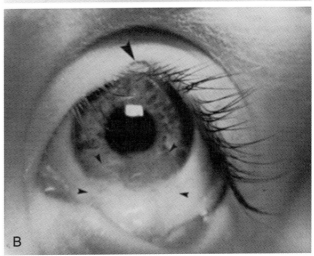

图 10.31　Goldenhar 综合征（眼-耳-脊椎发育不良）。A. 约 50% 的病例结膜脂肪皮样囊肿（大箭头）和角膜缘皮样瘤（小箭头）并发。B. 约 1/4 的病例眼睑中内 1/3 交界区发生上睑缺损（大箭头），角膜缘皮样瘤已被切除（小箭头）（Courtesy of Jules Baum，MD.）

⑦积极性较高的患儿父母，患儿父母需能够理解所有必要工作并在患儿行角膜移植术前和术后很多年坚持执行。尽管营造这样一种氛围显得有些"夸张"，但在患眼康复的数年（包括婴儿期和儿童期）中涵盖大量复杂、细微的工作，确实需要这样的专业知识和奉献精神。

术前检查

这里我们对小儿眼科的术前检查进行简要的回顾[81-82]。仔细地向父母询问患儿的病史（包括家族史及生产史）并做细致完整的体格检查，体格检查能有效帮助诊断，因此，在做眼部检查之前应完善体格检查。检查角膜混浊的婴儿时，除非有特殊要求，一般无需麻醉。因为让一名饥饿的婴儿不哭闹并保持安静的最好方法是让父母怀抱婴儿并让婴儿吸吮奶瓶，待患儿安稳，轻柔撑开眼睑，滴入表面麻醉药物并放置婴幼儿开睑器或 Koeppe 透镜进行检查。麻醉状态下检查主要适用于幼儿。必要时应在刺激患者之前进行角膜知觉检查（单纯疱疹性角膜炎，先天性角膜神经麻痹）。便携式裂隙灯能确保诊断的准确性，使用该仪器可以观察结构细节，并以彩色编码图的形式记录下来，作为选择术式的

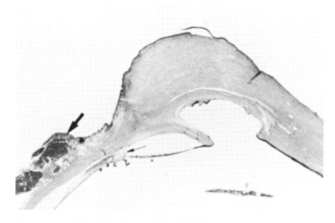

图 10.32 角膜皮样瘤、后部角膜缺损、Axenfeld 异常。右眼角膜被血管化的结缔组织替代，在角膜缘可见泪腺异位（大箭头）。该部位前房角深，包含突起的 Schwalbe 环，虹膜突与 Schwalbe 环粘连（小箭头）。中央区后部角膜缺损。虹膜从房角延伸到缺损边缘，可见后弹力层。对侧虹膜沿角膜缺损区和后角膜表面呈线性延伸。后弹力层缺失（HE×3）

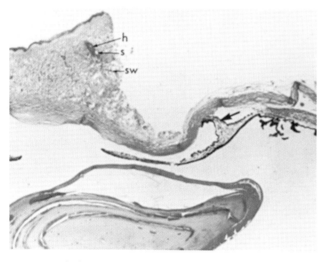

图 10.33 角膜皮样瘤、中央后部角膜缺损、虹膜角膜粘连。该患者左眼见图 10.32。前部角膜被血管化的结缔组织取代，结缔组织含有毛囊（h）、皮脂腺（s）和汗腺（sw）。组织活检可确定诊断，周边部后弹力层存在，中央部后弹力层缺失，箭头示中央区虹膜粘连，房角结构混乱（HE×4）

参照。眼科医生可用尺子或卡尺来测量患儿角膜直径，可确定是否由于眼内压升高导致角膜直径扩大，也可用尺子测量角膜混浊的大小，以帮助选择供体角膜植片的大小。当婴儿角膜水肿或有瘢痕时，用 Schiotz 和 Goldmann 压平眼压计测量眼压往往不准确。如果角膜曲率规则，可以用手持式压平眼压计进行测量。但是对诊断最有帮助的还是电子笔式眼压计（Tono-Pen XL）或气流式眼压计[83]。条件允许时，应散瞳后用直接检眼镜或间接检眼镜全面检查眼后节结构。角膜混浊时，应用高频 UBM 或手持型眼前节光学相干断层扫描仪可以有效帮助医生评估眼前节结构[69, 84-85]。对于角膜混浊、小瞳孔、白内障患者，高分辨率的 B 超扫描能够为医生快速提供关于玻璃体和视网膜结构的完整信息。认真仔细地进行 A 超和 B 超检查也有助于详细了解眼前段的解剖结构。

婴幼儿角膜移植的适应证

双眼重度角膜混浊患儿在出生后 3 个月内应该考虑接受穿透性角膜移植手术或联合其他眼部手术。术后应立即使用角膜接触镜或轻型框架眼镜对视力进行矫正，尽力防止严重弱视的发生。对于一侧角膜混浊而对侧正常的患儿，眼科医生必须权衡利弊，在手术的成功率、社会发病率、角膜植片的存活率、弱视治疗的有效性以及外观的改善等各方面进行权衡。无法维持角膜植片的长期透明性这一不良预后也会对是否进行手术造成影响，尤其是对并不影响美观或只有中度角膜混浊的病例。而另一方面，若不进行治疗，这些弱视眼将会失去视力，所以，即使只有极少数人术后角膜可恢复透明且有一定的视力，仍然有许多人选择承受风险进行手术，尤其是

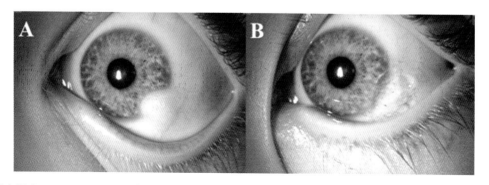

图 10.34 角膜皮样瘤。A. Goldenhar 综合征（眼-耳-脊椎发育不良）的 5 岁患儿的左眼，可见有明显毛发的角膜缘皮样瘤（4.8 mm×4.5 mm）。B. 图示为 A 图患儿行浅层角膜切除术后 1 周，伤口上皮化，愈合良好

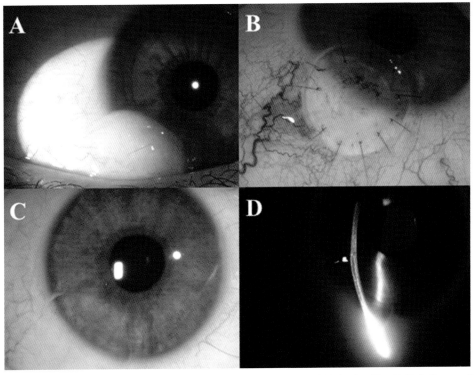

图 10.35　角膜皮样瘤。**A.** 8 岁患儿右眼颞下象限角膜缘皮样瘤。**B.** 角膜板层移植术后 3 周，缝线在位。**C.** 角膜板层移植术后 11 个月，缝线拆除。**D.** 裂隙灯下观察示术后 11 个月植片对合良好

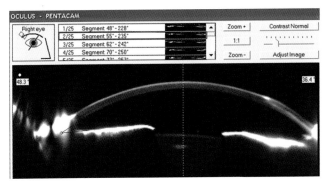

图 10.36　眼前节成像（与图 10.35 为同一眼）显示角膜板层移植植入适当，深度大约为角膜厚度的 2/3，眼前段结构正常

人们担心正常眼也同样有受外伤的可能时。对于存在角膜扩张或出现纤维样团块这样怪异的眼部畸形，重建性手术能够改善外观，也能恢复一定的视力。以前角膜移植的预后往往不乐观，但随着专业团队和现代显微手术技术的发展，角膜移植的预后正在得到改善[81, 86-96]。

根据成功的穿透性角膜移植术的不同预后，新生儿角膜混浊分为三组：①角膜血管化并伴有弥漫性角膜水肿或中央角膜混浊而周边角膜透明，有或无虹膜粘连，2 年内角膜恢复透明的概率为 50%。②致密的血管化角膜，通常伴有角膜虹膜粘连或角膜晶状体粘连，成功率为 10%。③对于超声检查显示眼前段与玻璃体视网膜结构均有破坏的患眼，可以进行角膜移植术、眼前段重建术、开放式玻璃体切割术、临时人工角膜、睫状体平部玻璃体切割术和视网膜脱离复位术联合手术。对于这些晚期病变的术后效果要进行谨慎评估。

（李轩　译　马林　审校）

手术技巧及术后护理

通常必须通过手术控制高眼压。角膜混浊的婴幼儿不宜行前房角切开术。如果术中可见前房、虹膜和晶状体，则可行小梁切除术。小梁切除术通常易失败，当其他手术方法均无效时，为保存眼球可考虑进行破坏性的睫状体冷凝手术。如果角膜透明度允许看清前房，则在角膜移植之前先行青光眼阀植入。也可以在角膜移植术前、术中或术后进行内镜下的睫状体光凝术。前房角切开术或青光眼阀植入可以与角膜移植同时进行或角膜移植手术后几周进行。

新生儿角膜移植手术技巧与成人略有不同。一般而言，医生要为患儿选择更年轻的供体角膜。但

如果供体角膜来自小于 2 岁的捐献者，当植片直径大于植床 0.5 mm 时，通常角膜曲率异常变陡，术后呈高度近视状态[97]。与成人相比，婴幼儿的角膜和巩膜组织较疏松柔软，因此术中需要用 8～16 针缝合固定单环、双环或具有开睑功能的巩膜环，以防止眼球塌陷。如果同时存在多种眼前节异常，则精细的眼内剪和虹膜器械及玻璃体切割（旧称玻璃体切除）仪器等手术器械设备可以使眼内结构得到更好的重塑。术者可以利用黏弹剂分离与角膜粘连的虹膜，维持前房，防止角膜植片的内皮与虹膜和晶状体发生摩擦。此类疾病的角膜愈合存在很大的不一致性，可能需要早期进行单根缝线的拆除，因此通常采用 10-0 尼龙线间断缝合角膜，并将线结埋入植床。

婴幼儿角膜愈合迅速，通常术后 2～6 周缝线就松动了，故术后拆线前必须每周进行复查。由于婴幼儿不能表达眼部炎症产生的症状，并且大多数父母也不能察觉与缝线松动或植片免疫排斥相关的轻微的眼红或角膜植片的轻度混浊，所以，在缝线拆除前医生必须每周对患儿进行检查，直到所有缝线都拆除。注意有无上述现象，一旦发现，应立即住院进行相应的治疗。此时，社区卫生服务的支持就显得十分重要。如果患儿不能配合医生进行充分的检查，则应该在麻醉下进行检查。婴幼儿拆线时间与成人相比要早，一般在 4～6 周拆除半数缝线，4～6 周后根据患儿的年龄拆除另一半缝线。

对于术后高眼压的处理，除需要适量局部或口服降眼压药物外，可能还需要重复进行前房角切开、滤过手术、引流阀植入和睫状体光凝术等。

对于持续性的角膜上皮不愈合，应行睑裂缝合、配戴治疗性角膜绷带镜，以及充分应用人工泪液、凝胶和眼膏等。

早期配戴合适的角膜接触镜对防止弱视发生非常重要。长戴型软性角膜接触镜是最有效的矫正方法，但是婴幼儿往往会将眼镜从眼中揉出，需要大量的库存和备用体系（包括为家长提供备用的替换镜片）才可以避免因向制造商重新订购镜片带来的延迟配戴。这种为光学矫正而进行的屈光检查、角膜曲率检查和角膜接触镜验配要求在麻醉状态下进行[98]。

在儿童的所有角膜移植中，Peters 异常[91, 93, 96, 99]最多见，其次是先天性遗传性角膜内皮营养不良（congenital hereditary endothelial dystrophy,

CHED）[90, 95]；角膜植片总体存活率为 47%～80%[86-96]（表 10.3）。Peters 异常的角膜植片存活率为 22%～83%[48, 100]。角膜植片存活率的较大差别是由疾病的多样性造成的。与将 I 型和 II 型 Peters 异常作为一个整体的研究相比，Zaidman[101] 的 I 型 Peters 异常患者的角膜移植术成功率更高[102-103]。CHED 的穿透角膜移植术成功率达到 21%～66%[104-105]，该年龄组植片成活率低的主要原因是移植排斥[87-91, 93]，其次是继发性青光眼[92, 95-96] 和感染[94]。板层角膜移植手术技术的发展使得许多疾病的成人患者具有更好的视力和长期疗效。最近，板层角膜手术已应用于角膜病变局限于前部基质或后部基质的儿童患者。后弹力层剥离角膜内皮移植术与全层穿透性角膜移植术相比，具有术中（闭合式手术）和术后（散光少、视力恢复快、无角膜缝线相关并发症）的一些优点。Busin 等报道，对于 CHED 患者，后弹力层剥离角膜内皮移植术后，89% 的患者视力为 20/40 或更好[106]。Harding 等报道，利用手法剥离和黏弹剂分离技术对病变局限于前基质的患儿实施前部深板层角膜移植术（deep anterior lamellar keratoplasty, DALK）获得成功[107]。Buzzonetti 等报道了在儿童中飞秒激光辅助的 DALK 的成功病例[108]。他们认为 DALK 安全有效，对角膜基质有异常的患者来说，DALK 可减少移植排斥反应并改善屈光效果。

传统角膜移植术后，视力恢复慢（可导致弱视），同种异体移植免疫排斥发生率较高，并可出现并发症（青光眼和白内障），需要进一步手术干预，从而对植片存活产生影响。近年来，有将人工角膜作为最初手术方式的趋势，术后几天内便可实现视轴清晰、屈光度稳定。Peters 异常、多次角膜移植失败、先天性青光眼、自发性角膜穿孔、角膜缘干细胞缺乏和前部葡萄肿均是人工角膜的适应证。在一些儿童病例中，波士顿人工角膜有助于快速建立清晰的光学路径，减少再次手术和并发症发生的可能性[109-111]。

角膜感染

结膜的炎症和感染可能会蔓延到角膜，导致点状角膜炎、角膜溃疡、基质浸润或这些异常同时出现。一旦角膜基质受到影响，一般的结膜炎就成了严重的问题。发生在儿童时期的角膜感染可导致不同的角膜变化，从轻度的点状角膜炎到严重的角膜

表 10.3

儿童角膜移植术的适应证和临床效果

研究	适应证	移植量（例数）	植片存活率（%）	随访时间（月）	并发症
Stulting 等（1984）[86]	先天性	72	68	12	不清楚
	非创伤性	42	74		无菌溃疡
	创伤性	38	74		排斥
Cowden（1990）[87]	先天性	25	56	1～10 年	排斥
	非创伤性	33	50		青光眼
	创伤性	8	56		感染
Dana 等（1995）[88]	先天性	84	80	12	排斥
	非创伤性	22	76		青光眼
	创伤性	25	84		感染
Vajpayee 等（1999）[89]	先天性	20	80	12	排斥
	获得性	20	90		
Aasuri 等（2000）[90]	先天性	47	63.8	15	排斥
	非创伤性	85	70.6		感染
	创伤性	22	54.5		青光眼
Comer 等（2001）[91]	先天性	26	61	12	排斥
					青光眼
McClellan 等（2003）[92]	先天性	8	71.4	6.6 年	青光眼
	获得性	11	75		
Patel 等（2005）[93]	先天性	9	78	12	排斥
	非创伤性	43	85		原发性供体衰竭
	创伤性	6	100		创伤
Sharma 等（2007）[94]	先天性	57	77	24	感染
	非创伤性	87	77		青光眼
	创伤性	24	77		排斥
Al-Ghamdi 等（2007）[95]	先天性	130	47	72（中位数）	青光眼
	非创伤性	18	28	38	感染
	创伤性	17	42	14	持续性角膜上皮缺损
Huang 等（2009）[96]	先天性	64	54	12	青光眼
	非创伤性	25	53		
	创伤性	17	48		

溃疡和永久性角膜混浊均可见到。如果在疾病早期进行充分的检查和治疗，就可以避免角膜受累及由此产生的视力丧失。如果患儿在疾病早期没有得到适当的彻底检查，可能会导致漏诊或延误对感染的诊断，从而造成严重的永久性角膜损伤。

在角膜溃疡进展累及深层的角膜基质、导致角膜瘢痕而形成永久性视力模糊之前，对角膜溃疡早期诊断并确定其病因是非常必要的。应详细询问创伤[112-114]、角膜接触镜配戴[114-116]、手术、局部药物使用和全身性疾病相关病史。体格检查有助于评估营养状况和身体异常[117-118]。

由于儿童疼痛、害怕和不合作，对婴儿或幼儿的眼睛进行检查非常困难。临床对眼部的评估从眼睑检查开始，通过适当的闭眼动作可以排除暴露和睑裂闭合不全，通过眨眼频率可排除神经营养性角膜炎。应检查眼睑或睫毛位置的结构异常，因为它们可能是感染的诱发因素。当此类患儿有必要进行裂隙灯检查时，可能需要镇静或全身麻醉，以便充分地进行检查。便携式或手持式裂隙灯可以帮助检查，但这种裂隙灯可能不能提供细小的细节。在检查结果的指导下，如有必要，深度镇静或全身麻醉可用于角膜刮片或表面清创。将收集的样品直接接种到培养基上，后者包括血琼脂培养基、巧克力琼脂培养基、沙氏葡萄糖琼脂培养基、疏基乙酸钠肉汤和根据需要用大肠埃希菌覆盖的非营养琼脂培养基。检查结果有指征时，可以进行结膜下或筋膜下注射。由于需要观察疾病进程，应重复进行上述检查。如果家庭的社会经济状况不能支撑家长或监护人给予患儿持续、规范的药物治疗，则可能需要住院治疗。

由于患儿可能会反抗和哭闹，对于父母来说滴眼液点眼往往很困难，并且滴眼液会随小孩的泪水流出结膜下穹窿。即使滴眼液能留存在结膜囊，也可能被眼泪稀释。基于这些原因，在不合作的婴幼儿中，眼膏可能是更好的选择。年长一些的患儿会被眼膏引起的视物模糊所困扰，此时应该使用滴眼液代替眼膏。眼科医生或诊所的医务人员应该教会父母如何正确使用局部药物，因为我们有时发现，当父母演示如何使用药物时，他们会将眼膏挤在指尖上，然后将其涂抹在儿童闭合的睑裂中。医务人员应该示范正确的用药方法，扒开下睑，将眼膏或滴眼液挤入下穹窿，保持睑裂张开几秒钟。如果婴儿需要长期睫状肌麻痹而每日使用阿托品时，应用手指按压在下泪小点和下泪小管处，以防止药物全身吸收和副作用。

应尽早选择最可能控制角膜感染的抗生素，因此，首选杀菌药而非抑菌药。革兰氏阴性菌，如假单胞菌属，可以在感染后 24～48 h 内快速破坏角膜基质，导致后弹力膜膨出和角膜穿孔。另一种可能导致严重、快速角膜自溶穿孔的细菌是淋病奈瑟菌（淋球菌）。该病原体可引起典型的超急性化脓性结膜炎。这是真正的眼科急症，必须立即局部和全身应用抗生素治疗，以防止严重的眼科后遗症，如角膜穿孔。

细菌性溃疡

引起儿童角膜溃疡的细菌种类与成人类似[118]。儿童和成人的诊断性检查和治疗也类似[119]。金黄色葡萄球菌[120-121]、凝固酶阴性葡萄球菌（例如表皮葡萄球菌）[112, 114, 118]、肺炎链球菌和假单胞菌属[114, 120, 122]是引起儿童角膜感染的常见细菌。金黄色葡萄球菌是革兰氏阳性菌，通常引起近下方或上方角膜缘的点状角膜炎（图 10.37）。此类角膜感染几乎总是伴

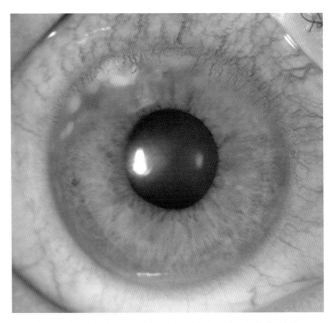

图 10.37　葡萄球菌性角膜炎引起的边缘性角膜浸润

随结膜炎症和与角膜炎相关的睑缘炎。睑板腺可能被感染，并像储存器一样持续释放细菌，引起角膜炎。儿童慢性葡萄球菌性睑缘炎和角结膜炎可能面临严重的复发问题，需要持续治疗，直到根除感染源[123-124]。在儿童中，主要治疗是杆菌肽、红霉素眼膏或阿奇霉素凝胶等药物联合热敷、眼睑按摩和眼睑清洁。第一代头孢菌素或喹诺酮类滴眼液，除了对链球菌和厌氧菌种的作用不确定外，对其他细菌均有效。对于更严重的葡萄球菌感染，特别是对上述治疗无反应的复发性疾病，常常需要全身应用抗生素，如多西环素、阿奇霉素或红霉素，联合局部类固醇激素治疗[125]。多西环素可引起儿童永久性牙齿色素沉着，所以通常在 8～12 岁牙齿发育成熟之前避免使用。全身应用抗生素时，通常根据患儿的年龄和体重计算剂量后，从半量开始使用数周，然后剂量再减半持续使用数月。因为浅层点状角膜炎、角膜缘浸润和角膜缘新生血管形成对低剂量局部类固醇激素反应很好，所以慢性葡萄球菌性角膜炎经常使用低浓度的类固醇激素（如 1.8% 的泼尼松龙、0.2%～0.5% 的氯替泼诺）。每天热敷 1～2 次，每次 5～10 min，对减轻眼睑的炎症也有帮助。近年来，在细菌性结膜炎患儿中分离出耐甲氧西林金黄色葡萄球菌的数量增加，因此，对标准的广谱局部药物无反应时，应高度怀疑有该细菌感染的可能[126]。

其他主要引起结膜炎但也可能引起角膜溃疡的细菌是流感嗜血杆菌和莫拉菌属的某些种属。这两

者都是革兰氏阴性菌，第一种是球杆菌，第二种是杆状菌。自从广泛接种流感嗜血杆菌疫苗以来，眼部感染此种细菌的概率已明显降低。

边缘性角膜溃疡可由任何一种微生物引起，但金黄色葡萄球菌是引起角膜缘溃疡的最常见细菌。莫拉菌属可累及外眦部皮肤发生眦部睑缘炎，导致浆液性或黏液性分泌物排出，同时伴有眼部刺激和疼痛症状。

角膜接触镜的使用是成人细菌性角膜炎的一个重要危险因素，在儿童中也越来越多见[116, 127]。一项研究显示，儿童配戴角膜塑形镜是引起角膜炎最突出的危险因素，其次是用来矫正近视的硬性、透气性角膜接触镜（rigid gas-permeable，RGP）。作者报道了 6 例配戴角膜塑形镜导致的儿童角膜溃疡，患儿年龄为 9 ～ 14 岁，其中 5 例角膜溃疡培养结果为铜绿假单胞菌，所有患者均丧失最佳矫正视力[127]（图 10.38）。

真菌性角膜炎

真菌性角膜炎通常发生在成年人中，但也可以发生于儿童[112-113, 118]。其通常与异物外伤有关，如木块、蔬菜或植物。患儿抵抗力低也可以发生真菌感染。

婴儿极少发生真菌性角膜炎，但幼儿和青少年如被植物性物品、木块、小树枝、泥土或其他户外的异物划伤，则可能会发生。其他危险因素包括曾经存在的全身性疾病和眼部手术[113]。真菌性角膜炎

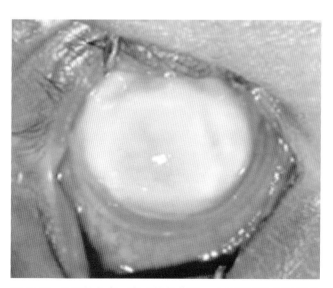

图 10.38　8 月龄儿童，有木棒外伤史，由于严重的铜绿假单胞菌性角膜炎，表现出明显的胶原溶解

发病初期可能难以与细菌性角膜炎鉴别，二者都有上皮缺损和白色基质浸润的表浅溃疡。真菌性角膜炎的特征是缓慢进展的基质溃疡和对抗生素治疗无反应。可能出现围绕中央溃疡边缘的卫星灶或感染区周围的免疫环。认识真菌性角膜炎的病史和溃疡发展过程，才能正确诊断真菌性角膜炎。

与成年人一样，真菌性角膜炎通常难以治疗。那他霉素（5% 那特真）已经商品化并且对大多数丝状真菌（镰刀菌属和曲霉菌属）有效。0.15% 两性霉素 B、1% 伏立康唑和 0.3% 氟康唑可由复合药剂获得。由于伏立康唑相对广谱的抗真菌作用，1% 伏立康唑局部点眼正被越来越多地使用[128]；另外许多口服抗真菌药也可以应用。一般来说，只有经过培养和药物敏感试验证实之后的真菌性角膜炎才口服抗真菌药物。在联合儿科传染病专家会诊后，克霉唑、咪康唑、酮康唑、氟康唑、伊曲康唑和伏立康唑等都是可以应用的口服药物。

病毒感染

与其他角膜感染相比，单纯疱疹病毒（herpes simplex virus，HSV）引起的儿童角膜感染的发病率和致盲率更高。新生儿通常在出生的头 6 个月内具有来自母体的单纯疱疹病毒抗体，能够暂时保护婴儿免受该病毒的感染。来源于母体的抗体消失后，婴幼儿的皮肤、眼睛或全身则可能受到单纯疱疹病毒的感染（图 10.39）。单纯疱疹病毒感染可能通过与嘴唇、手指（甲沟炎）或皮肤表面其他部位有活动性病变的患者亲密接触（亲吻、抚摸）而获得。通常，受到单纯疱疹病毒感染的婴幼儿症状不明显，他们接触感染灶后被感染，但不会发展为明显的单纯疱疹病毒病变。

遗憾的是，单纯疱疹病毒的眼部感染不容易在疾病的早期被确定。通常由儿科医生、急诊科医生或全科医生首次接诊患儿，他们可能在行笔灯检查时发现明显红眼而开始进行治疗，通常采用抗生素或抗生素-类固醇激素联合应用进行治疗。小的角膜或结膜上皮树枝状溃疡只有通过裂隙灯检查才能发现。如果在角膜或结膜出现树枝状上皮损害时局部应用类固醇激素治疗，尽管有时眼部炎症看似有所减轻，但实际上会使病情恶化，导致位于角膜上皮的病毒性角膜炎症扩大，并向角膜深层发展，累及

角膜基质。而只有病情发展到这种程度通常才请眼科医生会诊。

当眼科医生遇到不合作且患眼药物治疗数日至数周而效果不能令人满意的婴儿或儿童时，为了充分检查角膜并作出正确的诊断，某些形式的镇静或麻醉很有必要。如果眼科医生没有在裂隙灯下检查患儿的眼睛，可能会造成漏诊。如患儿对先前应用的药物（通常是抗生素或抗生素-类固醇激素联合治疗）反应不佳，应高度怀疑单纯疱疹病毒感染。为了获得令人满意的检查结果，通常需要进行荧光素或玫瑰红染色，使用裂隙灯或手术显微镜进行观察（可能在麻醉下）（图 10.40）。

直到几年前，抗病毒药物的选择都是阿糖腺苷（Vira-A）眼膏，其在美国更是唯一的膏状眼科抗病毒药物[129]，尽管有些国家已经开始使用阿昔洛韦眼膏[130]。但现在在美国，阿糖腺苷眼膏已下市，一般由复合制剂配制而成。在美国，三氟胸苷滴眼液（如 Viroptic）每 2 h 一次是治疗树枝状角膜炎的有效抗病毒滴眼剂，但疗效并没有比阿糖腺苷好很多，对于儿童来说，眼膏可作为抗病毒药物的首选。更昔洛韦是鸟嘌呤核苷类似物，是抑制病毒 DNA 复制的广谱抗病毒剂，对单纯疱疹病毒 1 型和 2 型[131]均有活性。我们给予婴儿和儿童的首选药物是 0.15% 更昔洛韦凝胶（如 Zirgan），每天 5 次，持续 1 周，然后每天 3 次，再用 1 周。阿糖腺苷膏是第二个选择，每天 4 ～ 5 次。第三个选择是三氟胸苷，每天 8 次或 9 次。如果可以，局部阿昔洛韦眼膏每天 5 次更好。如果患儿出现畏光或眼痛等症状，除了应用抗病毒药物之外，还可以使用睫状肌麻痹剂，如 0.5% ～ 1% 硫酸阿托品或 0.25% 东莨菪碱。

儿童原发性单纯疱疹病毒感染不是该疾病的最严重形式。单纯疱疹病毒首次发作后出现的复发性病毒感染是很常见的，这种复发性感染是引起角膜瘢痕和视力丧失的主要原因。原发性眼部疱疹感染的患者中，约有 25% 在最初损害的 2 年内发生复发性树枝状单纯疱疹病毒感染。单纯疱疹病毒性角膜炎发作不止一次的患者中有近 50% 可能在 2 年内发生第 3 次或更多次的复发性感染。复发性单纯疱疹病毒性角膜炎可能被上呼吸道感染、发热、轻微创伤（如暴露于海滩的阳光下）或其他因素诱发。儿童单纯疱疹病毒性角膜炎与成年人的不同之处在于，

双眼多同时或先后发生，角膜基质炎更严重，复发率更高[129-130]。

当曾患有单纯疱疹病毒性角膜炎的婴儿或儿童的患眼出现眼红或眼部刺激症状时，无论是否存在诱发事件，父母都必须怀疑复发性单纯疱疹病毒感染，并立即就医。需仔细进行裂隙灯检查，对疾病重新评估，确定复发性眼红是结膜炎引起还是复发性角膜上皮树枝状或地图状溃疡（病毒在上皮内复制活跃）所致，是继发性基质浸润还是虹膜炎。单纯疱疹病毒感染患儿的父母在发现患儿出现复发性炎症时，看眼科医生前可能已经及时使用了抗病毒药物，这一点非常有利。如果复发性单纯疱疹病毒感染是局限于角膜上皮的树枝状或地图状损害，应用的抗病毒药物包括更昔洛韦凝胶、阿糖腺苷眼膏或三氟胸苷滴眼液，同原发病变的治疗一致。另一个问题是长期使用局部抗病毒药物带来的毒性作用，因此，这些药物应在治疗开始后 2 ～ 3 周内逐渐减量并停药。

如果婴儿和儿童不能使用局部药物治疗或预防复发性角膜炎，可口服抗病毒药物，如阿昔洛韦[132]。药物的剂量应由儿科医生来决定（阿昔洛韦糖浆 10 mg/kg，每日 3 次；伐昔洛韦 500 mg，每日 2 次），并必须排除肾疾病。口服抗病毒药物对原发性和复发性树枝状和地图状角膜炎都有效。如果单纯疱疹病毒引起的复发性感染未被正确诊断，可出现明显的角膜瘢痕、变薄、血管化，甚至角膜穿孔。尽管抗炎药物在表层单纯疱疹病毒治疗中是禁用的，但在伴随血管化的深层角膜基质病变和盘状角膜炎中可能需要局部使用类固醇激素（图 10.41 和 10.42）。

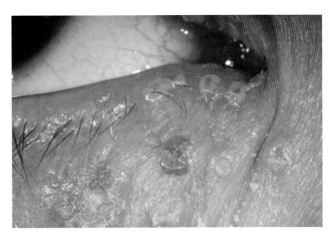

图 10.39　原发性单纯疱疹病毒性角膜炎累及患儿眼周皮肤

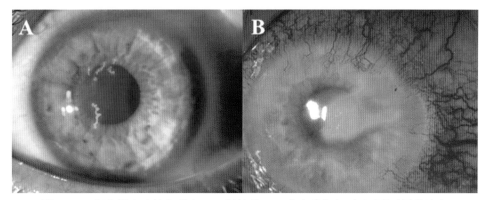

图 10.40　复发性上皮性角膜炎。**A.** 树枝状。**B.** 荧光素染色下显示的地图状溃疡

眼科医生应使用最小量的类固醇激素来控制角膜基质炎症，而且应该经常进行眼科检查。使用这些药物的最初几周内，儿童应该大约每周检查一次，当发现病变对治疗有反应后，类固醇激素应该逐渐减量。一旦类固醇激素剂量降至一天一次，则应该更缓慢地减量。进行类固醇激素治疗时，应联合使用局部或口服抗病毒药物。当局部使用类固醇激素治疗儿童角膜基质炎时，经常预防性口服阿昔洛韦来防止树枝状角膜炎复发。有报道，长期用类固醇激素和抗病毒药物治疗单纯疱疹病毒引起的角膜上皮细胞感染时继发了细菌感染，这说明治疗期间需要经常随访。

在新生儿单纯疱疹病毒性脑炎传播危及生命的情况下，需口服或静脉应用阿昔洛韦。它可以用于免疫功能低下且发生单纯疱疹病毒性角膜炎的婴儿和儿童，但应在熟悉其药物使用的儿科医生的帮助下进行治疗。

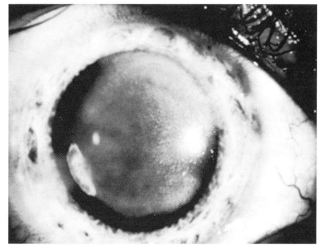

图 10.41　继发于复发性单纯疱疹病毒感染的盘状角膜炎

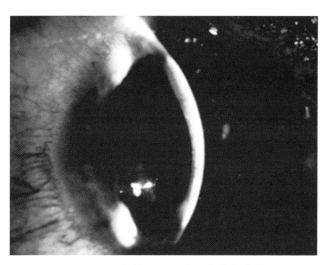

图 10.42　裂隙灯显示患者的盘状角膜炎

腺病毒感染（流行性角结膜炎）

儿童腺病毒感染以出现滤泡性结膜炎、伴全身性流感样症状和耳前淋巴结肿大为特征。成人腺病毒感染也表现为明显的滤泡性结膜炎，但全身症状并不常见。与成人腺病毒感染一样，其非常容易传染，需要采取预防措施避免该疾病在医务室、家庭和学校中传播。

儿童腺病毒感染可能伴有结膜上假膜形成。尽管可出现滤泡性结膜炎和假膜，但角膜除了细小的浅层点状角膜炎外，通常保持透明。成年人一般可见到上皮下改变，在儿童中却少见，这使得儿童诊断该疾病更加困难。

腺病毒有很多类型，在儿童中已经分离出 2、3、4、5、7、8、11 和 13 型。引起成人角膜改变的 8、13 和 19 型腺病毒很少引起婴儿和儿童的角膜改变，或者引起的角膜改变很轻微。在一次 8 型腺病毒的大流行中，最年轻的受累患者为 8 岁，接受检查的 102 名患者中仅有 3 人的年龄在 15 岁以下。在一项针对 8 型腺病毒引起的婴儿型感染的研究中，尽管 12 例患者的滤泡改变和假膜比较明显，但没有立即出现上皮下角膜基质炎[133]。如果儿童不出现角膜浸润，疾病通常是一过性的，不留下永久性的角膜瘢痕。近来有报道，在疑似流行性角结膜炎所致的单侧角膜混浊的儿童中有弱视和斜视[134]。在一些成人中，角膜浸润可能持续数月甚至数年，很少留下永久性角膜瘢痕。

儿童腺病毒感染的治疗与成人略有不同。角膜出现细菌双重感染非常罕见，因此通常不需要局部使用抗生素治疗，但在新生儿和儿童中曾有过与流行性角结膜炎相关的暴发性细菌性角膜炎[135]。如果出现大量结块或碎屑（来自严重的结膜炎）和澄清水液样分泌物，热敷可能会有帮助。除非是非常严重的滤泡性结膜炎和假膜形成，经常用于成人严重腺病毒感染的类固醇激素滴眼液一般不用于儿童。在上述情况下，可以应用 0.125% 泼尼松龙、0.1% 氟米龙或 0.2% ～ 0.5% 氯替泼诺，每天 4 ～ 5 次，然后逐渐减量。在儿童中这些疾病是自限的，通常不会留下永久性眼部损害。

水痘带状疱疹病毒性角膜炎

儿童水痘和成人带状疱疹是由同一种病毒——水痘带状疱疹病毒引起的，这种病毒在儿童引起传染性很强的水痘，在成人引起罕见的传染性带状疱疹。成人的带状疱疹通常是由儿童时期感染水痘后潜伏的病毒再活化引起的。尽管与年轻人中水痘的流行情况相比很少见，儿童带状疱疹病毒性角结膜炎的病例也有报道。由于潜在的血液恶性肿瘤、使用免疫抑制药物、同种异体移植或准备期间的放疗，这种疾病在骨髓移植后的儿童中报道更多[136]。

在没有全身皮肤受累的儿童中可能会看到单侧面部和额部水泡或前额出现相似的损害，尽管这种损害可能是局部水痘感染，但也可能是带状疱疹。带状疱疹病毒感染如果累及眼神经的鼻睫状支，可能会出现眼部受累（Hutchinson 征）。大约半数的鼻睫状神经受累患者出现眼部损害。随着眼神经的鼻睫状支炎症出现，同侧鼻旁可能出现水泡，眉部和前额也可出现皮肤水泡。

儿童水痘有各种形式的角膜受累。最轻的形式是角膜上皮炎，这种角膜炎呈自限性，不需要治疗。

角膜受累包括伴有角膜上皮微囊样水肿的细小点状角膜炎。不容易找到更多的改变，可能有伴随基质浸润和血管化的角膜缘囊泡，其虽然不常见，但在儿童中可以看到。水痘引起的严重眼部受累可能出现盘状角膜炎或角膜基质水肿，但不常见，类似于单纯疱疹病毒性角膜炎中的盘状角膜炎（图 10.41 和 10.42）。也可以看到巩膜外层炎或巩膜炎，可能有角膜缘小泡和角膜受累。自从水痘病毒疫苗普遍使用，儿童的水痘带状疱疹病毒感染和眼部后遗症已不太常见。但有报道[137]，一例 9 岁的患儿在接种疫苗 3 年后，出现伴有前葡萄膜炎的带状疱疹病毒性巩膜角膜炎。

口服阿昔洛韦已用于治疗成人的带状疱疹病毒感染，如果在发病后 72 h 内被发现，口服阿昔洛韦 800 mg，每天 5 次，连服 7 天。伐昔洛韦为阿昔洛韦的前体药，其利用度更好，可以增强抗病毒作用，用法为 1 g，每日 3 次。泛昔洛韦也可以有效治疗成人眼部带状疱疹，用法为 500 mg，每日 3 次。

2 岁或 2 岁以上的儿童患水痘应口服阿昔洛韦。免疫功能低下的儿童和成人的带状疱疹病毒感染也应静脉注射阿昔洛韦。在这些情况下应咨询儿科医生或传染病专家。泛昔洛韦和伐昔洛韦尚未在儿童中进行充分的试验研究。

儿童和成人带状疱疹病毒性角膜炎的治疗方法相同。对于轻微的带状疱疹眼部损害，如点状角膜炎、轻度基质水肿和少量前房反应，应使用睫状肌麻痹剂。对于更严重的点状角膜炎、基质水肿和前房反应，需要局部加类固醇激素，但在婴幼儿和儿童中很少发生这种情况。带状疱疹患儿全身使用类固醇激素的问题尚无定论。由于人们担心水痘病毒可能会全身扩散，所以带状疱疹眼部受累的儿童可谨慎地全身使用类固醇激素，在传染病方面受过特别培训的儿科医生和眼科医生联合会诊后才能使用。通常局部类固醇激素滴眼液足以控制带状疱疹和水痘引起的儿童中度或重度角膜、巩膜和前房的炎症反应。目前全身性抗病毒药物一般用于免疫功能低下的婴儿和儿童的眼部带状疱疹。

可引起角膜上皮炎的其他病毒有麻疹、腮腺炎和传染性软疣病毒。传染性软疣引起的睑缘软疣损害可引起浅层点状角膜炎，但很少发生角膜溃疡。对于这些眼睑病变，建议手术切除。腮腺炎感染中最可能出现的眼部表现是角膜上皮炎，也有引起盘状角膜炎的病例报道，通常需要局部类固醇激素治疗。大多数情况下不留角膜瘢痕。

牛痘

过去 10 年中世界范围内恐怖主义威胁的增加使天花（牛痘）疫苗重新被使用。近期有天花疫苗接种史或与最近接种过疫苗的人密切接触是感染牛痘睑缘炎、结膜炎和角膜炎的主要方式（图 10.43）。牛痘大约在 3 周后从接种部位脱落。从牛痘病毒感染人体到出现症状为 5 ～ 19 天。据估计，每 40 000 例接种疫苗的人中有 1 例出现眼部症状。通常采用与单纯疱疹病毒感染类似的治疗，如局部使用更昔洛韦眼用凝胶、三氟胸苷滴眼液或阿糖腺苷眼膏。牛痘免疫球蛋白（可通过美国疾病预防控制中心获得）也可用于治疗更严重的感染。

衣原体性角膜炎

沙眼在世界上许多地方流行，是全球范围内第二大致盲性眼病。在远东和中东的某些地区，90% 的人患有沙眼。在流行地区，通过将孩子置于孤立的环境（例如寄宿学校）中或许有可能控制疾病，但在与家庭和社区接触期间，再次感染很常见。

儿童期沙眼可能表现为上皮点状角膜炎，另外还有上角膜缘滤泡。随着角膜炎症的进一步进展，角膜病变可能发展为角膜缘上皮下浸润和角膜缘血管翳（图 10.44）。这些角膜缘炎症浸润最终导致瘢痕形成，被称为 Herbert 小凹。

沙眼的控制至关重要，因为此病是迄今为止全球最常见的致角膜瘢痕和致盲的眼病。估计在儿童和成年人中发病人数达到 2.5 亿。在坦桑尼亚的一项研究中，坚持清洗面部的儿童发生严重沙眼的概率降低。笔者认为，增加洗脸次数、减少脸上苍蝇的数量，同时加用抗生素治疗能降低成年人沙眼致盲的风险[131]。除了改进卫生环境，全身和局部抗生素（例如阿奇霉素或红霉素）治疗需持续数周。

在美国各个地方都可以见到新生儿包涵体性结膜炎（包涵体脓溢），由沙眼包涵体性结膜炎（trachoma-inclusion conjunctivitis，TRIC）的病原菌引起。这种疾病不能与淋病所致的眼炎相混淆，淋病所致的眼炎发生在出生后 2 天内，包涵体性结膜炎通常发生在出生后 4 ～ 15 天。出生时，包涵体性结膜炎是新生儿通过被感染母亲的产道时被感染的。

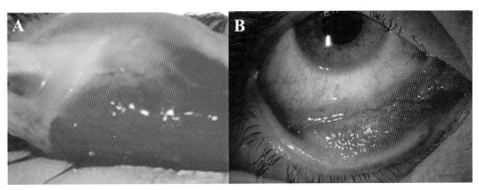

图 10.43　流行性角结膜炎。**A.** 假膜由上睑结膜剥离。**B.** 结膜滤泡

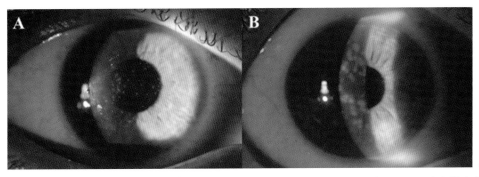

图 10.44　流行性角结膜炎。**A.** 急性流行性角结膜炎表现为细小的浅层点状角膜炎和浅基质浸润。**B.** 在急性发作治疗后 2 个月，上皮下角膜浸润

发生角膜炎时，角膜病变仅局限于上皮层，很少有长期持续的角膜感染。主要的眼部表现是黏液脓性乳头状和滤泡状结膜炎（图 10.45）。疾病早期的治疗包括全身用抗生素（如阿奇霉素、多西环素或红霉素）1 周（给予患儿和父母）、局部用抗生素（如红霉素、阿奇霉素）数周。四环素类药物禁用于儿童、孕妇和哺乳的母亲。额外信息见第 9 章。

免疫性角膜疾病

春季角结膜炎

春季角结膜炎（vernal keratoconjunctivitis，VKC）是一种慢性过敏性疾病，通常会影响年纪较小的儿童和青少年，男孩多见。尽管疾病在各大洲都可以见到，但在炎热、潮湿的地区或空气中有过多过敏原的地区发病率更高。其临床特征是存在睑结膜和（或）角膜缘结膜的乳头状肥大、球结膜色素沉着、角膜缘增厚和 Horner-Trantas 点。春季结膜炎（春季卡他性结膜炎）通常在春季更普遍，但可能全年都会有症状。虽然春季结膜炎患儿通常有过敏史，但是这种疾病还没有明确的病因。近年来，VKC 的发病机制被认为是 Th2 驱动导致的 IgE 过度表达及肥大细胞、嗜酸性粒细胞的分化和激活。常见症状包括瘙痒、流泪、畏光和黏性分泌物（图 10.46 和 10.47）[139]。

VKC 可呈现睑结膜型（上睑结膜巨乳头状肥大）、球结膜型（Trantas 点——上皮细胞和嗜酸性粒细胞聚集在角膜缘周围形成）或混合型（图 10.48）。

VKC 的并发症与疾病相关（盾形溃疡／斑块、角膜瘢痕、干眼、角膜缘干细胞缺乏）或与治疗相关（激素诱发的白内障和青光眼）（图 10.49）。

角膜变化表现为局灶性（上方）或融合的上皮点状角膜炎。睑结膜巨乳头的机械性摩擦造成的微小糜烂汇合成大侵蚀，继而导致明显的上皮缺损，称为盾形溃疡。盾形溃疡较浅，进展缓慢，通常见于角膜上方，这很可能是上睑结膜巨乳头磨损角膜表面所致（机械性假说）或来自嗜酸性粒细胞的炎症介质导致（毒素假说）。Cameron 将盾形溃疡分为3 级：1 级，溃疡基底透明；2 级，基底半透明 ± 不透明白色或黄色沉积物；3 级，斑块状隆起。1 级盾形溃疡通常应用药物治疗（局部类固醇激素、肥大细胞稳定剂和抗生素）使上皮修复，2 级和 3 级盾形溃疡需要清创或浅层角膜切削术才能修复上皮[140-141]。

VKC 的治疗基于疾病的严重程度。类固醇激素

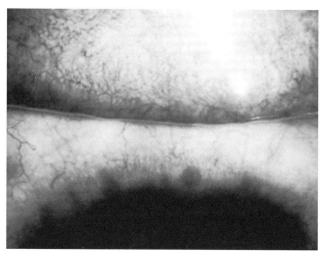

图 10.46　沙眼中的上方角膜缘瘢痕和 Herbert 小凹

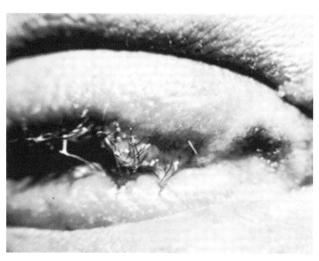

图 10.45　外眦部的牛痘分泌物伴眼睑肿胀

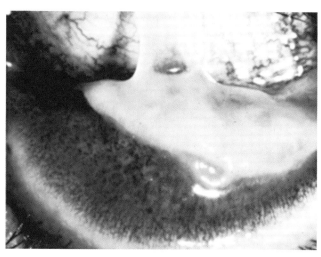

图 10.47　包涵体性结膜炎中的化脓性结膜炎和眼睑红斑

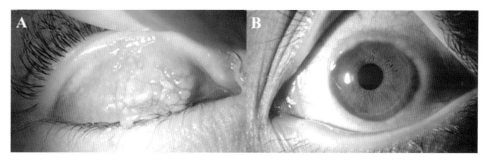

图 10.48　春季角结膜炎。**A.** 春季结膜炎睑结膜型表现为上眼睑大的铺路石样乳头。**B.** 春季角结膜炎角膜缘型表现为上方角膜缘 Horner-Trantas 点

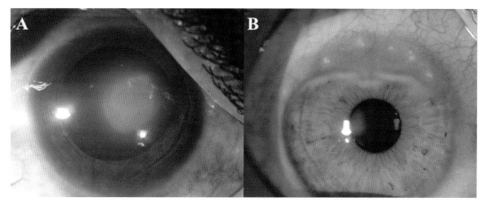

图 10.49　春季角结膜炎。**A.** 春季角结膜炎睑结膜型、2 级盾形溃疡。**B.** 慢性春季角结膜炎，上方局部角膜缘干细胞缺乏

作为一线用药，与肥大细胞稳定剂（如色甘酸钠）或双向作用（肥大细胞稳定剂和抗组胺药）药物（如阿卡他定、倍他司汀、奥洛他定、氮卓斯汀、酮替芬或依匹斯汀等）联合使用，以控制急性发作，缓解病情发展。类固醇激素应迅速减量到维持剂量，以减少激素诱导的青光眼和白内障并发症的发生风险。如果对肥大细胞稳定剂的耐受性好，疗效满意，没有出现眼部副作用，则患者可以继持续使用数月或数年。钙调磷酸酶抑制剂，包括环孢素、他克莫司，也已应用于临床并显示出很好的疗效[139]。

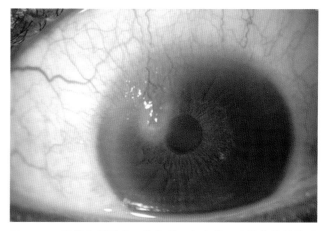

图 10.50　泡性角结膜炎，隆起的、灰色的、血管化的并伴随一束角膜缘血管长入的楔形混浊

泡性角结膜炎

泡性角结膜炎常表现为隆起的粉红色淋巴滤泡样小泡状改变，侵袭近角膜缘的角膜，留有血管影。最终，小泡状外观变为平的或轻微隆起的、灰色的、血管化并伴随一束角膜缘血管长入的楔形混浊（图 10.50）。有时，角膜受累更加严重，伴有卡他性溃疡和浸润、新生血管形成、瘢痕形成，甚至角膜穿孔[142]。泡性角结膜炎不仅由结核菌素蛋白引起的超敏反应所致，更常见的潜在发病机制涉及

Ⅳ 型胶原和 Coombs 细胞介导的对葡萄球菌抗原的超敏反应（肽聚糖和蛋白 A）[143]。小的角膜溃疡可能发生在病灶的头部，小泡可能出现在角膜缘周围，但通常只有一个病灶进展到中央角膜。这些病变影响到瞳孔区时，可能会导致视力下降，但通常在病灶到达瞳孔区前就会进行治疗，从而使病灶变成静止状态。

葡萄球菌感染也可引起泡性结膜炎。治疗眼

睑边缘，特别是睑板腺的葡萄球菌感染的患者时，应迅速稳定角膜变化，预防角膜损伤。结核病相关的泡性角结膜炎患者角膜损伤更严重，也更易复发[144]。

泡性结膜炎可以局部应用类固醇激素治疗，通常首先是 1% 泼尼松龙或 0.5% 氯替泼诺，每日 3 次或 4 次，疾病一旦被控制，则在 1 个月或几个月之内逐渐减量为 0.125% 泼尼松龙、0.1% 氟米龙或 0.2% 氯替泼诺，每日一次或隔日一次。当症状平稳后，可以停用类固醇激素，但如果泡性结膜炎复发，则必须重新启用。如果出现睑板腺的葡萄球菌感染，应同时进行眼睑清洁和抗生素应用，如杆菌肽、红霉素软膏或阿奇霉素凝胶，每日 1 次或 2 次。此类疾病对类固醇激素的反应非常明显，类固醇激素是此病急性期治疗的基础药物[145]。在严重的类固醇激素依赖的角膜炎症中，长期局部应用 2% 环孢素对于儿童是安全有效的[146]。

多形性红斑/Stevens-Johnson 综合征/中毒性表皮坏死松解症

多形性红斑的特征为皮肤损伤，通常表现为"典型的靶状"或"凸起的非典型靶状"，伴有不超过 10% 的体表面积（body's surface area，BSA）的表皮剥脱和最小限度的黏膜受累。Stevens-Johnson 综合征和中毒性表皮坏死松解症被认为是相同的疾病，只是严重程度不同。其特点是严重的黏膜糜烂、弥漫的、不明显的、平的非典型靶状外观，通常以发热和流感样症状为前驱症状。二者在上皮剥脱的程度上有所不同，Stevens-Johnson 综合征上皮剥脱少于 10% 的 BSA，中毒性表皮坏死松解症上皮剥脱占 BSA 的 30% ～ 100%[147-148]。两种疾病的特征有交叉。在这里，以 Stevens-Johnson 综合征为代表来讨论这类疾病。

Stevens-Johnson 综合征（Stevens-Johnson syndrome，SJS）是一种免疫复合物介导的超敏反应失调，主要累及皮肤和黏膜。多种致病因素与 SJS 相关，包括感染、接种疫苗、药物、全身性疾病、全身用药和食品。抗生素（磺胺类、青霉素、头孢菌素类）、抗癫痫药物（卡马西平、苯妥英钠、苯巴比妥、拉莫三嗪）、非甾体抗炎药（昔康类、酮洛芬、布洛芬、双氯芬酸）和抗痛风药（别嘌醇、秋水仙碱）是最

常见的相关药物[149-151]。局部少量应用磺胺类药物很少发生这种严重的问题。携带抗原 HLA-Bw44 和 HLA-DQB1*0601 的个体更易感[152]。临床上，口腔和鼻腔黏膜及结膜上都可见小泡性和大泡性皮疹，黏液脓性和假膜性结膜炎可伴随眼睑溃疡出现。眼睑反应可导致角膜受累。睑缘治愈后，睑结膜面则会上皮化（图 10.51）。粗糙的结膜表面持续刺激角膜表面，上方或下方的角膜逐渐进展成浅层点状角膜炎，同时伴血管翳形成。在重症患者中，进展为瘢痕和睑球粘连。上皮化可能累及角膜上皮和结膜上皮，最终可产生完全瘢痕化的结膜和角膜，眼睑边缘与角膜也可发生粘连（图 10.52）。角膜移植手术或人工角膜是某些患者维持视力的唯一希望，但预后很差。疾病急性期（2 周）采用支持疗法和对症

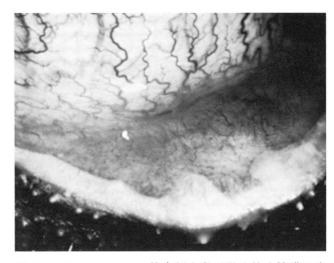

图 10.51　Stevens-Johnson 综合征患者下眼睑的睑结膜上皮化。这是光滑、反光的正常睑结膜的角化表现

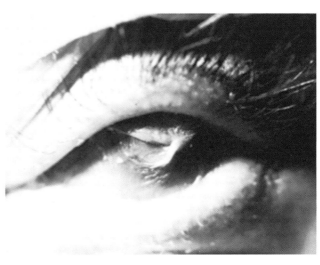

图 10.52　Stevens-Johnson 综合征的眼睑改变，完全瘢痕化，眼睑和角膜间睑球粘连

治疗。全身和局部应用类固醇激素、可能给予的免疫球蛋白静脉注射都可能会使好的希望破灭，后果更严重[153]。已证明，在急性期进行羊膜移植手术对疾病有益[154]。当发生上皮化时，巩膜接触镜或眼睑的黏膜移植可减少眼睑角质化产生的机械摩擦导致的角膜后遗症[155]。当睑球粘连时，进行下方结膜囊手术可能是必要的[156]。继发于 SJS 的全周角膜缘干细胞缺乏的严重病例，行羊膜和活体角膜缘干细胞 / 结膜移植手术后，仅有 20% 的患者可能成功[157]。对于全周角膜缘干细胞缺乏的病例，可以通过培养口腔黏膜上皮来实现眼表重建，获得稳定的眼表[158]。对于 SJS 患者而言，Boston 人工角膜作为主要或次要选择有成功的可能性[159-160]。

移植物抗宿主病

再生障碍性贫血或白血病患儿行骨髓移植可能会发生移植物抗宿主病（graft-versus-host disease，GVHD），排斥自身的结膜、其他黏膜和皮肤。GVHD 可以急性发病，也可以是慢性过程。慢性移植物抗宿主病（cGVHD）是同种异体造血干细胞移植（hematopoietic stem cell transplantation，HSCT）后最多见的晚期并发症，当供体来源的免疫活性细胞被宿主组织抗原激活，并在许多靶器官中引发连续的炎症反应时即可发生。其严重程度分级如下：限制性 cGVHD，局部皮肤受累和肝功能障碍两者单独存在或同时存在；进展性 cGVHD，限制性 cGVHD 的基础上合并慢性侵袭性肝炎、桥状坏死或肝硬化等肝组织学变化，或眼、小唾液腺或口腔黏膜受累，或其他靶器官受累。60% ~ 90% 的 cGVHD 患者眼部受累（大部分为眼前节），眼睛的特征改变包括充血、球结膜水肿、假膜性结膜炎、上方边缘角结膜炎和巩膜外层炎、睑结膜瘢痕、角膜缘干细胞缺乏、角膜上皮脱落、角膜穿孔、泪腺功能障碍（"泪腺淤滞"–导管膨胀和管腔闭塞），导致干燥性角结膜炎和继发性眼部感染。治疗包括局部类固醇激素和环孢素，同时给予全身用药（如类固醇激素、T 细胞调节剂、利妥昔单抗和光分离置换法）[161-162]。

大疱性表皮松解症

这种疾病最严重的类型才累及角膜。角膜混浊发生在前弹力层和上皮层。大疱与皮肤上发现的很相似，可以导致角膜溃疡，也可以发生角膜穿孔。

角膜营养不良和变性

在透明的角膜组织这一背景下，角膜营养不良是异常且显而易见的。角膜不透明或混浊的程度不同。角膜营养不良双眼发病，具有遗传性，角膜中央比周边多见，无血管化，通常不会表现出炎症性体征或症状。而角膜变性可发生在单侧或双侧，可累及周边和中央角膜，并经常伴有角膜的炎症反应。角膜变性不是遗传性疾病，可能在其他眼病或全身疾病之后发生。

在过去几年中，角膜营养不良遗传学方面取得的许多进展使我们对这类疾病的理解更加深入，正在开发新的分类系统来纳入这些新的信息，这将有望帮助我们了解这些疾病的发病机制，并且开发新的治疗方法[163]。

角膜营养不良不只发生在儿童，偶尔也发生在幼儿时期，但是大多数人首次见到是在青春期或以后的几年中，一般在中年时期逐渐加重。该部分重点介绍儿童时期出现的角膜营养不良。

前部角膜营养不良

前部角膜营养不良可累及角膜上皮、前基底膜和前弹力层，伴随浅层基质改变，但不累及大部分基质。

Meesmann 角膜营养不良 /Meesmann 遗传性青少年型角膜上皮营养不良

Meesmann 角膜营养不良比较少见，通常在儿童早期（3 岁或 4 岁）发病，主要表现为遗传性角膜上皮营养不良，由角蛋白基因 K3（KRT3）在 12q13 位点发生突变所致。症状包括轻微的刺激、偶发眩光，通常对视力的影响不严重。角膜的损伤表现为角膜上皮深层大量小囊泡，通过裂隙灯后照法检查更为清楚，多集中在睑裂区，也可延伸至角膜缘。严重时，可在裂隙灯下发现明显的角膜轻度混浊。在组织病理学上，囊泡含有被称为"特殊物质"的 PAS 染色阳性物质，该物质突进基底细胞，使多层基底膜增厚，细胞内糖原增加。通过透射电子显微镜已证实，"特殊物质"是细胞质内纤维颗粒样物质被细胞质中的细纤维缠绕而成的聚合物。角膜可出现轻度变薄和敏感度下降。该疾病不进展，但如果视力下降到 20/60 以下，可行角膜上皮清创术、表层角膜切除术或准分子激光治疗性角膜切削术（PTK）等去除浅层异常的角膜。然而，当患者角膜上皮重新修复时，囊性变也最终会重新出现[164]（图 10.53）。

Meesmann 角膜营养不良的 Stocker-Holt 变异型

此疾病也是以遗传为主，由角蛋白基因 K12（*KRT12*）的 17q12 位点发生突变引起。临床上，细小的灰色点状上皮混浊可以被荧光素染色，细线状混浊可能呈螺旋状出现在整个角膜。与经典的 Meesmann 角膜营养不良相比，患者的体征和症状较重[165]。

前弹力层角膜营养不良

角膜上皮的瘢痕和不规则出现在前弹力层发生混浊和瘢痕的区域，表现为以复发性角膜上皮糜烂为特征的一组多种名称的角膜上皮营养不良。在许多病例中，这些角膜的改变开始于 10 岁前，绝大多数都是遗传获得，由 *TGFBI* 基因的 5q31 位点发生突变所致。Kuchle 等[166] 根据临床表现和光学、电子显微镜检查的结果提出了角膜营养不良的简单分类方法。

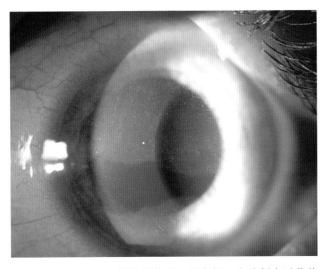

图 10.53　Meesmann 角膜营养不良患者行上皮清创术后营养不良复发。中央角膜仍然比较透明

Reis-Bücklers 角膜营养不良（RBCD）/ I 型前弹力层角膜营养不良，（CDB- I ）/ 浅表颗粒状角膜营养不良

由于反复发生角膜上皮糜烂而开始出现疼痛症状，后可逐渐缓解。角膜浅层瘢痕和表面的不规则使视力逐渐下降（图 10.54）。在临床检查中，前弹力层和浅基质层可见不规则的融合和粗糙的地图样混浊。其可以延伸到角膜缘和更深的基质层。在组织病理学上，可以看到颗粒状 Masson 三色阳性结缔组织层代替了前弹力层。

Thiel-Behnke 角膜营养不良（TBCD）/ II 型前弹力层角膜营养不良（CDB- II）/ 蜂窝状角膜营养不良

复发性角膜上皮糜烂与 RBCD 非常相似，但更少见，视觉损害更晚。最初，可以看到中央上皮下网状（蜂窝）混浊，混浊可能会进展到周边和更深层。不规则的角膜上皮增厚导致下面的基质形成峰和沟，局灶性角膜上皮基底膜缺失。组织病理学发现，锯齿状纤维细胞层（特异体征）代替了前弹力层。

通过透射电子显微镜可以区分这两种营养不良。在 CDB- I 中，存在棒状体的超微结构沉积物，与颗粒状角膜基质营养不良中看到的相似。在 CDB- II 中，有明显的卷曲纤维（9 ～ 15 nm），而不是棒状颗粒。

RBCD 和 TBCD 的早期主要是纠正可导致表面瘢痕形成的多种形式的角膜上皮损害。由于这些持续的上皮损害，更多的瘢痕就会出现，不规则的角

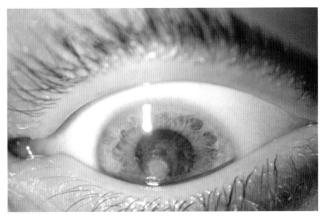

图 10.54　11 岁患儿，Reis-Bücklers 角膜营养不良，由于多次复发的浸润，表现出中央致密的瘢痕形成

膜表面进一步导致视力下降。现在，多利用准分子激光 PTK 替代板层角膜切除术或角膜移植手术，甚至替代穿透性角膜移植手术。由于角膜混浊缓慢向深层进展，而且多年角膜反复的损害导致更深的瘢痕形成，成年人最终需要接受板层或全层角膜移植手术。

基质性角膜营养不良

颗粒状角膜营养不良

颗粒状营养不良为常染色体显性遗传，是 *TGFBI* 基因的 5q31 位点发生突变所致，有以下两种主要类型：

颗粒状角膜营养不良症 1 型（GCD-1）

通常发生在年长一些的儿童，但也可以出现在 2 岁。最常见的临床特征是眩光和畏光。在前数十年，病变是散在的，边界清楚，混浊周围的角膜是透明的，所以视力相对较好。随着年龄的增长，混浊不断进展，视力逐渐下降（图 10.55）。这种营养不良通常不会在最初的一二十年引起角膜上皮明显的不规则和角膜知觉下降。角膜不会出现新生血管，但有角膜上皮损害。组织病理学发现，从角膜深层上皮到后弹力层均可见 Masson 三色染色的形态多样的、透明的、棒状的基质沉积物。到了成人阶段，当浅层角膜混浊逐渐融合时，通常选择准分子激光 PTK 作为一线治疗，角膜移植手术很少在颗粒状营养不良的儿童或青少年中进行。

颗粒状角膜营养不良 2 型（颗粒状-格子样）（GCD-2）/Avellino 角膜营养不良

与杂合子患者（8 岁发病）相比，纯合子患者（3 岁发病）发病更早。其同时具有颗粒状和格子样角膜营养不良的特征。星状或雪花状基质透明混浊出现在前部和中间基质。格子样淀粉样蛋白纹理可以在角膜的深基质层见到。随着年龄增长，前基质的雾状混浊在不透明区间发生并进展，视力随着角膜中央区域混浊的加重而逐渐下降。可以用 Masson 三色或刚果红染色进行组织病理学检查。

对于浅层颗粒状角膜营养不良的混浊，如果青少年有严重的视觉症状，则可施行准分子激光 PTK[167-168]。较深的基质病变可行深板层角膜移植手术或穿透性角膜移植手术。GCD-2 患者是 LASIK 和 LASEK 的禁忌证[169]。

经典格子样角膜营养不良（LCD-1）

格子样角膜营养不良以遗传为主，最早出现在 10 岁，*TGFBI* 基因的 5q31 位点发生突变所致。其特点是角膜上皮早期不受累，因此视力直到三四十岁时都相对较好。通常在角膜中心区域的浅层基质出现进展的线性混浊（图 10.42）。当发生更多病理变化时，角膜知觉降低，但一般不在青春期出现。角膜的病变表现为不规则的、增厚的、反光强的线状混浊，不累及角膜缘，因此可以通过裂隙灯检查与血管和角膜神经相鉴别（图 10.56）。

角膜基质在这些病理变化的持续作用下仍然保持透明，但随着年龄增长，反复发生的角膜上皮损害和混浊可使视力降到低于 20/200。组织病理学上的异常表现是，角膜基质中的淀粉样物质使基质板层扭曲变形。该沉积物被刚果红和苹果绿双折射染色后呈阳性，通过偏振滤光片可以看到。对于角膜比较表浅的混浊，可以通过准分子激光 PTK 显著提高视力，改善复发性角膜上皮损害的症状。如果视

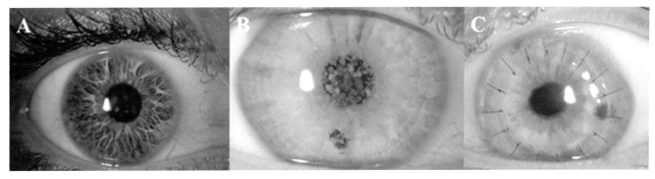

图 10.55　**A.** 轻度颗粒状角膜营养不良患者角膜中央混浊，混浊点间角膜透明。**B.** 严重的颗粒状角膜营养不良，混浊点间不透明，明显影响视力。**C.** 同一患者的同一只的眼睛，穿透角膜移植术后角膜植片透明

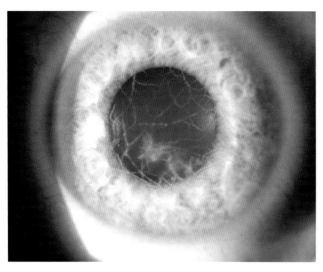

图 10.56 儿童格子样角膜营养不良，由于反复的角膜上皮损害，瘢痕形成

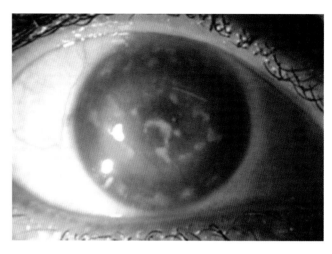

图 10.57 斑块状角膜营养不良，散在的角膜混浊间有较淡的混浊

力下降明显，同时病变累及大部分角膜基质，则可以考虑行深板层角膜移植术（DALK）或穿透性角膜移植，但儿童很少需要手术。角膜植片上几乎可以同时看到格子样营养不良与颗粒状营养不良复发，可能比斑块状角膜营养不良复发更早。

斑块状角膜营养不良

斑块状角膜营养不良（macular corneal dystrophy，MCD）为常染色体隐性遗传病，通常在 10 岁前发病，比颗粒状和格子样角膜营养不良更早出现角膜混浊，混浊更多，而且混浊周围角膜不透明。突变的糖化磺基转移酶 6（CHST6）基因的 16q22 位点导致异常的非硫酸化角质素的沉积，使斑块状角膜营养不良的整个角膜出现边界不清的混浊，与表达正常的角膜相融合（图 10.57）。角膜混浊在基质中大小和形状呈多样性。角膜中央的混浊密集，位于前部基质，角膜周边的混浊位于基质深层。患病的前二三十年，中央角膜厚度明显变薄，通常在 400 μm 以内。组织病理学上，角膜混浊是酸性黏多糖（糖胺聚糖）的沉积物，用胶体铁和 Alcian 蓝染色后，在整个基质，甚至到内皮都可以看到。后弹力膜可能出现 Guttae。在美国，主要的角膜营养不良是格子样和颗粒状角膜营养不良，斑块状营养不良并不常见。

患者通常会注意到视力下降，可能有复发性角膜上皮损害症状。如果中央混浊非常表浅，可能适合做准分子激光 PTK。疾病早期几乎不做角膜移植

手术。复发性基质变化与那些原发性营养不良行准分子激光 PTK 后及基质角膜基质营养不良（特别是颗粒状和格子样营养不良）行角膜移植手术后经常发生的类似，但在斑块状角膜营养不良则较少见到。斑块状角膜营养不良很少在童年时期进行手术治疗，如果早期做了角膜移植手术，则一定会复发[169-170]。

Schnyder 角膜营养不良

Schnyder 角膜营养不良是常染色体显性遗传病，可能在童年时期就可以看到，最早在婴儿初期或出生时就可以看到。其为 UBIAD1 基因（包含有蛋白质 1 的 UbiA 异戊烯基转移酶基因域）的 1p36 位点发生突变所致。细胞内外酯化和非酯化的磷酸酯及胆固醇沉积在角膜上皮基底细胞、前弹力层和基质层。油红 O 或苏丹黑等特殊染色有助于这些脂质染色。虽然角膜变化经常是不对称的，但呈双侧性。54% 的患者出现角膜结晶[171]。临床上角膜的改变随着年龄的增大而进展。在较小的年龄组，仅看到中心角膜雾状混浊（haze）和（或）上皮下结晶，随后会发展出现脂性角膜弓，随着年龄进一步增长，中间-周边的 haze 进展，导致完全的角膜混浊（图 10.58）。角膜营养不良进展缓慢，不伴新生血管生成。早年，尽管角膜发生结晶变化，但是视力维持较好。明视力出现不成比例的下降。角膜知觉随着年龄增长而下降。尽管角膜中央出现混浊，但视力通常可以达到令人满意的程度，所以必要时，才在

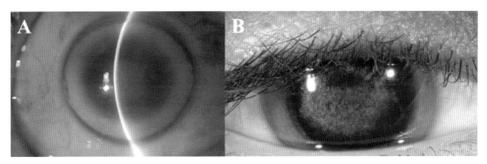

图 10.58 Schnyder 角膜营养不良。**A.** 裂隙灯窄光带下，磷脂质和胆固醇堆积形成的盘状基质雾状混浊。**B.** Schnyder 角膜营养不良患儿角膜上皮下的结晶

中期或后期行角膜移植手术。诊断为 Schnyder 角膜营养不良的患者及其家庭成员都应该进行脂质检测，因为它与高脂蛋白血症（Ⅱa、Ⅲ或Ⅳ型）相关。

先天性基质角膜营养不良

这是一种罕见的常染色体显性遗传病，为饰胶蛋白聚糖（*DCN*）基因的 12q21.33 位点发生突变而导致。临床上角膜变厚伴随弥漫的双侧混浊，累及基质全层，可见片状发白的基质混浊。可见缓慢进展的视力丧失。基质层变薄，并且以一种规则的方式彼此分离，非结晶物质可以沉积在层间。晚期病例需要行穿透性角膜移植[172]。

后部角膜营养不良

在人的早年阶段，累及角膜内皮的营养不良并不常见。出生时可能出现后弹力层的变化，但这些变化可能是先天性青光眼或出生时产伤或发育改变所引起，角膜营养不良或角膜变性的可能性极小。

先天性遗传性内皮营养不良

先天性遗传性内皮营养不良（congenital hereditary endothelial dystrophy，CHED）的组织病理学特征为后弹力层弥漫性增厚、分层，内皮细胞萎缩变少。后弹力层上存在基底膜样物质沉积，内皮被复层鳞状上皮所替代，角膜基质因板层的瓦解和破坏而明显增厚。

1 型 CHED

1 型 CHED 是基因不明的常染色体显性遗传。患者视力下降、畏光和流泪，上述症状晨起加重，刚出生或幼儿时期即可出现。通常可见弥漫性角膜混浊和增厚，但在一些患者中仅能见到橘皮样的内皮变化。可逐渐出现角膜内皮失代偿。

2 型 CHED

2 型 CHED 是常染色体隐性遗传，在 20pl3 位点（四硼酸钠转运体成员 11，SLC4A11）发生突变。出生时角膜呈弥漫性或毛玻璃样增厚，很少见角膜上皮带状变性。与 1 型 CHED 相比，患者的视物模糊和眼球震颤更明显，而畏光、流泪少见。

两种类型 CHED 的角膜外观在出生时可能被误认为是先天性青光眼，但眼压正常，角膜未膨大，前房和虹膜正常，角膜基质全层和上皮水肿。组织学发现角膜胶原纤维增厚，其他任何类型的角膜营养不良都不存在这种变化。内皮细胞减少或丢失，导致基质水肿而引起明显的角膜肿胀，角膜知觉正常。免疫组织化学显示，后弹力层含有胶原和层粘连蛋白。60%～70% 的患者行穿透性角膜移植成功[173]。近年来，后弹力层剥离角膜内皮移植术（Descemet's stripping endothelial keratoplasty，DSEK）已用于 CHED 患者，恢复了良好的解剖功能和角膜内皮功能[106]（图 10.59）。

后部多形性角膜营养不良

后部多形性角膜营养不良（posterior polymorphous corneal dystrophy，PPCD）通常是常染色体隐性遗传，也可为散发。

PPCD2 为Ⅷ型胶原 α_2（*COL8A2*）基因突变所致，PPCD3 为 *ZEB1* 基因突变所致。在角膜的后表面出现圆形或线状囊泡（铁轨样）或结节，或水泡状病变（图 10.60）。这些表现可见于刚出生的几年，偶尔也会发生在出生时。其中 25% 可能存在周边虹

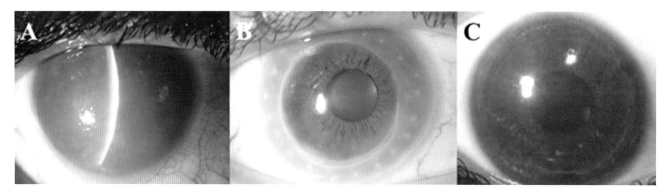

图 10.59　先天性遗传性内皮营养不良。**A.** 裂隙灯下，患儿角膜弥漫性混浊、增厚；**B.** 穿透性角膜移植术后 1 年，角膜植片透明；**C：** DESK 术后 3 个月角膜透明

膜前粘连和虹膜角膜粘连；大约 15% 有青光眼。同一家族的不同成员可能存在不同程度的角膜异常。最轻的类型仅显示有单个或多个囊泡，有时在正常角膜基质下方呈线状改变。严重型在角膜后部出现多发囊泡样改变，引起基质水肿、瘢痕形成，但很少需要做角膜移植手术。与角膜内皮营养不良和 Fuchs 角膜营养不良不同，该疾病可见于年轻人，但进展缓慢，或者根本没有进展。组织病理学上，后弹力层增厚并被具有上皮细胞特征的多层内皮细胞（微绒毛、角蛋白染色阳性）覆盖。很少有患者需要角膜移植手术。最近，DESK 和后弹力层内皮角膜移植已经在 PPCD 患者[174-175]中成功实施。

角膜变性

圆锥角膜

青春期早期最常见的角膜变性是圆锥角膜，是一种双侧性、非炎性疾病，男女均可发病，但在女性中更为常见。经常在青春期自发出现。圆锥角膜在青春期早期和中期难以发现，因为与高度散光难以鉴别。20 岁左右发生进展，偶尔也会晚一些发生。可见单侧圆锥角膜，但双侧病例更常见。大约 10% 的患者的其他家族成员有圆锥角膜。可在相对无症状的家庭成员中看到异常角膜地形，角膜下部变得陡峭。有证据表明，圆锥角膜可能由长期使用角膜接触镜发展而来，这种说法存在争议。持续的揉眼也可能是一个影响因素。

在儿童时期，最早的特征性变化是角膜曲率仪或散光盘呈现的扭曲图像。视网膜检影可见反光中存在不均匀的运动或裂隙，被称为剪刀状移动（图 10.61）。最早诊断圆锥角膜的方法之一是电脑角膜地形图检查。

直接检眼镜检查可见，圆锥角膜患者红光反射中心处有一个密集、不规则的暗区。在早期阶段，裂隙灯检查显示角膜中央或旁中央区变薄，但可能

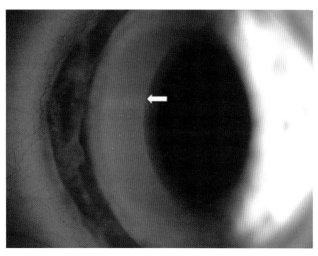

图 10.60　后部多形性角膜营养不良，裂隙光显示线状囊泡

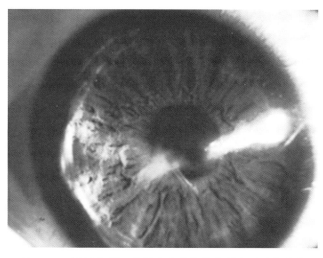

图 10.61　圆锥角膜，角膜中央锥体使角膜表面反光异常

难以发现。可能出现深部角膜基质 Vogt 条纹，裂隙灯可发现位于早期圆锥锥底上界或下界的费氏环（Fleischer 环）（图 10.62）。后弹力层破裂后急性角膜水肿在 10 岁以内很少见，但可发生在青少年中后期（图 10.63）。急性水肿仅在晚期圆锥角膜病例中才可见，最常见于唐氏综合征并发的圆锥角膜。

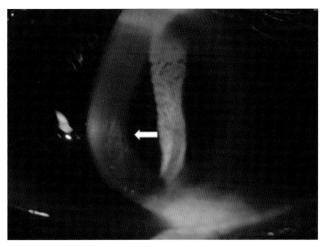

图 10.62 裂隙灯检查显示圆锥角膜患者角膜扩张、Vogt 条纹和 Fleischer 环

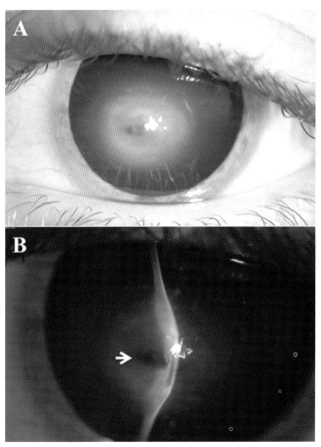

图 10.63 **A.** 患儿急性水肿引起的角膜肿胀；**B.** 裂隙灯下后弹力层鱼嘴形破裂（箭头）

圆锥角膜可能见于其他情况，如眼睑松弛综合征、Leber 先天性黑矇、视网膜色素变性、唐氏综合征和 Ehlers-Danlos 综合征。圆锥角膜可能与特应性疾病相关，许多圆锥角膜患儿有过敏史，他们经常过度揉眼睛。

直到目前，尚没有成功防止圆锥角膜进展的治疗方法。角膜胶原交联（corneal collagen crosslinking，CXL）作为新方法，通过核黄素（0.1% 滴眼剂）和紫外线 A（370 nm，3 mW/cm^2 的辐照度）加强角膜胶原蛋白内在生物力学特性，从而改善生物力学和生物化学特性。有越来越多的临床证据表明，CXL 以低失败率（3%）和低并发症（1%）[176] 阻止（至少暂时）了圆锥角膜和继发性角膜扩张的进展。已证明 CXL 对成年人有益，但其在儿童中的有效性和安全性的证据很少。角膜接触镜仍然是治疗轻度和中度圆锥角膜的主要方式；角膜移植手术可以使更严重的病例恢复视力，在适当的患者中角膜移植手术成功率超过 95%，但在儿童期很少实施。深板层角膜移植手术避免了内皮排斥反应的问题，并可在许多病例中获得成功。角膜基质环植入也可以应用于相对较轻的圆锥角膜患者[177]。

带状角膜变性

儿童角膜钙化变性通常继发于全身或其他角膜疾病。在幼儿中，水泥、碱液、石灰和氨水等碱性外伤并不常见，这种严重的化学创伤可能会迅速导致继发性角膜钙化，有时在受伤早期的 2 ～ 3 周内即可出现。

与高钙血症相关的全身性疾病可能导致角膜钙质沉积，导致血钙水平升高的甲状旁腺功能亢进、维生素 D 中毒、乳碱综合征、肾性佝偻病和低磷酸酯酶症也可引起角膜钙化变性。

角膜中的钙质呈浅灰色混浊，位于基底膜或前弹力层，平行于角膜缘或呈带状横贯角膜中央区。钙化变性区域有特征性的小孔。这种角膜变性也可能由眼前段炎症性疾病引起，如慢性葡萄膜炎（合并幼年型类风湿关节炎）和外伤。

利用清创术去除覆盖在钙质上的角膜上皮，然后应用乙二胺四乙酸（EDTA）等螯合剂，可以更有效地清除钙质，较准分子激光 PTK 的效果更好，费用也更低[168]。

系统疾病的角膜表现

在婴儿和儿童时期，系统性疾病中的角膜变化可能影响或不影响年轻患者的视力。这些疾病很多都在儿童中罕见，可能仅在英文或其他语种文献中存在一两例报道。该部分讨论的是婴儿和童年期常见（而非成年人常见）的全身疾病类型。

糖代谢异常性疾病

黏多糖贮积症（mucopolysaccharidosis，MPS）是一组明确的、以全身性损害为特征的疾病，在第21章中有详细描述。除 Hunter 综合征是 X 连锁隐性遗传外，其他均为常染色体隐性遗传。

Hurler 病（MPS Ⅰ 型 -H）应受到重视，因为其可能表现为角膜基质炎，与先天性青光眼和先天性遗传性角膜营养不良容易混淆。该病表现为角膜混浊，伴角膜水肿和基质增厚。该病具有许多系统性疾病特征，尿液中的黏多糖有助于诊断。疾病初期角膜可能透明，但迟早会发展为广泛混浊，该病无炎症和新生血管形成的迹象。

Hunter 病（MPS Ⅱ 型）直到晚期才出现角膜混浊，视网膜色素变性可能是造成视力丧失的原因；Sanfilippo 综合征（MPS Ⅲ 型）中，角膜无变化；而 Morquio 综合征（MPS Ⅳ 型）则会出现角膜混浊；Scheie 综合征（MPS Ⅰ 型 -S），在受累儿童 7～8 岁时出现症状，角膜进行性混浊、变厚（图 10.64）；Maroteaux-Lamy 综合征（MPS Ⅵ 型）早期即可出现角膜混浊。

年幼时一旦发现角膜混浊，必须进行尿分析和眼压检测，这对于排除黏多糖贮积症和先天性青光眼至关重要。多年来全层角膜移植手术是主要治疗方法，近年来，深板层角膜移植术（DALK）已经在 MPS Ⅰ 型和 MPS Ⅵ 型中获得了成功[107]。

蛋白质代谢异常性疾病

胱氨酸贮积症是一种氨基酸代谢异常性疾病，胱氨酸在体内积聚。已发现婴儿型、青少年型和成人型三种类型。婴儿型（Fanconi 综合征）是最严重的类型，除非进行肾移植，否则早期就会致命。青少年型和成人型病情较轻。出生后 6 个月以内婴儿的生长和发育通常是正常的，6 个月以后则不再继续生长，肌无力不断发展。在结膜、角膜、虹膜、晶状体、巩膜和脉络膜中都发现可溶性胱氨酸结晶沉积。角膜混浊，并且角膜中有非常微小的结晶物质的反光点，全层角膜均可见反光点，结晶物向周边角膜集中。该疾病为常染色体隐性遗传[178]，长期口服巯乙胺可改善肾功能，但不能改善角膜混浊。已经证实，局部应用巯乙胺可改善角膜结晶。极少情况下，严重的角膜混浊可能需要行角膜移植手术。其他可以导致角膜结晶的疾病，如痛风和异常蛋白血症，在儿童时期都未发现。

伴有角膜代谢异常的先天性角膜缺陷很少见，苯丙酮尿症患儿智力发育不全，除了白内障外，还存在角膜混浊。卟啉症是另一种代谢异常的先天缺陷，可能出现角膜溃疡、血管化以及角膜软化，晚期可有典型改变。

脂质代谢异常性疾病

婴儿期和儿童期通常不会出现伴随脂质代谢异常的角膜改变。青年环已在胚胎发育异常中描述过。

Fabry 病是 X 连锁隐性遗传病，表现为脂质异常蓄积和角膜明显改变。角膜上皮出现微小的褐色

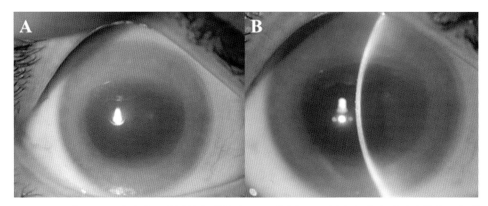

图 10.64　**A.** 11 岁 Hunter 病患儿，弥漫性角膜混浊。**B.** 裂隙灯下，周边角膜基质混浊较中央角膜明显

混浊，这种改变从角膜中央到角膜周边呈扇形分布，称为涡状角膜营养不良。该疾病的早期表现可能是角膜混浊。虽然这种混浊出现在儿童早期并且无症状，但随后会发生全身系统性改变，并且可能预示着全身疾病和早期死亡。此外，还会出现其他眼部体征，包括结膜和视网膜局部血管扩张。值得注意的是，大多数女性基因携带者也会出现角膜变化。

维生素 A 缺乏症的角膜改变

在严重的营养不良中，可以看到维生素 A 缺乏症引起的角膜变化。可能发生角膜软化伴角膜上皮增厚、角膜上皮化和角膜角质化（图 10.65）。在疾病晚期，前弹力层被血管翳取代，角膜可能会出现混浊和增厚。Bitot 斑及位于鼻侧或颞侧角膜缘的结膜表面泡沫样改变也见于维生素 A 缺乏症患者。

维生素 B_2 缺乏症患者中，浅层点状角膜炎较明显，可导致畏光。在疾病晚期可以看到角膜的血管化。

遗传性良性上皮内角化不良

上皮内角化不良是一种罕见疾病，在 10 岁前以结膜、角膜及口腔黏膜出现斑块样隆起为特征。该疾病只在黑人、白人和美洲印地安人的后代中出现，可追溯到他们共同的根源——美国北部北卡罗来纳州。鼻侧、颞侧球结膜受累，随后会出现角膜的变化。球结膜上皮增生、角化不良，延伸到角膜，导致视力模糊。角膜上皮增厚、混浊，单侧和双侧受累，可能引起基质改变，导致深层基质血管化。受累角膜的变化不尽相同，在婴儿早期，甚至出生时角膜即可出现明显变化。斑块样变化持续存在，有时导致严重的视力丧失[179]。

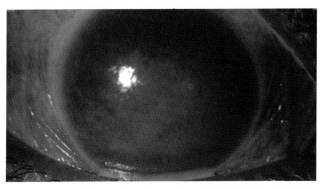

图 10.65　眼干燥症（干眼病）患者干燥的结膜和极度干燥的角膜表面

该疾病为具有高度外显率的常染色体显性遗传。局部应用类固醇激素无效。除了可能使患者感到舒适的人工泪液外，没有任何局部药物对该病有帮助。度过儿童时期后，手术切除角膜的损伤组织通常会导致切除部位上类似组织的再次生长。手术切除应用于角膜受累最严重的病例。婴儿或儿童通常不必要行手术治疗[179]。

其他与遗传性良性上皮内角化不良相关的遗传性疾病包括视网膜色素变性、Axenfeld 异常和各种全身异常。

继发于先天性梅毒的角膜基质炎

在青霉素出现之前，儿童角膜基质炎的最常见原因是先天性梅毒，该病在子宫内获得，角膜病变发生在 10 岁前，在出生时或婴儿早期不常见。

先天性梅毒最早的角膜表现是快速进展的角膜水肿弥漫至整个角膜。随后，邻近后弹力层的深层角膜发生血管化。由于持续数周的明显血管化，角膜可能会呈现三文鱼肉色。之后，这些血管在数周到数月之间逐渐变透明。这些空的深层血管［"幻影血管（ghost vessels）"］仍残留在角膜深层。角膜深层残留的透明细线称为 Fuchs 线，是先天性梅毒的特征。

角膜受累的早期治疗包括局部类固醇激素应用和先天性梅毒的全身治疗，同时应用散瞳剂和抗生素预防继发感染。疾病晚期，由于角膜瘢痕形成，视力明显受到影响，则可进行角膜移植手术。检查晶状体的混浊程度和视网膜的变性非常重要，这些改变也可以导致视力丧失。

眼科医生应该意识到该疾病的角膜变化，以及 Hutchinson 三联征（角膜变化、牙齿异常和马鞍鼻），这些都是先天性梅毒引起。

结核性角膜基质炎

结核是一种常见疾病，其导致的角膜基质炎也比较普遍。儿童中结核并不少见，但结核病引起的角膜变化却极其罕见。结核导致的角膜变化包括结节状角膜损伤、致密瘢痕和混浊，损伤愈合后瘢痕和混浊仍存在。儿童出现未确诊的角膜损伤和基质血管而原因未知时，应当行结核菌素试验和胸部 X 线检查。通常该表现由单纯疱疹病毒引起的可能性比结核大。

病毒性角膜基质炎

单纯疱疹病毒引起的角膜基质炎比上述两种疾病引起的更常见。除了单纯疱疹病毒外，其他病毒感染，特别是腮腺炎、麻疹和牛痘病毒也可能导致角膜基质变化。带状疱疹和水痘病毒性角膜炎也可引起角膜基质炎。儿童和青少年眼部莱姆病也可能导致角膜基质炎[180-181]。

Wilson 病

Wilson 病（肝豆状核变性）是蛋白质代谢异常性疾病，肝和锥体外系异常改变，如果早期没有得到治疗，会导致永久性脑损伤。血浆铜蓝蛋白的减少与未和蛋白质结合的血清铜的增加有关。此外，也与尿液中铜的增加以及肝和角膜等各种组织中铜的沉积有关。

角膜的变化对该疾病有诊断价值。位于角膜周边的黄棕色环［K-F 环（Kayser-Fleischer ring）］是该病的特征性表现。色素环沉积于深层基质，深达后弹力层周围，色素环与角膜缘之间有透明带。所有未确诊的进行性精神疾病或肝疾病患儿都应进行裂隙灯检查，这一点非常重要。同时还可能需要进行前房角镜检查，以观察本病最早的变化。

Refsum 综合征

视网膜色素变性是该常染色体遗传病的一部分，还有其他表现，如慢性多发性神经炎。角膜的变化包括上皮增厚和变性、前弹力层血管翳形成。该疾病存在角膜神经过度增生，但角膜变化并不是视力明显下降的原因。

干燥性角结膜炎

对出现刺激症状的年长儿童进行鉴别诊断时，干眼一般不会被忽视，而在年幼儿童中，干燥性角结膜炎则少见。点状角膜炎以及罕见的丝状角膜炎伴随泪液生成减少可见于年龄较大的儿童。此外，泪膜中存在过多的黏液且泪液本身的黏度增加。在儿童中，干燥性角结膜炎可伴发 still 病和类风湿关节炎、红斑狼疮等其他结缔组织病[182]。

儿童干燥性角结膜炎的治疗方法与成人相似。为了使患者舒适，必要时应频繁使用人工泪液（优选不含防腐剂者）。如果患者需要每 2 h 或更频繁地使用人工泪液，则可以尝试使用羟丙基纤维素固体棒。它由小颗粒组成，在清醒时插入下眼睑内。插入物随时间逐渐融化，减少人工泪液的频繁使用。由于儿童在上课时难以使用人工泪液，所以建议使用缓释人工泪液，至少针对角结膜炎患儿短期试验性使用。如患儿的丝状角膜炎伴随干眼，缓释人工泪液也可有效消除丝状角膜炎。局部 0.05% 环孢素已获美国食品药品管理局（FDA）批准用于治疗干眼病，每日 2 次。对某些严重干眼患儿可能有效。

在更严重的角膜炎病例中，可进行泪小点封闭，可选择泪道塞暂时封闭或泪小点烧灼永久性封闭[183]，较少情况下，需要在颞侧行部分睑裂缝合来减少眼表泪液蒸发。

先天性角膜麻痹

先天性角膜麻痹是一种以点状角膜病变为特征的罕见临床疾病，儿童没有疼痛，表现为进行性、持续性角膜上皮缺损不愈及角膜软化，导致眼部保护机制异常。其与眨眼频率减少、基础泪液分泌减少和黏液生成减少有关。通常为散发性，但常染色体显性遗传已有报道。其与几种神经系统疾病（Möbius 综合征和 Riley-Day 综合征）和体细胞性疾病（MURCS——Mullerian 管和肾发育不全、宫颈体细胞发育异常，Goldenhar 综合征——眼耳发育异常）相关。人工泪液、自体血清和睑缘缝合治疗是降低角膜损伤和视力丧失的最佳选择。最近已使用特殊设计的透氧性硬性巩膜镜（如 PROSE 透镜），成功取得了很好的成果[184-185]。顽固病例可以进行结膜瓣遮盖，以稳定眼表。

角膜外伤

儿童的角膜损伤可导致严重或完全的视力丧失，也可由于严重的角膜瘢痕和损伤造成心理问题[186]。在美国，估计每年有 240 万人眼睛受伤，其中近 35% 的患者年龄在 17 岁以下。儿童视功能损伤或视力丧失引起的失明发生率为 2%～14%。眼部创伤作为非先天性单侧失明的主要原因，仍然是儿童眼部疾病的重要原因。通过使用安全镜片可以防止事故造成的成人眼部损伤。应将有害化学物质和锋利的玩具或仪器设备放在儿童不能触及的地方，以防止这些意外的发生。弱视是 8 ～ 10 岁儿童另一个重要的问题，可能导致儿童视力永久性下降，在处理儿童创伤时一定要牢记。

铅笔、飞镖和剪刀等锋利的器具导致的角膜裂伤通常也会对晶状体造成伤害，从而还要面对如何处理角膜伤口处的虹膜和继发性白内障的问题。儿童晶状体皮质可吸收，留下薄的膜状物。如果裂伤位于角膜旁中央，则在损伤后视轴可能是清晰的，视网膜上可形成令人满意的像。如果瘢痕位于角膜中央而角膜周边是透明的，则在创伤后初期可行自体角膜旋转成形术，将中央瘢痕旋转至视轴外。在初始裂伤修复时，最好去除角膜虹膜前粘连，可通过在裂口处用虹膜恢复器分离角膜后虹膜或晶状体残余物来达到目的，以防止角膜血管形成或角膜后膜形成。当晶状体囊破裂、晶状体皮质进入前房或溢出伤口外时，建议在眼球破裂伤修复的同时进行白内障摘除术。由于难以看清楚，角膜裂伤修复时的白内障摘除通常非常困难（图 10.66）。

在随后的前段重建或角膜移植手术时，白内障摘除通常是成功的，并且可以放置人工晶体。婴儿创伤性无晶状体眼的人工晶状体植入是有争议的。角膜表层镜片术对于不能耐受角膜接触镜的无晶状体眼患儿可能有帮助[187]，但因为这种镜片应用较少，制造商目前已不生产这种镜片。与儿童开放性眼球损伤后的最终视力下降有关的各种因素包括年龄小、初始视力不佳、存在相对性瞳孔传入障碍、无红光反射、白内障和手术次数[188]。

儿童眼部烧伤可能是由于物理性因素（热因素——火焰、烟火和热液体，电气，微波加热的食品和饮料）、化学试剂（家用清洁剂、工业化学品、某些药物、农药）、药剂（由氢氧化钙组成的咀嚼烟草）和氢氧化钠或碳酸盐（来自机动车辆中使用的安全气囊）或生物制剂（千足虫、蛇毒、叮咬甲虫、毒番石榴树的植物汁液）。儿童化学烧伤会更严重，特别是角膜和巩膜的碱烧伤。普通的家用清洁剂——氨水对儿童非常危险，因为其通常放在水槽下方或较低的架上，儿童容易接触到。眼睛溅入氨水的几秒钟内，前房的 pH 值可能升至 12.0，导致基质蛋白质变性，并对虹膜和晶状体造成永久性损伤。虹膜向前膨胀成气球状并接触角膜内皮，晶状体混浊发展很快，恢复期非常长，常为数年。在小儿碱烧伤后可能发生角膜带状变性。儿童的碱烧伤治疗与成年人相似，但儿童难以配合，治疗往往更加困难。可能需要麻醉下去除有毒化学物质并彻底冲洗整个眼表面进行检查，以防止发生炎症。可以进行羊膜移植手术。过去使用胶原酶抑制剂来防止基质溶解，但效果不明确。EDTA 用于去除继发性钙化。酸会导致角膜灼伤，但通常不如角膜的碱性化学损伤那么严重。所有化学品，包括松节油、颜料、油漆和其他可能被摄入或溅入眼睛的液体都应放在儿童接触不到的地方[189]。

B-B 枪或近距离射击的粒丸枪等气枪导致的角膜爆炸伤可对孩子的眼睛造成很大的伤害。粒丸具有相当大的射程，甚至在 45 m（50 码）的距离都可以穿通角膜。目前，催泪弹笔枪儿童很容易接触到，并已有造成眼睛损伤的病例。美国大多数州还没有禁止销售或使用这种枪支的法律规定。当枪距离面部 30 ～ 60 cm（1 ～ 2 英尺）之内射击爆炸时，可对角膜造成伤害。爆炸是由用于推动气体的火药引

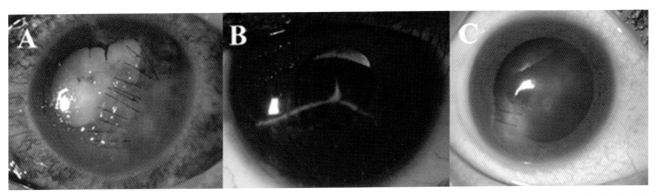

图 10.66　**A.** 角膜中央伤口修复伴晶状体混浊和瞳孔不规则。**B.** 角膜中央线状愈合的伤口，该患者同时进行了外伤性白内障摘除。**C.** 周边角膜裂伤修复，晶状体透明，瞳孔呈圆形

起。此外，塑料外壳也可能会裂开，塑料本身在近距离内可以像导弹一样运动，造成损伤。除了角膜裂伤，还可能发生角膜挫伤，表现为角膜后弹力层褶皱和前房积血（图 10.67），意识到这一点很重要。同时可出现房角后退、黄斑水肿和视网膜出血。儿童中安全气囊相关眼损伤[190]和彩弹射击伤[191]已有报道。通常处理儿童眼外伤的方式与成人相同。仔细检查患儿的眼睛非常重要。受伤早期，如果儿童不能配合详细的显微镜检查，则必须在全身麻醉下进行。

出生时发生眼外伤的危险因素包括解剖异常、生产时间延长和使用产钳。眼眶顶部与产钳叶片间挤压对眼球造成的压力导致眼部受伤。产钳叶片过度压迫角膜导致后弹力层破裂，出生时角膜出现水肿，出生后 1 个月水肿消退。与先天性青光眼弥漫性角膜基质水肿不同，产伤引起的角膜水肿局限于后弹力层断裂区域且眼压正常。角膜后弹力层破裂通常呈垂直或基本垂直状，并且长大后仍可见达角膜上下边缘的成对的脊状后弹力层皱褶（图 10.68）。可能会导致大的以散光为主的屈光不正，必须认真对待并用框架眼镜或接触镜进行矫正。于屈光参差或角膜水肿导致的弱视常见，必须进行强有力的治疗。婴幼儿期不需要进行角膜移植手术。通常有一些视觉损失，有时非常严重。之后，可能由于角膜内皮细胞减少而引起角膜水肿。已经证实，穿透性角膜移植术可以成功地保留一部分视力，近几年，后弹力层剥离角膜内皮移植术（DSEK）在解剖和功能方面都取得了非常好的效果[192]。

致谢

感谢 Karen Albert 女士为本章提供图片。

（马林 译 李轩 审校）

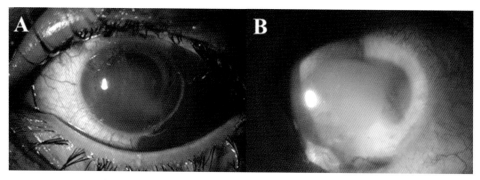

图 10.67　**A.** 闭合性眼外伤，角膜水肿、增厚。**B.** 前房积血后角膜血染，周边角膜透明

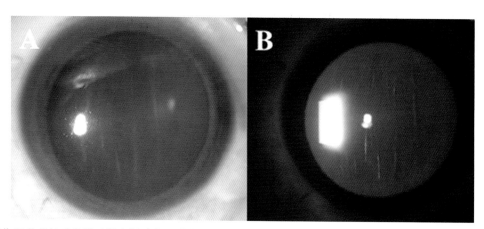

图 10.68　**A.** 产伤患者成年后角膜后部有皱襞的后弹力层可见线状的垂直成对的嵴。**B.** 采用后照法，嵴更加清晰。患者发生弱视，视力为 20/400

参考文献

1. Allen L, Burian HM, Braley AE. A new concept of the development of the anterior chamber angle. *Arch Ophthalmol* 1955; 53:783.

2. Topouzis F, Karadimas P, Gatzonis SD, et al. Autosomal-dominant megalocornea associated with ocular hypertension. *J Pediatr Ophthalmol Strabismus* 2000;37:173–175.

3. Meire FM. Megalocornea. Clinical and genetic aspects. *Doc Ophthalmol* 1994;87:1–121.

4. Ho CL, Walton DS. Primary megalocornea: clinical features for differentiation from infantile glaucoma. *J Pediatr Ophthalmol Strabismus* 2004;41:11–17.

5. Meire FM, Delleman JM. Biometry in X-linked megalocornea: pathognomonic findings. *Br J Ophthalmol* 1994;78:781.

6. Turaçli ME, Tekeli O. Anterior megalophthalmos with pigmentary glaucoma. *Graefes Arch Clin Exp Ophthalmol* 2005;243(10): 1066–1068

7. Khan AO, Aldahmesh MA, Alkuraya FS. Congenital megalocornea with zonular weakness and childhood lens-related secondary glaucoma—a distinct phenotype caused by recessive LTBP2 mutations. *Mol Vis* 2011;17:2570–2579

8. Vaz FM, Osher RH. Cataract surgery and anterior megalophthalmos: custom intraocular lens and special considerations. *J Cataract Refract Surg* 2007;33(12):2147–2150.

9. Cameron JA. Keratoglobus. *Cornea* 1993;12:124–130.

10. Judisch GF, Waziri M, Krachmer JH. Ocular Ehlers-Danlos syndrome with normal lysyl hydroxylase activity. *Arch Ophthalmol* 1976;94:1489.

11. McKusick VA. *Mendelian inheritance in man,* 5th Ed. Baltimore, MD: The Johns Hopkins University Press, 1978.

12. Gregoratos ND, Bartsocas CS, Papas K. Blue sclerae with keratoglobus and brittle cornea. *Br J Ophthalmol* 1971;55(6):424–426.

13. Javadi MA, Kanavi MR, Ahmadi M, Yazdani S. Outcomes of epikeratoplasty for advanced keratoglobus. *Cornea* 2007;26(2):154–157.

14. Kaushal S, Jhanji V, Sharma N, Tandon R, Titiyal JS, Vajpayee RB. "Tuck In" lamellar keratoplasty (TILK) for corneal ectasias involving corneal periphery. *Br J Ophthalmol* 2008;92(2):286–290.

15. Batra DV, Paul SD. Microcornea with myopia. *Br J Ophthalmol* 1967;51:57.

16. Tane S, Sakuma Y, Ito S. The studies on the ultrasonic diagnosis in ophthalmology. Report 13. Ultrasonic biometry in microphthalmos and buphthalmos. *Acta Soc Ophthalmol Jpn* 1977;81:1112.

17. Cross HE, Yoder F. Familial nanophthalmos. *Am J Ophthalmol* 1976;81:300.

18. Vignolo EM, Steindl K, Forte R, et al. Autosomal dominant simple microphthalmos. *J Med Genet* 1994;31:721.

19. Reddy MA, Francis PJ, Berry V, et al. A clinical and molecular genetic study of a rare dominantly inherited syndrome (MRCS) comprising of microcornea, rod-cone dystrophy, cataract, and posterior staphyloma. *Br J Ophthalmol* 2003;87:197–202.

20. Elder MJ. Aetiology of severe visual impairment and blindness in microphthalmos. *Br J Ophthalmol* 1994;78:332.

21. Sun W, Xiao X, Li S, Guo X, Zhang Q. Mutational screening of six genes in Chinese patients with congenital cataract and microcornea. *Mol Vis* 2011;17:1508–1513.

22. Sowden JC. Molecular and developmental mechanisms of anterior segment dysgenesis. *Eye (Lond)* 2007;21(10):1310–1318.

23. Reis LM, Semina EV. Genetics of anterior segment dysgenesis disorders. *Curr Opin Ophthalmol* 2011;22(5):314–324.

24. Shigeyasu C, Yamada M, Mizuno Y, Yokoi T, Nishina S, Azuma N. Clinical features of anterior segment dysgenesis associated with congenital corneal opacities. *Cornea* 2012;31(3):293–298.

25. Reese AB, Ellsworth RM. The anterior chamber cleavage syndrome. *Arch Ophthalmol* 1966;75:307.

26. Waring GO, Rodrigues MM, Laibson PR. Anterior chamber cleavage syndrome: a stepladder classification. *Surv Ophthalmol* 1975;20(1):3–27.

27. Jerndal T, Hansson HA, Anders B. *Goniodygenesis.* Copenhagen: Bogtrykkeriet Forum, 1978.

28. Alward WL. Axenfeld-Rieger syndrome in the age of molecular genetics. *Am J Ophthalmol* 2000;130(1):107–115.

29. Shields MB, Buckley E, Klintworth GK, Thresher R. Axenfeld-Rieger syndrome. A spectrum of developmental disorders. *Surv Ophthalmol* 1985;29(6):387–409.

30. Anderson DR. The development of the trabecular meshwork and its abnormality in primary infantile glaucoma. *Trans Am Ophthalmol Soc* 1981;79:458–485.

31. Cunningham ET Jr, Eliott D, Miller NR, Maumenee IH, Green WR. Familial Axenfeld-Rieger anomaly, atrial septal defect, and sensorineural hearing loss: a possible new genetic syndrome. *Arch Ophthalmol* 1998;116(1):78–82.

32. Tümer Z, Bach-Holm D. Axenfeld-Rieger syndrome and spectrum of PITX2 and FOXC1 mutations. *Eur J Hum Genet* 2009;17:1527e39.

33. Tsai JC, Grajewski AL. Cardiac valvular disease and Axenfeld-Rieger syndrome. *Am J Ophthalmol* 1994;118:255e6.

34. Jena AK, Kharbanda OP. Axenfeld-Rieger syndrome: report on dental and craniofacial findings. *J Clin Pediatr Dent* 2005;30: 83e8.

35. Chang TC, Summers CG, Schimmenti LA, Grajewski AL. Axenfeld-Rieger syndrome: new perspectives. *Br J Ophthalmol* 2012;96(3):318–322

36. Henkind P, Friedman AH. Iridogoniodysgenesis. *Am J Ophthalmol* 1971;72:949.

37. Barkan O. Pathogenesis of congenital glaucoma. *Am J Ophthalmol* 1955;40:1.

38. Jacobs HB. Posterior conical cornea. *Br J Ophthalmol* 1957;41:31.

39. Donaldson DD. *Atlas of external diseases of the eye,* 1st Ed., Vol I. *Congenital anomalies and systemic diseases.* St. Louis, MO: Mosby, 1966.

40. Rejdak R, Nowomiejska K, Haszcz D, Jünemann AG. Bilateral circumscribed posterior keratoconus: visualization by ultrasound biomicroscopy and slit-scanning topography analysis. *J Ophthalmol* 2012; Epub 2012 Feb 13.

41. Krachmer JH, Rodrigues MM. Posterior keratoconus. *Arch Ophthalmol* 1978;96:1867.

42. Al-Hazzaa SAF, Specht CS, McLean IW, et al. Posterior keratoconus: case report with scanning electron microscopy. *Cornea* 1995;14:316.

43. Mannis MJ, Lightman J, Plotnik RD. Corneal topography of posterior keratoconus. *Cornea* 1992;11:351.

44. Townsend WM, Font RL, Zimmerman LE. Congenital corneal leukomas. II. Histopathologic findings in 19 eyes with central defect in Descemet's membrane. *Am J Ophthalmol* 1974;77:192.

45. Waring GO, Parks MM. Successful lens removal in congenital corneolenticular adhesion (Peters' anomaly). *Am J Ophthalmol* 1977;83:526.

46. Hamburg A. Incomplete separation of the lens and related malformations. *Am J Ophthalmol* 1967;64:729.

47. Sawada M, Sato M, Hikoya A, et al. A case of aniridia with

unilateral Peters anomaly. *J AAPOS* 2011;15(1):104–106.

48. Bhandari R, Ferri S, Whittaker B, Liu M, Lazzaro DR. Peters anomaly: review of the literature. *Cornea* 2011;30(8):939–944.

49. Frydman M, Weinstock AL, Cohen HA, et al. Autosomal recessive Peters anomaly, typical facial appearance, failure to thrive, hydrocephalus, and other anomalies: further delineation of the Krause-Kivlin syndrome. *Am J Med Genet* 1991;40:34–40.

50. Miller MM, Butrus S, Hidayat A, Wei LL, Pontigo M. Corneoscleral transplantation in congenital corneal staphyloma and Peters' anomaly. *Ophthalmic Genet* 2003;24(1):59–63.

51. Eberwein P, Reinhard T, Agostini H, Poloschek CM, Guthoff R, Auw-Haedrich C [Intensive intracorneal keloid formation in a case of Peters plus syndrome and in Peters anomaly with maximum manifestation]. *Ophthalmologe* 2010;107(2):178–181.

52. Townsend WM, Font RL, Zimmerman LE. Congenital corneal leukomas. I. Central defect in Descemet's membrane. *Am J Ophthalmol* 1974;77:80.

53. Waring GO, Laibson PR. Anterior chamber cleavage syndrome: diagnosis and management. *Contact Intraocul Lens Med J* 1979;5:171.

54. Hershey DW. Ocular injury from amniocentesis. *Ophthalmology* 1993;100(11):1601–1602.

55. Weiner MJ, Albert DM. Congenital corneal keloid. *Acta Ophthalmol (Copenh)* 1989;67:188–196.

56. Murray JC. Scars and keloids. *Dermatol Clin* 1993;11:697–708.

57. Mejia LF, Acosta C, Santamaria JP. Clinical, surgical, and histopathologic characteristics of corneal keloid. *Cornea* 2001;20(4):421–424.

58. Rao SK, Fan DS, Pang CP, et al. Bilateral congenital corneal keloids and anterior segment mesenchymal dysgenesis in a case of Rubinsein-Taybi syndrome. *Cornea* 2002;21:126–130.

59. Fukuda K, Chikama T, Takahashi M, Nishida T. Long-term follow-up after lamellar keratoplasty in a patient with bilateral idiopathic corneal keloid. *Cornea* 2011;30(12):1491–1494.

60. Lee H, Khan R, O'Keefe M. Aniridia: current pathology and management. *Acta Ophthalmol* 2008;86(7):708–715.

61. Holland EJ, Djalilian AR, Schwartz GS. Management of aniridic keratopathy with keratolimbal allograft: a limbal stem cell transplantation technique. *Ophthalmology* 2003;110(1):125–130.

62. Akpek EK, Harissi-Dagher M, Petrarca R, et al. Outcomes of Boston keratoprosthesis in aniridia: a retrospective multicenter study. *Am J Ophthalmol* 2007;144:227–231.

63. Waring GO, Rodrigues MM: Congenital and neonatal corneal abnormalities. In: Tasman W, Jaeger EA, eds. *Duane's ophthalmology*, CD-ROM. Philadelphia, PA: Lippincott Williams & Wilkins, 2002.

64. Waring GO, Rodrigues MM. Ultrastructure and successful keratoplasty of sclerocornea in Mietens' syndrome. *Am J Ophthalmol* 1980;90:469.

65. Nischal KK. Congenital corneal opacities—a surgical approach to nomenclature and classification. *Eye (Lond)* 2007;21(10):1326–1337.

66. Waizenegger UR, Kohnen T, Weidle EG, Schutte E. Congenital familial cornea plana with ptosis, peripheral sclerocornea and conjunctival xerosis. *Klin Monatsbl Augenheilkd* 1995;207(2):111–116.

67. Fukuchi T, Ueda J, Hara H, et al. Glaucoma with microcornea; morphometry and differential diagnosis. *Nippon Ganka Gakkai Zasshi* 1998;102(11):746–751.

68. Kanai A, Wood TC, Polack FM, et al. The fine structure of sclerocornea. *Invest Ophthalmol* 1971;10:687.

69. Kim T, Cohen EJ, Schnall BM, Affel EL, Eagle RC Jr. Ultrasound biomicroscopy and histopathology of sclerocornea. *Cornea* 1998;17(4):443–445.

70. Schanzlin DJ, Goldberg DB, Brown SI. Hallermann-Streiff syndrome associated with sclerocornea, aniridia, and a chromosomal abnormality. *Am J Ophthalmol* 1980;90(3):411–415.

71. Harbin RL, Katz JI, Frias JL, Rabinowicz IM, Kaufman HE. Sclerocornea associated with the Smith-Lemli-Opitz syndrome. *Am J Ophthalmol* 1977;84(1):72–73.

72. Dailey EG, Lubowitz RM. Dermoids of the limbus and cornea. *Am J Ophthalmol* 1962;53:661.

73. Shields JA, Laibson PR, Augsburger JJ, et al. Central corneal dermoid: a clinicopathologic correlation and review of the literature. *Can J Ophthalmol* 1986;21:23.

74. Mann I. *Developmental anomalies of the eye*. London: Cambridge University Press, 1957.

75. Mansour AM, Wang F, Henkind P, et al. Ocular findings in the facioauriculovertebral sequence (Goldenhar-Gorlin syndrome). *Am J Ophthalmol* 1985;100:555.

76. Pirouzian A, Holz H, Merrill K, Sudesh R, Karlen K. Surgical management of pediatric limbal dermoids with sutureless amniotic membrane transplantation and augmentation. *J Pediatr Ophthalmol Strabismus* 2012;49(2):114–119

77. Lazzaro DR, Coe R. Repair of limbal dermoid with excision and placement of a circumlimbal pericardial graft. *Eye Contact Lens* 2010;36(4):228–229.

78. Watts P, Michaeli-Cohen A, Abdolell M, Rootman D. Outcome of lamellar keratoplasty for limbal dermoids in children. *J AAPOS* 2002;6(4):209–215.

79. Hoops JP, Ludwig K, Boergen KP, et al. Preoperative evaluation of limbal dermoids using high-resolution biomicroscopy. *Graefes Arch Clin Exp Ophthalmol* 2001;239:459–461.

80. Lanzl IM, Augsburger JJ, Hertle RW, et al. The role of ultrasound biomicroscopy in surgical planning for limbal dermoids. *Cornea* 1998;17:604–606.

81. Waring GO, Laibson PR. Keratoplasty in infants and children. *Trans Am Acad Ophthalmol Otolaryngol* 1977;83:283.

82. Waring GO, Laibson PR. Keratoplasty in young children. In: Kwitko ML, ed. *Surgery of the infant eye*. New York: Appleton-Century-Crofts, 1979:197–215.

83. Uva MG, Reibaldi M, Longo A, et al. Intraocular pressure and central corneal thickness in premature and full-term newborns. *J AAPOS* 2011;15(4):367–369.

84. Nischal KK, Naor J, Jay V, MacKeen LD, Rootman DS. Clinicopathological correlation of congenital corneal opacification using ultrasound biomicroscopy. *Br J Ophthalmol* 2002;86(1):62–69.

85. Gregory-Evans K, Cheong-Leen R, George SM, et al. Non-invasive anterior segment and posterior segment optical coherence tomography and phenotypic characterization of aniridia. *Can J Ophthalmol* 2011;46(4):337–344.

86. Stulting RD, Sumers KD, Cavanagh HD, et al. Penetrating keratoplasty in children. *Ophthalmology* 1984;91:1222–1230.

87. Cowden JW. Penetrating keratoplasty in infants and children. *Ophthalmology* 1990;97(3):324–328; discussion 328–329.

88. Dana MR, Schaumberg DA, Moyes AL, et al. Outcome of penetrating keratoplasty after ocular trauma in children. *Arch Ophthalmol* 1995;113:1503.

89. Vajpayee RB, Ramu M, Panda A, Sharma N, Tabin GC, Anand JR. Oversized grafts in children. *Ophthalmology* 1999;106(4):829–832

90. Aasuri MK, Garg P, Gokhale N, et al. Penetrating keratoplasty in children. *Cornea* 2000;19:140–144.

91. Comer RM, Daya SM, O'Keefe M. Penetrating keratoplasty in infants. *J AAPOS* 2001;5:285–290.

92. McClellan K, Lai T, Grigg J, et al. Penetrating keratoplasty in children. *Br J Ophthalmol* 2003;87:1212–1214.

93. Patel HY, Ormonde S, Brookes NH, et al. The indications and outcome of pediatric corneal transplantation in New Zealand: 1991–2003. *Br J Ophthalmol* 2005;89:404–408.

94. Sharma N, Prakash G, Titiyal JS, et al: Pediatric keratoplasty in India: indications and outcomes. *Cornea* 2007;26:810.

95. Al-Ghamdi A, Al-Rajhi A, Wagoner MD. Primary pediatric keratoplasty: indications, graft survival, and visual outcome. *J AAPOS* 2007;11(1):41–47.

96. Huang C, O'Hara M, Mannis MJ. Primary pediatric keratoplasty: indications and outcomes. *Cornea* 2009;28(9): 1003–1008.

97. Gloor P, Keech RV, Krachmer JH. Factors associated with high postoperative myopia after penetrating keratoplasties in infants. *Ophthalmology* 1992;99:775.

98. Enoch JM. Fitting parameters which need to be considered when designing soft contact lenses for the neonate. *Contact Intraocul Lens Med J* 1979;5:31.

99. Shi W, Jin H, Li S, Liu M, Xie L. Indications of paediatric keratoplasty in north China. *Clin Experiment Ophthalmol* 2007;35(8):724–727.

100. Rao KV, Fernandes M, Gangopadhyay N, Vemuganti GK, Krishnaiah S, Sangwan VS. Outcome of penetrating keratoplasty for Peters anomaly. *Cornea* 2008;27(7):749–753.

101. Zaidman GW, Flanagan JK, Furey CC. Long-term visual prognosis in children after corneal transplant surgery for Peters anomaly type I. *Am J Ophthalmol* 2007;144(1):104–108.

102. Yang LL, Lambert SR, Lynn MJ, Stulting RD. Long-term results of corneal graft survival in infants and children with Peters anomaly. *Ophthalmology* 1999;106(4):833–848.

103. Dana MR, Schaumberg DA, Moyes AL, Gomes JA. Corneal transplantation in children with Peters anomaly and mesenchymal dysgenesis. Multicenter Pediatric Keratoplasty Study. *Ophthalmology* 1997;104(10):1580–1586.

104. Al-Rajhi AA, Wagoner MD. Penetrating keratoplasty in congenital hereditary endothelial dystrophy. *Ophthalmology* 1997;104(6):956–961.

105. Kirkness CM, McCartney A, Rice NSC, Garner A, Steele AD. Congenital hereditary corneal oedema of Maumenee: its clinical features, management, and pathology. *Br J Ophthalmol* 1987;71(2):130–144.

106. Busin M, Beltz J, Scorcia V. Descemet-stripping automated endothelial keratoplasty for congenital hereditary endothelial dystrophy. *Arch Ophthalmol* 2011;129(9):1140–1146.

107. Harding SA, Nischal KK, Upponi-Patil A, Fowler DJ. Indications and outcomes of deep anterior lamellar keratoplasty in children. *Ophthalmology* 2010;117(11):2191–2195.

108. Buzzonetti L, Petrocelli G, Valente P. Big-bubble deep anterior lamellar keratoplasty assisted by femtosecond laser in children. *Cornea* 2012;31(9):1083–1086.

109. Aquavella JV, Gearinger MD, Akpek EK, McCormick GJ. Pediatric keratoprosthesis. *Ophthalmology* 2007;114(5): 989–994.

110. Basu S, Taneja M, Sangwan VS. Boston type 1 keratoprosthesis for severe blinding vernal keratoconjunctivitis and Mooren's ulcer. *Int Ophthalmol* 2011;31(3):219–222.

111. Srinivasan B, Choudhari NS, Neog A, Latka S, Iyer GK. Boston keratoprosthesis and Ahmed glaucoma valve for visual rehabilitation in congenital anterior staphyloma. *Indian J Ophthalmol* 2012;60(3):232–233.

112. Song X, Xu L, Sun S, Zhao J, Xie L. Pediatric microbial keratitis: a tertiary hospital study. *Eur J Ophthalmol* 2011;22(2): 136–141.

113. Panda A, Sharma N, Das G, et al. Mycotic keratitis in children: epidemiologic and microbiologic evaluation. *Cornea* 1997;16:295–299.

114. Singh G, Palanisamy M, Madhavan B, et al. Multivariate analysis of childhood microbial keratitis in South India. *Ann Acad Med Singapore* 2006;35(3):185–189.

115. Clinch TE, Palmon FE, Robinson MJ, et al. Microbial keratitis in children. *Am J Ophthalmol* 1994;117:65.

116. Wong VW, Lai TY, Chi SC, Lam DS. Pediatric ocular surface infections: a 5-year review of demographics, clinical features, risk factors, microbiological results, and treatment. *Cornea* 2011;30(9):995–1002.

117. Jhanji V, Naithani P, Lamoureux E, Agarwal T, Sharma N, Vajpayee RB. Immunization and nutritional profile of cases with atraumatic microbial keratitis in preschool age group. *Am J Ophthalmol* 2011;151(6):1035–1040.

118. Kunimoto DY, Sharma S, Reddy MK, et al. Microbial keratitis in children. *Ophthalmology* 1998;105:252–257.

119. Stretton S, Gopinathan U, Willcox MD. Corneal ulceration in pediatric patients: a brief overview of progress in topical treatment. *Paediatr Drugs* 2002;4:95–110.

120. Cruz OA, Sabir SM, Capo H, Alfonso EC. Microbial keratitis in childhood. *Ophthalmology* 1993;100(2):192–196.

121. Ormerod LD, Murphree AL, Gomez DS, Schanzlin DJ, Smith RE. Microbial keratitis in children. *Ophthalmology* 1986;93(4):449–455.

122. Hsiao CH, Yeung L, Ma DH, et al. Pediatric microbial keratitis in Taiwanese children: a review of hospital cases. *Arch Ophthalmol* 2007;125(5):603–609.

123. Hammersmith KM, Cohen EJ, Blake TD, Laibson PR, Rapuano CJ. Blepharokeratoconjunctivitis in children. *Arch Ophthalmol* 2005;123(12):1667–1670.

124. Zaidman GW. The pediatric corneal infiltrate. *Curr Opin Ophthalmol* 2011;22(4):261–266.

125. Meisler DM, Raizman MB, Traboulsi EI. Oral erythromycin treatment for childhood blepharokeratitis. *J AAPOS* 2000;4:379–380.

126. Cavuoto K, Zutshi D, Karp CL, Miller D, Feuer W. Update on bacterial conjunctivitis in South Florida. *Ophthalmology* 2008;115(1):51–56.

127. Young AL, Leung AT, Cheng LL, et al. Orthokeratology lens-related corneal ulcers in children: a case series. *Ophthalmology* 2004;111:590–595.

128. Bunya VY, Hammersmith KM, Rapuano CJ, Ayres BD, Cohen EJ. Topical and oral voriconazole in the treatment of fungal keratitis. *Am J Ophthalmol* 2007;143(1):151–153.

129. Chong EM, Wilhelmus KR, Matoba AY, Jones DB, Coats DK, Paysse EA. Herpes simplex virus keratitis in children. *Am J Ophthalmol* 2004;138(3):474–475.

130. Hsiao CH, Yeung L, Yeh LK, et al. Pediatric herpes simplex virus keratitis. *Cornea* 2009;28(3):249–253.

131. Croxtall JD. Ganciclovir ophthalmic gel 0.15%: in acute herpetic keratitis (dendritic ulcers). *Drugs* 2011;71(5): 603–610.

132. Schwartz GS, Holland EJ. Oral acyclovir for the management of herpes simplex virus keratitis in children. *Ophthalmology* 2000;107:278–282.

133. Chiba S, Umetsu M, Yamanaka T, Hori S, Nakao T. An outbreak of epidemic keratoconjunctivitis due to adenovirus type 8 in a babies home. *Tohoku J Exp Med* 1976;119(2):

159–163.

134. Gu B, Son J, Kim M. Amblyopia and strabismus by monocular corneal opacity following suspected epidemic keratoconjunctivitis in infancy. *Korean J Ophthalmol* 2011;25(4):257–261.

135. Kim JH, Kim MK, Oh JY, Jang KC, Wee WR, Lee JH. Outbreak of gram-positive bacterial keratitis associated with epidemic keratoconjunctivitis in neonates and infants. *Eye (Lond)* 2009;23(5):1059–1065.

136. Walton RC, Reed KL. Herpes zoster ophthalmicus following bone marrow transplantation in children. *Bone Marrow Transplant* 1999;23(12):1317–1320.

137. Naseri A, Good WV, Cunningham ET Jr. Herpes zoster virus sclerokeratitis and anterior uveitis in a child following varicella vaccination. *Am J Ophthalmol* 2003;135:415–417.

138. West SK, Munoz B, Lynch M, et al. Risk factors for constant, severe trachoma among preschool children in Kongwa, Tanzania. *Am J Epidemiol* 1996;143:73.

139. Bonini S. Coassin M, Aronni S, Lambiase A. Vernal keratoconjunctivitis. *Eye* 2004;18:345–351.

140. Cameron JA. Shield ulcers and plaques of the cornea in vernal keratoconjunctivitis. *Ophthalmology* 1995;102:985–93.

141. Ozbek Z, Burakgazi AZ, Rapuano CJ. Rapid healing of vernal shield ulcer after surgical debridement: A case report. *Cornea* 2006;25(4):472–473.

142. Ostler HB. Corneal perforation in nontuberculous (staphylococcal) phlyctenular keratoconjunctivitis. *Am J Ophthalmol* 1975;79:446–448.

143. Abu el Asrar AM, Geboes K, Maudgal PC, et al. Immunocytological study of phlyctenular eye disease. *Int Ophthalmol* 1987;10:33–39.

144. Rohatgi J, Dhaliwal U. Phlyctenular eye disease: a reappraisal. *Jpn J Ophthalmol* 2000;44:146–150.

145. Mondino BJ, Kowalski RP. Phlyctenulae and catarrhal infiltrates. *Arch Ophthalmol* 1982;100:1968.

146. Doan S, Gabison E, Gatinel D, Duong MH, Abitbol O, Hoang-Xuan T. Topical cyclosporine A in severe steroid-dependent childhood phlyctenular keratoconjunctivitis. *Am J Ophthalmol* 2006;141(1):62–66.

147. Farthing P, Bagan JV, Scully C. Mucosal disease series. Number IV. Erythema multiforme. *Oral Dis* 2005;11:261–267.

148. Auquier-Dunant A, MockenhauptM, Naldi L, Correia O, SchroderW, Roujeau JC. Correlations between clinical patterns and causes of erythema multiforme majus, Stevens-Johnson syndrome, and toxic epidermal necrolysis: results of an international prospective study. *Arch Dermatol* 2002;138:1019–1024.

149. Forman R, Koren G, Shear NH. Erythema multiforme, Stevens-Johnson syndrome and toxic epidermal necrolysis in children: a review of 10 years' experience. *Drug Saf* 2002;25:965–972.

150. Schopf E, Stuhmer A, Rzany B, et al. Toxic epidermal necrolysis and Stevens-Johnson syndrome: an epidemiologic study from West Germany. *Arch Dermatol* 1991;127:839–842.

151. Christou EM, Wargon O. Stevens-Johnson syndrome after varicella vaccination. *Med J Aust* 2012;196(4):240–241.

152. Mondino BJ, Brown SI, Biglan AW, et al. HLA antigens in Stevens-Johnson syndrome with ocular involvement. *ArchOphthalmol* 1982;100:1453–1454.

153. Teo L, Tay YK, Liu TT, Kwok C. Stevens-Johnson syndrome and toxic epidermal necrolysis: efficacy of intravenous immunoglobulin and a review of treatment options. *Singapore Med J* 2009;50(1):29–33.

154. Kobayashi A, Yoshita T, Sugiyama K, et al. Amniotic membrane transplantation in acute phase of toxic epidermal necrolysis with severe corneal involvement. *Ophthalmology* 2006;113(1):126–132.

155. Iyer G, Pillai VS, Srinivasan B, Guruswami S, Padmanabhan P. Mucous membrane grafting for lid margin keratinization in Stevens Johnson Syndrome (SJS): results. *Cornea* 2009;29(2):146–151.

156. Genvert GI, Cohen EJ, Donnenfeld ED, et al. Erythema multiforme following use of topical sulfacetamide. *Am J Ophthalmol* 1985;99:456.

157. Gomes JA, Santos MS, Ventura AS, Donato WB, Cunha MC, Höfling-Lima AL. Amniotic membrane with living related corneal limbal/conjunctival allograft for ocular surface reconstruction in Stevens-Johnson syndrome. *Arch Ophthalmol* 2003;121(10):1369–1374.

158. Satake Y, Higa K, Tsubota K, Shimazaki J. Long-term outcome of cultivated oral mucosal epithelial sheet transplantation in treatment of total limbal stem cell deficiency. *Ophthalmology* 2011;118(8):1524–1530.

159. Sayegh RR, Ang LP, Foster CS, Dohlman CH. The Boston keratoprosthesis in Stevens-Johnson syndrome. *Am J Ophthalmol* 2008;145(3):438–444.

160. Kang JJ, de la Cruz J, Cortina MS. Visual outcomes of Boston Keratoprosthesis implantation as the primary penetrating corneal procedure. *Cornea*; Epub2012 Feb 23.

161. Zecca M, Prete A, Rondelli R, et al. AIEOP-BMT Group. Italian Associationfor Pediatric Hematology and Oncology-Bone Marrow Transplant. Chronic graft-versus-host disease in children: incidence, risk factors, and impact on outcome. *Blood* 2002;100(4):1192–1200.

162. Kim SK. Update on ocular graft versus host disease. *Curr Opin Ophthalmol* 2006;17(4):344–348.

163. Weiss JS, Møller HU, Lisch W, et al. The IC3D classification of the corneal dystrophies. *Cornea* 2008;27(Suppl 2): S1–S83.

164. Fine BS, Yanoff M, Pitts E, et al. Meesmann's epithelial dystrophy of the cornea. *Am J Ophthalmol* 1977;83:633–642.

165. Stocker FW, Holt LB. A rare form of hereditary epithelial dystrophy of the cornea: a genetic, clinical and pathologic study. *Trans Am Ophthalmol Soc* 1954;52:133–144.

166. Kuchle M, Green WR, Volcker HE, et al. Reevaluation of corneal dystrophies of Bowman's layer and the anterior stroma (Reis-Bucklers' and Thiel-Behnke types): a light and electron microscope study of eight corneas and a review of the literature. *Cornea* 1995;14:333–354.

167. Dinh R, Rapuano CJ, Cohen EJ, et al. Recurrence of corneal dystrophy after excimer laser phototherapeutic keratectomy. *Ophthalmology* 1999;106:1490–1497.

168. Rathi VM, Vyas SP, Vaddavalli PK, Sangwan VS, Murthy SI. Phototherapeutic keratectomy in pediatric patients in India. *Cornea* 2010;29(10):1109–1112.

169. Roh MI, Grossniklaus HE, Chung SH, et al. Avellino corneal dystrophy exacerbated after LASIK: scanning electron microscopic findings. *Cornea* 2006;25:306–311.

170. Marcon A, Cohen EJ, Rapuano CJ, et al. Recurrence of corneal stromal dystrophies after penetrating keratoplasty. *Cornea* 2003;22:19–21.

171. Weiss JS. Schnyder corneal dystrophy. *Curr Opin Ophthalmol* 2009;20(4):292–298.

172. Bredrup C, Knappskog PM, Majewski J, et al. Congenital stromal dystrophy of the cornea caused by a mutation in the decorin gene. *Invest Ophthalmol Vis Sci* 2005;46: 420–426.

173. Schaumberg DA, Moyes AL, Gomes JA, et al. Corneal transplantation in young children with congenital hereditary endothelial dystrophy. Multicenter Pediatric Keratoplasty Study. *Am J Ophthalmol* 1999;127:373–378.

174. Bromley JG, Randleman JB, Stone D, Stulting RD, Grossniklaus HE. Clinicopathologic findings in iridocorneal endothelial syndrome and posterior polymorphous membranous dystrophy after descemet stripping automated endothelial keratoplasty. *Cornea* 2012; Epub 2012 Feb 13.

175. Studeny P, Jirsova K, Kuchynka P, Liskova P. Descemet membrane endothelial keratoplasty with a stromal rim in the treatment of posterior polymorphous corneal dystrophy. *Indian J Ophthalmol* 2012;60(1):59–60.

176. Wollensak G. Crosslinking treatment of progressive keratoconus: new hope. *Curr Opin Ophthalmol* 2006;17(4):356–360.

177. Khan MI, Muhtaseb M. Intrastromal corneal ring segments for bilateralvkeratoconus in an 11-year-old boy. *J Cataract Refract Surg* 2011;37(1):201–205.

178. Tsilou ET, Rubin BI, Reed GF, et al. Age-related prevalence of anterior segment complications in patients with infantile nephropathic cystinosis. *Cornea* 2002;21:173–176.

179. Reed JW, Cashwell LF, Klintworth GK. Corneal manifestations of hereditary benign intraepithelial dyskeratosis. *Arch Ophthalmol* 1979;97:297.

180. Huppertz HI, Munchmeier D, Lieb W. Ocular manifestations in children and adolescents with Lyme arthritis. *Br J Ophthalmol* 1999;83:1149–1152.

181. Winward KE, Lawton-Smith J, Culbertson WW, et al. Ocular Lyme borreliosis. *Am J Ophthalmol* 1989;108:651.

182. Akinci A, Cakar N, Uncu N, Kara N, Acaroglu G. Keratoconjunctivitis sicca in juvenile rheumatoid arthritis. *Cornea*. 2007;26(8):941–944.

183. Mataftsi A, Subbu RG, Jones S, Nischal KK. The use of punctal plugs in children. *Br J Ophthalmol* 2012;96(1):90–92.

184. Ramaesh K, Stokes J, Henry E, Dutton GN, Dhillon B. Congenital corneal anesthesia. *Surv Ophthalmol* 2007;52(1):50–60.

185. Gungor I, Schor K, Rosenthal P, Jacobs DS. The Boston Scleral Lens in the treatment of pediatric patients. *J AAPOS* 2008;12(3):263–267.

186. Serrano JC, Chalela P, Arias JD. Epidemiology of childhood ocular trauma in a northeastern Colombian region. *Arch Ophthalmol* 2003;121:1439–1445.

187. Morgan KS, McDonald B, Hiles DA, et al. The nationwide study of epikeratophakia for aphakia in children. *Am J Ophthalmol* 1987;103:366.

188. Gupta A, Rahman I, Leatherbarrow B. Open globe injuries in children: factors predictive of a poor final visual acuity. *Eye (Lond)* 2009;23(3):621–625.

189. Ratnapalan S, Das L. Causes of eye burns in children. *Pediatr Emerg Care* 2011;27(2):151–156.

190. Motley WW III, Kaufman AH, West CE. Pediatric airbag-associated ocular trauma and endothelial cell loss. *J AAPOS* 2003;7:380–383.

191. Listman DA. Paintball injuries in children: more than meets the eye. *Pediatrics* 2004;113:e15–e18.

192. Ponchel C, Malecaze F, Arné JL, Fournié P. Descemet stripping automated endothelial keratoplasty in a child with descemet membrane breaks after forceps delivery. *Cornea* 2009;28(3):338–341.

第11章

儿童白内障和晶状体异常

Denise Hug

晶状体异常包括混浊、大小、形状、位置及发育异常。白内障（晶状体混浊）是世界上儿童可预防视力障碍和致盲的主要原因。儿童白内障发病率报道为 1.2/10 000 ～ 11/10 000[1-3]。报道的发病率不同是因为数据收集方法及地域的差异，发达国家比发展中国家低。早期发现和及时治疗是有效避免永久性视力丧失所必需的。

解剖学和胚胎学

晶状体是一个透明的无血管结构，位于虹膜后，由悬韧带固定。晶状体的作用是折射光线，调节和保持其透明性。晶状体的组成包括晶状体囊膜、上皮、皮质和核。

晶状体起源于表层外胚层，发生在与视泡的神经外胚层相互作用后，发生于孕 25 天左右。大约孕 27 天时，表层外胚层细胞包绕视泡后延长（柱形），形成晶状体盘（也称作晶状体板）。孕 29 天之前，晶状体盘凹陷形成晶状体凹。晶状体凹继续内陷，连接新晶状体与表皮外胚层的柱形细胞发生凋亡。最终形成一层由基底膜包裹的单层立方形细胞结构。该结构被称作晶状体小泡，基底膜最终发育为晶状体囊膜。位于该细胞层后部的细胞停止分裂，延长并失去细胞器。约孕 40 天时，晶状体小泡内腔被原始晶状体纤维填充。该结构就是清晰可见的胚胎核。细胞层的前层细胞仍为单层立方形细胞，即晶状体上皮细胞。之后的晶状体纤维来源于赤道部的前部晶状体上皮细胞。这些细胞在晶状体囊膜下向前、向后移动。这些纤维汇合后相互交叉形成 Y 字缝。前部汇合形成正的 Y 字缝，后部汇合形成倒 Y 字缝。之后在孕 2 ～ 8 个月晶状体纤维继续形成，并形成胎儿核。赤道部的晶状体上皮继续增殖，形成成人核和晶状体皮质。

晶状体纤维在人的一生当中都在不断增加。出生时晶状体约重 90 mg，随着新的晶状体纤维的不断形成，以每年大约 2 mg 的速度增长。刚出生时的晶状体平均直径是 7 mm，2 岁以内晶状体大小增长最快，2 岁时的晶状体平均直径约为 9.5 mm[4]，晶状体大小在生后早期即可发育至与成年人类似，而晶状体纤维仍不断增加，因此其密度随年龄不断增加。值得注意的是，晶状体囊膜在人的一生中也在不断增厚。

晶状体混浊

晶状体混浊（白内障）是儿童时期最常见的晶状体异常。白内障对视力造成的影响取决于发病年龄、病变位置、病因和形态变化。

儿童白内障的病因

儿童白内障的病因很多（表 11.1）。以往经验认为，约 1/3 的儿童白内障是遗传性的，1/3 与其他疾病或综合征相关，还有 1/3 是特发性的。

遗传性白内障

遗传性白内障在儿童白内障中占有一定比例。研究发现遗传方式包括常染色显性遗传、常染色体隐性遗传和 X 连锁隐性遗传。其中，常染色体显性遗传最常见。表型变异的外显率较高，此类患儿其他方面通常正常。其次是常染色体隐性遗传，通常双侧发病，但家族成员间也会出现变异。

表 11.1

婴儿型和儿童型白内障的可能病因

I . 宫内感染
　A. 病毒
　　1. 风疹[61]
　　2. 麻疹
　　3. 水痘 / 带状疱疹[62]
　　4. 脊髓灰质炎
　　5. 单纯疱疹[63]
　　6. 巨细胞病毒[64]
　B. 原虫
　　1. 弓形虫病[64]

II . 早产[65]

III . 代谢性疾病
　A. 半乳糖血症
　　1. 半乳糖 -1- 磷酸尿苷酰转移酶缺陷[66]
　　2. 半乳糖激酶缺陷[67]
　B. 甲状旁腺功能减退[68]
　C. 假性甲状旁腺功能减退
　D. 糖尿病
　E. Refsum 综合征[69]
　F. 眼脑肾综合征（Lowe 综合征）[70]
　G. 低血糖症[71]
　H. 甘露糖苷贮积症[72]
　I. 先天性遗传性家族性出血性肾炎（Alport 综合征）[73]
　J. Wilson 病（肝豆状核变性）
　K. 多种硫酸酯酶缺乏症
　L. Fabry 综合征
　M. 葡萄糖 -6- 磷酸酶缺陷

IV . 肌肉骨骼性疾病
　A. 点状软骨发育异常[74]
　B. 肌强直性营养不良[75]
　C. Albright 骨营养不良
　D. Potter 综合征[76]
　E. 软骨营养不良性肌强直[77]
　F. Smith-Lemli-Opitz 综合征[78]
　G. 肢根斑点状软骨发育异常
　H. 脊椎–眼综合征[79]

V . 肾疾病
　A. Lowe 综合征
　B. Alport 综合征
　C. 颅面骨畸形综合征[80]

VI . 中枢神经系统病变
　A. 遗传性共济失调
　B. Laurence-Moon-Bardet-Biedl 综合征[81]
　C. Sjogren-Larsson 综合征
　D. 过氧化物酶病
　　1. Zellweger（肝脑肾）综合征[82]
　E. 脑巨大（Sotos 综合征）[83]
　F. Batten 病（脂褐质沉积症）

VII . 皮肤病
　A. Cockayne 综合征[84]
　B. 皮肤异色病（Rothmund-Thomson 综合征）[85]
　C. 色素失调症[86]
　D. 先天性鱼鳞病[87]
　E. 过敏性皮炎[88]
　F. 外胚层发育不良[89]
　G. 早衰[90]

VIII . 颅面部
　A. Hallermann-Streiff 综合征
　B. Rubinstein-Taybi 综合征[91]
　C. Smith-Lemli-Opitz 综合征
　D. 脑眼颅面部综合征[92]
　E. Pierre Robin 综合征
　F. 尖头畸形
　G. Crouzon 综合征
　H. Apert 综合征
　I. 先天性白内障颜面部畸形[93]
　J. 染色体病

三倍体病
　21（唐氏综合征）
　13 ～ 15
　18（Edward 综合征）
　10q
　20p

Turner 综合征

易位
　3：4
　2：14
　2：16[94]

缺失

Cri-du-chat 综合征（5p-）

X . 自身免疫性疾病 / 炎症
　A. 葡萄膜炎
　B. 白塞病[95]

XI . 眼部异常
　A. 小眼球[96]
　B. 眼前段发育不全
　C. 眼部缺损
　D. 无虹膜
　E. 瞳孔残膜
　F. 胚胎血管残存[97]
　G. 视网膜色素变性

XII . 创伤
　A. 激光[98]
　B. 辐射
　C. 意外
　D. 光损伤[99]

代谢性白内障

新生儿、婴儿或青少年时期的代谢障碍可能会引起白内障。虽然晶状体混浊可能是永久性的，但若能对潜在疾病进行早期诊断和治疗，可能会逆转晶状体的混浊。对于儿童来说，早期发现和治疗潜在的代谢性疾病对其健康也是至关重要的。

半乳糖血症

半乳糖血症是一种常染色体隐性遗传病，患儿不能代谢半乳糖——牛奶中的一种主要成分。由于半乳糖激酶、尿苷二磷酸半乳糖表异构酶或半乳糖-1-磷酸尿苷酰转移酶的缺乏，在晶状体内半乳糖被转变成半乳糖醇。半乳糖醇使晶状体处于高渗状态，导致水分进入晶状体内，晶状体的水合作用扰乱了晶状体纤维的正常排列，从而使其失去透明性。半乳糖血症患者晶状体的典型变化为"油滴"，这不是真正的白内障，但会引起晶状体的屈光状态变化，看起来像一滴油漂在水里。如果婴儿期没有得到治疗，晶状体会弥散性变白。如果在生后 1 周内得到早期诊断，晶状体的变化是可逆的。但此类患者早期通常难以发现，多数需要手术来治疗白内障。观察患儿是否合并其他全身症状至关重要，包括呕吐、腹泻、生长迟缓、肝大。如未行治疗，可能出现智力低下和死亡。半乳糖血症筛查目前在很多国家被列为新生儿强制筛查项目。由于半乳糖血症是终身性疾病，尽管患者限制饮食，仍需终身随访观察白内障的进展情况。

Fabry 病

Fabry 病是一种少见的 X 连锁隐性遗传性代谢性疾病，由 α-半乳糖苷酶 A 溶酶体酶缺乏引起。糖鞘脂类的异常沉积引起慢性进行性疼痛性小纤维神经病变、肾功能紊乱、心脏病和卒中。男性患者通常青春期发病，多以劳累或体温变化后出现四肢疼痛起病。主要威胁生命的并发症是肾和心脏疾病，眼部多为结膜、角膜、晶状体和视网膜受累。与 Fabry 病有关的晶状体混浊有两种类型，第一种是晶状体后部点线状轮辐状混浊，这种类型用后部反光照射法最易看到，第二种通常是位于下部晶状体前囊下的楔形混浊[5]。

甘露糖苷贮积症

甘露糖苷贮积症是一种由 α-甘露糖苷酶缺乏引起的脂蛋白降解发生障碍的常染色体隐性遗传病。此类患者通常外表粗糙、骨骼异常、耳聋、学习障碍，生后早期即可发现白内障。多表现为后部皮质呈放射状分布，由散在清晰可见的空泡组成[6]。

Wilson 病

Wilson 病（肝豆状核变性）是一种将铜转运到肝细胞高尔基复合体内的腺苷三磷酸酶缺乏引起的常染色体隐性遗传病，导致铜毒性聚集于肝细胞和身体的其他部位。非铜蓝蛋白结合铜的血浆浓度升高，铜沉积于肝、脑、眼。铜在晶状体内聚集，形成了一个独特的向日葵样白内障，前囊下可见淡黄色星样结构。

高血糖症和低血糖症

高血糖症和低血糖症很少引起儿童白内障。低体重儿围产期低血糖症中较常见，可导致晶状体混浊，通常为双侧层状混浊。此类混浊通常为可逆性，但可能进展为全白内障。糖尿病患儿会形成白内障，但通常到青春期才发病。形态上多表现为弥散性、皮质性、前囊下混浊。

胆固醇合成障碍

晶状体囊膜中的胆固醇含量是所有已知膜组织中最高的，所以与胆固醇代谢相关的酶的遗传缺陷与白内障发生有关。Smith-Lemli-Opitz 综合征、甲羟戊酸尿症、Conradi-Hünermann 综合征，以及脑腱黄瘤病患者均伴有胆固醇代谢相关酶突变，报道显示此类患者均患有白内障。白内障发病机制目前仍不清楚[7]。

低血钙症

低血钙症患儿可表现为易怒、生长缓慢和癫痫。有报道发现低血钙症患儿发生白内障且其发生与晶状体渗透压的变化有关。发病初期表现为对视力影响较小的贯穿于晶状体皮质的白色细小点状混浊，随着病情发展，可能会形成对视力影响较大的层状白内障。

全身疾病相关的白内障

白内障是许多多系统疾病的体征之一。此类患者白内障发病率变异较大。下面列举了部分白内障高发的综合征。

Lowe 综合征

Lowe 综合征（眼脑肾综合征）是一种 X 连锁隐性遗传病，此类患者几乎均伴有白内障。Lowe 综合征患儿存在智力发育迟钝、肌张力降低、肾性氨基酸尿症和典型的外观。Lowe 综合征患者的晶状体通常较小、扁平，有盘状混浊。青光眼和角膜混浊也常见。有趣的是，女性携带者经常表现为后部皮质弥漫性点状混浊或轮辐状混浊。

Alport 综合征

Alport 综合征是一种 X 连锁或常染色体隐性遗传病，包括间质性肾炎、听力障碍和眼部异常。晶状体异常主要表现为继发于前囊膜中央异常变薄的晶状体前部圆锥。在前部圆锥型晶状体中，虽然白内障通常较晚发现，但须尽早手术，因为变薄的晶状体前囊膜会在光学上产生严重的色像差。晶状体前囊膜自发破裂形成全白白内障较为罕见。

点状软骨发育不全

这是一类疾病，分为点状软骨发育不全和肢根状软骨发育不全，二者均又分为 1 型和 2 型。点状软骨发育不全 1 型是 X 连锁隐性遗传病，是由染色体 Xp22.33 上芳基硫酸脂酶的 E 基因突变引起。患儿表现为身材矮小、听力丧失、骨骼畸形、皮肤鱼鳞病和发育迟缓。点状软骨发育不全 2 型（Conradi 综合征）是与染色体 Xp11.23 有关的胆固醇合成缺陷的 X 连锁显性遗传病。此类患儿存在生长缓慢、听力丧失、气管狭窄、多处骨骼畸形、皮肤鱼鳞病和智力低下。肢根状软骨发育不全是一种与过氧化物酶来源缺陷有关的常染色体隐性遗传病。有报道发现，肢根状软骨发育不全的婴儿的白内障发病率高达 75%，且早期死亡率高。点状软骨发育不全患者均伴白内障[8]。

肌强直性营养不良

肌强直性营养不良是一种常染色显性遗传性肌营养不良性疾病，表现为进行性肌无力和肌萎缩。其他系统特征包括性腺萎缩、前额变凸、精神衰弱和心脏畸形。眼部特征包括上睑下垂、进行性眼外肌麻痹、视网膜色素改变和白内障。几乎所有患者均伴有晶状体典型改变，表现为皮质内彩色水晶斑点状混浊，通常被称为"圣诞树"样白内障。晶状体混浊也可表现为皮质内小的白色球形混浊。

多发性神经纤维瘤病 2 型

多发性神经纤维瘤病 2 型是一种高外显率的常染色显性遗传病，其特征为前庭神经鞘瘤和其他中枢神经系统肿瘤。最常见的类型为后囊下和皮质型白内障。

Zellweger 综合征

Zellweger 综合征是一种常染色体隐性遗传病，包括头颅、颜面部、耳和脚发育异常，同时伴有智力低下、肌张力降低、癫痫以及早逝。大部分病例表现为层状白内障，其他眼部特征包括角膜云翳、视网膜色素变性、视神经萎缩和青光眼。无症状的携带者表现为曲线状混浊。这类疾病是 PEX 基因组中与过氧化物酶体来源相关的基因缺陷引起[9]。

Cockayne 综合征

Cockayne 综合征是活化基因（active genes）的转录偶联 DNA 修复（transcription-coupled DNA repair）缺陷引起的常染色隐性遗传病。该病最显著的特征是早老和恶病侏儒症。几乎所有器官系统均受累，表现为进行性的神经功能恶化、精神障碍、骨骼异常、皮肤光敏和感音神经性聋。眼部异常包括白内障、视网膜萎缩、角膜混浊、泪液分泌减少和视神经萎缩[10]。

Bloch-Sulzberger 综合征

Bloch-Sulzberger 综合征（色素失调症）是一种累及皮肤、骨骼、牙齿、中枢神经系统和眼的 X 连锁显性遗传病。男性患者中该病通常是致命性的。皮肤改变分为 4 个明显阶段，开始时呈线性大泡，最后皮肤萎缩和瘢痕化。眼部异常有多种，包括白内障、视神经萎缩、小眼球、引起视网膜脱离的视网膜病变和上皮性角膜炎。晶状体异常的表现与永存胚胎血管类似。

Rothmund-Thomson 综合征

Rothmund-Thomson 综合征是常染色体隐性遗传病，包括皮肤片状色素脱失和色素过度沉着引起的皮肤萎缩。患者可见毛细血管扩张、毛发稀疏、身材矮小、牙列不齐和性腺功能减退。多数患者伴有层状白内障，常于 3 ～ 6 岁时发病。

Hallermann-Streiff 综合征

Hallermann-Streiff 综合征是一种独立的疾病，包括鹰钩鼻子和小颌畸形等颅面部畸形、身材矮小、牙齿畸形、呼吸系统疾病、多种骨骼异常和先天性白内障。Hallermann-Streiff 综合征的眼部异常通常是小眼球。晶状体可能较小，有报道其自发吸收后形成盘状或膜状白内障。

染色体异常相关的白内障

多数染色体异常综合征都可伴发白内障，最常见的为 21 三体。唐氏综合征（21 三体综合征）的白内障通常在儿童晚期发生，但也可能在婴儿期就已经存在。白内障也是 13 三体、15 三体和 18 三体的临床表现之一。据报道，染色体缺失也会出现白内障，最常见的是 Turner 综合征（XO）和 Cri-du-chat 综合征（5p-）。白内障也是染色体易位的表现之一，比如3：4 染色体易位、2：14 染色体易位和 2：16 染色体易位。随着基因图谱研究的继续进行，已知的与白内障相关的染色体异常疾病数目也会增加。

继发性白内障

继发性白内障是外力引起或继发于眼部其他疾病的晶状体混浊。

母体感染

许多宫内感染可引起白内障。白内障通常是中央型的，可单侧或双侧发病。母体感染引起的白内障中，最常见的为风疹病毒感染。先天风疹病毒感染的系统损害表现为心脏缺陷、智力低下和耳聋。

白内障通常为珍珠白样核性混浊，有时整个晶状体受累变白，甚至出现皮质液化。晶状体内含有活病毒，手术摘除后难以控制的炎症反应常与其有关。风疹性白内障是世界范围内引起白内障的一个重要原因，但在美国少见。白内障也可见于弓形虫感染、水痘、巨细胞病毒、弓蛔虫病的宫内感染。

药物毒性

晶状体对局部及全身用药比较敏感。已知最常见的引起白内障的药是皮质类固醇药物。其与给药剂量和用药时间有关。典型的白内障通常为后囊下型，但可进展累及整个晶状体。

医源性白内障

在骨髓移植前进行全身放疗的儿童患者中，可看到与放疗有关的白内障的形成。此类白内障通常为后囊下型，并与放射剂量和持续时间有关。白内障发病率随着放射剂量的增加而增加。有报道激光治疗阈值期早产儿视网膜病变（retinopathy of prematurity，ROP）后发生白内障。总之，任何眼内手术都会增加儿童白内障形成的风险。

继发于眼部疾病的白内障

眼内疾病相关的继发性白内障最常见的原因是葡萄膜炎，可以是前部、中间或后部葡萄膜炎。白内障的形成可能与炎症或应用类固醇药物治疗炎症有关。相对不常见的原因为眼内肿瘤、眼内异物和慢性视网膜脱离。

外伤性白内障

外伤性白内障是儿童白内障常见的重要原因。白内障可能继发于穿通伤、贯通伤或钝挫伤。白内障可在受伤后即刻形成，也可在钝挫伤后延迟形成。继发于外伤的白内障可能是局部或全部混浊。要注意事故和创伤都是可能的病因，这一点很重要。手术治疗仅用于视力受损的白内障。视力预后取决于伴随的眼部损伤。

眼部异常相关白内障

白内障与很多眼部异常相关，如小眼球、无虹膜、视网膜色素变性和眼部缺损。与永存胚胎血管系统相关的白内障需特别注意，这是由于原始的透明脉管系统没有退化造成的，通常单侧发病。最常见的眼部异常包括小眼球中血管化的晶状体后斑块，同时伴有虹膜血管突出、窄前房、长睫状突。晶状体起初为透明的，随着时间逐渐混浊。晶状体也可随时间逐渐前移，可能形成青光眼。视网膜可通过两种方式受累：可能因为晶状体后斑块收缩，牵引玻璃体基底部及周边视网膜；如果玻璃体血管残存于视神经处，则可能纤维化引起视乳头周围视网膜皱褶或视网膜脱离。治疗包括摘除晶状体和纤维血管膜。该层膜很厚，用玻切刀难以剪除。玻璃体动脉内可能有血液，故手术时可能需要烧灼止血，以免发生玻璃体积血。最后，须小心去除周边的晶状体物质，避免损伤睫状突。视力可能因弱视、青光眼、视网膜皱褶和视网膜脱离而受到影响。

原因不明的白内障

很多手术医生认为多数非创伤性的单侧白内障是特发性的，但双侧白内障也有可能是特发性的。必须有针对性地进行完整的眼部病史回顾和眼部检查，确定是否存在与外伤或炎症有关的体征。对患者父母进行眼部检查可能会发现视力受损不明显的白内障。一些患儿需要在儿科医生或基因学家的协助下进行进一步检查，以发现可能的阳性结果（表 11.2 和 11.3）。

表 11.2

先天性白内障——诊断性评估

疾病	实验室检查
半乳糖血症	尿中还原性物质
	红细胞半乳糖激酶活性，红细胞半乳糖 -1- 磷酸尿苷酰转移酶
Lowe 综合征	氨基酸尿
Alport 综合征	尿液显微镜检查，尿蛋白
风疹	抗体滴度
梅毒	VDRL（性病研究实验室）测试
Smith-Lemli-Opitz 综合征	胆固醇代谢通路相关酶
甲羟戊酸尿症	
脑腱黄瘤病	
甲状旁腺功能减退	血浆钙、磷、碱性磷酸酶
Wilson 病	血浆铜蓝蛋白
高血糖症 / 低血糖症	血糖
Fabry 病	尿"马尔他十字"（偏振光法）

表 11.3

先天性白内障——实验室评估

	结果	可能的诊断
尿	＋尿中还原性物质	半乳糖激酶缺乏
	氨基酸尿	Lowe 综合征
	血尿、蛋白尿	Alport 综合征
	"马尔他十字"图形	Fabry 病
血	红细胞酶	半乳糖激酶缺乏
	葡萄糖	高血糖症 / 低血糖症
	TORCH 滴度，VDRL 测试	风疹、弓形虫病、巨细胞病毒、疱疹、梅毒
	钙、磷	甲状旁腺功能减退或假性甲状旁腺功能减退

儿童白内障的形态学

儿童白内障的形态是判断其发病年龄、可能病因和视力预后的重要手段。白内障的形态是由晶状体的解剖、胚胎发育、损伤时间和性质决定的。某些形态的白内障预后较好，所以尽可能地鉴别和区分白内障形态有助于治疗。下面将白内障形态根据位置不同分成四种类型：全部、中央、前部和后部。

累及整个晶状体的白内障

全白白内障　全白白内障是整个晶状体完全混浊（图 11.1）。可由多种原因引起，但无法明确病因。如果没有积极治疗，许多类型的白内障可以进展为全白白内障。由于无法看到晶状体后部结构，建议行 B 超检查来评估视网膜脱离、眼内肿瘤或者眼内异物情况。由于其明显影响视力，需要手术治疗。

全白白内障的一种特殊类型是 Morgagnian 白内障。这种白内障晶状体纤维液化，但晶状体核完整。由于重力作用，晶状体核在囊袋内下沉。此类白内障在美国不常见。

膜状白内障　膜状白内障是一种晶状体物质吸收后形成的薄层纤维化的晶状体。晶状体前囊和后囊融合形成一层致密的白色膜状结构。此类白内障与创伤、后囊或前囊缺陷、先天性风疹病毒感染、Hallermann-Streiff 综合征、永存胚胎血管、Lowe 综合征和无虹膜有关[11]。

中央型白内障

核性白内障　这种混浊由 Y 字缝之间的胚胎核和胎儿核组成。胎儿核性白内障是最常见的先天性白内障，表现为中央有直径约 3.5 mm 的混浊区域，周围被透明皮质包绕。随着时间的推移，晶状体皮质变成弥散性或放射状混浊。可伴随小眼球或小角膜。可单侧或双侧发病。有报道称双侧胎儿核性白内障为常染色显性遗传[11]（图 11.2）。

油滴状白内障　这种白内障最常见于半乳糖血症患者。外观像悬浮在水中的一滴油。升高的半乳糖醇产生水合作用，导致晶状体屈光指数不同，从而引起白内障。如果半乳糖血症能够早期诊断和治疗，油滴可能会消退。后部圆锥形晶状体中可出现类似表现，但其源于晶状体后囊较薄及晶状体光学的扭曲。

层状白内障　层状白内障是在晶状体清晰的核和皮质之间的混浊。晶状体纤维不断生成，对损伤发生代谢应激而变得混浊[11]。其可能来源于子宫内异常，也可能为常染色体显性遗传，有报道其发生在新生儿低血糖症患者中。这种白内障为双侧非对称性发病。混浊的程度具有多变性，但随时间进展。总之，层状白内障比其他形态的白内障有更好的视力预后[11]（图 11.3 和 11.4）。

中央粉状白内障　中央粉状白内障是一种累及晶状体核的特殊类型白内障，晶状体核内可见大量细小点状混浊（呈粉末状）。之前曾命名为 Coppock 或 Nettleship 白内障，但已被重新命名。这种白内

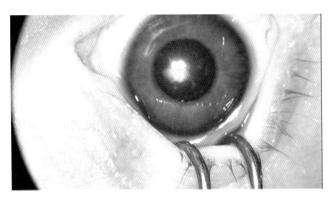

图 11.2　胎儿核性白内障

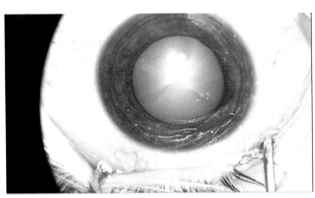

图 11.1　全白/弥散性白内障

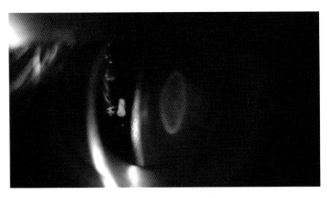

图 11.3　层状白内障

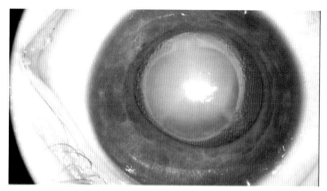

图 11.4　致密的层状白内障

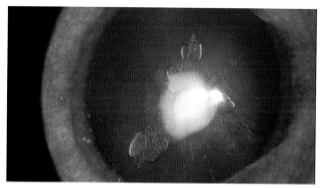

图 11.5　前极白内障

障通常为双侧非进展性，很少影响视力。最常见于常染色体显性遗传，也可由 γ 晶状体球蛋白突变引起。有些家族性亚型会累及晶状体皮质。值得注意的是，短暂的代谢变化也会引起此类白内障的发生，如半乳糖血症、低血糖症和低血钙症[11]。

"蚂蚁蛋"样白内障　"蚂蚁蛋"样白内障是一种罕见的常染色体显性遗传性层状白内障，是由局限在胚胎核及核周的致密的珍珠样结构组成。这些结构主要由钙和磷组成。这些白色钙化点可能在白内障吸除的过程中无法完全吸除干净而出现在无晶状体眼前房中[12]。

缝状白内障　缝状白内障是晶状体内 Y 字缝发生混浊。可单侧或双侧发病，通常不进展，对视力无明显影响。可能为 X 连锁隐性遗传或常染色显性遗传。可发生于 Nance-Horan 综合征的女性携带者中。非典型的缝状白内障可见于 Fabry 病。其表现为从后极部沿着后囊膜呈白色羽毛状、放射状分布。

皮质型白内障　皮质型白内障在儿童中不常见。混浊局限在皮质内而不累及核。研究发现其为常染色体显性遗传[11]。

蓝色白内障　蓝色白内障是发生于双侧晶状体外周皮质内的小的蓝白色混浊。患者通常无症状，多为常染色体显性遗传。蓝色白内障呈长形或棒状，环形包绕晶状体赤道部，被称作冠状白内障[11]。

前部白内障

前极白内障　前极白内障是晶状体前囊膜中央上的白色小点状混浊（图 11.5），被认为是胚胎时期晶状体发育时晶状体小泡异常分离引起，这种白内障通常为双侧，具有遗传性，对视力影响不大。偶尔于邻近的囊膜下或皮质形成白内障而影响视力。前极白内障可能形成散光，导致弱视而影响视力。

前部锥形白内障是一种较严重的前极白内障。和前极白内障类似，但外形像一个位于前部晶状体囊膜上的圆锥。其会逐渐增大而对视力产生影响。通常为双侧对称性，呈常染色体显性遗传。需要手术改善视力，但晶状体纤维难以用玻璃体切割的方法去除。

前部囊膜下白内障　儿童的前部囊膜下白内障通常与获得性疾病有关，如外伤、葡萄膜炎、辐射、Alport 综合征或皮肤过敏性疾病。混浊从轻微到严重不等[12]。

后部白内障

多夫点　多夫点（Mittendorf 点）是玻璃体动脉前端残留。表现为晶状体后极部中央或偏鼻侧的白色点状结构[12]。对视力影响不大。偶尔与永存玻璃体动脉有关。很少与后部圆锥形晶状体有关[11]。

后部圆锥形晶状体　后部圆锥形晶状体是由于后囊膜变薄导致邻近的晶状体成分向后膨出。变形的后部晶状体皮质可能逐渐变混浊（图 11.6），罕见晶状体后囊破裂而形成全白白内障。在白内障形成之前，由于后部囊膜缺陷引起大度数不规则散光而致视力明显受累。多为单侧散发。常染色体显性遗传可为双侧发病。也存在 X 连锁和常染色体隐性遗

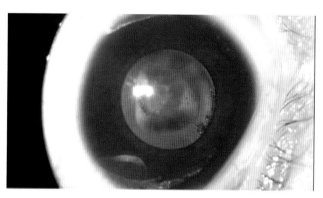

图 11.6　混浊的后部圆锥形晶状体

传。后部圆锥形晶状体与小角膜、高苷氨酸尿症和眼球后退综合征有关[11]。

（王海燕　译　郝瑞　审校）

后囊下白内障　后囊下白内障多呈毛玻璃样外观，在后囊前迅速形成（图 11.7）。而晶状体其他部位则是透明的，其相邻囊膜通常没有脆弱或缺失现象。后囊下白内障可以是特发性、炎症反应相关、继发于类固醇激素的使用、继发于创伤、唐氏综合征相关、2 型神经纤维瘤病相关或辐射后发生。位置距离眼睛结点很近，因此后囊下白内障通常影响视力，即使是位于视轴上的小混浊也能对视力产生明显影响。

后极性白内障　后极性白内障通常是后部晶状体白色、细小、密集的中央混浊（图 11.8）。这些混浊通常与后囊脆性有关。脆弱的后囊可自发破裂。由于其位于晶状体后部，故很小的混浊也会导致视力显著下降。此种类型的白内障可以是单眼或双眼，大小和密度也有差异。后极性白内障可为家族性或在家族中散发，通常是双侧发病，常染色体显性遗传。如果需要手术恢复视力，术中须特别注意易脆的晶状体后囊。

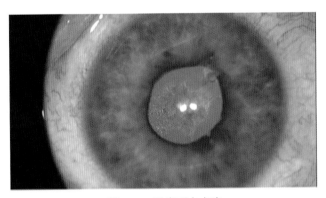

图 11.7　后囊下白内障

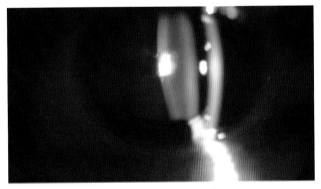

图 11.8　后极性白内障

儿童白内障遗传学

　　遗传性白内障多为常染色体显性遗传，但也存在常染色体隐性遗传或 X 连锁遗传。有趣的是，表型相同的白内障可能源于不同基因位点的突变，且其遗传方式不同，反之亦如此。在具有已知遗传缺陷的家族中可能存在显著的表型差异。这就提示存在多基因或环境因素改变了原始突变的表达。目前，至少标记有 39 个基因位点与原发性或独立发病的白内障相关[13]。与独立发病的先天性或婴儿白内障相关的 39 个基因位点中，有 26 个位点与特定突变基因有关。在已知具有基因突变的家族中，约一半突变发生于晶状体蛋白，大约 1/4 的突变发生在连接蛋白上，其余突变可分为编码热休克转录因子 -4 的基因、编码水通道蛋白 -0 的基因和编码念珠状纤维蛋白 -2 的基因的突变[13-14]。儿童白内障观察的范围越广，发现的基因突变越多。目前已报道的突变见于转录因子（FOXE3、Maf 和 PITX3）、酶（主要是糖代谢通路）、轴突导向分子（eph-rins）和蛋白质。这些蛋白质可分为晶状体蛋白、缝隙连接蛋白（连接蛋白）和膜蛋白（水通道蛋白）。随着对儿童白内障遗传学认识的进一步提高，人们对其病因学和病理生理学也会有更深的理解。

评估

　　对白内障患儿的评估应该从详细的病史开始。白内障的发病时间对最终视力预后至关重要。应仔细询问可能的家族史、发育情况、全身状况，并对各系统进行全面回顾。这些信息有助于决定是否行更进一步的检查。之后应进行全面评估。患儿是否具有其他细小异常？行为发育是否正常？生长发育是否正常？然后进行完整的眼科检查。确定视力情况和晶状体混浊对正常视力发育的影响非常重要。评估未散瞳和散瞳状态下的红光反射或许可提供有关视轴是否被遮挡的有用信息。当试图评估白内障对视功能的影响时，视网膜检影镜的光反射检查也是非常有价值的。瞳孔检查非常重要，因其可能提示是否存在相关病理变化。同时还应当进行眼位检查。如果患儿表现为单侧白内障和斜视，通常是视力下降的征兆，也提示了发病时间。应该注意是否存在显性或隐性眼球震颤。检查眼前节结构，观察是否存在创伤、小角膜、虹膜异常和青光眼等情况。

单侧白内障可能与创伤或其他眼部异常有关，因此确定可能的病因非常重要，其直接影响视力的预后。应仔细检查晶状体，观察其眼别和形态。大多数单侧白内障不需要进行进一步的全身系统性检查。双侧白内障通常是特发性、遗传性或继发于系统性疾病。双侧白内障要注意是否与系统性疾病相关，其形态改变也可能提示是否需要进一步检查。例如，如果婴儿有双侧前极性白内障，则不需要全身系统性的评估。而双侧全白的白内障患儿则须进一步进行全身系统检查。儿童白内障应进行视网膜和视神经检查，以利于明确病因，判断视力预后。如果眼底无法窥见，应进行 B 超检查，以明确有无视网膜脱离、眼内肿瘤和永存玻璃体。眼轴长度测量有助于确定是否存在小眼球。如果需要进行全身系统评估，则应由儿科医生或遗传学家来进行详细检查。

治疗

非手术治疗

并非所有的白内障都需要手术干预，但需要对其进行监测，特别是患儿处于弱视易发年龄时。几乎所有白内障，无论是继发于白内障的进展还是源自屈光不正或弱视，在某一时期对视力都有影响。

若存在明显的屈光不正，应戴镜矫正。弱视是儿童白内障人群视力下降的常见原因，即使白内障较小，也易导致弱视的发生。一般采用遮盖或压抑疗法治疗。如果晶状体存在小的中央混浊，可行散瞳治疗。2.5% 去氧肾上腺素每天使用 2 或 3 次比较理想。如果不能充分散瞳，则可使用托吡卡胺等弱睫状肌麻痹剂。患儿年龄、白内障特点和是弱视的存在将决定患儿的随访频率。

手术治疗

检查年长患儿视力受损情况很简单。Snellen 视力表和视觉症状将直接决定是否需要手术。但对于还不会讲话的患儿会较困难。如果患儿出现视力下降的行为、斜视或眼球震颤，且白内障的大小、密度和形态能够解释临床表现时，则需手术摘除白内障。婴儿的视觉评估是最困难的。大多数临床医生认为如果白内障混浊大于 3 mm、致密、位于晶状体中央后部，即可影响视力。

一旦判断白内障影响视力，即可考虑进行手术治疗。近三十年来，儿童白内障的手术治疗更加精准。不同于成年人的是，手术通常是全身麻醉下完成。

手术切口的构建

手术切口位置的选择是白内障手术中首先要考虑的问题。多数小儿眼科医生将白内障手术切口置于颞侧或上方。如果选择行透明角膜切口，则两者均可。如果选择巩膜隧道切口，则上方切口更好，因为上方切口会受到眼睑、眉毛和 Bell 现象的额外保护。某些特殊情况下，手术切口的位置则由异常的面部解剖或之前已行的或将来要行的内眼手术所决定。其次要考虑的是行何种切口。角膜切口与巩膜切口均在儿童患者中广泛应用。角膜切口的优点包括避免行球结膜环状切开、术中操作方便和减少潜在的出血，但同时也增加了眼内炎发生的概率[15-16]，内皮细胞丢失率更高[17]，与含有血管的巩膜隧道切口相比切口愈合延迟，以及切口大小受限。采取巩膜隧道切口则有角膜瘢痕较小、切口安全性高、可根据手术需要随时扩大切口以及切口稳定等优点；巩膜切口的两个主要缺点是破坏的结膜可能会对之后的手术产生影响，以及切口需要缝合。

前囊膜的处理

前囊膜的处理是儿童白内障手术成功的关键步骤之一。前囊膜切开必须在不影响其他组织及晶状体囊膜的稳定性下完成。这在儿童白内障手术中操作难度较大，因为儿童前囊膜厚度较薄、富有弹性且张力大。大多数儿童白内障手术医生采用连续环形撕囊（continuous curvilinear capsulorrhexis，CCC）或利用玻璃体切割头（玻切头）切除前囊膜。CCC 主要用于 2 岁以上的患儿，而玻切头撕囊则用于 2 岁以下的患儿[18]。建议在儿童 CCC 术中使用高黏度的黏弹剂，以利于维持前房的深度、压平前囊膜并抵消年轻患儿玻璃体内的正压。反复多次撕囊有助于控制撕囊的边界，同时撕囊的力量应指向瞳孔中心。在婴幼儿患者中，由于 CCC 不易操作及患儿瞳孔小，一些外科医生倾向于使用玻切头撕囊。Wilson 报道，人工 CCC 操作可制造出最完美和最稳定的囊膜边缘，而玻切头则更易打开前囊膜开口[19]。前囊膜切除的大小主要取决于人工晶状体（intraocular lens，IOL）的使用。当植入 IOL 时，前囊膜开口应略小于光学区。若不植入 IOL，则前囊膜开口应较大，以减少继发性囊膜的形成。无论采用何种技术，都应重视前囊膜的处理，其形状、大小和边缘的完整性均是术后长期成功的重要因素，特别是有 IOL 植入时。

晶状体物质的去除

儿童的晶状体物质与成人有很大的不同。其柔软且易吸出。因此晶状体超声乳化对于儿童白内障并不是常规术式。晶状体吸除术有多种。玻切头、灌注头或者超声乳化头在术中都可用到。由于玻切头功能多样，多数外科医生倾向于使用玻切头，这些系统作为单手或双手操作系统均可有效应用。虽然 20G 玻璃体切割（玻切）设备作为标准手术系统已应用多年，但更小规格玻切设备的应用已显示出其安全高效的特性[20]。尽可能地仔细移除所有晶状体物质对于阻止将来的视轴混浊和 IOL 偏心等手术并发症至关重要。

后囊膜的处理

儿童白内障最难和最有争议的问题是后囊膜切开的手术时机。保留后囊膜的完整性有诸多优点：维持生理屏障、阻止玻璃体进入前房和有助于保留解剖关系。然而有报道后囊膜极易发生混浊，保留后囊 100% 会产生后囊膜混浊[21]。由于后囊膜有混浊的倾向，通常推荐在弱视易形成时期或无法行 YAG 激光的患儿中，Ⅰ期手术中就施行后囊膜切开。其他需要行Ⅰ期后囊膜切开的情况包括后囊膜破裂和后囊膜斑块。多种手术技巧可用于后囊膜切口。后囊膜连续环形撕囊已有详细阐述[22]。虽然在年幼患儿中应用此种技术存在困难，但可以获得平滑、圆形边缘的撕囊口。当在儿童白内障术中应用此技术时，应同时合并前节玻切。如果前部玻璃体界面保持完整，易产生继发性混浊。也可使用玻切头从前部角膜缘或者平坦部作为入口切开后囊膜。每种技术都有其利弊。Ahmadieh 等在随机双盲对照临床实验中发现，两种技术的结果差异无统计学意义[23]。因此，切口的选择更基于术者的技术与经验。需注意，任何方法都必须尽量去除足够的前部玻璃体，以防止继发性视轴混浊产生。后囊膜的切口大小同样取决于是否植入 IOL。如果植入 IOL，则其切口应略小于 IOL 光学区；若不植入 IOL，建议行较大的后囊膜切开。

手术切口的关闭

白内障手术如果行巩膜隧道切口，则必须缝合。角膜透明切口或许不需要缝合，但需注意儿童患者的切口不像成人能自我闭合。Basti 等发现，11 岁以下患儿，尤其是晶状体摘除合并前部玻切的患儿，自我闭合的切口也并非安全[24]。儿童白内障需要缝合切口的其他原因包括巩膜弹性增加、更高剂量类固醇类药物的应用、术后不配合检查、玻切导致巩膜硬度降低及术后潜在的眼部外伤风险。既往有多种类型的缝线已被应用。Bar-Sela 等报道，与 Mersilene 缝线相比，应用 Vicryl 缝线能减少角膜血管化、眼内炎和早期散光等多种手术并发症[25]。10-0Vicryl 缝线（聚乳酸羟基乙酸）不需拆线，在体内有 2 周的张力半衰期[26]且可在 60 ～ 90 天内被吸收。基于这些优点，许多小儿白内障手术医生倾向于使用 Vicryl 缝线关闭手术切口。

Ⅰ期 IOL 植入

虽然儿童患者行Ⅰ期 IOL 植入已被广泛认可，但目前仍存在诸多争议，包括植入的解剖位置、材料的选择、光学边缘的设计和 IOL 的屈光度等。植入的 IOL 将伴随患儿数十年且多数患儿处于视觉发育期，故这些争议与患儿视力预后密切相关。

IOL 植入囊袋内是较佳的选择。该位置的解剖使得植入更准确。其不仅减少了 IOL 与血管组织接触的概率，同时也保证 IOL 长期位于中心位置。在无法植入囊袋的情况下，有些 IOL 设计成睫状沟植入。若无囊袋支撑，还有其他 IOL 植入的方法，但操作上须小心谨慎[27]。

IOLs 首次应用于儿童时，只有聚甲基丙烯酸酯（polymethylmethacrylate，PMMA）一种材料。随着小切口可折叠晶状体的发展和其他与人眼相容度好的材料的出现[28]，我们有了更多的选择。最普遍应用的 IOLs 除了 PMMA，还包括疏水性丙烯酸酯、亲水性丙烯酸酯和硅胶 IOLs。Wilson 和 Trivedi[29] 对小儿眼科医生进行调查，发现大多数外科医生倾向于使用疏水性丙烯酸酯 IOL 植入患儿。他们主要基于以下几个理由：PMMA 晶状体是硬性晶状体，因此需要较大切口；白内障患儿具有较高的视网膜脱离风险，考虑到将来可能进行的视网膜手术，应用硅胶人工晶状体可能会存在问题；晶状体上皮细胞可长入亲水性丙烯酸酯晶状体，从而引起更多的晶状体光学部钙化[28]。

在植入 IOL 的患儿中，后囊膜混浊是一个主要的问题，因此 IOL 的设计也很重要。在抑制后囊膜混浊的不同类型材料中，IOL 边缘的设计是最重要的决定因素[28]，其后部光学区设计成方形边缘将更佳。

IOLs 度数的确定是 I 期 IOL 植入中最棘手的问题。由此引出了一系列需要解决的问题，包括精准测量角膜曲率和眼轴长度、IOL 公式的应用和目标屈光力。应尽可能在检查室完成角膜曲率及眼轴长度的测定。对于婴儿及年幼的儿童，难以进行测量，则可在手术室全身麻醉下进行。该情况下，自动角膜曲率计起很大作用。接触或浸入式 A 型超声可在手术室中应用。为精确测量眼轴长度，注意检测时不要压陷角膜且应尽量位于视轴。成人中 IOL 度数计算有两种基本公式。首次应用的公式为线性公式。对于具有正常的解剖结构和眼轴长度的眼球，该公式能很好地计算出度数；对于眼球偏短或偏长，或眼前节解剖异常的眼球，精确度则会下降。为了解决这些问题，又出现了新的理论公式。成年人 IOL 计算公式应用于儿童可能会产生比成人要大的误差。Andreo 等[30]对比了采用包括经验公式和理论公式在内的四种公式进行的 IOL 度数的计算，发现术后当时的屈光度与预算的屈光度之间的平均差异在 1.2 ～ 1.4 屈光度，差异无统计学意义。对于儿童尚无精确的计算公式，故 IOL 计算公式的选择取决于外科医生的经验。关于术后理想屈光度的确定尚未达成共识。尽管 Wilson 等[31]研究发现 10 岁后眼球仍有明显增长，但对于年长儿童来说，由于眼部生长发育已基本完成，其 IOL 度数计算相对容易些。大多数外科医生倾向于在年长儿童设定目标屈光度为正视或与对侧眼屈光度相匹配。在儿童易发生弱视时期，这一问题显得愈加复杂。一些外科医生认为目标屈光度应设为正视，以尽可能地恢复视力，而另一些医生则认为单侧白内障目标屈光度应与对侧眼相匹配。此外还有一些医生建议目标屈光度设为远视，以避免在成年后形成近视。目标远视度则取决于患儿年龄和手术医生的经验。

手术并发症

术中并发症

恰当的手术切口可以避免许多手术并发症。切口不能过小，以免手术器械进入时过紧而引起角膜混浊。在婴儿及年幼儿童中，巩膜硬度偏软和玻璃体正压使得前房深度维持困难。若切口过大，眼内液流出可致前房塌陷，而这种情况可致虹膜自切口处脱出和虹膜损伤。如果术中后囊破裂，可能导致玻璃体进入前部。较小的切口或隧道可有助于避免眼内容物脱出。如在切割模式下虹膜触及玻切头，则可能直接导致虹膜损伤。术中最难处理的问题之一是瞳孔不易散大，特别是在婴儿或外伤时。许多患有先天性白内障的婴儿虹膜括约肌发育不良并有其他虹膜异常，即使使用强效散瞳剂，瞳孔仍很小。此时虹膜拉钩、虹膜括约肌切开术、瞳孔成形术或部分虹膜切除术有利于手术操作。任何虹膜损伤都可能引起前房积血和玻璃体积血。术中操作应尽量避开虹膜，但有时为了术中视野和术后视力，必须人为扩大瞳孔。手术中可能出现前囊膜放射状撕裂，此时应停止操作，进行前房注气并使撕囊力量重新朝向瞳孔中心。如果无法重新施力，则在前囊膜撕裂到晶状体赤道部前停止操作而改用玻切头切割。在吸除晶状体成分的任何时刻都可能发生后囊膜撕裂。玻切头切割可使撕囊口尽量呈圆形。黏弹剂有助于保持玻璃体位于眼球后部，从而尽量吸除残留的晶状体成分。手术操作时切勿在玻璃体中应用注吸模式。进入眼前部的玻璃体必须仔细清除。与 IOL 有关的并发症主要为错位。术中要特别注意观察晶状体袢，确保其植入于囊袋内。如果出现一个袢位于囊袋内而另一个袢位于睫状沟，则会增加虹膜夹持的风险。儿童白内障手术中有时需切开后囊，因此可能出现 IOL 脱入玻璃体内的情况。最常见的术中和术后并发症见表 11.4。

术后并发症

术后并发症可分为早发型和迟发型。最常见的术后并发症见表 11.4。下面阐述一些常见并发症。

早发型术后并发症

儿童白内障术后的炎症反应明显高于成人且较为严重。减少术后炎症反应的步骤包括术中避免虹

表 11.4
白内障手术并发症
术中
小瞳孔
前房积血
虹膜损伤
视网膜出血
玻璃体积血
视网膜脱离
角膜水肿 / 混浊
玻璃体脱出
术后（IOL）
后囊膜混浊
继发膜
晶状体增生
青光眼
炎症
囊样黄斑水肿
瞳孔异常
皮质残留
玻璃体损伤
切口渗漏
眼内炎
虹膜损伤
角膜水肿
IOL 偏位
屈光异常
手术源性散光
虹膜粘连
虹膜颜色改变 / 虹膜异色
视网膜出血

膜操作、仔细去除晶状体成分以及将 IOL 置于囊袋内。术后仍需经常局部应用强效类固醇激素，偶尔需全身应用类固醇激素。眼内炎是潜在的最严重的术后并发症，可导致永久性视力丧失或眼球摘除。儿童患者内眼术后眼内炎的发生率约为 0.71%[32]，大部分病例于术后 48 ～ 96 h 得到确诊。革兰氏染色阳性葡萄球菌和链球菌是最常见的致病菌。Wheeler 等[32] 报道，47% 的术后眼内炎患儿同时出现鼻泪管阻塞及上呼吸道感染等危险因素，故眼内炎的预防中应包含最大限度减少这些危险因素的措施。虽然一些外科医生在术前 24 ～ 72 h 局部预防性使用抗生素，但尚不清楚这些措施能否降低眼内炎的发生率。Trinavarat 等[33] 发现，术前用 5% 聚维酮碘溶液清洗眼球表面，成人感染性眼内炎的发生率可由 0.199% 降低至 0.097%。总之，应确保手术切口的安全，以防止发生眼内炎。

迟发型术后并发症

儿童白内障术后最常见的并发症是视轴混浊，其通常继发于后囊膜混浊、继发膜形成或晶状体成分的增生。术中严格去除晶状体皮质将助于减少术后晶状体成分的增生。后囊膜混浊是儿童白内障手术的一个严重并发症，随时间推移，其发生率接近 100%[34]。年长儿童可以应用 Nd：YAG 激光治疗。但有时混浊的后囊膜过于致密厚实，以至于激光难以切开，此时就需要行晶状体后囊切开术和前部玻璃体切割术（旧称玻璃体切除术）。后囊膜混浊会导致弱视形成，因此当患儿处于视觉发育期时，应考虑行 I 期后囊膜切开术。继发膜是之前的囊膜口膜闭形成的。避免继发膜形成的方法包括术中将前后囊膜切开足够大小、完全去除晶状体成分、合并前部玻璃体切割术、减轻术后炎症，以及维持足够的瞳孔大小等。

术后青光眼仍是一个极具挑战性的问题。此型青光眼的发生机制目前尚不清楚。无晶状体眼 / 人工晶状体眼的青光眼发病率各家报道不一，为 3% ～ 41%[35-36]。小角膜、手术年龄小、瞳孔难以散大和先天性风疹综合征等被认为是术后青光眼发生的危险因素[37]。儿童白内障术后继发青光眼的风险是持续终身的。

白内障手术也是视网膜脱离的一个已知的危险因素。儿童白内障术后视网膜脱离的发生率约为 1%[38]。这可能要低于实际发生率，已有报道发现视网膜脱离可于儿童白内障术后数十年发病[39]。

与 IOLs 相关的术后迟发型并发症主要是由 IOL 错位引起。可在水平方向或垂直方向发生偏位。如果导致严重视力下降或出现像差相关症状，则需要重新复位或取出 IOL。发生在前 / 后平面的 IOL 偏位更为复杂。如果 IOL 向后脱位，在取出 IOL 时要避免损伤视网膜。IOL 向前脱位则常引起瞳孔嵌顿。

如果瞳孔嵌顿造成视力减退或引发青光眼，则需手术治疗。将 IOL 植入囊袋内有助于减少其错位的发生。

光学矫正 / 预后

自然晶状体能折射光线，使其成像在视网膜上。当自然晶状体被去除时，需要其他物体替代其屈光功能才能恢复视觉。由于儿童眼球的屈光系统随着生长发育不断变化且具有完善的调节功能，儿童晶状体缺失的治疗尤为困难。目前有三种方法可代替行使晶状体的屈光功能——框架眼镜、接触镜和 IOLs。

框架眼镜

框架眼镜是白内障术后矫正屈光不正的非侵入性治疗方法。可用于双侧无晶状体眼和单侧无晶状体眼的视力康复。除安全以外，框架眼镜的另一个优点是可根据儿童发育引起的屈光变化随时更换，其缺点则包括镜片较厚重且有视觉变形。年长患儿可使用双光眼镜。婴儿和年幼患儿则应配戴视近相对清楚的眼镜。大部分婴儿只能看到近处的物体，不需使用双光镜。随着患儿的发育和开始行走，可逐渐过渡到双光镜或减少过矫的眼镜度数。

接触镜

接触镜可用于双侧无晶状体眼和单侧无晶状体眼的视力康复。接触镜的优点包括光学矫正效果较好且可随着年龄的增长选择合适的镜片。其缺点在于费用较高且有发生感染和溃疡等角膜并发症的可能。接触镜的摘戴对于患儿家长是个考验。镜片相对较厚，易使患儿揉搓至眼外而致丢失。由于这些问题，建议配备一副框架眼镜。为任何年龄组的患儿配戴一副合适的接触镜都极具挑战性。婴儿因眼球较小且需要的屈光度高而具有特殊性。对于该类患儿，可使用硅胶镜片，因其方便使用且透氧性较高。镜片应过矫以利于看清近物。随着年龄的增长，可在硅胶镜片前加戴双焦点框架眼镜。患儿发育成熟且已过了弱视发生年龄后，有更多的接触镜可供选择，如复曲面接触镜、双焦点接触镜及单眼视镜片。

IOLs

IOL 植入代替原自然晶状体是一种极具吸引力的治疗方法。植入 IOL 后如需配戴框架眼镜，镜片也将较前明显轻便。IOL 植入也可避免接触镜带来的一些问题。但由于患儿的眼球不断发育，IOL 植入并不是一个完美的治疗方法。为了避免上述问题，一些临床医生会选择在患儿年龄稍大时再进行 II 期 IOL 植入术。大多数小儿眼科医生都愿意在年长患儿中进行 IOL 植入术。对婴儿和年幼患儿进行 IOL 植入术尚存争议。一些眼科医生认为，与框架眼镜和接触镜相比，由于 IOL 光学系统更好，对婴儿和年幼患儿行 IOL 植入术后能明显改善患儿视力，故建议应对婴儿和年幼患儿进行 IOL 植入术。持反对意见的医生则认为，该结论并未被证实，且此年龄组患儿行 IOL 植入术后并发症发生率较高。最近有研究证实，该年龄组患儿 IOL 植入术后并发症的发生率要高于接触镜组[40]。最常见的术中并发症是虹膜脱出 / 损伤。最常见的术后并发症是视轴混浊，IOL 植入术组因此再手术率为 70%，而接触镜组则为 2%[40]。早期视力检查结果显示，两组的中位数视力差别无统计学意义（接触镜组 log MAR 值为 0.80，IOL 植入术组 log MAR 值为 0.97）[41]。与 86% 的接触镜组患儿相比，77% 的 IOL 植入术组患儿的视力 log MAR 值为 1.05(约 20/200) 或更佳[41]。术后视力两组之间似乎没有明显的差异，仍需长期的观察数据来进一步阐明这个问题。

预后

对于在弱视易发年龄之后才需要手术的白内障患儿，其视力预后通常较好。对于年幼儿童，及时手术只是长期获取良好视力的第一步。早期手术、早期光学矫正和积极的弱视治疗是恢复视力的关键。如果能注意到这些关键点，预后相对较好。

儿童晶状体脱位

当晶状体不位于其正常解剖位置时，称为脱位、半脱位或异位。脱位是指晶状体完全与睫状体脱离，半脱位或异位是指晶状体仍部分附着于睫状体。儿童晶状体脱位的主诉通常为视力模糊。随着悬韧带力量减弱，晶状体曲率增加，导致近视漂移。如果某一区域悬韧带减弱，则会产生不规则的近视散光。当晶状体半脱位足够大时，瞳孔区可被一分为二，这将增加晶状体引起的像差。儿童晶状体完全脱位至前房很罕见，可引起急性青光眼发作。

病因

晶状体脱位的病因可分为三类：与眼部异常相关、与全身情况相关和外伤（表 11.5）。

与眼部异常相关的病因

所有与眼部异常相关的晶状体脱位都与前房角或虹膜异常有关。

先天性无虹膜是一种由 *PAX6* 基因单倍体不足引起的双眼障碍[42]。虹膜多发育不全，但其累及范围大小不一。常见黄斑中心凹发育不良、视神经发育不全、白内障和青光眼。其悬韧带的退化和断裂常导致晶状体半脱位。

眼部组织缺损是一种胚裂闭合缺陷，可累及虹膜、眼底和视神经。根据累及的组织范围不同，连接缺损虹膜的悬韧带可能受累。受累区域的晶状体变得扁平，如果受累范围足够大，可致晶状体向颞上脱位。这是一种发育性疾病，其晶状体半脱位是非进展性的。

晶状体和瞳孔异位是种少见的常染色体隐性遗传病，表现为双侧瞳孔异位，通常为颞侧，同时伴有晶状体向相反方向脱位。患者可有小球形晶状体、周边虹膜透光增强、瞳孔缩小并且瞳孔不易散大[43]。也可能出现明显的轴性近视、视网膜脱离、大角膜和白内障[44]。

罕见情况下，婴儿型青光眼可引起晶状体半脱位。如果患儿出现牛眼，睫状体环会随之扩张，引起悬韧带拉伸，晶状体可能随之发生脱位。

系统性疾病相关病因

马方综合征是一种主要影响心血管、骨骼肌肉和眼部的多系统疾病。为常染色体显性遗传，已定位至染色体 15q21.1[45]。原纤蛋白 1 基因的突变可造成马方综合征的临床症状。其典型的心血管异常包括主动脉根部扩张、主动脉瓣反流、二尖瓣脱垂和主动脉瘤。骨骼肌肉异常包括但不限于身高较长、蜘蛛指和胸廓畸形等[45]。最常见的眼部表现是晶状体脱位，约 60% 的患者会出现[46]（图 11.9）。晶状体悬韧带纤维数量减少、拉伸、变薄且长短不一[47]。其他眼部表现还包括眼轴增长、近视、扁平角膜、虹膜发育不良、视网膜脱离、白内障和青光眼[45]。

代谢性疾病也可能与晶状体脱位相关，最常见的是同型胱氨酸尿症，其为一种罕见的常染色体隐性遗传病，因甲硫氨酸分解代谢紊乱引起。β-胱硫醚合成酶基因的突变导致酶的缺失。由于该酶的缺乏，甲硫氨酸的降解被中断，导致中间产物同型胱氨酸的蓄积。患儿早期可能正常，或出现发育迟缓或停滞的迹象，经常导致诊断延误[48]。同型胱氨酸尿症患者通常具有身材高、金发和蓝色虹膜等特征。肌肉骨骼异常则包括脊柱后凸、胸廓畸形、蜘蛛指、关节僵硬和骨质疏松等。最常发生的神经系统异常包括智力低下、癫痫、精神疾病和脑血管意外。血栓性疾病可能累及任何血管而产生麻木。晶状体脱位是同型胱氨酸尿症最常见的眼部异常，在未经治疗的同型胱氨酸尿症人群中可高达 90%[49]。晶状体脱位由于其悬韧带随时间逐渐断裂而呈进行性发展。如果其悬韧带完全断裂，晶状体可能脱位至前房而致急性青光眼发作。悬韧带异常也会导致晶状体调节力变差。同型胱氨酸尿症常伴发近视和视网膜脱离。早期诊断和治疗能显著改善预后。高剂量的吡哆醇（维生素 B₆）对 40%～50% 的患者有效。饮食限制甲硫氨酸的摄入和补充半胱氨酸有利于控制血浆中的同型胱氨酸，从而帮助预防晶状体脱位和

表 11.5	
晶状体半脱位——相关状态	
全身情况	**眼部状态**
马方综合征	晶状体和瞳孔异位
代谢性疾病	无虹膜
同型胱氨酸尿症	虹膜缺损
亚硫酸盐氧化酶缺乏症	青光眼（先天性）
赖氨酸过多	**其他**
Weill-Marchesani 综合征	外伤
Ehlers-Danlos 综合征	遗传性晶状体异位

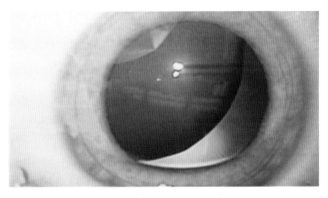

图 11.9　马方综合征患者晶状体半脱位

智力低下[50]。

亚硫酸盐氧化酶是含硫氨基酸氧化降解途径的终末酶。亚硫酸盐氧化酶缺失是一种非常罕见的疾病，因亚硫酸盐未能转化为硫酸盐，导致亚硫酸盐的增加。该病目前已被定位于染色体 12q13.2[51]。有趣的是，这是一个比原先想象中更加复杂的生化问题，最初被诊断为亚硫酸盐氧化酶缺乏症的许多患者已被证实存在钼辅因子缺陷，而后者对于维持硫酸盐氧化酶的正常功能是必需的。这种辅因子的合成错误已经被定位到染色体 14q24、6p21.3 和 5q11[52]。亚硫酸盐氧化酶缺乏症和其钼辅因子缺陷症的临床表现相似，在婴儿期有异位晶状体、癫痫发作和严重的神经发育迟滞等表现。受累患儿常在生后早期死亡[53]。

Weill-Marchesani 和 Ehlers-Danlos 综合征是合并晶状体脱位的结缔组织疾病。Weill-Marchesani 综合征实际上由两种表型相似的综合征（WMS1 和 WMS2）组成。WMS1 为常染色体隐性遗传，突变位点位于染色体 19p13.2，是由血小板应答蛋白 1 型基序（ADAMTS10）的解整联蛋白同系物和金属蛋白酶的缺失引起[54]。WMS2 以常染色体显性方式遗传，原纤蛋白 1 基因突变位于染色体 15q21.1[55]。在表型上，这些患儿均有身材矮小、短指／趾畸形、关节僵硬和晶状体异常。最常见的晶状体异常是晶状体脱位和小球形晶状体，发生在 64%～94% 的患者中，具体依不同类型而定[54-55]。患儿的晶状体可脱位至前房，可能继发青光眼。也可存在近视和白内障。

Ehlers-Danlos 综合征是一种复杂的遗传异质性结缔组织疾病，其基本缺陷是纤维胶原蛋白缺乏。Ehlers-Danlos 综合征分为 6 种临床表型，大多数表型存在皮肤弹性过度、皮肤和血管易脆、伤口愈合延迟和关节活动度过大等症状。而晶状体脱位主要发生在 1 型 Ehlers-Danlos 综合征中。

晶状体脱位的其他原因

家族性晶状体异位有两种类型，最常见的类型为常染色体显性遗传，已证实是由染色体 15q21.1[56] 上的原纤蛋白 1 基因缺陷引起。尽管家族性晶状体异位受累的染色体异常与马方综合征相同，但其晶状体半脱位可独立发生。家族性晶状体异位为双侧且通常向上脱位[57]。其常染色体隐性遗传的类型则继发于染色体 1q21 上 ADAMTSL4 基因的突变[58]。晶状体半脱位未详细阐述，但为双侧发病[59]。

外伤也可导致晶状体脱位，其涉及的外力通常较大。穿通伤和顿挫伤都可导致晶状体脱位。在穿通伤中，晶状体通常完全脱落丢失。钝挫伤往往继发于高能量的弹射对眼球的直接撞击。外伤导致的晶状体脱位常伴随着其他眼部损伤，如前房积血、虹膜括约肌撕裂、前房角后退、玻璃体积血和脉络膜破裂。

晶状体脱位的处理

晶状体脱位的处理包括尽量恢复视力、预防／治疗弱视及继发并发症的处理。首先应该试戴眼镜。戴镜矫正的成功率主要取决于晶状体的脱位程度。如果脱位小且对称，戴镜可达到满意的矫正效果。如果脱位为非对称性，接触镜或许是更佳选择，因其可减少物像不等。当存在较大的脱位且晶状体边缘接近瞳孔中心，但视轴部分仍有晶状体时，将难以通过充分的光学矫正获得满意的视力[60]。而在视轴部分无晶状体的较大脱位中，则可通过眼镜或接触镜获得理想的矫正效果。

向前部完全脱位的晶状体通常需要手术去除，以防止继发性青光眼。向后部完全脱位的晶状体，机体更易耐受，可予以观察。若出现继发性青光眼、葡萄膜炎或视网膜改变等的表现，应手术去除向后脱位的晶状体。当部分脱位的晶状体无法通过眼镜或接触镜矫正获得满意视力时，也应手术去除脱位的晶状体。半脱位的晶状体可通过前部角膜缘或后部睫状体平坦部入路去除。每种入路方法均有效，其选择根据医生个人习惯决定。术后可采用眼镜或接触镜恢复视力。由于缺乏囊膜的支持，在脱位的眼球植入 IOL 尚有争议。可缝合的 IOL、带虹膜夹的 IOL 和前房型 IOL 都已应用于临床，但术后效果不一。

（修阳晖　译　郝瑞　审校）

参考文献

1. Prakalapakorn SG, Rasmussen SA, Lambert SR, Honein MA. Assessment of risk factors for infantile cataracts using a case-control study: national birth defects prevention study, 2000–2004. *Ophthalmology* 2010;117:1500–1505.

2. Bhatt TR, Dott M, Yoon PW, et al. Descriptive epidemiology of infantile cataracts in metropolitan Atlanta, Ga, 1968–1998. *Arch Pediatr Adolesc Med* 2003;157:341–347.

3. Foster A, Gilbert C. Epidemiology of childhood blindness. *Eye* 1992;6:173–176.

4. Bluestein EC, Wilson ME, Wang XH, et al. Dimensions of the pediatric crystalline lens: implications for intraocular lenses in children. *J Pediatr Ophthalmol Strabismus* 1996;33:18–20.

5. Sher NA, Letson RD, Desnick RJ. The ocular manifestations in Fabry's disease. *Arch Ophthalmol* 1979;97:671–676.

6. Murphree AL, Beaudet AL, Palmer EA, et al. Cataract in mannosidosis. *Birth Defects Orig Artic Ser* 1976;12:319–25.

7. Cenedella RJ. Cholesterol and cataracts. *Surv Ophthalmol* 1996;40:320–327.

8. OMIM chondrodysplasia punctate.

9. OMIM zellweger.

10. OMIM #216400 Cockayne Syndrome.

11. Luis A, Taylor D, Russell-Eggitt I, et al. The morphology and natural history of childhood cataracts. *Surv Ophthalmol* 2003;48:125–144.

12. Hansen L, Wenliang Y, Eiberg H, et al. The congenital "ant egg" cataract phenotype is caused by missense mutation in connexin 46. *Mol Vis* 2006;12:1033–1039.

13. Hejtmancik JF. Congenital cataracts and their molecular genetics. *Semin Cell Dev Biol* 2008;19:134–149.

14. Huang B, He W. Molecular characteristics of inherited congenital cataracts. *Eur J Med Genet* 2010;53:247–257.

15. Cooper BA, Holekamp NM, Bohigian G, Thompson PA. Case-control study of endophthalmitis after cataract surgery comparing sclera tunnel and clear corneal wounds. *Am J Ophthalmol* 2003;136:300–305.

16. Nagaki Y, Hayasaka S, Kadoi C, et al. Bacterial endophthalmitis after small incision cataract surgery. Effect of incision placement and intraocular lens type. *J Cataract Refract Surg* 2003;29:20–26.

17. Beltrame G, Salvetat ML, Driussi G, Chizzolini M. Effect of incision size and site on corneal endothelial changes in cataract surgery. *J Cataract Refract Surg* 2002;28:118–125.

18. Bartholomew LR, Wilson ME, Trivedi RH. Pediatric anterior capsulotomy preferences of cataract surgeons worldwide: comparison of 1993, 2001 and 2003 surveys. *J Cataract Refract Surg* 2007;33:893–900.

19. Wilson ME. Anterior lens capsule management in pediatric cataract surgery. *Trans Am Ophthalmol Soc* 2004;102:391–422.

20. Chee KYH, Lam GC. Management of congenital cataract in children younger than 1 year using a 25-gauge vitrectomy system. *J Cataract Refract Surg*.2009;35:720–724.

21. Vasavada AR, Praveen MR, Tassignon MJ, et al. Posterior capsule management in congenital cataract surgery. *J Cataract Refract Surg* 2011;37:173–193.

22. Gimbel HV. Posterior continuous curvilinear capsulorrhexis and optic capture of the intraocular lens to prevent secondary opacification in pediatric cataract surgery. *J Cataract Refract Surg* 1997;23:652–656.

23. Ahmadieh H, Javadi MA, Ahmady, M, et al. Primary capsulectomy, anterior vitrectomy, lensectomy, and posterior chamber lens implantation in children: limbal versus pars plana. *J Cataract Refract Surg* 1999;25:768–775.

24. Basti S, Krishnamachary M, Gupta S. Results of sutureless wound construction in children undergoing cataract extraction. *J Pediatr Ophthalmol Strabismus* 1996;33:52–54.

25. Bar-Sela SM, Spierer O, Spierer A. Suture-related complications after congenital cataract surgery: Vicryl versus Mersilene sutures. *J Cataract Refract Surg* 2007;33:301–304.

26. Bourne RB, Bitar H, Andreae PR, et al. In-vivo comparison of four absorbable sutures: Vicryl, Dexon Plus, Maxon and PDS. *Can J Surg* 1988;31:43–45.

27. Hug D. Intraocular lens use in challenging pediatric cases. *Curr Opin Ophthalmol* 2010;21:345–349.

28. Werner L. Biocompatibility of intraocular lens materials. *Curr Opin Ophthalmol* 2008;19:41–49.

29. Wilson ME, Trivedi RH. Choice of intraocular lens for pediatric cataract surgery: survey of AAPOS members. *J Cataract Refract Surg* 2007;33:1666–1668.

30. Andreo LK, Wilson ME, Saunders RA. Predictive value of regression and theoretical IOL formulas pediatric intraocular lens implantation. *J Pediatr Ophthalmol Strabismus* 1997;34:240–243.

31. Wilson ME, Trivedi RH, Burger BM. Eye growth in the second decade of life: implications for the implantation of a multifocal intraocular lens. *Trans Am Ophthalmol Soc* 2009;107:120–124.

32. Wheeler DT, Stager DR, Weakley DR Jr. Endophthalmitis following pediatric intraocular surgery for congenital cataracts and congenital glaucoma. *J Pediatr Ophthalmol Strabismus* 1992;29:139–141.

33. Trinavarat A, Atchaneeyasakul LO, Nopmaneejumruslers C, Inson K. Reduction of endophthalmitis rate after cataract surgery with preoperative 5% povidone-iodine. *Dermatology* 2006;212(suppl 1):35–40.

34. Plager DA, Lipsky SN, Snyder SK, et al. Capsular management and refractive error in pediatric intraocular lenses. *Ophthalmology* 1997;104:600–607.

35. Magnusson G, Abrahamsson M, Sjostrand J. Glaucoma following congenital cataract surgery: an 18-year longitudinal follow up. *Acta Ophthalmol Scand* 2000;78:65–70.

36. Rabiah PK. Frequency and predictors of glaucoma after pediatric cataract surgery. *Am J Ophthalmol* 2004;137:30–37.

37. Mills MD, Robb RM. Glaucoma following childhood cataract surgery. *J Pediatr Ophthalmol Strabismus* 1994;31:355–360.

38. Keech RV, Tongue AC, Scott WE. Complications after surgery for congenital and infantile cataracts. *Am J Ophthalmol* 1989;108:136–141.

39. Algvere PV, Jahnberg P, Textorius O. The Swedish Retinal Detachment Register. I. A database for epidemiological and clinical studies. *Graefes Arch Clin Exp Ophthalmol* 1999;237:137–144.

40. Plager DA, Lynn MJ, Buckley EG, et al. Complications, adverse events, and additional intraocular surgery 1 year after cataract surgery in the infant aphakia treatment study. *Ophthalmology* 2011;118:2330–2334.

41. The Infant Aphakia Treatment Study Group. A randomized clinical trial comparing contact lens with intraocular lens correction of monocular aphakia during infancy: grating acuity and adverse events at age 1 year. *Arch Ophthalmol* 2010;128:810–818.

42. Muto R, Yamomori S, Ohashi H, et al. Prediction by FISH analysis of the occurrence of Wilms tumor in aniridia patients. *Am J Med Genet* 2002;108:285–289.

43. Luebbers JA, Goldberg MF, Herbst R, et al. Iris transillumination and variable expression in ectopialentis et papillae. *Am J Ophthalmol* 1977;83:647–656.

44. Goldberg MF. Clinical manifestations of ectopialentiset papillae in 16 patients. *Ophthalmology* 1988;95:1080–1087.
45. OMIM #154700 Marfan Syndrome.
46. Maumenee IH. The eye in Marfan syndrome. *Trans Am Ophthalmol Soc* 1981;79:684–733.
47. Ashworth JL, Kielty CM, McLeod D. Fibrillin and the eye. *Br J Ophthalmol* 2000;84:1312–1317.
48. Cruysberg JR, Boers GH, Trijbels JM, et al. Delay in diagnosis of homocystinuria: retrospective study of consecutive patients. *BMJ* 1996;313:1037–1040.
49. Cross HE, Jensen AD. Ocular manifestations in the Marfan syndrome and homocystinuria. *Am J Ophthalmol* 1973;75:405–420.
50. Yap S, Rushe H, Howard PM, et al. The intellectual abilities of early treated individuals with pyridoxine-nonresponsive homocystinuria due to cystathionine beta-synthase deficiency. *J Inherit Metab Dis* 2001;24:436–447.
51. OMIM #606887 Sulfite Oxidase.
52. OMIM #252150 Molybdenum Cofactor Deficiency.
53. Edwards MC, Johnson JL, Marriage B, et al. Isolated sulfite oxidase deficiency: review of two cases in one family. *Ophthalmology* 1999;106:1957–1961.
54. OMIM #277600 Weill-Marchesani Syndrome 1.
55. OMIM #608328 Weill-Marchesani Syndrome 2.
56. OMIM #129600 Ectopia Lentis, Isolated, Autosomal Dominant.
57. Casper DS, Simon JW, Nelson LB, et al. Familial simple ectopia lentis: a case study. *J Pediatr Ophthalmol Strabismus* 1985;22:227–230.
58. OMIM #225100 Ectopia Lentis, Isolated, Autosomal Recessive.
59. Greene VB, Stoetzel C, Pelletier V, et al. Confirmation of ADAMTSL4 mutations for autosomal recessive isolated bilateral ectopialentis. *Ophthalmic Genet* 2010;31:47–51.
60. Romano PE, Kerr NC, Hope GM. Bilateral ametropic functional amblyopia in genetic ectopialentis: its relation to the amount of subluxation, an indicator for early surgical management. *Binocul Vis Strabismus* 2002;17:235–241.
61. Zimmerman LE. Histopathologic basis for ocular manifestations of congenital rubella syndrome. *Am J Ophthalmol* 1968;65:837–862.
62. Cotlier E. Congenital varicella cataract. *Am J Ophthalmol* 1978;86:627–629
63. Nahmias AJ, Visintine AM, Caldwell DR. Eye infections with herpes simplex viruses in neonates. *Surv Ophthalmol* 1976;21:100.
64. Stago S, Reynolds DW, Amos CS. Auditory and visual defects resulting from symptomatic and subclinical congenital cytomegaloviral and toxoplasma infections. *Pediatrics* 1977;59:669.
65. Liebman SD. Postnatal development of lamellar cataracts in premature infants. *Arch Ophthalmol* 1955;54:257.
66. Cordes FC. Galactosemia cataract: a review. *Am J Ophthalmol* 1960;50:1151
67. Stambolian D. Galactose and cataract. *Surv Ophthalmol* 1988;32:333.
68. Gass JDI. The syndrome of keratoconjunctivitis, superficial moniliasis, idiopathic hypoparathyroidism and Addison's disease. *Am J Ophthalmol* 1962;54:660.
69. Toussaint D, Davis P. An ocular pathologic study of Refsum's syndrome. *Am J Ophthalmol* 1971;72:342.
70. Wilson WA, Richards W, Donnell GN. Oculo-cerebral-renal syndrome of Lowe. *Arch Ophthalmol* 1963;70:5.
71. Merin S, Crawford JS. Hypoglycemia and infantile cataracts. *Arch Ophthalmol* 1971;86:495.
72. Letson RD, Desnick RJ. Punctate lenticular opacities in type II mannosidosis. *Am J Ophthalmol* 1978;85:218–224.
73. Nielson CE. Lenticonus anterior and Alport's syndrome. *Acta Ophthalmol* 1978;56:518.
74. Levine RE, Snyder AA, Surgarman GI. Ocular involvement in chondrodysplasia punctata. *Am J Ophthalmol* 1974;77:851–858.
75. Simon KA. Diabetes and lens changes in myotonic dystrophy. *Arch Ophthalmol* 1962;67:312.
76. Brownstein S, KirkhamTH, Kalousek DK. Bilateral renal agenesis with multiple congenital ocular anomalies. *Am J Ophthalmol* 1976;82:770.
77. Keating PD, Hepler RS. Blepharophimosis and acquired somato-facial dysmorphism associated with congenital cataracts. *Arch Ophthalmol* 1969;82:1.
78. Cotlier E, Rice P. Cataracts in the Smith-Lemli-Opitz syndrome. *Am J Ophthalmol* 1971;72:955–959.
79. Rudolph G, Kalpadakis P, Bettecken T, et al. Spondylo-ocular syndrome: a new entity with crystalline lens malformation, cataract, retinal detachment, osteoporosis, and platyspondyly. *Am J Ophthalmol* 2003;135:681–687.
80. Soriano JM, Funk J. Bilateral spontaneous reabsorption of a rubella cataract: a case of Hallerman-Streiff syndrome. *Win Mbl Augenheilkd* 1991;199:195–198.
81. Green JS, Parfrey PS, Harnett JD, et al. The cardinal manifestations of Bardet-Biedl syndrome, a form of Laurence-Moon-Biedl syndrome. *N Engl J Med* 1989;321:1002–1009.
82. Moser HW. Peroxisomal diseases. *Adv Pediatr* 1989;36:1.
83. Yeh H, Price RL, Lonsdale D. Cerebral gigantism (Sotos syndrome) and cataracts. *J Pediatr Ophthalmol Strabismus* 1978;15:231.
84. Ferreira RC, Roeder ER, Bateman JB. Cataract in early onset and classic Cockayne syndrome. *Ophthalmic Genet* 1997;18:193–197.
85. Wahl JW, Ellis PP. Rothmund-Thomson syndrome. *Am J Ophthalmol* 1965;60:722–726.
86. Scott JG, Friedmann AI, Chitters M. Ocular changes in the Bloch-Sulzberger syndrome (incontinentia pigmenti). *Br J Ophthalmol* 1955;30:276–292.
87. Jay B, Black RK, Wells RS. Ocular manifestations in ichthyosis. *Br J Ophthalmol* 1968;52:217–226.
88. Bair B, Dodd J, Heidelberg K, Krach K. Cataracts in atopic dermatitis: a case presentation and review of literature. *Arch Dermatol* 2011;147:585–588.
89. Marshall D. Ectodermal dysplasia. *Am J Ophthalmol* 1958;45:143–156.
90. Megarbane A, Loiselet J. Clinical manifestation of a severe neonatal progeroid syndrome. *Clin Genet* 1997;51:200–204.
91. Roy FH, Summitt RL, Hiatt RL. Ocular manifestations of the Rubinstein-Taybi syndrome. *Arch Ophthalmol* 1968;79:272.
92. Insler MS. Cerebro-oculo-facio-skeletal syndrome. *Ann Ophthalmol* 1987;19:54–55.
93. Tournev I, Kalaydjieva L, Youl B, et al. Congenital cataracts facial dysmorphism neuropathy syndrome: a novel complex genetic disease in Balkan Gypsies: clinical and electrophysiological observations. *Ann Neurol* 1999;45:742–750.
94. Yokoyama Y, Uchida M, Matsumoto S, et al. Autosomal dominant congenital cataract and microphthalmia associated with a familial t(2;16) translocation. *Hum Genet* 1992;90:177–178.
95. Tugal-Tutkun I, Urgancioglu M. Childhood-onset uveitis in Behcet disease: a descriptive study of 36 cases. *Am J Ophthalmol* 2003; 136:1114–1119.
96. Zeiter HJ. Congenital microphthalmos. *Am J Ophthalmol* 1963; 55:910.
97. Reese AB. Persistent hyperplastic primary vitreous. *Am J Ophthalmol* 1955;40:317.
98. Christiansen SP, Bradford JD. Cataract in infants treated with argon laser photocoagulation for threshold retinopathy of prematurity. *Am J Ophthalmol* 1995;119:175–180.
99. Dinakaran S, Desai SP, Elsom DM. Ophthalmic manifestations of lightning strikes. *Surv Ophthalmol* 2002;47:292.

第12章

婴儿和儿童青光眼

Nandini G. Gandhi · Sharon F. Freedman

儿童期青光眼是一组少见的、表现各异的、威胁视功能的疾病。儿科医生和眼保健工作者是最先遇到儿童青光眼的医学专业人员。熟悉疾病的临床特征及儿童青光眼的易感人群可以提高确诊率并对患儿进行及时的治疗。在成年人,青光眼经常是隐匿发作的,而在儿童则经常出现强烈提示青光眼的体征。尽管有很多共同之处,但青光眼患儿需要采用与成年患者明显不同的检查技术和治疗策略。遗传、药物、诊断和治疗技术的进步使人们燃起希望——无论成人还是儿童,某一天青光眼不再导致视功能损害。

儿童青光眼有许多分类系统,多数将其分为原发性和继发性青光眼[1]。原发性青光眼是房水流出机制本身的问题引起,通常为遗传性;继发性青光眼则是由其他眼部疾病、外伤、药物或全身疾病引起(表12.1)。原发性和继发性青光眼都与明显的全身疾病相关。因此,眼科医生准确利用眼部体征做出青光眼和相关全身疾病的诊断及分类十分重要[2]。人们对多种儿童青光眼的遗传基础持续探索,以便将来可以依据遗传异常来分类,而不是以表型作为诊断标志。

儿童青光眼的体征和症状

儿童青光眼的症状和体征随患儿发病年龄及眼压升高的速度和程度会有很大不同。在1岁之前,青光眼通常是通过其继发的角膜改变的相关症状和体征而被发现,大龄儿童则常是由于慢性青光眼造成视力下降或急性青光眼引起疼痛、呕吐而被察觉。尽管有典型的症状和其他体征(见下文)就可以怀疑有眼压升高(目前或既往),但要确诊儿童青光眼

仍然需要有明确的高眼压。小婴儿的正常眼压范围较学龄儿童和成年人稍低,而儿童正常眼压的范围和成年人相似;正常眼压测量值很少高于22 mmHg或低于10 mmHg。准确的眼压测量不但对儿童青光眼的诊断很重要,对其治疗也很重要。(见下文检查部分)。

患青光眼的婴儿或儿童接受眼科检查通常是由于儿科医生或父母发现患儿眼睛或行为异常。角膜混浊和(或)扩大(对高眼压的反应)是常见的青光眼预兆。如果眼压持续升高,这两个体征在2岁内会进展(图12.1和12.2)。在其他年龄段,儿童青光眼可能表现为"经典三联征"(流泪、畏光、眼睑痉挛)中的一项或多项(图12.3)[3]。由于角膜水肿,可产生畏光、流泪(经常由于后弹力层破裂而产生Haab纹)。可发现患儿可躲避光线或把头埋在父母身上或被褥上以避光,也可能出现揉眼。即使在室内,患儿也可能明显不愿意抬头而被误认为是害羞(图12.4)。

儿童青光眼的角膜症状和体征可能突然发生,在几小时内出现剧烈的角膜混浊和畏光。这些急性发作的体征与后弹力层破裂的开始或增加有关(图12.5和12.6)。后弹力层破裂通常在2岁以内发生,因为此时青光眼可继发角膜的快速扩大。后弹力层破裂是永久的,是早期青光眼的重要标志。尽管有些后弹力层破裂不易察觉,但有时会导致角膜瘢痕(图12.7),病变表现为角膜内层波浪状的平行线,通常是水平方向的曲线。其为后弹力层破裂的边缘。垂直方向的破裂可能继发于角膜急性弯曲(少见于产钳损伤)(图12.8)[4]。

如果婴儿和儿童青光眼未经治疗,在2岁以内可出现角膜逐渐扩大。角膜直径在一些极端病例扩

表 12.1

儿童原发性和继发性青光眼

Ⅰ. 原发性青光眼

　A. 原发性先天性开角型青光眼

　　1. 新生儿先天性青光眼（虹膜小梁发育不良）

　　2. 婴儿型青光眼（小梁发育不良）

　　3. 更晚发病者

　B. 常染色体显性青少年型（开角）青光眼

　C. 原发性闭角型青光眼

　D. 合并眼部畸形

　　1. 虹膜发育异常

　　　a. 无虹膜

　　　b. 先天性虹膜外翻综合征

　　　c. 虹膜小梁发育异常（虹膜发育不良）

　　2. 角膜发育异常（或虹膜角膜发育异常）

　　　a. Axenfeld-Rieger 异常

　　　b. Peter 异常 / 综合征

　　　c. 先天性小角膜伴近视

　　　d. 巩膜化角膜（sclerocornea）

　　　e. 先天性遗传性角膜内皮营养不良

　　　f. 后部多形性角膜营养不良

　　　g. 前角膜葡萄肿

　　　h. 虹膜角膜内皮综合征

　　3. 其他

　　　a. 特发性或家族性巩膜外层静脉压升高

　E. 合并全身异常

　　1. 染色体异常

　　　a. 13 三体综合征（Patau 综合征）

　　　b. 18 三体综合征（Edward 综合征）

　　　c. 21 三体综合征（Down 综合征）

　　　d. Turner 综合征

　　2. 结缔组织异常

　　　a. Stickler 综合征

　　　b. Marfan 综合征

　　3. 代谢异常

　　　a. 肝脑肾综合征

　　　b. 眼脑肾（Lowe）综合征

　　　c. 黏多糖贮积症

　　4. 母斑病

　　　a. Sturge-Weber 综合征

　　　b. 神经纤维瘤病 1 型（NF-1）

　　　c. 皮肤斑痣（先天性眼部色素沉着症）

　　　d. von-Hippel-Lindau 综合征

　　5. 其他

　　　a. Rieger 综合征（Axenfeld-Rieger 综合征）

　　　b. SHORT 综合征

　　　c. Rubinstein-Taybi 综合征

　　　d. 婴儿青光眼伴智力发育障碍和瘫痪

　　　e. 眼牙手指发育不良

　　　f. 开角型青光眼伴小角膜和额窦缺如

　　　g. Caudal 后退综合征

　　　h. 先天性毛细血管扩张性大理石样皮肤

　　　i. Warburg 综合征

　　　j. Kniest 综合征（骨骼发育异常）

　　　k. Michel 综合征

　　　l. 非进展性偏侧萎缩

　　　m. PHACE 综合征

　　　n. Soto 综合征

　　　o. 线状硬皮病

　　　p. GAPO 综合征

　　　q. Roberts 假反应停综合征

　　　r. Wolf-Hirschhorn（4p）综合征

　　　s. 彩虹综合征

　　　t. Nail-patella 综合征

　　　u. Proteus 综合征

　　　v. 胎儿乙内酰脲综合征

　　　w. 颅骨小脑心脏（3C）综合征

　　　x. Brachmann 神经发育阻滞综合征

　　　y. Hallerman-Streiff 综合征

Ⅱ. 继发性青光眼

　A. 外伤性青光眼

　　1. 急性青光眼

　　　a. 房角震荡

　　　b. 前房积血

　　　c. 血影细胞性青光眼

　　2. 迟发型青光眼伴房角后退

　　3. 动静脉瘘

　B. 肿瘤继发性青光眼

　　1. 视网膜母细胞瘤

　　2. 青少年黄色肉芽肿

　　3. 白血病

　　4. 黑色素瘤

　　5. 黑色素细胞瘤

　　6. 虹膜横纹肌肉瘤

　　7. 虹膜浸润性痣

　C. 继发性葡萄膜炎

　　1. 开角型青光眼

　　2. 房角阻滞性青光眼

　　　a. 粘连性房角关闭

　　　b. 虹膜膨隆和瞳孔阻滞

　　　c. 小梁内皮化

　D. 晶状体源性青光眼

　　1. 晶状体半脱位和瞳孔阻滞

　　　a. 马方综合征

　　　b. 同型胱氨酸尿症

　　　c. Weill-Marchesani 综合征

儿童原发性和继发性青光眼（续表）

2. 球形晶状体和瞳孔阻滞

3. 晶状体溶解性青光眼

E. 先天性白内障术后继发（无晶状体）

1. 晶状体物质阻塞小梁网

2. 瞳孔阻滞

3. 慢性开角型青光眼伴房角异常

F. 激素性青光眼

G. 继发性虹膜红变

1. 视网膜母细胞瘤

2. Coats 病

3. 髓上皮瘤

4. 家族性渗出性玻璃体视网膜病变

5. 慢性视网膜脱离

H. 继发性闭角型青光眼

1. 早产儿视网膜病变

2. 小眼球

3. 真性小眼球

4. 视网膜母细胞瘤

5. 永存原始玻璃体增生症

6. 先天性瞳孔虹膜晶状体膜

7. 应用托吡酯后

8. 睫状体囊肿

I. 恶性青光眼（房水逆流）

J. 静脉压升高导致的青光眼

1. 海绵状或硬脑膜静脉瘘

2. 眼眶疾病

K. 母亲风疹继发

L. 眼部感染继发

1. 急性复发性弓形虫病

2. 急性疱疹性虹膜炎

3. 内源性眼内炎

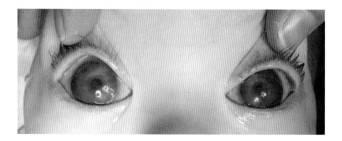

图 12.1　双眼角膜扩大，伴角膜混浊。该图为 11 个月的婴儿，存在严重的角膜扩大（双眼角膜直径 14.5 mm），双眼角膜水肿和混浊，伴多条 Haab 纹。麻醉后测得眼压为 40 mmHg，局部药物治疗。青光眼在 2 个月时诊断，但治疗不充分

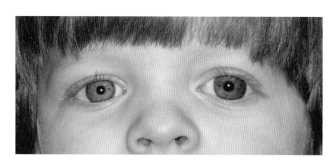

图 12.2　经过 1 年左眼慢性角膜扩大。原发性婴儿型青光眼对房角手术和药物反应好，单侧近视戴镜及遮盖后视力提高

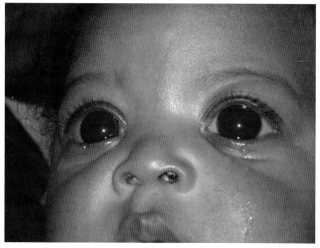

图 12.3　未经控制的原发性婴儿型青光眼引起双眼流泪。注意双眼角膜直径增加和角膜混浊

房和视杯深陷。视杯凹陷程度不一定总是与青光眼的眼前段体征一致。在没有出现视神经萎缩时，视杯可以随眼压下降而明显变小；如果眼压未控制，视杯将扩大。相比之下，慢性或严重的眼压升高导致的视神经萎缩是不可逆的（图 12.10）。

　　在大龄儿童，青光眼前节体征在诊断这一疾病中稍显次要。更重要的是因存在视力下降（通常由于近视）或其他怀疑有继发性青光眼的情况（如慢性虹膜睫状体炎、眼前段钝挫伤、新生物、眼科手术后）而对患眼进行评估。对于大龄儿童，视乳头凹陷出现与否是不可靠的诊断体征，但在已确诊青

大到 17～18 mm。在这些病例，睫状环随之扩大，导致虹膜震颤和晶状体半脱位（图 12.9）。扩张呈牛眼状的眼易受伤，甚至自发破裂。

　　低龄患者其他的非特异性青光眼体征包括深前

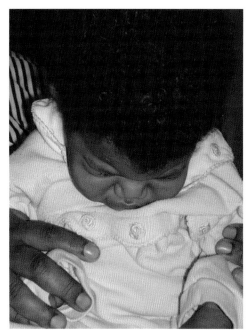

图 12.4　先天性青光眼继发畏光，导致患儿隐藏面部

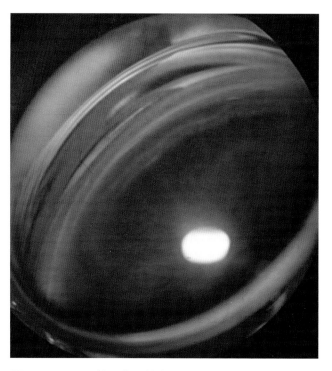

图 12.6　Koeppe 镜下先天性青光眼患儿的 Haab 纹。注意后弹力层破裂造成的弯曲的线状

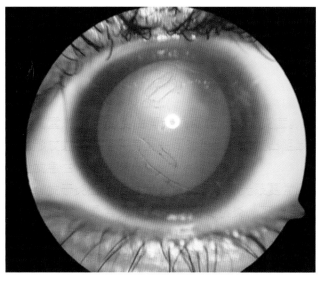

图 12.5　患有进展的原发性先天性青光眼的十几岁女孩左眼，后照法可见 Haab 线。尽管其眼压得到控制，角膜水肿解除，这一体征仍存在

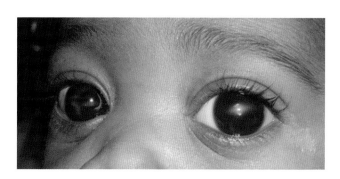

图 12.7　一个显著的角膜瘢痕，与 Haab 纹的出现相关。在房角切开术后角膜水肿已经消除，眼压控制正常，但双眼仍然有肉眼可见的明显角膜混浊

光眼的患儿的随访中该体征则很重要。大龄儿童不经常出现急性青光眼诱发的使人恶心的眼痛、头痛和虹视。这种突发性青光眼可能是外伤性前房积血、早产儿增殖性视网膜病变或晶状体脱位导致的急性青光眼。继发于其他情况的急性青光眼更为少见（表 12.1）。

　　儿童青光眼导致的视功能损害继发于眼部的病理学改变（如角膜混浊和视神经损伤）。弱视也是引起单侧视力下降的一个原因，特别是在双眼的角膜

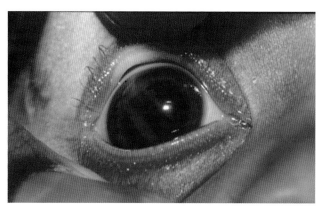

图 12.8　出生时产钳损伤右眼角膜，在后弹力层上造成两条平行的斜跨视轴的裂痕。尽管进行积极的修补，患眼仍表现为高度散光，最佳矫正视力为 20/80

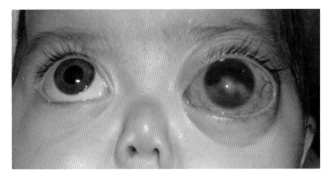

图 12.9　图示 6 个月大的 Pierre Robin 综合征患儿。左眼原发性青光眼未控制，高度扩大，呈牛眼状。角膜由于暴露出现瘢痕，左眼角膜直径达 17 mm，并发生自发性晶状体后脱位，左眼失明

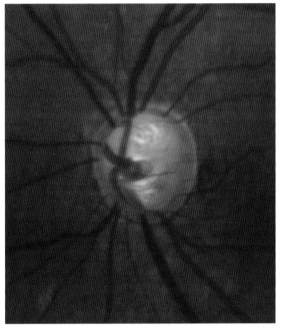

图 12.10　患有先天性青光眼的 4 岁女孩，左眼进展性视杯扩大，视力为 20/25

异常和屈光不正不对称的病例中。

眼部检查

对怀疑有青光眼的儿童进行的检查包括儿科眼部检查的全部内容，而青光眼相关的眼部检查应着重强调几项特殊内容：确定或排除青光眼诊断、确定青光眼的病因（如果有）、获得额外的信息（包括之前青光眼的治疗情况），以利于合理的治疗。如果能排除青光眼诊断，年长儿童拟采取药物治疗，可以不必麻醉后检查。如果有指征，麻醉能使医生进行详细的房角镜和视盘检查，以便于手术治疗。

视力检查技术随年龄不同有很大变化。对于婴儿，有良好的固视和跟随、不伴眼球震颤是视功能良好的重要指征；对于 3 岁以上儿童，视力和视野检查也都逐渐可以进行。

外眼检查也很重要，可以发现相关的异常、炎症和泪道阻塞。

眼压测量在诊室和手术室都应进行。在诊室仔细测量眼压（不受全身麻醉的影响）可帮助诊断青光眼和评估治疗结果。在多种用于儿童眼压测量的设备中，Perkins 压平眼压计（Haag-Streit，Mason，OH）和 Tono-Pen（一种手持 Mackay-Marg 型眼压计；Reichert，Inc，Depew，CA）是有价值的[5-6]，但需要滴局部麻醉药，这会导致儿童焦虑易怒。Icare® 回弹式眼压计（Finland，Oy）不需要麻醉，在青光眼或疑似青光眼患儿中与 Goldmann 眼压计有很好的相关性，在一些儿童青光眼病例，适合在家中测眼压[7-8]。对于年龄较大的合作的患儿，可以用标准的裂隙灯上的 Goldmann 压平眼压计。

眼压可由于镇静剂、麻醉剂和吸入麻醉剂的作用而有不同程度下降[9-11]，气管插管和氯胺酮会不同程度升高眼压[3, 12]。除水合氯醛镇静之外[13]，几乎所有的镇静剂和麻醉剂均会改变眼压测量值，但通常不会使很高的眼压或双眼不对称升高的眼压正常化。正常人眼压从婴儿期开始上升，在儿童期的中期达到成人水平[14]。儿童眼压正常值范围是 10 ～ 22 mmHg。患青光眼的新生儿生后有一段短暂的眼压正常时期，之后眼压再度升高。

对于青光眼患儿，仔细进行眼前节检查可提供重要信息。检查角膜，以寻找眼压升高导致的变化。出生时，正常角膜水平直径是 9.5 ～ 10.5 mm（平均 10 mm），到 2 岁末增大到约 11.5 mm。1 岁以内，角膜直径在 12 ～ 12.5 mm 提示青光眼；儿童期角膜直径在 13 mm 或以上，或双眼角膜直径不对称强烈提示异常[3, 15-17]。

前房深度和透明度需要检查。检查瞳孔和虹膜有无原发畸形或继发于其他疾病（如先天性无虹膜、Axenfeld-Rieger 综合征、先天葡萄膜外翻）的畸形。

房角镜检查可提供青光眼发病机制中最重要的解剖信息。无论在诊室还是在手术室，Koeppe 房角镜都十分有用（图 12.11 和 12.12）。应该仔细检查虹膜和房角结构并记录结果。RatCam® 数字化影像系统（Clarity Madical System，Pleasanton，CA）也能

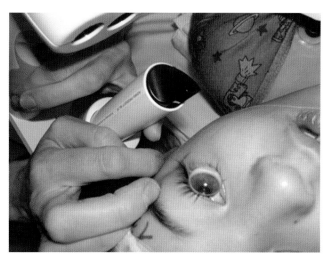

图 12.11 在手术室内使用 Koeppe 镜和手持式裂隙灯进行房角镜检查,为青光眼手术提供重要的诊断信息

用于手术室房角结构照相,用于收集资料和未来的对比。

儿童房角最具特征性的表现是小梁网,在 1 岁以内其表现为光滑均匀的膜,从周边虹膜延伸到 Schwalbe 线。随着年龄增长,小梁网逐渐粗糙、色素沉着。另外,幼儿周边虹膜更薄、更平坦[18]。

患青光眼的婴儿虹膜嵌入位置比正常婴儿偏前,房角表面出现半透明物质,使睫状体带、小梁网、巩膜突变得模糊。这种半透明组织在组织学上被命名为"Barkan 膜"[19]。房角可显示提示青光眼病因

的其他特征。例如,白内障手术后继发青光眼时,房角关闭伴虹膜膨隆提示瞳孔阻滞,需要周边虹膜切除或房角分离术,而房角开放则提示小梁网功能异常,需要不同的治疗策略。异常突起的 schwalbe 线和虹膜房角粘连均可提示 Axenfeld-Rieger 综合征(又称为虹膜角膜畸形)。青少年开角型青光眼(juvenile open-angle glaucoma,JOAG)患者表现为正常开放的房角,有明显的花边样色素小梁网。

与上述其他眼前节体征相结合,仔细观察前房角对于指导恰当的手术治疗十分重要。

眼底检查着重于仔细评估视盘。其他眼底特征(例如永存胎儿血管茎、Sturge-Weber 综合征中的脉络膜血管瘤)有助于确定青光眼的类型和制订手术计划。视杯扩大、双眼视杯不对称提示但不能确诊青光眼。Shaffer 和 Hetherington[20] 检查发现,原发性婴儿型青光眼的 126 只患眼中,杯盘比值超过 0.3 者占 68%,而这种情况在 Richard[21] 检查的 936 只新生儿正常眼中仅占 2.6%。在后者的研究中,明显的视杯不对称在正常眼中仅占 0.6%,而在患有单眼青光眼的婴儿中占 89%。在诊室中用 28 D 或 20 D 聚光透镜进行间接眼底镜检查经常会低估视盘凹陷的程度,而在裂隙灯生物显微镜下或在手术室通过 Koppe 透镜进行直接眼底镜检查会更准确(图 12.13)。在婴儿和低龄儿童,将最初的病变和青光眼

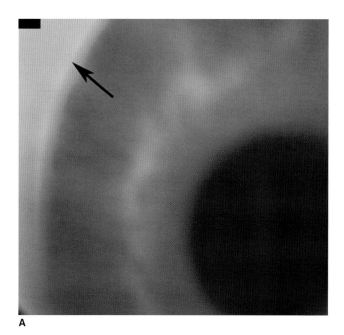

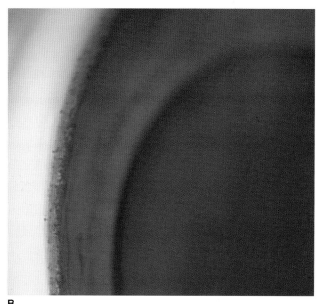

图 12.12 先天性青光眼房角照相。A. 该外观常见于浅色素人种,可见睫状体带扇形边界,巩膜突不可见,小梁网带呈均匀的膜线状外观。这是图 12.1 中的患儿接受最初的房角切开术后的患眼。角膜仍然混浊,箭头指示小梁前部手术裂隙。B. 虹膜色素较深的眼的房角外观,显示有睫状体带、葡萄膜突、窄的小梁网带,A 和 B 均没有明确的巩膜突

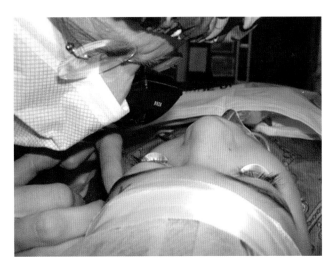

图 12.13 Koeppe 镜可以清晰显示视盘的外观，这有助于抵消屈光不正引起的视盘大小改变，利于在正常小瞳孔下检查。绘制出视杯或进行照相很有帮助，可便于将来进行对比

控制后（或治疗失败后）的变化进行对比对于评估治疗效果很有用。在低龄患者，眼压降低后视盘凹陷可发生逆转，可能是由于发育未完成或筛板非常柔韧[22]。视盘绘图（可能的话进行照相）对于以后的比较是有价值的。

验光、视野测量、超声、角膜厚度测量和眼部光学相干断层扫描（OCT）对发现屈光不正是有帮助的，特别是单侧青光眼导致的双眼非对称的屈光不正。在这种情况下，患眼相对近视支持青光眼的诊断。视野检查（Goldmann 动态或自动视野）对于年长的合作的青光眼患儿是有用的，可评估最初视野丢失程度，并跟踪评估视野随时间的变化。使用超声测量眼轴（麻醉下）可在接受治疗的青光眼患儿（婴幼儿）随访时作为测量角膜直径的辅助指标[17]。超声测厚（测角膜中央厚度）已经证实与成人开角型青光眼的眼压评估相关，尤其当角膜比平均水平明显厚或薄时。薄角膜在测压平眼压时会比真实眼压低，其在成人是易遭受青光眼损害的一个独立危险因素[23-25]。一些研究报道了正常儿童以及青光眼患者、与儿童期青光眼相关的眼部疾病患者的中央角膜厚度[26-29]。对于偏薄的中央角膜厚度，建议目标眼压更低，但对于厚角膜的患者，眼压测量值不应该下调，特别是存在无晶状体（其厚角膜可为后天获得，而非先天存在）等情况时。

OCT（Carl-Zeiss Meditech，Dublin，CA）是一种非接触式影像学技术，能测量儿童和成人视盘周围和黄斑区的视网膜神经纤维层厚度[30-32]，与青光眼视

乳头损害导致的视野改变和眼底像具有相关性[33]，并且可能对于评价儿童青光眼中这些参数的变薄有价值[33-34]。

鉴别诊断（表 12.2）

眼部很多疾病的症状和体征类似青光眼，包括简单的先天性鼻泪管阻塞、角膜疾病和前房炎症，这些均会产生不同程度的畏光和流泪。伴有角膜云翳的糖原贮积症、有角膜混浊的遗传性角膜营养不良，以及先天性大角膜均可能疑诊为儿童青光眼。即使早期的检查提示有更常见的非青光眼性疾病，当出现这些症状和体征时也仍要排除青光眼，这一点十分重要。青光眼也可能使眼前段的炎症或外伤更加复杂，可能与糖原贮积症和原发性大角膜并存，也可能很巧合地与泪管阻塞并存[35]。

总之，青光眼的体征也可以出现在其他眼病，因此，必须进行详细的眼前段检查和眼压测量，以排除该疾病。即使证实这些体征的确有其他原因，也不能完全排除青光眼的风险。

原发性儿童青光眼

原发性先天性开角型青光眼

这是最常见的原发性儿童青光眼类型，在西方国家，其患病率是活产婴儿的 1/20 000 ~ 1/10 000，在中东和斯洛伐克吉普赛人群有更高的发生率[1]。患病率无性别和种族偏向，大部分病例（65% ~ 80%）累及双眼[3]。超过 80% 的病例在 1 岁以内发病，25% 在新生儿时被诊断，超过 60% 在生后 6 个月发病[3, 36]。原发性先天性（也叫作原发性婴儿型）青光眼在出生时可以出现严重的表型，也可能仅出现轻度体征和症状而导致诊断延迟，有时在慢性高眼压导致的明显的不可逆视神经损害出现后才诊断。典型的角膜异常包括进行性角膜水肿合并后弹力层破裂，发生在 1 岁以内。青光眼的识别取决于照顾患儿的人对这些症状和体征的敏感程度。大部分原发性婴儿型青光眼病例是散发的（没有家族史），约10% 是家族性的，通常是常染色体隐性遗传，外显率为 40% ~ 100%[37-38]。在大家系用连锁分析的方法定位了几个原发性先天性青光眼相关基因位点。

表 12.2

儿童青光眼常见特点的鉴别诊断

Ⅰ. 伴有眼红和（或）畏光和（或）流泪的疾病

　　A. 先天性鼻泪管阻塞

　　B. 结膜炎（感染、非感染）

　　C. 角膜上皮缺损 / 磨损

　　D. 角膜炎（特别是单纯疱疹病毒性）

　　E. 前节炎症（葡萄膜炎、外伤）

Ⅱ. 伴有角膜水肿或混浊的疾病

　　A. 出生时产钳损伤（伴后弹力层撕裂）

　　B. 先天性畸形 / 异常

　　　　1. 硬化性角膜

　　　　2. Peter 异常

　　　　3. 迷芽瘤（皮肤样）

　　　　4. 其他前节发育异常

　　C. 角膜营养不良

　　　　1. 先天性遗传性角膜内皮营养不良

　　　　2. 先天性遗传性角膜基质营养不良

　　　　3. 后部多形性营养不良

　　D. 角膜炎

　　　　1. 疱疹性

　　　　2. 风疹性*

　　　　3. 小疱性

　　E. 代谢性疾病

　　　　1. 黏多糖贮积症

　　　　2. 黏脂贮积症

　　　　3. 胱氨酸贮积症

Ⅲ. 伴有角膜扩大的情况

　　A. 轴性近视

　　B. 大角膜

　　C. 大眼球

Ⅳ. 伴有真性或假性视杯扩大的情况

　　A. 生理性大视杯

　　B. 视神经缺损或小凹

　　C. 视神经萎缩（伴物质丢失）

　　D. 视神经发育不全

　　E. 视神经畸形

注意其中一些情况可与青光眼相关；

* 在发达国家少见；

改编自参考文献［3］和［158］

已报道了 2 个主要的致病基因——*CYP1B1* 基因（细胞色素 P450 系统酶）和 *LTB2* 基因［39］，*MYOC* 基因与少数原发性先天性青光眼病例相关［40］。在全世界许多原发性先天性青光眼病例中发现有 *CYP1B1* 基因突变［41-44］。但在美国的许多散发病例没有发现这一基因突变（未发表的个人数据）［45］。

明显的遗传缺陷位于滤过组织，导致其对房水的渗透性降低。房角镜下典型的异常是从巩膜突到睫状体带的组织透明度降低，导致这些正常房角的标志物很难识别。小梁网和睫状体带的宽度也可能减小，使人感觉虹膜附着点位置前移（见上文前房角镜部分）。

手术是原发性先天性青光眼的明确治疗方法。房角手术（通常是房角切开术或小梁切开术）在大部分病例可以获得成功，特别是发病年龄为 3 ～ 12 个月的患者。对于那些出生时发病或 1 ～ 2 岁以后发病者，手术成功率下降（见下文）。对于房角手术难以控制的病例，可以采取滤过手术（有时联合小梁切除术）［46-50］、青光眼引流物植入术［49, 51, 54-57］和睫状体分离术［58］等，并取得了不同的成功率，取决于报道的病例（见下文治疗部分）。视功能预后取决于及时的诊断和眼压的降低，也取决于最初的高眼压继发的角膜病变、屈光改变和视神经损害［3］。

青少年开角型青光眼

与原发性先天性青光眼或婴儿型青光眼相比，青少年开角型青光眼这种罕见病是原发性开角型青光眼的一种常染色体显性遗传早期发作的形式。其特点是获得性的双眼显著高眼压，通常发生在 4 ～ 35 岁，经常有明显的家族史。眼部损害通常表现为视杯深陷和视野缺损，通常是无症状的，除非患儿由于近视导致远视力下降来做眼科检查。出现在婴幼儿青光眼的角膜瘢痕通常不会见于该疾病。房角镜下可观察到正常的房角结构。治疗很困难，经常开始时用药物治疗，随后进展到需要滤过手术或房水引流装置植入术，尽管房角手术在某些病例中可能有效（见下文）。

青少年开角型青光眼于 1993 年首先由 Sheffield 等定位至 1q21 ～ 23 染色体［59］。后来有报道，在小梁网糖皮质激素应答基因（trabecular meshwork glucocorticoid response gene，TIGR，现已重命名为

myocilin）发现突变，并且在全世界很多青少年开角型青光眼患者中发现了这一突变[60-63]。

合并系统性疾病的原发性儿童青光眼

儿童原发性青光眼可以见于某些系统性疾病，在这些疾病中，眼部异常是全身综合征的一部分（表 12.1）。

Sturge-Weber 综合征

青光眼在 Sturge-Weber 综合征中普遍存在，合并面部同侧上睑火焰状痣和软脑膜异常血管。颅内病变可能包括癫痫、瘫痪和视野缺损。青光眼可能是先天性或获得性，大部分是单侧的。青光眼呈现两个发作高峰，一个是婴儿早期，一个是儿童后期。检查结膜可发现血管数量和弯曲程度异常伴静脉压升高。巩膜外层显著的环状血管异常出现在角膜缘后。房角镜下可以观察到房角结构的轻度异常，通常不伴有房角的血管异常。经常可以在 Schlemm 管中见到血液。患眼的虹膜比健眼有更多色素。检眼镜下通常可见脉络膜血管瘤和继发于青光眼的视盘异常。在 Sturge-Weber 综合征中，青光眼的病因通常被认为是继发于同侧脉络膜血管瘤导致的巩膜外层静脉压升高，但先天的房角结构异常也可能与婴幼儿发病的青光眼相关[64-65]。

在 Sturge-Weber 综合征中，先天性或婴幼儿期发病的青光眼通常需要手术治疗。尽管在这些病例中房角手术的成功率与原发性先天性青光眼病例中相比明显降低，但小梁切开联合小梁切除术都有报道可以降低眼压[66-67]。药物治疗是婴儿期后发病的青光眼的一线治疗方法，主要用药为房水生成抑制剂。尽管在这些病例中一直施行限制性小梁切除术，但房水引流装置植入术[68-69]和谨慎的睫状体消融术[70]也都有治疗成功的报道。在这些有脉络膜血管瘤的眼中，快速的脉络膜扩张和出血无论在术中还是术后都可能使眼内减压手术变得复杂[71]。

神经纤维瘤病

神经纤维瘤病 1 型（neurofibromatosis type1，NF-1）是一种常见的常染色体显性遗传的系统性疾病。该疾病的表现和受累组织多种多样。常见有牛奶咖啡斑样皮肤损害，但可能直到 1 岁末才出现。Lisch 结节出现在大多数患者的虹膜上，但经常在青春期才出现。与此综合征相关的儿童青光眼是先天性的，很罕见，通常单眼发病，并且经常伴随眼睑丛状神经瘤[72]。患眼可能明显增大，提示除青光眼外还有其他加快眼球增大的病因。在 1 岁末出现虹膜色素领外翻，脉络膜的色素经常比对侧要厚重。前房角被环状的虹膜基质组织向前延伸覆盖。

对于 NF-1 中的青光眼，目前已经提出几种可能的发病机制，包括对正常前房角发育的影响、前房角组织的继发性改变，以及由增厚的睫状体和脉络膜或直接由纤维血管组织导致的前房角关闭[73]。NF-1 与定位在 17q11.2 的神经纤维蛋白基因相关（OMIM #162200）[74]。与 NF-1 相关的青光眼难以治疗，不太可能通过房角手术成功控制青光眼。如果药物治疗不成功，在年龄稍长的患儿应合理选择手术治疗，包括滤过手术、房水引流装置植入术或睫状体消融术。

Lowe 综合征

Lowe 综合征（眼脑肾综合征）是一种罕见的 X 连锁隐性遗传病，合并发生双眼青光眼和白内障的概率很高。患儿通常合并智力障碍、肾性佝偻病、氨基酸尿症、肌张力减退、酸血症和易怒。Lowe 综合征的其他眼部特点包括小眼球、斜视、眼球震颤、小瞳孔（导致白内障难以取出）和虹膜萎缩。Lowe 综合征已经被定位于 Xq26.1（OMIM #309000）[74-75]。房角镜检查没有特征性的房角异常，但与原发性先天性开角型青光眼很相似。

这种青光眼治疗困难。药物治疗很少能足够有效。房角切开术的效果令人失望，而且与原发性先天性开角型青光眼相比经常并发严重的出血[76]。在药物难以控制的情况下可能需要明智地选用房水引流装置植入术和睫状体消融术[77-79]。

Axenfeld-Rieger 综合征

Axenfeld-Rieger 综合征是一种前房分裂异常，经常伴有全身病变。Axenfeld-Rieger 综合征是这方面发育异常的所有临床表型的总称[80]。不但有眼部表现，所有 Axenfeld-Rieger 综合征患者都有同样的大体特征：①双眼发育异常；②频繁出现的家族史，遗传方式为常染色体显性遗传；③无性别差异；④常见系统性发育异常；⑤合并青光眼的概率高。虹膜可能有前基质层、虹膜小梁突、虹膜角膜突和角膜胚胎环发育不全。虹膜可能发生其他畸形，例如瞳孔异位。青光眼是常见的并发症，在该综合征中发生率超过 50%，经常是在儿童中后期发病。少齿或无齿的牙齿畸形、全身骨骼发育异常和肚脐异常都很常见。

近期发现，有三处染色体位点与 Axenfeld-Rieger 综合征及其相关表型有关。这些位点位于染色体 4q25、6p25 和 13q14 上。染色体 4q25 和 6p25 上的基因被证实分别是 *PITX2* 和 *FOXC1*[81]。这些基因突变可以导致具有 Axenfeld-Rieger 综合征特点的多种不同的表型[82]。从基因角度，Axenfeld-Rieger 综合征分为三种类型（OMIM #601542、602482 和 601090）。在 Axenfeld-Rieger 综合征，青光眼的严重程度与基因缺陷呈基因型–表型相关。轻度青光眼的个体伴有 *FOXC1* 基因突变，难治性青光眼伴有 *PITX2* 基因缺陷或 *FOXC1* 基因重复[83]。

伴有眼部畸形的原发性儿童青光眼

原发性儿童青光眼也可能合并其他眼部异常。在这些易识别的异常中，有些也可能发生系统性异常。

先天性无虹膜

先天性无虹膜是一种双眼发育性异常，特点是正常虹膜的先天性缺失。虹膜总是部分缺失，有宽度不同的未发育的虹膜根部。先天性无虹膜的患者中至少有 50% 发生青光眼。先天性无虹膜并发多种眼部异常，这些异常可能在出生时到儿童后期或者更晚才先后出现。有些类型的先天性无虹膜也合并系统性病变。

先天性无虹膜是以常染色体显性遗传的方式遗传，在大约 2/3 的病例几乎完全外显，其余病例是散发的。这种畸形与定位于染色体 11q13（位点符号 AN2）的 *PAX6* 基因突变相关，其与 Wilms 肿瘤易感基因（WT1）[74, 82]（OMIM #106210）起调节聚合反应。

有报道称，在 11 号染色体缺失和先天性无虹膜的患者中，大约 68% 在 3 岁前会发生 Wilms 肿瘤[84]。

先天性无虹膜相关的先天性眼部异常包括小角膜、虹膜发育不良、白内障、黄斑发育不良和房角滤过异常。进行性营养不良性眼部异常可发生在先天性无虹膜的病例中，导致角膜混浊、渐进性晶状体混浊以及由逐渐加剧的房角滤过异常引起的青光眼。通过房角镜检查发现，小梁前面残留虹膜的运动可引起进行性小梁阻塞，该表现通常见于大部分并发青光眼的先天性无虹膜患者[85]。

如果先天性无虹膜的婴儿有先天性无虹膜性青光眼的家族史，应使用房角镜跟踪随访，小心监控房角变化。如果发生进行性房角异常，可考虑预防性房角手术，以预防小梁网阻塞[86]。

如果出现明显的青光眼，药物治疗是合适的。对于先天性无虹膜性青光眼，没有哪种单一手术治疗方法被证明是最好的。对婴儿施行房角镜手术可能有帮助。小梁切除术可能成功，但是很有挑战性，因为这些患者易于发生术后浅前房。房水引流装置植入术或非常谨慎的睫状体消融术对于特别难治的病例可能有效[87-90]。

房角分裂异常（虹膜角膜发育不良）

眼前段发生畸形经常累及角膜、前房角、虹膜和晶状体，并且通常表现出前房空腔发育不完全的迹象。尽管有多重表型，但其中某些可能是与 Axenfeld-Rieger 综合征位于等位基因上。Axenfeld 异常一词是指虹膜和突起的 Schwalbe 环之间粘连，导致房角的一部分看起来模糊，最好归类为 Axenfeld-Rieger 综合征的一部分（见上文）。

Peter 异常

这是房角分裂综合征的一种变形，包括角膜后弹力层的后部缺损，并在异常角膜的周边部有很大范围的虹膜前粘连而发生角膜白斑。晶状体也可能受累，并有白内障和（或）晶状体粘连于角膜后部缺损。前房角也可能有缺陷，约 50% 的病例发生青光眼。

Peters 异常在出生时即表现出来，通常是双侧散发病例。尽管典型病例并不并发其他异常，但有并发多种系统性或其他眼科异常的报道[91]。由于遗传性和非遗传性的不同发病模式和眼科及系统性异常的不同类型，有些人认为 Peter 异常并非一种独立的疾病，而是一种形态学表现[92]。Peter 异常可以由 *PAX6*、*PITX2*、*CYP1B1* 或 *FOXC1* 基因的突变导致[82]（分别见于 OMIM #s607108、601542、601771、601090）[82]。

并发于 Peter 异常的青光眼的治疗经常因为角

膜混浊、白内障、前房浅或缺如而变得复杂。在这些病例中，前房角手术不具可行性，药物是一线治疗方法，其次是房水引流装置植入术和（或）睫状体消融术。经常需要反复手术，如果已行角膜移植，手术会对其产生负面影响。这些情况复杂的小眼球通过不同机制可能会导致眼球痨和视网膜脱离[93]。如果角膜只是部分混浊，不需要做角膜移植就可以获得视轴，那么就应该避免做角膜移植，而是进行增视性虹膜切除术[94-96]。最近报道了 47 名患儿 144 例穿透性角膜移植手术的病例系列，结果显示，29%的眼视力好于 20/400，而 38% 的眼视力为光感或无光感。这一病例系列包括 14 只伴有青光眼的眼[97]。而 Zaidman 报道了轻度 Peter 异常（晶状体没有受累）角膜移植后合理的视力结果，其病例系列也显示伴有青光眼的眼视力结果较差[98]（图 12.14）。

家族性虹膜发育不良

存在这种导致儿童青光眼的罕见疾病的患者可能有先天性虹膜发育不良，但是没有 Axenfeld-Rieger 综合征的前房异常。这种常染色体显性遗传病（也称为 1 型虹膜前房角发育不良）的特点是虹膜发育不全、前房角发育不良和青少年青光眼，在基因图谱上的位点是 6p26，似乎由基因 FKHL7 突变而来。已发现一种类似的疾病，包括一些非眼科特征。这种疾病已经被定名为 2 型虹膜房角发育不良，在基因图谱上位于 4q25，由基因 PITX2 突变而来，可能与 Axenfeld-Rieger 综合征位于等位基因上（OMIM #601131 和 137600）[74]。在这些病例中，房角切开术有时可能治疗成功。

后部多形性角膜营养不良

这类疾病是常染色体显性遗传，特点是双眼角膜在后弹力层水平上存在缺陷，通常很少影响视力。但这种疾病存在更为严重的一种表型，见于儿童，在出生时或婴幼儿期即发病，其特点是基质层和上皮层的水肿及后弹力层水平的混浊导致角膜混浊。这一畸形与 1 岁以内出现的急性发作的光敏感相关，伴或不伴有青光眼。在某些患者，角膜病变伴随周边虹膜前粘连、虹膜萎缩和瞳孔异位。无论有无虹膜前粘连，均有约 15% 的患者发生青光眼。这一遗传异质性疾病定位于 VSX1 基因［染色体 20p（OMIM #605020）］、COL8A2 基因［染色体 1p34.3（OMIM #120252）］和 ZEB1 基因［染色体 10p（OMIM #189909）］的突变[74, 82]。

继发性儿童青光眼

儿童青光眼可能继发于多种眼科疾病（表 12.1）。继发性青光眼是其他眼科疾病的并发症，而不是房水滤过机制中的原发性病变。

外伤

对于儿童来说，外伤后最重要的青光眼是由当时或继发的前房积血所致。眼部钝挫伤很少在受伤当时出现青光眼，通常都是在伤后 1 ~ 3 天，伴随着继发的出血或早期前房积血大量聚集而出现继发性青光眼。对眼部受明显外伤的患儿，应迅速检查是否有严重损伤。发现明显的前房积血意味着继发性出血的可能性增大。这样的患者应该休息，局部应用激素和睫状肌麻痹剂，避免使用阿司匹林。做一系列检查（包括测量眼压）非常重要。尤其对于镰状细胞性血红蛋白病患儿，其眼压中度升高就可能导致显著的视神经损伤[99]。关于降低再出血发生率的药物［包括口服激素和抗纤溶药物（尤其是氨基己酸）］的使用，目前的研究结果不一致[100]。继发于再出血的青光眼可能导致疼痛并造成毁灭性的损伤。对于长期的青光眼，可能需要给予抗青光眼

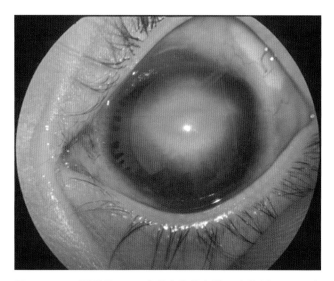

图 12.14 双眼严重 Peter 畸形患儿的左眼。在使用 Ahmed 青光眼阀门降低眼压后，进行增视性虹膜切除术，从而在此有晶状体眼创造不完全的视轴。未进行穿透性角膜移植术（对侧眼做穿透性角膜移植术已失败）。矫正视力为 20/100

药物治疗和前房灌洗。通常在解除急性出血后眼压即可恢复正常，但这样的眼睛需要长期随访观察是否发生房角后退性青光眼，这种情况可能延迟至受伤后多年才发病[101]。

肿瘤

继发于肿瘤的青光眼最常见的原发病是视网膜母细胞瘤。其发生通常与肿瘤细胞是否出现在前房无关，而是继发于虹膜红变和（或）房角关闭。患眼通常表现为眼后段肿瘤高度生长，需行眼球摘除术。室管膜瘤是一种睫状上皮肿瘤，也可能诱导继发性新生血管性青光眼。

青少年黄色肉芽肿是一种罕见疾病，伴有虹膜的组织细胞浸润。青光眼可能继发于组织细胞在房角结构的堆积或自发性前房积血。通常使用药物治疗。乙酰唑胺对于控制眼压可能是必要的，并且应全身和局部应用激素，以治疗组织细胞聚集。治疗困难的病例可能需要房水引流装置植入和（或）睫状体消融术治疗[102]。

炎症

儿童的急性或慢性青光眼可能继发于炎症。通常在形成虹膜膨隆和房角关闭时导致房水流出阻断，会继发急性青光眼。

继发于炎症的慢性青光眼比急性青光眼更常见，可能无症状。最常见于慢性前葡萄膜炎，可能合并出现幼年型类风湿关节炎或慢性睫状体炎的体征。进行抗青光眼药物治疗时必须考虑激素可能的副作用。合并虹膜膨隆的急性青光眼通常需要行虹膜切开或切除术。即使在解除瞳孔阻滞之后也可能需要行虹膜粘连分离术，以使房角开放。对于继发于虹膜炎的慢性开角型青光眼，房角切开术和药物治疗均有效。也有报道房水引流装置植入术在难治性病例中也很成功[103-109]。

晶状体源性青光眼

晶状体异位患儿（多种病因，如同型胱氨酸尿症、Weill-Marchesani、马方综合征）可能出现急性青光眼，晶状体向前移位导致瞳孔阻滞和房角关闭。这种青光眼是急性的，有明显眼痛，常伴呕吐和高眼压。这一急性青光眼的非手术治疗包括使患者仰卧、晶状体手法复位、使用肌肉拉钩（经常要放置治疗性软性角膜接触镜）、药物抑制房水生成、散瞳剂、止痛剂和后期使用缩瞳剂。稍后进行虹膜切除术可能会防止发生急性青光眼，但可能无法防止晶状体脱位至瞳孔区和前房[110]。对于反复发作的病例，在眼压的得到控制后行晶状体摘除手术比较安全。

无晶状体青光眼

手术摘除先天性发育性白内障后发生青光眼较为常见（有报道发生率为 3%～41%），而且通常是开角型青光眼，也有闭角型青光眼的报道［通常是因为玻璃体表面前移和（或）瞳孔闭锁引起虹膜膨隆］。那些在年幼时即行白内障摘除手术、并发小眼球，以及有永存原始玻璃体增生症的患儿，在白内障摘除术后发生青光眼的风险较高。白内障摘除术后开角型青光眼经常是在术后多年才发生，而且可能发病时没有症状[111-112]。如果房角开放，会显示出术前并不存在的典型异常[113]。虹膜周边切除术（无论是否联合玻璃体切割术）可能对于闭角型青光眼有效。对于无晶状体青光眼，一线治疗方案是药物。房角手术对于这些病例并不总是成功[114]，青光眼阀植入术效果良好，对于难治性病例也可以选择使用睫状体消融术[115-116]。选择 I 期还是 II 期植入人工晶状体对于预防继发性青光眼没有明显的优劣。无晶状体青光眼的发生机制尚不清楚，几种不同的理论都各有其支持者。

其他原因的青光眼

儿童的继发性青光眼可能发生在使用激素类滴眼液之后，也可能是早产儿视网膜病变的并发症。还可能继发于胚胎期的风疹病毒感染，表现为先天性青光眼或在出生后稍晚发病。另外还有一些罕见病因。

总之，儿童继发性青光眼的病因多样，在儿童眼科中必须考虑这种疾病的可能。对于每个病例而言，判断发病机制可以帮助医生为患儿制订出个体化的最佳治疗方案。

治疗

与成人青光眼一样，儿童青光眼的治疗要取得成功取决于早期诊断和良好地控制眼压。具体的治疗方案由疾病的具体类型决定。药物治疗和手术治疗都经常应用。

药物治疗

尽管手术对于许多青光眼仍然是首选的治疗方案，但药物治疗也在许多青光眼患儿的治疗中占据十分重要的地位。因此，大多数原发性先天性青光眼（以及所有闭角型青光眼）都有施行房角手术的指征，而青少年青光眼和无晶状体开角型青光眼以及大部分继发性开角型青光眼首选药物治疗（见上文）。在过去 10 年中，抗青光眼药物治疗方面有了巨大的飞跃，可为儿童青光眼的药物治疗提供多种选择，但目前所有通过美国食品药品管理局（FDA）批准的药物都没有儿科应用的安全性和有效性方面的报道。临床实践已经证实一些药物的价值，也发现其他一些药物应用于婴幼儿时存在明显的危险。除了降眼压效果不足外，还有其他因素影响青光眼患儿长期药物治疗的效果，如缺乏长期依从性、药物明确的副作用、长期药物治疗对全身的潜在影响等。

抗青光眼药物可分为五大类。以下关于其在儿童的使用介绍希望能够指导医生的临床用药。

碳酸酐酶抑制剂

口服的碳酸酐酶抑制剂（主要是乙酰唑胺）在数十年里已经有效降低原发性婴儿型青光眼（以及其他类型青光眼）患儿的眼压，而且经常可以使眼压下降 20% ~ 35%。乙酰唑胺每日剂量应在 10 ~ 20 mg/kg，分 3 次与饭或奶同服。主要的副作用包括腹泻、精力减退、食欲不振和体重下降。婴儿可能出现代谢性酸中毒，表现为婴儿呼吸急促，可口服枸橼酸钠和柠檬酸溶液（Bicitra 每日 1 mEq/kg）。

目前有两种局部应用的碳酸酐酶抑制剂——多佐胺（Trusopt）和布林佐胺（Azopt）。这两种药物可以有效替代乙酰唑胺，没有或几乎没有全身副作用。

有报道显示，在经过筛选的病例中，以多佐胺辅助口服乙酰唑胺比单独使用两种中的任一种的降眼压效果都好[117]。多佐胺和布林佐胺应每日 2 次（为增强疗效可每日 3 次），两者降压效果相似，布林佐胺可能眼部刺痛的感觉较轻（笔者个人经验）。

碳酸酐酶抑制剂对于治疗儿童青光眼十分有用，可分别在使用 β 受体阻滞剂有禁忌证或效果不足时作为一线和二线药物（表 12.3）。

缩瞳剂

大量缩瞳药物（胆碱能兴奋剂）在成人和儿童青光眼的治疗中已经被更新的药物取代。对于先天性青光眼，毛果芸香碱对于房角切开术或小梁切开术前后的缩瞳仍然有用。更强的缩瞳剂，如碘依可酯（Phospholine Iodide），也在无晶状体青光眼的某些病例中有效。

抗 β 肾上腺素能药物（β 受体阻滞剂）

局部应用 β 受体阻滞剂可有效抑制房水生成，在儿童青光眼的治疗方面占据重要地位。迄今发表的大部分研究都已检验过噻吗洛尔的效果，它是最早开始使用的局部 β 受体阻滞剂（1978 年开始应用）。尽管在眼科方面 β 受体阻滞剂被广泛耐受，但其系统性副作用（最主要的是心动过缓和哮喘加重或呼吸暂停引起的呼吸抑制）在应用噻吗洛尔的患儿中则少有报道[118]。在新生儿，局部应用 β 受体阻滞剂须极为谨慎（或根本不用）。对于幼儿，使用噻吗洛尔时应该从 0.25% 的滴眼液开始，不能应用于有哮喘或心动过缓的患儿，必要时要行泪小管填塞术[119]。根据在成年人的经验，β_1 受体选择性阻滞剂倍他洛尔诱发急性哮喘发作（可能表现为咳嗽）的可能性与非选择性 β 受体阻滞剂相比可能小一些。最近的随机回顾性研究表明，倍他洛尔和噻吗洛尔凝胶溶液（0.25% 和 0.5%）都有很好的耐受性，在 6 岁以下的儿童青光眼产生轻度但有统计学意义的眼压降低[120]。β 受体阻滞剂通常是作为碳酸酐酶抑制剂治疗儿童青光眼时的辅助用药。局部应用 β 受体阻滞剂在儿童青光眼治疗中有重要作用，对许多病例是一线药物（表 12.3）。

肾上腺素能激动剂

肾上腺素化合物有显著的全身和眼部副作用，治疗效果有限，目前在成人和儿童青光眼的治疗中很少应用。目前有两种 α_2 受体激动剂（安普乐定和溴莫尼定）可以用于治疗成人青光眼。进行房角手术的儿童短期应用安普乐定是安全的，没有全身副作用[121]。对于不能耐受 β 受体阻滞剂的婴幼儿或

表 12.3

儿童青光眼的局部抗青光眼药物指南

药物（种类、名字）	指征	禁忌证 / 副作用
β 受体阻断剂 非选择性（噻吗洛尔） 选择性（倍他洛尔）（可能对哮喘安全）	是许多患者的一线药物，年龄稍大儿童的二线药物	全身影响：支气管痉挛、心动过缓；避免用于早产儿或小婴儿，以及有呼吸道反应性疾病史者；在风险较高的儿童自 0.25% 启用
碳酸酐酶抑制剂 局部（多佐胺、布林佐胺）	是幼儿的一线或二线药物，也可辅助其他种类药物使用	使用安全；存在角膜疾病，尤其是角膜移植的患儿可能要避免使用或作为稍后的选择
缩瞳剂 碘依可酯 毛果芸香碱	碘依可酯很少用于无晶状体眼，毛果芸香碱用于房角手术后和某些 JOAG	全身影响（碘依可酯）：腹泻（偶尔），全身麻醉时与琥珀胆碱反应；可能有炎症前期反应，头痛（二者均有），近视漂移（二者均有）
肾上腺素能激动剂 肾上腺素复合物 α₂ 受体激动剂 　安普乐定（0.5%） 　溴莫尼定（0.1%、0.15%、0.2%）	不是很有效 房角手术中或术后，短期用于婴儿和角膜移植术后 仅用于年长儿童。JOAG、无晶状体眼、年长儿童其他类型青光眼的二线或三线药物	全身影响：高血压、心动过缓 使用安全，效果可能逐渐减弱，很少出现局部过敏或眼红 勿用于 40 磅（约 18.1 kg）以下婴儿（可能导致心动过缓、低血压、低张力、低体温、呼吸暂停（尤其是与 β 受体阻断剂联合应用时）
前列腺素及类似物 拉坦前列素、曲伏前列素、贝美前列素、乌诺前列酮	JOAG 一线、二线或三线药物，在其他类型青光眼通常是 β 受体阻断剂和局部碳酸酐酶抑制剂之后的二线或三线药物	对全身安全，睫毛变长变粗、眼周皮肤变黑；引起眼红；慎用于葡萄膜炎性青光眼

对于最近接受角膜移植（因此希望避免使用碳酸酐酶抑制剂）的患者可起到短期治疗作用（笔者的未发表数据）。

溴莫尼定［目前有 0.15% 酒石酸溴莫尼定（阿法根）滴眼液和 0.2% 溴莫尼定滴眼液］对于年龄稍大的患儿可以有效降低眼压，但是应用于幼儿时必须极为小心。有报道，局部应用溴莫尼定可以导致婴儿出现危及生命的全身副作用（心动过缓、低血压、低体温、肌张力减退和呼吸暂停）和小儿严重嗜睡[122]。对于婴儿，同时应用 β 受体阻滞剂将增加溴莫尼定的全身副作用风险[123]。即使对于稍大的患儿，使用溴莫尼定时也应当小心其造成疲劳的可能性[124]。溴莫尼定对于儿童而言很少能够作为一线药物，但是对于年龄稍长的患儿，需要格外降低眼压时，可以是一种有效的辅助药物（表 12.3）。

前列腺素

治疗青光眼最新的一类药物是前列腺素类药物，其降眼压的方式是增加房水通过葡萄膜巩膜途径（而非小梁网途径）的流出量。在一项随机双盲临床研究中，拉坦前列素和噻吗洛尔单药治疗儿童青光眼，拉坦前列素的疗效至少与噻吗洛尔相当，在青光眼

评估过程中，二者均出现临床显著的眼压降低[125]。在一项拉坦前列素（Xalatan）回顾性研究中，在不同的儿童青光眼中，JOAG 对药物的反应率最高[126]。一些继发于 Sturge-weber 综合征的青少年时期发病的青光眼病例对于拉坦前列素的治疗也反应良好[127]。尽管在儿童没有报道全身副作用，但经常发生睫毛明显加长和颜色变深，尚无虹膜色素增加和无晶状体眼囊样黄斑水肿的报道[128]。一项回顾性研究发现，曲伏前列素（苏为坦）在儿童有很好的耐受性，在一些儿童青光眼病例可以降低眼压（主要是已接受药物治疗的眼）[129]。其他同类药物（贝美前列素、乌诺前列酮）尚未有相关研究报道。该类药物均可导致眼红、睫毛增长和眼周色素沉着。其用于葡萄膜炎病例时要非常谨慎，已有在无晶状体眼 / 人工晶状体眼成人中引起囊样黄斑水肿的病例[130]。前列腺素类药物对于年长的青光眼患儿适合作为一线药物，特别是 JOAG，但对多数儿童来说仍不适合作为一线治疗药物（表 12.3）。

手术治疗

青光眼手术是原发性先天性青光眼、闭角型

青光眼和药物控制眼压效果不佳的儿童青光眼的主要治疗方法。尽管原发性先天性青光眼的合理治疗（房角手术）得到广泛认同，但对于最佳的手术步骤，即使在儿童眼科专家之间很多情况下都有争议。产生争议的原因无疑与这些患儿的手术难度和不甚理想的术后效果有关。

用于儿童青光眼的手术治疗可大致分为房角手术（房角切开术或小梁切开术）、滤过性手术（小梁切除术＋／－抗纤维化药物）、房水引流装置植入术和睫状体消融术（如虹膜周切术，联合小梁切开／切除术）。对于失明、变形、疼痛的眼睛，眼球摘除是合适的治疗方法。大多数用于儿童青光眼的手术方式与成年人的相似，但房角手术（房角切开术和小梁切开术）几乎是专门用于儿童的，应予以特别的重视。

房角切开术

房角切开术是在直视下切开葡萄膜小梁网，在大部分原发性先天性青光眼病例中是首选的手术方案。外路小梁切开术（见下文）是一种同样有效的选择，在有角膜混浊而无法用房角镜满意观察房角结构时尤其有效。Barkan[131] 发现了房角切开术的优点，这标志着原发性先天性青光眼手术治疗的显著进步，约 70% 的患儿可通过这种手术治愈（图 12.15 和 12.16）[131]。房角切开术对于先天性无虹膜也是一种值得特别关注的预防性手术[132]。

人们进行了多种改良，以完成这种简单而精致的手术。其中常见的是眼球的固定方法、放大倍率

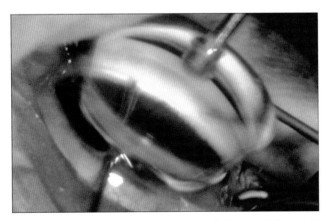

图 12.15　房角切开术。此为房角切开术的真实照片，助手在 6 点和 12 点位夹持角膜缘附近的 Tenon 囊边缘，以固定眼球。图中可见改良式 Barkan 房角切开镜（增加手柄）涂 Healon 后由术者放置在角膜上。使用 25G 针头自房角左侧开始做出裂隙

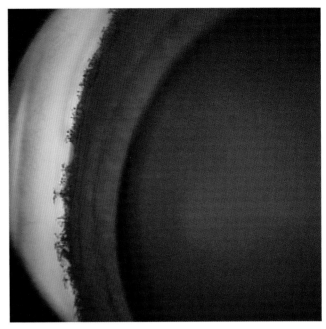

图 12.16　房角照相显示在先天性婴儿型青光眼患者的深色素眼施行成功的房角切开术后的裂隙。注意纤细的花边状前粘连自睫状体带桥状跨越小梁网的裂隙

和光源（放大镜或显微镜）、手术用房角镜、切割用具（房角切开刀或一次性针）。能够观察到手术部分的房角对于房角切开术来说十分重要，局部滴高渗盐水和去除部分角膜上皮可以解决轻度角膜水肿（如果术前因为角膜混浊而无法用房角镜检查房角，有必要行小梁切开术）。术前几天应用抑制房水生成的药物并在进手术室前应用 0.5% 安普乐定和 2% 毛果芸香碱，可以促使角膜变得透明。

有一种技术是将改良式的 Barkan 房角切开镜（带手柄）涂 Healon 后放置在角膜上。术者站在手术部位对面（例如，行鼻侧房角切开时站在颞侧），显微镜自垂直方向倾斜 45° 角。在做鼻侧或颞侧手术时，助手在 6 点位和 12 点位钳夹角膜缘附近的 Tenon 囊边缘，以固定眼球，并使患者头部轻度转离术者的方向。将 25G 针头装在吸满黏弹剂的注射器上，到达手术部位对侧周边透明角膜，小心地使针头越过虹膜，到达小梁网的前 1/3。首先将针头向一个方向划，再向另一个方向划，助手轻微转动眼球，以尽可能划到最大范围的房角组织。随着切开的痕迹应该出现一条裂隙，先天性青光眼的周边虹膜经常会轻微后退。然后小心退出针头，在入口附近注射少量黏弹剂，并用 10-0Vicryl 线一针缝合入口。这种方式可以打开约 4 ～ 5 个钟点大小的房角。出血比较常见，但可以通过在缝合前恢复正常眼压

来控制，如果术后 72 h 之内患者不乘坐飞机，前房注射过滤消毒空气泡。可以使用结膜下抗生素。不同的医生术后使用抗生素、激素和缩瞳剂（葡萄膜炎性青光眼除外）的持续时间不同。

在小样本连续病例研究中，对角膜混浊患儿实施的内镜下房角切开术显示了其降眼压的潜力，但是需要有更大样本的研究揭示其与其他手术方式相比的安全性和控制眼压的效果[133-134]。对于儿童青光眼，没有小梁消融术（NeoMedix Corporation，Tustin，CA）的明确指征[135]。

房角切开术的效果对于某些原发性先天性开角型青光眼患者（70%～90% 以上）是最好的，这些患者房角异常的程度稍轻，并在生后 3～12 个月被诊断出。因为角膜增大混浊而发现有青光眼的新生儿具有更加严重的房角异常，手术效果明显下降。发现较晚的原发性先天性开角型青光眼患儿行房角切开术效果也稍差，可能是因为慢性高眼压对滤过机制造成了损害。

外路小梁切开术

这种手术通过在板层巩膜瓣的巩膜床上做放射状切口，以识别 schlemm 管，扎入导管，自外向内撕开此区域功能差的小梁网[136-137]（图 12.17）。标准的小梁切开术使用硬性的弯曲的小梁切开刀切开 Schlemm 管内壁，打开相当于房角切开所切开的房角。改良缝线小梁切开术是将一根柔软的 6-0 聚丙烯缝线伸进 180° 或 360°；然后拉紧缝线打开房角，最大可打开 360° 房角（图 12.18）[138-139]。最近改良的小梁切开技术是用 iScience® 微导管（iScience Interventional，Menlo Park，CA）插入 Schlemm 管。光导纤维的头端通过巩膜壁可见，从而使其插入 Schlemm 管的过程可见，理论上 360° 小梁切开更易成功[140]。尽管这些手术对于不复杂的原发性先天性开角型青光眼效果很好，但它们之间或与房角切开术之间没有随机前瞻性比较。小梁切开术的优点包括其与小梁切除术的相似性便于习惯后者的术者进行操作，理论上能一次手术切开整个房角，以及能

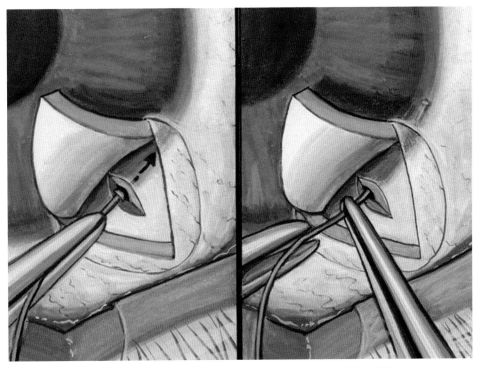

图 12.17　缝线小梁切开术（左眼）。左图，在颞下角膜缘制作以穹窿为基底的结膜瓣。制作一个宽 3 mm×3 mm、角膜缘为基底的巩膜瓣，占 1/2 或 2/3 巩膜厚度。在巩膜床的基底部做放射状切口，逐渐加深，直到找到 Schlemm 管。钝的 6-0 聚丙烯缝线进入 Schlemm 管断端。左图显示钝的聚丙烯缝线正在进入 Schlemm 管。如果缝线能进入 360°，就能从 Schlemm 管另一端出来，两线端一起拉，像切干酪的线，可以打开 360°。通过缝线定位 Schlemm 管也可以完成同样的步骤，随后用光导纤维进入 Schlemm 管（iScience® 微导管）（iScience International，Menlo Park，CA）（Modified from medical illustration by Tom Waldrup, from Freedman SF. Medical and surgical treatments for childhood glaucoma, Figure 40.5. In: Rand R, Allingham RR, Damji KF, Freedman SF, Moroi S, Saranov, eds. Shields textbook of glaucoma, 6th Ed. Philadelphia, PA: Wolters Kluwer Health/Lippincott Williams & Wilkins, 2011.）

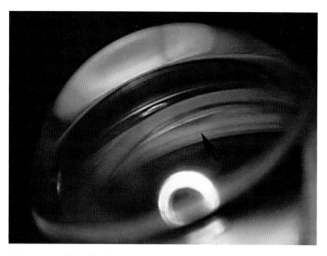

图 12.18　房角镜下可见 Schlemm 裂隙，是用图 12.7 所示方法做 360° 小梁切开而成。这是一名 6 岁男孩的人工晶状体眼，双眼先天性白内障手术后 4 年继发青光眼。现在是小梁切开术后 2 年，用一种药可控制眼压

够在看不到房角的情况下手术。缺点是需要切开结膜和巩膜，以及可能无法定位或插到 Schlemm 管中。黏弹剂小管扩张术已用于原发性先天性青光眼，已报道在短期获得成功[141]。

小梁切开联合小梁切除术

对于房角切开术效果差的病例和出生即发病、严重角膜混浊和既往行小梁切开术效果欠佳的特殊人群，有些术者提倡小梁切开和小梁切除联合手术。这些医生报道这种手术方法对于合适的病例效果很好。

小梁切除术

小梁切除术（滤过性手术）的目的是通过在板层巩膜瓣下切除房角组织造成旁路，形成所谓的液体滤过泡，使房水在 Tenon 囊和结膜下渗出。通常在房角手术失败或不太可能成功的情况做这种手术。由于儿童有旺盛的愈合能力，大部分文献报道单纯的小梁切除术在婴幼儿的成功率很低。最近抗纤维化药物氟尿嘧啶和丝裂霉素的使用提高了成年人和年轻人小梁切除术的成功率，但是后期滤过泡渗漏和感染的风险增高[49, 142-143]。不同剂量的丝裂霉素（0.2 ～ 0.5 mg/ml）在巩膜上应用不同的时长，并没有明确证据支持某一种使用方法。大多数儿童青光眼手术医生长期在角膜缘做结膜切口来施行小梁切除术，有些人现在提倡穹窿部切口（个人交流）。即使是使用丝裂霉素，小于 1 ～ 2 岁的婴儿和无晶状

体的儿童做小梁切除术也效果欠佳[46, 47, 144-147]。对于成功形成滤过泡的患儿，必须小心观察滤过泡渗漏或感染迹象，因为发生这些情况的风险会随时间而增加。对于手术成功的患儿，多年后也可能会发生纤维化和眼压控制不良。没有数据支持儿童青光眼用金属的 EX-PRESS™ 青光眼滤过装置（Alcon Laboratories Inc，Fort Worth，TX），事实上用金属植入物保持巩膜切除内口通畅是有问题的，因为通常滤过失败的部位是在巩膜瓣或 Tenon 囊水平。关于黏弹剂小管扩张术和（或）深层巩膜切除术有少量报道，有时联合小梁切除术用于难治性儿童青光眼病例，这些改进相对于现在的手术选择是否是一种提高，仍有待时间证实[147]。对于婴儿、无晶状体眼和预防感染措施不足的患儿，应该选择其他手术方式（见下文）。

青光眼引流装置手术

房水引流装置植入术是将一个软管放入眼内，将房水向后导入一枚缝合在巩膜的圆盘，圆盘会被包裹形成后部的蓄水池，在这里房水会渗入周围组织（图 12.19 和 12.20）。尽管 Molteno（Molteno Ophthalmic Limited，Dunedin，New Zealand）阀门植入术在儿童应用已经有近 20 年的历史，但 Baerveldt（Abbott Medical Optics，Abbott Park，IL）和 Ahmed（New World Medical，Inc. Rancho Cucamonga，CA）青光眼阀门现在应用更广泛。一些青光眼引流装置在这些年进行了改进，包括 Ahmed 可以弯曲的盘（FP7），以及 Molteno 盘变大（3 个盘）。文献报道的成功率和并发症发生率有很大差异[52-55, 148]。尽管儿童植入房水引流装置的常见问题是引流管异位和蓄水盘的包裹（后者有眼压升高），但其他一些与成人类似的并发症，包括纤维血管向内生长（仅在 Ahmed 盘）、眼球运动障碍及前节和后节的并发症也有报道。眼内炎的发生率不是 0，但比儿童小梁切除联合丝裂霉素要低。然而，植入引流装置后的最终眼压不像成功的滤过手术那么低，至少 50% 的病例需要持续附加药物治疗。一些作者对植入引流装置治疗难治性儿童青光眼的大量病例进行回顾，报道的成功率变异较大，但 5 年成功率在 60% 左右，同时视觉毁灭性并发症的发生率较低，在可接受范围内[56, 57, 149-151]。一项研究报道，对引流装置植入后眼压控制不良的病例行睫状体光凝和第二次引流装

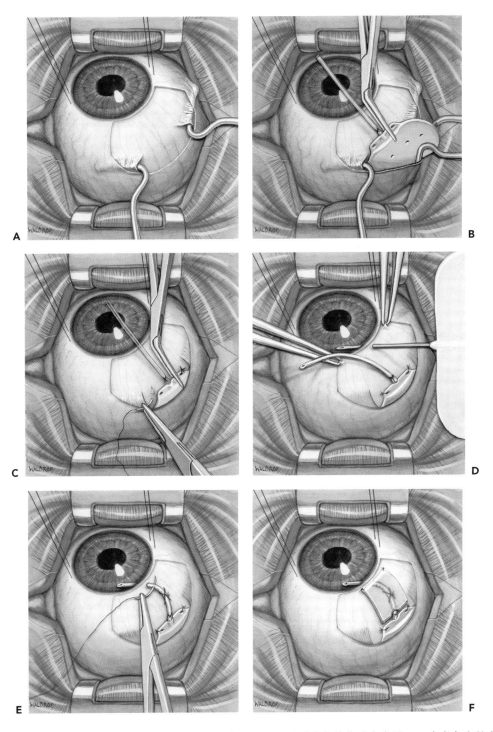

图 12.19　儿童青光眼引流阀植入技术。这一手术也可通过穹隆切口，不需改变其他手术步骤。**A.** 术者角度的右眼图示。在 2 点位和 8 点位以 7-0Vicryl 线穿过角膜缘组织做牵引；9 点位至 12 点位做结膜环状切开，在两侧放射状切开；在上直肌和外直肌下放置肌肉拉钩，暴露颞上象限。**B.** 将 Baerveldt 青光眼阀门（250 mm²）放在颞上象限的巩膜上，阀门的引流管在蓄水盘前缘 1 mm 处用 6-0Vicryl 缝线完全结扎；在蓄水盘后翼进入上直肌附着处后面的空间时，使用肌肉拉钩，使结膜和 Tenon 囊后退。**C.** 用 8-0 尼龙线穿过蓄水盘前段的小孔，将 Baerveldt 蓄水盘固定在角膜缘后 6 ～ 8 mm 处。**D.** 用镊子在角膜缘处固定术眼，用 23G 针平行于虹膜并大致平行于上方角膜缘进入前房。将引流管修剪至所需长度，斜面向上。**E.** 引流管通过 23G 针穿刺通路进入前房，用 9-0 尼龙线 8 字缝合固定，然后 9-0 尼龙线上的针在固定处前面造"排水孔"。**F.** 在引流管进入眼内的位置上覆盖一片异体巩膜，小心不要盖住引流管上的 6-0Vicryl 缝线，巩膜植片用 8-0Vicryl 缝线固定（Illustration by Tom Waldrup）

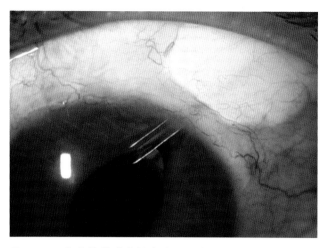

图 12.20 患有葡萄膜炎性青光眼的女孩的右眼（人工晶体眼），图中显示 Ahmed 青光眼引流阀的管（异体巩膜覆盖），6 年前放置。注意瞳孔出现山峰样偏移，数年来缓慢发展，尽管眼压和葡萄膜炎控制良好

置植入，成功率在 24 个月达到 60%[152]。另一项研究报道，房水引流装置植入术对于 2 岁以下的儿童比小梁切除术控制眼压的效果更好[153]。

睫状体消融术

不同于前面提到的其他手术，睫状体破坏性手术是通过破坏睫状突降低房水生成速度，结果经常是不可预期的，常发生并发症。如果用尽药物治疗和其他手术方法后效果都不好，为了尝试控制青光眼对儿童视力的威胁，睫状体消融术就成为一种有效的方法。

睫状体冷冻治疗是通过外路冷冻睫状突，用于治疗有多年难治性青光眼病史的儿童，与成年人手术技术相似。这种手术的成功率最多就是一般，经常需要反复多次进行，有相当可观的严重并发症发生率，如眼球萎缩和严重视力丧失高达 15%。对于儿童，一次手术最多做 180° 范围的睫状突冷冻，冷冻 6 或 7 个点（−80℃，每个点 30～45 s），使用直径 2.5 mm 的冷冻头，冷冻头前缘距角膜缘 1～1.5 mm（对于非牛眼）[88, 154]。这一技术用于有睫状体消融术指征的难治性青光眼，解剖原因导致睫状体光凝有可能无效时使用（见下文）。

激光睫状体光凝（经巩膜和内镜下）。经巩膜睫状体光凝用于儿童时可使用 Nd：YAG 红宝石激光头和二极管激光 G 探头。这一技术成功率中等（报道

在 50%，大部分病例需重复治疗），比冷冻产生的疼痛和炎症反应轻，且眼球萎缩和严重并发症发生率与冷冻相比较低。其局限在于治疗后经过一段时间可能失效，而且眼前段解剖变异，经外路难以精确控制激光能量[155-157]。这一手术用于植入青光眼引流装置后不足以控制眼压的患者[152]。

内镜下睫状体光凝最近已经应用于难治性青光眼患儿，使用二极管激光和显微内镜系统 20G 激光头［Microprobe（Endo Optiks，Little Silver，NJ）］。尽管这种手术方式可以直接在需要的部位做激光光凝，而且可能比冷冻治疗或经巩膜光凝所产生的炎症反应都要轻，但成功率不高，经常需要再次治疗。在一项纳入 36 只眼的病例系列中，最近的一次随访显示其累计成功率为 43%，平均累计治疗范围为 260°，平均随访时间为 19 个月。视网膜脱离、低眼压、视力损害在此研究中有所报道，在无晶状体眼和有晶状体眼都有发生[58]。另一项研究对无晶状体眼或人工晶状体眼儿童青光眼进行一次内镜下睫状体光凝，显示出相似的成功率（38%）[116]。这一技术可作为青光眼引流装置植入后眼压不能控制的病例的辅助治疗（个人未发表数据）。

儿童青光眼的长期随访

所有的青光眼患儿都需要终生随访。年龄较大的儿童（年轻的成年人）可能在起初手术成功后数月甚至数十年发生无症状性眼压控制不良；进行性病变，如白内障或角膜失代偿可能在青光眼最初发病后很多年才发生。有功能的滤过性手术或房水引流装置植入术后的患儿必须针对这些手术的特异性并发症进行随访。即使以前眼压控制良好，如果发生进行性的视神经或视野变化，就必须重新评估目标眼压。而且青光眼患儿在眼压控制之后也经常面临威胁视力的问题，如角膜瘢痕化、屈光参差和弱视。不用药即可控制病情的青光眼患儿必须至少每 6 个月复诊；年龄小的儿童，或者眼压控制不足 2 年的患儿，应该至少每 3～4 个月复诊一次。尽管在儿童青光眼的治疗方面取得了巨大进步，许多儿童仍然因为这些严重的疾病遭受永久的视力损害。

（鞠宏 译 孙春华 审校）

参考文献

1. Papadopoulos M, Cable N, Rahi J, Khaw PT. The British Infantile and Childhood Glaucoma (BIG) Eye Study. *Invest Ophthalmol Vis Sci* Sep 2007;48(9):4100–4106.

2. Yeung HH, Walton DS. Clinical classification of childhood glaucomas. *Arch Ophthalmol* June 2010;128(6):680–684.

3. DeLuise VP, Anderson DR. Primary infantile glaucoma (Congenital glaucoma). *Surv Ophthalmol* 1983;28:1–18.

4. Chandler PA, Grant WM. *Glaucoma*. Philadelphia, PA: Lea and Febiger, 1980.

5. Van Buskirk EM, Plamer EA. Office assessment of young children for glaucoma. *Ann Ophthalmol* 1979;11:1749.

6. Minckler DS, Baerveldt G, Heuer DK, Quillan-Thomas B, Walonker AF, et al. Clinical evaluation of the Oculab tono-pen. *Amer J Ophthalmol* 1987;104:168–173.

7. Flemmons MS, Hsiao YC, Dzau J, Asrani S, Jones S, Freedman SF. Icare rebound tonometry in children with known and suspected glaucoma. *J AAPOS* Apr 2011;15(2):153–157.

8. Flemmons MS, Hsiao YC, Dzau J, Asrani S, Jones S, Freedman SF. Home tonometry for management of pediatric glaucoma. *Am J Ophthalmol* Sep 2011;152(3):470–478.e2.

9. Watcha MF, Chu FC, Stevens JL, Forestner JE. Effects of halothane on intraocular pressure in anesthetized children. *Anesth Analg* 1990;71:181–184.

10. Murphy DF. Anesthesia and intraocular pressure. *Anesth Analg* 1985;64:520–530.

11. Dominiguez A, Banos MS, Alvare MG, Contra GF, Quintela FB. Intraocular pressure measurement in infants under general anesthesia. *Am J Ophthalmol* 1974;78:110–116.

12. Ausinsch B, Rayburn RL, Munson ES, Levy NS. Ketamine and intraocular pressure in children. *Anesth Analg* 1976;55:773–775.

13. Jaafar MS, Ghulamqadir AK. Effect of oral chloral hydrate sedation on the intraocular pressure measurement. *J Ped Ophthalmol Strabismus* 1993;30:372–376.

14. Pensiero S, DaPozza S, Perissutti P, Cavallini GM, Guerra R. Normal intraocular pressure in children. *J Pediatr Ophthalmol Strabismus* 1992;29:79–84.

15. Sampaolesi R, Caruso R. Ocular echometry in the diagnosis of congenital glaucoma. *Arch Ophthalmol* 1982;100(4):574–577.

16. Becker B, Shaffer RN. *Diagnosis and therapy of the glaucomas*. St. Louis, MO: C.V. Mosby, 1965.

17. Kiskis AA, Markowitz SN, Morin JD. Corneal diameter and axial length in congenital glaucoma. *Can J Opthhalmol* 1985;20:93.

18. Walton DS. Primary congenital open-angle glaucoma. In: Chandler PA, Grant WM, eds. *Glaucoma*. Philadelphia, PA: Lea and Febiger, 1979:329.

19. Barkan O. Pathogenesis of congenital glaucoma: gonioscopic and anatomic observation of the angle of the anterior chamber in the normal eye and in congenital glaucoma. *Am J Ophthalmol* 1955;40:1–11.

20. Shaffer RN, Heatherington J. Glaucomatous disc in infants. A suggested hypothesis for disc cupping. *Trans Am Acad Ophthalmol Otolaryngol* 1969;73:929–935.

21. Richardson KT. Optic cup symmetry in normal newborn infants. *Invest Ophthalmol* 1968;7:137–147.

22. Quigley HA. The pathogenesis of reversible cupping in congenital glaucoma. *Am J Ophthalmol* Sep 1977;84(3):358–370.

23. Argus AA. Ocular hypertension and central corneal thickness. *Ophthalmology* 1995;102:1810–1812.

24. Herndon LW, Choudhri SA, Cox T, Damji KF, Shields MB, Allingham RR. Central corneal thickness in normal, glaucomatous, and ocular hypertensive eyes. *Arch Ophthalmol* 1997;115:1137–1141.

25. Gordon MO, Beiser JA, Brandt JD, et al. The Ocular Hypertension Treatment Study: baseline factors that predict the onset of primary open-angle glaucoma. *Arch Ophthalmol* June 2002;120(6):714–720.

26. Tai TY, Mills MD, Beck AD, et al. Central corneal thickness and corneal diameter in patients with childhood glaucoma. *J Glaucoma* Dec 2006;15(6):524–528.

27. Freedman SF. Central corneal thickness in children—does it help or hinder our evaluation of eyes at risk for glaucoma? *J AAPOS* Feb 2008;12(1):1–2.

28. Lim Z, Muir KW, Duncan L, Freedman SF. Acquired central corneal thickness increase following removal of childhood cataracts. *Am J Ophthalmol* Mar 2011;151(3):434–441.e431.

29. Bradfield YS, Melia BM, Repka MX, et al. Central corneal thickness in children. *Arch Ophthalmol* Sep 2011;129(9):1132–1138.

30. El-Dairi MA, Asrani SG, Enyedi LB, Freedman SF. Optical coherence tomography in the eyes of normal children. *Arch Ophthalmol* Jan 2009;127(1):50–58.

31. Salchow DJ, Oleynikov YS, Chiang MF, et al. Retinal nerve fiber layer thickness in normal children measured with optical coherence tomography. *Ophthalmology* May 2006;113(5):786–791.

32. Wang XY, Huynh SC, Burlutsky G, Ip J, Stapleton F, Mitchell P. Reproducibility of and effect of magnification on optical coherence tomography measurements in children. *Am J Ophthalmol* Mar 2007;143(3):484–488.

33. El-Dairi MA, Holgado S, Asrani S, Enyedi L, Freedman S. Correlation between optical coherence tomography and glaucomatous optic nerve head damage in children. *Br J Ophthalmol* 2009;93(10):1325–1330.

34. Hess DB, Asrani SG, Bhide MG, Enyedi LB, Stinnett SS, Freedman SF. Macular and retinal nerve fiber layer analysis of normal and glaucomatous eyes in children using optical coherence tomography. *Am J Ophthalmol* Mar 2005;139(3):509–517.

35. Shaffer RN, Weiss DI. *Congenital and pediatric glaucomas*. St. Louis, MO: C.V. Mosby, 1970.

36. Chandler PA, Grant WM. *Lectures in glaucoma*. Philadelphia, PA: Lea and Febiger, 1965.

37. Phelps DD, Podos SM. *Glaucoma*. Vol Chapter 9. Boston, MA: Little Brown, 1974.

38. Waardenburg PJ, Franceschetti P, Klein D. *Genetics and ophthalmology*. Vol 1. Springfield, IL: Charles C Thomas, 1961.

39. Narooie-Nejad M, Paylakhi SH, Shojaee S, et al. Loss of function mutations in the gene encoding latent transforming growth factor beta binding protein 2, LTBP2, cause primary congenital glaucoma. *Hum Mol Genet* Oct 2009;18(20):3969–3977.

40. Kaur K, Reddy AB, Mukhopadhyay A, et al. Myocilin gene implicated in primary congenital glaucoma. *Clin Genet* Apr 2005;67(4):335–340.

41. Sarfarazi M, Stoilov I, Schenkman JB. Genetics and biochemistry of primary congenital glaucoma. *Ophthalmol Clin North Am* Dec 2003;16(4):543–554, vi.

42. Zenteno JC, Hernandez-Merino E, Mejia-Lopez H, et al. Contribution of CYP1B1 mutations and founder effect to primary congenital glaucoma in Mexico. *J Glaucoma* Apr–May 2008;17(3):189–192.

43. Tanwar M, Dada T, Sihota R, Das TK, Yadav U, Dada R. Mutation spectrum of CYP1B1 in North Indian congenital glaucoma patients. *Mol Vis* 2009;15:1200–1209.

44. Abu-Amero KK, Osman EA, Mousa A, et al. Screening of CYP1B1 and LTBP2 genes in Saudi families with primary congenital glaucoma: genotype-phenotype correlation. *Mol Vis* 2011;17:2911–2919.

45. Messina-Baas OM, Gonzalez-Huerta LM, Chima-Galan C, et al. Molecular analysis of the CYP1B1 gene: identification of novel truncating mutations in patients with primary congenital glaucoma. *Ophthalmic Res* 2007;39(1):17–23.

46. Freedman SF, McCormick K, Cox T. Mitomycin c-augmented trabeculectomy with postoperative wound modulation in pediatric glaucoma. *J AAPOS* 1999;3:117–124.

47. Beck AD, Wilson WR, Lynch MG, Lynn MJ, Noe R. Trabeculectomy with adjunctive Mitomycin c in pediatric glaucoma. *Am J Ophthalmol* 1998;126:648–657.

48. Mandal AK, Prasad K, Naduvilath TJ. Surgical results and complications of mitomycin C-augmented trabeculectomy in refractory developmental glaucoma. *Ophthalmic Surg Lasers* 1999;30(6):473–480.

49. Sidoti PA, Belmonte SJ, Liebmann JM, Ritch R. Trabeculectomy with Mitomycin c in the treatment of pediatric glaucomas. *Ophthalmology* 2000;107:422–429.

50. Mandal AK, Gothwal VK, Nutheti R. Surgical outcome of primary developmental glaucoma: a single surgeon's long-term experience from a tertiary eye care centre in India. *Eye* June 2007;21(6):764–774.

51. Molteno AC, Ancker E, Van Biljon G. Surgical technique for advanced juvenile glaucoma. *Arch Ophthalmol* 1984;102(1):51–57.

52. Englert JA, Freedman SF, Cox TA. The Ahmed valve in refractory pediatric glaucoma. *Am J Ophthalmol* 1999;127:34–42.

53. Fellenbaum PS, Sidoti PA, Heuer DK, Mincker DS, Baerveldt G, Lee PP. Experience with the Baerveldt implant in young patients with complicated glaucomas. *J Glaucoma* 1995;4:91–97.

54. Coleman AL, Smyth RJ, Wilson MR, Tam M. Initial clinical experience with the Ahmed glaucoma valve implant in pediatric patients. *Arch Ophthalmol* 1997;115:186–191.

55. Morad Y, Craig ED, Kim YM, Abdolell M, Levin AV. The Ahmed drainage implant in the treatment of pediatric glaucoma. *Am J Ophthalmol* 2003;135:821–829.

56. O'Malley Schotthoefer E, Yanovitch TL, Freedman SF. Aqueous drainage device surgery in refractory pediatric glaucoma: II. Ocular motility consequences. *J AAPOS* Feb 2008;12(1):40–45.

57. O'Malley Schotthoefer E, Yanovitch TL, Freedman SF. Aqueous drainage device surgery in refractory pediatric glaucomas: I. Long-term outcomes. *J AAPOS* Feb 2008;12(1):33–39.

58. Neely DE, Plager DA. Endocyclophotocoagulation for management of difficult pediatric glaucomas. *J AAPOS* 2001;5(4):221–229.

59. Sheffield VC, Stone EM, Alward WL, et al. Genetic linkage of familial open angle glaucoma to chromosome 1q21-1q31. *Nature Genet* 1993;4:47–50.

60. Stone DL, Fingert JH, Alward WL, al. e. Identification of a gene that causes primary open angle glaucoma. *Science* 1997;275:668–670.

61. Bayat B, Yazdani S, Alavi A, et al. Contributions of MYOC and CYP1B1 mutations to JOAG. *Mol Vis* 2008;14:508–517.

62. Avisar I, Lusky M, Robinson A, et al. The novel Y371D myocilin mutation causes an aggressive form of juvenile open-angle glaucoma in a Caucasian family from the Middle-East. *Mol Vis* 2009;15:1945–1950.

63. Wei YT, Li YQ, Bai YJ, et al. Pro370Leu myocilin mutation in a Chinese pedigree with juvenile-onset open angle glaucoma. *Mol Vis* 2011;17:1449–1456.

64. Phelps CD. The pathogenesis of glaucoma in Sturge-Weber syndrome. *Ophthalmology* 1978;85(3):276–286.

65. Akabane N, Hamanaka T. Histopathological study of a case with glaucoma due to Sturge-Weber syndrome. *Jpn J Ophthalmol* Mar–Apr 2003;47(2):151–157.

66. Mandal AK. Primary combined trabeculotomy-trabeculectomy for early-onset glaucoma in Sturge-Weber syndrome. *Ophthalmology* 1999;106(8):1621–1627.

67. Olsen KE, Huang AS, Wright MM. The efficacy of goniotomy/trabeculotomy in early-onset glaucoma associated with the Sturge-Weber syndrome. *J AAPOS* 1998;2(6):365–368.

68. Budenz DL, Sakamoto D, Eliezer R, Varma R, Heuer DK. Two-staged Baerveldt glaucoma implant for childhood glaucoma associated with Sturge-Weber syndrome. *Ophthalmology* 2000;107(11):2105–2110.

69. Hamush NG, Coleman AL, Wilson MR. Ahmed glaucoma valve implant for management of glaucoma in Sturge-Weber syndrome. *Am J Ophthalmol* 1999;128(6):758–760.

70. van Emelen C, Goethals M, Dralands L, Casteels I. Treatment of glaucoma in children with Sturge-Weber syndrome. *J Pediatr Ophthalmol Strabismus* 2000;37(1):29–34.

71. Chang L, Mruthyunjaya P, Rodriguez-Rosa RE, Freedman SF. Postoperative cilioretinal artery occlusion in Sturge Weber-associated glaucoma. *J AAPOS* Aug 2010;14(4):358–360.

72. Payne MS, Nadell JM, Lacassie Y, Tilton AH. Congenital glaucoma and neurofibromatosis in a monozygotic twin: case report and review of the literature. *J Child Neurol* 2003;18:504–508.

73. Grant WM, Walton DS. Distinctive gonioscopic findings in glaucoma due to neurofibromatosis. *Arch Ophthalmol* 1968;79(2):127–134.

74. *Online Mendelian Inheritance in Man, OMIM (TM)*. World Wide Web URL: http://www.ncbi.nlm.nih.gov/omim/: Johns Hopkins University (Baltimore, MD) and National Center for Biotechnology Information, National Library of Medicine (Bethesda, MD); 2000.

75. Mueller OT, Hartsfield JK Jr, Gallardo LA, et al. Lowe oculocerebrorenal syndrome in a female with a balanced X;20 translocation: mapping of the X chromosome breakpoint. *Am J Hum Genet* 1991;49(4):804–810.

76. Walton DS, Katsavounidou G, Lowe CU. Glaucoma with the oculocerebrorenal syndrome of Lowe. *J Glaucoma* June 2005;14(3):181–185.

77. Walton DS. Congenital glaucoma associated with congenital cataract. In: Epstein DL, ed. *Chandler and Grant's glaucoma*, 3rd Ed. Philadelphia, PA: Lea & Febinger, 1986:515–517.

78. Donahue SP, Keech RV, Munden P, Scott WE. Baerveldt implant surgery in the treatment of advanced childhood glaucoma. *J AAPOS* 1997;1:41–45.

79. Colas-Tomas T, Gutierrez-Diaz E, Tejada-Palacios P, Barcelo-Mendiguchia A, Mencia-Gutierrez E. Management of congenital glaucoma in neurofibromatosis type 1: a report of two cases. *Int Ophthalmol* Apr 2 2009.

80. Shields MB, Buckley EG, Klintworth GK, Thresher R. Axenfeld-Rieger syndrome. A spectrum of developmental disorders. *Surv Ophthalmol* 1985;29:387.

81. Alward WL. Axenfeld-Rieger syndrome in the age of molecular genetics. *Am J Ophthalmol* 2000;130(1):107–115.

82. Online Mendelian Inheritance in Man, OMIM (TM). *An Online Catalog of Human Genes and Genetic Disorders Updated 20 January 2012.* 2011.

83. Strungaru MH, Dinu I, Walter MA. Genotype-phenotype correlations in Axenfeld-Rieger malformation and glaucoma patients with FOXC1 and PITX2 mutations. *Invest Ophthalmol Vis Sci* Jan 2007;48(1):228–237.

84. Turleau C, DeGrouchy J, Tournade M-F, al. e. Del 11p/aniridia

complex. Report of three patients and review of 37 observations from the literature. *Clin Genet* 1984;26:356.

85. Grant WM, Walton DS. Progressive changes in the angle in congenital aniridia, with development of glaucoma. *Am J Ophthalmol* 1974;78(5):842–847.

86. Chen TC, Walton DS. Goniosurgery for prevention of aniridic glaucoma. *Arch Ophthalmol* 1999;117:1144–1148.

87. Adachi M, Dickens CJ, Hetherington J Jr, et al. Clinical experience of trabeculotomy for the surgical treatment of aniridic glaucoma. *Ophthalmology* 1997;104(12):2121–2125.

88. Wagle NS, Freedman SF, Buckley EG, Davis JS, Biglan AW. Long-term outcome of cyclocryotherapy for refractory pediatric glaucoma. *Ophthalmology* 1998;105(10):1921–1926; discussion 1926–1927.

89. Wiggins RE, Jr., Tomey KF. The results of glaucoma surgery in aniridia. *Arch Ophthalmol* 1992;110(4):503–505.

90. Arroyave CP, Scott IU, Gedde SJ, Parrish RK 2nd, Feuer WJ. Use of glaucoma drainage devices in the management of glaucoma associated with aniridia. *Am J Ophthalmol* 2003;135(2):155–159.

91. Traboulsi EI, Maumenee IH. Peters' anomaly and associated congenital malformations. *Arch Ophthalmol* 1992;110(12):1739–1742.

92. Kivlin JD, Fineman RM, Crandall AA, Olson RJ. Peters' anomaly as a consequence of genetic and nongenetic syndromes. *Arch Ophthalmol* 1986;104:61.

93. Yang LL, Lambert SR, Lynn MJ, Stulting RD. Surgical management of glaucoma in infants and children with Peters' anomaly: long-term structural and functional outcome. *Ophthalmology* Jan 2004;111(1):112–117.

94. Yang LL, Lambert SR. Peters' anomaly. A synopsis of surgical management and visual outcome. *Ophthalmol Clin North Am* 2001;14(3):467–477.

95. Zaidman GW, Rabinowitz Y, Forstot SL. Optical iridectomy for corneal opacities in Peter's anomaly. *J Cataract Refract Surg* 1998;24(5):719–722.

96. Gollamudi SR, Traboulsi EI, Chamon W, Stark WJ, Maumenee IH. Visual outcome after surgery for Peters' anomaly. *Ophthalmic Genet* 1994;15(1):31–35. 20: Astle WF, et al. Bilateral penetrating keratop…[PMID:8299053]Related Articles, Links.

97. Yang LL, Lambert SR, Drews-Botsch C, Stulting RD. Long-term visual outcome of penetrating keratoplasty in infants and children with Peters anomaly. *J AAPOS* Apr 2009;13(2):175–180.

98. Zaidman GW, Flanagan JK, Furey CC. Long-term visual prognosis in children after corneal transplant surgery for Peters anomaly type I. *Am J Ophthalmol* Jul 2007;144(1):104–108.

99. Goldberg MF. The diagnosis and treatment of secondary glaucoma after hyphema in sickle cell patients. *Am J Ophthalmol* 1979;87:43.

100. Farber MD, Fiscella R, Goldberg MF. Aminocaproic acid versus prednisone for the treatment of traumatic hyphema. A randomized clinical trial. *Ophthalmology* 1991;98:279.

101. Ozer PA, Yalvac IS, Satana B, Eksioglu U, Duman S. Incidence and risk factors in secondary glaucomas after blunt and penetrating ocular trauma. *J Glaucoma* Dec 2007;16(8):685–690.

102. Vendal Z, Walton D, Chen T. Glaucoma in juvenile xanthogranuloma. *Semin Ophthalmol* Jul–Sep 2006;21(3):191–194.

103. Da Mata A, Burk SE, Netland PA, Baltatzis S, Christen W, Foster CS. Management of uveitic glaucoma with Ahmed glaucoma valve implantation. *Ophthalmology* 1999;106(11):2168–2172.

104. Freedman SF, Rodriguez-Rosa RE, Rojas MC, Enyedi LB. Goniotomy for glaucoma secondary to chronic childhood uveitis. *Am J Ophthalmol* 2002;133(5):617–621.

105. Ho CL, Walton DS. Management of childhood glaucoma. *Curr Opin Ophthalmol* Oct 2004;15(5):460–464.

106. Ho CL, Wong EY, Walton DS. Goniosurgery for glaucoma complicating chronic childhood uveitis. *Arch Ophthalmol* June 2004;122(6):838–844.

107. Ho CL, Walton DS. Goniosurgery for glaucoma secondary to chronic anterior uveitis: prognostic factors and surgical technique. *J Glaucoma* Dec 2004;13(6):445–449.

108. Papadaki TG, Zacharopoulos IP, Pasquale LR, Christen WB, Netland PA, Foster CS. Long-term results of Ahmed glaucoma valve implantation for uveitic glaucoma. *Am J Ophthalmol* Jul 2007;144(1):62–69.

109. Bohnsack BL, Freedman SF. (2013) Surgical outcomes in childhood uveitic glaucoma. *Am J Ophthalmol.* 2013 Jan;155(1):134–42. doi: 10.1016/j.ajo.2012.07.008. Epub 2012 Oct 2. PMID: 23036573

110. Harrison DA, Mullaney PB, Mesfer SA, Awad AH, Dhindsa H. Management of ophthalmic complications of homocystinuria. *Ophthalmology* 1998;105(10):1886–1890.

111. Egbert JE, Wright MM, Dahlhauser KF, Keithahn MA, Letson RD, Summers CG. A prospective study of ocular hypertension and glaucoma after pediatric cataract surgery. *Ophthalmology* 1995;102(7):1098–1101.

112. Parks MM, Johnson DA, Reed GW. Long-term visual results and complications in children with aphakia. A function of cataract type. *Ophthalmology* 1993;100(6):826–840; discussion 840–821.

113. Walton DS. Pediatric aphakic glaucoma: a study of 65 patients. *Trans Am Ophthalmol Soc* 1995;93:403–413; discussion 413–420.

114. Beck AD, Lynn MJ, Crandall J, Mobin-Uddin O. Surgical outcomes with 360-degree suture trabeculotomy in poor-prognosis primary congenital glaucoma and glaucoma associated with congenital anomalies or cataract surgery. *J AAPOS* Feb 2011;15(1):54–58.

115. Plager DA, Neely DE. Intermediate-term results of endoscopic diode laser cyclophotocoagulation for pediatric glaucoma. *J AAPOS* 1999;3(3):131–137.

116. Carter BC, Plager DA, Neely DE, Sprunger DT, Sondhi N, Roberts GJ. Endoscopic diode laser cyclophotocoagulation in the management of aphakic and pseudophakic glaucoma in children. *J AAPOS* Feb 2007;11(1):34–40.

117. Sabri K, Levin AV. The additive effect of topical dorzolamide and systemic acetazolamide in pediatric glaucoma. *J AAPOS* Oct 2006;10(5):464–468.

118. Passo MS, Palmer EA, Van Buskirk EM. Plasma timolol in glaucoma patients. *Ophthalmology* 1984;91:1361–1363.

119. Zimmerman TJ, Kooner KS, Morgan KS. Safety and efficacy of timolol in pediatric glaucoma. *Surv Ophthalmol* 1983;28:262–264.

120. Plager DA, Whitson JT, Netland PA, et al. Betaxolol hydrochloride ophthalmic suspension 0.25% and timolol gel-forming solution 0.25% and 0.5% in pediatric glaucoma: a randomized clinical trial. *J AAPOS* Aug 2009;13(4):384–390.

121. Wright TM, Freedman SF. Exposure to topical apraclonidine in children with glaucoma. *J Glaucoma* June–Jul 2009;18(5):395–398.

122. Enyedi LB, Freedman SF. Safety and efficacy of brimonidine in children with glaucoma. *J AAPOS* 2001;5(5):281–284.

123. Mungan NK, Wilson TW, Nischal KK, Koren G, Levin AV. Hypotension and bradycardia in infants after the use of topical brimonidine and beta-blockers. *J AAPOS* Feb 2003;7(1):69–70.

124. Al-Shahwan S, Al-Torbak AA, Turkmani S, Al-Omran M, Al-Jadaan I, Edward DP. Side-effect profile of brimonidine tartrate in children. *Ophthalmology* Dec 2005;112(12):2143.

125. Maeda-Chubachi T, Chi-Burris K, Simons BD, et al.

Comparison of latanoprost and timolol in pediatric glaucoma: a phase 3, 12-week, randomized, double-masked multicenter study. *Ophthalmology* Oct 2011;118(10):2014–2021.

126. Black AC, Jones S, Yanovitch TL, Enyedi LB, Stinnett SS, Freedman SF. Latanoprost in pediatric glaucoma—pediatric exposure over a decade. *J AAPOS* Dec 2009;13(6):558–562.

127. Yang CB, Freedman SF, Myers JS, Buckley EG, Herndon LW, Allingham RR. Use of latanoprost in the treatment of glaucoma associated with Sturge-Weber syndrome. *Am J Ophthalmol* 1998;126(4):600–602.

128. Enyedi LB, Freedman SF. Latanoprost for the treatment of pediatric glaucoma. *Surv Ophthalmol* 2002;47(Suppl 1):S129–S132.

129. Yanovitch TL, Enyedi LB, Schotthoeffer EO, Freedman SF. Travoprost in children: adverse effects and intraocular pressure response. *J AAPOS* Feb 2009;13(1):91–93.

130. Moroi SE, Gottfredsdottir MS, Schteingart MT, et al. Cystoid macular edema associated with latanoprost therapy in a case series of patients with glaucoma and ocular hypertension. *Ophthalmology* May 1999;106(5):1024–1029.

131. Barkan O. Operation for congenital glaucoma. *Am J Ophthalmol* 1942;25:552.

132. Chen TC, Walton DS. Goniosurgery for prevention of aniridic glaucoma. *Trans Am Ophthalmol Soc* 1998;96:155–165; discussion 165–159.

133. Kulkarni SV, Damji KF, Fournier AV, Pan I, Hodge WG. Endoscopic goniotomy: early clinical experience in congenital glaucoma. *J Glaucoma* Apr–May 2010;19(4):264–269.

134. Bayraktar S, Koseoglu T. Endoscopic goniotomy with anterior chamber maintainer: surgical technique and one-year results. *Ophthalmic Surg Lasers* 2001;32(6):496–502.

135. Nguyen QH. Trabectome: a novel approach to angle surgery in the treatment of glaucoma. *Int Ophthalmol Clin* Fall 2008;48(4):65–72.

136. Burian HM. A case of Marfan's syndrome with bilateral glaucoma with a description of a new type of operation for developmental glaucoma. *Am J Ophthalmol* 1960;50:1187–1192.

137. Smith R. A new technique for opening the canal of Schlemm. *Brit J Ophthalmol* 1960;44:370–373.

138. Beck AD, Lynch MG. 360 degrees trabeculotomy for primary congenital glaucoma. *Arch Ophthalmol* Sep 1995;113(9):1200–1202.

139. Mendicino ME, Lynch MG, Drack A, et al. Long-term surgical and visual outcomes in primary congenital glaucoma: 360 degrees trabeculotomy versus goniotomy. *J AAPOS* 2000;4(4):205–210.

140. Sarkisian SR, Jr. An illuminated microcatheter for 360-degree trabeculotomy [corrected] in congenital glaucoma: a retrospective case series. *J AAPOS* Oct 2010;14(5):412–416.

141. Noureddin BN, El-Haibi CP, Cheikha A, Bashshur ZF. Viscocanalostomy versus trabeculotomy ab externo in primary congenital glaucoma: 1-year follow-up of a prospective controlled pilot study. *Br J Ophthalmol* Oct 2006;90(10):1281–1285.

142. Waheed S, Ritterband DC, Greenfield DS, Liebmann JM, Sidoti PA, Ritch R. Bleb-related ocular infection in children after trabeculectomy with mitomycin C. *Ophthalmology* 1997;104(12):2117–2120.

143. Giampani J, Jr., Borges-Giampani AS, Carani JC, Oltrogge EW, Susanna R Jr. Efficacy and safety of trabeculectomy with mitomycin C for childhood glaucoma: a study of results with long-term follow-up. *Clinics (Sao Paulo)* Aug 2008;63(4):421–426.

144. Susanna RJ, Oltrogge EW, Carani JCE, Nicolela MT. Mitomycin as adjunct chemotherapy with trabeculectomy in congenital and developmental glaucomas. *J Glaucoma* 1995;4(3):151–157.

145. Mandal AK, Bagga H, Nutheti R, Gothwal VK, Nanda AK. Trabeculectomy with or without mitomycin-C for paediatric glaucoma in aphakia and pseudophakia following congenital cataract surgery. *Eye* Jan 2003;17(1):53–62.

146. Low S, Hamada S, Nischal KK. Antimetabolite and releasable suture augmented filtration surgery in refractory pediatric glaucomas. *J AAPOS* Apr 2008;12(2):166–172.

147. Francis BA, Singh K, Lin SC, et al. Novel glaucoma procedures: a report by the American Academy of Ophthalmology. *Ophthalmology* Jul 2011;118(7):1466–1480.

148. Molteno ACB. Children with advanced glaucoma treated by draining implants. *S Afr Arch Ophthalmol* 1973;1:55–61.

149. Ishida K, Mandal AK, Netland PA. Glaucoma drainage implants in pediatric patients. *Ophthalmol Clin North Am* Sep 2005;18(3):431–442, vii.

150. Tanimoto SA, Brandt JD. Options in pediatric glaucoma after angle surgery has failed. *Curr Opin Ophthalmol* Apr 2006;17(2):132–137.

151. Autrata R, Helmanova I, Oslejskova H, Vondracek P, Rehurek J. Glaucoma drainage implants in the treatment of refractory glaucoma in pediatric patients. *Eur J Ophthalmol* Nov–Dec 2007;17(6):928–937.

152. Sood S, Beck AD. Cyclophotocoagulation versus sequential tube shunt as a secondary intervention following primary tube shunt failure in pediatric glaucoma. *J AAPOS* 2009;13(4):379–383.

153. Beck AD, Freedman S, Kammer J, Jin J. Aqueous shunt devices compared with trabeculectomy with mitomycin-C for children in the first two years of life. *Am J Ophthalmol* 2003;136:994–1000.

154. Al Faran MF, Tomey KF, Al Mutlag FA. Cyclocryotherapy in selected cases of congenital glaucoma. *Ophth Surg* 1990;21:794–798.

155. Kirwan JF, Shah P, Khaw PT. Diode laser cyclophotocoagulation: role in the management of refractory pediatric glaucomas. *Ophthalmology* 2002;109(2):316–323.

156. Bock CJ, Freedman FF, Buckley EG, Shields MB. Transscleral diode laser cyclophotocoagulation for refractory pediatric glaucomas. *J Pediatr Ophthalmol Strabismus* 1997;34:235–239.

157. Phelan MJ, Higginbotham EJ. Contact transscleral Nd:YAG laser cyclophotocoagulation for the treatment of refractory pediatric glaucoma. *Ophthalmic Surg Lasers* 1995;26:401–403.

158. Allingham RR, Damji KF, Freedman SF, Moroi S, Saranov, eds. *Shields textbook of glaucoma*, 6th Ed. Philadelphia, PA: Wolters Kluwer Health/Lippincott Williams & Wilkins, 2011.

第13章

儿童葡萄膜炎

Grace T. Liu • Alex V. Levin

引言

葡萄膜炎是导致儿童眼部疾病的一个重要原因。在葡萄膜炎专科就诊的患者中，儿童患者占 2% ~ 14%[1-3]。对儿童患者来说，葡萄膜炎的及时诊断和治疗可以免去弱视的风险。此外，儿童葡萄膜炎患者所伴发的全身系统疾病与成人患者也很不一样。儿童患者伴发全身系统疾病的机会（71%）比成人患者（55%）更高[4]。尽管幼年特发性关节炎（juvenile idiopathic arthritis，JIA）是儿童前葡萄膜炎最常见的病因[5-6]，但考虑范围不应仅局限于此，因为各种各样的疾病均可以导致儿童葡萄膜炎，其中包括严重威胁生命安全的视网膜母细胞瘤和白血病所引起的伪装综合征。这类疾病经常在晚期才表现出明显的症状和体征，在不可逆性的眼部损害未持续出现时，几乎无任何临床表现（图 13.1）。儿童可能不会用语言表达症状，特别是对于单眼葡萄膜炎或年龄太小的患儿，视力低于 1.0 也不会影响日常活动。对于儿童葡萄膜炎，需要明白的一点是，在适当的情况下，通过筛查早期发现疾病至关重要。

表 13.1 总结了儿童葡萄膜炎的诊断方法。

流行病学

地理位置在一定程度上决定着儿童葡萄膜炎发生的频率和病因。当前广泛的全球化进程也可能影响着其地理分布。一项关于世界范围内葡萄膜炎研究的 meta 分析显示，7% 的葡萄膜炎患者是儿童。寄生性前葡萄膜炎（49.3%）是全球范围内最常见的葡萄膜炎，其次是特发性葡萄膜炎（25.5%）[7]。来自沙特阿拉伯的一个研究团队报道，特发性非肉芽肿性葡萄膜炎是儿童中最常见的葡萄膜炎类型（26%）[8]。而来自以色列的研究报道显示，传染病是儿童和幼年发生葡萄膜炎的主要病因（31.2%）[1]。

美国国家眼科研究所却有不同的结论，他们发现特发性葡萄膜炎（28.8%）是美国最常见的类型，其次是 JIA（20.9%）和扁平部葡萄膜炎（17.1%）。一项关于美国 527 例葡萄膜炎儿童患者的回顾性研究发现，性别构成上，女性占 54%；人种构成上，白种人占 62%，西班牙后裔占 15%，黑种人占 12%，亚裔占 3%，其他民族占 2%[9]。

分类

尽管葡萄膜炎的统一分类系统已经被提出，但可能很难在临床上使用。依据解剖部位对葡萄膜炎进行分类和描述的 SUN（the Standardization of

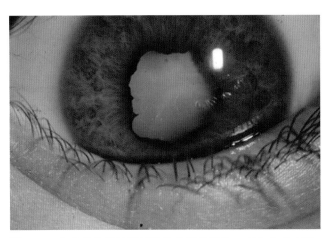

图 13.1 少关节炎型幼年特发性关节炎患儿，在全白白内障、广泛的虹膜后粘连及活动性前部葡萄膜炎导致视力丧失之前，其眼部无明显的异常表现。请注意，图片中结膜没有任何炎症表现

表 13.1

儿童葡萄膜炎的评估和检测

现病史

病史

全身疾病（例如结节病、JIA、AIDS、TB）

社会经历

性史（根据年龄情况而定）

出生地

旅行经历（例如是否去过俄亥俄河谷），露营 / 环境（暴露于扁虱）

既往史

一般情况：发热、体重减轻、精神不振、盗汗、淋巴结肿大

耳、鼻、喉：耳聋、耳鸣

心脏：杂音（例如川崎病的二尖瓣反流）

呼吸系统：气促、咳嗽、哮喘（例如可能由结节病引起）

消化系统：口腔溃疡、腹泻、血便

泌尿生殖系统：排尿困难、分泌物增多、溃疡

骨骼肌系统：下背痛、关节痛、关节僵直、肌痛

皮肤：皮疹、脱屑、脱发、白癜风、扁虱和昆虫叮咬

神经系统：头痛、脑膜炎、感觉异常

实验室检查

一线检查项目： CBC、ESR、ANA、RF、血清钙、FTA-ABS、RPR、HLA-B27（根据患者年龄和临床表现来决定是否检查）、莱姆滴度（如果患者来自疫区）、尿常规、结核菌素试验、胸片

二线检查项目

血清学：EBV 滴度、HSV/HZV、弓形体病、弓蛔虫、布氏菌病、BUN、Cr、血清溶菌酶

影像学检查项目（必要时）

骶髂关节、胃肠系统

超声——关节

辅助检查项目（必要时）

荧光血管造影

玻璃体取材

腰椎穿刺

肾活检

JIA，幼年特发性关节炎；AIDS，获得性免疫缺陷综合征；TB，肺结核；CBC，全血细胞计数；ESR，红细胞沉降率；ANA，抗核抗体；RF，类风湿因子；FTA-ABS，荧光梅毒螺旋体抗体吸收；RPR，快速血浆反应素；HLA-B27，人类白细胞抗原 -B27；EBV，EB 病毒；HSV，单纯疱疹病毒；HZV，带状疱疹病毒；BUN，血尿素氮；Cr，肌酐

Uveitis Nomenclature，葡萄膜炎命名标准化）标准已经成熟（表 13.2）。具体的分级标准，如炎症的定量分级细则也已有详细阐述[10]。根据细胞类型的形态学分类，例如肉芽肿型和非肉芽肿型，在儿童葡萄膜炎分类中用处不大。葡萄膜炎可按病因简单分为外源性和内源性两类，前者由外在损害或微生物的侵入所致，后者则由患者内在因素导致。

表 13.2		
SUN 工作组对葡萄膜炎的分类[10]		
类型	炎症发生的主要部位	包含的疾病
前葡萄膜炎	前房	虹膜炎
		虹膜睫状体炎
		前部睫状体炎
中间葡萄膜炎	玻璃体	睫状体扁平部炎
		后部睫状体炎
		玻璃体炎
后葡萄膜炎	视网膜或脉络膜	单灶性、多灶性或弥漫性脉络膜炎
		脉络膜视网膜炎
		视网膜脉络膜炎
		视网膜炎
		视神经视网膜炎

全葡萄膜炎包括前房、玻璃体和视网膜或脉络膜的炎症。
SUN，葡萄膜炎命名标准化

治疗和并发症

局部药物治疗

为避免威胁视力的并发症出现，即使是轻度的虹膜炎也应及时采取足量的药物治疗，以最大限度抑制炎症的发展[11-14]。在炎症较重时，建议局部类固醇激素的使用频率为每 1 ～ 2 h 一次。开始治疗后，1 ～ 2 周的随访观察对于了解病情发展很重要。局部类固醇激素减量过快也许是导致顽固性和复发性葡萄膜炎最常见的原因。虽然最初决定快速减少药物的使用可能是恰当的，但当任何预示虹膜炎加重的信号出现时，均应减慢减药的速度。有些儿童患者可能需要数周、数月，甚至数年才能逐渐减药，直至停药。相比使用激素导致的白内障或青光眼的发生风险，治疗不充分导致的并发症风险更大。笔者大剂量长期局部使用激素的经验显示，患者并发症少，视力预防效果较好[15]。

儿童患者发生虹膜粘连的趋势日益增加，所以睫状肌麻痹剂的使用也很重要。关于其使用方法有不同的建议[16]。笔者倾向于睡前使用 1% 环喷托酯（环戊通）滴眼液点眼一次。但也应考虑到睫状肌麻痹所造成的视物模糊，特别是对于学龄儿童（如果需要的话，可以佩戴眼镜）。

近期有一篇关于二氟泼尼酯在儿童葡萄膜炎中应用的报道指出，当其作为系统免疫调节疗法的辅助用药时，其对眼前段炎症和减少囊样黄斑水肿（cystoid macular edema，CME）有效，但同时也存在风险[17]。在使用该药物时，青光眼和白内障时有发生，因此，该研究者建议，在儿童患者使用该药时，需密切监测并发症的发生。

全身的药物治疗方法

如果局部用药不能控制虹膜炎或者需要长期高频率局部应用类固醇激素才能控制炎症时，甲氨蝶呤通常会被当作一线全身用药。口服甲氨蝶呤后，儿童对其吸收不稳定，皮下注射给药可能会更有效。口服该药物的一个常见副作用是升糖指数（GI）紊乱[18]。

儿童长期口服类固醇激素时需谨慎。需考虑用药后的风险，包括生长阻滞、骨质疏松、肾上腺功能抑制、胃肠不适、情绪不稳、易感染。相比成人，儿童更容易发生继发性青光眼[19-20]。一般情况下，应短期内使用口服类固醇激素（< 14 天），用药的主要目的是测试类固醇反应或在围术期快速阻断炎症。尽管非甾体抗炎药（NSAIDs）作为辅助的抗炎药，对控制 JIA 的全身症状有帮助，对眼部也有利，

但这类药物在治疗儿童葡萄膜炎方面作用不大[21]。

近年来，抗肿瘤坏死因子（anti-TNF）和其他生物制剂已经成为葡萄膜炎的二线全身治疗用药。这些药物和甲氨蝶呤一样，也可能有助于减少类固醇激素的使用，从而减少局部使用类固醇激素的风险。

英利昔单抗可用于多种自身免疫性疾病，包括强直性脊柱炎、类风湿关节炎、银屑病关节炎和 JIA。其对 JIA 患儿的少关节炎或多关节炎有较好的疗效[22]。英利昔单抗优于依那西普[23]。在治疗儿童葡萄膜炎时，英利昔单抗应当作为局部治疗和甲氨蝶呤治疗以外的抗肿瘤坏死因子一线药物。在使用英利昔单抗时，低剂量的甲氨蝶呤通常仍继续使用。英利昔单抗的缺点除了价格昂贵外，其他缺点包括必须住院输液，同时还存在过敏的风险。

阿达木单抗是一种皮下注射药物，2008 年获批用于治疗多关节炎性 JIA，在治疗儿童葡萄膜炎方面也有很好的疗效（为期 2 年的研究）[24]。其副作用包括注射部位的疼痛、反应或烧灼感，以及头痛、呼吸道感染。通常是隔周给药，但有时为了增加对炎症的控制效果，给药时间可缩短为每周给药。

依那西普是另一种肿瘤坏死因子抑制剂，已经获批在 JIA 和其他自身免疫性疾病中使用。目前已有针对该药的研究，尤其是在治疗多发性 JIA 方面的研究[25-28]。其治疗效果不如英利昔单抗[23]。通常采用每周一次的皮下注射给药。与其他治疗儿童葡萄膜炎的抗 TNF 药物相比，依那西普引起恶性肿瘤的概率较低[29]。

阿巴西普是一种生物性的、起疾病修饰作用的药物，用于治疗风湿病，其机制是阻止使 T 细胞完全活化的共刺激信号。在一项国际性多中心临床试验中，阿巴西普已被证实在使用期间对房水闪辉的控制与安慰剂组相比有显著的统计学差异[30-31]，在 2008 年，其获批在多关节性 JIA 中使用。儿童葡萄膜炎使用该药的安全性相关的数据较少。[32]。

其他药物

对上述药物治疗无反应（在这些药物中转换使用也可能有效）的患者也可以使用阿那白滞素、利纳西普（两者均为白介素 -1 抑制剂）和托珠单抗（白介素 -6 抑制剂）。吗替麦考酚酯在儿童葡萄膜炎中的使用已有研究。因为其选择性作用，该药的副作用更容易被耐受[33-34]。Doycheva 等发现，该药可以减少类固醇激素的使用并可能减少复发。其副作用包括胃肠道紊乱、头痛、皮疹、白细胞减少症，并可能增加感染发生的概率[35-36]。

外科治疗

带状角膜变性

带状角膜变性（图 13.2）是儿童慢性前房炎症最常见的并发症之一[16]。一般不需要治疗，但当患儿视力受影响或出现眼部不适症状时需处理。

白内障

白内障可能继发于炎症本身或类固醇激素滴眼液的长期使用。晶状体的混浊通常从后囊膜下开始，逐渐发展，有时发展速度很快，最终形成伴或不伴晶状体膨胀的全白白内障。在后一种情况下，晶状体相关性或晶状体溶解性青光眼可能很少发生。

尽管对于何时及是否植入人工晶状体（intraocular lens，IOL）仍存在争议，但大多数医生都认为手术必须在炎症静止时进行。为了避免炎症的复发，建议在围术期和术后口服类固醇激素，联合术中静脉滴注类固醇激素。有学者建议前房内注射激素联合手术结束时常规结膜下注射激素[37]。笔者通常于术前处方 3 天的泼尼松给予患儿口服，剂量约为 1 mg/（kg·d）。术后继续口服泼尼松 7～10 天，同时局部高频率（每 1～2 h 一次）使用醋酸泼尼松龙和睫状肌麻痹剂。

在已经出现炎症倾向的眼内植入 IOL 会使术后病情恶化。BenEzra 等发现，与其他类型的葡萄膜炎相比，患有 JIA 相关葡萄膜炎的儿童更易发生白内

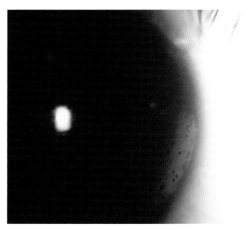

图 13.2　儿童慢性前葡萄膜炎患儿典型的带状角膜变性。通常混浊开始于角膜缘内侧，随后逐渐发展至整个睑裂区的角膜

障术后并发症[38]。Lundvall 关于儿童葡萄膜炎患者白内障术后情况的研究发现，10 只眼中有 7 只需要再次手术[39]。至于晶状体后囊膜切开术是否对葡萄膜炎患儿有利，目前尚未达成共识[38-40]。

青光眼

儿童葡萄膜炎中青光眼发生的机制可能是炎性细胞和（或）纤维蛋白阻塞小梁网、对小梁细胞有毒性或有免疫毒性的物质存在、周边房角的粘连或者类固醇激素的使用。考虑到内眼手术在此类患者的诸多并发症，早期治疗首选药物治疗。尽管在过去，因为前列腺素类药物可能导致成人患者眼部持续的炎症[41]而鲜少使用，但在需要最大化使用局部药物控制眼压时，可以使用这类药物。如果局部药物治疗不能控制眼压，在没有全身禁忌证的情况下，可以尝试口服乙酰唑胺。

房角切开是葡萄膜炎性青光眼的首选手术方式，成功率约为 70%[42-43]。房角切开所致的前房积血在葡萄膜炎患儿中的发生率高达 100%，但根据笔者的经验，这些出血吸收得很快。手术前后即刻局部滴用 α_2 受体激动剂对减少这类并发症可能有帮助。当房角切开降眼压失败后，就要选择其他的抗青光眼标准手术方式。如果选择置管术，需考虑到一些带阀门的引流管有可能会被纤维蛋白和来自虹膜的其他一些细胞碎片阻塞。有研究发现，覆盖在引流管上方的巩膜植片在葡萄膜炎患儿中发生溶解的概率较高[44]。睫状体破坏性手术可能会产生与破坏程度不匹配的眼内炎症。

其他并发症

低眼压通常是慢性葡萄膜炎的晚期并发症，其继发于慢性炎症所致的睫状体功能停止，或者由睫状体机化膜的生成所致。局部滴用类固醇激素可能可以升高炎症所致的低眼压。手术可以缓解睫状体机化膜所致的低眼压。如果低眼压不处理，黄斑和视神经会出现水肿，最终发生眼球萎缩。CME 较少发生于儿童葡萄膜炎，但经常出现于儿童中间葡萄膜炎（睫状体扁平部炎症）。伊朗的一项回顾性研究报道称，CME 是睫状体扁平部炎第二常见的并发症[45]。

儿童前葡萄膜炎

幼年特发性关节炎

表 13.3 中列出了关于儿童前葡萄膜炎的鉴别诊断。这一名称由国际风湿病学协会（International League of Associations of Rheumatology, ILAR）命名，其包含了 16 岁以下儿童发生的持续时间超过 6 周的所有特发性儿童关节炎[46]。该分类确定了 7 种 JIA 类型。

系统性幼年特发性关节炎

虽然系统性发病的 JIA（systemic-onset JIA, sJIA; Still 病）仅占 JIA 发病的 10% ~ 20%，却导致了大约 2/3 的 JIA 患者的死亡[47-48]。其发病率和致死率通常继发于坏死性关节炎、继发性淀粉样变性以及包括感染和骨质疏松在内的其他治疗并发症。sJIA 的特点包括关节炎、日型峰形热、容易消散的皮疹、浆膜炎和各种各样的关节外表现（Still GF）。男女发病率均等。患者抗核抗体（antinuclear antibody, ANA）和风湿因子（rheumatoid factor, RF）阴性。此病中葡萄膜炎的发生少见，因此建议眼科医生对此病每年筛查一次即可[49-50]。上斜肌肌腱的获得性腱鞘炎（Brown 综合征）也在此病中有过描述[51]。

表 13.3
儿童前葡萄膜炎的鉴别诊断
幼年特发性关节炎
幼年型脊柱关节病
幼年型强直性脊柱炎
幼年型银屑病关节炎
幼年型反应性关节炎
结节病
Blau 综合征
肾葡萄膜炎综合征（小管间质性肾炎和葡萄膜炎）
川崎病
炎性肠病相关（溃疡性结肠炎、克罗恩病）
自身炎症综合征：周期性发热、cryoprin 相关的周期性综合征
疱疹
梅毒
外伤
特发性

少关节炎

少关节炎也称为少关节性关节炎，在疾病开始的最初 6 个月内，仅累及 1 ~ 4 个关节。其特点包括非对称性的关节炎、早发病（6 岁前）、女性好发、ANA 阳性、易伴发虹膜睫状体炎[52]。少关节炎可进一步分为持续型和扩展型，前者在整个疾病的过程中累及的关节数不超过 4 个，而后者在病程 6 个月后，累及的关节数多于 4 个[46]。迟发性少关节炎型 JIA 中男孩更多见。这些患者 ANA 和 RF 均阴性，并且，HKA-B27 阳性在患这类疾病的男孩中大约占到 75%。

在超过 50% 的患者中可以见到慢性虹膜睫状体炎[53]。在诊断 JIA 后至少 5 年内，建议患者应每 3 个月检查一次眼睛[50]。

多关节炎

多关节炎型 JIA 在病程开始的 6 个月内就累及 5 个以上的关节。其特点可能是在疾病开始的头 3 个月内有低热、贫血、精神萎靡。女孩比男孩更易发生此病。根据 RF 的阳性和阴性可将此病分为两型。RF 阳性者很少发生葡萄膜炎，在儿童后期和青少年时期容易发生关节炎。RF 阳性多关节炎的诊断必须经间隔至少 3 个月的两次重复检查后方可确认[46]。JIA 伴发葡萄膜炎的患者中有 7% ~ 15% 有多关节炎[54]。建议每 6 个月筛查一次[50]。

腱鞘相关性关节炎

腱鞘相关性 JIA 的特点是，慢性关节炎累及一个或多个关节，并且与骨骼相连的肌肉和肌腱也发生炎症。患者中更多见的是 HLA-B27 阳性的男孩，经常在青春期前或青春期发病。葡萄膜炎为单眼发病，经常突然出现，一般表现出明显的症状。关节外表现包括胃肠道、黏膜、皮肤的表现[55-57]。

银屑病关节炎

除了银屑病和关节炎的表现外，该病的诊断要求至少满足以下条件中的两点：指 / 趾炎、甲凹陷或甲剥离、一级亲属中有银屑病。RF 阳性是排除该病的标准[46]。在 10% 的患儿中可见到葡萄膜炎表现，葡萄膜炎通常是隐匿性的、慢性、前部性的[58]。

无差异性关节炎

这是 JIA 最后一个亚型，在排除其他类型后可诊断该类型。

青少年脊柱关节病

青少年脊柱关节病（juvenile spondyloarthropathies，JSpA）与葡萄膜炎相关，发生于 16 岁以下的儿童，伴全身疾病，常常出现 HLA-B27 强阳性而 RF 阴性。它是第三位导致儿童前葡萄膜炎的常见病因[59-61]。

青少年强直性脊柱炎

大约有超过 90% 的患者为 HLA-B27 阳性[62-63]。眼部症状的特点为复发性非肉芽肿性前葡萄膜炎。80% 的患者出现双眼葡萄膜炎，但双眼通常不同时发病[64]。严重的葡萄膜炎会出现前房积脓。

男孩比女孩更易发生此病，与成人患者下背易受累不同，儿童更易累及下肢。在影像学检查发现骶髂关节病变前，外周关节病可能已经出现。要早期发现骶髂关节的病变可能需要对比增强的 MRI 检查[65]。Stamato 等报道了 JSpA 患儿伴发主动脉反流的病例[66]。

幼年型银屑病关节炎

女孩更易患此病。眼部表现包括慢性非肉芽肿性前葡萄膜炎。幼年型银屑病关节炎（juvenile psoriatic arthritis，JPsA）引起 3% ~ 4% 的 HLA-B27 阳性葡萄膜炎和约 5% 的 JIA。关节病可以是少关节炎型或多关节炎型。全身特征包括银屑病样皮肤改变和指甲凹陷[46]。

青少年反应性关节炎（旧称 Reiter 综合征）

反应性关节炎表现为经典的结膜炎、关节炎、尿道炎三联征，尽管近年来，人们已经认识到三联征并不总是同时出现[67]。结膜炎是儿童发生该病时最常见的表现。男孩比女孩更易发生此病。眼部受累时，有 3% ~ 12% 的患者出现非肉芽肿性前葡萄膜炎[54]。病因可能与既往感染沙门菌或志贺菌性肠炎有关。

结节病

所报道的儿童结节病病例大多集中在 13 ～ 15 岁年龄段，但该病也可能发生在婴儿[68-71]。诊断的确定需通过组织病理学检查发现非干酪性上皮样肉芽肿，并有相应的临床表现及实验室检查结果[72-73]。结节病的眼部表现可以是累及前部或后部的葡萄膜炎。儿童结节病的表现包括关节炎、皮疹、淋巴结炎、肺病和与发病年龄相关的肝脾肿大[54]。与成人肺部易受累不同，儿童更易发生皮肤和关节病变[72, 74]。发生在儿童的结节病有两种不同的类型。一种是早发型结节病（early onset sarcoidosis，EOS），此型与 JIA 表现更相似；另一种为青少年型结节病[72-73, 75]。EOS 少见，通常发生在 5 岁以下儿童，表现为皮疹、关节炎、葡萄膜炎三联征[76-79]。特征性皮疹通常表现为无症状的湿疹性或浸润性斑或丘疹（图 13.3）。胸部和关节的 X 线片通常显示正常[76]。青少年型结节病主要发生在 4 岁以上儿童，其表现主要在肺部。

Blau 综合征

Blau 综合征是另一类慢性系统性肉芽肿性病变，需与结节病或 JIA 进行鉴别。该病的早期首发表现经常被误认为是 JIA 或 EOS，并且实验室的检查结果也可能会误导判断。其为常染色体显性遗传病，可累及多个器官，表现为典型的对称性关节炎、复发性葡萄膜炎和肉芽肿性皮炎三联征[80]。它不与 HLA-B27 相关。在同时患有 Blau 综合征和 EOS 的家系中已经发现位于 16 号染色体上的 NOD2/CARD15 基因的突变[81-82]。全身使用类固醇激素和

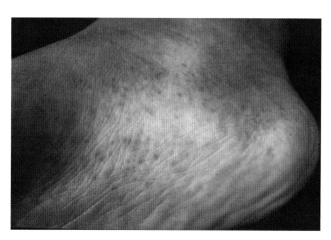

图 13.3　结节病的特征性足部皮疹

（或）激素替代药才能控制关节炎、皮炎和葡萄膜炎的症状。因为钙的代谢异常，血清钙和钙的清除情况必须受到密切检测。当患者的实验室检查结果提示有高血钙、高钙尿、蛋白尿、血管紧张素转换酶升高以及某些情况下的肝功能异常时，任何有典型临床表现的患者均应考虑 Blau 综合征的可能[70]。

小管间质性肾炎伴发葡萄膜炎

小管间质性肾炎伴发葡萄膜炎（tubulointerstitial nephritis and uveitis，TINU）的特点是双侧前葡萄膜炎和嗜酸性间质性肾炎所致的肾衰竭[83]。其被认为与感染、抗生素药物以及其他的自身免疫性疾病有关[84-86]。TINU 多发于女性（比例为 3∶1），特别是处于青少年或青壮年阶段的女性，临床表现不尽相同，患者的眼部症状可出现在肾病被确诊之前（20%）或之后（65%）[87]。体重减轻、疲劳、关节痛和发热等全身症状也可能会出现[84]。红细胞沉降率和血清肌酐经常升高。尿液分析显示糖尿、显微镜血尿、管型和 β_2 微球蛋白。确诊需要肾活检。总体来说，尽管 TINU 的复发率可能高达 56%[84, 88]，但是口服泼尼松龙对其有效，因此预后较好。

川崎病

川崎病是一种累及多系统的急性发疹性血管炎，在儿童主要累及小的和中等管径的血管（特别是冠状动脉）。其特点是发热、皮肤黏膜损伤以及颈部淋巴结肿大[89-91]。

川崎病一个经典的特征性表现是双侧球结膜充血，不伴渗出、滤泡或乳头，可在超过 90% 的儿童患者中见到这种表现（图 13.4）[89, 92]。其他眼部表现包括浅层点状角膜炎、玻璃体混浊、视盘水肿、球结膜下出血[90]。前葡萄膜炎经常出现在系统性疾病发生的第 1 周内，常伴角膜后沉着物（keratic precipitates，KP）出现[89]。此种葡萄膜炎通常不需要局部治疗，在 2 ～ 8 周内自愈而不留下远期并发症。当怀疑川崎病时，最重要的是迅速将患儿转诊至小儿心脏病专家，因为该疾病有一个仅次于冠状动脉炎的致命并发症——猝死（1% ～ 2%）[54]。连续的超声心动图是冠状动脉瘤病情监测和评估中最

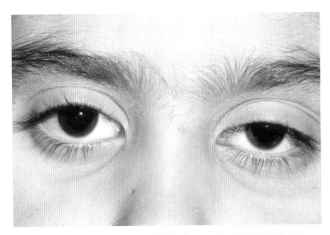

图 13.4　一位患有川崎病的儿童，双眼球结膜轻度充血

重要的部分[93]。

　　因为可能会增加冠状动脉瘤的风险，不建议全身使用类固醇激素。单纯高剂量（2 g/kg）输注 γ 球蛋白（伴或不伴全身使用类固醇激素）仍然是主流的治疗方法[94-95]。

炎性肠病

　　炎性肠病（inflammatory bowel disease，IBD）是主要累及肠道系统的多系统免疫介导性疾病，包括克罗恩病和溃疡性结肠炎。一般的肠外表现包括葡萄膜炎、眼表疾病、关节炎、结节性红斑和坏疽性脓皮病。IBD 患儿出现眼部受累时，通常不表现出明显的症状，因此对 IBD 患儿应该强调眼部筛查的重要性。有研究发现，约有 12.5% 的 IBD 患儿出现无症状性葡萄膜炎，并且均为男性患儿，大多数患儿患有克罗恩病而不是溃疡性结肠炎；另外，15.6% 的患儿会出现晶状体后囊下混浊[96]。另一项更大型的研究发现，无症状的一过性葡萄膜炎更易发生在患克罗恩病而非溃疡性结肠炎的儿童和已经出现肠外表现的患者[97]。已经有多项研究认为胃肠道疾病的活动性与眼部的炎症无相关性[97-98]。

其他自发性炎症综合征

　　当考虑儿童慢性、复发性、累及多系统的炎性疾病并发葡萄膜炎的原因时，其他几种自发性炎症综合征也值得注意。这其中包括了周期性发热（遗传性地中海发热、甲羟戊酸激酶缺乏症和 TNF 受体

相关性周期性综合征）和 cryoprin 相关的周期性综合征或 CAPS（Muckle-Wells 综合征，也称为慢性婴儿型神经性皮肤关节综合征，是 *CIAS-1* 或 *NLRP3* 基因突变引起的寒冷诱导的自发性炎症综合征）。因为有遗传学背景，这些综合征经常发生于特定的种族，常在 5 岁前发病。其特点是系统性炎症的复发性。大多数表现为高热、皮疹、关节痛和急性炎症物质升高，以及腹膜炎、胸膜炎、心包炎、脾大和淋巴结肿大等多系统的炎症表现[99-101]。

中间葡萄膜炎

　　中间葡萄膜炎累及的部位包括后部睫状体、玻璃体和周边视网膜[10]。据有关报道，其在儿童常见葡萄膜炎中占 42%，仅次于前葡萄膜炎，排在第二位[1, 102]。

　　大多数患者的葡萄膜炎为特发性，约占所有病例的 87%[103]。该病可能单眼或双眼发病，典型的患者群是青少年或青年[104]。常见的并发症包括白内障、CME 和角膜带状变性[46, 103]。睫状体扁平部炎的特点是炎性团块（"雪球"或"雪堤"）通常沿下方锯齿缘分布，不伴全身疾病（图 13.5）[10]。检查是否存在新生血管很重要，因为其可能会导致玻璃体积血。新生血管和下方视网膜劈裂更常见于儿童患者[105]。视网膜血管渗漏和静脉周围炎可能会出现在活动性病变中，在约 50% 的患儿中，也可能出现视盘水肿[106]。黄斑水肿是视力下降的主要原因[105, 107]。

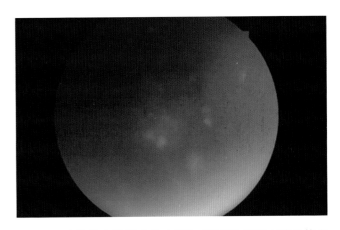

图 13.5　睫状体扁平部炎的玻璃体"雪球"覆盖在睫状体扁平部

中间葡萄膜炎的治疗

对于 CME 来说，治疗的方法包括眼周注射激素和短期口服激素，联合或不联合视网膜冷凝。在炎症严重时，可全身使用激素替代药物，包括生物制品。基于患儿视力和是否存在前房反应，Giles 和 Bloom 设计了针对儿童中间葡萄膜炎的治疗方案[16]。对于视力在 20/40 及以上的患儿，前房出现炎性细胞时，局部使用类固醇激素和睫状肌麻痹剂；当前房缺乏炎症细胞时，不需要用药。对于视力低于 20/40 和出现视网膜下渗出、视神经视盘炎或飞蚊症的患儿，推荐每周一次激素眼周注射。在使用最大剂量而症状仍无改善时，可行重复注射和采用视网膜冷凝。他们建议，在上述治疗失败或出现双侧疾病时，可使用环孢素等免疫抑制剂[16]。

后葡萄膜炎

儿童葡萄膜炎中后葡萄膜炎占大多数，其中弓形虫病是最常见的原因[108-109]。表 13.4 对儿童后葡萄膜炎的常见病因进行了总结。

弓形虫病

细胞内的原生动物弓形虫可能导致视网膜脉络膜炎。猫是其明确的原始宿主，人类是其中间或第二宿主，通常因进食未煮熟的肉类而感染。大多数

表 13.4
儿童后葡萄膜炎与全葡萄膜炎的鉴别诊断
弓形虫病
弓蛔虫病
弥漫性单侧亚急性视神经视网膜炎
莱姆病
肺结核
病毒：疱疹病毒、巨细胞病毒、风疹病毒、麻疹病毒、Epstein-Barr 病毒
梅毒
真菌：念珠菌病、曲霉病、钩端螺旋体病
组织胞浆菌病
巴尔通体属
结节病
VKH 综合征
Behcet 病
特发性

人类的感染是先天性的，由患病的母亲通过胎盘传染给胎儿所致。

先天性疾病通常双眼发病，伴有黄斑瘢痕（图 13.6），后天性疾病更常表现为没有瘢痕的活动性视网膜炎，通常伴有免疫力低下[54]。

如果怀疑弓形虫病，血清学检查会发现弓形虫 IgG 抗体阳性，这证实了之前曾感染过弓形虫，但不能表明此时正处于急性感染期[110]。急性弓形虫感染后，弓形虫 IgM 抗体可能会持续存在 1 年[111]。因此，考虑到弓形虫抗体的阳性率高，在学龄儿童可达 10.2% ～ 21.5%，相比阳性结果，采用抗体阴性的结果来排除弓形虫感染更有价值[112-114]。弓形虫有嗜神经组织性，因此，在视网膜和后极部最常见到。弓形虫病典型的表现是局灶性玻璃体炎，类似"雾中的头灯"[115-116]。

对于有免疫力的患者，感染通常是自限性的。但当视力因为视神经或黄斑受累而下降，或患者免疫功能不全时，则需要治疗。周边视网膜脉络膜炎约引起 17% 的患者视力受损，而约有 50% 的患儿因后极部病变导致视力损害。因此，即使病变不在黄斑也要密切关注病变情况，这一点很重要[117]。治疗包括乙胺嘧啶、克林霉素和磺胺类药物。类固醇激素只能在联合抗生素的情况下谨慎使用，以帮助控制活动性炎症。其他可供选择的治疗方案包括磺胺甲噁唑联合甲氧苄啶或多西环素。

弓蛔虫病

犬科或猫科动物上的二期弓蛔虫幼虫感染了人体组织后，再经过血行播散到眼部，导致眼部的弓蛔虫病。经常与小狗和小猫密切接触的儿童是弓蛔虫病的主要患者。

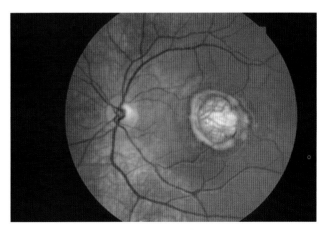

图 13.6 先天性弓形虫病的黄斑瘢痕

眼部弓蛔虫病可导致严重的病变和视力丧失。在有异食癖的幼儿（在 1～4 岁），更容易在肝、脑和肺部发现弓蛔虫。

眼部弓蛔虫病典型的表现是白瞳症所致的视力下降，可能还伴有眼痛、畏光、飞蚊症或斜视。可能会出现 5 种不同的临床类型：周边视网膜和玻璃体病变、后极部病变、眼内炎、视神经病变和前部病变[118]。6～14 岁儿童最常见的眼部弓蛔虫病变类型是孤立的肉芽肿（图 13.7）[54]。患周边部肉芽肿的通常是年龄较大的儿童，除肉芽肿外，同时还会出现从肉芽肿至黄斑和视神经的牵引条带。

根据病史和检查结果即可作出该病的诊断。酶联免疫吸附法（enzyme-linked immunosorbent assay，ELISA）测定阴性不能排除该诊断，特别是在高度怀疑该病时。有报道称，此病很难检测到血清抗体，因此可能是需要对房水或玻璃体行 ELISA 检测。细胞学检查可能经常发现嗜酸性粒细胞增多。粪便检查对此病诊断无帮助。

抗虫药（如阿苯达唑）在治疗后可能会使炎症恶化，所以推荐口服和眼周注射类固醇激素[119]。在出现视网膜脱离、纤维血管膜增生和眼内炎时，可考虑手术治疗。

弥漫性单侧亚急性视神经视网膜炎

弥漫性单侧亚急性视神经视网膜炎（diffuse unilateral subacuteneuroretinitis，DUSN）是进行性炎性疾病，可由多种线虫感染所致。因为浣熊是线虫的终宿主，所以浣熊拜林蛔线虫（B.procyonis）是在北美引起 DUSN 最常见的病因[120]。人类在意外的情况下才成为其宿主，感染的情况各不相同。临床上的三种感染状态是内脏幼虫移行症、神经幼虫

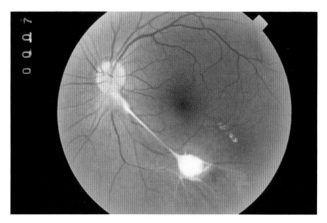

图 13.7　弓蛔虫病的后极部肉芽肿

移行症和眼幼虫移行症。在早期阶段，眼部的表现包括玻璃体炎、有移行轨迹的视网膜炎、视网膜血管炎、视神经炎和脉络膜浸润；眼部的晚期改变包括视神经萎缩、视网膜血管减少和视网膜色素上皮（retinal pigment epithelium，RPE）变性。眼内炎、后极部肉芽肿或视网膜脱离的表现可能与弓蛔虫病相似[121-125]。确诊需要在眼内视网膜下发现线虫。治疗方法可以考虑全身使用驱虫剂。其他治疗方法还有激光光凝线虫，随后短期使用激素。

莱姆病

莱姆疏螺旋体病是引起成人中间葡萄膜炎的原因之一，但其很少引起儿童中间葡萄膜炎[126-128]。在莱姆病的晚期阶段，会出现（前或中间）葡萄膜炎和角膜炎。在早期阶段可以见到一过性的结膜炎[126-127]。全身表现包括关节炎和环形"牛眼"样皮疹（游走性红斑）。推荐采用抗生素进行治疗，通常 8 岁以下儿童使用阿莫西林，而较大儿童采用多西环素[129]。静脉使用头孢曲松钠也有好的治疗效果[130]。

结核病

结核性葡萄膜炎是引起儿童感染性葡萄膜炎的常见病因，对全球文献进行回顾发现，它是仅次于弓形虫病的第二常见的原因[7]。但在过去，结核是引起感染性葡萄膜炎的主要病因，而现在在发达国家，则是一个相对少见的病因[131-132]。

结核性葡萄膜炎像一个"伪装者"，其可以表现为前葡萄膜炎、伴玻璃体炎和黄斑水肿的中间葡萄膜炎、视神经视网膜炎、脉络膜炎、眼内炎或全眼球炎[133-137]。后葡萄膜炎的表现，包括累及后极部和周边部的匐行性、有多灶性病损的玻璃体炎已有描述[138]。

眼内结核中最少见的是结核性中间葡萄膜炎，较常见的是结核性后葡萄膜炎，最常见的是脉络膜结核和大的孤立性结核瘤[135, 139]。

眼部结核的治疗目标是抗感染和控制炎症，采用抗结核药物的同时联合类固醇激素[140]。

单纯疱疹

单纯疱疹病毒 2 型（herpes simplex virus type 2，HSV-2）感染引起新生儿疱疹，大多数感染发生在患

儿出生后数月内[141]。新生儿 HSV 感染会引起症状，并且致死率高。感染来自生产时的母体产道，但也可在产前出现或通过剖宫产感染。新生儿 HSV 感染可表现为单纯的皮肤黏膜感染、中枢神经系统疾病或播散性感染[142]。大约 45% 的患者仅表现为皮肤、外眼或黏膜的感染（皮肤黏膜 HSV 感染），不累及脑部。对于考虑 HSV 感染的所有婴儿，建议行脑部 MRI 和腰椎穿刺检查[142-144]。

HSV-2 感染在新生儿的眼部表现包括玻璃体炎和脉络膜视网膜炎，甚至脉络膜出血[145-146]。急性视网膜坏死是一种坏死性、快速进展性的脉络膜视网膜炎，伴有玻璃体炎和闭塞性血管病变（图 13.8）。为预防视网膜脱离，经常要求行预防性激光光凝。晚期的眼部表现包括 RPE 和视盘的萎缩，以及数年后的晚期视网膜炎和玻璃体内渗出[147]。所有患者均应使用抗病毒药物（如阿昔洛韦），可显著降低该病的致死率[143]。

先天性梅毒

因为怀孕期间的血清学测试以及抗生素治疗的广泛使用，先天性梅毒在美国的发病率已大幅下降[148]。婴幼儿先天性活动性病变可表现为发热、皮疹、肺炎和肝脾肿大。先天性梅毒的眼部表现包括典型的眼底镜下"椒盐样"或"骨刺样"脉络膜视网膜炎。获得性梅毒可表现为眼前段或眼后段的炎症，包括玻璃体炎、血管炎、脉络膜视网膜炎、视盘炎和视神经萎缩。推荐的治疗方法是青霉素静脉给药 10 天[54]。

巨细胞病毒

巨细胞病毒（cytomegalovirus，CMV）是人类最常见的先天性感染。先天性巨细胞病毒感染占活产儿的 0.3% ～ 2.3%[149]。美国每年约有 0.7% 的新生儿感染巨细胞病毒，导致约 6000 名儿童残疾，例如听力和视力丧失或智力发育迟缓[150]。获得性巨细胞病毒感染也见于儿童和免疫抑制患者，可表现为坏死性和出血性脉络膜视网膜炎（图 13.9）。随后，可能会发生视网膜裂孔和脱离。与成人相比，儿童的巨细胞病毒性视网膜炎并不常见（观察人群中发病率为 5%），但当患儿免疫力低下，并且巨细胞病毒的实验室检查结果为阳性时，应考虑该诊断[151]。先天性感染所致的黄斑炎症通常是自限性的[152]。先天性巨细胞病毒感染的治疗要求静脉或玻璃体腔使用抗病毒药物（如更昔洛韦）[153]。其他的研究报道称，控制脉络膜视网膜炎需治疗至少 3 个月[154]。

真菌

真菌引起的眼内炎，如念珠菌病（图 13.10）、曲霉病或钩端螺旋体病，在儿童少见，最常见于免疫低下者。脉络膜视网膜炎可累及周边部或后极部[155-156]。尽管在免疫低下的患者中经常发生念珠菌感染，但累及眼部者少见[157]。治疗包括全身和玻璃体腔使用抗真菌药物，必要时行玻璃体切割术（旧称玻璃体切除术）。

伪装综合征

伪装综合征在儿童是毁灭性的，因此，对于葡

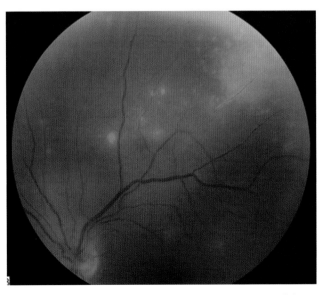

图 13.8　感染单纯疱疹病毒的患者发生急性视网膜坏死（Image courtesy of Dr. Sunir J. Garg，Wills Eye institute.）

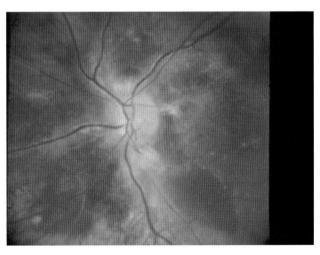

图 13.9　伴有重度系统损害的获得性免疫缺陷综合征（AIDS）患儿，其眼部因巨细胞病毒性视网膜炎出现出血性坏死性视网膜炎表现

萄膜炎患儿均应考虑该病。其可表现为眼前部或后部的炎症。原发病包括视网膜母细胞瘤（图 13.11）、白血病和幼年黄色肉芽肿（表 13.5）。每一种原发病

均可表现为白瞳症或斜视，还可出现假性前房积脓和自发性前房积血[158-162]。应行 B 超检查明确是否存在钙化灶，以排除视网膜母细胞瘤的可能，尤其是对炎症较重的患儿，因为钙化灶在引起葡萄膜炎的其他疾病中并不常见。急性淋巴细胞白血病复发时，眼部的表现从前房和虹膜受累到白血病性视网膜病变（图 13.12）均有可能，对于这类患者，需要采用针对中枢神经系统和眼部的肿瘤靶向治疗[161-162]。幼年黄色肉芽肿是一种少见的非肿瘤性、非朗格汉斯细胞性、组织细胞炎性皮肤疾病，其表现类似前葡萄膜炎或以上任何一种综合征，可表现为前房积血（图 13.13）、虹膜异色或前房细胞和闪辉。其为自限性疾病，治疗的目的是减轻炎症和必要时降低眼压。

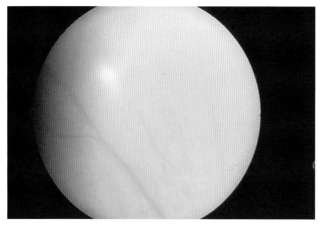

图 13.10 免疫抑制患者因念珠菌性眼内炎在后部玻璃体出现"真菌团"

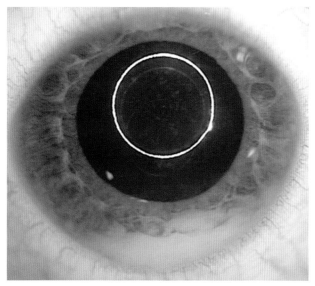

图 13.11 视网膜母细胞瘤患儿的假性前房积脓。注意前房内虹膜表面聚集的白色物质。白色圆环是摄影的反光（Image courtesy of Carol L. Shields，M.D.）

表 13.5

表现为儿童葡萄膜炎的伪装综合征的鉴别诊断

视网膜母细胞瘤

白血病

幼年黄色肉芽肿

转移瘤

恶性黑色素瘤

眼内异物

Coats 病

眼内炎

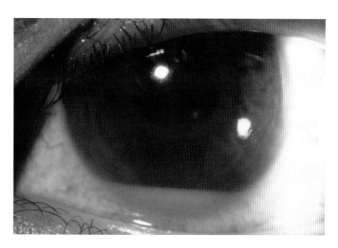

图 13.12 急性淋巴细胞白血病复发时的假性前房积脓

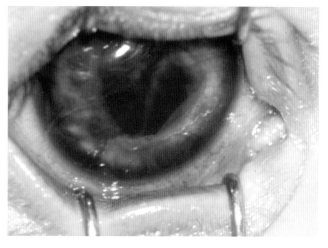

图 13.13 患幼年黄色肉芽肿的婴儿出现伴自发性前房积血的纤维素性葡萄膜炎

（潘美华　杨梅　译　谢芳　审校）

参考文献

1. BenEzra D, Cohen E, Maftzir G. Uveitis in children and adolescents. *Br J Ophthalmol* 2005;89:444–448.
2. Azar D, Martin F. Paediatric uveitis: a Sydney clinic experience. *Clin Exp Ophthalmol* 2004;32:468–471.
3. Edelsten C, Reddy MA, Stanford MR, Graham EM. Visual loss associated with pediatric uveitis in English primary and referral centers. *Am J Ophthalmol* 2003;135:676–680.
4. Pivetti-Pezzi P. Uveitis in children. *Eur J Ophthalmol* Jul–Sep 1996;6(3):293–298.
5. de Boer J, Wulffraat N, Rothova A. Visual loss in uveitis of childhood. *Br J Ophthalmol* 2003;87:879–884.
6. Kadayifcilar S, Eldem B, Tumer B. Uveitis in childhood. *J Pediatr Ophthalmol Strabismus* 2003;40:335–340.
7. Rathinam SR, Namperumalsamy P. Global variation and pattern changes in epidemiology of uveitis. *Indian J Ophthalmol* 2007;55:173–183.
8. Hamade IH, Al Shamsi HN, Al Dhibi H, Chacra CB, Abu El-Asrar AM, Tabbara KF. Uveitis survey in children. *Br J Ophthalmol* May 2009;93(5):569–572.
9. Smith JA, Mackensen F, Sen HN, et al. Epidemiology and course of disease in childhood uveitis. *Ophthalmology* 2009;116(8):1544–1551.e1.
10. Jabs DA, Nussenblatt RB, Rosenbaum JT. The Standardization of Uveitis Nomenclature (SUN) Working Group. Standardization of uveitis nomenclature for reporting clinical data. Results of the First International Workshop. *Am J Ophthalmol* 2005;140:509–516.
11. Holland GN, Stiehm ER. Special considerations in the evaluation and management of uveitis in children. *Am J Ophthalmol* June 2003;135(6):867–878.
12. Foster CS, Barrett F. Cataract development and cataract surgery in patients with juvenile rheumatoid arthritis-associated iridocyclitis. *Ophthalmology* 1993;100:809–817.
13. Foster CS, Havrlikova K, Baltatzis S, et al. Secondary glaucoma in patients with juvenile rheumatoid arthritis- associated iridocyclitis. *Acta Ophthalmol Scand* 2000;78:576–579.
14. Tugal-Tutkun I, Havrlikova K, Power WJ, Foster CS. Changing patterns in uveitis of childhood. *Ophthalmology* 1996;103:375–383.
15. Sabri K, Saurenmann RK, Silverman ED, Levin AV. Course, complications and outcome of juvenile arthritis related uveitis. *J AAPOS* 2008;12(6):539–545.
16. Giles CL, Bloom JN. Uveitis in childhood. In: Tasman W, Jaeger EA, eds. *Duane's foundations of clinical ophthalmology*, Vol 4. Philadelphia, PA: Lippincott Williams and Wilkins, 2000:1–21.
17. Slabaugh MA, Herlihy E, Ongchin S, van Gelder RN. Efficacy and potential complications of difluprednate use for pediatric uveitis. *Am J Ophthalmol* May 2012;153(5):932–938.
18. Veld J in't, Wulffraat NM, JF Swart JF. Adverse events of methotrexate treatment in JIA. *Pediatr Rheumatol* 2011; 9(Suppl 1):P203. Poster presentation: Proceedings of 18th Pediatric Rheumatology European Society (PReS) Congress.
19. Kwok AK, Lam DS, Ng JS, et al. Ocular-hypertensive response to topical steroids in children. *Ophthalmology* 1997;104:2112–2116.
20. Ng JS, Fan DS, Young AL, et al. Ocular hypertensive response to topical dexamethasone in children: a dose- dependent phenomenon. *Ophthalmology* 2000;107:2097–2100.
21. Dana MR, Merayo-Lloves J, Schaumberg DA, Foster CS. Visual outcomes prognosticators in juvenile rheumatoid arthritis-associated uveitis. *Ophthalmology* 1997;104:236–244.
22. Saurenmann RK, Levin AV, Feldman BM, Laxer RM, Schneider R, Silverman ED. Risk of new-onset uveitis in patients with juvenile idiopathic arthritis treated with anti-TNFalpha agents. *J Pediatr* Dec 2006;149(6):833–836.
23. Saurenmann RK, Levin AV, Rose JB, et al. Tumour necrosis factor alpha inhibitors in the treatment of childhood uveitis. *Rheumatology* 2006;45:982–989.
24. Lovell DJ, Ruperto N, Goodman S, et al. Adalimumab is safe and effective during long-term treatment of patients with juvenile rheumatoid arthritis: results from a 2-year study. *Arthritis Rheum* 2007;56:S292.
25. Mori M, Takei S, Imagawa T, et al. Safety and efficacy of long-term etanercept in the treatment of methotrexate-refractory polyarticular-course juvenile idiopathic arthritis in Japan. *Mod Rheumatol* Sep 2012;22(5):720–726.
26. Lovell DJ, Reiff A, Jones OY, et al. Pediatric Rheumatology Collaborative Study Group. Long-term safety and efficacy of etanercept in children with polyarticular-course juvenile rheumatoid arthritis. *Arthritis Rheum* June 2006;54(6):1987–1994.
27. Lovell DJ, Reiff A, Ilowite NT, et al. Pediatric Rheumatology Collaborative Study Group. Safety and efficacy of up to eight years of continuous etanercept therapy in patients with juvenile rheumatoid arthritis. *Arthritis Rheum* May 2008;58(5):1496–1504.
28. Bracaglia C, Buonuomo PS, Tozzi AE, et al. Safety and efficacy of etanercept in a cohort of patients with juvenile idiopathic arthritis under 4 years of age. *J Rheumatol* June 2012;39(6):1287–1290.
29. Kerensky TA, Gottlieb AB, Yaniv S, Au SC. Etanercept: efficacy and safety for approved indications. *Expert Opin Drug Saf* Jan 2012;11(1):121–139.
30. Giannini EH, Ruperto N, Prieur AM, et al. Efficacy of abatacept in different sub-populations of juvenile idiopathic arthritis (JIA): results of a randomized withdrawal study. *Arthritis Rheum* 2007;56:S291.
31. Lovell DJ, Ruperto N, Prieur AM, et al. Abatacept treatment of juvenile idiopathic arthritis (JIA): safety report. *Arthritis Rheum* 2007;56:S292.
32. Kenawy N, et al. Abatacept: a potential therapy in refractory cases of juvenile idiopathic arthritis-associated uveitis. *Graefes Arch Clin Exp Ophthalmol* Feb 2011;249(2):297–300.
33. Lipsky JJ. Mycophenolate mofetil. *Lancet* 1996;348:1357–1359.
34. Allison AC, Eugui EM. Immunosuppressive and other effects of mycophenolic acid and an ester prodrug, mycophenolate mofetil. *Immunol Rev* 1993;136:5–28.
35. Dipchand AI, Benson L, McCrindle BW, et al. Mycophenolate mofetil in pediatric heart transplant recipients: a single-center experience. *Pediatr Transplant* 2001;5:112–118.
36. Doycheva D, Deuter C, Stuebiger N, Biester S, Zierhut M. Mycophenolate mofetil in the treatment of uveitis in children. *Br J Ophthalmol* 2007;91:180–184.
37. Li J, Heinz C, Zurek-Imhoff B, Heiligenhaus A. Intraoperative intraocular triamcinolone injection prophylaxis for post-cataract surgery fibrin formation in uveitis associated with juvenile idiopathic arthritis. *J Cataract Refract Surg* Sep 2006;32(9):1535–1539.
38. BenEzra D, Cohen E. Cataract surgery in children with chronic uveitis. *Ophthalmology* 2000;107:1255–1260.
39. Lundvall A, Zetterstrom C. Cataract extraction and intraocular lens implantation in children with uveitis. *Br J Ophthalmol* 2000;84:791–793.
40. Jensen AA, Basti S, Greenwald MJ, Mets MB. When may the posterior capsule be preserved in pediatric intraocular lens surgery? *Ophthalmology* 2002;109:324–327.
41. Ravinet E, Mermoud A, Birgnoli R. Four years later: a clinical update on latanoprost. *Eur J Ophthalmol* 2003;13:162–175.

42. Ho CL, Wong EY, Walton DS. Goniosurgery for glaucoma complicating chronic childhood uveitis. *Arch Ophthalmol* June 2004;122(6):838–844.

43. Freedman SF, Rodriguez-Rosa RE, Rojas MC, Enyedi LB. Goniotomy for glaucoma secondary to chronic childhood uveitis. *Am J Ophthalmol* May 2002;133(5):617–621.

44. Morad Y, Donaldson CE, Kim YM, Abdolell M, Levin AV. The Ahmed seton in the treatment of pediatric glaucoma. *Am J Ophthalmol* 2003;135(6):821–829.

45. Nikkhah H, Ramezani A, Ahmadieh H, et al. Childhood pars planitis; clinical features and outcomes. *J Ophthalmic Vis Res* Oct 2011;6(4):249–254.

46. Petty RE, Southwood TR, Manners P, et al. International League of Associations for Rheumatology classification of juvenile idiopathic arthritis: second revision, Edmonton. *J Rheumatol* 2004;31:390–392.

47. Schneider R, Laxer RM. Systemic onset juvenile rheumatoid arthritis. *Bailliere's Clin Rheumatol* 1998;12(2):245–271.

48. Gurion R, Lehman TJ, Moorthy LN. Systemic arthritis in children: a review of clinical presentation and treatment. *Int J Inflam* 2012:271569.

49. Kanski JJ. Screening for uveitis in juvenile chronic arthritis. *Br J Ophthalmol* Mar 1989;73(3):225–228.

50. Cassidy J, Kivlin J, Lindsley C, Nocton J; Section on Rheumatology; Section on Ophthalmology. Ophthalmologic examinations in children with juvenile rheumatoid arthritis. *Pediatrics* May 2006;117(5):1843–1845.

51. Roifman CM, Lavi S, Moore AT, Morin DJ, Stein LD, Gelfand EW. Tenosynovitis of the superior oblique muscle (Brown syndrome) associated with juvenile rheumatoid arthritis. *J Pediatr* Apr 1985;106(4):617–619.

52. Guillaume S, Prieur AM, Coste J, Job-Deslandre C. Long-term outcome and prognosis in oligoarticular-onset juvenile idiopathic arthritis. *Arthritis Rheum* 2000;43:1858–1865.

53. Jordan A, McDonagh JE. Juvenile idiopathic arthritis: the pediatric perspective. *Pediatr Radiol* 2006;36:734–742.

54. Giles CL, Capone Jr A, Joshi MM. Uveitis in children. In: Nelson LB, Olitsky SE, eds. *Harley's pediatric ophthalmology*, 5th Ed. Philadelphia, PA: Lippincott Williams and Wilkins, 2005:305–327.

55. Burgos-Vargas R. The juvenile-onset spondyloarthritides: rationale for clinical evaluation. *Best Pract Res Clin Rheumatol* 2002;16:551–72.

56. Flato B, Hoffmann-Vold AM, Reiff A, Førre Ø, Lien G, Vinje O. Long-term outcome and prognostic factors in enthesitis-related arthritis. *Arthritis Rheum* 2006;54:3573–3582.

57. Burgos-Vargas R, Vazquez-Mellado J, Cassis N, et al. Genuine ankylosing spondylitis in children: a case-control study of patients with early definite disease according to adult onset criteria. *J Rheumatol* 1996;23:2140–2147.

58. Paiva ES, Macaluso DC, Edwards A, Rosenbaum JT. Characterisation of uveitis in patients with psoriatic arthritis. *Ann Rheum Dis* Jan 2000;59(1):67–70.

59. Patel H, Goldstein D. Pediatric uveitis. *Pediatr Clin North Am* 2003;50:125–136.

60. McCannel CA, Holland GN, Helm CJ et al. Causes of uveitis in the general practice of ophthalmology. UCLA Community based Uveitis Study Group. *Am J Ophthalmol* 1996:121:35–46.

61. Henderly DE, Genstler AJ, Smith RE. Changing patterns of uveitis. *Am J Ophthalmol* 1987:103:131–136.

62. Khan MA, Braun WE, Kushner I, et al. HLA-B27 in ankylosing spondylitis: differences in frequency and relative risk in American blacks and Caucasians. *J Rheumatol Suppl* 1977;3:39–43.

63. Masi AT, Medsger TA Jr. A new look at the epidemiology of ankylosing spondylitis and related syndromes. *Clin Orthop Relat Res* 1979;143:15–20.

64. Burgos-Vargas R, Petty RE. Juvenile ankylosing spondylitis. *Rheum Dis Clin North Am* 1992;18:123–142.

65. Bollow M, Braun J, Biedermann T, et al. Use of contrast-enhanced magnetic resonance (MR) imaging to detect sacroiliitis in children. *Skeletal Radiol* 1998;27:606–616.

66. Stamato T, Laxer RM, de Freitas C, et al. Prevalence of cardiac manifestations of juvenile ankylosing spondylitis. *Am J Cardiol* 1995;75:744–746.

67. Zivony D, Nocton J, Wortmann D, Esterly N. Juvenile Reiter's syndrome: a report of four cases. *J Am Acad Dermatol* 1998;38:32–37.

68. Stanworth SJ, Kennedy CT, Chetcuti PA, Carswell F. Hypercalcaemia and sarcoidosis in infancy. *J R Soc Med* Mar 1992;85(3):177–178.

69. Shetty AK, Gedalia A. Childhood sarcoidosis: a rare but fascinating disorder. *Pediatr Rheumatol Online* 2008;6:6.

70. Pattishall EN, Strope GL, Spinola SM, Denny FW. Childhood sarcoidosis. *J Pediatr* Feb 1986;108(2):169–177.

71. Kendig EL Jr. Sarcoidosis in children: personal observations on age distribution. *Pediatr Pulmonol* 1989;6(2):69–70.

72. Cimaz R, Ansell BM. Sarcoidosis in the pediatric age. *Clin Exp Rheumatol* 2002;20:231–237.

73. Pattishall EN, Kendig EL Jr. Sarcoidosis in children. *Pediatr Pulmonol* 1996;22:195–203.

74. Shetty AK, Gedalia A. Sarcoidosis in children. *Curr Probl Pediatr* 2000;30:153–176.

75. Mallory SB, Paller AS, Ginsburg BC, McCrossin ID, Abernathy R. Sarcoidosis in children: differentiation from juvenile rheumatoid arthritis. *Pediatr Dermatol* 1987;4:313–319.

76. Rasmussen JE. Sarcoidosis in young children. *J Am Acad Dermatol* Nov 1981;5(5):566–570.

77. Fink CW, Cimaz R. Early onset sarcoidosis: not a benign disease. *J Rheumatol* 1997;24:174–177.

78. Hetherington S. Sarcoidosis in young children. *Am J Dis Child* Jan 1982;136(1):13–15.

79. Häfner R, Vogel P. Sarcoidosis of early onset. A challenge for the pediatric rheumatologist. *Clin Exp Rheumatol* Nov–Dec 1993;11(6):685–691.

80. Pastores GM, Michels VV, Stickler GB, Su WP, Nelson AM, Bovenmyer DA. Autosomal dominant granulomatous arthritis, uveitis, skin rash, and synovial cysts. *J Pediatr* Sep 1990;117(3):403–408.

81. Wang X, Kuivaniemi H, Bonavita G, et al. CARD15 mutations in familial granulomatosis syndromes: a study of the original Blau syndrome kindred and other families with large-vessel arteritis and cranial neuropathy. *Arthritis Rheum* Nov 2002;46(11): 3041–3045.

82. Miceli-Richard C, Lesage S, Rybojad M, et al. CARD15 mutations in Blau syndrome. *Nat Genet* Sep 2001;29(1):19–20.

83. Dobrin RS, Vernier RL, Fish AL. Acute eosinophilic interstitial nephritis and renal failure with bone marrow lymph node granulomas and anterior uveitis. A new syndrome. *Am J Med* 1975;59:325–333.

84. Mandeville JTH, Levinson RD, Holland GN. The tubulointerstitial nephritis and uveitis syndrome. *Surv Ophthalmol* 2001;46:195–208.

85. Cigni A, Soro G, Faedda R, et al. A case of adult-onset tubulointerstitial nephritis and uveitis ("TINU syndrome") associated with sacroileitis and Epstein-Barr virus infection with good spontaneous outcome. *Am J Kidney Dis* 2003;42:

E4–E10.

86. Stupp R, Mihatsch MJ, Matter L, Streuli RA. Acute tubulointerstitial nephritis with uveitis (TINU syndrome) in a patient with serologic evidence for Chlamydia infection. *Klin Wochenschr* 1990;68:971–915.

87. Vohra S, Eddy A, Levin AV, Taylor G, Laxer RM. Tubulointerstitial nephritis and uveitis in children and adolescents: four new cases and a review of the literature. *Pediatr Nephrol* 1999;13(5):321–426.

88. Goda C, Kotake S, Ichiishi A et al. Clinical features in tubulointerstitial nephritis and uveitis (TINU) syndrome. *Am J Ophthalmol* 2005;140:637–641.

89. Burns JC, Joffe L, Sargent RA et al. Anterior uveitis associated with Kawasaki syndrome. *Pediatr Infect Dis* 1985;4:258.

90. Ohno S, Miyajima T, Higuchi M et al. Ocular manifestations of Kawasaki's disease (mucocutaneous lymph node syndrome). *Am J Ophthalmol* 1982;93:713.

91. Puglise JV, Rao NA, Weiss RA et al. Ocular features of Kawasaki's disease. *Arch Ophthalmol* 1982;100:1101.

92. Morens DM, Anderson LJ, Hurwitz ES. National surveillance of Kawasaki disease. *Pediatrics* 1980;65:21.

93. Newburger JW, Takahashi M, Gerber MA, et al. Diagnosis, treatment, and long-term management of Kawasaki disease: a statement for health professionals from the Committee on Rheumatic Fever, Endocarditis and Kawasaki Disease, Council on Cardiovascular Disease in the Young, American Heart Association. *Circulation* Oct 2004;110(17):2747–2771.

94. Newburger JW, Takahashi M, Burns JC, et al. The treatment of Kawasaki syndrome with intravenous gamma globulin. *N Engl J Med* 1986;315:341–347.

95. Newburger JW, Takahashi M, Beiser AS, et al. A single intravenous infusion of gamma globulin as compared with four infusions in the treatment of acute Kawasaki syndrome. *N Engl J Med* 1991;324:1633–1639.

96. Rychwalski PJ, Cruz OA, Alanis-Lambreton G, Foy TM, Kane RE. Asymptomatic uveitis in young people with inflammatory bowel disease. *J AAPOS* June 1997;1(2):111–114.

97. Hofley P, Roarty J, McGinnity G, et al. Asymptomatic uveitis in children with chronic inflammatory bowel diseases. *J Pediatr Gastroenterol Nutr* Nov 1993;17(4):397–400.

98. Daum F, Gould HB, Gold D, et al. Asymptomatic transient uveitis in children with inflammatory bowel disease. *Am J Dis Child* Feb 1979;133(2):170–171.

99. Federici S, Caorsi R, Gattorno M. The autoinflammatory diseases. *Swiss Med Wkly* June 2012;142:w13602.

100. Siegal S. Benign paroxysmal peritonitis. *Ann Intern Med.* 1945;23:1–21.

101. Ben-Chetrit E, Touitou I. Familial Mediterranean fever in the world. *Arthritis Rheum* 2009;61(10):1447–1453.

102. Nagpal A, Leigh JF, Acharya NR. Epidemiology of uveitis in children. *Int Ophthalmol Clin* 2008;48(3):1–7. Medline.

103. Romero R, Peralta J, Sendagorta E, Abelairas J. Pars planitis in children: epidemiologic, clinical, and therapeutic characteristics. *J Pediatr Ophthalmol Strabismus* Sep–Oct 2007;44(5):288–293.

104. Park DW, Folk JC, Whitcup SM, et al. Phakic patients with cystoid macular edema, retinal periphlebitis, and vitreous inflammation. *Arch Ophthalmol.* Aug 1998;116(8):1025–1029.

105. Guest S, Funkhouser E, Lightman S. Pars planitis: a comparison of childhood onset and adult onset disease. *Clin Exp Ophthalmol* 2001;29:81–84.

106. Whitcup SM. Intermediate uveitis. In: Nussenblatt RB, Whitcup SM, ed. *Uveitis: Fundamentals and Clinical Practice.* Philadelphia, PA: Mosby; 2004:269–277.

107. de Boer J, Berendschot TT, van der Does P, Rothova A. Long-term follow-up of intermediate uveitis in children. *Am J Ophthalmol* 2006;141:616–621.

108. Perkins ES. Pattern of uveitis in children. *Br J Ophthalmol* Apr 1966;50(4):169–185.

109. Makley TA Jr, Long J, Suie T et al. Uveitis in children: a follow-up study. *J Pediatr Ophthalmol* 1969;6:136.

110. Hovakimyan A, Cunningham ET Jr. Ocular toxoplasmosis. *Ophthalmol Clin North Am* 2002;15:327–332.

111. Holland GH, O'Connor GR, Belfort R Jr, et al. Toxoplasmosis. In: Pepose JS, Holland GH, Wilhelmus KR, eds. *Ocular infection and immunity*. St Louis, MO: Mosby-Year Book, 1996:1183–1223.

112. Fan CK, Hung CC, Su KE, et al. Seroprevalence of Toxoplasma gondii infection among pre-schoolchildren aged 1–5 years in the Democratic Republic of Sao Tome and Principe, Western Africa. *Trans R Soc Trop Med Hyg* May 2006;100(5):446–449.

113. Taylor MR, Lennon B, Holland CV, Cafferkey M. Community study of toxoplasma antibodies in urban and rural schoolchildren aged 4 to 18 years. *Arch Dis Child* Nov 1997;77(5):406–409.

114. Huldt G, Lagercrantz R, Sheehe PR. On the epidemiology of human toxoplasmosis in Scandinavia especially in children. *Acta Paediatr Scand* 1979;68:745–749.

115. Couvreur, Desmonts G. Congenital and maternal toxoplasmosis. A review of 300 congenital cases. *Dev Med Child Neurol* Oct 1962;4:519–530.

116. Wilson CB, Remington JS, Stagno S, Reynolds DW. Development of adverse sequelae in children born with subclinical congenital Toxoplasma infection. *Pediatrics* Nov 1980;66(5):767–774.

117. Tan HK, Schmidt D, Stanford M, Tear-Fahnehjelm, Ferret N, Salt A, Gilbert R. European multicenter study on congenital toxoplasmosis (emscot). Risk of Visual Impairment in Children with Congenital Toxoplasmic Retinochoroiditis. *Am J Ophthalmol* 2007;144:648–653.

118. Hagler WH, Pollard ZF, Jarret WH, et al. Result for surgery for ocular Toxocara canis. *Ophthalmology* 1981;88:1081–1086.

119. Barisant-Asenbaker T, Maca SM, Hauff W. Treatment of ocular toxocariasis with albendazole. *J Ocul Pharmacol Ther* 2001;17:287–294.

120. Kuchle M, Knorr HL, Medenblik-Frysch, Weber SA, Bauer C, Naumann, GO. Diffuse unilateral subacute neuroretinitis syndrome in a German most likely caused by the raccoon roundworm, Baylisascaris procyonis. *Graefes Arch Clin Exp Ophthalmol* 1993;231:48–51.

121. Barbazetto IA, Lesser RL, Tom D, Freund KB. Diffuse unilateral subacute neuroretinitis masquerading as a white-dot syndrome. *Br J Ophthalmol* 2009;93:574–576, 655.

122. Gass JD, Braunstein RA. Further observations concerning the diffuse unilateral subacute neuroretinitis syndrome. *Arch Ophthalmol* 1983;101:1689–1697

123. Gass JD, Scelfo R. Diffuse unilateral subacute neuroretinitis. *J R Soc Med.* 1978;71:95–111.

124. Kazacos KR. Baylisascaris procyonis and related species. In: Samuel WM, Pybus MJ, Kocan AA, eds. *Parasitic diseases of wild* mammals, 2nd Ed. Ames, IA: Iowa State University Press, 2001:301–341.

125. Mets MB, Noble AG, Basti S, et al. Eye findings of diffuse unilateral subacute neuroretinitis and multiple choroidal infiltrates associated with neural larva migrans due to Baylisascaris procyonis. *Am J Ophthalmol* 2003;135:888–890.

126. Zaidman GW. The ocular manifestations of Lyme disease. *Int Ophthalmol Clin* 1997;37:13–28.

127. Berglöff J, Gasser R, Feigl B. Ophthalmic manifestations in Lyme borreliosis. *J Neuro-ophthalmol* 1994;14:15–20.

128. Karma A, Seppälä I, Mikkilä H, et al. Diagnosis and clinical characteristics of ocular Lyme borreliosis. *Am J Ophthalmol* 1995;119:127–135.

129. Wormser GP, Dattwyler RJ, Shapiro ED, et al. The clinical assessment, treatment, and prevention of Lyme disease, human granulocytic anaplasmosis, and babesiosis: clinical practice guidelines by the Infectious Diseases Society of America. *Clin Infect Dis* Nov 2006;43(9):1089–1134. Epub 2006 Oct 2. Erratum in: *Clin Infect Dis* Oct 2007;45(7):941.

130. Suttorp-Schulten MSA, Kuiper H, Kijlstra A, et al. Long-term effects of ceftriaxone treatment on intraocular Lyme borreliosis. *Am J Ophthalmol* 1993;116:571–575.

131. Woods AC. Modern concepts of the etiology of uveitis. *Am J Ophthalmol* 1960;50:1170–1187.

132. Wakabayashi T, Morimura Y, Miyamoto Y, Okada AA. Changing pattern of intraocular inflammatory disease in Japan. *Ocul Immunol Inflamm* 2003;11:277–286.

133. Rosen PH, Spalton DJ, Graham EM. Intraocular tuberculosis. *Eye* 1990;4:486–492.

134. Helm CJ, Holland GN. Ocular tuberculosis. *Surv Ophthalmol* 1993;38:229–256.

135. Biswas J, Madhavan HN, Gopal L, Badrinath SS. Intraocular tuberculosis: clinocopathologic study of five cases. *Retina* 1995;15:461–468.

136. Gupta A, Gupta V, Arora S, Dogra MR, Bambery P. PCR-positive tubercular retinal vasculitis: clinical characteristics and management. *Retina* 2001;21:435–444.

137. Demirci H, Shields CL, Shields JA, Eagle RC Jr. Ocular tuberculosis masquerading as ocular tumors. *Surv Ophthalmol* 2004;49:78–89.

138. Vasconcelos-Santos DV, Rao PK, Davies JB, Sohn EH, Rao NA. Clinical features of tuberculous serpiginous like choroiditis in contrast to classic serpiginous choroiditis. *Arch Ophthalmol* Jul 2010;128(7):853–858.

139. Gupta V, Gupta A, Rao NA. Intraocular tuberculosis: an update. *Surv Ophthalmol* 2007;52:561–587.

140. Bodaghi B, LeHoang P. Review ocular tuberculosis. *Curr Opin Ophthalmol* Dec 2000;11(6):443–448.

141. Hutchison DS, Smith RE., Haughton PB. Congenital herpetic keratitis. *Arch Ophthalmol* 1975;93:70–73.

142. Corey L, Wald A. Maternal and neonatal herpes simplex virus infections. *N Engl J Med* 2009;361:1376–1385.

143. Meehan WP, Bachur RG. Predictors of cerebrospinal fluid pleocytosis in febrile infants aged 0 to 90 days. *Pediatr Emerg Care* 2008;24(5):287–293.

144. Kimberlin D, Lin C-Y, Jacobs RF, et al. Natural history of neonatal herpes simplex virus infections in the Acyclovir era. *Pediatrics* 2001;108:223–229.

145. Hagler WS, Walters DV, Nahmias, AJ. Ocular involvement in neonatal herpes simplex virus infection. *Arch Ophthalmol* 1969;82:169–176.

146. Nahmias AJ, Hagler WS. Ocular manifestations of herpes simplex in the newborn (neonatal herpes simplex). *Int Ophthalmol Clin* 1972;12,191–213.

147. Tarkkanen A, Laatikainen L. Late ocular manifestations in neonatal herpes simplex infection. *Br J Ophthalmol* Sep 1977; 61(9):608–616.

148. Wilhemus KR. Syphilis. In: Insler MS, ed. *AIDS and other sexually transmitted diseases and the eye*, Orlando, FL: Grune & Stratton, 1987:73–104.

149. Kenneson A, Cannon MJ. Review and meta-analysis of the epidemiology of congenital cytomegalovirus (CMV) infection. *Rev Med Virol* 2007;17:253–276.

150. Cannon MJ. Congenital cytomegalovirus (CMV) epidemiology and awareness. *J Clin Virol* 2009;46(Suppl):S6–S10.

151. Baumal CR, Levin AV, Kavalec CC, Petric M, Khan H, Read SE. Screening for pediatric cytomegalovirus retinitis. *Arch Pediatr Adolesc Med* 1996;150(11):1186–1192.

152. Baumal CR, Levin AV, Read SE. Cytomegalovirus retinitis in immunosuppressed children. *Am J Ophthalmol* 1999;127:550–558.

153. Kimberlin DW, Lin CY, Sanchez PJ, et al. Effect of ganciclovir therapy on hearing in symptomatic congenital cytomegalovirus disease involving the central nervous system: a randomized, controlled trial. *J Pediatr* 2003;143:16–25

154. Nigro G, Scholz H, Bartmann U. Ganciclovir therapy for symptomatic congenital cytomegalovirus infection in infants: a two-regimen experience. *J Pediatr* 1994;124:318–322.

155. Feigin RD, Anderson DC. Human leptospirosis. *CRC Crit Rev Clin Lab Sci* 1975;5:413–467.

156. Maalouf T, Schmitt C, Crance J, George J, Angioi K. [Endogenous aspergillus endophthalmitis: a case report]. *J Fr Ophthalmol* Feb 2000;23(2):170–173.

157. Donahue SP, Hein E, Sinatra RB. Ocular involvement in children with candidemia. *Am J Ophthalmol* June 2003;135(6): 886–887.

158. Materin MA, Shields CL, Shields JA, Eagle RC Jr. Diffuse infiltrating retinoblastoma simulating uveitis in a 7-year-old boy. *Arch Ophthalmol* Mar 2000;118(3):442–443.

159. Shields JA, Shields CL, Eagle RC, Blair CJ. Spontaneous pseudohypopyon secondary to diffuse infiltrating retinoblastoma. *Arch Ophthalmol* 1998;106:1301–1302.

160. Foster BS, Mukai S. Intraocular retinoblastoma presenting as ocular and orbital inflammation. *Int Ophthalmol Clin* 1996;36:153–160.

161. Decker EB, Burnstine RA. Leukemic relapse presenting as acute unilateral hypopyon in acute lymphocytic leukemia. *Ann Ophthalmol* 1993;25:346–349.

162. Yi DH, Rashid S, Cibas ES, Arrigg PG, Dana MR. Acute unilateral leukemic hypopyon in an adult with relapsing acute lymphoblastic leukemia. *Am J Ophthalmol* 2005;139: 719–721

第14章

玻璃体视网膜病

Eric D. Weichel • James F. Vander • William Tasman • William E. Benson

X 连锁隐性视网膜劈裂症

X 连锁隐性视网膜劈裂症是发生在男性的遗传性眼部异常[1]。其特征为玻璃体变性和在神经纤维层水平的视网膜分裂。最常见的表现为黄斑区花瓣样结构。通常为大量皱褶，呈轮辐状放射结构（图 14.1）。这可能在临床上表现为囊样黄斑水肿，但黄斑区无荧光染色。当在年轻男孩看到这样体征，则提示有周边部 X 连锁视网膜劈裂的可能。约 50% 的周边视网膜劈裂发生于颞下象限。这种劈裂通常发生在双侧，但也可能单侧发生。劈裂的前缘很少超过锯齿缘，后缘则可能延伸至视盘。神经纤维层破裂通常表现为大的圆形或卵圆形孔（图 14.2）。在一些患眼中，神经纤维层破裂大到只残余神经纤维层。通常可见桥样视网膜血管，会有出血进入玻璃体。当发生玻璃体积血时，一些患者发展为视网膜牵拉。近来，光学相干断层扫描（ocular coherence tomography，OCT）也证实了一个特征，即在薄的外层与厚的、更高反射的内层视网膜之间有较宽的低反射区（图 14.3）[2]。

也可看到玻璃体呈尘状或线状。ERG 通常显示 b 波低于正常值，而 a 波正常。色觉异常水平与中心凹受累程度一致。EOG 结果和暗适应检测通常正常。大多数情况下，患者因为视力下降首诊。最初视力通常为 20/100 ~ 20/70。大多直到 20 岁视力才开始恶化（但不总是），下降到 20/200 以内。其他症状可有玻璃体积血、视网膜脱离和斜视。

视网膜劈裂的自然病史呈稳定或缓慢的过程。最严重的并发症是玻璃体积血和视网膜脱离。重要的是要认识到，X 连锁视网膜劈裂的进程可能有部分自发性退化，并且在幼年时眼底表现通常会有波动。

鉴别诊断包括视网膜脱离、永存原始玻璃体增生症（持续性胚胎血管症）（persistent fetal vasculature，PFV）、Goldmann-Favre 综合征、视网膜色素变性

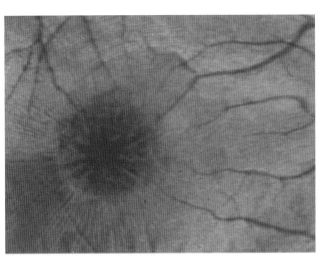

图 14.1 X 连锁视网膜劈裂症中心凹劈裂伴典型的视网膜囊样变，呈花瓣样结构和放射状细条纹

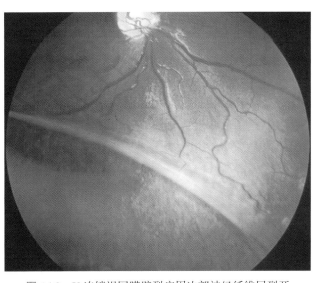

图 14.2 X 连锁视网膜劈裂症周边部神经纤维层裂开

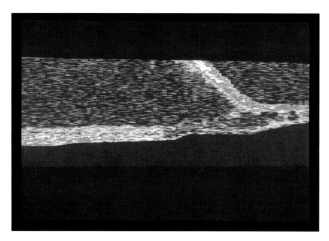

图 14.3　X 连锁视网膜劈裂症的 OCT 显示神经纤维层的劈裂

（retinitis pigmentosa，RP）、Norrie 病、Stickler 综合征以及早产儿视网膜病变（retinopathy of prematurity，ROP）和家族性渗出性玻璃体视网膜病变（familial exudative vitreoretinopathy，FEVR）（因为偶有视网膜牵拉）。

儿童视网膜脱离需与 X 连锁视网膜劈裂症鉴别，后者通常是双侧发病。此外，与 X 连锁视网膜劈裂症不同，视网膜脱离常可延伸至锯齿缘。

在 PFV 的某些病例中，下方视网膜脱离可能与广泛的玻璃体残存物粘连于视盘和下方视网膜有关，视网膜裂孔可见或不可见。这种情况通常为单眼，并与小眼球有关，既无家族史，也无遗传史。

Goldmann-Favre 玻璃体视网膜变性为常染色体隐性遗传。除了周边部视网膜劈裂经常存在，其特征还包括夜盲和类似于 RP 的眼底改变。

Stickler 综合征为常染色体显性遗传。视网膜的隆起源于孔源性视网膜脱离，而非视网膜劈裂。此外，尚有其他眼部和全身特征有助于该病与 X 连锁视网膜劈裂症的鉴别。

尽管 ROP 和 FEVR 也可能会表现出视网膜牵拉，但这两种疾病都具有其他独特的眼底表现，因此极少与 X 连锁视网膜劈裂症相混淆。此外，ROP 有早产史，而 FEVR 为常染色体显性遗传，借此也很容易识别。

如 X 连锁视网膜劈裂症未合并孔源性视网膜脱离，则不需要治疗。反复的玻璃体积血通常选择保守治疗，必要时需行玻璃体切除手术，这是由于玻璃体机化膜可导致视网膜脱离。

X 连锁视网膜劈裂症的患病率为 1/25 000 ～ 1/5000。X 连锁视网膜劈裂症的女性携带者通常不

表现出任何眼部症状，而周边视网膜可存在与患病男性相似的改变[3]。X 连锁视网膜劈裂症的基因（XLRS1）位于 X 染色体的远端短臂上（Xp22）[4]。DNA 分析可揭示携带状态，并有助于遗传咨询。

有全身表现的遗传性玻璃体视网膜病变

Stickler 综合征

Stickler 等[5] 描述了这一常染色体显性遗传的进行性关节-眼病，伴有高度近视、光学性空玻璃体与视网膜脱离。Stickler 综合征最常见的异常为高度近视和视网膜脱离。全身表现包括面中部扁平（图 14.4）、腭裂、小颌畸形、舌下垂、听力丧失和骨骼发育不良。眼部表现包括有条带的光学性空玻璃体。近视常见。可见格子样变性，通常呈放射状，常见于血管周围（图 14.5）。视网膜裂孔发生率高，可多发或呈巨大裂孔。白内障和青光眼多见。

Stickler 综合征中的视网膜脱离治疗困难，因为存在后部视网膜裂孔，且增殖性玻璃体视网膜病变发生率高。对格子样变性区和视网膜裂孔行预防性

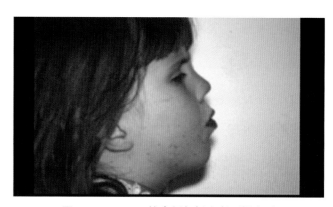

图 14.4　Stickler 综合征年轻患者面部扁平

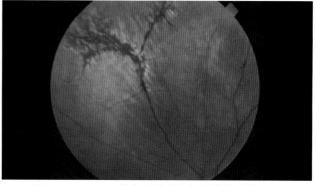

图 14.5　Stickler 综合征患者有放射状格子样变性

光凝治疗可能降低视网膜脱离的风险。

Stickler 综合征与 II 型胶原基因（*COL2A1*）突变有关。聚合酶链反应分析可协助遗传咨询[6]。

无全身表现的遗传性玻璃体视网膜病变

Wagner 综合征

Wagner 综合征（Wagner 遗传性玻璃体视网膜变性）[7]类似于 Stickler 综合征，但没有全身异常。患者有近视、光学性空玻璃体腔、视网膜前无血管性膜、血管旁色素沉着、视网膜变性和进行性脉络膜视网膜萎缩。晶状体改变可发生于 20 ～ 40 岁。Wagner 综合征是常染色体显性遗传，位于染色体 5q13 ～ q14[8]。与 Stickler 综合征相比，Wagner 综合征患者不常发生视网膜脱离，而 Stickler 综合征患者视网膜脱离发生率较高。

Goldmann-Favre 病

Goldmann-Favre 病[9]是一种常染色体隐性遗传性疾病。其特征性表现为夜盲，伴有 ERG 熄灭或反应下降、中心凹和周边视网膜劈裂、与 RP 相似的色素改变及进行性视功能降低（图 14.6）[6]。与 Stickler 综合征相似，伴丝状和纱状的玻璃体液化。常见视网膜脱离和白内障形成。视网膜脱离成功修复后预后稳定，因此可对无症状的裂孔行预防性治疗。增强型 S 锥体细胞综合征是 Goldmann-Favre 病的一个变异型，可伴夜盲和中心凹囊样改变，不伴玻璃体异常改变。

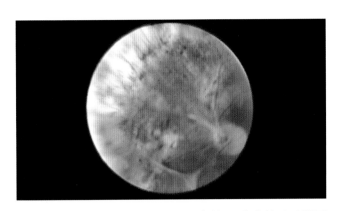

图 14.6　一名患有 Goldmann-Favre 病的 34 岁女性显示视网膜前膜和视网膜色素改变

Stargardt 病（眼底黄色斑点症）

Stargardt 病多为常染色体隐性遗传，发病年龄多在 8 ～ 14 岁。该病为双侧发病，进展缓慢，偶伴黄斑变性[10]。典型表现为无黄斑中心凹反射或黄斑中心凹反射呈浅灰色。色素点有时在黄斑区，可能不规则聚集。黄白色鱼形斑点可在深层视网膜或视网膜色素上皮层（retinal pigment epithelium，RPE）（图 14.7）。通常见于后极部，但也可超出赤道部。最终，在某些病例，随之出现脱色素的环形区和黄斑区脉络膜视网膜萎缩（图 14.8 和 14.9）。在疾病的早期阶段，中心视力的丢失与眼底表现不成比例。荧光血管造影可能显示异常，特别是眼底异常变得明显之前的黑色眼底（所谓的"沉默的脉络膜"）[11]。斑点的荧光造影可能表现为低荧光，推测是因为遮蔽。随后，一些区域因为 RPE 损坏可能表现为高荧光。有时，全部脉络膜显示遮蔽荧光。

病程演变是缓慢、对称和渐进性的，通常在 30 岁时就已经确定，视力在 20/200 以内。在生命晚期，可能发展为大面积的脉络膜视网膜萎缩[12]。

Stargardt 于 1909 年首先描述该病。以往眼底黄色斑点症被当作另一种疾病而单独描述。但时至今日，Stargardt 病和眼底黄色斑点症被认为有共同的原因，代表了一个疾病谱上的不同部分。Stargardt 病是由位于 1 号染色体短臂上的 *ABCR* 基因的突变

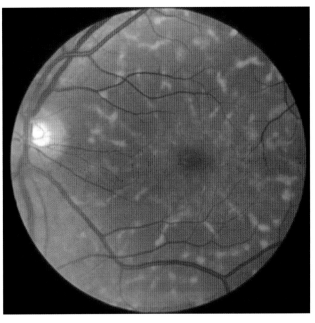

图 14.7　眼底黄色斑点症的典型鱼形损害。黑色眼底和鱼形损害是色素上皮层过量的脂褐素造成

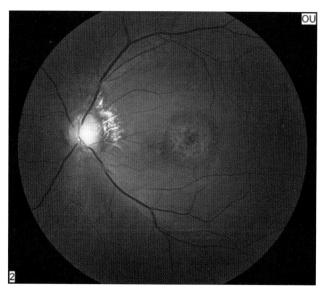

图 14.8　Stargardt 病牛眼征患者典型的 RPE 萎缩

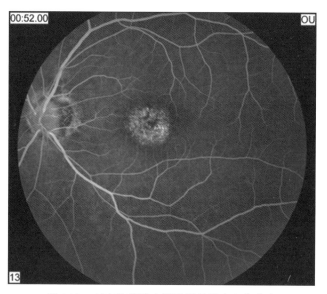

图 14.9　对应的荧光血管造影显示中心高荧光

引起[13]。常染色体显性遗传模式的患者则是其他位点突变。组织病理学显示 RPE 内脂褐素堆积，进一步佐证了光感受器死亡的假说[14]。Stargardt 病主要累及黄斑区，而眼底黄色斑点症则主要累及周边部视网膜。眼底黄色斑点症的患者在黄斑受累及之前视力几近正常。

Best 卵黄样变性

1905 年，Best 报道一个家系中 8 名成员有黄斑营养不良（现被称作 Best 卵黄样变性）[15]。本病为常染色体显性遗传，但可能有不同的表现度。卵黄样变性的典型特征为黄斑内或黄斑旁有边界清晰

的盘状结构（图 14.10）。该圆盘通常为橘黄色或粉黄色，大小为 0.5 ～ 4 个视盘直径。视网膜下异常，像荷包蛋的蛋黄[16]。通常在 5 ～ 15 岁被诊断，双侧患病，单侧也有报道。也可见同一眼中有多个卵黄样损害。该疾病进展缓慢。在这一阶段视力通常正常或轻度下降。渐渐地，卵黄盘内均匀的内容被"争夺"，变成不规则的黄色损害，最终留下异常色素和脉络膜萎缩（图 14.11）。这时的表现通常与其他类型的黄斑变性难以鉴别。视力减退来自于萎缩性改变或某些病例中的脉络膜新生血管膜。这些黄斑的变化也可用 OCT 进行评估[17]。

黄斑 Best 营养不良在出生时即出现，如出生后未见变化，则之后临床症状不会发展。

ERG 及周边视野可正常。患者早期视力正常，无中心暗点，但在疾病晚期可出现。暗适应正常。然而患者的 EOG 常表现异常，即使是无临床表现的

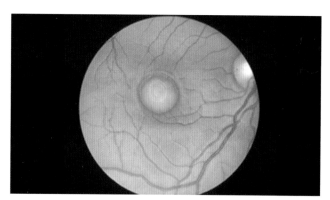

图 14.10　典型的卵黄样黄斑变性的煎蛋样表现

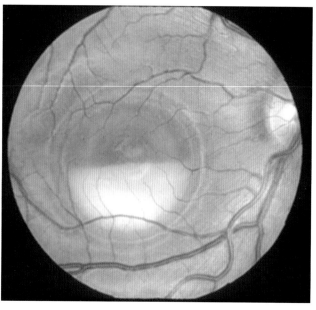

图 14.11　Best 病的假前房积脓阶段，由囊腔内的液平面造成

患者。因此，EOG 的检查有助于诊断和基因咨询，因为携带者有 50% 的机会遗传给下一代。眼科检查正常的携带者的 EOG 低于正常[18]。

卵黄样变性的发病机制并未阐明。引起 Best 病的基因位于 11q13，有明确的编码蛋白，被称作 bestrophin，其功能尚不清楚[19]。

先天性夜盲症的静止型

先天性夜盲症的静止型包括先天性静止型夜盲、小口病（Oguchi's disease）和白点状眼底。在夜盲早期发作时进行鉴别诊断需考虑到上述非进展性疾病。前面提到的均有别于进展性疾病，如 RP、Goldmann-Favre 病和回旋状萎缩。

先天性静止型夜盲

先天性静止型夜盲有三种遗传方式——X 连锁遗传（最常见）、常染色体显性遗传和常染色体隐性遗传。分子基因检测结果显示，在光感受器或 RPE 的蛋白编码基因中存在大量突变[20]。通常患者的色觉和视野正常。视力正常或轻度下降。眼底完全正常。视网膜组织病理学正常。暗适应显示视网膜敏感度下降，ERG 显示暗反应下降，光反应正常。该缺陷由光感受器近端与双极细胞之间的通信障碍所致。在相对光谱曲线中未出现浦肯野位移。发病初期，该病易与早期发病的 RP 混淆，但前者无进展可资鉴别。

小口病

小口病为另一种先天性夜盲的静止型，常可结合两个易观察到的表现作出诊断。首先是异常色泽的眼底，可呈现不同程度的灰白色至黄色。异常色泽可能仅限于中周部的一小部分，亦可以非连续或均匀的方式延伸至整个眼底。小口病的第二个独特特征是水尾现象[21]，即在暗适应环境下眼底色泽发生改变（图 14.12）。当光线被阻止进入眼内时，眼底色泽由浅色变为更似正常的淡红色。而引发此改变所需时间因人而异。暗适应检查显示暗适应时间延长，而视网膜敏感度正常。ERG 显示暗反应下降，恢复至正常所需暗适应时间延长。基因缺陷已被定位于抑制蛋白基因，其负责终止在视杆光传导级联

反应中触发细胞反应的信号[22]。患者预后良好，视力接近正常且稳定[23]。

白点状眼底

白点状眼底是另一种夜盲症的静止型。患者以夜盲为主要表现，而视力、色觉和视野基本正常。这种表现与先天性静止型夜盲和小口病相同，但可依据该病眼底弥散分布的白点加以鉴别[24]（图 14.13），白点最可能位于 RPE 水平。白点状眼底的患者有看似正常的血管与视盘。患者大多视力正常，预后良好，但亦可发展为黄斑变性。

该病在检眼镜下的表现与白点状视网膜炎相似。但后者是一种伴有进行性视网膜变性的夜盲类型。这种情况下离散均匀的白点分布在中周部视网膜，

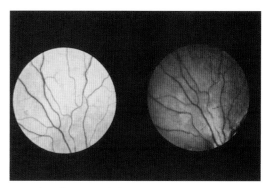

图 14.12　小口病。左图为亮适应状态下的视网膜，右图为暗适应状态下的视网膜，显示水尾现象

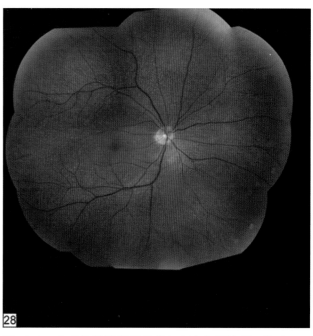

图 14.13　白点状眼底患者点状白点遍布后极部，位于 RPE 水平，黄斑部不受累。注意视盘和视网膜血管正常

不累及黄斑区。其遗传方式为主要常染色体显性遗传，与人类 peripherin/RDS 基因突变有关[25]；而常染色体隐性遗传与视黄醛结合蛋白基因（retinaldehyde binding protein gene，*RLBP1*）突变有关[26]。

先天性发育异常

黄斑不发育和发育不全

黄斑不发育是一种罕见的疾病，常伴随严重的眼部畸形，如小眼球、无虹膜、视神经缺损、单眼近视、白化病和有髓神经纤维。黄斑发育不全是另一种罕见的疾病，可能会引起某些类型的弱视。这种情况下，中央视网膜未完全分化，通常在相当于子宫内 6～8 个月时发育停滞。临床上如检查发现缺乏正常的旁中心凹毛细血管网、缺少中心凹反射、无黄斑色素以及中心凹处色素上皮色素减少可诊断。视力损害程度不同，原因不明。

持续性胚胎血管症

PFV［曾被命名为永存原始玻璃体增生症（persistent hyperplastic primary vitreous，PHPV）][27]最稳定的特征是一条密集的白色玻璃体条带，常由视盘延伸至周边部眼底或晶状体（图 14.14）。病变可发生于任何子午线，但鼻侧最常见。局限性视网膜脱离或其他玻璃体牵拉的证据，如牵拉性皱褶、黄斑色素变性、或色素性分界线常是伴发表现。显著的睫状突（图 14.15）和相对小眼球也是 PFV 的特征。

与其他异常血管系统一样，PFV 的程度也不同。包括 Bergmeister 乳头、围绕视盘和黄斑的玻璃体视网膜纱、玻璃体茎和玻璃体残余，以及视网膜皱褶。

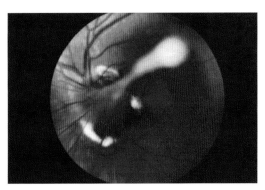

图 14.14　持续性增生的玻璃体从视盘发出

各种表现彼此关联，且与前部原始玻璃体的先天异常有关。

PFV 的预后不一，主要取决于小眼球和视网膜脱离的严重程度。玻璃体混浊和白内障摘除术可在选定的病例中产生显著的视觉改善。进行积极的弱视治疗非常必要。

有髓神经纤维

有髓神经纤维的发生源自筛板前髓鞘的延伸，那里原本没有髓鞘。原因不明。有髓神经纤维发生于生后 1 年，很少影响视力，男性多见。单侧为主，偶为双侧。其表现呈羽毛样外观，视盘旁居多。有时髓鞘形成过程中远离视神经，但如黄斑未受累，则视力正常（图 14.16）。如为遗传所致，遗传方式通常为常染色体显性遗传。

Coats 病

Coats 病是一种非遗传性视网膜血管异常疾病，1908 年由 Coats 首次描述[28]。周边部视网膜毛细血管扩张、有时伴有的灯泡样外观，以及继发渗出是其特征性表现（图 14.17）。在晚期病例中，神经上皮层的浆液性脱离可能发生。在荧光素血管造影早期即可见到散在扩张的血管和毛细血管，晚期则有明显渗漏。此外，在周边视网膜毛细血管扩张的区域常见广泛的毛细血管丢失。在某些情况下，后极

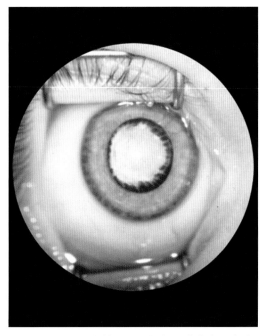

图 14.15　PFV 的特征——细长的睫状突和白瞳

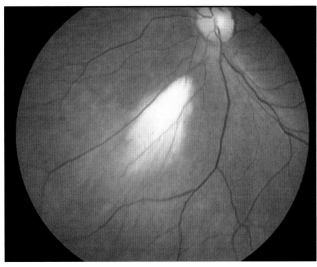

图 14.16 远离视神经的有髓神经纤维，呈羽毛样外观

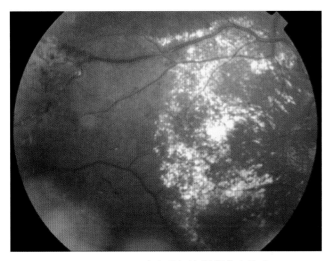

图 14.17 Coats 病中的灯泡样损害和渗出

部视网膜亦可见到毛细血管扩张和微动脉瘤，并可能与赤道后渗出相关。而仅有周边部视网膜血管渗漏的患眼中也可出现黄斑区渗出。尽管在轻症患者中玻璃体通常透明，但视网膜新生血管和玻璃体积血可发生于病变晚期。Coats 病一般不累及视神经。在晚期 Coats 病中，可出现新生血管性青光眼和眼球萎缩。

相比女性，Coats 病更常见于男性。90% 发生于单眼，好发于儿童。相似的情况也可发生在成年人，通常较儿童期发病者程度轻。目前尚不能确定其是否与典型的 Coats 病存在相同的潜在疾病。

治疗的目的是直接消除异常血管。冷冻疗法是一种消除血管的有效方法，可用于赤道部至锯齿缘。如无视网膜下液、渗出不显著，可行激光光凝，特别是赤道后的血管异常患者，首选光凝治疗。通常治疗需 2 ～ 3 个疗程，间隔 4 ～ 6 周，以消除异常

血管。

严重的 Coats 病患者可出现神经上皮层浆液性脱离。对这些病例，可行巩膜扣带术、视网膜下液引流及冷冻异常血管，以助视网膜复位。

随着异常血管的消除，视网膜下渗出开始减少。该过程缓慢，所有渗出被吸收需 1 年。如累及黄斑区，中心凹可永久遗留视网膜下机化结节。如中心凹渗出存在，则黄斑功能预后差。

即使已经成功治疗的患者，5 年后仍有复发。因此，建议患者每隔 6 个月随访一次，如有必要，在病变进展前可行进一步的治疗。

Coats 病的鉴别诊断包括视网膜多发性血管瘤病、视网膜母细胞瘤、FEVR、ROP、PFV、线虫感染和视网膜星形细胞瘤。

原发性和继发性视网膜变性

视网膜色素变性

尽管 1855 年 Donders 将其命名为"视网膜色素变性"，但这种病症称作"视网膜色素营养不良"可能更准确。本病通常为遗传性，且以视细胞、色素上皮和脉络膜进行性退化为特征。典型的临床表现是视网膜血管变细、视盘呈蜡白色以及最早出现于赤道部的"骨细胞样"色素。典型的色素改变在 10 岁之前即可看到，可能开始为细点状，逐渐呈现蜘蛛骨细胞样表现（图 14.18）。随疾病进展，赤道带

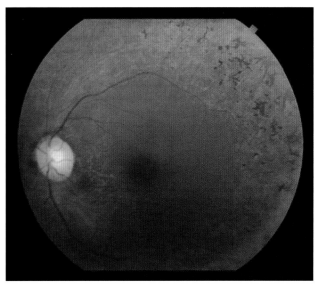

图 14.18 RP 患者表现为视网膜血管变细、视盘呈蜡白色和周边"骨细胞样"色素

加宽，视野中环形暗点产生。

环形暗点是该病特征性的视野缺损。常始于颞下并扩大形成环形暗点。进一步发展，暗点可能进展，仅保留颞侧视岛与中心视野。几乎所有 RP 患者均有夜盲，最初是由暗适应的异常反映出来的。适应曲线最初显示视杆阈值提高而视锥反应正常。当疾病进展，视杆和视锥均受影响，曲线为单相。

ERG 在诊断该病中同样重要。在原发性视网膜色素变性，ERG 反应低于正常或熄灭，变化出现在主观视觉退化或检验镜下可见改变之前。

组织学研究显示神经上皮成分消失，胶质细胞增殖，色素上皮改变和视网膜血管闭塞性硬化。视杆细胞最先受累，而神经节细胞和神经纤维层保持不受影响，甚至当失明时。色素变性后在巨噬细胞帮助下向视网膜迁移。

以往，光感受器变性的分类主要取决于临床表现和遗传方式（常染色体隐性、常染色体显性和 X连锁遗传）。遗传分析的最新进展表明，一种基因可能负责几种不同的临床病变（表型），而几种不同基因也可能负责一种表型。影响视紫红质和外周蛋白基因多个位点的突变已多有报道[29]。尽管遗传分析的出现极大地改变了 RP 的分类和遗传咨询，一些遗传相关的陈述仍值得注意。最常见的形式是常染色体隐性遗传，其次是常染色体显性遗传和 X 连锁隐性遗传。常染色体显性遗传类型是最良性的类型，而 X 连锁遗传是最严重类型[30]。更重要的是，在一个家庭内，病变严重程度和进展速度相似，这有助于个体咨询。

其他显著的眼部表现包括后囊下白内障、玻璃体混浊、青光眼、近视和圆锥角膜。黄斑改变有囊样黄斑水肿和 RPE 萎缩。

研究报道，有许多全身异常与 RP 相关（表 14.1）。公认的眼外表现包括耳聋、间脑和内分泌异常、智力缺陷、眼肌麻痹及脂质沉积。

表 14.1

视网膜色素变性和伴有的系统异常

1. 脂质沉积

    a. Gaucher 病

    b. 神经元蜡样脂褐质沉积症

    青少年型有恒定表现（Batten-Mayou 病、Spielmeyer-Vogt 病），而婴儿晚期发病型表现不一（Jansky-Bielschowsky 病），婴儿型和青少年型眼部体征可能有所不同

2. Pelizaeus-Merzbacher 病的晚期形式（一种嗜苏丹脑硬化）

3. 进行性家族性肌阵挛性癫痫

4. 脊髓脑桥小脑变性

    a. 遗传性小脑共济失调

    b. Friedreich 共济失调

    c. 非典型痉挛性截瘫

    d. 进行性神经性腓骨肌萎缩症

    e. 进行性苍白球变性伴 RP

    f. 遗传性肌肉萎缩、共济失调和糖尿病

5. 伴有进行性眼外肌麻痹和 RP 的特定综合征

    a. 进行性眼外肌麻痹（进行性核性眼肌麻痹性眼肌病）

    b. RP、眼外肌麻痹和心脏传导阻滞

    c. RP、眼肌麻痹和痉挛性四肢麻痹

    d. 无 β 脂蛋白血症（Bassen-Kornzweig 综合征、棘状红细胞增多）

    e. Refsum 综合征

6. 全身性肌营养不良

表 14.1

视网膜色素变性和伴有的系统异常

7. 强直性肌营养不良（Steinert 病）

8. 以听力丧失为突出表现的综合征

    a. Hallgren 综合征

    b. Refsum 综合征

    c. Usher 综合征

    d. RP 伴有各种不同程度的耳聋

    e. Cockayne 病（Cockayne-Neill 病、Neill-Dingwall 综合征）

    f. Alstrom 综合征（RP、耳聋、肥胖和糖尿病）

9. 以肾病为突出表现的综合征

    a. 家族性幼年性肾结核（Fanconi 肾结核）

    b. 遗传性肾炎、RP 和染色体畸形

    c. 胱氨酸尿

    d. 胱氨酸贮积症（Fanconi 综合征 I 型）

    e. 草酸盐贮积症

10. 以骨病为突出表现的综合征

    a. Paget 病

    b. 成骨不全（Lobstein 综合征）

    c. Marfan 综合征

    d. 骨硬化症［大理石骨病（marble bone）、脆弱性骨硬化、Albers-Schonberg 病］

11. 伴有皮肤病的综合征

    a. Werner 病

    b. 银屑病

12. Laurence-Moon-Biedl-Bardet 综合征

13. Dresbach 综合征（椭圆形红细胞增多症、卵形红细胞症）

14. Klinefelter 综合征

15. 黏多糖贮积症：现已报道 I 型、II 型、III 型和 V 型可出现视网膜变性

16. Hooft 病（低血脂综合征）

Adapted from Krill AE. Retinitis pigmentosa: a review. *Sight Sav Rev* 1972；42：26，with permission.

　　RP 鉴别诊断中最具特征性的情况是 Laurence-Moon-Biedl-Bardet 综合征，其特征为智力低下、生殖腺发育不全、视网膜改变、多指畸形、肥胖和隐性遗传方式[31]。病变多发于男性，视网膜的改变符合典型 RP 或以黄斑变性为特征。

　　伴有非典型 RP 的其他疾病是 Refsum 综合征和 Bassen-Kornzweig 病。在 Refsum 综合征中，植烷酰辅酶 A 羟化酶缺乏，导致植烷酸积聚于肿胀的 RPE 中。视网膜神经感觉层受累[32]，RPE 有改变。全身表现有小脑共济失调、多发性神经炎和嗅觉丧失。

　　在 Bassen-Kornzweig 病，血浆脂蛋白 -3 缺乏导致吸收不良，随后维生素 A 缺乏。全身表现包括脂肪泻、棘状红细胞增多、共济失调神经病变和生长迟缓[33]。

　　除上述两种综合征之外，任何维生素 A 或锌缺乏均能导致夜盲症。正确识别 Refsum 综合征和 Bassen-Kornzweig 病非常重要，因为治疗往往是可能有效的。鉴别诊断也包括梅毒、风疹、外伤和药物引起的视网膜病变。

Leber 先天性黑矇

Leber 先天性黑矇是一种常染色体隐性遗传性视网膜营养不良，有广泛的眼底表现、其他眼部表现及全身表现。目前该病有 4 种已知基因的突变。临床上，患者在 1 岁即出现视力下降。检眼镜下表现多变，从正常到 RP 样改变均可见到。其他眼底表现包括黄斑缺损、椒盐样改变、大理石图案和硬币样色素图案（图 14.19）[34]。其他眼部体征包括眼–指征（习惯性揉眼）、高度远视、摆动型眼球震颤、瞳孔反应不良、白内障、圆锥角膜和斜视。

因临床表现多变，ERG 在诊断中必不可少。在该病中，明视和暗视 ERG 反应熄灭。

Leber 先天性黑矇可与多种全身疾病和神经系统疾病相关。全身疾病包括多囊肾、骨硬化症、腭裂和骨骼异常，神经系统疾病包括智力低下、癫痫发作和脑积水。

关于上述关联和该病的分类尚存在较大争议。重要的是须意识到其并非单一疾病，而是一系列伴随多种疾病的眼部表现。

易与 Leber 先天性黑矇相混淆的可治疗的代谢性疾病包括无 β 脂蛋白血症（Bassen-Kornzweig 综合征）、婴儿植烷酸贮积病（Refsum 病），和婴儿 Batten 病（蜡样脂褐质沉积症）[35]。

结晶样视网膜变性

1937 年，Bietti 首次描述了这种视网膜变性[36]，其特征为结晶物遍布整个视网膜层，并伴有 RPE 和脉络膜毛细血管丢失（图 14.20）。某些病例可见角膜缘结晶。该病遗传方式为常染色体隐性遗传，基因缺陷定位于 4q35[37]。

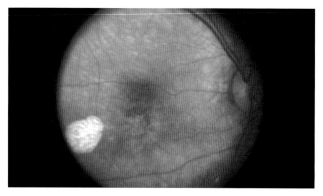

图 14.19 Leber 先天性黑矇患者有硬币样色素图案，边界清晰的圆形-卵圆形色素缺失

患者主诉常有夜间视力进行性下降，与 ERG 中的下降一致。典型的荧光血管造影可显示后极部局灶性脉络膜毛细血管萎缩。

视锥细胞营养不良

视锥细胞变性的特征为中心视力丧失、畏光、色觉异常和明视 ERG 异常。大多数患者症状出现在几岁或 10 余岁。大多数患者为常染色体隐性遗传（虽然常染色体显性遗传家系也有报道），故常无家族史。获得性眼球震颤是偶发表现。检眼镜下，患者可表现正常，也可显示典型的"牛眼"征、出现弥漫性色素改变，或存在累及黄斑的脉络膜视网膜萎缩区（图 14.21）。眼底也可见视神经萎缩。但确诊需通过 25Hz 闪烁光的异常低的 ERG 反应、异常

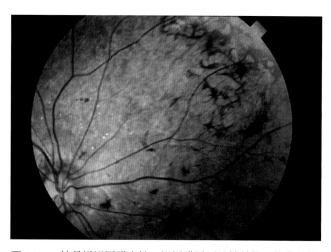

图 14.20 结晶样视网膜变性，视网膜层可见结晶物，伴有骨针

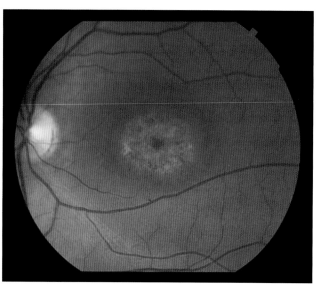

图 14.21 视锥细胞营养不良。出现色素改变和累及黄斑的脉络膜视网膜萎缩区

明视 ERG 和正常暗视 ERG 来证实。色觉检查在疾病早期表现出严重异常。预后通常较差，大多数患者视力降至 20/200 或更差。

另外一种罕见的视锥细胞异常是色盲或视杆细胞全色盲。发病多在 1 岁左右，伴有摆动型眼球震颤，明视觉和视力下降。眼底检查可正常。典型的遗传方式为常染色体隐性遗传，诊断需通过闪烁刺激的异常反应、异常的明视 ERG 和正常的暗视 ERG 来证实。视力通常在 20/400 ～ 20/200，且终生不变。

无脉络膜

无脉络膜是进行性视网膜变性，1871 年首先由 Mauthner 描述，易与 RP 相混淆[38]。患者有进行性夜盲和继发于 RPE、视网膜、脉络膜进行性退化的视野缺损。无脉络膜基因定位于染色体 Xq13 ～ q22[39]。

该病为 X 连锁遗传，患病男性表现出 RPE 和脉络膜毛细血管的丢失（图 14.22）。此变化始于中周部并且向前、后进展。正常黄斑岛保留至疾病晚期。患者因此有良好的中心视力和缺损的周边视野。该病多于 20 岁之前被发现，而在 50 岁左右出现中心视力下降。女性携带者通常表现为 RPE 轻度异常。该病有别于 RP 和回旋状萎缩，通过仔细检查眼底可鉴别。其 X 连锁遗传方式及对女性携带者进行检查（常可发现不规则的色素聚集）亦可提供有用的线索。

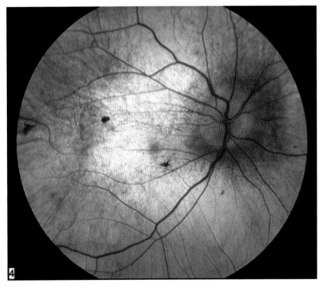

图 14.22　无脉络膜患者脉络膜和 RPE 广泛萎缩，中央保留部分 RPE

回旋状萎缩

回旋状萎缩是一种常染色体隐性遗传性疾病，通常发病于 10 余岁至 45 岁左右[40]。该病基因——鸟氨酸转氨酶基因定位于染色体 10q26[41]，其克隆已通过低温治疗应用于阈值疾病中。夜盲和视野缺损可最早出现于 10 岁。最初可见中周部扇贝状、边界清楚的 RPE 和脉络膜毛细血管萎缩区。眼底较无脉络膜色素更多。高度近视和白内障是伴发的眼部表现。该病一般进展缓慢，患者在 40 岁尚可维持中心视力。当出现新的萎缩区并与旧的合并，周边视野会进一步恶化。

目前认为该病是由线粒体酶鸟氨酸转氨酶缺乏所致。这种缺乏导致鸟氨酸水平升高，后者对 RPE 有毒性。在血液中检测到鸟氨酸水平升高有助于确诊。也可以通过在皮肤成纤维细胞培养中确定酶的水平来证实。患病个体酶水平下降或缺乏，携带者表现为下降。用维生素 B$_6$ 治疗和饮食中限制精氨酸能够减少血浆中鸟氨酸水平的 27% 或更多，但能否减缓或阻止疾病进展尚未证实。

白化病

白化病一词是指色素沉着减少。真正的白化病分为眼皮肤白化病和眼白化病两种，取决于是否累及皮肤。在眼白化病（X 连锁遗传病）中，只有眼受到影响，黑素小体数量减少，但每个黑素小体常常充满色素（也称作巨大黑素小体）[42]。女性携带者可能会出现部分虹膜透照缺损或眼底色素减退。在眼皮肤白化病（常染色体隐性遗传病）中，皮肤和眼均受累，每个黑素小体中黑色素沉积量减少[43]。基于酪氨酸酶测试结果，眼皮肤白化病可进一步细分。酪氨酸酶阴性白化病在眼、皮肤或头发缺乏任何色素。

无论何种类型，所有白化病患者眼部表现均相似。临床表现为视力下降和摆动型眼球震颤，后者继发于中心凹发育不全。中心凹处的视网膜广泛增厚已得到 OCT 证实[44]。患者有时畏光，检查可见虹膜透照缺损、RPE 与脉络膜色素减少（图 14.23 和 14.24）。在白化病中存在异常的视网膜原纤维投射，即许多颞侧神经纤维交叉而非投射到同侧膝状体。

对临床医生而言，Hermansky-Pudlak 和 Chediak-Higashi 综合征是白化病的两种重要形式。前者因血

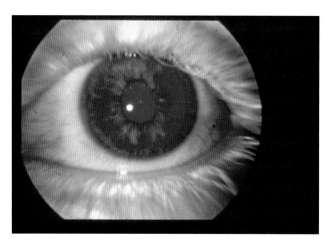

图 14.23　继发于眼白化病的虹膜透照缺损

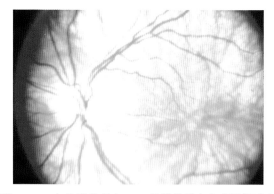

图 14.24　白化病患者中 RPE 及脉络膜中色素沉着减少

小板缺陷而出现瘀点和瘀斑，易出血。后者因白细胞缺陷，患者易出现复发性感染。

早产儿视网膜病变

ROP 是一种外周增生性视网膜血管疾病，主要显著影响早产儿，并在严重的情况下导致复杂的视网膜脱离和严重视力下降。幸运的是，如获得及时治疗，常可避免这些严重并发症。

1942 年 Terry 首先提出了 ROP。20 世纪 50 年代，Campbell 和后来的 Patz 指出了吸入高浓度氧在 ROP 发展中的作用。尽管生后不久的高氧是 ROP 的明确危险因素，但即使采用现代氧气监测技术和避免高浓度氧，ROP 仍有发生。ROP 发生的最重要危险因素是低出生体重。出生体重为 1250 g 的婴儿患 ROP 的风险为 47%，而重量仅 750 g 的婴儿则为 90%。ROP 的体征通常在孕 32 ～ 34 周首次出现，而与出生时的胎龄关系不大。

ROP 的国际分类描述了 ROP 的各种特征，并且被广泛接受 [45-46]。描述眼底镜下的变化时应包括前

后位置（"区"）、周边范围（"时钟"或"扇区"）、严重程度（"期"）以及是否存在"附加病变（plus）"（图 14.25 和 14.26）。附加病变是非常重要的预后变量，定义为后极血管的扩张和迂曲。国际分类的特征详见表 14.2。

尽管在早产儿宫外环境中正常周边视网膜血管化失败的根本原因尚不清楚，但关于 ROP 的各期，其临床进展已有充分记载，且与其他视网膜血管性疾病（如糖尿病视网膜病变和视网膜静脉阻塞）有许多共同特征。最初，在血管化和非血管化视网膜的边界，通过扩张的血管通道发生血液分流。周边视网膜无灌注很可能改变眼内生长和抑制因子的平衡，导致新生血管的形成。进行性牵拉导致 ROP 的终末期后遗症，包括视网膜脱离、视网膜皱襞和玻璃体积血。

ROP 急性期的最严重表现通常发生在矫正胎龄 40 ～ 42 周。退化是 ROP 最常见的结果。一般来说，急性变化越严重，退化过程中眼底变化越显著。退

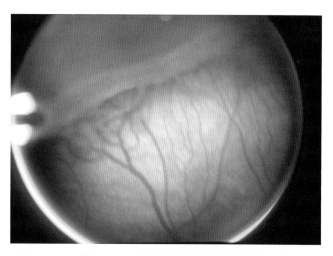

图 14.25　3 期 ROP，可见嵴并伴有视网膜外纤维血管增殖

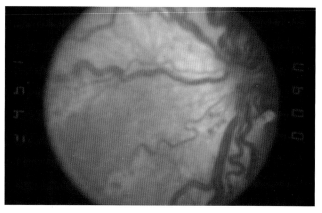

图 14.26　附加病变中迂曲和扩张的视网膜血管

表 14.2	
ROP 分期	
分期	**特征**
1	分界线
2	嵴
3	嵴和视网膜外纤维血管增殖
4	大部分视网膜脱离
A	中心凹除外
B	视网膜脱离累及中心凹
5	全部视网膜脱离
漏斗状	
前部	
宽漏斗状	
窄漏斗状	
后部	
宽漏斗状	
窄漏斗状	

化的第一个迹象通常是正常视网膜血管生长，穿过嵴并进入视网膜无血管区的前部。退化可能需要几个月的时间，且在某些情况下，视网膜血管未能完全长入锯齿缘。与国际分类相关的是 ROP 常见的远期后遗症列表（表 14.3）。

与退行性 ROP 相关的最常见的表现之一是近视。近视发生于超过 80% 的退行性 ROP 患儿中，通常超过 6 D。这种情况可早在生后 2 个月内发现，并可能在 6 岁之内进展。近视程度与 ROP 严重程度之间存在显著的相关性。近视最可能是由于晶状体虹膜隔的前移，而不是眼轴长度的增加所致。视网膜色素改变在退行性 ROP 中常见，可见于眼底后极部和周边部。色素堆积类似于色素上皮层中的色素增生，也有以色素上皮层和外层神经上皮层的丢失为特征的散在斑块。

在轻度退行性 ROP 中，周边玻璃体膜向前伸展至赤道部，特别是颞侧。这可能发生于后极部未出现改变时。而反之则不然。如后极部视网膜发生改变（如视网膜牵拉），周边部几乎总会发生改变。

赤道部视网膜皱褶通常发生在赤道和锯齿缘之间，其可能是与退行性 ROP 唯一一致的视网膜表现。在 ROP 活动期存在的血管分界线的位置上发现视网膜皱褶，通常伴有视网膜色素沉着。视网膜血管穿过皱褶向锯齿缘生长（图 14.27）。

视网膜牵拉是 ROP 退行的标志。视网膜向颞侧牵拉或移位占 80%（图 14.28）。黄斑移位引起假异位。

15% 的退行性 ROP 患儿出现格子样变性，远高于一般人群中 6%～7% 的发病率。

与 ROP 相关的视网膜裂孔主要发生在颞侧。通常呈圆形或椭圆形，并位于赤道部。可能与格子样变性有关。显著的赤道部皱褶表明存在严重玻璃体牵拉，常见于裂孔发生前。继发于 ROP 的视网膜裂孔和视网膜脱离可能发生在退行后多年，甚至成年期。因此，ROP 是真正的终身疾病，需定期行眼底检查。

ROP 的治疗主要包括一旦发现早期增殖变化的眼底证据即对视网膜周边部进行消融治疗。早产儿视网膜病变冷冻疗法（Cryotherapy for Retinopathy of Prematurity，CRYO-ROP）研究[47]评估了 Ⅰ 区或 Ⅱ 区 3 期 ROP 并有附加病变、有至少连续 5 个钟点或累计 8 个钟点的视网膜前纤维血管增生的患者。冷冻疗法被用于治疗视网膜整个嵴前无血管区。不良的结果是指黄斑皱褶、视网膜脱离或晶状体后组织。

CRYO-ROP 研究显示，不良的结果并不常见[48]。早期解剖结果与长期视觉结果相关。

在几篇报道中，间接激光光凝产生了相似的结果，并得到青睐，特别是对于 Ⅰ 区 ROP 的治疗。虽然有报道激光治疗后出现白内障，但激光疗法的优点（包括易于应用、对小婴儿的身体压力较小、术后水肿较少）已使其得到广泛应用。

最近，ROP 早期治疗随机试验（Early Treatment for Retinopathy of Prematurity Randomized Trial，ETROP）证实，与传统疗法相比，其治疗高危阈值前 ROP 的不良结果较少[48]。

ETROP 定义了两组高危阈值前 ROP。1 型 ROP 是指：① Ⅰ 区，具有附加病变的任何阶段 ROP；② Ⅰ 区，3 期 ROP，有或无附加病变；③ Ⅱ 区，2 期或 3 期 ROP 伴有附加病变。2 型 ROP 是指：① Ⅰ 区，1 期或 2 期 ROP 无附加病变；② Ⅱ 区，3 期 ROP 无附加病变。

ETROP 采用周边部视网膜消融治疗所有 1 型 ROP，并观察 2 型 ROP 退行或进展到 1 型 ROP。结果显示，与常规治疗相比，消融治疗可减少 1 型 ROP 功能和结构上的不良结果。视力不良结果

表 14.3

ROP 的远期后遗症

周边改变

血管

1. 周边视网膜血管化不完全

2. 视网膜血管分支异常

3. 血管环形互连

4. 扩张的血管

视网膜

1. 色素变化

2. 玻璃体视网膜界面变化

3. 视网膜变薄

4. 周边皱褶

5. 玻璃体膜，附着或不附着于视网膜

6. 格子样变性

7. 视网膜裂孔

8. 牵拉性 / 孔源性视网膜脱离

后部改变

血管

1. 血管迂曲

2. 颞侧血管变直

3. 主要颞侧血管弓的插入角度减小

视网膜

1. 色素变化

2. 黄斑变形和异位

3. 从黄斑区到周边部视网膜伸展和皱褶

4. 玻璃体视网膜界面变化

5. 玻璃体膜

6. 视网膜过度牵拉

7. 牵拉性 / 孔源性视网膜脱离

从 19.5% 降至 14.5%，结构不良结果由 15.6% 降至 9.1%。临床诊断将继续帮助确定理想的干预时间。抗 VEGF 药物（贝伐珠单抗）玻璃体内注射已用于 ROP 治疗[49]。附加病变和新生血管可快速消退。然而，该疗法的长期疗效和安全性仍不确定，并且其作为主要治疗方法或用于抢救严重晚期病变的作用仍未知。

有不良结果的情况下，可考虑手术干预。有黄斑皱褶或晶状体后组织的病例不是良好的手术对象。巩膜扣带术和（或）玻璃体切割术（旧称玻璃体切除术）合并或不合并晶状体摘除常可成功修复 4 期视网膜脱离和窄的"宽漏斗状"的 5 期脱离。遗憾的是，长期随访显示，即使是成功的解剖复位，患眼也难以获得有用的视力。因此，对那些有进展至严重解剖异常风险的患眼，及时干预治疗至关重要。

家族性渗出性玻璃体视网膜病变

Criswick 和 Schepens[50] 描述了这一玻璃体和视

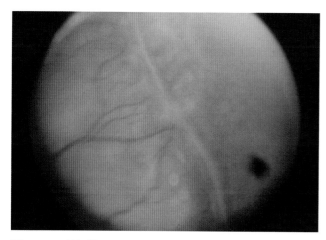

图 14.27　退行性 ROP。视网膜血管生长越过分界线向锯齿缘生长

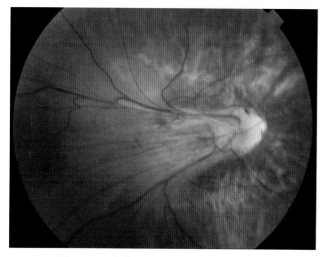

图 14.28　瘢痕性 ROP 患者视网膜的牵拉

FEVR 通常为常染色体显性遗传，具有不完全的外显率。但常无家族史。该疾病在有症状的患者的亲属中可呈现亚临床表现。一项对患有 FEVR 的三个独立家庭的回顾性研究发现，85% 为无症状患者。此类患者中视网膜常有周边部无血管区（图 14.30）。在一些家系中，遗传方式可能为 X 连锁遗传，而在另一些家系中，并无家族史，怀疑由新的突变所致。目前已在常染色体遗传的和散发的 FEVR 患者中发现 Frizzled 4（FZD4）基因突变[51]。FZD4 的突变等位基因编码一种保留在内质网中的截短蛋白，该蛋白与 FEVR 存在关联[52]。

在疾病增殖阶段采用激光或冷冻治疗的作用尚未在临床试验中得到证实。另外一些研究报道了玻璃体切割术治疗视网膜脱离或玻璃体积血的有效性[53-54]。

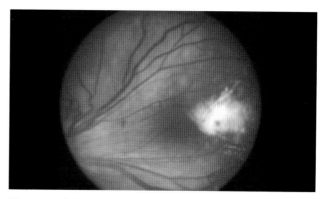

图 14.29　患有 FEVR 的 6 岁女孩的视网膜牵拉。这种情况和 ROP 相似（见图 14.28）

网膜遗传性疾病，他们将其称为"家族性渗出性玻璃体视网膜病变（familial exudative vitreoretinopathy，FEVR）"。眼科检查的显著特征是周边部视网膜渗出，渗出位于视网膜下和视网膜内，不同于周边部葡萄膜炎发生在后极部到锯齿缘，该病最常见于颞侧。但偶尔可无渗出。周边部视网膜可见无灌注区，常伴视网膜新生血管形成。与 ROP 不同，FEVR 中无散在的嵴。通常，新生血管孤立、簇状出现于血管区和非血管区之间的刷状边界。FEVR 可能在出生后不久即被诊断，但直到成年早期才可能产生症状。虽然该疾病总为双侧性，但也可见到病情的显著不对称。在晚期病例中，玻璃体腔机化膜存在于所有象限，包括周边和中央，似乎与视网膜紧密结合。局部视网膜脱离常形成宽阔的皱褶，从视盘延伸至颞侧（图 14.29）。该病进展缓慢，随着血管增生、渗出、膜形成和视网膜脱离的加重，日趋恶化。

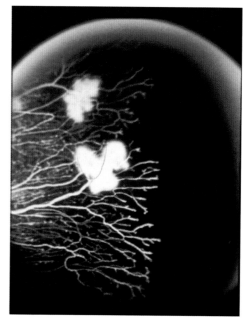

图 14.30　患无症状 FEVR 的男性，可见周边部视网膜和无血管区

FEVR 的特征与 ROP 类似。不同之处在于前者具有遗传性且没有早产或氧疗史。该疾病也可能类似于 ROP、Norrie 病、色素失调症、Coats 病、PFV、视网膜母细胞瘤、线虫感染性眼内炎和中间型葡萄膜炎。

Norrie 病

Norrie 病是一种双侧 X 连锁隐性遗传综合征，与眼部结构退行及听觉和精神障碍有关。该病在 1935 年由 Norrie 首先描述。Norrie 病仅男性发病，女性是隐性携带者。具有完全的外显率，从而避免了未受影响的男性将基因缺陷传递给后代。Norrie 病基因已被定位于 Xp11.3，其编码一种称为 norrin 的蛋白，功能未知[55]。Norrie 病的基因也与 FEVR 基因相关[56]。大多数病例出生时即有继发于视网膜脱离、PFV、玻璃体积血、虹膜萎缩或角膜混浊的双眼失明，最终将进展为眼球痨。

全身症状包括智力低下（60%）和听力障碍（30%）。智力低下进展程度不同。感音神经性听力丧失发生于 10 余岁至 40 岁之间。寿命多正常。视网膜脱离的治疗在长期视网膜复位率和功能恢复方面尚未成功。产前检查已被用于排查 Norrie 病高危男性胎儿[57]。

色素失调症

色素失调症（Bloch-Sulzberger 综合征）是一种 X 连锁显性遗传性疾病，致病基因定位于 Xq28。*NEMO* 基因是 NF-κB 通路的缺失基因，占新突变的 90%[58]。其对于男性患者是致命缺陷。典型的眼底表现是周边视网膜无灌注区和新生血管，与 FEVR 和 ROP 类似。常可结合相关的表现作出诊断，包括：①婴儿期躯干和四肢的皮肤水泡，后期形成皮肤脱色区（图 14.31 和 14.32）；②中枢神经系统缺陷，如皮质盲、发育迟缓、智力低下和痉挛性瘫痪；③脱发；④牙列不全（图 14.33）。其他眼部体征包括斜视、白内障、小眼球、视神经萎缩、虹膜发育不良、眼球震颤、角膜混浊、视网膜皱褶和黄斑缺血[59-60]。

色素失调症的鉴别诊断包括 ROP、Norrie 病、FEVR、Coats 病和 PFV。治疗包括激光或冷冻治疗新生血管及玻璃体切割术治疗视网膜脱离。

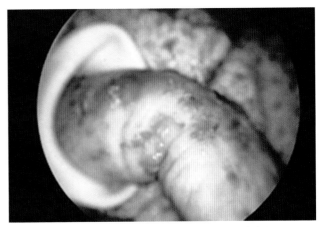

图 14.31　色素失调症婴儿手臂上的皮肤水泡

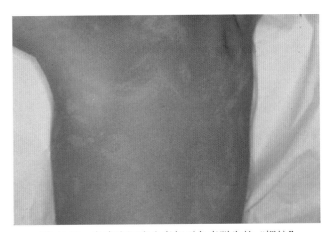

图 14.32　色素失调症患者躯干色素脱失的"螺纹"

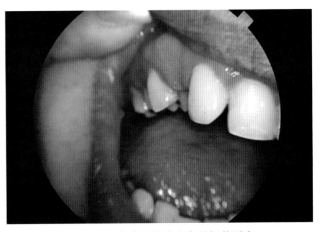

图 14.33　色素失调症患者的钉状牙齿

视网膜脱离

儿童原发性孔源性视网膜脱离罕见。视网膜脱离的危险因素包括先天性或发育性眼部结构异常、外伤、眼部手术史与葡萄膜炎[61]。

外伤性视网膜脱离更常发生于男性。钝挫伤和穿透伤均可引起脱离。然而，就钝挫伤来说，受伤和视网膜脱离诊断之间可能存在数月甚至数年的潜伏期。这是可以理解的，原因有二：首先，儿童往往不愿报告受伤或症状，其次，许多外伤性脱离开始于下方，直到黄斑受累才会引起主观症状。

外伤性视网膜脱离最初可能是无症状的，故常存在一条或多条分界线。至少持续几个月才会确诊。多条分界线表明脱离范围连续增加，且提示脉络膜视网膜粘连不能把脱离隔开。脱离很少呈泡状，多趋于扁平。固定星状皱褶罕见，如果脱离持续存在，可引起视网膜囊肿。如手术后视网膜复位，这些体征会在几天内自发消失。

视网膜脱离常由视网膜裂孔引起，后者开始于颞下和鼻上象限（图 14.34）。有时视网膜沿玻璃体基底部前后边界撕裂，基底部本身被撕脱，可能如色素环一样悬挂于玻璃体腔，下方附着视网膜。鼻上方玻璃体基底部撕脱是外伤性视网膜脱离的病理特征。

外伤性周边部视网膜损伤的另一种形式是锯齿缘广泛脱离，沿着玻璃体基底部的前缘，在睫状体

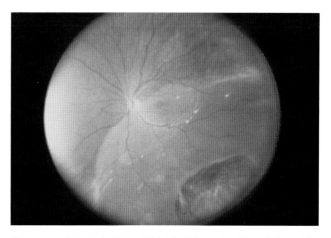

图 14.34　年轻患者的颞下视网膜裂孔，对侧眼因裂孔导致视网膜脱离

平坦部的无色素上皮中可见视网膜裂孔。平坦部裂孔表现为小孔或大孔，常在巩膜顶压下才可发现。伴裂孔的外伤性视网膜脱离有良好的手术预后。

（韩梅　译　孔怡淳　审校）

参考文献

1. Ewing CC, Ives EJ. Juvenile hereditary retinoschisis. *Trans Ophthalmol Soc UK* 1970;89:29–39.

2. Ozdemir H, Karacorlu S, Karacorlu M. Optical coherence tomography findings in familial foveal retinoschisis. *Am J Ophthalmol* 2004;137(1):179–181.

3. Kaplan J, Pelet A, Hentati H, et al. Contribution to carrier detection and genetic counseling in X linked retinoschisis. *J Med Genet* 1991;28(6):383–388.

4. Sauer CG, Gehrig A, Warneke-Wittstock R, et al. Positional cloning of the gene associated with X-linked juvenile retinoschisis. *Nat Genet* 1997;17(2):164–170.

5. Stickler GB, Belau PG, Farrell FJ, et al. Hereditary progressive arthro-ophthalmopathy. *Mayo Clin Proc* 1965;40:433–455.

6. Ahmad NN, McDonald-McGinn DM, Dixon P, et al. PCR assay confirms diagnosis in syndrome with variably expressed phenotype: mutation detection in Stickler syndrome. *J Med Genet* 1996;33(8):678–681.

7. Wagner H. Ein Bisher unbekanntes Erbleiden des Auges (degeneratio hyaloideo-retinalis hereditaria) beobachtet im Kanton Zurich. *Klin Monatsbl Augenheilkd* 1938;100:840.

8. Zech JC, Morle L, Vincent P, et al. Wagner vitreoretinal degeneration with genetic linkage refinement on chromosome 5q13–q14. *Graefes Arch Clin Exp Ophthalmol* 1999;237(5):387–393.

9. Favre M. [Two cases of hyaloid-retinal degeneration.] *Ophthalmologica* 1958;135(5–6):604–609.

10. Franceschetti A. A special form of tapetoretinal degeneration: fundus flavimaculatus. *Trans Am Acad Ophthalmol Otolaryngol* 1965;69(6):1048–1053.

11. Fish G, Grey R, Sehmi KS, et al. The dark choroid in posterior retinal dystrophies. *Br J Ophthalmol* 1981;65(5):359–363.

12. Fishman GA, Farber M, Patel BS, et al. Visual acuity loss in patients with Stargardt's macular dystrophy. *Ophthalmology* 1987;94(7):809–814.

13. Allikmets R, Singh N, Sun H, et al. A photoreceptor cell-specific ATP-binding transporter gene (ABCR) is mutated in recessive Stargardt macular dystrophy. *Nat Genet* 1997;15(3):236–246.

14. Glazer LC, Dryja TP. Understanding the etiology of Stargardt's disease. *Ophthalmol Clin North Am* 2002;15(1):93–100, viii.

15. Best F. Uber eine hereditare Macullaffektoin: Beitrage zur Vererbungslere. *Z Augenheilkd* 1905;13:199.

16. Cavender JC. Best's macular dystrophy. *Arch Ophthalmol* 1982;100(7):1067.

17. Pierro L, Tremolada G, Introini U, et al. Optical coherence tomography findings in adult-onset foveomacular vitelliform dystrophy. *Am J Ophthalmol* 2002;134(5):675–680.

18. Deutman AF. Electro-oculography in families with vitelliform dystrophy of the fovea. Detection of the carrier state. *Arch Ophthalmol* 1969;81(3):305–316.

19. Bakall B, Marknell T, Ingvast S, et al. The mutation spectrum of the bestrophin protein—functional implications. *Hum Genet* 1999;104(5):383–389.

20. Dryja TP. Molecular genetics of Oguchi disease, fundus albipunctatus, and other forms of stationary night blindness: LVII Edward Jackson Memorial Lecture. *Am J Ophthalmol* 2000;130(5):547–563.

21. Mizuo A. On new discovery in dark adaptation in Oguchi's disease. *Acta Soc Ophthalmol Jpn* 1913;17:1148.

22. Nakazawa M, Wada Y, Fuchs S, et al. Oguchi disease: phenotypic characteristics of patients with the frequent 1147delA mutation in the arrestin gene. *Retina* 1997;17(1):17–22.

23. Oguchi C. Über die eigenartige Hemeralopie mit diffuser weiss-graulicher Verfarbung des Augenhintergrundes. *Albrecht von Graefes Arch Ophthalmol* 1912(81):109.

24. Carr RE, Margolis S, Siegel IM. Fluorescein angiography and

vitamin A and oxalate levels in fundus albipunctatus. *Am J Ophthalmol* 1976;82(4):549–558.

25. Kajiwara K, Sandberg MA, Berson EL, et al. A null mutation in the human peripherin/RDS gene in a family with autosomal dominant retinitis punctata albescens. *Nat Genet* 1993;3(3):208–212.

26. Burstedt MS, Sandgren O, Holmgren G, et al. Bothnia dystrophy caused by mutations in the cellular retinaldehyde-binding protein gene (RLBP1) on chromosome 15q26. *Invest Ophthalmol Vis Sci* 1999;40(5):995–1000.

27. Goldberg MF. Persistent fetal vasculature (PFV): an integrated interpretation of signs and symptoms associated with persistent hyperplastic primary vitreous (PHPV). LIV Edward Jackson Memorial Lecture. *Am J Ophthalmol* 1997;124(5):587–626.

28. Coats G. Forms of retinal disease with massive exudation. *R Lond Ophthalmol Hosp Rep* 1908;17:440–525.

29. Bird AC. Retinal photoreceptor dystrophies LI. Edward Jackson Memorial Lecture. *Am J Ophthalmol* 1995;119(5):543–562.

30. Bird AC. X-linked retinitis pigmentosa. *Br J Ophthalmol* 1975;59(4):177–199.

31. Blumel J, Kniker WT. Laurence-Moon-Bardet-Biedl syndrome: review of the literature and a report of five cases including a family group with three affected males. *Tex Rep Biol Med* 1959;17:391–410.

32. Refsum S. Heredopathia atactica polyneuritiformis phytanic acid storage disease (Refsum's disease) with particular reference to ophthalmological disturbances. *Metab Ophthalmol* 1977;1:73.

33. Bassen FA, Kornzweig AL. Malformation of the erythrocytes in a case of atypical retinitis pigmentosa. *Blood* 1950;5:381.

34. Schroeder R, Mets MB, Maumenee IH. Leber's congenital amaurosis. Retrospective review of 43 cases and a new fundus finding in two cases. *Arch Ophthalmol* 1987;105(3):356–359.

35. Batten FE. Cerebral degeneration with symmetrical changes in the maculae in two members of a family. *Trans Ophthalmol Soc U K* 1903;23:386.

36. Bietti G. Uber familiärs Vorkommen von "Retinitis punctata albescens" (verbunden mit "Dystrophia marginalis cristallinea corneae"). Glitzern des Glaskörpers und anderen degeneration Augenveränderungen. *Klin Monatsbl Augenheilkd* 1937;99:737–756.

37. Jiao X, Munier FL, Iwata F, et al. Genetic linkage of Bietti crystallin corneoretinal dystrophy to chromosome 4q35. *Am J Hum Genet* 2000;67(5):1309–1313.

38. Mauthner L. Ein Fall von Choroideremia. *Berd Naturw Med Ver Innsbruch* 1871;2:191.

39. van Bokhoven H, van den Hurk JA, Bogerd L, et al. Cloning and characterization of the human choroideremia gene. *Hum Mol Genet* 1994;3(7):1041–1046.

40. McCulloch C, Marliss EB. Gyrate atrophy of the choroid and retina: clinical, ophthalmologic, and biochemical considerations. *Trans Am Ophthalmol Soc* 1975;73:153–171.

41. Mitchell GA, Looney JE, Brody LC, et al. Human ornithine-deltaaminotransferase. cDNA cloning and analysis of the structural gene. *J Biol Chem* 1988;263(28):14288–14295.

42. Garner A, Jay BS. Macromelanosomes in X-linked ocular albinism. *Histopathology* 1980;4(3):243–254.

43. Fulton AB, Albert DM, Craft JL. Human albinism. Light and electron microscopy study. *Arch Ophthalmol* 1978;96(2):305–310.

44. Meyer CH, Lapolice DJ, Freedman SF. Foveal hypoplasia in oculocutaneous albinism demonstrated by optical coherence tomography. *Am J Ophthalmol* 2002;133(3):409–410.

45. An international classification of retinopathy of prematurity. The Committee for the Classification of Retinopathy of Prematurity. *Arch Ophthalmol* 1984;102(8):1130–1134.

46. An international classification of retinopathy of prematurity. II. The classification of retinal detachment. The International Committee for the Classification of the Late Stages of Retinopathy of Prematurity. *Arch Ophthalmol* 1987;105(7):906–912.

47. Multicenter trial of cryotherapy for retinopathy of prematurity. Preliminary results. Cryotherapy for Retinopathy of Prematurity Cooperative Group. *Arch Ophthalmol* 1988;106(4):471–479.

48. Early Treatment for Retinopathy of Prematurity Cooperative Group. Revised indications for the treatment of retinopathy of prematurity: results of the early treatment for retinopathy of prematurity randomized trial. *Arch Ophthalmol* 2003;121(12):1684–1694.

49. Mintz-Hittner HA, Kennedy KA, Chuang AZ for the BEAT-ROP Cooperative Group. Efficacy of intravitreal bevacizumab for Stage 3+ retinopathy of prematurity. *N Engl J Med* 2011;364:603–615.

50. Criswick VG, Schepens CL. Familial exudative vitreoretinopathy. *Am J Ophthalmol* 1969;68(4):578–594.

51. Kondo H, Hayashi H, Oshima K, et al. Frizzled 4 gene (FZD4) mutations in patients with familial exudative vitreoretinopathy with variable expressivity. *Br J Ophthalmol* 2003;87(10):1291–1295.

52. Kaykas A, Yang-Snyder J, Heroux M, et al. Mutant frizzled 4 associated with vitreoretinopathy traps wild-type frizzled in the endoplasmic reticulum by oligomerization. *Nat Cell Biol* 2004;6(1):52–58. Epub 2003 Dec 14.

53. Pendergast SD, Trese MT. Familial exudative vitreoretinopathy. Results of surgical management. *Ophthalmology* 1998;105(6):1015–1023.

54. Ikeda T, Fujikado T, Tano Y, et al. Vitrectomy for rhegmatogenous or tractional retinal detachment with familial exudative vitreoretinopathy. *Ophthalmology* 1999;106(6):1081–1085.

55. Berger W, Meindl A, van de Pol T, et al. Isolation of a candidate gene for Norrie disease b positional cloning. *Nat Genet* 1992(1):199–203.

56. Chen Z, Battinelli EM, Hendriks RW. Norrie disease gene: characterization of deletions and possible function. *Genomics* 1993;16:533–535.

57. Redmond RM, Graham CA, Kelly ED, et al. Prenatal exclusion of Norrie's disease. *Br J Ophthalmol* 1992;76(8):491–493.

58. Aradhya S, Woffendin H, Jakins T, et al. A recurrent deletion in the ubiquitously expressed NEMO (IKK-gamma) gene accounts for the vast majority of incontinentia pigmenti mutations. *Hum Mol Genet* 2001;10(19):2171–2179.

59. Goldberg MF. The blinding mechanisms of incontinentia pigmenti. *Trans Am Ophthalmol Soc* 1994;92:167–176; discussion 176–179.

60. Holmstrom G, Thoren K. Ocular manifestations of incontinentia pigmenti. *Acta Ophthalmol Scand* 2000;78(3):348–353.

61. Weinberg DV, Lyon AT, Greenwald MJ, et al. Rhegmatogenous retinal detachments in children: risk factors and surgical outcomes. *Ophthalmology* 2003;110(9):1708–1713.

第 15 章

视盘先天性异常

Gary C. Brown • Melissa M. Brown

视盘血管异常

视盘前血管襻

视盘前血管襻由 Liebrich 于 1871 年首次描述[1]，最初被认为是未完全退化的玻璃体系统的残余物。现在大多数证据表明其本质并非如此，为独立发病[2-4]，尽管异常血管呈类似静脉的暗红色，但 95% 的视盘前血管襻为动脉性质[3]。

临床上，这些血管呈襻状起自视盘，伸入玻璃体腔，然后又回到视盘（图 15.1）。与单支玻璃体动脉不同，每一个视盘前血管襻均至少具有一支升支与一支降支。血管襻可呈螺旋状、8 字形或表现为简单的发卡样结构[3]。约半数可见与心率一致的自发搏动，约 30% 由白色胶质样鞘膜包绕（图 15.2）。

动脉性视盘前血管襻平均高约 1.5 mm，伸入到玻璃体腔的 Cloquet 管中而非胶冻样玻璃体中[3]。与永存玻璃体动脉不同，动脉性视盘前血管襻的最大高度约为 5 mm，且不会向前伸展至晶状体后囊。

9%～17% 的患者为双侧受累[2]，并且 75% 的患眼具有睫状视网膜动脉，不伴发全身病变。

组织病理学上，视盘前动脉襻管壁结构具有内膜，但无内弹力层（图 15.3）[5]。血管位于与视网膜内界膜相连续的疏松结缔组织鞘膜之下。

Mann[4] 提出视盘前动脉襻发生在妊娠 100 mm 阶段（3.5～4 个月），这时，间充质细胞、视网膜毛细血管内皮细胞前体与视网膜血管异常生长，向前进入覆盖在视盘表面的 Bergmeister 乳头的支撑组织中，然后又返回视盘，继续进入视网膜发育的进程，Bergmeister 乳头随即退化，异常血管则遗留在 Cloquet 管内。

视盘前动脉襻相关的并发症主要是该血管襻供应区的视网膜动脉栓塞（图 15.4）[2]。文献报道，约 10% 的视盘前血管襻患者发生血管栓塞，推测可能是由于血流紊乱造成内皮损伤及血栓形成而引发。亦可见玻璃体积血及前房积血相关报道[3]。

先天性视盘前静脉襻通常是单一静脉向前突出，

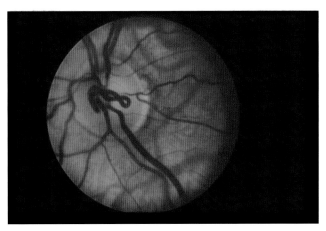

图 15.1　8 字形先天性视盘前动脉襻

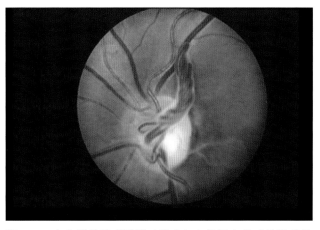

图 15.2　白色纤维胶质鞘膜（箭头）包绕视盘前动脉襻并伸入 Cloquet 管中，在视盘 3 点 30 分方向，睫状视网膜动脉被鞘膜包绕，颞侧苍白，两者均继发于 15 年前的妊娠期毒血症

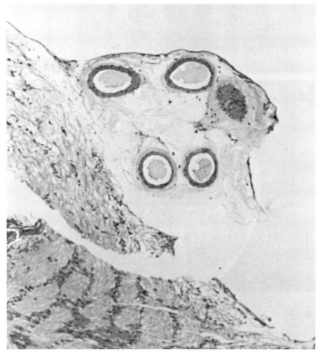

图 15.3　视盘前动脉襻的组织病理学。血管及伴随的无定形结缔组织位于 Elschnig 的内界膜下

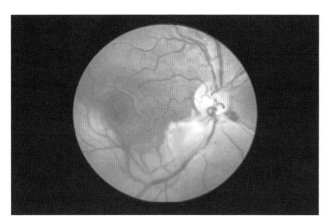

图 15.4　存在视盘前动脉襻的 18 岁男孩，右眼下支视网膜动脉栓塞（Reprinted from Brown GC，Magargal LE，Augsburger JJ，et al. Preretinal arterial loops and retinal arterial occlusion. Am J Ophthalmol 1978；87：646-651，with permission of Ophthalmic Publishing Company.）

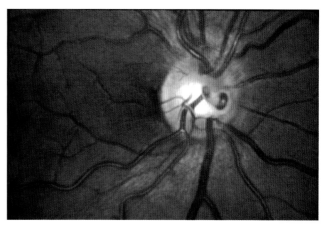

图 15.5　右眼视盘鼻侧单支先天性视盘前静脉襻。白色纤维胶质组织覆盖于血管襻上，呈现 Bergmeister 乳头表现

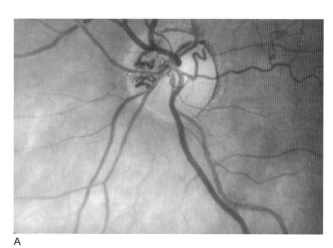

A

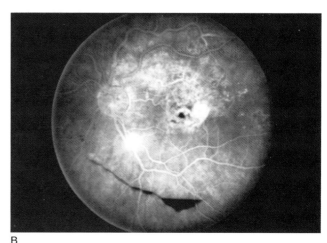

B

图 15.6　**A.** 多发性获得性视盘前静脉襻。**B.** 眼底荧光血管造影显示陈旧性视网膜颞上分支静脉阻塞

伸入玻璃体腔，高度一般不超过 0.5 mm（图 15.5）。获得性视盘前静脉襻更为常见且多发，常见于成人，伴发于静脉阻塞或静脉阻塞相关疾病，如青光眼、脑膜瘤、颅内压增高等（图 15.6）。

永存玻璃体动脉

　　临床上，永存玻璃体动脉表现为一条单一的血管从视盘开始，通过 Cloquet 管向前到达晶状体后囊（图 15.7）[2]。其在晶状体后囊的附着点（通常位于视轴的鼻下方）称为 Mittendorf 斑。

　　玻璃体动脉残存体在早产儿的发生率为 95%，在足月产胎儿中仅有 3%[6]。在儿童与成人的发生率较低，缺乏相关数据。通常情况下儿童永存玻璃体动脉是无血液流通的，极少见情况下可含有血液并

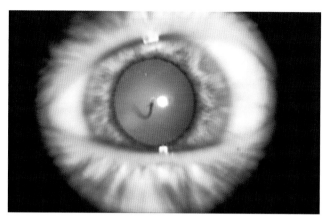

图 15.7　单环状永存玻璃体动脉，在 Cloquet 管内沿玻璃体腔向前伸展，附着于晶状体后囊

可伴有玻璃体积血[7]。与永存玻璃体动脉伴随的眼部疾病包括永存原始玻璃体增生症、视盘缺损、视神经发育不全及后玻璃体囊样病变[2]。

永存 Bergmeister 乳头

虽然严格意义上讲，Bergmeister 乳头不属于血管异常，但因为它围绕胎儿玻璃体动脉后部发育，故包括在本章节中。

妊娠第 1～2 个月，一组位于胚裂上端视杯内的神经外胚层细胞分化成原始上皮乳头[8]，当视神经轴突通过视网膜神经节细胞到达丘脑外侧膝状体核时，原始上皮乳头发育成视盘。

妊娠第 4 个月末，视盘表面的神经外胚层胶质细胞分裂繁殖，形成围绕玻璃体动脉的鞘并向前扩展至该血管长度的约 1/3 处（图 15.8）。在妊娠约 5.5 个月时，该鞘发育到顶峰，然后开始萎缩。退缩程度在一定程度上决定视盘生理凹陷的深度。

Bergmeister 乳头的不全退化导致永存 Bergmeister 乳头，也称为视盘前残留。临床上该残留物常表现为位于视盘鼻侧的一簇胶质组织（图 15.9）。患眼可出现生理凹陷消失。视力通常不受影响，亦无全身异常。

巨血管症

儿童视盘血管粗大的原因包括动静脉畸形、视网膜毛细血管瘤（von Hippel 瘤）以及视网膜母细胞瘤。因后两者被归为肿瘤，本节不做详细描述。脉络膜黑色素瘤也可引起视盘血管增粗[9]，但儿童罕见。

视网膜的动静脉畸形可分为轻、中、重度，Archer 等[10] 将其相应分为 Ⅰ、Ⅱ、Ⅲ 级。Ⅰ 级动

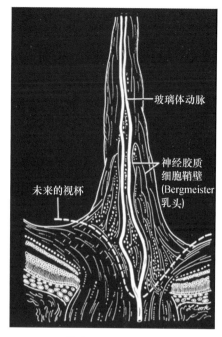

图 15.8　Bergmeister 乳头在妊娠第 5 个月发育到最大高度，常在生后退化。白色虚线将来分化为视杯

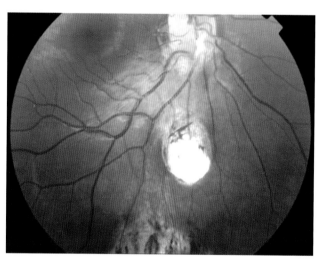

图 15.9　覆盖在视盘鼻下方的淡黄色永存 Bergmeister 乳头。视盘下方可见视网膜脉络膜不全缺损

静脉交通是最轻的异常，Brown 等学者也将其称为先天性视网膜巨血管症[11]。先天性视网膜巨血管症是单支粗大视网膜血管，可跨越水平缝（图 15.10），通常是静脉。这些血管有些可看出明显的动静脉交通，有些不明显。先天性视网膜巨血管症有时可并发短暂的黄斑中心凹囊样变性，但对视力影响甚微。

Ⅱ 级和 Ⅲ 级动静脉交通也称为蔓状血管瘤。Ⅱ 级病变程度中等，通常视力正常（图 15.11），Ⅲ 级病变则可因视神经组织被异常增大的血管代替而导致视力严重下降（图 15.12）[12-13]。Ⅱ 级与 Ⅲ 级动静

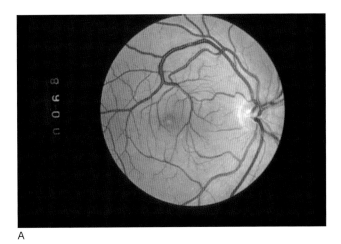

A

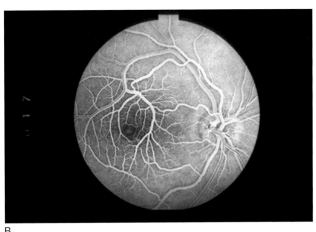

B

图 15.10　**A** 先天性视网膜巨血管症，粗大的视网膜静脉引流水平缝上下区域；尽管黄斑中心凹囊样变性，但视力为 20/20。**B.** 图 A 黄斑中央的荧光血管造影图像，黄斑无血管区中央小的环形高荧光区与视网膜囊样变性相对应，形成黄斑无血管区上缘的血管为动静脉交通

脉交通可伴发面部、头皮、下颚以及中枢神经系统动静脉交通。以人名命名的 Wyburn-Mason 综合征是指视网膜动静脉交通伴发全身动静脉交通病变[14]。Rundles 与 Falls[15] 等发现，1951 年为止报道的 34 例先天性视网膜动静脉畸形中，有 18 例（53%）伴有中枢神经系统和（或）皮肤病变。

视盘缺损及其他凹陷性病变

先天性视盘小凹

先天性视盘小凹发生率约为 1/11 000[16]，表现为局部凹陷，可为黄白色（图 15.13）、灰色（图 15.14）、黑色（图 15.15）或其他不同颜色。缺损大小一般为视盘直径的 1/4～2/5。相较于下方、鼻侧

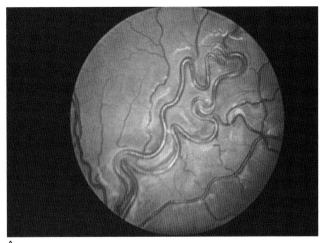

A

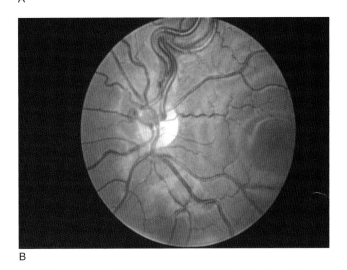

B

图 15.11　12 岁男孩 II 级动静脉交通，视力为 20/20

或视盘中央，50% 以上的视盘小凹位于视盘颞侧（图 15.16）。可出现于视盘各个位置，偶尔也会出现在视盘周围。

视盘小凹未位于中央的患眼有 95% 表现为视网膜周边色素紊乱（见图 15.13）[17]。偶见视盘周围脉络膜新生血管增生[18]。单侧发病的病例中，85% 的患者小凹一侧的视盘比对侧正常视盘要大。绝大多数小凹是单发，但 5% 的受累眼会出现一个以上视盘缺损。常伴有睫状视网膜动脉。

约 40% 的先天性视盘小凹患眼伴有或曾经发生浆液性视网膜神经上皮层脱离和（或）后极部视网膜劈裂（见图 15.13）[17, 19-20]。视网膜脱离常见于较大的颞侧小凹，黄斑常受累。视网膜层间分裂或黄斑劈裂可发生于先天性视盘小凹患眼，伴或不伴视网膜脱离[21]。不太确定位于视盘中央的小凹是否会伴发视网膜脱离（见图 15.16）。视网膜下液很少超过后极部，但多数情况下会到达小凹附近的视盘

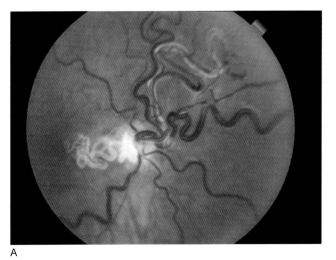

A

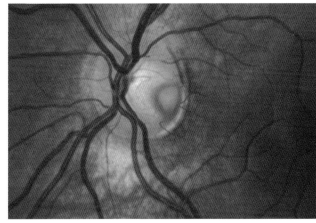

图 15.14　灰色视盘小凹伴视盘周围萎缩

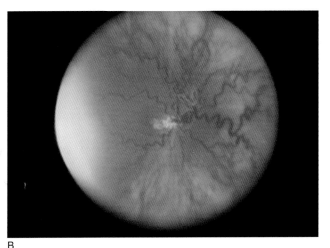

B

图 15.12　**A.** Ⅲ级动静脉交通，视力无光感，原因可能为正常视神经组织被血管代替。**B.** 图 A 中赤道部分眼底像显示Ⅲ级动静脉交通。可见多发动静脉交通。该患者存在上颌动静脉交通，拔牙时出现严重出血

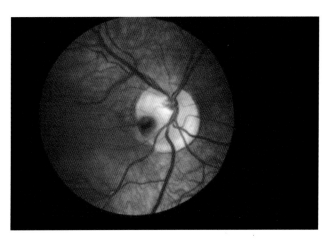

图 15.15　黑色先天性视盘小凹伴发邻近黄斑区视网膜脱离，脱离部位的脉络膜血管模糊不清

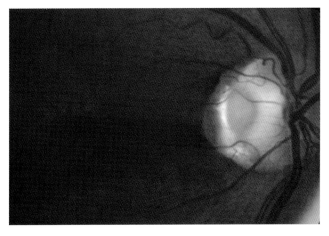

图 15.13　右眼颞侧黄白色先天性视盘小凹及小凹旁视网膜色素上皮层永久性改变。浆液性视网膜神经上皮层脱离累及黄斑，黄斑板层孔表面覆盖完整内界膜

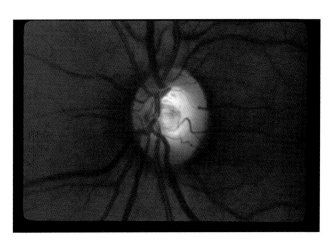

图 15.16　灰 / 棕色先天性视盘小凹

边缘。约 2/3 的视网膜脱离患者发生囊样变性，约 25% 发生黄斑裂孔。与许多视网膜内层缺损的板层孔相比，视盘小凹发生的黄斑孔多累及视网膜外层，内界膜基本完整。发生视网膜脱离的年龄不尽相同，平均年龄约 30 岁[17]，但 10 岁以内亦可发病。

先天性视盘小凹的视网膜下液（视网膜内液）来源不明，牧羊犬模型提示其来源可能为玻璃体[19]。就人类而言，其来源还包括蛛网膜下隙的脑脊液、脉络膜血管的渗漏及视盘小凹底部的小血管渗漏[17]。

有研究表明，在很多情况下，并发后极部视网膜脱离肉眼无法发现。虽然这些液体可以自发增减，但 Brown 等学者发现，20 只未经治疗的眼随访 1 年后有 55% 的患者视力下降至 20/100 或更差[20]。当视力因黄斑区浆液性视网膜脱离下降时，建议激光光凝视盘周围区域，以促进视网膜复位及视网膜下液的吸收（图 15.17），光凝不必过重，以免伤及神经纤维层。对于视力严重下降并且激光治疗后 1～2 个月仍无改善的患者，可考虑重复光凝联合睫状体扁平部玻璃体切除和（或）气/液交换[22-23]。除非在黄斑区视网膜脱离处发生黄斑裂孔，即使视网膜脱离数月，治疗后视力仍存在提高的可能。

荧光血管造影表现为小凹处早期低荧光，逐渐增强为晚期高荧光。除外视盘增大造成的生理盲点扩大（85%）以及黄斑区视网膜脱离造成的中心暗点（40%），60% 的患者视野缺损与青光眼的视野改变非常相似（图 15.18）[20]，包括弓形暗点（26%）、局部视野缩窄（12%）、鼻侧和（或）颞侧阶梯（10%）、旁中心暗点（8%），以及普遍视野缩窄（6%）。

通常情况下，视盘小凹不伴随全身异常，但有报道指出可并发基底部脑膨出及胼胝体发育不全[24]。虽存在常染色体显性遗传，但遗传方式并无规律[25]。多数情况下，这种缺陷是由原始上皮乳头分化异常所致[26]。

视神经缺损

视神经缺损发病率约为 1/12 000[20]，临床鉴别特征（图 15.19）包括：①视盘区域扩大；②视盘部分或全部凹陷，下方更为明显；③表面有白色反光；③视网膜血管自缺损的边缘进出。缺损深度变异较大，可深达 50 D[27]。

病变可为单侧或双侧，视力差别较大，正常视力到无光感均可见[28]。可同时发生视网膜脉络膜缺损和（或）虹膜缺损。该异常被认为是妊娠第 2 个月时胚裂闭合不全所致[28]。

视神经缺损可合并非孔源性视网膜脱离（图 15.21）[28]。视网膜脱离常发生于 10～30 岁，并自视盘向外扩展[25]。视盘周围激光光凝联合玻璃体切

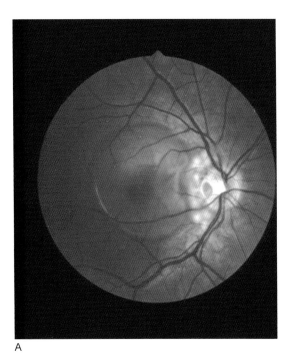

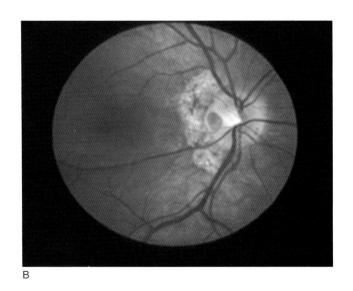

图 15.17　**A.** 15 岁女孩，先天性视盘小凹伴浆液性视网膜脱离累及黄斑，视盘周围 200 μm 激光光凝后。视力为 20/200。**B.** 1 个月后视网膜下液吸收。视力达 20/25

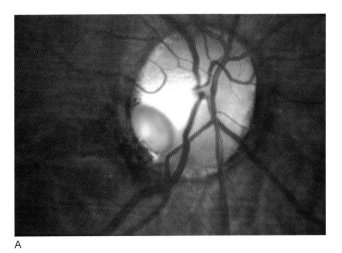

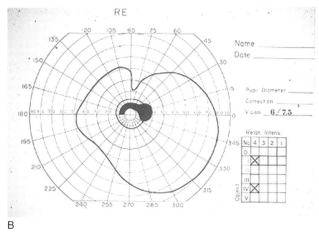

图 15-18 **A.** 颞下方先天性视盘小凹。**B.** 图 A 中的先天性视盘小凹视野表现为上方弓形暗点

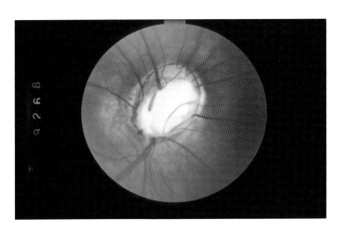

图 15.19 视盘缺损。下方巨大凹陷缺损，视盘增大，视网膜血管通过视盘缺损边缘进出

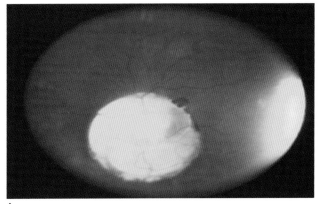

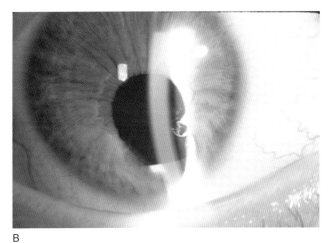

图 15.20 **A** 视网膜脉络膜缺损向上扩展，累及视盘。视盘位于上方巨大的黄色视网膜脉络膜缺损区内。注意下方周边眼底大致正常，提示妊娠期间胚裂部分闭合。胚裂闭合从视网膜周边区域开始，然后向前后延伸。**B.** 图 A 中的视网膜脉络膜缺损并发虹膜缺损（courtesy of Dr. Jerry A. Shields）

除及气液交换可使视网膜复位[22]。视网膜下液来源不明。如果出现视网膜脉络膜缺损，裂孔位于中间膜，发育不良的视网膜覆盖在缺损表面，该情况应提高警惕。在上述情况下，缺损边缘视网膜可能需要激光光凝联合玻璃体切除及气液交换治疗。

视神经缺损可伴多种全身异常[20]，包括心血管系统、中枢神经系统、皮肤、胃肠、泌尿生殖系统、鼻咽及肌肉骨骼系统的疾病，尤其是 CHARGE 综合征[29]［眼组织缺损、心脏病、内鼻孔闭锁、生长迟缓、生殖系统发育不良、耳异常和（或）耳聋］。

牵牛花样视盘异常

1970 年，Kindler[30] 报道了 10 例状似牵牛花的单侧先天性视盘异常。牵牛花样视盘的特点是：①视盘扩大以及凹陷样改变；②白色中心；③环绕视盘周围的视网膜下组织有不同程度的色素沉着；④视

网膜血管自缺损的边缘进出（图 15.22）。视网膜血管常包绕鞘膜且较正常变直。

约 30% 的患眼发生非孔源性视网膜脱离[30-31]，

315

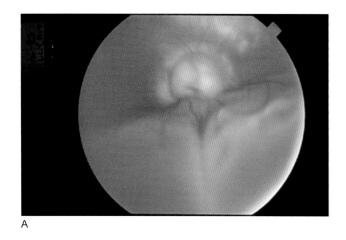

A

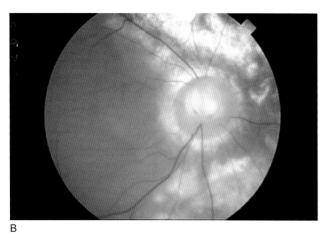

B

图 15.21　**A.** 视盘缺损伴发大疱样视网膜脱离；**B.** 玻璃体切割术联合气／液交换后视网膜复位

可仅累及后极部，也可进展至全视网膜脱离。与视盘缺损患者一样，视网膜下液的来源不明。部分患者可通过视盘周围激光光凝联合玻璃体切除与气／液交换，使视网膜复位[22]。

　　不合并视网膜脱离的牵牛花样视盘异常的患眼的视力范围可从接近正常到手动[20]。可伴有斜视。在单侧病例，有弱视的可能，特别是由于双眼受累患者视力丧失较单眼受累患者程度轻[32]。

　　有报道指出，基底部脑膜膨出可与牵牛花样视盘发育异常伴随发生[33]。其他与基底部脑膨出伴发的视盘先天性异常包括视盘小凹、视神经缺损及巨大视盘[20]。颅内血管异常患者亦可伴发牵牛花样视盘发育异常，该类患者颅内血管异常包括烟雾病的颈动脉狭窄，故须行 MRI 与 MRA（磁共振血管造影）相关检查[34]。

视盘周围葡萄肿

　　视盘周围葡萄肿表现为外观相对正常的视盘周

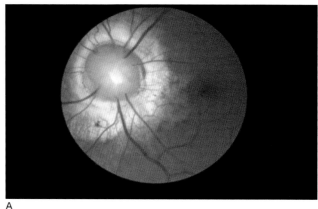

A

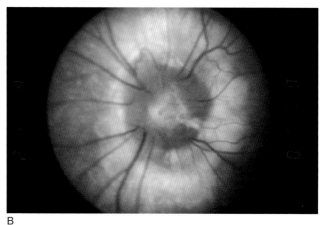

B

图 15.22　**A.** 牵牛花样视盘异常。视盘中央扩大，可见一簇胶质组织，视网膜下视盘周围环状纤维胶质组织，视网膜血管变直；**B.** 牵牛花样视盘异常，伴中央一簇胶质组织及视网膜下环状纤维化。视盘周围 3 点钟方向的黄色区域显示中央黄斑区外层视网膜的叶黄素沉着（Reprinted with permission from Brown GC，Tasman WS. Congenital anomalies of the optic disc. New York：Grune & Stratton，1983：162. ）

围环绕凹陷样缺损。病情轻者相对常见，多见于近视患者。严重病例罕见。在凹陷的壁上可见脉络膜与视网膜色素上皮萎缩性改变。虽然视盘的凹陷深度可从 1 D 至 20 D[20]，但黄斑凹陷通常为正视眼的 1～2 D。病情轻的患者视力可正常，显著缺损患者通常视力严重丧失[20]。有报道指出，大的视盘周围葡萄肿可出现收缩现象[35]。

视盘倾斜综合征

　　发病率占人群的 1%～2%，临床特点参见表 15.1（图 15.23 和 15.24）[36-37]，该病有不同的命名[20]，包括鼻侧眼底扩张综合征、反转性近视、视盘倒置、视盘转向不良。该病变实际也是一种不同程度的眼组织缺损[20]。其中，视盘周围下方脉络膜和视网膜色

表 15.1

视盘倾斜综合征

	患眼比例（%）
视盘鼻下方倾斜	65
鼻下方或下方弧形斑	88
视网膜血管转位	80
近视（＞1 D）	85 ～ 90
散光（＞1 D）	71
色素减少，下方眼底扩张（1 ～ 4 D）	72 ～ 90
视力（20/50 ～ 20/25）	75
	病例数比例（%）
双侧	75
人群发病率	1 ～ 2

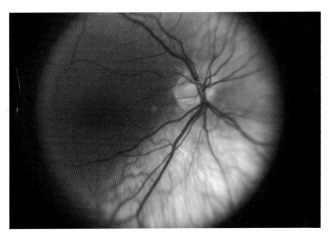

图 15.23　视盘倾斜综合征。视盘向下倾斜，视盘上缘边界模糊，鼻下方弧形斑（Fuchs 缺损），可见轻度血管转位，下方可见明显扩张区域

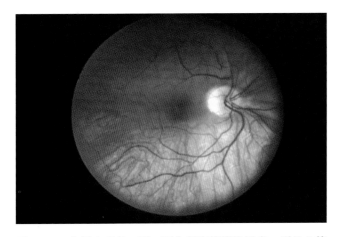

图 15.24　上图患者另一眼，下方眼底扩张性反光，明显血管转位。未见下方 Fuchs 缺损，提示视盘倾斜综合征诊断不需要具备所有典型临床特征

素上皮缺损称为 Fuchs 缺损，但是与正常颞侧视网膜血管直接指向视盘颞侧不同，Fuchs 缺损患者出现血管转位，即颞侧视网膜血管先到达鼻侧再转向颞侧。

由于倾斜效应的影响，视盘边缘通常上移。有时类似黄斑水肿形态。约 75% 的病例双侧发病，多数眼色素稀少，下方眼底扩张者有颞上方视野缺损。曾有患者因双侧视盘水肿、视力下降、视野缺损被误诊为垂体瘤。与视交叉病变引起的以垂直中线为界限的视野缺损不同，视盘倾斜综合征患者的视野缺损通常会跨越垂直中线（图 15.25）[36-37]。

75% 的视盘倾斜综合征患眼视力降低至 20/50 ～ 20/25。尽管视力低下，但患者通常缺乏相关的病史。其视力下降原因不清，有推测认为是黄斑区视锥细胞倾斜排列所致[37]。该综合征有一定临床意义，因其患病率为 1% ～ 2% 且伴有视力减退。其可解释为何某些散光性近视患者有着相同的屈光度数，矫正效果却不理想。

视盘大小异常

视盘发育不良

视盘发育不良有多种变异，从几乎不可察觉的发育不良到视盘严重缺损均可见到。典型的眼底镜下表现为视网膜血管从中心进出的小视盘（图 15.26A），这与正常视盘血管位于鼻侧有所不同。视网膜血管进出视盘的位置位于视盘中央是明确诊断的关键，尤其是在一些视力良好、眼底仅有轻微病变的病例。尽管视网膜血管相对小视盘而言看起来

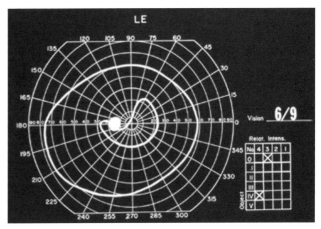

图 15.25　视盘倾斜综合征患眼下方眼底扩张性反光区域对应颞上方视野缺损，该缺损跨越垂直中线，这与压迫视交叉部位的垂体瘤引起的以垂直中线为界限的视野改变不同

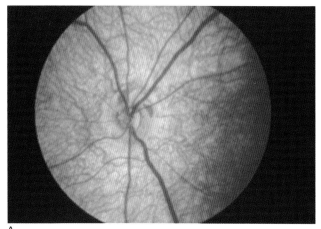

A

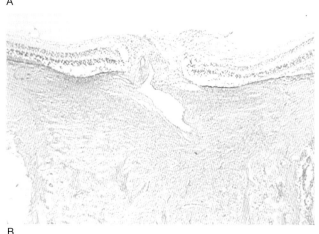

B

图 15.26　**A.** 表现为"双环征"的视盘发育不全。视网膜血管形态正常，自视盘中央进出。内环由残余神经组织和向后异常扩展、覆盖视盘表面的视网膜和视网膜色素上皮构成。外环由巩膜和筛板构成，相当于正常视盘大小。**B.** 图 A 中视盘发育不全的组织病理学表现。内环由残余神经组织和向后异常扩展、覆盖视盘表面的视网膜和视网膜色素上皮构成。外环由巩膜和筛板构成，相当于正常视盘大（Courtesy of Dr. W. Richard Green）

较为粗大，但其实视网膜血管管径一般正常。视盘可表现为 360°"双环征"，但常常并不完整。组织病理学显示，外环与巩膜和筛板相联系（图 15.26B），相当于正常视盘大小[38]。内环由中央视盘组织边缘的视网膜和视网膜色素上皮构成，与正常眼相比，更加向后异常扩展。

　　通常认为视神经发育不良是继发于视网膜神经节细胞层发育失败[39]，尽管也有报道指出是由于大脑半球先天性占位引起退化变质[40]。罕见常染色体显性遗传[41]。药理学研究指出，其与患儿母亲产前服用苯妥英钠[42]、奎宁[43]、麦角酸二乙胺（致幻剂）、哌替啶、利尿剂和类固醇激素[44]有关。与药物引起相关改变一样，孕期母体感染能否引起视盘发育不良仍未明确。一些病例与先天性巨细胞病毒感染及母体梅毒和风疹有关[44-45]。亦可见于大量妊娠期糖尿病母亲所产患儿[44, 46]。

　　单侧和双侧发病率基本相同，视力水平根据病情程度表现为正常或严重至无光感，常常可发现视野缺损，包括垂直视野缺损、局部或普遍视野缩窄、盲中心暗点、双颞侧偏盲、双鼻侧偏盲[20]，常伴发斜视与眼球震颤，尤其可见于严重病例。

　　视盘发育不良常与系统发育异常相关。大约 13% 的受累患者存在脑垂体功能异常，包括前部脑垂体发育异常引起生长激素分泌不足、后部脑垂体功能异常（尿崩症）、低血糖症、全垂体功能减退[47]。在该类病例，可见到"空蝶鞍"症，在单侧和双侧发病的病例中均可出现。约 1/4 的患者可见透明隔部分或全部消失。亦可表现为胼胝体消失或变薄。透明隔发育不全联合视神经发育不良称为 DeMosier 综合征[48]。

视神经未发育

　　就视盘发育不全而言，视网膜血管和视盘均存在；而视神经未发育的患者视盘和血管均缺如（图 15.27）。幸运的是，患者常单侧发病，一些早期报道的视神经未发育病例可能是视盘发育不良的变异型。

　　视神经未发育的患者常无光感，荧光血管造影仅显示脉络膜充盈，视网膜电图（ERG）尽管显示异常，但仍存在 a/b 波[49]。常合并小眼球和脉络膜视网膜缺损[49]。

　　视神经未发育可单独发病，也可见于独眼畸形、中枢神经系统部分发育不全及 Hallermann-Streiff 样综合征[49]。病因尚不清楚。

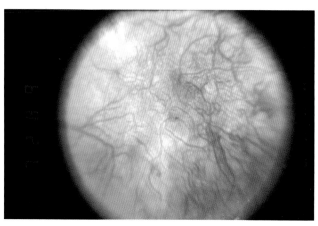

图 15-27　视神经未发育，无视神经及视网膜血管

巨大视盘

伴发视盘增大的眼底异常包括视盘缺损、先天性视盘凹陷、牵牛花样视盘异常、高度近视及巨大视盘。巨大视盘临床表现为增大的视盘，其余外观基本正常（图 15.28）。视盘周围可见轻度的视网膜色素上皮紊乱，不常伴发其他眼内异常。

巨大视盘由 Franceschetti 和 Bock 于 1950 年首先提出[50]。巨大视盘患者常不伴有视力减退，但有报道指出，少数患者存在轻度或中度视力下降[51]。严格意义上讲，视盘平均横径和纵径应 ≥ 2.1 mm。其胚胎学起源仍不明确，推测可能是由原始上皮乳头发育异常引起[52]。

在视野检查中，可发现扩大的盲点，部分可见颞上象限盲[53]。与巨大视盘相关的系统发育异常包括基底部脑膨出、腭裂及下颌骨面骨发育不全[50-54]。

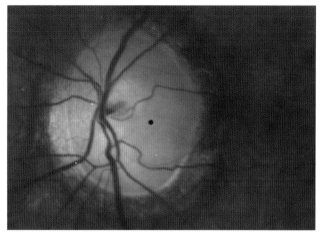

图 15-28　巨大视盘。黄斑中央凹（箭头）。视网膜血管管径正常，但因视盘扩大而显得较细，可见视盘周围萎缩

（郭雅图　译　郝瑞　审校）

参考文献

1. Liebrich R. Demonstration of diseases of the eye. Persistent hyaloid artery and vein. *Trans Pathol Soc Lond* 1871;22:221–224.
2. Brown G, Tasman W. *Congenital anomalies of the optic disc*. New York: Grune & Stratton, 1983a:31–93;1983b:95–215.
3. Degenhart W, Brown GC, Augsburger JJ, et al. Prepapillary vascular loops: a clinical and fluorescein angiographic study. *Ophthalmology* 1981;88:1126–1131.
4. Mann I. *Developmental abnormalities of the eye*, 2nd Ed. Philadelphia, PA: JB Lippincott Co., 1957:133–136.
5. Shakin EP, Shields JA, Augsburger JJ, et al. Clinicopathologic correlation of a prepapillary vascular loop. *Retina* 1988;8:55–58.
6. Jones HE. Hyaloid remnants in the eyes of premature babies. *Br J Ophthalmol* 1963;47:37–44.
7. Delaney WW. Prepapillary hemorrhage and persistent hyaloid artery. *Am J Ophthalmol* 1980;90:419–421.
8. Mann IC. *Development of the human eye*, 3rd Ed. New York: Grune & Stratton, 1969:27–28, 228–231.
9. Shields JA, Joffe L, Guibor P. Choroidal melanoma clinically simulating a retinal angioma. *Am J Ophthalmol* 1978;85:67–81.
10. Archer DB, Deutman A, Ernest JT, et al. Arteriovenous communications in the retina. *Am J Ophthalmol* 1973;75:224–241.
11. Brown GC, Donnoso LA, Magargal LE, et al. Congenital retinal macrovessels. *Arch Ophthalmol* 1982;100:1430–1436.
12. Augsburger JJ, Goldberg. RE, Shields JA, et al. Changing appearance of retinal arterial malformation. *Albrecht von Graefes Arch Klin Exp Ophthalmol* 1980;215:65–70.
13. Cameron ME, Greer CH. Congenital arteriovenous aneurysm of the retina. *Br J Ophthalmol* 1968;52:768–772.
14. Wyburn-Mason R. Arteriovenous aneurysm of midbrain and retina, optic nerve, chiasm and brain. *Brain* 1943;66:165–203.
15. Rundles WZ, Falls HF. Congenital arteriovenous (racemose) aneurysm of the retina. *Arch Ophthalmol* 1951;46:408–418.
16. Kranenburg EW. Crater-like holes in the optic disc and central serous retinopathy. *Arch Ophthalmol* 1960;64:912–928.
17. Brown GC, Shields JA, Goldberg RE. Congenital pits of the optic nerve head. II. Clinical studies in humans. *Ophthalmology* 1980;87:51–65.
18. Borodic GE, Gragoudas ES, Edward WO, et al. Peripapillary subretinal neovascularization and serous macular detachment. Association with congenital optic nerve pits. *Arch Ophthalmol* 1984;102(2):229–231.
19. Brown GC, Shields JA, Patty BE, et al. Congenital pit of the optic nerve head. I. Experimental studies in collie dogs. *Arch Ophthalmol* 1979;97:1341–1344.
20. Brown G, Tasman W. *Congenital abnormalities of the optic disc*. New York: Grune and Stratton, 1983b:92–215.
21. Lincoff H, Lopez R, Kreissig I, et al. Retinoschisis associated with optic pits. *Arch Ophthalmol* 1988;106:61–67.
22. Brown GC, Brown MM. Treatment of retinal detachment associated with congenital excavated defects of the optic disc. *Ophthalmic Surg* 1995;26:11–15.
23. Cox MS, Witherspoon CD, Morris RE, et al. Evolving techniques in the treatment of macular detachment caused by optic nerve pits. *Ophthalmology* 1988;95:889–896.
24. Van Nouhuys JM, Bruyn GW. Nasopharyngeal transsphenoidal encephalocele, craterlike hold in the optic disc and agenesis of the corpus callosum; pneumoencephalographic visualisation in a case. *Psychiatr Neurol Neurochir* 1964;67:243–258.
25. Babel PJ, Farpour E. L'origene genetique des fossettes colobomateuses des nerf optique. *J Genet Hum* 1967;16:187–198.
26. Vossias A. Beitrag zur lehre von den angeborenen conis. *Klin Monatsbal Augenheilkd* 1885;23:137–157.
27. Lyle DJ. Coloboma of the optic nerve. *Am J Ophthalmol* 1932;15:347–349.
28. Savell J, Cook JR. Optic nerve colobomas of autosomal-dominant heredity. *Arch Ophthalmol* 1976;94:395–400.
29. Pagan RA, Graham JM, Zonana J, et al. Coloboma, congenital heart disease, and choanal atresia with multiple anomalies: CHARGE association. *J Pediatr* 1981;99:223–227.
30. Kindler P. Morning glory syndrome: unusual congenital optic disc anomaly. *Am J Ophthalmol* 1970;69:376–384.

31. Steinkuller PG. The morning glory disc anomaly: case report and literature review. *J Pediatr Ophthalmol* 1980;17:81–87.

32. Beyer WB, Quencer RM, Osher RH. Morning glory syndrome: a functional analysis including fluorescein angiography, ultrasonography, and computerized tomography. *Ophthalmology* 1982;100:1361–1367.

33. Pollock JA, Newton TH, Hoyt WF. Transsphenoidal and trans-ethmoidal encephaloceles. *Radiology* 1968;90:442–453.

34. Lenhart PD, Lambert SR, Newman NJ, Biousse V, Atkinson DS Jr, Traboulsi EI, Hutchinson AK. Intracranial vascular anomalies in patients with morning glory disk anomaly. *Am J Ophthalmol* 2006;142(4):644–650.

35. Wise JB, MacLean JL, Gass JDM. Contractile peripapillary staphyloma. *Arch Ophthalmol* 1966;75:626–630.

36. Riise D. Visual field defects in optic disc malformation with ectasia of the fundus. *Acta Ophthalmol* 1966;44:906–918.

37. Riise D. The nasal fundus ectasia. *Acta Ophthalmol* 1975;126 (Suppl):5–108.

38. Mosier MA, Lieberman MF, Green WR, et al. Hypoplasia of the optic nerve. *Arch Ophthalmol* 1978;96:1437–1442.

39. Jerome B, Forster HW. Congenital hypoplasia (partial aplasia) of the optic nerve. *Arch Ophthalmol* 1948;34:669–672.

40. Ellenberger C, Runyan TE. Holoprosencephaly with hypoplasia of the optic nerves, dwarfism and agenesis of the septum pellucidum. *Am J Ophthalmol* 1970;70:960–967.

41. Hackenbruch Y, Meerhoff E, Besio R, et al. Familial bilateral optic nerve hypoplasia. *Am J Ophthalmol* 1975;79:314–320.

42. Hoyt CS, Billson FA. Maternal anticonvulsants and optic nerve hypoplasia. *Br J Ophthalmol* 1978;62:3–6.

43. McKinna AJ. Quinine induced hypoplasia of the optic nerve. *Can J Ophthalmol* 1966;1:261–266.

44. Hotchkiss ML, Green WR. Optic nerve aplasia and hypoplasia. *J Pediatr Ophthalmol* 1979;16:225–240.

45. Hittner HM, Desmond MM, Montgomery JR. Optic nerve manifestations of human congenital cytomegalovirus. *Am J Ophthalmol* 1976;81:661–665.

46. Petersen RA, Walter DS. Optic nerve hypoplasia with good visual acuity and visual field defects. *Arch Ophthalmol* 1977;95: 254–258.

47. Acers TE. Optic nerve hypoplasia: septo-optic pituitary dysplasia syndrome. *Trans Am Ophthalmol Soc* 1981;79. 425–457.

48. DeMosier G. Agenesie du septum lucidum avec malformation du tractus optique: la dysplasie septo-optique. *Schweiz Arch Neurol Neurochir Psychiatr* 1956;77:267–292.

49. Little LE, Whitmore PU, Wells TU. Aplasia of the optic nerve. *J Pediatr Ophthalmol* 1976;13:84–88.

50. Franceschetti A, Bock RH. Megalopapilla: a new congenital anomaly. *Am J Ophthalmol* 1950;33:227–235.

51. Strieff B. Uber megalopapillae. *Klin Monatsbl Augenheilkd* 1961; 139:824–827.

52. Badtke G. Ober die grossenanomalien der papilla nervi optici, unter besonderer: berucksichtigung der schwarzen megalopapille. *Klin Monatsbl Augenheilkd* 1959;135:502–510.

53. Merin S, Harwood-Nash DC, Crawford JS. Axial tomography of optic nerve defects. *Am J Ophthalmol* 1971;72:1122–1129.

54. Malbran JL, Roveda JM. Megalopapilla. *Arch Oftalmol B Aires* 1951;26:331–335.

第16章

婴幼儿泪器病

Donald P. Sauberan

胚胎学

胚胎长至 22～24 mm 长时，泪腺由上结膜穹窿的外胚层产生。在胚胎形成大概第 9 周时，周围间充质缩聚成腺泡基质并开始发育。这种间充质组织被认为是由神经嵴细胞起源。

当胚胎发育到 10 mm 阶段，即外侧鼻突和上颌突融合时，泪液汇集系统开始形成。当胚胎发育到大约 15 mm 阶段，双层上皮在此内陷。向外延伸形成泪小管系统，向下延伸形成鼻泪管。这一上皮索原来是水平的，但是随着面中部的扩大，呈现出垂直方向的生长。大约在孕 3 个月时该系统开始管道化，并持续到大约孕 7 个月。鼻泪管贯通的最后一段在其最远端，即鼻腔中鼻泪管在下鼻道开口处（Hasner 瓣膜）。出生时鼻泪管的 Hasner 瓣膜常常仍然关闭，但在大多数情况下会在出生后的最初几个月里自发地开放。

泪器的解剖学

分泌泪液的结构主要有两种。主泪腺对于外周感觉、视网膜刺激或精神刺激有反应，例如哭泣时或眼睛受刺激时反射性分泌眼泪。副泪腺（Krause 腺和 Wolfring 腺）负责非反射性的基础泪液分泌，保持角膜表面润滑。泪液由三层组成：外层为脂质层（由睑板腺分泌），中间层为水液层（由泪腺分泌），内层为黏蛋白层（由结膜杯状细胞分泌）。曾经认为这是三个独立的层，现在认为在泪膜中各层混合。

主泪腺位于眼眶颞上方的泪腺窝内，被提上睑肌肌腱的外侧角分隔成较大的眶叶和较小的睑叶。泪腺导管开口于睑板外缘上方约 5 mm 的上穹窿结膜处。来自眶叶的导管穿过睑叶，所以对睑叶的任何损伤均可能大大减少眼泪从泪腺流至角膜表面。泪腺的神经支配很复杂。传入系统是泪腺神经，泪腺神经是三叉神经（V_1）眼支的分支。传出分泌路径起始于脑桥的泪（涎）核。副交感神经突触前纤维加入穿过膝状神经节的面神经，不伴突触连接。随后离开面神经，穿过岩大浅神经，加入岩深神经形成翼管神经。该神经走行至翼腭神经节并与之形成突触连接。突触后纤维通过三叉神经（V_2）上颌支的颧弓分支分布到泪腺。它们穿过颧颞神经和泪腺神经之间的吻合支到达泪腺。交感神经纤维也支配泪腺，但似乎对分泌无影响。

副泪腺（Krause 腺和 Wolfring 腺）分别位于结膜穹窿附近和睑板的边缘。上结膜穹窿内有 20～40 个 Krause 腺，下结膜穹窿内有 2～8 个。有 3～20 个 Wolfring 腺位于上睑板的上缘，1～4 个位于下睑板的下缘。可能在泪阜或半月皱襞中还有副泪腺。如前所述，副泪腺负责泪液基础分泌，是充分润滑眼球所必需的。

在眼表泪液排出系统中，蒸发起着很小的作用，大多数泪液是通过一系列泪液收集管道流入鼻子。泪液排出系统的起始点是泪小点。泪小点开口于被称为泪乳头的眼睑凸起上。泪小点位于内眦外侧约 6 mm 处；而当眼睑睁开时，上泪小点较下泪小点偏鼻侧约 0.5 mm。通常，泪小点朝内面向泪湖。每个泪小点开口直径约 0.2～0.3 mm，通向泪小管系统。壶腹部自泪小点向远端延伸，是垂直于睑缘的长 2 mm 的纵向结构。然后，横向泪小管从壶腹的底部向内眦延伸，随眼睑弯曲，并紧靠睑缘下方。长

8 ～ 10 mm 的横向泪小管段直径稍小于 1 mm，而围绕泪小管系统的弹性组织允许其扩张至其原宽度的数倍。在 90% 的患者中，上下泪小管将合成泪总管，并进入泪囊侧壁。在泪管和泪囊的交界处有许多皱褶，形成阀门样结构，被称为 Rosenmuller 瓣膜。这种结构有助于防止泪囊内容物反流入泪小管系统。

泪囊位于由上颌骨额突和泪骨形成的泪囊窝里。泪囊窝和泪囊位于眶隔的前方，因此是眶前（非眼眶）结构。泪囊位于内眦韧带的前后肢之间。泪囊被分为两部分，泪小管开口上方的 3 ～ 5 mm 的部分称为底部，剩余的远端部分（长度约为 10 mm）被称为体部。大部分泪囊位于内眦韧带下方，因此影响泪囊的病情（如泪囊膨出或泪囊炎）常在内眦韧带下发现。对于任何在内眦韧带部位以上的病变，均应该考虑鼻泪道疾病以外的诊断。鼻泪管从泪囊的远端延伸通过鼻子的外侧壁，开口于下鼻道。鼻泪管长约 12 mm，向下、向外、稍向后走行。Hasner 瓣膜是存在于鼻泪管远端的褶皱组织。这个瓣膜在婴儿期通常不会"开放"，这是婴幼儿鼻泪管梗阻的常见原因。鼻泪管集液系统内衬有类似于上呼吸系统中的假复层柱状纤毛上皮。也存在能分泌黏液的杯状细胞。

泪湖内的泪液大部分随眼轮匝肌的活动从眼里泵出。Jones[1] 提出，在闭眼时，睑板前眼轮匝肌的浅头和深头压缩壶腹并缩短横向泪小管。同时眼轮匝肌的深头附着在泪囊筋膜处，收缩时扩张泪囊产生负压。这可以将眼泪从泪小管系统吸入泪囊内。当睁眼时眼轮匝肌放松，泪囊筋膜的复原力使泪囊塌陷，迫使眼泪通过鼻泪管进入鼻腔。睁眼时，泪小点向外侧移动，泪湖的泪水再次填满壶腹和泪小管。另一种理论（Rosengren-Doane）认为，眼轮匝肌的收缩使泪囊中产生正压，迫使泪液进入鼻子；而当眼睑打开泪小点分开时，泪囊再扩张产生负压，泪液吸入泪小管。

泪液检测

染料排出试验

在诊室就可以对几乎所有的儿童进行染料排出试验（the dye disappearance test，DDT）。将一滴荧光素染料（或用局部麻醉剂湿润的荧光素条）置于两眼的结膜囊中，并在 5 min 后再检查患者。在正常的患者中，应该保留极少量（如果有的话）荧光素染料。5 min 后仍明显可见荧光素染料提示泪道有梗阻，但并不能定位。DDT 是一种生理测试，因为它不需要外部手段迫使眼泪进入集液系统。Jones 试验要将棉签放到下鼻道以收集荧光素染料，这是非常困难的，几乎不可能在儿科患者中进行。此外，泪道系统的诊断性冲洗会受到儿童的抵抗，只能在合作的大龄患儿中进行。

泪囊造影

泪囊造影（dacryocystography，DCG）是用于定性（而不是定量）评估泪液流出的放射线摄片检查，在检测泪囊瘘、肿物和泪道结石中特别有用。将不透射线的染料注射到下泪小管中，并在注射后 15 min 和 30 min 时连续摄片。该检查在儿科人群中使用有一定的限制。首先，大多数儿童必须在全身麻醉下进行这项检查；其次，在检查期间患者需暴露于相当数量的辐射（估计为 3000 mrad）；再次，该检查所针对的特异性疾病在儿科人群中大多是罕见的。

泪道核素显影

泪道核素显影（dacryoscintigraphy，DSG）是另一种放射学检查，提供泪液流出的定性图像。将 10 μl 含有 100 微居里的锝 -99 m 高锝酸盐滴入两眼。随后 20 min 内每分钟拍摄 4 次图像。该检查通常可以在清醒时执行，辐射暴露远远小于 DCG（4 ～ 14 mrad）。也可以通过患者在检查时做的各种动作（如强有力地眨眼）来辨别是解剖性还是功能性梗阻。

先天性泪器异常

泪腺缺失是罕见的情况，可能表现为因为干燥而导致结膜和角膜的慢性刺激，并因此对症治疗。计算机断层扫描显示未见可辨识的泪腺[2]。无泪症也可能与其他发育异常的情况相关（例如无眼球或隐眼），或者可能是常染色体显性或隐性遗传。

"鳄鱼泪"或反常性味泪反射是指在咀嚼时单眼流泪。这可为先天性缺陷，通常与同侧 Duane 综合征或外直肌麻痹有关。更为常见的是后天获得性病变，如面神经麻痹（创伤或手术后）。

睑叶泪腺可能发生脱垂，常可在上结膜穹窿的颞侧球结膜下看到泪腺睑叶。这是正常的组织，不需要处理，因为手术切除将会切断从泪腺眶叶来的导管并导致干眼症。

异位泪腺组织可能位于眼球表面其他部位的球结膜下。异位泪腺看起来类似于皮样瘤，只是通常不出现在皮样瘤典型的外下象限位置。异位泪腺组织表现为稍隆起、血管丰富的囊实性肿块，病理学上常将其描述为迷芽畸形，包含泪腺和其他组织。通常没有症状，可以为了诊断或美容需要行切除术。异位泪腺组织也可能长在巩膜内或眼内。

泪液分泌导管可能缺失或阻塞，导致泪腺的膨胀和囊性扩张（泪管积液）。罕见情况下，从泪腺分泌的一部分泪液经瘘管积存在睑板上方的眼睑内。开口处通常为毛发环绕，可切除并分层缝合来治疗。

泪小点发育不全的程度可以从单纯面纱样覆盖开口处到泪小点（往往累及周围的泪小管系统）完全缺失。恰当位置的泪乳头的存在通常意味着下面是有真正的开口。通常可以通过插入一个尖锐的物体（如安全探针）穿过泪小点开口处覆盖的组织，造出一个泪小点开口。随后可以用泪小点扩张器扩张开口。泪小点还可能有位置或数量上的异常。

泪小管系统有多种先天性异常。泪小管闭锁可靠近近端（毗邻泪小点）、中段或远端（毗邻或累及到泪囊开口处）。梗阻越严重，手术治疗越必要。

泪囊憩室是一种罕见的病变，表现为眼睑内眦韧带下方的肿块，可伴或不伴感染。当泪液排出系统排空时，明显的或隐约可见的肿块仍然存在。治疗包括手术切除憩室，缝合憩室形成处的泪囊壁。泪囊憩室常类似泪囊突出。

先天性泪囊瘘管是一种罕见的疾病，在 2000 名婴儿中约有 1 名发生[3]。通常是无症状的，只有当患儿并发鼻泪管阻塞（导致瘘管流泪）或引起感染时，才会被注意到。瘘管常位于内眦韧带鼻下方，连接内眦皮肤和泪总管或泪囊，内衬复层鳞状上皮。可见位于皮肤上的凹陷，但如果不经常排出物质，不会总被注意到。通常这些患者会并发鼻泪管阻塞，并出现溢泪。有时，瘘管会在到达泪道系统之前闭合，就不会出现溢泪。瘘管可以用荧光素染色来检查，如同常在探查鼻泪管通畅与否时注入荧光素染

料。冲洗后皮肤表面可见荧光素染料。可手术治疗泪囊瘘管。过去有尝试外部开口的烧灼，但似乎并不成功[4]。需完全闭合和切除瘘管。如远端鼻泪管存在阻塞，可同时放置硅胶管。

泪囊突出

泪囊突出（有时称为羊水囊肿、泪囊黏液囊肿或泪囊膨出）通常在出生时或出生后早期出现。内眦角下方可见蓝色的肿物（图 16.1）。鼻泪管近端和末端，即 Rosenmuller 瓣膜（在泪总管进入泪囊的水平）和 Hasner 瓣膜（在鼻泪管进入下鼻道的水平），同时阻塞引起泪囊突出。入口和出口的堵塞导致黏液的滞留，从而继发感染。在感染的情况下，泪囊表面的皮肤发红。Schnall 与 Christian[5] 发现，21 例患者中有 4 例（19%）的泪囊突出有感染的迹象，其中 3 例在出现泪囊突出时就有感染。Becker[6] 发现继发感染的比例更高，29 例患者中 21 例（72.4%）发展为泪囊炎和（或）蜂窝组织炎。泪囊突出也可能表现出向鼻腔内延伸，造成新生儿呼吸窘迫。Paysse 等[7] 发现，30 例患者中有 23 例

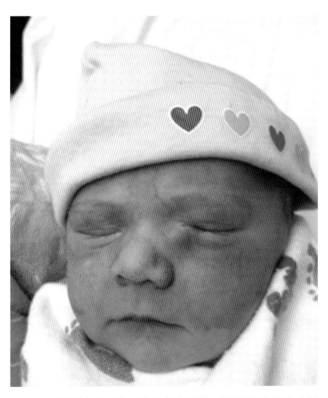

图 16.1　泪囊突出（有时称为羊水囊肿、泪囊黏液囊肿或泪囊膨出）通常在出生时或出生后早期出现。内眦角下方可见蓝色的肿物

（77%）泪囊突出并发鼻腔黏液囊肿，有 7 例伴呼吸窘迫。泪囊突出通常是临床诊断。如上所述，通常在内眦韧带下方有蓝色突起。这种病变的鉴别诊断包括脑膜膨出（通常位于内眦韧带上方）、皮样囊肿或血管瘤。通常不需要影像学检查。MRI 可以评估不典型病变区域[8]。存在不典型病变的提示包括内眦韧带上方的凸起、眶距过宽、搏动，以及其他已知的中枢神经系统异常表现[7]。也可用超声对泪囊突出进行产前诊断[9]。用鼻镜或鼻内镜检查鼻腔可发现鼻黏液囊肿的存在。泪囊突出通常会伴有泪囊炎和（或）蜂窝组织炎。Wong 和 Vanderveen[10] 发现，46 例泪囊突出患者中有 30 例（65%）出现泪囊炎或蜂窝组织炎。对泪囊突出的治疗有不同意见。目前保守的措施包括指压按摩泪囊以引流液体使泪囊减压。偶见泪囊突出可以通过泪小管系统减压，但鼻泪管远端 Hasner 瓣膜仍保持封闭[6]。Schnall 与 Christian[5] 在一项前瞻性研究中发现，21 例患者中有 16 例（76%）经保守治疗，包括给予抗生素［如果存在感染，局部和（或）全身使用］、指压按摩和热敷而痊愈。此外 4 例发现泪囊突出时即有感染或随后出现感染的病例经保守治疗痊愈。所有的泪囊突出在 1 周内痊愈，因此他们建议这些患者在鼻泪管探通术前应先保守治疗 1 周。然而，Becker[6] 发现，7 例（100%）继发感染前行鼻泪管探通术的患者均治愈，而伴泪囊炎或蜂窝组织炎的 19 例中仅有 10 例（53%）在鼻泪管探通后治愈。他主张早期探通，以期在囊壁增厚及混浊脓液导致的早期关闭出现之前打通管道系统。Wong 和 Vanderveen[10] 指出，46 只眼（78%）需要手术干预泪囊突出，而只有 10 只眼（22%）采用非手术保守措施能解决病变。探通可以在诊室或在手术室内进行。Wong 和 Vanderveen[10] 指出，在不伴鼻腔囊肿的情况下，诊室和手术室探通都有 100% 的成功率。有感染性泪囊炎时，应延迟探通，以减少产生假道的风险。这个时候给予全身抗生素也可能让泪囊突出痊愈。如果初次探通失败，再次探查可以用 / 不用硅胶管插管、球囊泪囊成形术，或者可以进行鼻内囊肿的造口术[6]。

流泪儿童的评估和处理

在评估流泪儿童时，必须排除其他病因，如角膜疾病、先天性青光眼或感染。应将单纯流泪、流泪伴分泌物、间歇性流泪与分泌物加以区分。诊室评估包括睑缘的检查以明确泪小点的存在和通畅，并进行眼前段检查以查找其他导致流泪的病因。须对内眦区进行检查，以发现相关病变，如内侧脑膨出、泪囊突出或瘘管。对泪囊进行指压可以发现反流。可实施染料排出试验，5 min 后观察到染料排出延迟或双眼不对称，可证明有部分梗阻。Jones 染色试验在诊室内很难对儿科患者准确地实施，因为患儿会抵制在鼻内插入棉签，而且在年幼患儿中冲洗泪囊一般不能安全地进行。

先天性鼻泪管阻塞

大约 6% 的新生儿有鼻泪管阻塞[11]。当进行胎儿尸体解剖时，比例高达 75%。大多数新生儿会出现受累眼流泪和（或）流脓。根据梗阻情况，症状可能表现为流泪多于流脓或正好相反。指压按摩时黏液脓性分泌物有时可以从泪囊经泪小点流出。在寒冷、吹风或当儿童患上呼吸道感染时症状会更严重。病变可能是单侧也可能是双侧。通常没有结膜充血，这有别于典型的结膜炎。最常见的病因是 Hasner 瓣膜开放障碍。早产儿鼻泪管阻塞率较高。然而由于在足月之前不分泌眼泪，早产儿往往并不出现溢泪症状。鼻泪管阻塞是临床诊断。必须排除其他不太常见的流泪原因。最重要的鉴别诊断是婴儿型青光眼。升高的眼内压可导致角膜上皮水肿和破裂，导致流泪。与婴儿型青光眼相关的其他体征和症状包括大角膜直径、视杯变大、畏光和增加的轴长导致近视。溢泪合并任何以上体征或症状均应该考虑婴儿型青光眼的诊断。婴幼儿泪溢的其他原因包括角膜炎、异物和泪小点发育不全。治疗鼻泪管阻塞首选保守疗法。Peterson 和 Robb[12] 对鼻泪管阻塞的自然病史进行评估，发现 50 例患儿中有 44 例（88%）采用保守治疗而自发消退。一项由儿童眼病研究小组（Pediatric Eye Disease Investigator Group）最近进行的研究发现，在 6 个月至小于 10 个月的患儿中，有 66% 的患儿自发消退。保守治疗通常包括鼻泪管按摩、热敷和继发感染后的抗生素治疗。Crigler 在 1923 年[13] 描述了泪囊按摩法，试图增加囊内压以冲破远端隔膜来使远端鼻泪管通畅。这仍然是现代鼻泪管按摩的首选方法。手术干预包括将弹性金属探针探入鼻泪管，以将其打开。梗阻部位可位于泪道的任何地方，最常见的梗阻位于 Hasner 瓣膜处。逐渐增粗的探针依次探入鼻泪管中，使开口增大，从而使失败率降至最低。探通后冲洗可以用来评估鼻泪管通畅情况。使用荧光素染色的平衡盐溶液冲洗并通过鼻腔抽吸回收液体。但必须记住，该试验并不模拟生理性的泪液引流，而且冲洗显示畅通的系统并不一定持续通畅。关于实施外科干预的最佳时机，各家观点不一。一些人认为早期干预将有更高的成功率，探通可以在诊室进行，不需要全身麻醉；另一些人则认为手术干预应尽可能延后，以期最大程度的自愈。传统上，人们认为年龄越大的患儿在探通时成功率越低。Katowitz 和 Welsh[14] 发现，1 岁以后的成功率降低。因此 1 岁被认为是初次手术的合理时机。多项研究表明，初次探通成功率为 90% ～ 95%。如果初次探通失败，必须决定是否进行二次探通或采用其他补充手段。球囊扩张术和硅胶管置管术是二次手术的两种主要的手术方式。球囊扩张术是将内部有弹性导丝的气囊导管插入鼻泪管，并将导管的膨胀头加预定压力并维持预定时间。球囊扩张术作为初次手术的成功率高达 94%[15]，但增加的额外费用可能妨碍其常规用于鼻泪管阻塞。球囊扩张术可用在其他方式失败的顽固案例中。鼻泪管硅胶管置管术可作为二次或初次的手术方法。鼻泪管硅胶管置管术有单路置管术和双路置管术。双路法的硅胶管两末端各有一个弹性金属探针。每个末端单独从上或下泪小点导入，并从鼻腔取出。管末端打结以防止过早滑脱，并用缝线缝合固定在鼻前庭。硅胶管保留时间长短不同（医生决定），然后在全身麻醉下拆除。该方式的缺点包括：硅胶管过紧导致泪小点 / 泪小管撕裂的可能、从下鼻道取管时对鼻黏膜损伤的可能。另一种方法是单路置管术。这是一个在近端处有一个特殊的"脚踏板"结构的单纯硅胶管，置管后"脚踏板"位于泪小点上。单路置管术的优点是没有硅胶管过紧导致泪小管损伤的风险，而且因为该硅胶管不是固定在鼻子里，可以在诊室取出。这减少了再次手术需全身麻醉的必要性。单路置管术置管时的创伤也少。该方法的两个主要缺点包括早期的硅胶管意外滑脱和角膜擦伤。在 Engel 等[16] 的一项大样本研究中，685 例中有 116 例（14.9%）硅胶管过早滑脱。但在那些硅胶管过早滑脱的患儿中，复发率与在诊室拔管的患儿的相比没有差别。角膜擦伤的发

生率也仅为 2%，被认为是继发于脚踏板对角膜的摩擦。Engel 等[16] 观察发现，在月龄 12 ～ 18 个月的患儿中首选单路置管术治疗鼻泪管阻塞的成功率为 97.3%，18 ～ 24 个月的患儿成功率为 97.5%。这表明，采取单路置管术作为初次治疗可以延迟到 24 月龄。取出硅胶管的最理想时间还未知。大部分取出硅胶管的时间是术后 3 ～ 6 个月。比较这些二次手术的困难在于，除了其他步骤外，其本质上都包含鼻泪管探通。当这些手术失败，就可能需要行泪囊鼻腔吻合术（dacryocystorhinostomy，DCR）。内镜 DCR 甚至在儿童中也有很高的成功率[17]，并可避免外部瘢痕。用 20G 导光纤维确定泪囊在鼻腔的开口部位，鼻内镜辅助下创建一个新的开口或扩大原有开口，随后置入硅胶管。内镜 DCR 在复发病例中很少成功。外部 DCR 仍然是金标准，内眦角鼻侧做一个切口暴露泪囊，并直接将泪囊与鼻腔连接。如果泪小点和泪小管先天缺失，可能需要行结膜 DCR。Jones 术是在内眦区放置玻璃管，使其穿过泪囊窝，通过 DCR 型切口入鼻。一旦通道上皮化，用聚乙烯管置换玻璃管。然而实际上，这种方法在幼童中的护理和留管是很困难的。

获得性鼻泪管阻塞

鼻泪管集液系统通常分为上部系统（包括泪小点和泪小管系统）和下部系统（鼻泪管）。在儿童中，上部系统的获得性病变比先天性异常要少得多。但获得性病变也可能发生。最常见的泪小点狭窄可由感染单纯疱疹病毒和水痘带状疱疹病毒等传染性疾病发展而来。过敏性鼻炎急性发作时局部水肿和炎症可引起泪道系统间歇性梗阻。泪囊恶性肿瘤在儿童中极为罕见，可表现为功能性阻塞伴血泪。下部系统的获得性阻塞的最常见原因是外伤，可能涉及面中部 LeFort 骨折。

泪液生成减少

虽然不像泪溢一样普遍，但还是有些儿童少泪。基础泪液分泌几乎都是出生时就存在的，而反射性泪液分泌可能是从出生到生后几个月中的任何时间开始的[11]。通常，父母只是注意到哭泣时没有眼

泪，并怀疑有问题。儿童可出现眼部刺激症状，有异物感、结膜充血、畏光或角膜瘢痕。

父母可能会主诉没有反射性流泪，即当婴儿在哭时，一眼或双眼没有眼泪。通常这样的患儿表现出正常的基础泪液分泌，但必须检查眼表，以确保足够的润滑存在。副泪腺的基础分泌提供了足够的泪膜，因此不会因缺乏反射性流泪而导致眼部刺激症状。不必进行研究或治疗。

先天性或出生后早期发现的眼泪产生缺乏症可能是系统性疾病的结果，如 Riley-Day 综合征（家族性自主神经异常）和 Allgrove 综合征（无泪、贲门失弛缓症和肾上腺皮质激素不全三联征）[18]。药物可能导致眼泪生成减少。在儿童中治疗过敏性鼻炎的抗组胺药，由于其抗胆碱能的副作用而继发泪液生成减少。青少年人群中泪液减少的常见原因是使用了异维 A 酸。对于主诉没有眼泪的患儿，角膜表面的检查至关重要。荧光素染色可以帮助评估角膜的状态。点状上皮侵蚀、片状上皮缺损或角膜瘢痕都可以存在。泪湖变小。眼睑边缘可能

有睑缘炎的表现，出现眼睑边缘红斑、毛细血管扩张或鳞屑。原发或继发于其他风湿性疾病（如系统性红斑狼疮）的 Sjogren 综合征罕见。缺乏主泪腺非常罕见[19]。

治疗的目的是保持角膜上皮的完整性。大量使用液态、凝胶剂型或软膏剂型的人工泪液可以提供足够的保护。如果使用人工泪液无效，可能需要临时或永久性泪小点封堵。免疫调节药物，如 0.05% 环孢素，对特别严重的病例可能是有用的。如果存在睑缘炎，可以热敷、眼睑清洗，必要时使用抗生素治疗。口服抗生素（如红霉素或四环素）可能对慢性睑缘炎的治疗有用。8 岁以下儿童应避免四环素及其衍生物，以避免牙齿变色的风险。Riley-Day 综合征患者还会有角膜知觉减退，从而导致毁灭性的眼部并发症。睑缘缝合术可用于泪液生成减少合并角膜知觉不良病例。

（董凌燕　译　亢晓丽　审校）

参考文献

1. Jones LT. An anatomical approach to problems of the eyelids and lacrimal apparatus. *Arch Ophthalmol* 1961;66:111–124.
2. Keith CG, Boldt DW. Congenital absence of the lacrimal gland. *Am J Ophthalmol* 1986;102(6):800–801.
3. Tien AM, Tien DR. Bilateral congenital lacrimal sac fistulae in a patient with ectrodactyly-ectodermal dysplasia-clefting syndrome. *J AAPOS* 2006;10(6):577–578.
4. Birchansky LD, Nerad JA, Kersten RC, Kulwin DR. Management of congenital lacrimal sac fistula. *Arch Ophthalmol* 1990;108(3):388–390.
5. Schnall BM, Christian CJ. Conservative treatment of congenital dacryocele. *J Pediatr Ophthalmol Strabismus* 1996;33(5):219–222.
6. Becker BB. The treatment of congenital dacryocystocele. *Am J Ophthalmol* 2006;142(5):835–838.
7. Paysse EA, Coats DK, Bernstein JM, Go C, De jong AL. Management and complications of congenital dacryocele with concurrent intranasal mucocele. *J AAPOS* 2000;4(1):46–53.
8. Farrer RS, Mohammed TL, Hahn FJ. MRI of childhood dacryocystocele. *Neuroradiology* 2003;45(4):259–261.
9. D'addario V, Pinto V, Anfossi A, Del bianco A, Cantatore F. Antenatal sonographic diagnosis of dacryocystocele. *Acta Ophthalmol Scand* 2001;79(3):330–331.
10. Wong RK, Vanderveen DK. Presentation and management of congenital dacryocystocele. *Pediatrics* 2008;122(5):e1108–e1112.
11. Robb R. Tearing abnormalities. In: Isenberg S, ed. *The eye in infancy*, 2nd Ed. St. Louis, MO: Mosby, 1994:248–253.
12. Petersen RA, Robb RM. The natural course of congenital obstruction of the nasolacrimal duct. *J Pediatr Ophthalmol Strabismus* 15(4):246–250.
13. Crigler LW. The treatment of congenital dacryocystitis. JAMA 1923;81(1):23–24. doi:10.1001/jama.1923.02650010027009
14. Katowitz JA, Welsh MG. Timing of initial probing and irrigation in congenital nasolacrimal duct obstruction. *Ophthalmology* 1987;94(6):698–705.
15. Becker BB, Berry FD, Koller H. Balloon catheter dilatation for treatment of congenital nasolacrimal duct obstruction. *Am J Ophthalmol* 1996;121(3):304–309.
16. Engel JM, Hichie-Schmidt C, Khammar A, Ostfeld BM, Vyas A, Ticho BH. Monocanalicular silastic intubation for the initial correction of congenital nasolacrimal duct obstruction. *J AAPOS* 2007;11(2):183–186.
17. VanderVeen DK, Jones DT, Tan H, et al. Endoscopic dacryocystorhinostomy in children. *J AAPOS* 2001;5(3)143–147.
18. Brooks BP, Kleta R, Caruso RC, Stuart C, Ludlow J, Stratakis CA. Triple-A syndrome with prominent ophthalmic features and a novel mutation in the AAAS gene: a case report. *BMC Ophthalmol* 2004;4:7.
19. Kim SH, Hwang S, Kweon S, Kim TK, Oh J. Two cases of lacrimal gland agenesis in the same family—clinicoradiologic findings and management. *Can J Ophthalmol* 2005;40(4):502–505.

第17章

儿童眼睑疾病

Forrest J. Ellis

眼睑发育

眼睑的发育与眼球的发育密切相关[1]。在孕期的前4周，前脑的边缘伸出一个突起，称为视泡。视泡内陷，形成视杯。位于表面的外胚层形成晶状体板，其分离并向内移行，形成眼球的晶状体。视杯顶部的外胚层发育成为角膜。随着进一步发育，在孕期第6周，表层外胚层及其下方的间充质形成皱褶。这两层皱褶将形成上、下眼睑。这些皱褶朝着彼此方向生长，在孕期第8～10周时形成融合的上下眼睑。眼睑融合一直维持至近孕期6个月时，此时上、下眼睑分开。眼睑除了原发性发育异常，眼睑和眼球的发育还受到面部发育异常或缺陷的影响。眼眶的异常发育也会导致继发性眼睑发育异常。

眼睑解剖

上睑

上睑缘从内眦到外眦形成一个弯曲的弓形，遮盖角膜上方1～2 mm。上睑缘最高点位于角膜中央往鼻侧约1 mm。上睑提肌腱膜外层丝状物附着于皮肤，形成上睑皱褶[2]。上睑皱褶缺失可见于上睑提肌发育异常，如先天性上睑下垂。但对亚洲人来说，眼睑位置较低，上睑皱褶不明显是正常的。此外，上睑提肌腱膜开裂可形成异常的上睑皱褶。

成人的上睑板垂直高度约10 mm，儿童则成比例地较短些。睑板由致密的纤维组织构成。睑板的内、外角通过眦韧带与眶缘紧密相连。内眦韧带与泪前嵴、泪后嵴以及泪囊的筋膜相连。睑板的外侧通过外眦韧带连接于外侧眶缘内部的Whitnall结节。

外眦韧带通常与内眦韧带平齐或略高于内眦韧带。外表面可有皮肤覆盖内眦角并潜在遮挡内眦韧带。这部分额外的皮肤皱褶称为内眦赘皮。

睑板表面的上睑解剖结构由眼轮匝肌及覆盖其上的皮肤组成。睑板前眼轮匝肌附着在睑板下方。结膜亦紧紧附着在睑板后方。在睑板上方，皮肤覆盖眶隔前轮匝肌。眶隔前轮匝肌下方为眶隔，它是眶前部、后部及眶脂肪的分隔标志。眶隔是眼部重要的解剖结构。在高加索人的上睑，眶隔与上睑提肌腱膜在睑板上缘，距上睑缘约10 mm处融合。而在亚洲人的上睑，眶隔融入上睑提肌的位置较低，导致眶脂肪及眼睑皱褶的位置偏下[3]。后部上睑提肌腱膜的后方为在其下走行的Müller肌。

下睑

下睑边缘通常横过下方角巩膜缘。下睑的解剖特征与上睑类似[4]，但下睑板最大的垂直高度仅5 mm。睑囊筋膜自下直肌发出。睑囊筋膜类似上睑提肌腱膜，但发育较弱于上睑提肌腱膜。该层筋膜插入下睑板，起收缩和稳定下睑的作用。下方眶隔直接融入睑板。

上睑提肌和Müller肌

上睑提肌起自蝶骨小翼。从后向前沿眶上壁走行。在眶上缘内侧穿过Whitnall结节并与其融合。这种附着支撑上睑提肌及筋膜。上睑提肌自此转向下方后成为纤维性组织。上睑提肌腱膜水平呈扇形走行，通过鼻侧角和颞侧角，分别附着于鼻侧和颞侧骨膜。上睑提肌腱膜大部分穿过并融入上睑板前表面。小束上睑提肌腱膜向前方附着于上睑皮肤，形成眼睑皱褶。

Müller 肌复合体起自上睑提肌后方，沿上睑提肌腱膜后表面走行，止于睑板上部边缘。

眼睑神经支配

第 Ⅶ 对脑神经（面神经）分为六支，支配面部肌肉群。面神经的颞侧分支支配眼轮匝肌、额肌、睫状肌和皱眉肌。第 Ⅲ 对脑神经上支支配上睑提肌。Müller 肌由交感神经支配。眼部交感神经阻断可造成上睑下垂、瞳孔缩小和无汗，此三联征称为 Horner 综合征[5]。

眼睑的血管

眼睑的血供丰富且吻合支多。眼动脉发出眶上、滑车上、泪腺和鼻背动脉分支，供应眼睑、前额和眶。鼻背动脉和泪腺动脉在上睑相互吻合，形成睑缘动脉弓，位于眼轮匝肌和睑板之间上睑缘上方 2 mm 处。在上睑提肌腱膜与 Müller 肌之间的睑板上方存在浅层动脉弓。下睑也存在类似的动脉弓的解剖分布。眼睑中还存在丰富的静脉回流系统，由于血供丰富，罕见眼睑的缺血坏死。

眼睑疾病

无眼球或小眼球

视泡发育缺失导致的真性无眼球非常罕见。眼眶的切片组织学检查发现大多数的临床无眼球可能是严重的小眼球。小眼球包括一系列眼球发育异常，从可辨认的眼球结构几乎完全缺如到具有正常结构的小眼球均可见到。25% 的无眼球或小眼球患者伴有遗传相关的综合征[6-7]。由于眼睑及眼眶的发育依赖于下方眼球的发育，小眼球常合并眼眶发育异常或眶骨发育偏小。眼睑畸形同时睑裂水平长度缩短。主要的治疗方法包括植入一系列假体扩大结膜穹窿部。严重的患者可采用真皮脂肪组织植入、眼眶植入物以及眼眶扩张器来扩大眼眶容积[8]。软组织生长一般与骨组织生长平行。应用这些不同的技术常可获得满意的美容效果。

隐眼

由眼睑皱褶发育缺失导致的隐眼是一种极其罕见的情况。隐眼最具有意义的特征之一是眉发育异常，导致发际线和眉毛融合。这不同于发育时眼睑皱褶的异常分离。正常眼睑皱褶未发育导致下方的角膜和结膜无法正常形成。眼前节严重畸形，有时伴有眼后节发育紊乱。如果企图分开眼睑，则需行角膜移植术闭合眼前节缺损以及黏膜移植术再造结膜穹窿部[9]。术前可通过视网膜电流图、视觉诱发电位、影像学检查及超声检查来评估隐藏的眼球的结构及功能。重建手术是为了美容，偶尔能获得有效视力。若存在并指（趾）、喉与泌尿生殖系畸形、颅面畸形、口面裂、精神发育迟缓及肌肉骨骼系统发育异常，则称为 Fraser 综合征[10]。

先天性眼睑缺损

先天性缺损如累及睑缘，则称为眼睑缺损（图 17.1）。眼睑缺损可发生于上睑或下睑，从小的睑缺损到几乎完全性眼睑缺损均可见。典型的眼睑缺损好发于上睑鼻侧，大范围的眼睑缺损可导致角膜暴露和溃疡。

眼睑缺损有多种病因。外胚层与中胚层异常移行可导致眼睑边缘发育异常。也可为发育中某些机械性因素导致，如羊膜带或颜面裂（图 17.2）。眼睑缺损还可见于其他异常，如皮样瘤、唇裂、小眼球及眼球缺损。上睑缺损常见于 Goldenhar 综合征。

上睑缺损的治疗原则是维护眼睑对眼表的润滑

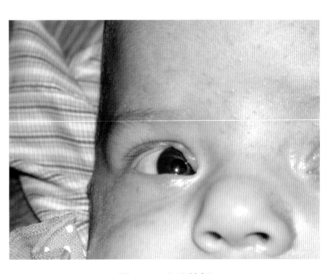

图 17.1　上睑缺损

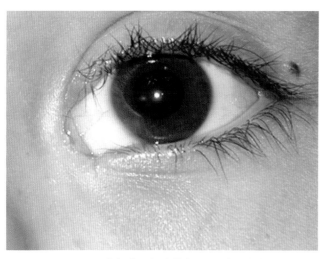

图 17.2　下睑内侧先天性小缺损，导致泪小管闭锁

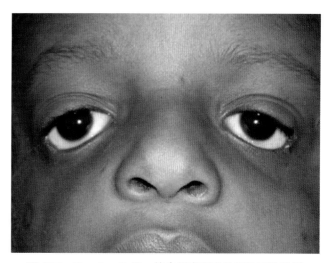

图 17.3　Treacher Collins 综合征表现出的假性下睑缺损

和保护眼表。若能保护角膜表面，则不需要立即手术。对于巨大的眼睑缺损，行闭合术前需给予更多的润滑剂，甚至完全遮盖。对于较小的眼睑缺损，手术修复可以等待出生半年组织发育较好后进行。对小于 25% 眼睑水平宽度的缺损，切开缺损直接缝合即可。将缺损的边缘切开呈五边形缺损，用可吸收缝线三针间断缝合睑板。睑缘由前至后穿过灰线缝合。皮肤也行类似的间断缝合。对超过 40% 的眼睑缺损，可通过内、外眦切开及眼睑转位完成修复。更大的眼睑缺损需行游离睑结膜瓣移植术。眼睑缝合式（如 Hughes 术式）因为遮挡视线，应避免用于儿童，以免形成遮盖性弱视。大多数引起角膜暴露的缺损位于上睑，可行外眦切开，以及如前所述的眼睑鼻侧转位。如有必要，可行颞侧睑板结膜连结术，注意避免遮挡视轴。

假性眼睑缺损

假性下睑缺损常见于颅面骨发育异常（Treacher Collins 综合征）（图 17.3 和 17.4）。假性下睑缺损中，睑缘发育完整，但侧面的颜面裂使下睑向外下移位。Treacher Collins 综合征由第一鳃弓异常发育引起。眼部表现包括小眼球、虹膜缺损及泪小点缺损。上颌骨及颧骨发育不全常伴有反先天性愚型样面容及睑裂特点。同时还合并外耳畸形和听力缺失。因同时存在垂直和水平方向的眼睑组织缺损，单纯软组织固定及外眦韧带提高不能有效改善颞侧眼睑向下移位。因此需将上睑皮瓣转位至下睑，联合外眦韧带重新缝合。

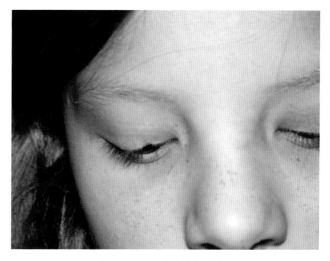

图 17.4　上睑小范围缺损

睑缘粘连

睑缘粘连是胚胎发育时中胚层组织异常移行或分离失败所致。丝状睑缘粘连可独立发病，可见上、下眼睑之间细丝状粘连，也可见于 18 号染色体三体或其他常染色体异常[11-12]。另外，睑缘粘连也可能是 Hey-Well 综合征的一部分。该综合征特点为先天性外胚层发育不全、脱发、头皮感染、指甲营养不良、牙发育不良、睑缘粘连及唇裂和（或）腭裂[13]。睑缘粘连的治疗方法为手术。须分开眼睑之间的连接带，重建睑缘。图 17.5 为新生儿睑缘粘连。

双行睫

双行睫的发生与睑板腺化生引起纤细睫毛形成有关。尽管睫毛可引起角膜浅层刺激和磨损，双行睫却常无自觉症状。此外，双行睫可发生于慢性眼睑炎症患者，如睑缘炎、沙眼和 Steven-Johnson 综合征（图 17.6）。

倒睫

倒睫是指位置正常但方向错误的后天性睫毛异常。慢性眼睑炎症是倒睫最常见的病因。

如果角膜表面无任何异常，倒睫可以不必治疗。电解或睑缘切开可用于移除睫毛毛囊[14]。此外，直接切开毛囊也是可行的。

先天性睑外翻

先天性睑外翻很少单独发病。下睑受累常为先天性小睑裂综合征或 Treacher Collins 综合征（颌面骨发育不全综合征）的一部分。先天性睑外翻可见于新生儿红皮病（火棉胶婴儿）[15]。如果是继发于

皮肤和眼轮匝肌垂直肌力不足，则除了拉紧眼睑外侧，还需行全层皮肤或皮瓣转移。

先天性睑内翻及眼睑赘皮

眼睑赘皮是指睑板前下睑皮肤及眼轮匝肌形成的额外皱褶，可使下睑缘及睫毛向内翻转（图 17.7）。眼睑赘皮多见于亚洲人。内眦赘皮向下牵拉皮肤，但睑缘外观正常。内眦赘皮具有自限性的特点，可随面部发育自行消退。若无角膜损伤，大多数患儿无症状，无角膜损伤。如果持续角膜刺激引起角膜表面损伤，则需切除一束椭圆形的下睑皮肤及眼轮匝肌。皮肤切除过多可造成下睑回缩，因此要应尽量少地切除皮肤。

先天性下睑内翻是由眶隔前眼轮匝肌横于睑板前轮匝肌表面引起（图 17.8）。此外，下睑缩肌张力减弱，引起真正意义上的下睑向内翻卷。手术矫正

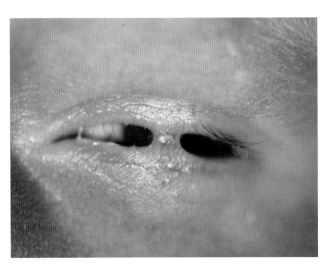

图 17.5　新生儿睑缘粘连

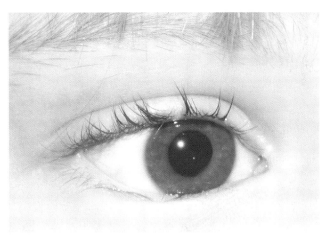

图 17.7　眼睑赘皮，一般可自愈

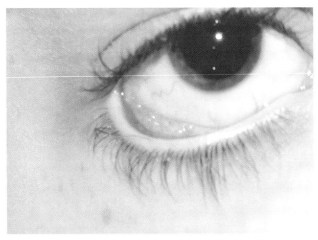

图 17.6　后天性双行睫，睫毛位于睑板腺开口

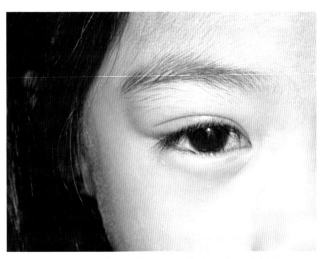

图 17.8　眼睑内卷引起的下睑内翻，需要手术矫正

需将下睑缩肌重新附着于睑板下缘，降低水平方向的下睑松弛，切除横跨的皮肤和眼轮匝肌。

先天性水平性睑板挛缩可导致上睑内翻，可能和先天性上睑提肌腱膜断裂有关。重要的是 50% 的患者可发生角膜溃疡[16]。

先天性眼睑退缩

先天性眼睑退缩，尤其是下睑退缩可单独发病，也可继发于解剖结构异常，从而导致眼眶变浅和眼球突出（图 17.9）。婴儿可出现一过性上睑退缩，但持续性上方巩膜暴露而无结构异常时，则需鉴别是否有甲状腺或神经系统疾病。矫正手术可选择 Müller 肌切除和上睑提肌后退术。偶尔需行延长物移植术。

阔睑

阔睑的特征为睑裂的颞侧垂直距离增大以至于睑结膜不与眼球附着。外眦通常向下移位，从而表现为垂直向的皮肤高度缺失，治疗包括外眦成形术及下睑植皮以增加垂直高度。

内眦赘皮

内眦赘皮是内眦韧带上方的皮肤皱褶覆盖内眦韧带区域。可单独发病，也可发病于多基因异常，如 21 三体综合征和先天性小睑裂综合征。内眦赘皮通常分为四型：睫上型、反转型、眼睑型及睑板型。

睑板型内眦赘皮在大多数亚洲人中是正常的内眦结构（图 17.10）。眼睑皱褶起自上睑板，延伸至内眦部皮肤。反转型内眦赘皮可单独出现，也可发生于小睑裂综合征。其皮肤皱褶起自下睑板，向上向眉的方向延伸至内眦部皮肤。眼睑型内眦赘皮是指皮肤皱褶起自上睑板，延伸至下眶缘。睫上型内眦赘皮起自眉部，止于泪囊区。

内眦赘皮矫正术有多种，最简单的为 YV 成形术（图 17.11）。此外，还有 Mustarde[17] 和 Roveda 术式。

内眦距过宽

内眦距过宽是指内眦之间的距离过宽，其不同于眶距过宽，后者为眼眶间骨性间距增加。内眦距过宽常与内眦赘皮和小睑裂有关。若发生于内眦赘皮，治疗方法和内眦赘皮矫正术相同。严重的患者可能需行内眦成形术和（或）经鼻缝线法。

上睑下垂

儿童上睑下垂多为先天性。有时是由于先天性肌无力、先天性眼外肌纤维化、综合征相关或获得性异常，如 Müller 肌以及上睑提肌失神经支配。此外，还有一些机械性因素，如眼眶骨折后眼球相对内陷、肿瘤或创伤等。先天性上睑下垂最常见病因为上睑提肌复合体发育异常（图 17.12）。虽然典型病例多为散发，但有研究发现，家族性上睑下垂与染色体 1p 有关[18]。可能在上睑提肌发育期间，异常的神经支配导致异常的肌肉复合体发育，与先天

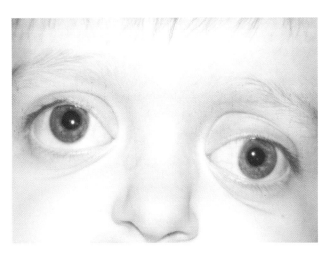

图 17.9　Pfeiffer 综合征患者，下睑回缩伴随浅眼眶及眼球突出

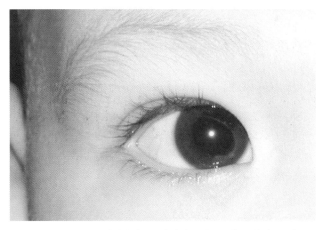

图 17.10　内眦赘皮皱褶，大多与睑板型内眦赘皮一致

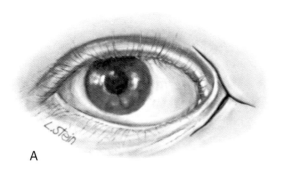

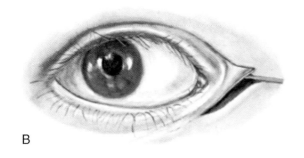

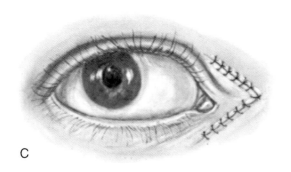

图 17.11　手术矫正内眦赘皮。**A.** 制备皮瓣切口。**B.** 潜行分离皮肤，使皮瓣的尖端可以移动。**C.** V 形缝合皮肤，拉平内眦赘皮皱褶。Y 形皮瓣交界处的皮肤向鼻侧旋转至 V 的顶点，拉平内眦赘皮

性纤维化综合征类似[19]。先天性上睑下垂可单侧或双侧发病，也可伴发上直肌无力。

　　肌源性上睑下垂也是儿童后天性上睑下垂的病因。可见于肌营养不良及重症肌无力。先天性上睑下垂的另一个特殊类型为颌动瞬目现象（图 17.13），由支配咀嚼肌的神经异常支配上睑提肌引起。下垂的眼睑可随对侧下颌运动而上抬。多于婴儿喂养时发现，他们吃奶时似乎在眨眼睛。

评估

　　对于各种不同类型的上睑下垂都应详细询问病

史。大多数先天性上睑下垂患者有疲劳后加重的情况，但上睑下垂的变化幅度不大。如果是双眼交替出现上睑下垂，或睡醒后眼睑位置正常，而疲劳后上睑下垂明显加重，则应怀疑重症肌无力的可能。评估上睑下垂患者时，应观察上睑提肌疲劳后体征。对于合作欠佳的年幼患儿，要求其持续睁眼观察上睑抗疲劳能力是不太可能的。重症肌无力的诊断包括冰敷试验、休息试验、依酚氯铵（滕喜龙）试验和新斯的明试验。独立发病的眼部重症肌无力患者，特别是儿童患者，胆碱受体抗体很少为阳性。但如果抗体阳性，可强烈提示重症肌无力的诊断[20]。滕喜龙试验阳性、单纤维肌电图异常，以及抗胆碱酯酶药物或类固醇激素药物治疗有效均可支持诊断。若高度怀疑重症肌无力，可采用溴吡斯的明或类固醇激素试验性治疗。

　　治疗单纯的先天性上睑下垂需测量第一眼位时上睑下垂的绝对值。注意固定患者的眉毛处，因为不论单侧或双侧上睑下垂患者，均经常借助额肌力量来提高眼睑位置。需测量睑缘-角膜映光点之间的距离（margin-reflex distance，MRD）。MRD 指患者眼球处于第一眼位时，角膜映光点与上睑缘之间的距离。还需测量上睑提肌力量，这在婴幼儿难以测量。先天性上睑下垂患者的上睑下垂程度与上睑提肌功能成反比。患者每次检查均应反复测量，有助于术者获得可靠的上睑下垂量以及了解上睑提肌功能。上睑提肌功能的测量方法为先用力固定患者眉弓，以限制额肌运动，然后测量眼球完全下转至完全上转时的睑缘活动量。此外需充分检查眼外肌运动情况。对于上直肌的检查，可观察 Bell 现象（用力闭眼时眼球上转）。Bell 现象正常（存在）非常重要，因为上睑下垂矫正术后眼睑闭合不全很常见。正常的 Bell 现象和上直肌功能是术后角膜得到保护的必要条件[21]。若上直肌功能减弱，设计手术量时应相对保守。年幼患儿难以进行 Schirmer 试验。术前术后检查泪膜及仔细评估任何角膜暴露的体征是必要的。除了检查泪膜，还需检查角膜知觉。神经支配异常导致的角膜知觉减退会增加先天性上睑下垂矫正术后发生暴露性角膜病变的风险。检查角膜知觉的方法很简单，用棉签末端的一丝棉花接触角膜表面。角膜知觉异常提示术者应避免手术或减少上睑下垂手术量。

　　对于合并颌动瞬目现象的上睑下垂患者，需考

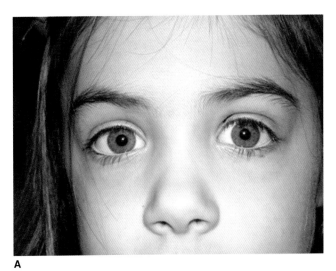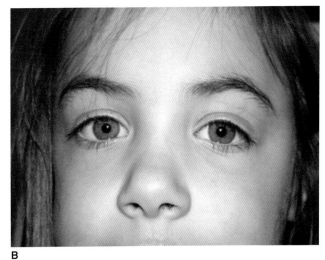

图 17.12 先天性上睑下垂。**A.** 术后当时的设计性过矫。**B.** 修复术后 3 个月

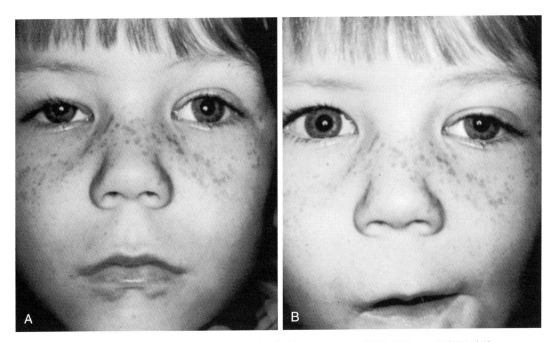

图 17.13 左侧下颌运动时出现的右侧颌动瞬目现象。**A.** 下颌运动后。**B.** 下颌运动前

虑下颌运动引起的上睑退缩量。若上睑退缩量轻微，则根据上睑下垂的程度，按标准手术量进行矫正手术。外路上睑提肌切除为常用术式。若上睑退缩量较大，应行上睑提肌切除联合额肌悬吊术。若未切除受累的上睑提肌，"眨眼"现象将持续存在。

除了测量上睑提肌功能，还需评估眼睑对去氧肾上腺素的反应，在婴儿和年幼儿童将 1 滴 2.5% 去氧肾上腺素溶液滴入下穹窿结膜，约 5 min 后测量 MRD。若眼睑上抬至接近正常位置，则矫正上睑下垂时，应加强或缩短 Müller 肌。

所有先天性上睑下垂患儿都需反复进行视力和屈光状态检查。弱视常继发于斜视、上睑下垂诱发的散光，以及视线的遮挡（少部分）[22]。下巴抬高头位可以维持周边性融合，但并不能排除弱视的存在[23]。

手术时机

大多数情况下，先天性上睑下垂的患儿在 4 ～ 5 岁时接受矫正手术。严重的上睑下垂可导致明显的上颌上抬和剥夺性弱视，则需在发现后尽快手术。不过大多数上睑下垂患儿发生弱视的主要原因为诱发性散光。若发生明显的散光，需配镜和进行弱视治疗。

手术方式

手术矫正先天性上睑下垂的方式有多种。其主要的术式为外路上睑提肌切除和额肌悬吊术。Müller 肌手术（Fasanella Servart 和 Müller 肌切除）可用于矫正轻度上睑下垂，尤其是与 Horner 综合征相关的神经源性上睑下垂。

上睑提肌手术

上睑提肌腱膜 / 肌肉缩短术适用于轻到中度上睑下垂（图 17.14）。尽管在儿童可见典型的上睑提肌裂开，但是上睑提肌肌力不足和发育不完全更为常见。在成人，上睑提肌切除 1 mm，眼睑可上抬 1 mm，但对大多数上睑下垂的儿童来说并非如此。儿童需要更大的切除量，其取决于所测量的上睑提肌的功能（表 17.1）。

手术方法为在眼睑皱褶处做切口。先分离皮肤，再分离眶隔。分离腱膜前脂肪，暴露下方上睑提肌腱膜，将其从睑板分开，将上睑提肌和 Müller 肌表面分离，暴露并分离上睑提肌腱膜。若切除量较大，则需切断腱膜的内、外角。在睑板上缘下方 3～4 mm 处，三根不可吸收缝线板层穿过睑板前表面，再穿过上睑提肌腱膜。手术为全身麻醉，因此需在术前确定切除量。在腱膜前表面先打活结，反复调整至术者对患儿眼睑的高度和轮廓感到满意后打方结，切除上睑提肌腱膜远端。上睑提肌腱膜与眼睑皮肤间断缝合，形成眼睑皱褶。缝合皮肤时，将原有的上睑提肌腱膜的线结整合在一起，或将上睑提肌腱膜处的缝线穿出皮肤，在皮肤表面重新打结。

（任小军 译 郝瑞 审校）

额肌悬吊术

额肌悬吊术适用于上睑提肌功能极差的单侧或双侧重度上睑下垂患者（图 17.15）[24]。自体阔筋膜组织可取自患儿大腿，3～4 岁之前的儿童通常没有足够的阔筋膜组织。可使用供体库中经照射的阔筋膜，但自体阔筋膜瓣的术后复发率较低。也可使用较新的不可吸收材料。这些材料包括 Mersilene 网片、Supramid 缝线及膨体聚四氟乙烯（ePTFE）。合成的 Supramid 缝线可用于暂时性抬高眼睑，但可

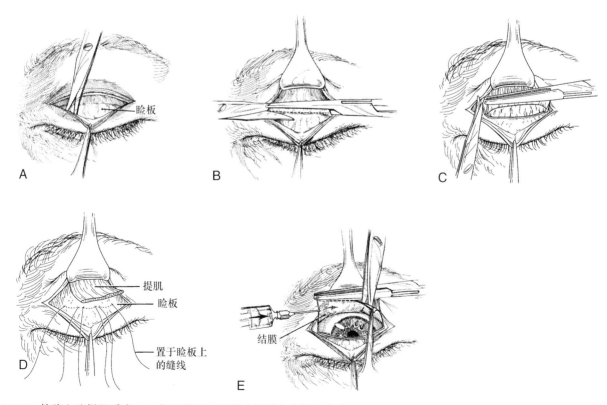

图 17.14 外路上睑提肌手术。**A.** 打开眶隔，暴露睑板及上睑提肌腱膜。**B.** 从睑板分离上睑提肌腱膜。**C.** 从 Müller 肌分离上睑提肌腱膜。**D.** 将腱膜重新缝于睑板。**E.** 完成缝合后，切除上睑提肌腱膜远端

表 17.1

基于上睑提肌功能和上睑下垂量的上睑下垂矫正手术

A. 上睑提肌功能差（4 mm），重度上睑下垂（4 mm）
　　——额肌悬吊术

B. 中等上睑提肌功能（5 ～ 7 mm），中度上睑下垂（3 mm）
　　——外路上睑提肌切除 17 ～ 20 mm

C. 中等上睑提肌功能（5 ～ 7 mm），轻度上睑下垂（2 mm）
　　——外路上睑提肌切除 12 ～ 15 mm

D. 中等上睑提肌功能（8 ～ 10 mm），轻度上睑下垂（2 mm）
　　——外路上睑提肌切除 10 ～ 12 mm

E. 上睑提肌功能良好（10 ～ 13 mm），轻度上睑下垂（2 mm）
　　——外路上睑提肌切除 6 ～ 9 mm

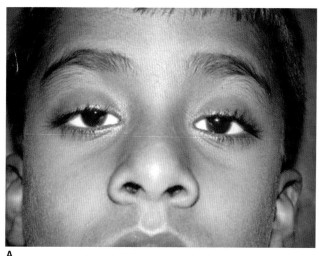

A

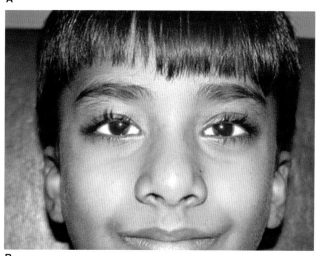

B

图 17.15　**A.** 双眼先天性上睑下垂术前外观；**B.** 应用膨体聚四氟乙烯（ePTFE）的双眼额肌悬吊术后外观

在 18 个月内导致复发性上睑下垂[25]。ePTFE 是目前商品化且为上睑下垂矫正术专门设计的条带（图 17.15）。有报道称相似材料可增加感染率[26]，但实际上若缝合眼睑皮肤切口，手术时和手术后应用抗生素，感染并不常见。

单眼严重上睑下垂的患儿需行双眼额肌悬吊术，以使双眼眼睑外观对称，特别是在向下注视的眼位（此时眼睑闭合不全最明显）。然而，若行单眼额肌悬吊术，术后出现双眼不对称时，也可再次手术矫正对侧健眼。对于双眼上睑下垂不对称、需在受累更严重一侧行额肌悬吊术的患儿，双侧额肌悬吊可能获得最好的美容效果。

双菱形式式疗效甚佳（图 17.16）。儿童的眉部是前额移动度最大的部位，既能保证充分抬高眼睑，又能很好地闭合眼睑。有些术者喜欢在前额高处的中央打结，眼睑轮廓更加优美，眼睑上抬更高。前额较低部位的固定更紧，但眼睑能动度较差。

睑板 Müller 肌术

对上睑提肌功能较好且上睑下垂程度较轻的患者，睑板 Müller 肌术疗效甚佳。术前去氧肾上腺素试验阳性提示 Müller 肌术能充分抬高上睑。睑板 Müller 肌术尤其适用于先天性或后天性 Horner 综合征相关的上睑下垂。

上睑下垂手术的并发症

上睑下垂手术的主要并发症包括欠矫、过矫及角膜暴露。其他一些并发症包括眼睑皱褶异常、睑外翻、睑内翻、球结膜脱垂、感染及出血。失明是罕见但后果极其严重的并发症。先天性上睑下垂术后欠矫多见，而过矫较少见。暴露性角膜病变后果严重，因此术后每次复查都应详细检查。每位患者都需予以润滑剂，如眼膏和人工泪液，直到角膜情况稳定。

小睑裂综合征

小睑裂综合征是一种常染色体显性遗传病，其特征性症状包括上睑下垂、逆向内眦赘皮、内眦距过宽、小睑裂（睑裂水平长度短），以及不同程度的下睑外翻（图 17.17）。这些异常分别需手术矫正，可同时手术或分期进行。

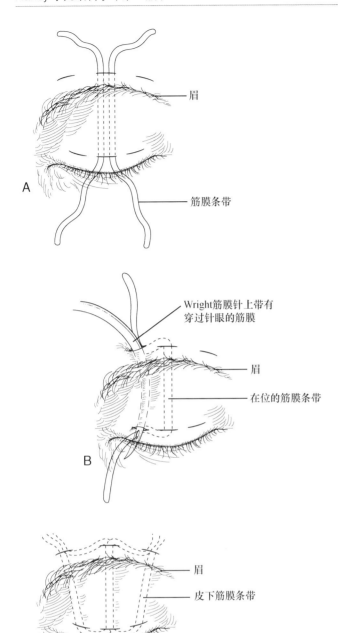

图 17.16　**A ~ C.** 额肌悬吊的双菱形术式

眼睑肿瘤

良性肿瘤

毛细血管瘤

　　毛细血管瘤是婴幼儿最常见的眼睑和眼眶肿瘤，由内皮细胞增生的异常毛细血管组成。临床上毛细血管瘤可为浅表或深部的病变。浅表病变在快速生长期呈鲜红色，按压变白；深部病变使上方皮肤呈

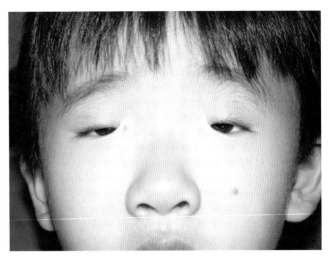

图 17.17　小睑裂综合征

现微红或紫红色（图 17.18）。毛细血管瘤在出生后几个月快速增大，多在出生后 18 个月停止生长。这种快速增长使血供相对不足，一些部位可能出现坏死或溃疡。毛细血管瘤质软，受压可变小。临床上这种肿瘤多见于女孩和早产儿。

　　大多数毛细血管瘤可完全消退，无后遗症。肿瘤退化常缓慢发生，3 ~ 7 岁时完成。在退化期，红色的肿瘤逐渐变成灰色，表层上皮缓慢转变为较正常的皮肤，但外观仍较薄，有轻微皱褶。眼睑毛细血管瘤可导致眼睑位置异常和轮廓变形（图 17.19）。

　　大的肿瘤可能会遮挡视轴，引起遮盖性弱视，但更常见的是诱发性散光引起的屈光性弱视。低至 1.5 D 的散光即可增加罹患弱视的危险[27]。常需配镜矫正及弱视治疗。

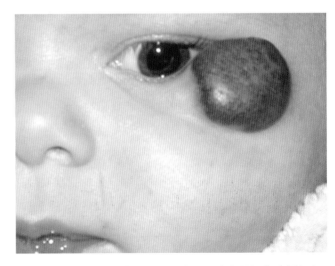

图 17.18　巨大眼球旁毛细血管瘤，最浅表的颜色为鲜红

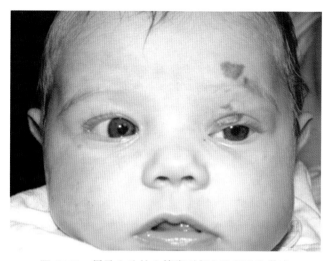

图 17.19　累及上睑的血管瘤引起上睑下垂和散光

评估

对于较大的、累及眶部的、外观不典型的毛细血管瘤，CT 或 MRI 是有价值的影像学检查。CT 扫描显示高密度的软组织影，边界不规则。用于鉴别毛细血管瘤与淋巴管瘤时，MRI 优于 CT。MRI 可显示淋巴管瘤的巧克力囊肿，而毛细血管瘤的典型影像为流动的空腔。

治疗

血管瘤有多种治疗方法。毛细血管瘤大多可自行消退，故最常见的处理方法为观察和随访。眼球旁毛细血管瘤常并发弱视和眼睑畸形，处理比较棘手，如前所述，需矫正屈光不正并正确治疗弱视。

若眼球旁毛细血管瘤体积较大引起遮盖性弱视，则需采取更为"激进"的治疗方法，抑制肿瘤生长或缩小肿瘤体积，包括口服普萘洛尔[28-29]、外用普萘洛尔[30]、瘤体内注射类固醇激素、口服类固醇激素、外用类固醇激素、浅表激光烧灼、手术切除和全身应用干扰素。一般来说，口服普萘洛尔已经取代类固醇激素成为血管瘤主要的药物治疗方法，主要是因为和类固醇激素相比，普萘洛尔并发症发生率更低且副作用更小。但有报道称，全身应用普萘洛尔治疗婴儿血管瘤可出现心动过缓、低血压、支气管痉挛、低血糖及电解质紊乱[30]。通常剂量为每天 1 ～ 2 mg/kg，分次给药，当肿瘤开始明显消退时逐渐缓慢减量。许多医生会在治疗前给患者做心电图检查。外用普萘洛尔制剂已经越来越多地应用于

浅表血管瘤的治疗[30]。

瘤体内注射类固醇激素治疗眼球旁毛细血管瘤最早由 Kushner 首次报道[31]。必要时可联合应用长效和短效类固醇激素，对瘤体的一个点或多个点进行注射。类固醇激素每次注射总量为 3 ～ 5 mg/kg[32]，4 ～ 6 周后可重复注射。若仅使用短效制剂，必要时在 2 ～ 4 周后重复注射。类固醇激素注射的并发症为眼睑坏死、皮下脂肪萎缩，以及非常罕见的视网膜中央动脉阻塞[32-33]。视网膜中央动脉阻塞这一潜在并发症发生率极低，并可通过低压力注射，减少类固醇激素颗粒反流，将其发生的可能性降至最小。此外，注射前应回抽针管，以免误入血管。其他并发症还有肾上腺抑制[34]。患儿、儿科医生及患儿父母都应警惕这一潜在并发症，并注意检测血液循环中的糖皮质激素。尽管如此，注射类固醇激素治疗毛细血管瘤引发 Addisonian 危象从未见于报道。口服类固醇激素是一些医生的首选方法，也可以是其他治疗失败后的补充治疗。口服类固醇激素的剂量为每天 1 ～ 4 mg/kg。疗程取决于肿瘤的大小及其对治疗的反应。一般持续 6 ～ 12 周，其间逐渐减量。

其他治疗方法包括局部应用"betasol propionate"，其疗效可能不如口服或瘤体内注射类固醇激素[35]。毛细血管瘤影响全身甚至危及生命时，α-干扰素也有应用。已有报道指出 α-干扰素有明显的副作用，如中性粒细胞减少症和神经毒性。

最后，对某些特定患者建议手术切除[36]。手术适应证为孤立的小肿瘤而不是弥散的大病变，尤其是那些位置靠前、非常局限的病变。毛细血管瘤与正常眼睑结构相互交织，因此手术切除时需格外注意解剖结构，以避免继发性损伤，如上睑下垂。瘤体完全或接近完全消退后，手术治疗更为常见，如手术矫正眼睑皱褶异常或上睑下垂、矫正眼睑轮廓异常或切除多余皮肤。

淋巴管瘤

淋巴管瘤是一种容易与毛细血管瘤混淆的肿瘤，但它一般不会自行消退。淋巴管瘤好发于眶内，也可表现为眼睑或结膜肿块。其由内皮细胞相衬的管道组成，内含淋巴细胞，间以血性囊肿。上呼吸道感染时瘤体增大，囊肿出血时，肿瘤增大则更为显著。淋巴管瘤治疗更为困难，完全切除几乎不可能。

二氧化碳激光有助于手术切除病变。与毛细血管瘤不同，淋巴管瘤对普萘洛尔和类固醇激素治疗不敏感。

眼球旁皮样囊肿

皮样囊肿常发生于额颧缝、额泪缝或额上颌缝上方的眼球旁区域（图 17.20），为出生后即存在的致密、光滑、无压痛的皮下肿块。皮样囊肿不与上方皮肤粘连，而常与骨紧密联结，增大缓慢。创伤后瘤体破裂可使囊肿内容物暴露于皮下组织，引起强烈的炎症反应和永久性瘢痕。CT 扫描显示边界异常清晰的病变。周围骨组织如"铸造"在囊肿周围。外侧皮样囊肿偶见部分瘤体位于眶内，部分瘤体位于眶外，呈哑铃状。若囊肿内成分可疑，需常规 CT 扫描。

治疗方法为在患儿约 1 岁时手术切除囊肿，因此后患儿自主活动增多，创伤导致囊肿破裂的风险也随之增加。手术时应注意尽可能保持囊壁完整。若囊壁破裂，术者应尽可能彻底取出囊壁及内容物。皮样物残留可引起强烈炎症反应及纤维化和瘢痕。切口可取自眼睑皱褶、眉上或眉下。

丛状神经瘤

丛状神经瘤最常见的类型为 1 型神经纤维瘤。典型的神经纤维瘤患者上睑成"S"状畸形。因为下方的结节状神经瘤，触诊眼睑时感觉像有"一袋虫子"。丛状神经瘤与正常组织交错，逐年生长。周围骨组织可出现异常，尤其是蝶骨大翼缺如或发育不全。丛状神经瘤还常引起机械性上睑下垂，并因此导致散光及弱视[37]。若出现明显的上睑下垂或诱发

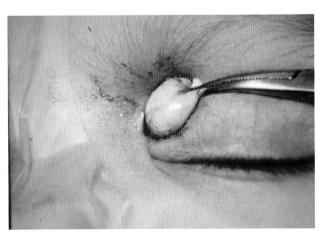

图 17.20　眼球旁皮样囊肿典型外观

性散光，需手术切除眼睑中的肿瘤组织，但后期可能会复发。

痣

痣为表皮黑色素细胞的良性增生。在儿童中痣分为先天性和后天性。因为眼睑在胚胎发育期的融合，痣可在上下睑相应部位同时出现（吻合痣）。痣的颜色和大小不一，但多为棕褐色，中心部位颜色更深（17.21）。手术目的为美容需要或预防恶变。病变较大时需要植皮、皮瓣甚至分期手术。后天性痣一般在出生后 6 个月出现，一般表现为病变区内色素沉着点（17.22）。

先天性色素沉着的一种类型是眼-皮肤黑色素细胞增多症（太田痣）。皮肤、眼表和结膜有青灰色色素沉着。受累眼的脉络膜亦有色素增多。亚洲人中较多见，当发生于白种人，则可能意味着发生脉络

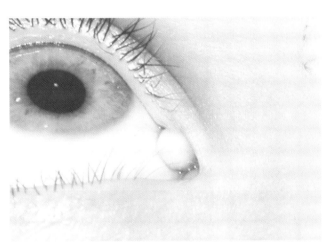

图 17.21　病理学检查已证实的上睑内侧先天性痣

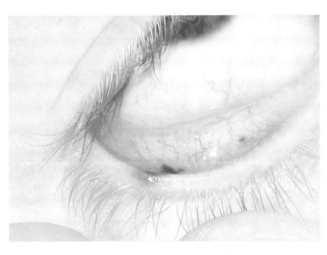

图 17.22　12 岁白人男性后天性痣。病理学检查证实为良性黑色素细胞

膜黑色素瘤的风险增高。

巨大毛发痣

巨大毛发痣为先天性、有毛发、深色的黑色素细胞痣。据报道，有 5% 恶变为黑色素瘤[38]。因此，可行预防性切除。

毛母质瘤

毛母质瘤是毛母质细胞的良性增生。常发生于儿童，表现为皮下硬结。

幼年黄色肉芽肿

幼年黄色肉芽肿（juvenile xanthogranuloma，JXG）为非朗格汉斯细胞组织细胞增生（图 17.23）。皮肤病变表现为黄-红色圆形丘疹和结节。若发生于虹

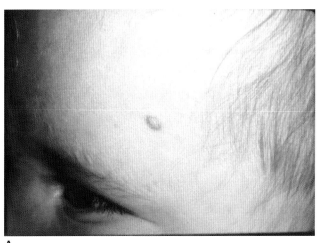

A

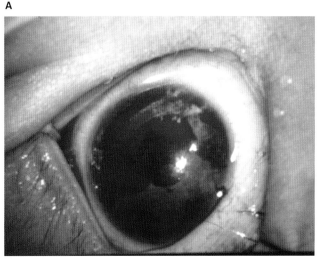

B

图 17.23　**A.** 幼年黄色肉芽肿（JXG）皮肤病变。**B.** JXG 虹膜病变相关的自发前房积血

膜，则与自发性（非创伤性）前房积血有关。可自行消退，一般无需手术治疗。虹膜病变诊断不明确时可针吸活检或前房抽吸。对反复发作的虹膜病变，可进行低剂量辐射，但并非必需。

睑板腺囊肿

睑板腺囊肿是一种常见的小儿眼睑疾病。睑板腺阻塞，导致油性腺体破裂，渗入周围软组织，形成假性囊肿。炎症反应形成眼睑红肿结节。局部治疗包括热敷及眼睑清洁。予以局部抗生素眼膏联合局部类固醇激素可减轻炎症。有时行囊肿内类固醇激素注射，应避免将类固醇激素注射于颜色较深的皮肤内，因为可能造成局部脱色素反应。对于炎症反应静止的持续性睑板腺囊肿，则需手术切开和剥除。幼儿手术一般在全身麻醉下进行。将睑板腺囊肿夹置于眼睑病变部位，翻转眼睑，用 11 ～ 15 号 Bard-Parker 刀片从睑结膜表面垂直切开睑板，注意切口不可延长至睑缘，以免形成睑缘切迹。切开假性囊肿时可见凝胶状物质溢出，用小刮匙剥除囊肿内的全部内容物；对于较大的囊肿，还需切除囊壁。

粟粒疹

粟粒疹为毛囊皮脂腺角蛋白形成的囊性聚积物。在新生儿中非常常见，通常于出生后 3 ～ 4 周内消退，无需治疗。

脓性肉芽肿

脓性肉芽肿为鲜红色丘疹或结节。小儿常见，可发生于任何部位的皮肤和黏膜表面，生长迅速，轻微外伤即可导致出血。若发生在眼球旁，多继发于眼外伤、手术或睑板腺囊肿。大的病变可单纯手术切除，烧灼基底部；小的病变局部应用类固醇激素疗效甚佳。

汗管瘤

汗管瘤是外分泌腺导管结构的良性肿瘤，为 1 ～ 3 mm 的透明小疱，常见于下睑，Down 综合征患者中发病率更高。

黄色瘤

黄色瘤为上睑近内眦处黄色丘疹或斑块状隆起，小儿罕见。小儿黄色瘤应高度怀疑脂质代谢异常。

恶性肿瘤

小儿眼睑恶性肿瘤罕见，但特定情况下亦可发生。曾有小儿眼睑发生基底细胞癌的报道，但通常与皮脂腺痣、着色性干皮病或基底细胞痣综合征相关。基底细胞癌具有光滑的珍珠样边界，毛细血管扩张。中央可坏死，边缘隆起。

基底细胞痣综合征是一种常染色体显性遗传病。除基底细胞癌，还可发生颌骨囊肿、肋骨及脊柱异常、大脑镰钙化、胼胝体发育不全、手掌和脚底小凹、卵巢纤维瘤、心脏纤维瘤以及髓母细胞瘤。其他眼部异常包括白内障、青光眼、眼组织缺损、小眼球和斜视。

鳞状细胞癌在儿童中非常罕见，一般见于着色性干皮病患者。与基底细胞癌不同，鳞状细胞癌可发生转移。着色性干皮病是一种常染色体隐性遗传病，其特征为紫外线暴露后 DNA 缺陷修复。

眼睑感染性疾病

眶隔前蜂窝织炎

眶隔前蜂窝织炎是一种常见的小儿眼睑感染性疾病，感染局限于眶隔前的皮肤及皮下组织。一般预后好，但严重者也可发生脓毒血症和脑膜炎。眶隔前蜂窝织炎可继发于上呼吸道感染、鼻窦炎或创伤。偶可见于睑腺炎，或泪囊炎扩散。当形成脓肿时，需手术引流。此外，炎症可能向眼眶及颅内扩散。若出现眼球向前突出、瞳孔变化以及眼外肌运动受限，可诊断为眶蜂窝织炎，因为单纯眶隔前蜂窝织炎不会发生以上症状。眶隔前蜂窝织炎的治疗包括抗生素及脓肿切开引流。幼儿和新生儿可予以静脉抗生素并密切观察。患者年龄较大、感染较轻时可以口服抗生素密切随访。小儿眶隔前蜂窝织炎常见病原菌为金黄色葡萄球菌、肺炎链球菌、流感嗜血杆菌及表皮葡萄球菌。如有异物，则需手术取出异物以清除感染。

坏死性筋膜炎是一种由需氧或厌氧微生物引起的感染，在软组织中迅速扩散，致死率高。患者具有全身中毒症状，如脓毒血症、器官衰竭和呼吸衰竭。治疗包括扩创术和全身应用广谱抗生素。

睑缘炎

慢性睑缘炎在儿童中较为常见，可引起慢性睑缘结膜炎、复发性睑板腺囊肿、睫毛脱落以及睑缘肥厚，还可出现继发性角膜新生血管及角膜瘢痕。睑缘腺体发生炎症，鳞屑和痂皮集于睫毛根部，状如围领。治疗包括热敷、睑板按摩、用婴儿沐浴露擦洗清洁眼睑，以及局部应用红霉素眼膏，每日3～4次。治疗持续数周。即使治疗，小儿睑缘炎亦可为慢性。并发严重的小儿角膜炎时，口服红霉素有效[39]。尽管成人口服四环素、米诺环素及多西环素治疗睑缘炎有效，但小儿应禁用以上药物，以免发生牙釉质变色。

单纯疱疹

大多数小儿首次感染单纯疱疹病毒时可无任何症状。单纯疱疹病毒原发感染的眼部症状为睑缘小疱。感染为自限性，但局部应用抗生素可预防继发性细菌感染。潜伏感染可持续终生。多种非特异性因素可刺激复发。最常见的眼部症状发生在角膜，但复发感染时可累及眼睑。单纯疱疹病毒性睑缘炎临床特征为小疱形成、破裂、溃疡，形成表面黄色痂皮。全身应用抗病毒药物阿昔洛韦有一定疗效。

带状疱疹

小儿眼部带状疱疹比较少见，但若三叉神经第一支或第二支感染，则可累及上睑或下睑。若累及第一支滑车上分支，则上睑鼻侧出现小疱；若累及鼻睫神经，则小疱向下蔓延至鼻尖，并可发生严重的角膜炎及虹睫炎。治疗包括全身应用阿昔洛韦，联合抗生素眼膏以预防继发性皮肤细菌感染。

传染性软疣

传染性软疣为痘病毒引起的异常，表现为2～4 mm 丘疹，可孤立，也可成簇。小儿传染性软疣常发生于面部、躯干和肢端，包括眼睑。发生于眼睑时，可并发慢性滤泡性结膜炎。感染为自限性，常在 6 ～ 18 个月消退。若传染性软疣并发结膜炎，则睑缘部的软疣应被切除或刮除。无症状的患儿无需治疗，若接受治疗，仅需切除或刮除病变即可。

眼睑真菌性感染

眼睑真菌性感染少见，好发于免疫抑制人群。诊断需根据临床特征、沙氏培养基培养和 10% 氢氧化钾湿片结果确立。病原菌包括放线菌、诺卡菌、白念珠菌和芽生菌。

虱病

虱感染后眼睑严重刺痒。阴虱喜寄生于眼睑。裂隙灯显微镜下查见虫卵及小蟹状成虫即可作出诊断。治疗包括改善患者个人卫生、应用温和的杀虱抗生素眼膏、用杀虱香波洗头洗澡，并采取家居清洁措施。虱病为性传播疾病，小儿发生虱病，应及时排查性虐待。

接触性皮炎

眼睑皮肤呈绉纸状，接触致敏物质后可显著肿胀。眼睑发红、刺痒。常见的致敏物有局部用眼药（如阿托品）、化妆品、指甲油、肥皂、毒葛和漆。治疗包括去除致敏物。全身应用抗组胺药和局部应用类固醇激素有助于缓解症状。

眼睑外伤

眼睑外伤的临床表现及治疗方法千变万化，但存在共同的治疗原则。接诊眼睑外伤患儿时应尽可能充分了解其受伤的性质和过程。如钝挫伤后眼周瘀斑，应详细检查眼球与眼眶结构。看上去轻微的小儿眼外伤实际上可能存在眼眶骨折和肌肉嵌顿[40]。因此，需检查眼球活动度，必要时进行适当的影像学检查[41]。需进行彻底的眼部检查，包括视网膜检查，因为受伤史与眼部检查的结果往往并不一致。

无异物、不累及睑缘的单纯眼睑皮肤裂伤可直接缝合。只有缝合皮肤伤口，才能减除皮肤的垂直张力，避免眼睑收缩和变形。出于同样的考虑，眶隔无需缝合。即使是在严重的外伤，如狗咬伤，也很少丢失眼睑组织。修复复杂的眼睑皮肤裂伤时，

一开始不能辨别明显的解剖对位，那么从能辨别的地方缝起（图 17.24）。逐步辨认其他的部位，直到最后全部对位缝合。

睑缘裂伤时，先缝合睑板，再缝合皮肤（图 17.25）。眼睑全层裂伤时，用 6-0 可吸收缝线三针间断缝合睑板，这些缝线分别预置在相应的位置，打结后获得轻度睑外翻。然后间断缝合睑缘，幼儿一般使用 7-0 铬线，线尾贴着线结剪去，因为 7-0 铬线能较快吸收，不需再次全身麻醉下拆线。睑缘缝线可能摩擦角膜，定期予以抗生素眼膏有一定的预防作用。对于能接受门诊拆线的年龄较大的患儿，可用 8-0 丝线缝合睑缘，线尾贴着线结剪去，可避免引起角膜刺激症状。或者也可将线尾留长，垂于眼睑前表面，与皮肤缝线打结固定。缝合皮肤时术者根据患者的合作程度选用可吸收或不可吸收缝线。

眼外眦韧带断裂需用永久性缝线将外眦韧带重新缝在眶外缘。合并泪小管断裂的内眦修补需行硅胶插管。若泪小管断裂，用棉签拉拢伤口，仔细检

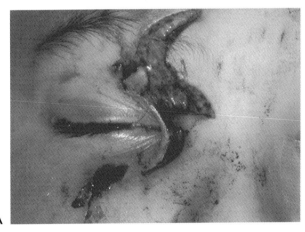

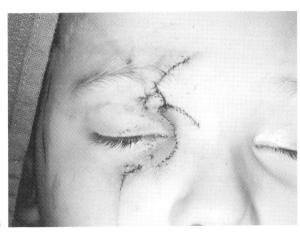

图 17.24 **A.** 复杂的内眦部眼睑裂伤。**B.** 先缝合可识别的解剖对位（即眉毛区、睫毛区及下方向上延伸至内眦部皮肤的裂伤），剩余的解剖对位也逐渐显露，泪小管及泪囊未伤及

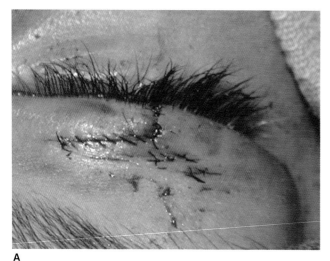

A

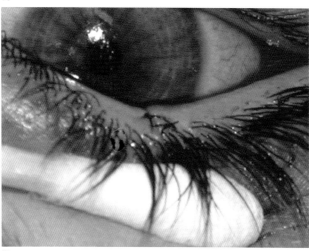

B

图 17.25　眼睑裂伤修复。**A.** Vicryl 缝线间断缝合睑板，8-0 丝线缝合皮肤。**B.** 丝线缝合睑缘并调整对齐

查可找到泪小管鼻侧断端，识别特征为反光的泪小管上皮。通常，泪小管鼻侧断端比一开始想象的更靠鼻侧、更深。寻找泪小管断端时要避免使用齿镊夹持内眦区，锋利的镊子可引起出血、撕裂组织，增加寻找泪小管断端的困难。找到泪小管断端后，插入硅胶管。Ritleng 法置入 Monoka 单泪小管支架或双泪小管插管使泪小管插管更加简易。插管成功后，用 6-0 Vicryl 缝线缝合泪小管上皮，至少两针。先预置好缝线，牵引鼻侧断端减张，将缝线打结。皮肤缝合可选择可吸收缝线或不可吸收缝线，按患儿年龄而定。单泪小管插管位于泪小管，无需鼻内缝线固定；与此类似，双泪小管插管固定于泪囊中，无需鼻内缝线固定。通常 4～6 个月后在门诊拔管。

烧伤

眼烧伤分为烧灼性化学伤和热烧伤。碱烧伤比酸烧伤更严重，因为碱可分解蛋白质，穿透组织深层；而酸可凝固蛋白质，限制其深层穿透力。烧灼性化学物质一旦接触眼睑，立即用大量水彻底冲洗，包括穹窿部，并去除所有的颗粒状物质。瘢痕可引起眼睑关闭不全、睑内翻或睑外翻。严重的瘢痕和挛缩需手术解除粘连，切除瘢痕组织，必要时行全层皮肤移植。

（谢仁艺　译　丁娟　孙春华　审校）

参考文献

1. Piest KL. Embryology and anatomy of the developing face. In: Katowitz JA, ed. *Pediatric oculoplastic surgery*. New York: Springer-Verlag, 2002:11–30.

2. Dortzbach RK, Sutula FC. Involutional blepharoptosis. A histopathological study. *Arch Ophthalmol* 1980;98:2045–2049.

3. Jeong S, Lemke BN, Dortzbach RK, et al. The Asian upper eyelid: an anatomical study with comparison to the Caucasian eyelid. *Arch Ophthalmol* 1999;117:907–912.

4. Hawes MJ, Dortzbach RK. The microscopic anatomy of the lower eyelid retractors. *Arch Ophthalmol* 1982;100:1313–1318.

5. Jeffery AR, Ellis FJ, Repka MX, et al. Pediatric Horner syndrome. *J AAPOS* 1998;2:159–167.

6. Slavotinek AM. Eye development genes and known syndromes. *Mol Genet Metab* 2011 Dec;104(4):448–456.

7. Bardakjian TM, Schneider A. The genetics of anophthalmia and microphthalmia. *Curr Opin Ophthalmol* Sep 2011;22(5):309–313.

8. Gossman MD, Mohay J, Roberts DM. Expansion of the human microphthalmic orbit. *Ophthalmology* 1999;106:2005–2009.

9. Saleh GM, Hussain B, Verity DH, Collin JR. A surgical strategy for the correction of Fraser syndrome cryptophthalmos. *Ophthalmology* Sep 2009;116(9):1707–1712.

10. Slavotinek AM, Tifft CJ. Fraser syndrome and cryptophthalmos: review of the diagnostic criteria and evidence for phenotypic modules in complex malformation syndromes. *J Med Genet* 2002;39:623–633.

11. Weiss AH, Riscile G, Kousseff BG. Ankyloblepharon filiforme adnatum. *Am J Med Genet* 1992;42:369–373.

12. Tuysuz B, Ilikkan B, Vural M, et al. Ankyloblepharon filiforme adnatum (AFA) associated with trisomy 18. *TurkJ Pediatr* 2002;44:360–362.

13. McGrath JA, Duijf PH, Doetsch V, et al. Hay-Wells syndrome is caused by heterozygous missense mutations in the SAM domain of p63. *Hum Mol Genet* 2001;10:221–229.

14. Vaughn GL, Dortzbach RK, Sires BS, et al. Eyelid splitting with excision or microhyfrecation for distichiasis. *Arch Ophthalmol* 1997;115:282–284.

15. Niemi KM, Kanerva L, Kuokkanen K, et al. Clinical, light and electron microscopic features of recessive congenital ichthyosis type I. *Br J Dermatol* 1994;130:626–633.

16. Sires BS. Congenital horizontal tarsal kink: clinical characteristics from a large series. *Ophthal Plast Reconstr Surg* 1999;15:

355–359.

17. Mustarde JC. The treatment of ptosis and epicanthal folds. *Br J Plast Surg* 1959;12:252–258.

18. Engle EC, Castro AE, Macy ME, et al. A gene for isolated congenital ptosis maps to a 3-cM region within 1p32–p34.1. *Am J Hum Genet* 1997;60:1150–1157.

19. Engle EC. The molecular basis of the congenital fibrosis syndromes. *Strabismus* 2002;10:125–128.

20. Anlar B. Juvenile myasthenia: diagnosis and treatment. *Paediatr Drugs* 2000;2:161–169.

21. Carter SR, Meecham WJ, Seiff SR. Silicone frontalis slings for the correction of blepharoptosis: indications and efficacy. *Ophthalmology* 1996;103:623–630.

22. Harrad RA, Graham CM, Collin JR. Amblyopia and strabismus in congenital ptosis. *Eye* 1988;2:625–627.

23. McCulloch DL, Wright KW. Unilateral congenital ptosis: compensatory head posturing and amblyopia. *Ophthal Plast Reconstr Surg* 1993;9:196–200.

24. Crawford JS. Repair of ptosis using frontalis muscle and fascia lata. *Trans Am Acad Ophthalmol Otolaryngol* 1956;60:672–678.

25. Liu D. Blepharoptosis correction with frontalis suspension using a supramid sling: duration of effect. *Am J Ophthalmol* 1999;128:772–773.

26. Wasserman BN, Sprunger DT, Helveston EM. Comparison of materials used in frontalis suspension. *Arch Ophthalmol* 2001;119:687–691.

27. Weakley DR Jr. The association between nonstrabismic anisometropia, amblyopia, and subnormal binocularity. *Ophthalmology* 2001;108:163–171.

28. Léauté-Labrèze C, Dumas de la Roque E, Hubiche T, Boralevi F, Thambo JB, Taïeb A. Propranolol for severe hemangiomas of infancy. *N Engl J Med* June 2008;358(24):2649–2651

29. Haider KM, Plager DA, Neely DE, Eikenberry J, Haggstrom A. Outpatient treatment of periocular infantile hemangiomas with oral propranolol. *J AAPOS* June 2010;14(3):251–256.

30. Ni N, Guo S, Langer P. Current concepts in the management of periocular infantile (capillary) hemangioma. *Curr Opin Ophthalmol* Sep 2011;22(5):419–425.

31. Kushner BJ. The treatment of periorbital infantile hemangioma with intralesional corticosteroid. *Plast Reconstr Surg* 1985;76:517–526.

32. Drolet BA, Esterly NB, Frieden IJ. Hemangiomas in children. *N Engl J Med* 1999;341:173–181.

33. Kushner BJ. Hemangiomas in children. *N Engl J Med* 1999;341:2018.

34. Goyal G, Watts P, Lane CM, et al. Adrenal suppression and failure to thrive after steroid injections for periocular hemangioma. *Ophthalmology* 2004;111:389–395.

35. Cruz OA, Zarnegar SR, Myers SE. Treatment of periocular capillary hemangioma with topical clobetasol propionate. *Ophthalmology* 1995;102:2012–2015.

36. Plager DA, Snyder SK. Resolution of astigmatism after surgical resection of capillary hemangiomas in infants. *Ophthalmology* 1997;104:1102–1106.

37. Avery RA, Dombi E, Hutcheson KA, et al. Visual outcomes in children with neurofibromatosis type 1 and orbitotemporal plexiform neurofibromas. *Am J Ophthalmol*;2013; Epub 2013 Feb 26.

38. Lorentzen M, Pers M, Bretteville-Jensen G. The incidence of malignant transformation in giant pigmented nevi. *Scand J Plast Reconstr Surg* 1977;11:163–167.

39. Meisler DM, Raizman MB, Traboulsi EI. Oral erythromycin treatment for childhood blepharokeratitis. *J AAPOS* 2000;4:379–380.

40. Jordan DR, Allen LH, White J, et al. Intervention within days for some orbital floor fractures: the white-eyed blowout. *Ophthal Plast Reconstr Surg* 1998;14:379–390.

41. Criden MR, Ellis FJ. Linear nondisplaced orbital fractures with muscle entrapment. *J AAPOS* Apr 2007;11(2):142–147.

第18章

眼眶疾病

David B. Lyon

小儿眼眶疾病的病种多样而复杂，一定要通过有条理、训练有素的途径来制订评估、诊断和治疗的最佳方案。儿童常见的眼眶疾病与成人眼眶病几乎没有重叠。病史和查体会为最初的鉴别诊断提供基础，且有助于以炎症、浸润、占位效应或血管改变特征为基础来对疾病过程进行分类。关于疾病动态和定位的线索可能来自运动和感觉神经效应及疼痛的有无。疼痛源于肿块的快速增长或压迫，如感染、炎症或出血，或源于骨或神经的浸润。新生物很少引起疼痛，除非在晚期。

由于不同疾病发展不同，病程的时间进程很重要。一些病程在数分钟内（出血）、数小时至数天（横纹肌肉瘤、甲状腺相关眼病、成神经细胞瘤、粒细胞肉瘤、炎症或感染）、数周至数月（慢性炎症、良性新生物或淋巴瘤），或数月至数年内（囊肿、神经源性肿瘤或骨纤维结构发育不良）发生。在患者及家属难以忆起准确的发病症状时，老照片有助于医生判断发病时间及病程发展。医生应该获得所有眼部疾病史、治疗史及家族史。全身调查研究对于评估患者可能很重要，因为内分泌、感染、免疫、血管和肿瘤疾病都有可能累及眼眶。影像学技术可以最好地明确病变的定位、组成、形态、血供和对周围眶组织的影响，如压迫和浸润。许多患者需要眶切开术来进行诊断性活检或病灶切除。

眼眶解剖

眼眶由面部及颅部的 7 块骨头组成，周围有脑组织、鼻旁窦（即副鼻窦）和面部软组织，其容纳眼球、视神经、运动和感觉神经、结缔组织、脂肪、腺体及血管。任何一种结构均可能在某种疾病中受累并发展成最初的眶部占位性病变。

成人眼眶呈金字塔形，总容积 30 ml。眶顶呈三角形，由额骨和蝶骨小翼组成，并构成视神经管。外壁与内壁呈 45° 夹角，由蝶骨大翼和颧骨组成。较薄弱的内壁由上颌骨、泪骨、筛骨和蝶骨小翼组成。眶底也呈三角形，由上颌骨、颧骨和腭骨组成。眼眶在 7 岁至青春期可完全发育成熟。在此之前的眼球缺损会延缓眶骨的发育。

视神经管和眶上裂位于眶尖，其内有视神经和眼动脉、动眼神经、滑车神经、三叉神经第一支和展神经穿行。除了下斜肌起始于内前眶壁，其他眼外肌均起始于眶尖 Zinn 总腱环，向前走行，止于前眶部眼球壁。自巩膜后部，视神经的眶部位于肌锥内，经视神经管出眶。为了描述方便，眼眶的球后段分为肌锥内间隙和肌锥外间隙。泪腺位于前部眶的颞上方，其引流通道位于前部眶中部。

眶周结构包括上方的颅前窝和副鼻窦。筛窦位于内侧，出生时即存在。前眶的上方是额窦，在 9 岁前鲜有发育成熟。上颌窦位于眶下方，在儿童期不断扩大，以此改变着眶底的形状。

眶部检查

儿童眼眶疾病的评估应包括完整的眼部检查，尤其需注意眼睑和眼球位置的视诊、触诊和记录。应评估视神经功能，并行最佳矫正视力、色觉、瞳孔功能、视野和视盘的检查。脑神经的状态和功能、角膜和面部知觉及面部张力和对称性均应进行评估。对所有异常进行拍摄记录有助于对疾病发病及病程变化的随访观察。手术病例亦应采集术前照片。

眼球突出或者轴性眼球移位是主要的眼眶疾病

指征之一。因此，所有患者均需要行 Hertel 眼突仪检查，以明确是否存在眼突，并测定眼球相对于眶外侧缘的位置。除了前部，眼眶被骨头围绕，因此任何源于占位性病变、感染或炎症的眶容积增加都可能导致眼球向前移位，造成超过对侧 2 mm 的不对称的眼突度。明确水平或垂直眼球移位亦有助于评估眶内占位性病变的定位。非中央区占位性病变会使眼球向其相反方向移位。肌锥内占位性病变可引起轴性眼球突出，如视神经胶质瘤或甲状腺相关眼病。内下方移位可能源于颞上方的占位性病变，如皮样囊肿或泪腺肿瘤。外侧移位可能源于内侧骨膜下脓肿（subperiosteal abscesses，SPAs）。

为发现肿块，应对眶缘和各象限进行触诊。如果肿块存在，记录其位置、大小、形状、韧性、均匀性、离散性和活动度。与对侧相比，眼球后退时存在抵抗可能提示后部或眶尖区不可被触及的异常。同时，亦应对耳前及颌下淋巴结进行触诊。

眼眶疾病的病程可通过直接累及肌肉或眼外肌运动神经元，或通过眼轴的偏移影响眼球运动。炎症经常引起眼球运动时疼痛，尤其当肌肉或神经直接受累时。

搏动可能继发于眶内血管异常或眶骨缺损，从而使脑搏动传至眶部，有时见于脑膨出、眶顶移除术后或某些神经纤维瘤病的蝶骨翼缺失。如果流经眼眶的血流速度很快，检查者可能听到杂音或感受到震动，如颈动脉海绵窦漏、较大的双向动静脉瘘和眶动静脉畸形。眼眶静脉性损伤不搏动，但咽鼓管充气检查法（valsalva 动作）或在从属性头位时这种损伤会变大。

视路的评估包括最佳矫正视力、色觉、红色变淡、视野和瞳孔反射。这些因素均有助于眼眶病变引起的视力丧失的检测。色觉丧失及传入性瞳孔障碍经常是早期视力丧失的第一迹象。瞳孔大小的改变可见于肿瘤侵犯或压迫副交感神经（动眼神经或睫状神经节）或支配瞳孔肌的交感纤维。视盘水肿或萎缩有助于推断病程的时长。视网膜或脉络膜条纹或皱褶可见于占位性病变对眼球的挤压。

眼眶影像学

眼眶影像对眼眶病变的诊断提供了特异性信息，如定位、特征和大小。CT 和 MRI 最常用。

CT 用于眼眶外伤、眶蜂窝织炎、眶内占位性病变的筛查以及可能侵犯眶骨的病程评估。螺旋 CT 成像的空间分辨率高，扫描速度快（每名患者仅几分钟）且费用比 MRI 低很多。增强 CT 可提供更多的病变信息并可增强血管成像。但鉴于对放射线诱导儿童癌症的担忧，美国食品药品管理局（FDA）推荐尽量少用[1]。

MRI 对视神经、视路、眶尖、眶视神经管联合、大脑、有机异物、血管肿瘤或不均质肿瘤提供了非常好的影像信息。脂肪抑制可以增强眼眶结构或病变的成像。运用这一技术，正常情况下明亮的脂肪显影发暗，因此，血管瘤或炎症等眶内病变可得以显示。与 CT 相比，MRI 的优点包括没有辐射暴露、不需要造影剂就能显示血管结构，且其对软组织的对比分辨率更强。缺点是操作时间较长、对运动伪影敏感、操作时可能需要镇静或麻醉的支持、费用高且空间分辨率低。MRI 禁忌用于有金属性异物、金属性支架或任何感磁性材料的患者。

超声对儿童眼眶病诊断具有补充作用。其优点是无辐射暴露、不需增强、直接可用、无创且不需镇静。超声可提供关于病变定位、大小、形状、组织特征和血管特性的有用信息。彩色多普勒超声可量化血管病变的血流速度。其对眶尖处眶骨的低分辨率降低了其有用性。但超声特别有助于明确球周或球内的病变，如巩膜炎、血管或囊肿性病变[2]。

罕见情况下，动脉造影可用于动脉病变的研究，如动脉瘤和动静脉畸形。选择性注射、放大和减影技术可增加病变的可见性。

CT 和磁共振血管成像（MRA）可以使大的或中等大小的动脉血管病变得到无创性显示，但不能像直接造影一样显示病变的精细信息。

眼眶的先天异常

无眼球和小眼球

无眼球和小眼球分别指的是眶内没有眼球或眼球较小，这是胚胎发育第 4 周原发性视泡没有完全发育而造成的发育异常。无眼球和小眼球通常双侧发病，在 75% 的病例中作为不同表型的基因综合征而发生。其余病例通常是由于母亲病毒感染或摄入致畸剂。孤立性非综合征性遗传性单侧病例很罕见[3]。

真正无眼球患者的眼眶和眼睑较小，但通常正常发育。结膜囊狭小，眶内不可视及或触及眼球。组织学上，不存在眼球组织。眼外肌可能成熟发育。真正的双侧婴儿性无眼球显示出视交叉缺损、小的膝状体和小视神经孔。临床上的无眼球指没有可视及或触及的眼球，而没有影像学或组织病理学证实为真正的无眼球。

孤立性小眼球通常单侧散发。眼球大小不定，在不严重病例中有时会存在功能性视力。如由于胚胎裂闭合失败导致缺损存在，小眼球可能合并眼眶囊肿。囊肿内层由原始神经视网膜组织组成，可包括视网膜结构、光感受器分化或花环结构形成。外层由血管性结缔组织和偶见的软骨组成，其联结着巩膜。囊肿大小不定，且刺激眶骨及眼睑。B 超、CT 或 MRI 可明确诊断，显示圆的或不规则囊肿病变与小眼球沟通（图 18.1）。偶尔，囊肿会显著增大，使小眼球模糊并扩张眼眶。处理需个体化设计，包括观察、囊肿抽吸或切除、囊肿剜除和手术或非手术性义眼植入[4]。由于无眼球和小眼球均可合并眼眶发育异常及小眼睑，治疗目标旨在扩张眼睑、眼窝和骨性眼眶。逐渐增大的临时眼片（由眼科医师进行操作）用于扩大眼睑和结膜囊。透明的临时眼片可能用于具有潜在视功能的小眼球患者。扩张满意后就可以定制义眼片。可在眶内置入组织扩张器，用于不断扩张发育异常的眼眶，以便放置眶植入物，扩张眶腔[5]。真皮脂肪移植是另一个扩张眶腔的方法，可扩张眼窝结膜表面且在儿童中有生长潜能。

隐眼

隐眼是一种罕见的先天性异常，通常双侧发病，眼睑与眼球融合。可分为数级，合并或不合并上睑缺损[6]。完全隐眼的患者眼睑缺损，皮肤自眉毛延伸至面颊，完全遮盖眼球。部分隐眼的患者内侧眼睑由皮肤取代，外侧眼睑结构及功能正常。额部皮肤可越过眼球与面颊皮肤相接，眉毛、眼睑、睫毛和结膜部分或全部缺损。隐藏的眼球通常是异常的，但眼球缺损的种类很多。部分发育的附属器与眼球前部融合。这些缺损被认为是眼睑皱褶形成失败所致。正常时这一结构变化发生在妊娠第 7 周。这一情况经常合并多发性先天性畸形，如腭裂、并指/

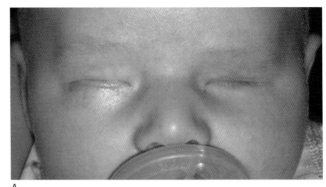

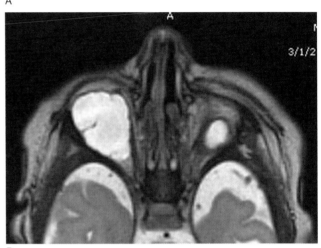

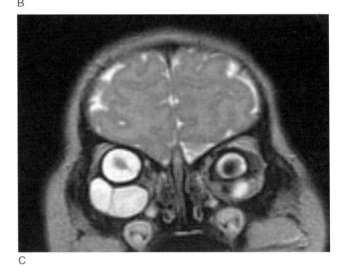

图 18.1　新生儿双侧小眼球合并囊肿。**A.** 外观照显示正常形成的眼睑，不可视及眼球，由于囊肿，下睑显得饱满且中度睑外翻。**B** 和 **C.** 轴位及冠状位 MRI T2 显示小眼球，左眼较右眼更小，合并眼球下方囊肿，右眼囊肿较左眼大

趾、口腔发育不良、鼻部畸形、泌尿生殖器畸形及面部和眶骨发育不良。组织学上，眼睑异常包括结膜缺失，轮匝肌、上睑提肌、睑板和睑板腺缺失或缺损，这些使得眼睑重建异常困难。

眼眶感染

眼眶感染的范围包括眶隔前蜂窝织炎到眶脓肿。掌握这些感染的特征及其适当的治疗方法非常重要，以避免视力丧失或感染播散到静脉窦或颅内。感染有三个主要来源：邻近鼻窦的直接扩散（最常见）；外伤直接感染，手术或非手术感染，或经皮肤感染；远处病灶的血行播散。

眶隔前蜂窝织炎

眶隔前蜂窝织炎是指眶隔前眶周软组织的感染，并非真正的眶感染。然而，这种疾病可能很难与眶蜂窝织炎区分开来，并可能扩散，累及眶隔后组织。对于儿童，眶隔前蜂窝织炎更常见，并以眼睑红斑和水肿为特征，通常上睑表现得更明显。如果蜂窝织炎严重，也可能出现结膜水肿。葡萄球菌和链球菌，包括金黄色葡萄球菌的甲氧西林耐药菌株（methicillin-resistant strains of Staphylococcus aureus，MRSA）是主要病原菌，需要抗生素治疗。患有眶隔前蜂窝织炎的儿童常有上呼吸道感染的前驱症状、近期眼睑外伤、昆虫叮咬或感染史。治疗方法为口服抗生素和密切观察。

临床评估（有时辅以 CT 扫描）是鉴别眶隔前蜂窝织炎和眶蜂窝织炎最好的方法。眼球突出及活动度下降提示眶蜂窝织炎。结膜水肿的特异性较差。CT 扫描，眶隔前蜂窝织炎表现为眶隔前软组织水肿或脓肿，而眶蜂窝织炎显示眶隔后组织受累。然而，这种鉴别通常是在临床上进行的。眶隔前蜂窝织炎可以快速发展成眶蜂窝织炎，因此必须密切随访患者，静脉用抗生素，如果临床表现加重，须行影像学检查。

眶蜂窝织炎

眶蜂窝织炎需要立刻确诊和治疗，以避免视力受损或威胁生命的并发症。儿童较成人更常见，但通常二者均与鼻窦炎有关。从筛窦向眶内蔓延最常见，但任何或所有鼻窦均有可能。儿童上呼吸道感染干扰呼吸道纤毛对分泌物的清除功能，导致鼻窦引流不畅，使儿童易患鼻窦炎。眼眶和鼻窦间的骨头薄弱，易于感染扩散。小孔，尤其筛骨小孔和眼眶鼻窦静脉系统无瓣膜亦使鼻窦炎症扩散至眼眶成

为可能。其他眶蜂窝织炎的原因包括外伤、手术伤口、异物或牙源性感染、泪腺炎、全眼球炎、泪囊炎或内源性败血症。免疫功能低下的儿童可能罹患真菌性眶蜂窝织炎，经常为致命性，可合并发热、中性粒细胞减少且症状轻微[7]。

眶蜂窝织炎的体征包括眼睑水肿、疼痛、活动度降低、眼球突出、结膜水肿、视力减退、眶压升高和头痛（图 18.2A）。视力下降、瞳孔传入阻滞或瞳孔散大提示眶尖受累，需要进行积极治疗。延迟治疗可能导致眶尖综合征、静脉窦血栓、眶尖视神经受压而致盲、脑神经麻痹、脑脓肿，甚至死亡。永久性视力丧失也可由视神经炎或血管炎直接导致。经血管向静脉窦的播散可引起海绵窦血栓，经板障静脉向颅内腔隙的播散可导致硬膜下积脓症或颅内脓肿。患者通常有近期上呼吸道感染史但症状轻微。患儿呈病态、无精打采、疲劳且经常发热，这些有助于与其他眶部炎症性疾病鉴别。CT 或 MRI 扫描显示眼眶不同位置和程度的软组织水肿、眼球突出、脂肪条索影、蜂窝织炎或位置及程度不同的眶内脓肿。同时亦可显示伴随的鼻窦感染，这有助于绝大部分病例中感染的确诊（图 18.2B～D）。

与成人相比，年幼儿童眶蜂窝织炎的病原体倾向于单一需氧菌，包括链球菌和葡萄球菌属。其他革兰氏阳性和阴性菌也是可能的病因。如有恶臭气味，应考虑厌氧菌感染，尤其是伤口被土壤或咬伤污染时。在 1985 年引入 HiB 疫苗之前，流感嗜血杆菌是眶蜂窝织炎最常见的致病菌。抗菌治疗应涵盖最有可能感染的生物体，包括 MRSA。由于该疾病能威胁视力和生命，高剂量静脉抗生素和鼻部血管收缩剂是必用药物。

由于儿童鼻窦发育迟缓，最常发生病变的部位是筛窦。鼻窦是感染的原发部位，而眼眶就位于鼻窦旁，因此常由耳鼻喉科进行鼻窦引流术。发病 24～48 h 期间必须密切监测视力、瞳孔反应、眼外肌运动和中枢神经系统功能。如没有改善或病情加重，应考虑眼眶或骨膜下脓肿并再次行影像学检查。眶软组织脓肿可向后扩散，引起致命性后果，如静脉窦血栓、脑膜炎和颅内脓肿。在脓毒性海绵窦血栓中可出现第Ⅲ、第Ⅳ、第Ⅴ（第一支）和第Ⅵ脑神经功能异常。存在中毒的全身体征，如败血症、眩晕、呕吐、脑膜刺激征和意识水平变化。眶脓肿或脑脓肿一经明确，应立即行引流治疗，以防出现严重的并发症。

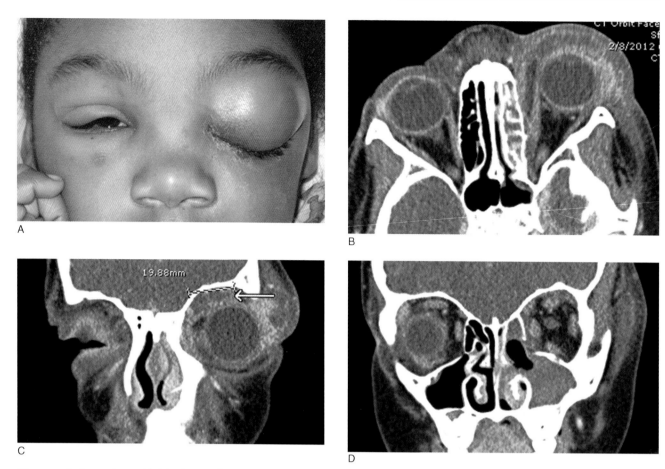

图 18.2　女孩，7 岁，眶蜂窝织炎和骨膜下脓肿（subperiosteal abscess，SPA）。照相前 2 天内镜下行左上颌窦开窗清创术、纸板开口左前组筛窦切除术和 SPA 引流。**A.** 眼科会诊时显示左眶明显、右眶轻微眶周水肿。左侧上方显著结膜水肿，眼球运动异常，但视力正常。**B.** 轴位。**C** 和 **D.** 冠状 CT 扫描显示左眶周水肿，上方眶 SPA（C 图中箭头），左上颌窦和筛窦混浊，前一次术后上颌窦开窗，纸板处骨缺损。采用上睑皱褶处切口，进入上方眶内培养和引流上方 SPA。两次术中培养均无细菌生长，上方眶引流术后病情快速改善

骨膜下脓肿

当化脓物质使眶骨膜远离邻近感染窦道的骨壁时，即发生骨膜下脓肿（subperiosteal abscess，SPA）或炎性浸润。CT 扫描显示，眶骨膜呈栓于眶骨缝的线条状，脓肿形成一个圆顶状的眶骨膜隆起，其内聚集着均质或非均质成分（图 18.2C）。这种征象与眶脓肿相似，但也可能包括眼球的非轴性移位和变形。最初的治疗是依据患儿的年龄选择静脉用广谱抗生素，在相对无血管的骨膜下间隙达到足够的药物水平。Garcia 和 Harris 概述了最初的非手术治疗指征，其依据是缺乏下列手术指征：患者年龄 9 岁或以上、合并额窦炎、非内侧 SPA、大的 SPA、可疑骨膜下厌氧菌感染（例如 CT 扫描显示脓肿部位有气体存在）、有既往引流史的复发性 SPA、有表明慢性鼻窦炎的证据（例如鼻息肉）、急性视神经或视网膜病变，

以口腔来源感染（由于预计存在厌氧菌）[8]。这些标准建立在较早期微生物研究基础上，该研究发现，9 岁以下儿童引流物培养中有阴性或单一需氧菌的生长，10 ～ 14 岁儿童有更严重的感染，即使在应用了 3 天常规抗生素后，引流物培养亦呈阳性，包括在 15 岁或更大年龄儿童中经常发现的多种微生物，包括厌氧菌[9]。

尽管这些指南有所帮助，但对每一名患儿都必须联合耳鼻喉科进行个体化处理。如果 24 ～ 48 h 后患者对抗生素的反应不佳，或如果对视神经和视网膜功能存在威胁、可疑厌氧菌感染或眶压很高合并显著疼痛，则应通过眼眶切开术或内镜鼻窦手术进行眶引流和培养。如行鼻窦手术，尽管缺乏明确的 SPA 引流标准，在可行的情况下行 SPA 引流仍然是明智的。大 SPA（现指最大径 2 cm 或 2 cm 以上，或大于 1250 mm³，或由筛窦而来沿着眶顶或眶底蔓

延，或合并额窦炎或颅内并发症）应及时引流[10-11]。口腔来源的鼻窦感染由于预计存在厌氧菌，也是手术干预指征。由于CT扫描结果可能有延迟，治疗的决定应以临床进展为依据。静脉用皮质类固醇可能同样有益于鼻窦炎及SPA的治疗[12]。

泪腺炎

泪腺炎可能是感染性的。最常见于病毒感染，偶尔源于细菌，极少发生于儿童。其表现为自水肿的上睑可触摸到软性的、有炎症的泪腺组织。患儿可能有淋巴结肿大、发热、心神不安和白细胞增多。由于泪腺眶叶位于眶隔后，感染性泪腺炎是一种局限性眶蜂窝织炎。CT扫描显示弥散性泪腺肿胀而不伴有骨缺损。感染性泪腺炎通常自发好转，由于一般没有细菌感染，抗生素很少有应用指征。全身皮质类固醇的应用经常有助于疾病转归并使患者更舒适。感染性泪腺炎可能难以与更常见的自发性泪腺炎症相鉴别。耳前淋巴结肿大提示病毒性泪腺炎的诊断可能性很大。其他感染原因包括单核细胞增多症、带状疱疹、流行性腮腺炎、沙眼、梅毒和结核。

眶部炎症

甲状腺眼病

甲状腺眼病（thyroid eye disease，TED）是一种合并自身免疫性甲状腺功能异常的炎症性眼眶疾病，最常见的是Graves病。其为成人眼眶炎症的最常见原因，表现从轻到重不等，可引起显著疼痛和变形、视力损害和盲。儿童TED不常见，但多达30%的儿童患有Graves病，尤其见于有吸烟史或二手烟暴露史的十几岁青少年。像成人一样，女性易发病。抗甲状腺药物通常是治疗儿童Graves病的一线药物，甲状腺切除不常采用。现有的研究表明，儿童TED的严重程度较成人轻，眼睑退缩及眼球突出是主要的眼部改变（图18.3），较重的限制性斜视和视神经功能异常更严重的表现几乎从未见于儿童[13-15]。大多数患儿不需要治疗，或仅需采用眼部润滑剂对暴露性角膜炎进行支持治疗。严重的炎症很罕见，因此口服皮质类固醇极少应用。眶减压、眼外肌和眼睑手术亦极少需要。

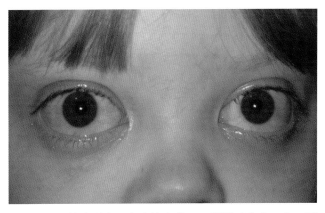

图18.3 甲状腺眼病6岁女性患儿。双侧眼球突出，上、下睑退缩。眼睑残留润滑剂软膏

特发性眼眶炎症

特发性眼眶炎症（idiopathic orbital inflammation，IOI）在组织学上被描述为一种不明原因的多形性炎性细胞反应和纤维血管组织反应。IOI在儿童罕见，是一种排除性诊断，在排除眶蜂窝织炎、朗格汉斯细胞组织细胞增多症（Langerhans cell histiocytosis，LCH）、结节病、TED、Wegener肉芽肿或淋巴组织增生疾病等眼眶炎症已知病因后被诊断。其表现特征和时间顺序有助于建立基本的眼眶炎症诊断框架。典型的IOI表现为急性或亚急性炎症体征（疼痛、红肿），而肉芽肿病的慢性炎症经常表现为肿块或慢性骨质破坏。

IOI是一种多元化疾病，有着广泛的临床、影像学和组织病理学表现。根据炎症位置、组织病理学特征和炎症分期，应用了很多分类方案。而最有用的分类是基于受累的解剖定位：泪腺炎、肌炎、巩膜筋膜囊炎、弥漫性前部炎症、神经炎或Tolosa-Hunt眶上裂和海绵窦综合征。

炎症过程的典型特点是突发疼痛、眼球突出及炎症症状和体征（如肿胀和红斑），取决于炎症、纤维化和占位的定位及程度。儿童IOI与成人IOI的不同之处在于前者双侧受累的发病率较高，可能伴有头痛、发热、呕吐、腹痛、嗜睡和嗜酸性粒细胞增多。IOI综合征最初用全身皮质类固醇治疗，不典型病例、治疗反应差或皮质类固醇依赖病例需要进行活组织检查。

前部受累表现为视力丧失、疼痛、眼球前突、上睑下垂、眼睑肿胀、结膜水肿和眼球活动度差。相关表现可能包括脉络膜炎、巩膜炎、视盘炎，甚至包括渗出性视网膜脱离。这一综合征更常见于儿童和年轻成年人。较年轻年龄组的系统评估可能会显示红细胞沉降率增加及脑脊液细胞增多。特征性的 CT 扫描显示前部眼眶弥漫性浸润，导致巩膜和脉络膜增厚，同时部分视神经鞘膜增厚。超声表现为巩膜增厚、筋膜囊间隙加重和双层视神经阴影（T 征）。鉴别诊断必须包括眶蜂窝织炎、破裂的皮样囊肿、血管损伤出血、急性出血、横纹肌肉瘤、转移性成神经细胞瘤、胶原性血管病和白血病。组织病理学上，以多形性细胞浸润为特征，包括淋巴细胞、浆细胞及嗜酸性粒细胞，合并不同程度的反应性纤维化。这种纤维化随着病程变慢而更加显著。治疗包括口服泼尼松 1 ~ 2 mg/（kg·d），可显著改善症状，尤其是疼痛，可能会在几周内随着皮质类固醇缓慢减量而完全缓解。复发较常发生于年轻患者，此时需要重新应用皮质类固醇并可能需要应用非皮质类固醇甾体抗炎药，极少情况下，甚至需要免疫抑制剂。局部皮质类固醇眼药水可能有助于减轻浅表炎症和前房反应。对治疗无快速反应的病变需要行眼眶活检，以明确诊断。如果活检证实诊断，应联合风湿科进行治疗，可能包括抗代谢药、烷化剂（如甲氨蝶呤和环磷酰胺）或生物制剂，以控制疾病进展。

弥漫性炎症类似于前部炎症，但体征和症状更严重，包括眼球运动受限、视盘炎和渗出性视网膜脱离。CT 和 MRI 扫描显示自眶尖到眼球后的全眶软组织浸润。再次强调，应使用皮质类固醇治疗，通常会有快速治疗反应，但激素减量更困难且复发较前部受累者更常见。

眶肌炎表现为眼球运动疼痛、球后疼痛、复视、眼睑肿胀、肌肉附着点局部充血和（或）结膜水肿及偶尔眼球突出。眼球运动经常在受累肌肉作用方向上受限，或当受累肌在拮抗肌作用方向上拉伸时，可能加重疼痛。CT 扫描显示受累肌增粗且边界不规则。上方肌肉复合体最常受累，其次为内直肌。与 TED 相比，多达 50% 的患者眼外肌附着点可能增厚。而 TED 中眼外肌附着点不受累。眶肌炎可累及双侧并可复发，复发可累及不同眼外肌。初始治疗为口服泼尼松 1 ~ 2 mg/（kg·d）。大多数患者数天内可有良好的治疗反应。如治疗反应差，应行活组织检查（图 18.4）。双侧或多条肌肉受累的患者更易于复发，应密切随访并评估相关全身疾病。

眶尖炎症表现为疼痛、轻微眼球突出、视力下降、眼球运动受限和复视，经常合并轻微的外表炎症体征。CT 扫描显示不规则的眶尖浸润，可能沿眼外肌及神经延伸。这一疾病在没有进行严格的全身评估前极少行非特异性治疗，因为很多异常都可能有这种表现。淋巴瘤、邻近鼻窦的继发性肿瘤、硬化性炎症、真菌性感染、代谢病、Wegener 肉芽肿、脑膜瘤、毛霉菌病和 Tolosa-Hunt 综合征应该被排除。该病往往需要大剂量皮质类固醇较长期应用，全程治疗通常 6 ~ 8 周。

泪腺炎病因多样，包括感染、淋巴瘤、结节病、Sjogren 综合征、造血干细胞恶性肿瘤、Wegener 肉芽肿和多种自身免疫性疾病。其为儿童眼眶炎症的最常见类型且可双侧发病[16]。患者表现为疼痛、压痛及外上眼睑和结膜充血。上眼睑常变形呈 "S" 形，合并轻到中度的眼球内下移位。CT 扫描显示局

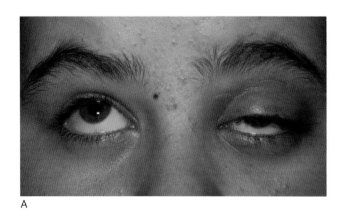

A

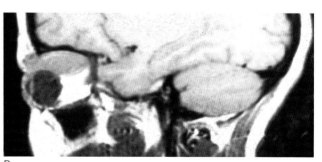

B

图 18.4　13 岁女孩特发性眼眶炎症，既往活检不明确，对口服激素无反应。**A.** 上方注视照片显示轻度左上睑红斑，上睑下垂，上方注视受限，既往活检术遗留眉下瘢痕。**B.** 矢状位 MRI 显示，眶上方弥漫性软组织占位性病变侵犯上睑提肌-上直肌复合体。上睑提肌再次活检证实特发性眼眶炎症。患者对大剂量静脉皮质类固醇反应良好

限于外上眶的浸润，泪腺增大，边界不清，增强CT扫描上可被强化，常伴有眼球内下移位。由于泪腺炎症经常与系统综合征有关，且有多种病因，如果对皮质类固醇缺乏快速反应，应考虑针刺活检。特发性炎症表现为多形性细胞浸润、红肿、血管扩张和轻微泪腺破坏。如果有泪腺破坏，须行器官特异性免疫异常的严格评估。

眼眶肿瘤

眼眶肿瘤可以根据起源组织或眼眶侵入路径进行分类——起源于眼眶的原发性病变、自邻近结构侵及眼眶的继发性病变和远处部位播散所致的转移性肿瘤。

最常见的儿童原发性眼眶肿瘤包括良性发育性囊肿、血管病变和神经性肿瘤。最常见以下肿瘤：先天性错构瘤、组织（仅包含受累部位正常情况下可见到的成熟细胞）的异常生长（血管瘤、神经纤维瘤和胶质瘤），以及迷芽瘤（正常组织出现于异常的解剖部位）（皮样囊肿、上皮样囊肿、皮样脂肪瘤和畸胎瘤）。恶性眼眶肿瘤极少见，由于参考资料及地区偏倚，几个大样本病例系列报道的百分比各不相同[17-19]。对于儿童快速增大的眶内占位性病变及进展性眼突，医生必须考虑到横纹肌肉瘤，这一疾病是最常见的儿童原发性恶性眼眶肿瘤，眶壁出现纤维骨性损伤，眼眶结构受到侵犯。儿童泪腺肿瘤罕见。继发性眼眶肿瘤源自鼻窦、颅内窝、眼睑或眼球的扩散。转移性肿瘤包括神经母细胞瘤、白血病和Ewing肉瘤。

皮样囊肿和皮样脂肪瘤

表皮样囊肿，或称皮样囊肿，囊肿壁内衬正常角化复层鳞状上皮，壁内有多种附属结构，包括皮脂腺、毛囊和外分泌汗腺，囊肿内容有角蛋白、皮脂腺分泌物和毛发。当成片的表面外胚层被夹持在眶骨缝并逐渐形成囊肿时，就形成了此类迷芽瘤。迷芽瘤通常附着在额颧缝（图18.5）或额鼻缝。此类囊肿触诊坚实、光滑、无痛，呈椭圆形，可能具有透光性并可引起附着处骨质侵蚀。其可自由活动或固定在深层骨膜上。较表浅的囊肿通常在儿童期就表现出症状，而较深部囊肿可能直到成年才有症状。CT扫描上，这类囊肿为边界清楚的低密度椭圆形占位性病变，并可有骨质扩张或侵蚀（图18.6）。一些囊肿部分发生在眼眶，部分发生在颞窝，经颧骨或额骨缺损相连，即所谓的哑铃状囊肿。

大多数前部囊肿可通过眼睑皱褶切口轻易切除。该切口可以很好地隐藏瘢痕。皮样囊肿的内容物具有刺激性，可导致眶组织脂肪样肉芽肿性炎症或复发，所以应尽量一次性切除肿瘤，仔细分离解剖。如果术中囊肿意外破裂或渗漏，应行充分冲洗并清除所有囊壁。眶深部皮样囊肿，如起源于蝶颧缝并沿眶顶延伸的囊肿，可能需要外侧开眶，极个别需要经颅入路协助切除。这些较深的囊肿多见于年轻的成人，表现为缓慢进展的无痛性眼球突出及眼球向下移位。

畸胎瘤

畸胎瘤由两种或多种原始胚胎细胞层（外胚层、中胚层和内胚层）演变而来，来源于多能胚胎组织。

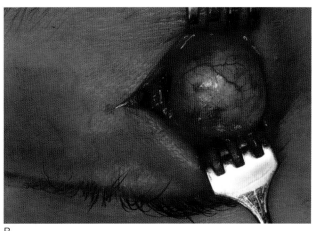

A

B

图 18.5 2 岁男孩皮样囊肿。**A.** 左侧颞上方邻近额颧缝的皮样囊肿。**B.** 经眼睑皱褶切口术中肿瘤外观

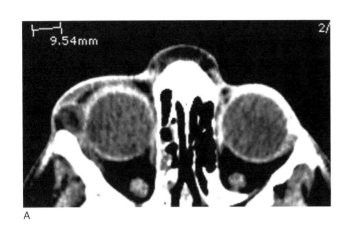

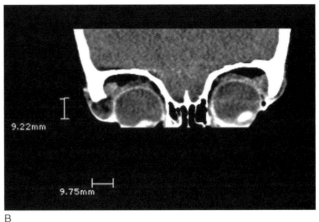

图 18.6　3 岁半男孩皮样囊肿。**A.** 轴位。**B.** 冠状位 CT 扫描显示右上外侧眶缘椭圆形囊肿占位，邻近眶骨重构。由于病变不可经上眶缘触及且后缘不能被探及而行影像学检查

大多数发生于睾丸、卵巢和腹膜后腔。眼眶畸胎瘤罕见，典型者于出生后快速增长，引起眼球突出和暴露性角膜炎。大多数为良性，位于眼眶，高度恶性罕见。畸胎瘤边界可能较锐利，如位于球后，可引起眶骨变形和重构。其通常为不均匀性占位性病变，伴有钙化、脂肪组织，偶尔有骨结构。眼眶畸胎瘤通常为多腔隙、囊性占位性病变并含有实性区域。受累眼可能由于肿瘤占位而短小。此类肿瘤属于迷芽瘤，由皮肤、毛发、皮脂腺、软骨、结缔组织和上皮组成。三个胚层可能在一个肿瘤内都有表现：外胚层，有角化鳞状上皮和附属腺样结构；内胚层，有胃肠道黏液性和腺样组织；中胚层，有纤维组织、软骨、脂肪、肌肉和（或）骨；以及有成熟脑组织的神经外胚层。部分合并脑和（或）眶周受累，可能是源于这些部位的原发性畸胎瘤的扩张。CT 扫描显示大的异质性病变，有多个囊样间隙并可能累及颅内。治疗包括手术切除，可能需要神经外科和眼眶联合入路，尽可能地保留眼球。对于个别病例，从大囊腔吸出液体可有助于完整切除肿物。其他部位的畸胎瘤可能发生恶变，但局限于眼眶内者通常为良性。

婴幼儿血管瘤

　　婴幼儿血管瘤（infantile hemangiomas，IHs）发生于婴儿期，为最常见的儿童良性眼眶肿瘤。其通常在生后数周内即表现出来，在生后 6 ～ 12 个月持续增长，并可累及眶内任何部位。病变可能多发，主要累及头颈部。临床表现根据肿瘤在皮下的深度

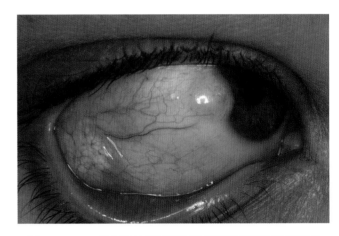

图 18.7　一 6 岁女孩外侧结膜皮样脂肪瘤和角膜缘皮样瘤

不同而异。大多数有皮肤及皮下成分。当肿瘤累及皮肤，由于其呈红色且外观不规则而被称为草莓痣。皮下血管瘤可侵入眼眶，引起上睑下垂、眼球移位、眼球突出、斜视或散光，因此，对这些患者进行弱视监测很重要（图 18.8）。婴幼儿血管瘤质软，轻压后泛白。尽管是良性病变，但这类肿瘤没有包膜包裹，且有多细胞侵犯。

　　当眼眶受累时，可能有皮肤蓝色变或无皮肤改变，可能表现为进行性增大的肿块。快速增长提示横纹肌肉瘤，但其诊断须与患儿哭闹或紧张时血管扩张形成的蓝色或紫色且体积增大的软性占位性病变相鉴别。大的多发性内脏毛细血管瘤可导致血小板和红细胞隔离，引起血小板减少和出血体质——Kasabach-Merritt 综合征。

　　婴幼儿血管瘤首先经历生长期（通常持续 6 ～ 12 个月），随后是稳定期，最后是自发退化期（通常

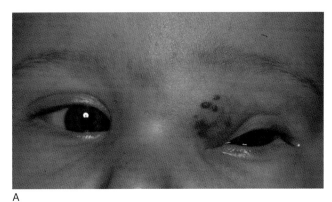

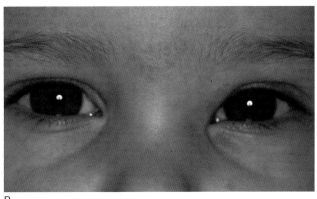

图 18.8　8 月龄女孩婴幼儿血管瘤。**A.** 外观像显示左上内侧眼眶和上睑有表浅及深部病变，导致上睑下垂、眼球移位和视轴遮挡。**B.** 病变内皮质类固醇注射 4 个月后残留微小病变

在 1 ～ 8 岁）。其经常在 6 月龄内显著增长，此后逐渐消失。大多数血管消失，但较大的静脉持续存在。在快速增长的病变中，可能发生溃疡、坏死、出血和感染。随着病变变小，红色褪为浅灰，肿块的可压缩性变小。

CT 和 MRI 扫描显示病变边界情况不等，从边界中等清晰到浸润性肿块均可见。其可累及任何间隙，包括肌锥内和肌锥外、眶隔前和眶隔后。静脉增强可产生均匀或不均匀的中等至明显强化。在 MRI 的 T1 加权像中，毛细血管瘤与脂肪相比呈低信号强度，与眼外肌相比呈高信号强度；T2 加权像中，其与脂肪和眼外肌相比均具有高信号强度，可能有血流空洞区域。

由于此种病变有很强的自发消退趋势，保守治疗通常是最好的。然而，当出现视觉并发症，如上睑下垂引起剥夺性弱视、诱导性散光导致屈光参差或出现斜视时必须考虑治疗。一系列的治疗选择取决于位置、深度和患者的年龄。组织学上，首选治疗是全身、局部和（或）病变内皮质类固醇注射，联合儿科医生监测全身副作用。类固醇作用机制并

未完全明确，但其可能通过使肿瘤对循环内的儿茶酚胺更敏感而刺激血管收缩。

注入病变内的皮质类固醇是有帮助的，尤其对上睑婴幼儿血管瘤引起弱视的患者。采用 23G 针头将长效激素（如曲安奈德，40 mg/ml）和短效激素（如倍他米松，6 mg/ml）联合注射入病变内[20]。针头置于数个病变区域内，首先回抽，然后注射。这一治疗有将药物注射入血管引起栓塞的较小风险，可导致视网膜中央动脉阻塞。大部分病变可在一次注射后消退，偶尔治疗效果不充分，需要第二次注射。

对于大型血管瘤或深部眼眶病变，可能需要口服皮质类固醇［如泼尼松 1 ～ 2 mg/（kg·d）］。全身皮质类固醇的应用应在儿科医生指导下应用，同时监测副作用。通常在 6 周内达到完全反应，但随着激素减量，肿瘤可能增大。皮质类固醇存在很多局部和全身副作用，包括眼睑坏死、线性皮下脂肪萎缩、局部脂肪萎缩、球后出血、眼球穿透、中央视网膜和（或）脉络膜栓塞、胃炎、Cushing 综合征、肾上腺抑制和成长不良。

激光和手术作为主要的治疗手段有一定限制。但皮肤激光治疗有助于减少没有完全消退的血管。在罕见的局限性病变，切除可能可行。这种病变没有包膜包裹，但烧灼可使切除更安全。术者应意识到，眶周及眶内的婴幼儿血管瘤血流丰富，由多条发自颈内和（或）颈外动脉的精细的动脉血管供养，术中易出血。

目前，对眼球周围婴幼儿血管瘤的首选治疗是口服普萘洛尔，这是基于对其疗效的偶然发现[21]。自严重的难治性血管瘤首次报道以来，几个回顾性系列病例已经报道了口服及局部应用 β - 受体阻滞剂的安全性及有效性[22-25]。常规剂量为 0.5 mg/（kg·d），分为 3 次，应用 1 周，然后对没有心肺疾病的足月儿增至 1 ～ 2 mg/（kg·d）。这些研究在使用心电图和超声心动图进行治疗前儿科心脏病学评估以及住院或门诊开展治疗的必要性方面存在差异。推荐家庭脉搏及血压监测。当反应平稳，副作用如心动过缓、低血压、低血糖和睡眠障碍一般较轻时，就停止治疗。

普萘洛尔对婴幼儿血管瘤的疗效的三个可能的解释是诱导血管收缩、降低碱性成纤维细胞生长因子表达和激发血管内皮生长因子的凋亡。普萘洛尔并非总是有效，仍然需要相关前瞻性随机试验数据。

淋巴管瘤

淋巴管瘤通常为弥散性、无包膜的异位原始血管瘤，其浸润眼睑和眼眶正常组织，通常在 10 岁内表现出临床症状。一般为多叶性，易于压缩，可累及结膜、眼睑、眼眶、头皮、口咽和鼻窦，很少累及颅内。自然病程变化较大且不可预测。一些淋巴管瘤较小、局限、缓慢增长，而另一些可弥漫性浸润眼眶结构并不断增大。其可因上呼吸道病毒感染激活间质淋巴滤泡而增大。女性与男性发病比例约为 3 : 1，易发于眼眶的上、下鼻侧面。

其组织发生机制不明，但目前认为其为一种同时存在静脉和淋巴成分的血管发育畸形。淋巴管瘤的特征是缓慢、无痛性生长，但可在数分钟至数小时内因自发或外伤性出血而急性增大。淋巴管的薄壁可自发破裂或于轻微创伤后破裂，形成充满血液的囊肿（巧克力囊肿），内含陈旧暗色血液。患者因眶组织的急速扩张而疼痛。由于不与淋巴或血管系统连接，肿瘤没有搏动。患者亦可有获得性上睑下垂、眼球突出或眼球移位、青光眼、视神经受压和斜视。由于眼球受压，患者可存在散光，并导致屈光参差和弱视。

CT 和 MRI 扫描显示无包膜的浸润性病变经眶腔侵及很多组织，密度各异，形成不均匀占位性病变（图 18.9 和 18.10）。腔内可能存在血液、浆液或淋巴组织。儿童肿瘤中这种囊性成分与实性成分的结合是淋巴管瘤的典型表现。有报道认为，多达 25% 的患者有非连续的颅内血管发育异常（图 18.10），因此应行脑 MRI 检查，以探测可继发出血的无症状性中枢神经系统病变。

组织学上，淋巴管瘤由大小和形状不规则的、扩张的、充满浆液的薄壁血管（内衬扁平内皮细胞）在疏松的纤维基质形成，基质内含平滑肌束及淋巴细胞聚集。管壁内皮细胞间没有管周细胞或平滑肌。间质内有散在的淋巴组织滤泡。基质内有不定量的结缔组织，可能显示出既往出血形成的瘢痕、含铁血黄素沉积和胆固醇劈裂。可能存在血栓和钙化（图 18.9）。肿瘤无包膜，呈浸润性生长模式。部分血管由蛋白质和均匀嗜酸性液体填充。

此类肿瘤经常自儿童早期进展，直到青少年中期。较年长患者的病变趋向稳定，较儿童少有急性表现。然而，其不会像婴幼儿血管瘤一样消退。

由于呈浸润性生长模式，完全手术切除通常不可能，通常推荐保守治疗方法。当急性眶内出血压迫眼球或视神经，导致显著的眼球突出和暴露性并发症或难治性血管迷走神经症状时，可以考虑行手术减瘤或血囊吸引。出血可源于瘤内血管断裂引起的极小创伤或新生血管丛自发破裂。出血发生后，可以切除血囊肿，但其往往可自行吸收。淋巴管瘤反复出血的发生率较高。眶内组织纤维化或由结构异常的组织代替，使得术中难以区分正常组织和异常组织。由于病变组织与正常组织分界不清，因此术中可能会遗留部分病变，以避免损伤重要的正常结构。

全身皮质类固醇的应用可成功缓解急性加重期的疼痛、视力下降及运动功能下降等症状，推测其原因为减轻炎症反应和组织水肿[26]。皮质类固醇能

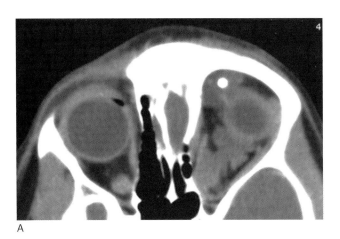

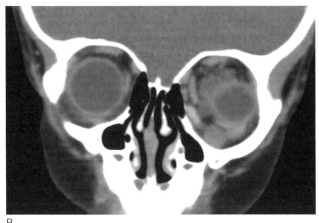

图 18.9　5 岁女孩淋巴管瘤。因左眼疼痛、肿胀伴有恶心、呕吐而急诊就医。无外伤史。**A.** 轴位 CT 显示左眶肌锥内及肌锥外均匀软组织病变，鼻上方钙化静脉石可提示诊断。**B.** 冠状位 CT 扫描显示左眶内、下方及球后多叶性软组织肿块

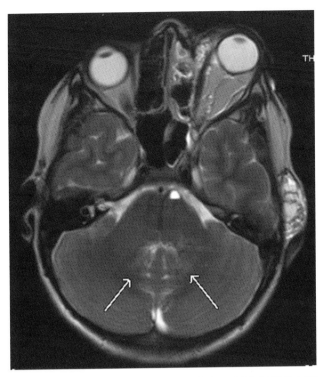

图 18.10　12 岁男孩淋巴管瘤，病史较长，既往行部分切除及数次引流术。其表现为急性出血、深部眼眶痛和恶心，由于眼心反射（血管迷走神经）而心动过缓。轴位 T2 MRI 显示，肌锥内广泛的眼眶囊肿延至眶尖及静脉窦。双侧大脑及小脑内发育性静脉异常，大部分在小脑深白质内显著可见（箭头所示）。另一处淋巴管瘤位于左耳周头皮

够减轻淋巴组织肥大、稳定血管组织以减少出血及渗出，并使管道消失。儿童使用皮质类固醇缓解眼球突出的疗效比成人更好。

近年来，经皮肤穿刺或瘤内硬化疗法为淋巴管瘤的治疗提供了新的方法[27-28]。据推测，这种治疗方法能够靶向作用于瘤体内构成囊腔的异常膜结构的内皮细胞，致使囊膜纤维粘连或闭塞，同时保留正常组织。这些回顾性研究结果显示，硬化剂的应用是安全的，副作用较小，但仍需要进行更大规模的前瞻性研究。

横纹肌肉瘤

横纹肌肉瘤是儿童最常见的原发性眶内恶性肿瘤，平均发病年龄为 8～10 岁，眼眶为其好发部位。横纹肌肉瘤起源于胚胎发育不同阶段具有横纹肌特征的未分化多能间充质干细胞，这种间叶性肿瘤可发生于身体的不同部位，包括眼眶（10%）、头颈部（25%）、泌尿生殖系统及四肢（17%），很少发生于躯干、腹膜后、胸部、会阴及胃肠道。病理上可分

为胚胎型、腺泡型、葡萄状以及多形性。超过 70% 的横纹肌肉瘤发生于 10 岁前的儿童，但也可发生于出生至 70 岁之间。

胚胎型横纹肌肉瘤是最常见的病理学类型，约占 80%，未分化梭形细胞排列成疏松的束状，胞质嗜酸性染色。肿瘤好发于眼眶鼻上方，导致眼球向下、向外移位，存活率约为 94%[29]。肿瘤可发生于眼眶其他部位，但极少发生于结膜。

腺泡型横纹肌肉瘤恶性程度最高，约占眼眶横纹肌肉瘤的 9%，好发于眶下方，由横纹肌母细胞排列成腺泡状，坏死细胞向中心脱落。多形性横纹肌肉瘤最少见，分化程度最高，好发于老年人，为预后最好的病理学类型，存活率约为 97%。葡萄状横纹肌肉瘤为极罕见的变异型，呈葡萄状，其并非眼眶原发性肿瘤，多由副鼻窦或结膜病变浸润入眶。

任何出现急速发展（数天至数周）的无痛性眼球突出的儿童患者均应考虑横纹肌肉瘤，直至排除诊断（图 18.11 和 18.12）。常伴有眼睑皮肤颜色异常和水肿，且经常有不确切的无关外伤史。CT 扫描特征为密度均匀、边界清楚的肿块，与正常眼外肌等密度，有中等至显著的对比增强，部分病例伴随骨质破坏。MRI T1 加权像中，与脑组织相比，其表现为等信号或稍低信号，T2 加权像表现为高信号。

如影像学检查后仍怀疑横纹肌肉瘤，则应快速与儿科肿瘤专家共同进行评估。应尽快采用前路开眶术进行肿瘤活检。如果可行，可尝试在不威胁视力的情况下完全切除肿块，通常可完全剥离假包膜。如果不能完全切除，则应尽可能地缩小或切除体积较大的病灶，以便进行有效的后续治疗，因为肿瘤的分期取决于疾病的程度和术后残余瘤体的大小，残留肿瘤越小，后续的治疗就会越有效[30]。

应触诊耳前、颌下和颈部淋巴结，以发现淋巴结转移，并通过胸部 CT、骨髓穿刺活检和腰椎穿刺评估远处转移。其中，脑和肺是最主要的转移部位。此外，肿瘤可侵犯副鼻窦，引起鼻塞和鼻腔出血。

组间横纹肌肉瘤研究（Intergroup Rhabdomyosarcoma Study）统计显示，眼眶局限性横纹肌肉瘤患儿的 3 年存活率为 93%[29]。当病变局限于眼眶时，化疗似乎是最有价值的治疗。肿瘤完全切除且切口边缘无瘤细胞残留者（阴性边界），术后无需放疗；而显微镜下边缘残留患者及有淋巴结转移者，需同时接受化疗和放疗。研究中，1～4 组接受的放疗

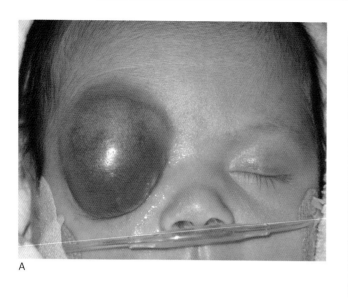

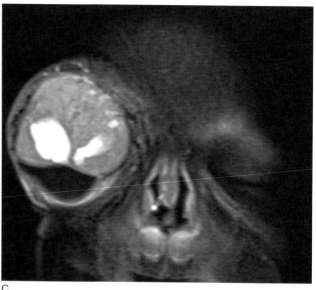

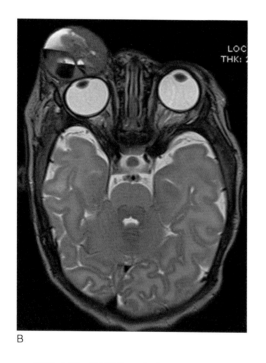

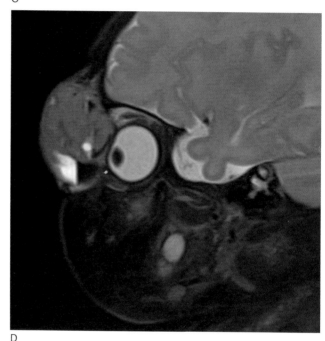

图 18.11　2 周龄女婴可疑横纹肌肉瘤。右上睑在生后即有病变，类似血管，极像婴幼儿血管瘤。**A.** 临床照片显示快速增大的右上眶前占位性病变，位于眼球前。**B.** 轴位 T2 MRI。**C.** 冠状位 T2 MRI。**D.** 矢状位 T2 MRI 显示右眼球前方相对包裹的占位性病变，囊性区域内含有出血及均匀增强的实性成分形成的液平面，与横纹肌肉瘤最相符。自上睑皱襞入路行开眶术见部分坏死组织，内有囊状出血，基本完全切除后行冰冻切片病理学检查，呈现小圆形蓝色细胞肿瘤。由于存在双表型间叶细胞及上皮细胞特征，在组织学、免疫分型、细胞基因研究和病理会诊后，最终诊断是具有双表型间质和上皮特征的无分化圆形细胞肉瘤

剂量为 4500 ～ 6000 cGy，周期超过 6 周。若病变局限于眼眶内，则全身化疗可消除微小的细胞转移，存活率高达 90%，而 1970 年统计的存活率仅为 25% ～ 35%。若肿瘤侵犯副鼻窦或脑膜，则预后非常差。眶内容物剜除可用于少数对放疗或化疗耐受的患者。

通过放疗或化疗获得较长生存期的患者，眼部和眼眶并发症通常包括视力损害、白内障、干眼、放射性视网膜病变、上睑下垂、眼球内陷和眶组织萎缩[31]。治疗结束后，儿童患者需要进行密切随访，进行全面的眼部检查，以监测这些并发症。此外，一些继发性恶性肿瘤的发生率增加，例如非淋巴细胞白血病、平滑肌肉瘤、鳞状细胞癌、恶性黑色素瘤、纤维性星形细胞瘤及骨迷离瘤。放疗区域的骨质均可能受累，因此，这些患者需要终生进行颅面部及全身系统的随诊评估。

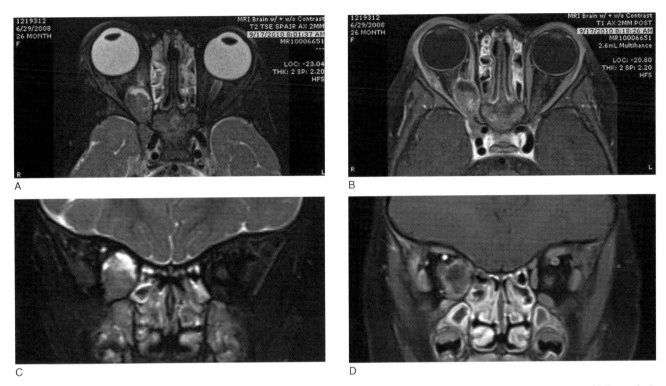

图 18.12 2 岁女孩恶性横纹肌肿瘤，表现为右侧眼球突出及第三脑神经麻痹，病程为 2 周。**A.** 轴位 T1 MRI。**B.** 轴位 T1 脂肪抑制 MRI。**C.** 冠状位 T2。**D.** 冠状位 T1 脂肪抑制 MRI 显示右眶尖占位性病变延伸到眶上裂和海绵窦。病变具有囊性及实性对比增强混合成分。经下睑结膜穿窿部切口前部开眶行活检，冰冻病理证实小圆形蓝色细胞肿瘤（small round blue cell tumor，SRBCT），最终病理诊断为恶性横纹肌肿瘤

小圆形蓝色细胞肿瘤

当一个可疑横纹肌肉瘤患儿进行活检时，病理医生的冰冻切片报告通常解释为小圆形蓝色细胞肿瘤（small round blue cell tumor，SRBCT），最终病理诊断仍需等待（图 18.11 和 18.12）。这一类恶性肿瘤是由单一未分化的圆形肿瘤细胞构成，需要通过免疫组织化学染色、超微结构、细胞遗传学和分子生物学技术来精确诊断。儿童 SRBCTs 的鉴别诊断根据肿瘤发生部位和发病年龄而有所不同，但都包括发生于眼眶的腺泡型横纹肌肉瘤、Ewing 肉瘤 / 原发性神经外胚层肿瘤（Ewing's sarcoma/primitive neuroectodermal tumor，EWS/PNET）、神经母细胞瘤、恶性横纹肌样瘤（图 18.12）以及淋巴母细胞性淋巴瘤。通过活检获得正确的诊断，对于肿瘤医生选择合适的治疗方法至关重要。

神经纤维瘤

神经纤维瘤是一种生长缓慢的先天性周围神经肿瘤，由神经鞘内的施万细胞、轴突、神经内成纤维细胞和黏蛋白构成。体积较大的丛状神经纤维瘤能够导致慢性进展性眼球突出，同时可能累及眼睑（图 18.13）。眼眶神经纤维瘤可单独发生（切除后不再复发），或者作为神经纤维瘤病的眼眶表现。事实上，由于突变的表达不同，神经纤维瘤可发生于身体多种组织和器官，1990 年，NIH 制订了 1 型神经纤维瘤病（neurofibromatosis type 1，NF1）和 2 型神经纤维瘤病（neurofibromatosis type 2，NF2）的诊断

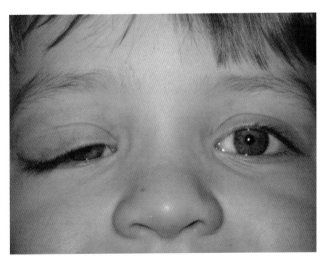

图 18.13 5 岁男孩右眶丛状神经纤维瘤。其表现为肿瘤引起的 S 形眼睑变形、上睑下垂和变宽变长的上睑

指南。NF1 诊断要点包括以下体征中任意 2 项：6 个或更多的咖啡斑；2 个以上任何类型的神经纤维瘤病灶，或 1 个丛状神经纤维瘤病灶；腋窝或腹股沟雀斑；视神经胶质瘤；骨质损害；Lisch 结节；一级亲属中有 NF1 患者。NF2 包括双侧的听神经瘤或一级亲属中有 NF2 患者（阳性家族史），此外，还包括单侧第八脑神经麻痹，以及两种其他病变：神经纤维瘤、脑膜瘤、胶质瘤、施万细胞瘤或青少年晶状体后囊下混浊型白内障。家族史阴性并不能完全排除此病，大约一半的 NF1 患者及更大一部分 NF2 患者为新的散发病例。

NF1 是一种常染色体显性遗传病，表型多样，自发突变率较高，发病基因定位于 17 号染色体长臂。由于 NF1 可累及皮肤、眼、中枢神经系统及内脏，故将其归类为一种斑痣性错构瘤病。NF1 可有多种临床表现，包括 Lisch 结节、咖啡斑、表浅神经纤维瘤、神经纤维瘤、青光眼、先天性大眼球、葡萄膜色素性错构瘤、视神经和中枢神经系统肿瘤，以及偶发的脊髓、交感神经和肾上腺肿瘤。约 1/3 的视神经胶质瘤患者患有 NF1。

NF2 的发病率约是 NF1 的 10 倍，包括中枢神经系统脑膜瘤、听神经瘤及老年前期晶状体混浊。该缺陷定位于 22 号染色体长臂。NF2 患者在婴儿时期缺乏典型特征，在儿童时期和青春期逐渐出现症状，而且症状和体征在体内高激素水平（如妊娠）时往往会恶化。

眼眶眼睑丛状神经纤维瘤可致眼睑横 S 形下垂，眼部触诊呈"蠕虫袋状"（图 18.13）。这些错综复杂的纤维条索浸润正常组织，使肿瘤难以完全切除。眼球本身，包括巩膜、虹膜、睫状体、角膜及脉络膜可能受累，导致青光眼和牛眼的发生。蝶骨的部分缺失会导致眼球搏动。CT 扫描显示神经纤维瘤表现为对比增强的不规则软组织浸润影。MRI 扫描中，T1 加权像为不均匀低信号，T2 加权像呈相对于眶脂肪的高信号。钆可形成不同程度的增强显影，且在抑制眶脂肪后能够最佳显影。

丛状神经纤维瘤的处理很难，往往令患者、患者家庭及眼科医生很沮丧，美容效果往往不充分或是暂时的。手术往往是反复进行眼睑修复和上睑下垂矫正。治疗方法在成人和儿童存在一定的差异。儿童或青少年神经纤维瘤生长较快，应密切观察，以便及时进行手术干预措施。如果视觉系统发育正常，手术治疗可延迟至病程变缓，以达到更持久和明确的手术效果。放疗对神经纤维瘤无效。

视神经胶质瘤

视神经胶质瘤又名青少年纤维性星形细胞瘤，在细胞学上为一种良性肿瘤，是儿童时期最常见的视神经肿瘤。视神经胶质瘤可发生于视路或下丘脑任一部位，可单独发生或合并 NF1。因此，NF1 患者应早期着重监测视路胶质瘤的发生，应检测相应体征，如视力丧失、传入性瞳孔缺陷和视神经萎缩等。每年例行随诊，至少持续至 17 岁。对于无症状的 NF1 患者，常规影像学检查意义不大[32]。但是，如果出现症状，MRI 能够提示视神经梭形增粗，往往伴有视交叉受累，以此明确诊断，无需进行活检。视神经胶质瘤的临床表现较为多变，在没有渐进性视力丧失和眼球突出的情况下，观察是有意义的。视功能与肿瘤体积大小没有相关性。当肿瘤通过视神经管向颅内蔓延时，可通过手术摘除肿瘤，以此保护视交叉或减轻极度眼球突出导致的暴露性角膜炎。放疗和化疗也用于部分病例，但有肿瘤自行消退的报道，使得开始治疗这一决定变得复杂。

淋巴瘤

除了 Brukitt 淋巴瘤（Burkitt lymphoma，BL）和最近的获得性免疫缺陷综合征（AIDS）相关淋巴瘤，眼眶淋巴瘤极少见于儿童。BL 是成熟的 B 细胞非霍奇金淋巴瘤，主要包括三种临床亚型：地方（非洲）型、散发型、和免疫缺陷相关型[33]。地方型发生于赤道附近的非洲地区，最多发于上颌或下颌，其次为眼眶。据报道，其与 EB 病毒感染有关，并且是 HIV 感染与 AIDS 的表现形式。散发型发生于世界各地的非流行区，通常表现为腹部肿瘤伴骨髓受累，偶有眼眶受累。最近关于免疫功能正常的眼眶 BL 患者的一篇综述发现，儿童患者更为常见，通常表现为不伴有明显肿块的眼球突出，同时可能伴有邻近副鼻窦受累和全身性疾病，预后谨慎[33]。如果活检证实为恶性淋巴瘤，则患儿应进行全身系统的检查，以确定疾病发展的阶段。

淋巴组织增生病涵盖范围广泛，从良性淋巴组织增生到恶性淋巴瘤均可见。淋巴组织增生性疾病的诊断较具挑战性，可能因为组织活检的体积通常较小，不管是细胞学还是结构学结果均不足以充分区分病变的反应及恶性过程。开放性活检有助于经验丰富的病理医生通过免疫荧光标记和流式细胞仪，并结合临床和病理结果做出正确的诊断。化疗是淋巴瘤首选的治疗方案，具体的治疗方法取决于组织学和疾病发展的程度。

神经母细胞瘤

神经母细胞瘤起源于婴幼儿肾上腺髓质或节后交感神经系统自主链上任何神经嵴细胞。神经母细胞瘤大都起源于腹部，为儿童期最常见的实性肿瘤，约占 10% 的儿童癌症。大部分表现于 3 岁前，90% 发生在 5 岁前，但可发生于 20 岁以内任何时候。眼眶受累是转移性疾病，神经母细胞瘤是仅次于横纹肌肉瘤的最常见的儿童眼眶恶性肿瘤。当转移至眼眶骨（通常是在外壁），可形成眶周瘀斑和显著的上睑下垂。绝大多数眼眶受累者表现出进展性和广泛转移性（Ⅳ期），成活率差[34]。

应行 CT 和骨扫描及骨髓活检，以发现原发病变和转移病灶。如眶 CT 扫描显示骨破坏性占位性病变，医生必须考虑到转移性神经母细胞瘤的鉴别诊断（图 18.14）。90% 的患者尿中儿茶酚胺的排泄增加。神经母细胞瘤的治疗包括原发病变的手术切除、放疗（合并或不合并全身照射）、自体骨髓移植和播散性疾病的联合化疗。

白血病

儿童中单侧或双侧眼眶的白血病浸润最常发生于急性髓细胞性白血病，亦可见于慢性髓细胞性白血病和急、慢性淋巴细胞疾病[35]。粒细胞肉瘤（绿色瘤）是髓细胞性白血病的软组织浸润。绿色瘤一词来源于新鲜标本的绿变，这是由于髓过氧化物酶的存在。眼眶受累可能发生于全身白血病诊断之前、期间或之后。表现为肿瘤快速增大，导致眼球突出，经常为双侧，平均发病年龄为 7 ～ 9 岁。CT 扫描呈现均匀贴附于眶壁的占位性病变，最常见于外壁。在没有血液学证据时，须进行眼眶活检。首选治疗是多制剂化疗。如果病变大，或有压缩性视神经病变，放疗可能有效。在缓解期进行加强化疗和骨髓移植可改善预后。

眼眶骨病

骨纤维异常增生

骨纤维异常增生表现为正常骨髓被不成熟骨、纤维增生和骨基质取代，髓腔变形。成骨细胞的缺乏阻止了正常骨的成型。此病是骨的良性发育性疾病，可以是单骨或多骨性。大多数眶病变累及多处颅骨，所有骨均可能受累。眶骨受累时，眶腔缩小，眼球移位。CT 扫描呈毛玻璃样的硬化骨损伤可证实诊断（图 18.15）。组织病理学检查显示纤维间质中由编织骨组成的骨小梁。该病变经常在生命早期快速生长，青春期后稳定，偶尔可能发展到成年期。多骨性纤维性骨病变合并皮肤色素沉着和内分泌紊乱被称为 McCune-Albright 综合征，主要发生在女性，同时与性早熟及 G 蛋白合子后突变有关。纤维性结构不良的病因不清，恶变罕见，通常与先前放疗有关。

主要的临床体征及症状因受累骨的部位和程度不同而不同。面部不对称、眼球突出和移位是最常见的表现。缓慢进展性视力丧失可能源自视神经管内或视交叉处视神经受压。尽管罕见，但仍可能出现快速进展、疼痛加重和浸润性特征，医生必须排除骨肉瘤、纤维肉瘤、软骨肉瘤和巨细胞肉瘤恶变的可能。

大多采用保守治疗，进行诊断性成像、定期观察，防止畸变、功能缺陷、疼痛或肉瘤变。如果病变较为局限，可行骨片切除或刮除。最近，更积极性的早期干预得以报道，其采用多学科颅面入路，尽可能清除受累骨并行一期重建[36]。

朗格汉斯细胞组织细胞增多症

朗格汉斯细胞组织细胞增多症（Langerhans cell histiocytosis，LCH）涵盖一系列疾病，包括急性播散性 LCH（如 Letterer-Siwe 病）、多灶性 LCH（如 Hand-Schuller-Christian 综合征）和单灶性 LCH（如嗜酸性肉芽肿）[37]。LCH 眼眶受累最常表现为单发性眼眶疾病。该情况较罕见，眼眶 LCH 通常累及颞上象限，与骨髓朗格汉斯细胞增生引起的眶顶骨溶解性缺损有关（图 18.16）。男性居多，10 岁或 20 岁之内发病。症状包括快速进行性

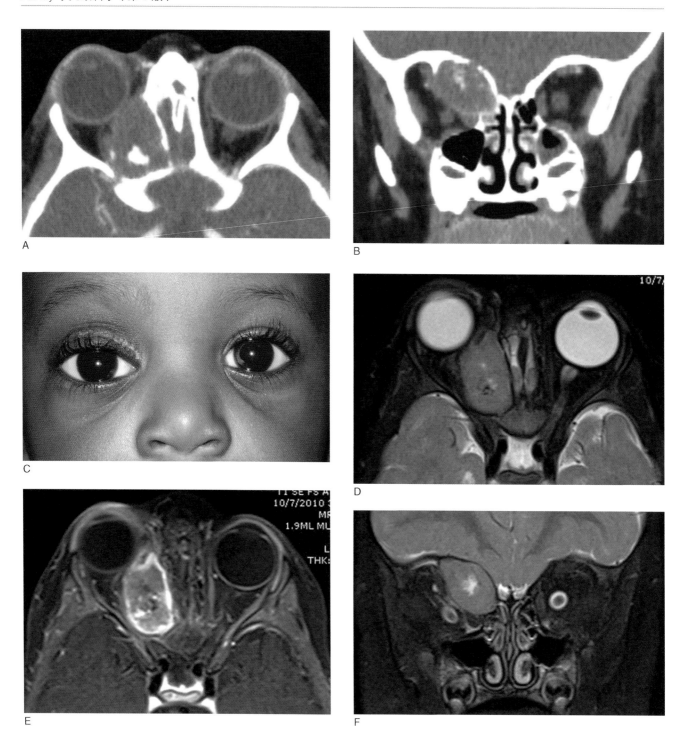

图 18.14　14 月龄男孩的肌纤维瘤，表现为右侧眼球突出 1 周余。轴位（**图 A**）和冠状位（**图 B**）CT 扫描显示，右眶后内壁扩大性骨破坏性占位性病变，部分骨化，与神经母细胞瘤或朗格汉斯细胞组织细胞增多症最相符。经上睑皱褶切口行前部开眶活检，显示带有胶原基质的梭形细胞增生，与肌纤维瘤吻合。**C.** 术后 2 周照片显示上睑切口瘢痕愈合，右眼残留下方移位。**D.** 轴位 T2 MRI。**E.** 轴位 T1 脂肪抑制 MRI。**F.** 活检后，冠状位 T2 MRI 示等信号占位伴弥漫性均匀强化

上睑水肿和红斑、骨痛及压痛，最初经常被误诊为眶周或眼眶蜂窝织炎（图 18.16）。CT 扫描显示额骨大面积破坏，提示 LCH，或可能是转移性恶性肿瘤。需要行前部开眶活检以支持诊断。如果冰冻病理支持诊断，可能需要行刮除术或瘤内类固醇激素注射。

病变细胞成分包括病理性朗格汉斯细胞、慢性炎症细胞和嗜酸性粒细胞。一经病理证实，应立即由儿科肿瘤医生行全身评估，包括全面体检、骨骼筛查和骨扫描。尽管有争议，但儿科肿瘤医生认为

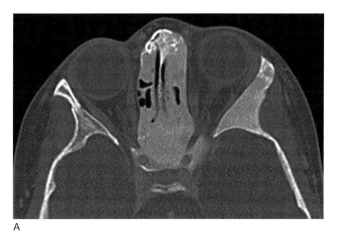

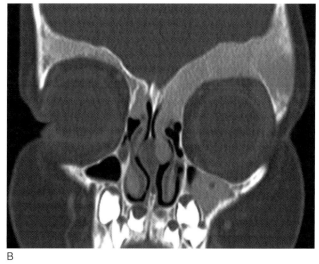

图 18.15　7 岁女孩纤维性结构不良，脸部不对称，左侧眼球小。轴位（图 A）和冠状位（图 B）CT 显示双侧额骨、筛骨和蝶骨毛玻璃样扩张，累及双侧，左侧较右侧重，左侧颧骨亦受累

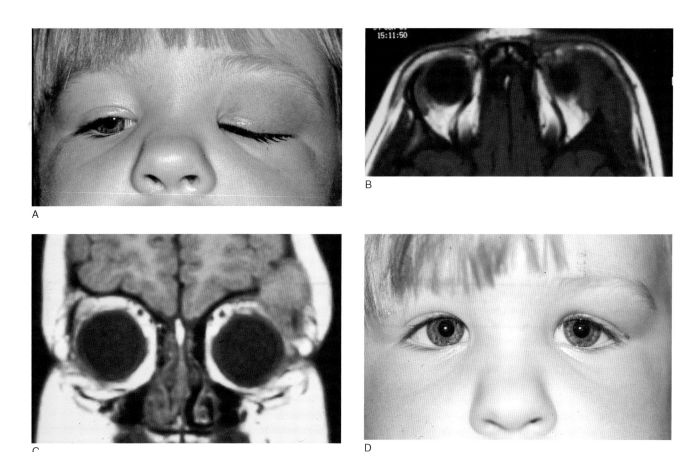

图 18.16　2 岁女孩 LCH。因可疑左眶隔前蜂窝织炎而口服抗生素 2 周，无效。A. 下方注视时可见左上睑红肿，上睑下垂。沿眶上缘可触及占位性病变。轴向 T1（图 B）和冠状 T1（图 C）MRI 显示左侧上外侧眼眶占位性病变经骨延及前颅窝。D. 前部开眶活检，刮除术和病变内类固醇激素注射后 6 周

眼眶是中枢神经系统受累和尿崩症的危险部位，常推荐化疗，即使是单病灶眼眶病变[38]。患者必须随访，以确认眼眶疾病的消除和及时的再骨化，并监测其向多灶病变的进展[39]。

（孙春华　译　鞠红　审校）

参考文献

1. Mills DM, Tsai S, Meyer DR, Belden C. Perspective: pediatric ophthalmic computed tomographic scanning and associated cancer risk. *Am J Ophthalmol* 2006;142:1046–1053.

2. Neudorfer M, Leibovitch I, Stolovitch C, et al. Intraorbital and periorbital tumors in children-value of ultrasound and color doppler imaging in the differential diagnosis. *Am J Ophthalmol* 2004;137:1065–1072.

3. Griepentrog GJ, Lucarelli MJ. Heritable unilateral clinical anophthalmia. *Ophthal Plast Reconstr Surg* 2004;20:166–168.

4. Chaudhry IA, Arat YO, Shamsi FA, Boniuk M. Congenital microphthalmos with orbital cysts: distinct diagnostic features and management. *Ophthal Plast Reconstr Surg* 2004;20:452–457.

5. Tse DT, Abdulhafez M, Orozco MA, et al. Evaluation of an integrated orbital tissue expander in congenital anophthalmos: report of preliminary clinical experience. *Am J Ophthalmol* 2011;151:470–482.

6. Nouby G. Congenital upper eyelid coloboma and cryptophthalmos. *Ophthal Plast Reconstr Surg* 2002;18:373–377.

7. McCarty ML, Wilson MW, Fleming JC, et al. Manifestations of fungal cellulitis of the orbit in children with neutropenia and fever. *Ophthal Plast Reconstr Surg* 2004;20:217–223.

8. Garcia GH, Harris GJ. Criteria for nonsurgical management of subperiosteal abscess of the orbit. Analysis of outcomes 1988–1998. *Ophthalmology* 2000;107:1454–1458.

9. Harris GJ. Subperiosteal abscess of the orbit: age as a factor in the bacteriology and response to treatment. *Ophthalmology* 1994;101:585–595.

10. Todman MS, Enzer YR. Medical management versus surgical intervention of pediatric orbital cellulitis: the importance of subperiosteal abscess volume as a new criterion. *Ophthal Plast Reconstr Surg* 2011;27:255–259.

11. Dewan MA, Meyer DR, Wladis EJ. Orbital cellulitis with subperiosteal abscess: demographics and management outcomes. *Ophthal Plast Reconstr Surg* 2011;27:330–332.

12. Yen MT, Yen KG. Effect of corticosteroids in the acute management of pediatric orbital cellulitis with subperiosteal abscess. *Ophthal Plast Reconstr Surg* 2005;21:363–367.

13. Krassas GE, Segni M, Wiersinga WM. Childhood Graves' ophthalmopathy: results of a European questionnaire study. *Eur J Endocrinol* 2005;153:515–520.

14. Durairaj VD, Bartley GB, Garrity JA. Clinical features and treatment of Graves ophthalmopathy in pediatric patients. *Ophthal Plast Reconstr Surg* 2006;22:7–12.

15. Goldstein SM, Katowitz WR, Moshang T, Katowitz JA. Pediatric thyroid–associated orbitopathy: the children's hospital of Philadelphia experience and literature review. *Thyroid* 2008;18:997–999.

16. Belanger C, Zhang KS, Reddy AK, Yen MT, Yen KG. Inflammatory disorders of the orbit in childhood: a case series. *Am J Ophthalmol* 2010;150:460–463.

17. Bullock JD, Goldberg SH, Rakes SM. Orbital tumors in children. *Ophthal Plast Reconstr Surg* 1989;5:13–16.

18. Shields JA, Bakewell B, Augsburger JJ, et al. Space-occupying orbital masses in children: a review of 250 consecutive biopsies. *Ophthalmology* 1986;93:379–384.

19. Kodsi SR, Shetlar DJ, Campbell RJ, et al. A review of 340 orbital tumors in children during a 60-year period. *Am J Ophthalmol* 1994;117:177–182.

20. Kushner BJ. Intralesional corticosteroid injection for infantile adnexal hemangioma. *Am J Ophthalmol* 1982;93:496–506.

21. Léauté-Labrèze C, Dumas de la Roque E, Hubiche T, Boralevi F,Thambo JB, Taïeb A. Propranolol for severe hemangiomas of infancy. *N Engl J Med* 2008;358(24):2649–2651.

22. Missoi TG, Lueder GT, Gilbertson K, Bayliss SJ. Oral propranolol for treatment of periocular infantile hemangiomas. *Arch Ophthalmol* 2011;129:899–903.

23. Dhaybi RA, Superstein R, Milet A, Powell J, et al. Treatment of periocular infantile hemangiomas with propranolol: case series of 18 children. *Ophthalmology* 2011;118:1184–1188.

24. Fridman G, Grieser E, Hill R, Khussus N, Bersani T, Slonim C. Propranolol for the treatment of orbital infantile hemangiomas. *Ophthal Plast Reconstr Surg* 2011;27:190–194.

25. Guo S, Ni N. Topical treatment for capillary hemangioma of the eyelid using beta-blocker solution. *Arch Ophthalmol* 2010;128:255–256.

26. Sires BS, Goins CR, Anderson RL, et al. Systemic corticosteroid use in orbital lymphangioma. *Ophthal Plast Reconstr Surg* 2001;17:85–90.

27. Schwarcz RM, Ben Simon GJ, Cook T, Goldberg RA. Sclerosing therapy as first line treatment for low flow vascular lesions of the orbit. *Am J Ophthalmol* 2006;141:333–339.

28. Hill III RH, Shiels II WE, Foster JA, et al. Percutaneous drainage and ablation as first line therapy for macrocystic and microcystic orbital lymphatic malformations. *Ophthal Plast Reconstr Surg* 2012;28:119–125.

29. Wharam M, Beltangady M, Hays D, et al. Localized orbital rhabdomyosarcoma. *Ophthalmology* 1987;94:251–254.

30. Browning MB, Camitta BM. The surgeon's role in pediatric orbital malignancies: an oncologist's perspective. *Ophthal Plast Reconstr Surg* 2003;19:340–344.

31. Raney RB, Anderson JR, Kollath J, et al. Late effects of therapy in 94 patients with localized rhabdomyosarcoma of the orbit: report from the intergroup rhabdomyosarcoma study (IRS)-III, 1984–1991. *Med Pediatr Oncol* 2000;34:413–420.

32. Thiagalingam S, Flaherty M, Dillson F, et al. Neurofibromatosis type 1 and optic pathway gliomas. *Ophthalmology* 2004;111: 568–577.

33. Baker PS, Gold KG, Lane KA, Bilyk JR, Katowitz JA. Orbital Burkitt lymphoma in immunocompetent patients: a report of 3 cases and a review of the literature. *Ophthal Plast Reconstr Surg* 2009;25:464–468.

34. Smith SJ, Diehl NN, Smith BD, Mohney BG. Incidence, ocular manifestations, and survival in children with neuroblastoma: a population-based study. *Am J Ophthalmol* 2010;149:677–682.

35. Bidar M, Wilson MW, Laquis SJ, et al. Clinical and imaging characteristics of orbital leukemic tumors. *Ophthal Plast Reconstr Surg* 2007;23:87–93.

36. Goisis M, Biglioli F, Guareschi M, Frigerio A, Mortini P. Fibrous dysplasia of the orbital region: current clinical perspectives in ophthalmology and cranio-maxillofacial surgery. *Ophthal Plast Reconstr Surg* 2006;22:383–387.

37. Woo KI, Harris GJ. Eosinophilic granuloma of the orbit: understanding the paradox of aggressive destruction responsive to minimal intervention. *Ophthal Plast Reconstr Surg* 2003;19:429–439.

38. Harris GJ. Langerhans cell histiocytosis of the orbit: a need for interdisciplinary dialogue. *Am J Ophthalmol* 2006;141:374–378.

39. Vosoghi H, Rodriguez-Galindo C, Wilson MW. Orbital Involvement in langerhans cell histiocytosis. *Ophthal Plast Reconstr Surg* 2009;25:430–433.

第 19 章

儿童眼肿瘤

Carol L. Shields • Jerry A. Shields

概述

儿童有多种良性和恶性眼部肿瘤。眼部肿瘤可致视力丧失、眼球摘除，恶性肿瘤更会危及生命。因此，临床上必须识别各种眼部肿瘤并对患儿进行进一步的诊断研究和恰当治疗。基于过去 50 年我们在眼部肿瘤方面的大量临床经验，本章将回顾儿童各类眼部肿瘤的一般概念，并对眼睑瘤、结膜瘤、各种眼内瘤和眼眶瘤的临床表现进行讨论[1-5]。

小儿眼部肿瘤的临床表现

小儿眼部肿瘤的临床特点随患处不同而不同。病灶可以在眼睑、结膜、眼内组织或眼眶上，而每个部位的肿瘤都会出现不同的体征和症状。

眼睑瘤与结膜瘤

眼睑和结膜瘤通常比眼内或眼眶瘤更为明显，这促使患儿及早就医。大部分发于眼睑或结膜区域的肿瘤都具有典型的特征表现，因此通常通过视诊即可作出准确的诊断，也可采用光学相干断层扫描（optical coherence tomography，OCT）或 MRI 等其他诊断性检查辅助诊断。

眼内肿瘤

眼内肿瘤常有隐蔽性，直到患儿出现视力障碍时才会被发现。婴幼儿通常不会主诉视力下降，且配合度不高，导致视力难以评估。但某些特征，尤其是白瞳症、斜视或视觉反应缺失，应提醒儿科医生考虑有眼内肿瘤的可能并及时转诊。

白瞳症。 儿童白瞳症的病因有很多[2, 4-7]（图

19.1）。较常见的有先天性白内障、早产儿视网膜病变引起的视网膜脱离、永存原始玻璃体增生症（persistent hyperplastic primary vitreous，PHPV）以及外层渗出性视网膜病变（Coats 病）。视网膜母细胞瘤可能是导致儿童白瞳症的最严重的疾病。白瞳症患儿都应及时转诊至眼肿瘤医生处进行诊断评估和治疗。

斜视。 大多数斜视患儿并无眼内肿瘤，但由于某些肿瘤位于黄斑区，破坏了中心注视，导致约 30% 的视网膜母细胞瘤患儿在早期表现为内斜视或外斜视。在这些病例中，必须通过间接检眼镜进行全面的视网膜检查，以排除潜在的肿瘤可能。

视觉障碍。 患有眼内肿瘤的大龄患儿可能主诉视觉障碍，或者在学校进行视力检查时发现视力下降。这可能是由肿瘤或玻璃体积血造成的中央视网膜功能减退、前房积血或继发性白内障所引起。

眼眶肿瘤

与眼睑和结膜肿瘤不同，医生无法直接观察到眼眶肿瘤。因此在有明显临床表现之前，这类肿瘤

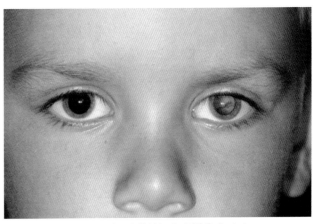

图 19.1　视网膜母细胞瘤继发白瞳症

能生长至很大。患儿通常表现为眼球突出或移位[3]。疼痛、复视和结膜水肿也是眼眶肿瘤的早期临床特征。CT 和 MRI 已经彻底改变了眼眶肿瘤的诊断和治疗[8]。对儿童进行 CT 检查时应注意减少辐射暴露[9]。

诊断方法

虽然一些非典型的肿瘤可能很难得到临床诊断，但大多数儿童的眼科肿瘤可以由有经验的眼科医生或眼科肿瘤专家准确诊断。

眼睑与结膜

通过典型的临床特征可以诊断大多数眼睑和结膜肿瘤，诊断研究可以提供额外帮助。较小的可疑肿瘤可进行切除活检，而较大的肿瘤最好通过切取活检进行诊断，在确诊前之前不应做确定性治疗。

眼内肿瘤

关于眼内肿瘤，虹膜损伤通常可以通过外眼检查或裂隙灯显微镜来识别。通过检眼镜可以看到视网膜与脉络膜肿瘤各自的典型特征，而许多小的肿瘤很难观察到，只有经验丰富的眼科医生使用双目间接检眼镜才能发现。辅助检查，如眼底照相、自体荧光、OCT、荧光血管造影、吲哚菁绿血管造影、眼部超声以及偶尔用到的 CT 或 MRI 等对确诊有辅助价值。OCT 是一种较新的眼底扫描方法，其采用舒适度较高的快速非接触式技术，能在数分钟内获得分辨率达 4～5 μm 的视网膜横断面图像。儿童能轻松接受这种检查[10]。OCT 能提供分辨率高达 10 μm 级的活体视网膜信息。在全身麻醉下进行细针抽吸活检近来已被应用于部分儿童眼内肿瘤的治疗[11]。

眼眶肿瘤

一些眼眶肿瘤发生在前位，因扩展到结膜和眼睑区域而被识别，对于儿童血管瘤，如毛细血管瘤和淋巴管瘤尤其如此。其他肿瘤位于眼眶深部的组织而不易被发现，这时可以在诊室做眼眶超声检查，但通常需要进一步做 CT 或 MRI 检查。

治疗方法

儿童眼部肿瘤的治疗方法取决于肿瘤的类型、病灶的位置和大小以及患儿的总体健康状况。

眼睑与结膜

眼睑和结膜的肿瘤可以由有资质的眼科医生或眼科肿瘤专家通过手术切除。根据诊断，类似瘤变的炎性病变可以通过抗生素或皮质类固醇治疗。一些恶性肿瘤，如白血病和淋巴瘤，最好的治疗方法是进行局部诊断活检，然后进行放疗和（或）化疗。

眼内肿瘤

眼内肿瘤的治疗更为复杂。某些无症状的良性眼内肿瘤通常通过连续观察来控制。根据视力损害的机制，一些有症状的良性肿瘤可以用激光或冷冻疗法治疗。恶性肿瘤，如视网膜母细胞瘤，需要进行化疗（静脉化疗、动脉化疗、筋膜下化疗或玻璃体腔内化疗）、放疗（体外放疗或斑块放疗）、激光光凝、温热疗法、冷冻疗法或眼球摘除[2, 4, 12-13]。最近，使用化疗来治疗视网膜母细胞瘤成为一个主流趋势[13-14]。

眼眶肿瘤

眼眶肿瘤的治疗根据组织病理学诊断的临床表现而有很大不同。对良性血管瘤，如毛细血管瘤和淋巴管瘤的治疗可以通过连续观察或遮盖对侧眼以降低弱视的程度。眼眶前部边界清楚的肿瘤可以通过活检切除治疗。许多恶性肿瘤，如横纹肌肉瘤和有眼部表现的白血病，需要进行局部活检以明确诊断，然后进行放疗或化疗[3, 5]。

眼睑肿瘤

有数种小儿皮肤肿瘤会影响到眼睑皮肤[3, 14]。

毛细血管瘤

10% 的婴儿皮肤上可见毛细血管瘤（或草莓状血管瘤），而在早产儿和双胎儿身上更常见。眼睑毛细血管瘤呈红色的弥漫性或局限性肿块[15]（图19.2）。通常在出生时或出生后不久就出现临床症状，瘤体在数月内增大，而后缓慢消退。这种良性肿瘤的主要并发症是斜视和弱视。近几年最常用的治疗方法是靠配戴眼镜或遮盖对侧眼来矫正屈光不正以

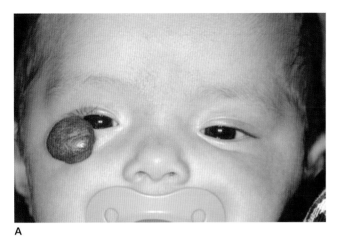

A

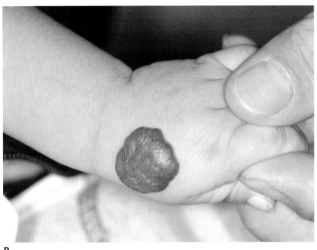

B

图 19.2　眼睑的毛细血管瘤。**A.** 因未阻碍视力，双胎儿 1 号婴儿的眼睑血管瘤采用观察的处理方法。**B.** 双胎儿 2 号婴儿手上的皮肤血管瘤

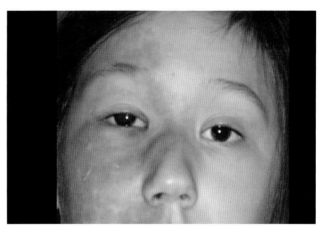

图 19.3　Sturge-Weber 综合征患儿的面部焰色痣

及密切随访。最近，采用口服普萘洛尔或手术切除相对较小且局限性的病灶成为一种趋势[16]。普萘洛尔可加速肿瘤消退且几乎无副作用。对标准治疗无效的肿瘤则采用皮质类固醇或放疗治疗。

面部焰色痣

面部焰色痣是一种先天性皮肤血管病变，发生在第五对脑神经支配区（图 19.3）。该病可以是孤立的病变，也可能伴随 Sturge-Weber 综合征的变异发生。患儿患同侧青光眼、弥漫性脉络膜血管瘤和继发性视网膜脱离的发生率较高，应尽早转诊至眼科医生以诊断治疗这类严重的眼部疾病。这种皮肤病变的处理方式有观察、用化妆品遮盖或在婴儿期进行可调染料激光治疗。

卡波西肉瘤

机会性肿瘤，如卡波西肉瘤容易发生于免疫抑制患儿，特别是获得性免疫缺陷综合征（acquired immunodeficiency syndrome，AIDS）患儿。患儿可能在其他部位有红色皮肤病变，但有时眼睑是该病始发部位。病灶靠近睑缘，呈青红色的皮下肿块。这种肿瘤可通过改善免疫抑制来治疗。对于感染人类免疫缺陷病毒（human immunodeficiency virus，HIV）的患儿，应采用积极的抗逆转录病毒疗法进行治疗。

基底细胞癌

基底细胞癌常见于成年，偶尔也发生于更年轻的患者，尤其是有基底细胞癌（痣）综合征家族史的患者。病灶为缓慢增大的肿块，通常发生在下眼睑，中央多有溃疡（侵蚀性溃疡）并伴有睫毛脱落。治疗方法通常有局部切除、冰冻切缘和眼睑重建。

Taylor 等回顾了 39 名基底细胞癌（痣）综合征（Gorlin-Goltz 综合征）患者，发现其患病年龄为 5 ～ 72 岁[17]。临床特征包括牙源性角化囊肿（17 例）、基底细胞癌（13 例）和先天性畸形（2 例）。在 39 名患者中，17 名有该综合征家族史。28 名基底细胞癌患者中有 18 名（64%）在 30 岁前发病。系统性 hedgehog 通路抑制已成为突破性的基底细胞癌治疗方法[18]。

色素痣

色素痣发生在眼睑时表现为色素程度不同、边

界清晰的病变，与发生在其他部位时形态相近，不常引起睫毛脱落。在一些病例中，该痣在出生时就存在，形态大且累及上下眼睑，因此被称为"亲吻痣"或"分离痣"（图19.4）。有证据表明，早期干预，即在出生后的3～4周内刮除病灶而无需大量移植便能清除色素痣。在婴儿期，痣较为浅表，可以从皮肤上刮除，但随后色素痣会深入皮下组织而提高手术去除的难度。刮除术后局部涂抹抗生素药膏，皮肤通过肉芽组织愈合。

蓝痣通常在出生时较明显，而交界型蓝痣或复合型蓝痣可能到青春期才会有明显表现。蓝痣极少转化为恶性黑色素瘤，若有也常见于晚年。绝大多数儿童眼睑痣较为安全，可以进行观察，偶尔为了美容或预防恶性转化也行手术切除。

神经纤维瘤

发生在眼睑的神经纤维瘤可为弥漫性或丛状病变，通常伴发 von Reckling-Hansen 神经纤维瘤病。在病程早期，病变在上睑表现为典型的 S 形曲线。较大的病变可引起眼睑增厚继发上睑下垂（图19.5）。这些弥漫性肿瘤通常难以或无法完全切除，应定期观察，若严重影响外观，可手术减积。

神经鞘瘤

神经鞘瘤（Schwann 细胞瘤）是一种良性的周围神经鞘瘤，完全由周围神经的 Schwann 细胞构成。该肿瘤可见于眼眶内或眼睑上，可通过手术切除。神经鞘瘤与神经纤维瘤没有直接关系。

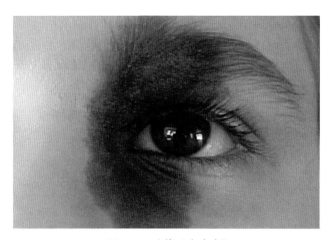

图 19.4 睑缘"亲吻痣"

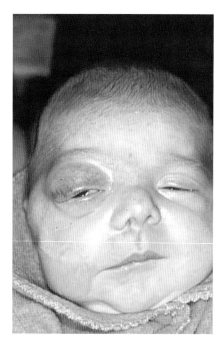

图 19.5 婴儿眼睑和眼眶处的神经纤维瘤

结膜肿瘤

概述

结膜和眼球表面组织的肿瘤包含范围较广，从良性病变（如角膜缘皮样囊肿、黏液瘤和巩膜黑色素细胞增多症）到具有侵袭性、危及生命的恶性肿瘤（如黑色素瘤、卡波西肉瘤和皮脂腺癌）均可发生[1, 3, 19-22]。各种肿瘤的临床鉴别主要基于肿瘤的临床特征以及患者的病史。基于作者个人过去40多年内接触约2000名结膜肿瘤患者的经验，该部分将探讨每种肿瘤的临床特征以及治疗方法[22]。在此我们先回顾和介绍儿童结膜肿瘤的特征。

儿童肿瘤谱

以往的研究[20-22]阐述了结膜肿瘤在成人中的发生率。然而这些病变的流行病学特征、解剖学特征以及恶性潜能可能在儿童中有所不同。儿童中主要有三大结膜肿瘤[1, 23-24]。Elsas 和 Green、Cunha 及同事从病理学的角度对这些肿瘤的发病率进行了评估，而 Shields 等则从临床角度[1, 23-24]出发获得了相关数据（表 19.1 和 19.2）。

基于美国威尔士眼科研究所肿瘤中心提供的信息，Shields 等发现，在 262 名患有结膜肿瘤的儿童

表 19.1	
262 例儿童结膜肿瘤临床诊断分类[1]	
肿瘤分类	患儿例数（比例）
迷芽瘤性	26（10%）
良性上皮性	5（2%）
前恶性和恶性上皮性	1（<1%）
黑色素细胞性	175（67%）
血管性	23（9%）
纤维性	2（<1%）
神经性	0（0）
黄瘤性	1（<1%）
黏液瘤性	0（0）
脂肪瘤性	0（0）
泪腺性	0（0）
淋巴性	4（1.5%）
白血病性	0（0）
转移性	0（0）
继发性	0（0）
形似肿瘤的非肿瘤性病变	25（9.5%）

Data from the Oncology Service at Wills Eye Institute

中，最常见的病灶成分是黑色素细胞（67%），其次是迷芽组织（10%）、血管（9%）和良性上皮（2%）[1]（表 19.1）。他们指出，10% 的病例是形似肿瘤的非肿瘤性病变，例如上皮包涵囊肿、非特异性炎症或感染、巩膜外层炎、巩膜炎和异物。

肿瘤分类

以下肿瘤根据原发组织（包括迷芽瘤、上皮细胞、黑色素细胞、血管、纤维、黄色瘤和淋巴/白血病来源的细胞）进行分类。

结膜迷芽瘤

许多肿瘤在出生时即出现，或在出生后不久显现。多数为迷芽瘤（由正常情况下不会出现在该区域的异位组织组成）。单纯性迷芽瘤由一种组织（如上皮）构成，而复合性迷芽瘤由不同的异位组织（如骨、软骨和泪腺）组合而成。

皮样瘤　结膜皮样瘤是边界清楚的先天性黄白色实性肿块，累及球结膜或角膜缘结膜[25-26]。皮样瘤特征性地发生在颞下方，并且常具有细白色毛发（图 19.6）。在极少数情况下可以延伸到角膜中央或位于球结膜的其他象限。大多数跨越角膜缘，但在极少数情况下可广泛地累及全层角膜、前房和虹膜基质。更严重的皮样瘤出现更早，见于胚胎发生时期。

结膜皮样瘤可以作为孤立性病变发生，也可伴随 Goldenhar 综合征出现。医生应评估患儿的同侧或双侧眼前皮肤附属器、听力损失程度、睑板缺损、眶缘结膜皮脂瘤和颈椎异常。在组织病理学上，结膜皮样瘤是一种单纯的迷芽性畸形，这种畸形由致密的纤维组织内衬结膜上皮和更深层的包括毛囊和皮脂腺在内的真皮组成。

若眼球表面皮样瘤病变较小且无可见症状，可随访观察。眼前段 OCT 可以帮助探查病变的深度。可出于美容需要而切除病变组织，但留下的角膜瘢痕也会影响外观。较大或有症状的皮样瘤可能会引发散光，从而损害视力。如果是浅表缺损，可以行板层角巩膜切除，术后做外层组织一期缝合；如果缺损较深，甚至达到全层，则做角膜移植缝合。这样外观可能有改善，但屈光不正、散光以及视力可能不会有改观。当病变累及角膜中心时，需行板层或穿透性角膜移植术治疗，预期有长期弱视。

皮脂瘤　一般认为皮脂瘤是先天性的，但通常可多年保持无症状，直至成年后才被检出。这种肿瘤常见于结膜穹窿颞上方，表现为黄色、柔软、能活动的肿块，其表面有白色细毛（图 19.7）。它可以延伸到眼眶脂肪和球结膜，有时到达角膜缘。

在 CT 和 MRI 扫描下，皮脂瘤特征与眼眶脂肪类似。组织病理学上，其表面为结膜上皮，上皮下组织有数量不等的胶原结缔组织和脂肪组织，可能存在皮脂腺单位和泪腺组织。大部分皮脂瘤不需要治疗，较大或影响美观者可以通过结膜穹窿切除整个眶缘结膜病变或通过类似于去除眼眶脱垂脂肪的方式来去除前侧病变。修复缺损可能需要羊膜移植。

眼球骨性迷芽瘤　眼球骨性迷芽瘤是一种由成熟骨组织构成的肿瘤，通常位于球结膜颞上方[3, 27]（图 19.8）。这是一种先天性瘤，通常由大龄患儿触及时才被发现。超声或 CT 检查下肿块呈钙化灶。这种肿瘤通常只作观察。对一些主诉有异物感的病例，需要通过结膜穹窿切口剥离瘤体直至露出巩膜的方法来切除肿块。

泪腺迷芽瘤　泪腺迷芽瘤是可发生于婴幼儿的

表 19.2

年轻患者中结膜病变三个病例系列数据的比较

肿瘤分类	肿瘤比例（%）	肿瘤比例（%）	肿瘤比例（%）
数据来源	临床系列[1] （n = 262）	病理系列[24] （n = 282）	病理系列[23] （n = 302）
迷芽瘤性	10	22	33
良性上皮细胞性（乳头状瘤）	2	10	7
前恶性和恶性上皮性	< 1	0	1
黑色素细胞性	67	23	29
血管性	9	6	2
纤维性	< 1	—	< 1
神经性	0	1	—
黄瘤性	< 1	—	—
黏液瘤性	0	—	—
脂肪瘤性	0	4	2
泪腺性	0	—	—
淋巴性	1.5	3	—
白血病性	0	—	—
转移性	0	—	—
继发性	0	—	—
形似肿瘤的非肿瘤性病变*	9.5	30	23

* 包括上皮包涵囊肿、炎性病变、春季结膜炎、化脓性肉芽肿、非特异性肉芽肿、异物、瘢痕组织、瘢痕疙瘩等

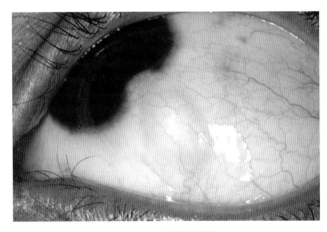

图 19.6　结膜皮样瘤

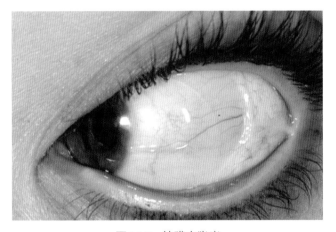

图 19.7　结膜皮脂瘤

先天性病变，表现为无症状的粉红色基质肿块，通常位于结膜的颞上或颞侧。推测这种病变源于胚胎期结膜泪腺外凸造成的细小隔离。因呈现粉色，泪腺迷芽瘤可能被误诊为炎性病灶。少数情况下如果与结膜表面没有连接，持续的分泌可能导致该肿块

为囊性。通常需切除活检来确诊。

复合性迷芽瘤　结膜皮样瘤和眼球骨性迷芽瘤是单纯性迷芽瘤，这是因为其组织类型为单一的皮肤或骨组织。而复合性迷芽瘤包含源自两个胚层的多种组织，如泪腺组织与软骨。临床表现多样，可

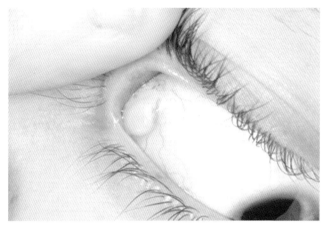

图 19.8　结膜骨性迷芽瘤

以覆盖大部分眼球表面或围绕角膜缘呈环形生长。

复合性迷芽瘤与线性 Jadassohn 皮脂腺痣有关[26]（图 19.9）。Jadassohn 皮脂腺痣的皮肤科特征为面部有皮脂腺痣，神经科特征有癫痫、精神发育迟缓、蛛网膜囊肿和脑萎缩。该综合征的眼科特征有眼球复合性迷芽瘤和巩膜后凸。复合性迷芽瘤的治疗方式取决于病变的程度，可进行观察或局部完全切除后做黏膜移植再造。

上皮结膜瘤

结膜的鳞状上皮可发生多种良性和恶性肿瘤。

乳头状瘤　鳞状细胞乳头状瘤是一种良性肿瘤，据证与结膜感染人乳头瘤病毒（human papillomavirus，HPV）有关[28-29]。儿童和成人皆可患此肿瘤。据推测，病毒可能是新生儿通过母亲产道时从母亲的阴

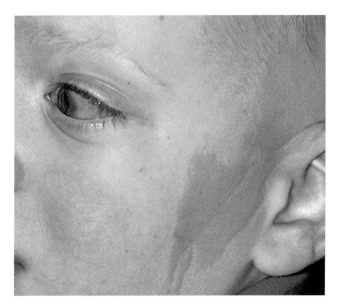

图 19.9　复合性结膜迷芽瘤患儿，患 Jadassohn 皮脂腺痣和器官样痣综合征

道转移到结膜。乳头状瘤表现为有蒂或无蒂的粉红色纤维血管分叶样组织（图 19.10）。许多细小的血管沟通过病变区上皮表面下的基质进行分支。患儿病灶通常较小，多发并且位于下穹窿。组织病理学上，病灶显示许多血管化的乳头状分叶样组织，内衬棘皮上皮。

对无蒂的小乳头状瘤有几种治疗方法。有时通过观察可以看到这种肿瘤的缓慢自发消退，而较大或更多有蒂的肿瘤可致异物感、慢性黏液生成、泪血、眼睑闭合不全、外观不良等，需要治疗干预。建议采用不直接处理肿瘤的手段（无接触技术）来彻底清除肿块，以避免病毒扩散[30]。为防止肿瘤复发，应对病灶切除后周围残留的结膜进行双冻融冷冻治疗。在一些情况下，带蒂肿瘤应单独冷冻，然后在冷冻时切除。局部涂抹或注射干扰素和丝裂霉素已被用于耐药或多次复发的结膜乳头状瘤[31-32]。对于顽固复发的病例，可在手术切除后口服西咪替丁数月，通过增强患者的免疫系统来抑制病毒刺激引起的肿块，以最大限度减少复发[33]。

遗传性良性上皮内角化不良　遗传性良性上皮内角化不良（Hereditary benign intraepithelial dyskeratosis，HBID）是一种罕见的良性病变，只见于纯高加索人、非裔美国人和美洲印第安人（哈利瓦印第安人），最早发现于美国北卡罗来纳州。该病为一种常染色体显性遗传病，其特征是鼻腔或颞侧角巩缘结膜和颊黏膜上隆起的肉质斑块。它可以保持无症状或可引起发红和异物感。其组织病理学特征是棘层肥厚、上皮表面和深层的角化不良以及显著的慢性炎症细胞。HBID 通常不需要积极治疗。较小、症状较少的病灶可以使用眼润滑剂和局部施以皮质类固

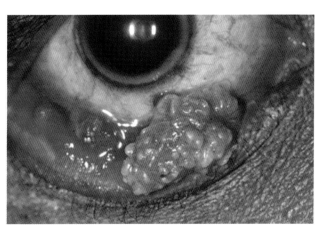

图 19.10　结膜乳头状瘤

醇。较大、症状明显的病灶必要时可在局部切除后进行黏膜移植。

鳞状细胞癌 / 结膜上皮内瘤变　鳞状细胞癌和结膜上皮内瘤变（conjunctival intraepithelial neoplasia，CIN）是表面上皮细胞的恶性肿瘤。上皮内瘤变表现为上皮内的间变细胞，而鳞状细胞癌表现为间变细胞穿过基底膜延伸至结膜基质。临床上，侵袭性鳞状细胞癌通常比 CIN 体积更大、更严重，二者皆可见白斑症。

因器官移植而受到药物免疫抑制的患者、HIV 感染者或 DNA 修复异常（如着色性干皮病）的患者是罹患结膜鳞状细胞癌和恶性黑色素瘤的高危人群[34]。在这些情况下，出现致命性转移性疾灶的风险更大。

结膜鳞状细胞癌的治疗方式随病变程度而变化。对于角膜缘区域的肿瘤，角膜部分需要在乙醇作用下进行上皮切除术，结膜部分采用宽缘切除进行部分板层巩膜结膜切除术，其余邻近的球结膜采用冻融冷冻疗法。对于广泛或复发的肿瘤，特别是有大量角膜成分者，辅助性局部使用干扰素、丝裂霉素或氟尿嘧啶[31, 32, 34-35]。

结膜黑色素细胞瘤

结膜和巩膜外层的黑色素细胞可出现数种病变。最重要的有痣、种族性黑色素沉着症、原发性获得性黑色素沉着症（primary acquired melanosis，PAM）以及恶性黑色素瘤（表 19.3）。该部分还应包含眼部黑色素细胞增多症，因为其巩膜色素沉着可能会伪装成结膜色素沉着。

眼部黑色素细胞增多症　眼部黑色素细胞增多症是发生在眼周、巩膜、眼眶、脑膜和软腭的先天性色素沉着。通常结膜上不会有色素沉着。然而，该疾病临床上会与 PAM 混淆（表 19.3）。在眼部黑色素细胞增多症中，透过覆盖的薄结膜组织可以看到散布在角膜缘后的扁平灰褐色色素（图 19.11）。部分或整个葡萄膜可受到类似的色素增加的影响[36-37]。该疾病有 1/400 的风险导致葡萄膜黑色素瘤而非结膜黑色素瘤[36]。患儿应每年随访 1 ～ 2 次，以防发展成葡萄膜、眼眶或脑膜黑色素瘤。

痣　结膜痣是最常见的黑色素细胞肿瘤。在患儿几岁或十几岁时，其在临床上表现为离散的、不同程度色素沉着的、有微小凸起的病变，65% 的病例包含边界清晰的细小囊肿[38-39]。结膜痣可以表现为深色素（65%）、轻度色素（19%）或完全无色素的（16%）肿块[39]（图 19.12）。通常位于角膜缘附近的睑间球结膜中并终生固定，转化为恶性黑色素瘤的风险不足 1%。随着时间推移，5% 的病例可能出现痣色素沉着程度的变化[38]。大型痣罕见，常伴有多个囊肿[40]。

组织病理学上，结膜痣由上皮基底层附近基质

表 19.3

眼表病变的鉴别诊断[1]

疾病	解剖位置	颜色	深度	边缘	侧别	其他特征	进展
痣	常在睑裂缘	棕色或黄色	基质	边界清晰	单侧	囊肿	有不到 1% 发展为结膜黑色素瘤
种族性黑色素沉着症	角膜缘＞球结膜＞睑结膜	棕色	上皮	边界模糊	双侧	扁平，无囊肿	发展为结膜黑色素瘤者罕见
眼部黑色素细胞增多症	球结膜	灰色	巩膜外层	边界模糊	单侧较双侧多见	先天性，通常在距角膜缘 2 mm 处，常伴有眼周皮肤色素沉着	有不到 1% 发展为葡萄膜黑色素瘤
原发性获得性黑色素沉着症	任何部位，但常见于球结膜	棕色	上皮	边界模糊	单侧	扁平，无囊肿	表现出细胞异型性的病例中有近 50% 发展为结膜黑色素瘤
恶性黑色素瘤	任何部位	棕色或粉色	基质	边界清晰	单侧	血管性结节，扩张的滋养血管，可能无色素沉着	有 32% 的病例在 15 岁前发生转移

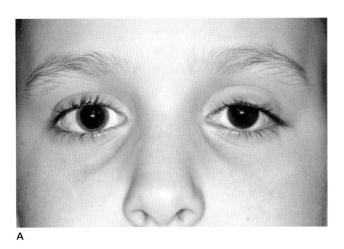
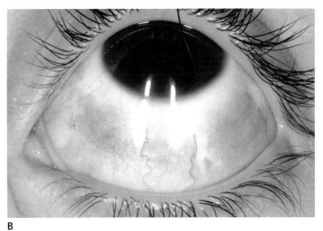

图 19.11　眼部黑色素细胞增多症。**A.** 虹膜异色症，右眼虹膜呈浅棕色而左眼虹膜呈深棕色。**B.** 巩膜外层黑色素细胞增多症

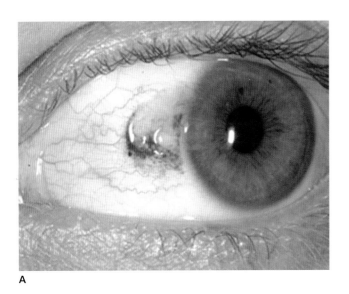
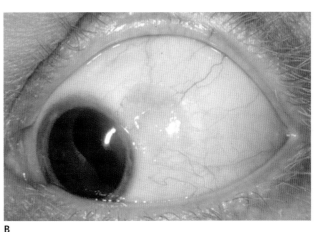
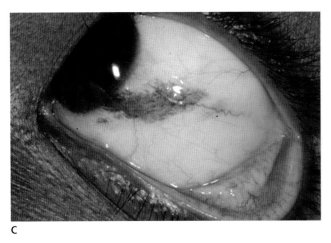
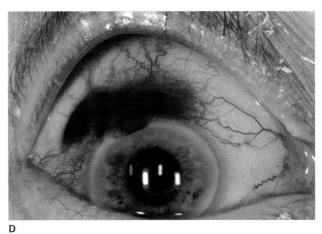

图 19.12　黑色素细胞性结膜病变。**A.** 伴有囊肿的部分着色性结膜痣。**B.** 无色素结膜痣。**C.** 原发性获得性黑色素沉着症（PAM）。**D.** 结膜黑色素瘤

中的良性黑色素细胞巢组成。与皮肤痣类似，结膜痣可以是交界性的、复合性的或深在的。治疗手段是定期随访观察并拍照对比。若发现增大，则应考

虑局部切除病灶。某些病例也可因美观需求而切除。手术应采用无接触技术切除整个肿块，若痣黏附于眼球，则需将瘤体及其下面的薄层巩膜一同完整切

除，而后对剩余结膜缘施以标准双冻融冷冻疗法。这些措施是为了预防痣的复发，如果病灶是黑色素瘤，也可用这些措施预防复发。

种族性黑色素沉着症　种族性黑色素沉着症是一种获得性结膜色素沉着，通常发生于深肤色个体，偶发于儿童。其色素沉着最常见于角巩膜缘，而角膜缘和球结膜上较少，通常呈斑块状，极少发展成黑色素瘤。组织病理学上，这些色素细胞是位于上皮基底层的良性黑色素细胞。建议观察随访。

原发性获得性黑色素沉着症　原发性获得性黑色素沉着症（PAM）是一种重要的良性结膜色素性疾病，可发展为结膜黑色素瘤。与结膜痣相比，PAM 常在中年人群发病而罕见于儿童。其表现为弥漫性、斑块状、平坦的非囊性病灶。与眼部黑色素细胞增多症相比，PAM 病灶的色素是后天获得的，色素位于结膜内，呈棕色而不是灰色[41]（图 19.12）。与种族性黑色素沉着症相比，PAM 通常出现在浅肤色个体，患处表现为单眼片状斑块。

组织病理学上，PAM 表现为上皮基底层附近存在的异常黑色素细胞。病理科医生应尝试根据核特征和生长模式将黑色素细胞分类为有异型性和无异型性两类。有异型性的 PAM 最终发展为恶性黑色素瘤的风险为 13% ～ 46%，而无异型性的 PAM 发展为黑色素瘤的风险几乎为 0[41]。

PAM 的治疗取决于受累范围和与黑色素瘤的相关性。若 PAM 很小，小于 2 个结膜钟点范围，则可选择定期观察或彻底切除活检和冷冻治疗。若 PAM 大于 2 个或 3 个钟点范围，则需对四个象限都进行活检，然后对所有受累的色素沉着位点进行双冻融冷冻治疗。若患儿有黑色素瘤病史，或者有可疑的黑色素瘤结节或血管分布，则应采用更为积极的疗法，即采用无接触技术对可疑区域进行完全切除活检。局部使用丝裂霉素可能也有效，特别是针对角膜 PAM 复发病例。但鉴于该药的毒性，儿童应慎用。

恶性黑色素瘤　结膜恶性黑色素瘤最常由 PAM 发展而来，但也可能源于既有痣或为原发性[42-44]。黑色素瘤常发于中老年人群，但已确认儿童中有罕见病例（图 19.12）。在作者所有的结膜黑色素瘤临床病例中，有 1% 是儿童患者。结膜黑色素瘤的临床表现多样，可有色素沉着或没有色素沉着，可以是粉色、黄色或棕色，可累及角膜缘、球结膜、穹

窿结膜或睑结膜。

结膜血管瘤

结膜上可发生多种血管瘤，包括毛细血管瘤、淋巴管瘤、化脓性肉芽肿、海绵状血管瘤、蔓状血管瘤、静脉曲张、血管外皮细胞瘤和卡波西肉瘤。本文讨论前三种情况，因为它们常见于儿童和青少年。

毛细血管瘤　结膜毛细血管瘤常发生在婴儿出生后数周内，表现为一个红色基质肿块，可与皮肤或眼眶相连。与皮肤毛细血管瘤类似，发生在结膜上的肿块可能会在数月内增大，而后自发消退。最常采用的处理方式是观察随访，此外也可以采用手术切除或口服普萘洛尔。

淋巴管瘤　结膜淋巴管瘤可能是一个孤立的结膜病变，也可能是深层弥漫性眼眶淋巴管瘤的浅表表现。其通常在 10 岁前出现明显的临床症状，表现为一个多腔的肿块，内含大小不一的透明扩张囊性通道。大多数情况下许多囊性空间内可见血液。这些囊肿被称为"巧克力囊肿"。结膜淋巴管瘤的治疗通常很困难，因为手术切除或放疗无法完全根除肿块。

化脓性肉芽肿　化脓性肉芽肿是针对炎症、手术或非外科创伤引起的组织损伤产生的纤维血管增生。其有时被归为获得性毛细血管瘤的一种息肉样形式。临床上看起来是凸起的红色肿块，通常血供丰富。在显微镜下可以发现其由具有慢性炎症细胞的肉芽组织和许多小口径血管组成。而术语"化脓性肉芽肿"是不准确的，因为这种病变并不是化脓性，也不表现为肉芽肿。局部施以皮质类固醇对有些化脓性肉芽肿有效，但许多病例最终需要手术切除。

结膜黄色瘤

结膜黄色瘤包括见于儿童的幼年黄色肉芽肿和常见于成人的黄色瘤和网状组织细胞瘤。

幼年黄色肉芽肿　幼年黄色肉芽肿是一种皮肤疾病，表现为无痛、粉色的皮肤丘疹，会自行消退，一般发生在 2 岁以下的儿童。偶可累及结膜、眼眶和眼内。其在结膜表现为橙粉色基质团，常见于青少年。临床上若有典型的皮肤损伤即可确诊，观察随访或局部使用皮质类固醇药膏治疗。若无典型皮肤损伤，则建议进行活检，显示组织细胞混有

Touton 巨细胞的典型组织病理学特征时方能确诊。

淋巴 / 白血病结膜肿瘤

结膜的淋巴和白血病肿瘤都可以表现为橙粉色的基质肿块。必须系统性评估是否有恶性肿瘤。

淋巴样肿瘤　结膜的淋巴样肿瘤可能是孤立性的病变，也可能是系统性淋巴瘤的表现[45-47]。该病症最常见于老年人，儿童较罕见。临床上病变表现为弥漫的、轻微凸起的粉红色肿块，位于基质中或眼球筋膜（Tenon 膜）深处，最常见于穹窿区域。这种外观与熏鲑鱼相似，因此被称为"鲑鱼斑"。淋巴样肿瘤无法从临床表现上区分良性和恶性。因此，确诊需进行活检，并对患儿进行系统性评估，以排除系统性淋巴瘤。小儿淋巴样肿瘤一般为增生而非淋巴瘤，通常与系统性淋巴瘤无关。若患儿患有系统性淋巴瘤，该结膜病变的治疗应采用化疗或利妥昔单抗；若病变局限于结膜处，可采取体外照射放疗（2000～4000 cGy）。其他治疗方法有切除活检、冷冻疗法、局部干扰素注射或观察随访。新的资料表明，一些淋巴样肿瘤与幽门螺杆菌或鹦鹉热衣原体感染有关，因此采用合适的抗生素治疗可能会有效。

白血病　白血病的眼部症状通常是由贫血和血小板减少症导致的出血，而不是由白血病浸润引起。在罕见的结膜白血病浸润病例中，肿瘤会在角膜缘或穹窿的结膜基质上表现出粉色光滑的肿物，类似淋巴样肿瘤。活检可见大片白血病细胞。结膜浸润症状二次消退时建议进行全身治疗。

类似结膜肿瘤的非肿瘤性病变

许多非肿瘤性疾病与肿瘤类似。包括上皮包涵囊肿、炎性病变、春季结膜炎、化脓性肉芽肿、非特异性肉芽肿、异物、瘢痕组织、瘢痕疙瘩等。多数情况下可以通过病史和临床表现确诊，但为了排除肿瘤可能需要切除肿块。

结论

大部分小儿结膜肿瘤为良性肿瘤，小儿结膜肿瘤中最常见的是痣，结膜痣极少发展为黑色素瘤（＜1%）。巩膜外层黑色素细胞增多症可能是葡萄膜黑色素细胞增多症的表现，由于存在该风险，患眼应每年扩瞳检查 1 或 2 次。对结膜乳头状瘤的治疗可采用观察、冷冻、局部化疗或干扰素以及口服西咪替丁等方法。

眼内肿瘤

视网膜母细胞瘤

视网膜母细胞瘤约占所有小儿恶性肿瘤的 4%，是儿童最常见的眼内恶性肿瘤[2, 4, 14, 48]。据估计，每年在美国有 200～300 例视网膜母细胞瘤新发病例，世界范围内有 7000～8000 例[49]。亚洲估计有超过 4000 例，而非洲约 2000 例[49]。在美国和其他医疗发达国家，大多数（＞97%）视网膜母细胞瘤患儿得以存活，而全球范围内，该病存活率约为 50%。欠发达国家该病存活率低的原因是诊断较晚，发现时已到进展期，常已侵入眼眶组织或已转移。

对视网膜母细胞瘤的系统性关注

视网膜母细胞瘤可根据四种不同方式分组：散发性或家族性，单侧性或双侧性，非遗传性或遗传性，体细胞突变性或生殖细胞突变性。大约 2/3 的病例是单侧眼发病，其余为双侧。从遗传学角度看，按照体细胞突变或生殖细胞突变的分类方法讨论视网膜母细胞瘤更为简单。生殖细胞突变意味着该突变存在于人体所有细胞中，而体细胞突变则意味着只有受累组织即视网膜母细胞瘤本身发生了突变。可以对患儿做视网膜母细胞瘤的基因检测。该检测是在肿瘤样本（如有）和血液样本上做的。视网膜母细胞瘤的突变主要在第 13 号染色体长臂[50]。

具有生殖细胞突变的患者在肿瘤和外周血中皆可见突变，而具有体细胞突变的患者仅在肿瘤中可见突变。这意味着在生殖细胞突变的病例中，所有细胞可能都受累，因此这些患者可能面临其他癌症（继发癌症和松果体母细胞瘤）的风险。双侧患病和家族性视网膜母细胞瘤患儿应考虑有生殖突变，因为他们显示出多灶性和遗传性特点。单侧散发的视网膜母细胞瘤患儿通常携带体细胞突变，但 7%～15% 的患儿为生殖突变性。Nichols 等对 180 例视网膜母细胞瘤无关联个体进行了灵敏多步临床分子筛查，发现 85 例双侧眼患儿中的 77 例（91%）、10 例家族性单侧眼患儿中的 7 例（70%）和 85 例单侧眼散发患者中的 6 例（7%）出现生殖细胞 *RB1* 突变。突变包括跨越整个 *RB1* 基因的 36

个改变[50]。因此，有必要对视网膜母细胞瘤患儿进行基因突变检测，特别是单侧眼散发的视网膜母细胞瘤患儿。

视网膜母细胞瘤患儿面临三个主要的致命性问题，包括视网膜母细胞瘤、恶性颅内神经细胞瘤（三侧性视网膜母细胞瘤/松果体母细胞瘤）和二次原发癌症。

视网膜母细胞瘤的转移通常在确诊眼内肿瘤的1年内发生。转移风险最大（高风险）的视网膜母细胞瘤的组织病理学特征是其侵袭范围不仅是视神经筛板，还有脉络膜、巩膜、眼眶或前房[51-53]。必须由合格的眼科病理学专家检查眼睛是否存在高风险特征。高危视网膜母细胞瘤比例在 E 组患眼中为24%、在 D 组中占14%，因此该特征并不罕见且对患儿有致命性[53]。对有视神经板后浸润、严重（>3 mm）脉络膜浸润，或视神经及脉络膜浸润合并出现的患儿应进行化疗。采用长春新碱、依托泊苷和卡铂化疗4～6个月对预防转移效果显著[52]。

松果体母细胞瘤或相关脑肿瘤通常发生在5岁内，最常见于视网膜母细胞瘤确诊1年内[54-55]。其被称为三侧性视网膜母细胞瘤，在所有视网膜母细胞瘤患儿中占3%左右，而在有生殖突变的患儿中，这一比例高达10%。不幸的是，松果体母细胞瘤通常是致命的，几乎没有患儿幸存。全身化疗，特别是目前用于视网膜母细胞瘤的化学减容疗法可以预防三侧性视网膜母细胞瘤[56]。在对超过500名接受化学减容疗法的视网膜母细胞瘤患儿的长期随访中，作者发现极少数病例发展为松果体母细胞瘤。需要注意的是，良性松果体囊肿很像松果体母细胞瘤，但可以通过高分辨率 MRI 辨别[57]。在 MRI 下使用钆类造影剂增强扫描时，良性囊肿只显示囊壁增强、中心空腔无增强，而松果体母细胞瘤通常比囊肿大，且显示完全增强。松果体囊肿无需治疗。

二次癌症发生在双侧或遗传性（生殖突变）视网膜母细胞瘤患儿中[58-60]。在对遗传性视网膜母细胞瘤患儿的随访中发现，10 年内发生二次癌症的概率大约为4%，20 年内为18%，30 年内为26%[58]。最常见的二次癌症有成骨性肉瘤、梭形细胞肉瘤、软骨肉瘤、横纹肌肉瘤、神经母细胞瘤、神经胶质瘤、白血病、皮脂腺癌、鳞状细胞癌和恶性黑色素瘤。以前用于视网膜母细胞瘤的放疗可进一步增加二次癌的发生率。接受眼部放疗的遗传性视网膜母

细胞瘤患儿有29%的可能性发生眼周癌症，而未接受放疗的遗传性视网膜母细胞瘤患儿中这一比例只有6%[58]。Abramson 等发现，发生二次癌症的患儿存活率不足50%，且有发生第三次非眼部癌症的风险（22% 在 10 年内），平均间隔时间为6年[60]。其后幸存者仍然面临罹患第四次和第五次非眼部癌症的风险。有人担心接受化学减容法（特别是依托泊苷）治疗的患者，可能有继发急性髓细胞性白血病的风险[61]。

视网膜母细胞瘤的眼科诊断与治疗

视网膜母细胞瘤的临床表现随不同疾病阶段而变化[2,4,12,48]。直径小于 2 mm 的小视网膜母细胞瘤，在感光视网膜上呈透明或略带半透明状。较大的肿瘤会刺激视网膜血管扩张，以供给肿瘤、生成内源性钙化灶并产生视网膜下液（外生模式）、视网膜下播散和玻璃体播散（内生模式）（图 19.13）。视网膜母细胞瘤不分大小均可引发白瞳症，但最常见于大肿瘤病例中（图 19.1）。弥漫性视网膜母细胞瘤是内生视网膜母细胞瘤的一种进展期状态，通常在大龄儿童中隐匿发生[61]。

一些婴幼儿眼部疾病看起来类似视网膜母细胞瘤。最常见的假性视网膜母细胞瘤包括 Coats 病、永存原始玻璃体增生症（或称为永存胎儿脉管系统）、眼部炎症（如弓蛔虫病）和家族性渗出性玻璃体视网膜病变[62]。任何患有视网膜脱离、玻璃体积血或眼内肿物的儿童都应该做视网膜母细胞瘤筛查。被推定诊断为视网膜母细胞瘤的儿童中，约有25%实际上患有相仿的、通常是良性的其他病症（假性视网膜母细胞瘤）[62]。

当前已经提出了一些视网膜母细胞瘤的分类方式，其中包括 Reese Ellsworth 分类法和最近提出的视网膜母细胞瘤国际分类法（International Classification of Retinoblastoma，ICRB）[48,63]（表19.4～19.6）。ICRB 便于记忆，对预测化学减容法的成功率有帮助[64]。

视网膜母细胞瘤的治疗方案根据每个病例的自身情况而定，并且要全面考虑。包括考虑转移的危险、继发二次癌症的风险、全身状况、肿瘤是单侧性还是双侧性、肿瘤的大小和位置以及视力预后评估等。目前可行的治疗方法包括静脉化疗（化学减容，CRD）、动脉化疗（intra-arterial chemotherapy，

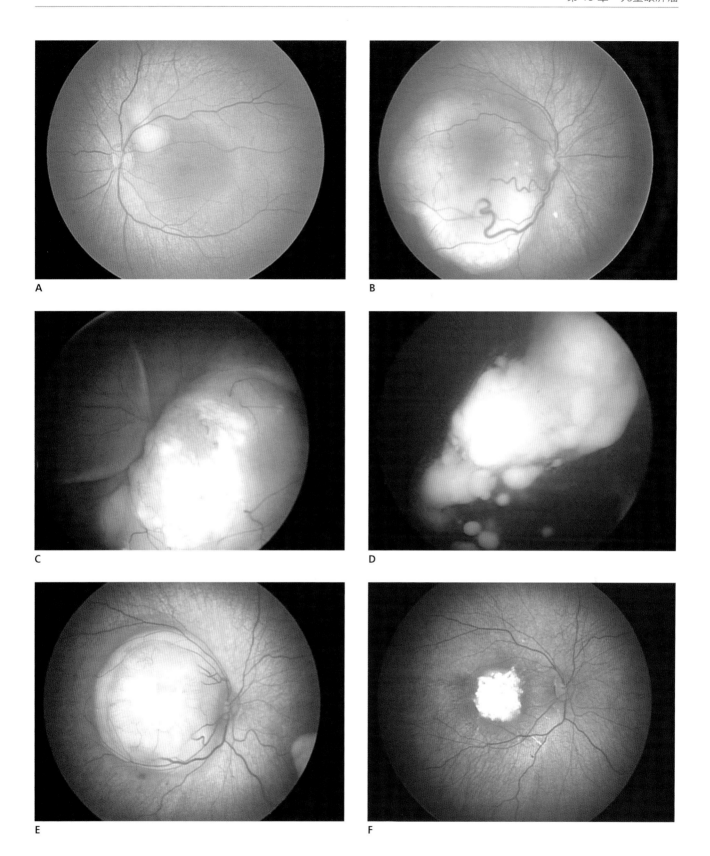

图 19.13 视网膜母细胞瘤的临床表现。**A.** 小的视网膜内视网膜母细胞瘤。**B.** 中等大小的视网膜内视网膜母细胞瘤,周围伴视网膜下积液。**C.** 大的外生性视网膜母细胞瘤,伴视网膜下积液。**D.** 内生性视网膜母细胞瘤。**E.** 行化学减容疗法前的黄斑视网膜母细胞瘤。**F.** 行化学减容联合温热疗法后的黄斑视网膜母细胞瘤(与图 19.13E 为同一患眼)

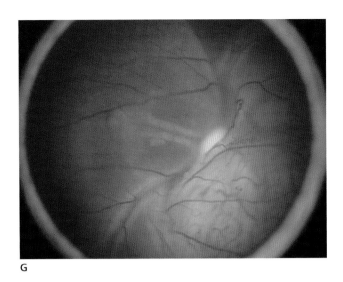

G

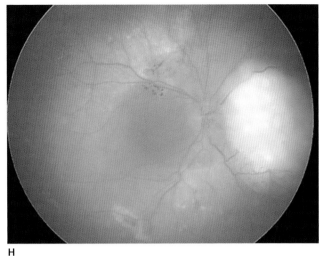

H

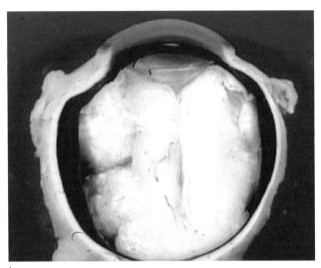

I

图 19.13 （续）G. 行动脉化疗（IAC）前的进展期视网膜母细胞瘤。H. 行动脉化疗后的视网膜母细胞瘤（与图 19.13G 为同一病例），已完全消退。I. 大的视网膜母细胞瘤施行眼球摘除

IAC）、筋膜下化疗、玻璃体内途径的化疗，温热疗法，冷冻疗法，激光光凝疗法，敷贴放疗，体外放疗，以及眼球摘除[12-13, 65]（表 19.5）。基于 ICRB 分类法，各组患眼的化学减容成功率分别为 A 组 100%、B 组 93%、C 组 90% 和 D 组 47%（图 19.13）（表 19.6）[64]。

对于单侧视网膜母细胞瘤，如果病灶较小，可采用激光光凝疗法或冷冻疗法，而对于较大的肿瘤，可采用敷贴放疗。动脉化疗目前在 C、D 两组单侧患眼效果显著[65-69]（图 19.13）。E 组患眼几乎不可能恢复视力，因此行眼球摘除术。对于双侧视网膜母细胞瘤，在大多数病例中有必要采用化学减容联合温热疗法或冷冻疗法，而动脉化疗常作为复发病例的补救疗法。单侧眼球摘除仍然是一种重要的视网膜母细胞瘤治疗方法。在美国，只有小于 1% 的

病例需要双侧眼球摘除。

凭借二十多年的化学减容经验，作者看到视网膜母细胞瘤得到了很好的控制[70-72]。肿瘤基底缩小约 35%，厚度减少近 50%。几乎不再出现视网膜脱离的病例。尽管取得了这些成功，玻璃体腔和视网膜下播散依旧是导致复发的潜在问题，这些复发往往出现在远离原有主体肿瘤的部位。一项针对视网膜母细胞瘤患眼的报道显示，158 只患眼在使用长春新碱、依托泊苷和卡铂进行 6 个周期的治疗后，所有视网膜母细胞瘤、视网膜下和玻璃体腔播散均开始消退[70]。然而，约 50% 的伴有玻璃体腔播散的患眼 5 年内至少复发一次玻璃体腔播散，62% 的伴有视网膜下播散的患眼 5 年内至少复发一次视网膜下播散[70]。158 只患眼中，5 年内至少复发一次视网膜肿瘤的比例为 51%。最近一项对 457 例连续性

表 19.4

视网膜母细胞瘤国际分类法（ICRB）[48]

分组	快速识别	特征
A	小肿瘤	Rb ≤ 3 mm[a]
B	大肿瘤 黄斑 近视乳头 视网膜下积液	Rb > 3 mm[a] 或 ● Rb 位于黄斑区（距离中央小凹 ≤ 3 mm） ● Rb 近视乳头（距离视盘 ≤ 1.5 mm） ● Rb 伴随视网膜下积液
C	病灶播散	Rb 伴随 ● 距 Rb ≤ 3 mm 的视网膜下播散和（或） ● 距 Rb ≤ 3 mm 的玻璃体腔播散
D	弥漫性播散	Rb 伴随 ● 距 Rb > 3 mm 的视网膜下播散和（或） ● 距 Rb > 3 mm 的玻璃体腔播散
E	侵袭性 Rb	几乎充满眼球的侵袭性 Rb 或 ● 新生血管性青光眼 ● 眼内出血造成介质混浊 ● 侵入视神经、脉络膜、巩膜、眼眶、前房

[a] 基底大小或厚度为 3 mm

表 19.5

基于侧别和视网膜母细胞瘤分组的治疗策略

国际视网膜母细胞瘤分类法	单侧	双侧 [a]
A	激光或冷冻疗法	激光或冷冻疗法
B	IAC，VEC，或敷贴放疗	VEC
C	IAC，VEC，或 plague	VEC
D	IAC，VEC，或眼球摘除	VEC + STC 若复发，行 IAC 疗法
E	眼球摘除	VEC + STC 若复发，行 IAC 疗法 若保留眼复发，行 EBRT 若玻璃体腔播散复发，行 IVC

EBRT，体外放疗；IAC，动脉化疗；IVC，玻璃体内化疗；Laser，激光光凝；Plague，敷贴放疗；STC，筋膜下化疗；VEC，长春新碱、依托泊苷、卡铂加温热疗法或冷冻疗法。

[a] 双侧病例的治疗通常基于病情更重的一侧

视网膜母细胞瘤的分析显示，仅通过化学减容治疗者，7 年内复发率为 45%；而采用了化学减容联合温热疗法或（和）冷冻疗法治疗者，7 年复发率为 18%[71]。

敷贴放疗是一种近距离放疗方法，其实将放射性植入物放置在视网膜母细胞瘤基底部的巩膜上，通过巩膜透照的方法辐照肿瘤。这种方法限于治疗基部小于 16 mm、厚度小于 8 mm 的肿瘤，完整疗程约需 4 天。用敷贴放疗作为主要疗法时，90% 的患眼肿瘤得到长期控制[2, 4, 72]。在化学减容治疗后肿瘤复发而需行敷贴放疗的患眼中，96% 的患眼肿瘤得以完全控制。

敷贴放疗也可用于治疗复发性视网膜下播散或玻璃体腔播散，但失败率较高。在这种情况下可用动脉化疗控制肿瘤发展。

眼球摘除术是治疗视网膜母细胞瘤的重要且有

表 19.6

基于视网膜母细胞瘤国际分类法的化学减容疗法成功率[64]

249 例连续性视网膜母细胞瘤基于视网膜母细胞瘤国际分类法（主要组别）的化学减容疗法成功率

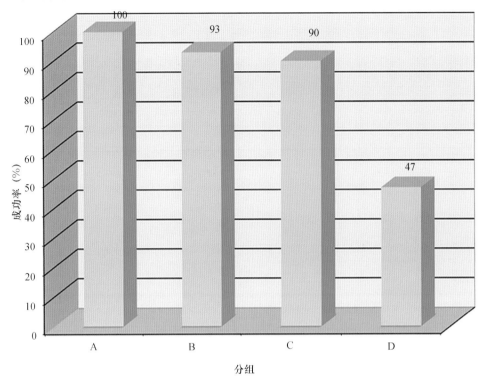

效的方法[2, 4]。摘除术在患眼肿瘤为进展期且恢复视力无望时，以及担忧肿瘤可能侵入视神经、脉络膜或眼眶时采用。E 组的单侧患儿通常行眼球摘除术。D 组或 E 组双侧患儿通常需摘除一只眼来控制肿瘤发展。

视网膜毛细血管瘤

视网膜毛细血管瘤是可发生在外周眼底或邻近视盘处的红粉色视网膜肿块[73]。该肿瘤通常具有明显扩张的视网膜血管来供应病灶（图 19.14）。若不予处理，可引起视网膜内渗出和视网膜脱离。荧光素血管造影检查中造影剂会快速填充肿瘤，晚期为强荧光肿块。视网膜毛细管血管瘤的患者应行 von Hippel-Lindau 综合征的筛查，这是一种常染色体显性疾病，特征是出现小脑血管母细胞瘤、嗜铬细胞瘤、肾上腺样瘤和其他内脏肿瘤和囊肿。如果肿瘤引发黄斑部渗出性视网膜脱离，可以进行激光光凝、冷冻疗法、光动力学疗法（photodynamic therapy，PDT）、敷贴放疗或体外放疗。导致该综合征的基因定位在 3 号染色体的短臂。

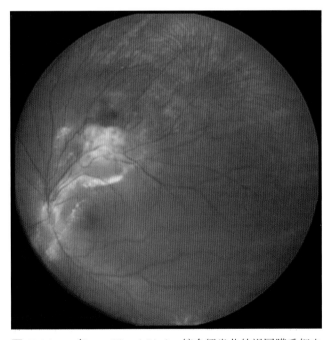

图 19.14　一名 von Hippel-Lindau 综合征患儿的视网膜毛细血管瘤，视网膜下有积液和渗出

视网膜海绵状血管瘤

视网膜海绵状血管瘤典型的表现是球状或无蒂的视网膜内病变，由多条血管沟构成，呈青红色[2, 4]。

肿瘤表面有灰白色纤维样组织斑，源自前期视网膜前出血。海绵状血管瘤是一种先天性视网膜血管错构瘤，可能在出生时就已存在。这种肿瘤可能与类似的颅内和皮肤血管错构瘤相关。大体来说，视网膜海绵状血管瘤无需主动治疗。若发生玻璃体积血，可对肿瘤进行敷贴放疗，使瘤体硬化。若玻璃体积血不吸收，可能需要切除玻璃体。

视网膜蔓状血管瘤

视网膜蔓状血管瘤并不是肿瘤，而是一种单纯或复合性的动静脉交通[2, 4]。其特点是一条大的扩张曲折的视网膜动脉从视盘经过长短不一的距离进入眼底，然后直接与一条类似的扩张的视网膜静脉沟通，再返回视盘（图 19.15）。其可以是孤立的单侧病变，也可以是 Wyburn-Mason 综合征的一部分，Wyburn-Mason 综合征的特征是在中脑有类似病变，有时病变也可发生在眼眶、下颚骨和上颌骨，该病未见遗传性。

视网膜星形细胞瘤错构瘤

视网膜星形细胞错构瘤是一种黄白色的视网膜内病变，也可发生在外周眼底或视盘区域。病变可以是均质性的，也可能含有反光的钙化灶（图19.16）。与视网膜毛细血管瘤不同，其通常不会产生明显的渗出或视网膜脱离。视网膜星形细胞错构瘤患儿应进行结节性硬化的筛查，后者的特征为出现

颅内星形细胞瘤、心肌横纹肌瘤、肾血管平滑肌脂肪瘤、胸膜囊肿及其他肿瘤和囊肿。星形细胞错构瘤增大可行 PDT 治疗。

视神经黑色素细胞瘤

视神经的黑色素细胞瘤是深色的先天性肿瘤，会覆盖视盘的一部分（图 19.17）[2, 74]。葡萄膜黑色素瘤主要在白种人中发病，与此不同，黑色素细胞瘤在所有人种中的发病率相同。必须将其与恶性黑色素瘤区分开来。

眼内髓上皮瘤

髓上皮瘤是一种胚瘤，起源于原始髓质上皮或视杯内层[75-76]。通常在 10 岁前出现明显临床表现，

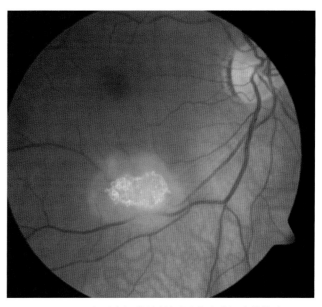

图 19.16　有反光钙化灶的视网膜星形细胞错构瘤

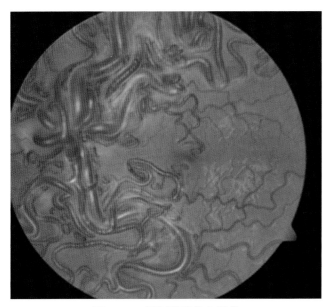

图 19.15　视网膜蔓状血管瘤

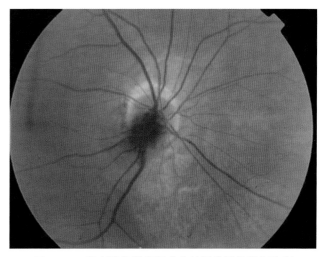

图 19.17　伴有脉络膜组织成分的视盘黑色素细胞瘤

为肉质的、囊性的睫状体肿块（图 19.18）。常见并发症有白内障和继发性青光眼。虽然从细胞学上看，60% ～ 90% 的眼内髓上皮瘤是恶性的，但其只倾向于局部浸润，远处转移极为罕见。较大的肿瘤通常需摘除患眼。而某些较小的肿瘤可以做局部切除而无需摘除眼球。

脉络膜血管瘤

脉络膜血管瘤是一种良性血管瘤，在成人表现为边界清楚的病灶，而在儿童表现为弥漫性肿瘤[77]。弥漫性脉络膜血管瘤通常伴有同侧面部焰色痣或不同程度的 Sturge-Weber 综合征。常见的伴发疾病还有同侧先天性青光眼和继发性视网膜脱离，患眼易出现弱视。若发现视网膜脱离导致的视力下降，针对边界清楚的血管瘤可行 PDT[78] 治疗，弥漫性血管瘤则可行 PDT、敷贴放疗或体外放疗。

脉络膜骨瘤

脉络膜骨瘤是一种良性脉络膜肿瘤，女性患者更常见，很可能为先天性。虽然在婴儿时期就能发现病灶，但临床上往往要等到青年时期才能确诊[79-80]。肿瘤多发生在邻近视盘的部位，由成熟的骨质斑块构成（图 19.19）。肿瘤缓慢增大、脉络膜形成新生血管并伴有视网膜下出血，常见的并发症有视力丧失。发病机制尚不清楚，血清钙磷水平正常。可进行玻璃体内抗血管内皮生长因子治疗。

葡萄膜痣

葡萄膜痣可能发生在虹膜（图 19.19）或脉络膜[81-83]（图 19.20 和 19.21）上，是扁平或轻微凸起、颜色不一的肿瘤。随着年龄的增长，脉络膜痣逐渐增厚，表现出多灶性和覆盖玻璃疣[82]。大多数痣是静止和非进展性的，但有 1/8000 的病例可恶变为黑色素瘤。表 19.7 列出了预测虹膜痣和脉络膜痣恶变为黑色素瘤的因素。

葡萄膜黑色素瘤

葡萄膜黑色素瘤常见于成年，但偶尔也有儿童确诊病例[84-85]（图 19.22）。这种恶性肿瘤可发生肝、肺或其他远处转移，影响转移的重要因素有肿瘤染色体分型及肿瘤的大小。诊断时年龄较小的患者生存率较高[85]。敷贴放疗或局部肿瘤切除术可用于治疗大多数肿瘤，肿瘤较大者行眼球摘除术。

先天性视网膜色素上皮肥厚

先天性视网膜色素上皮肥厚是一种界限分明、扁平的色素性肿瘤，多发于眼底周围[86]。病变部位通常有脱色腔隙，周围有苍白晕。其可以作为一个单独的病灶出现，也可以作为先天性色素沉着症的一部分出现多个病灶（图 19.23）。这种病变并不是家族性腺瘤性息肉病或 Gardner 综合征的标志。家族

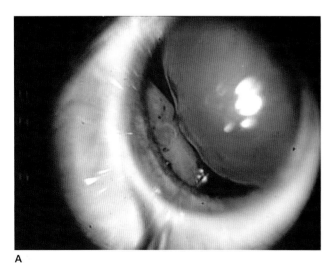

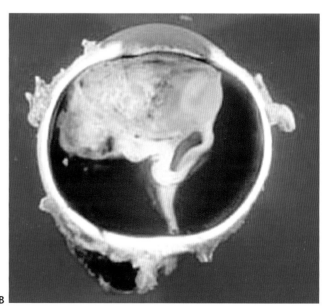

图 19.18　睫状体髓上皮瘤。**A.** 在巩膜凹陷处晶状体周围可见肿块。**B.** 另一例眼球摘除，可见睫状体肿块伴视网膜完全脱离

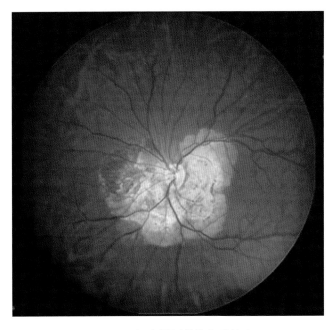

图 19.19　视盘周围的脉络膜骨瘤

性腺瘤性息肉病的标志是一种外观类似但不相关的、具有不规则结构的视网膜色素上皮病变。

白血病

　　小儿白血病偶尔会浸润视网膜、视盘以及葡萄膜。其特点是视盘水肿、视网膜和脉络膜增厚，常伴有出血及继发性视网膜脱离。眼内白血病浸润通常对放疗和化疗有反应，但通常预示着全身预后较差。

眼眶肿瘤

　　各种肿瘤及相关的占位性病变都可累及眼眶[87-88]。继发于鼻窦炎的眼眶蜂窝织炎和炎性假瘤比真性肿瘤更常见。仅有约 5% 的小儿眼眶肿瘤经活检证实为恶性。囊性病变是最常见的，其次是血管性病变。该部分包括眼眶肿瘤和囊肿，对炎性或感染性眼眶疾病不做讨论。

皮样囊肿

　　皮样囊肿是儿童中最常见的非炎性眼眶占位性肿瘤[89]。这种肿瘤通常出现在 10 岁前，发生在颧额缝处的颞上眶缘，表现为一个质地坚硬的、固定的皮下肿块。皮样囊肿偶可发生在眼眶深处，与骨不相连。这种肿瘤会缓慢扩大或破裂，引发强烈的炎症反应。可进行观察随访或手术切除。

畸胎瘤

　　畸胎瘤是包含三种胚层成分的囊性肿块[3, 5]。眶内畸胎瘤会引发眼球突出，通常在出生时就很明显，应通过影像学检查诊断。较大的眼眶畸胎瘤可破坏眼球。较小的畸胎瘤可以在保全眼球的情况下完整切除。但对于已致盲的较大畸胎瘤，则可能需要进行眶内容剜除术。

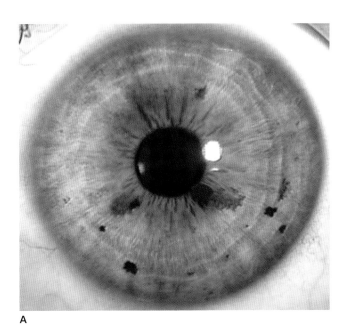

A

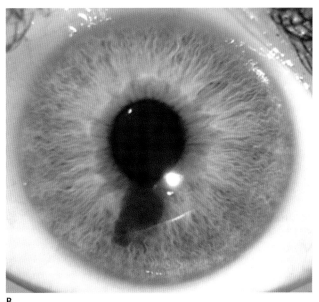

B

图 19.20　虹膜斑和虹膜痣。**A.** 虹膜表面的扁平虹膜斑。**B.** 稍增厚的虹膜痣使虹膜基质扭曲变形并致瞳孔异位

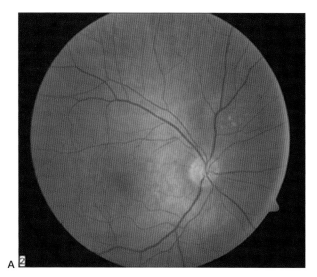

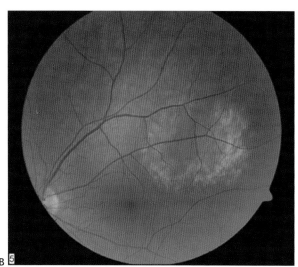

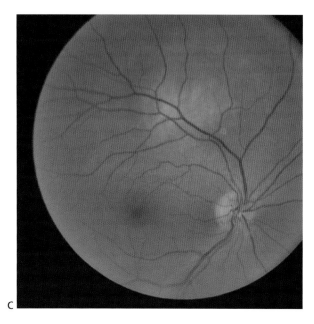

图 19.21　脉络膜痣。**A.** 脉络膜痣伴玻璃疣。**B.** 脉络膜痣伴光晕。**C.** 疑似脉络膜痣与伴有橙色色素和视网膜下积液的小型黑色素瘤

毛细血管瘤

毛细血管瘤是最常见的儿童眼眶血管瘤，临床上常在出生时或出生后数周内就可见明显症状，在出生后数月内进行性增大并伴有眼球突出，之后肿块会缓慢消退。眼眶影像学检查中，对比剂作用下，肿块表现为弥漫的、边界不清的增强信号。治疗方法包括矫正屈光不正、遮盖对侧眼以治疗诱发性弱视，以及考虑口服普萘洛尔。对边界清楚的肿瘤也可切除。

淋巴管瘤

淋巴管瘤是一种重要的儿科眼眶血管瘤。10 岁内临床表现逐渐明显[89]。眼眶外伤后可引起突发性眼球突出，继发病灶内淋巴道出血（图 19.25）。这种自发性出血称为巧克力囊肿，需要抽吸或手术引流，以防止眼睛受压导致视力丧失，必要时可行切除或肿物减容术。近来有医生在对大囊肿行吸除术后填充组织胶剂，避免了大型手术。

青少年毛细胞型星形细胞瘤

青少年毛细胞型星形细胞瘤（视神经胶质瘤）是儿科最常见的眼眶神经肿瘤[3, 5]。其在细胞学上属于良性错构瘤，通常静止或进展缓慢。患儿发生同侧视力丧失和缓慢进行性眼轴突出（图 19.26）。由于其表面有硬膜包覆，眼眶影像学检查显示有细长或卵圆形边界清楚的肿块。神经纤维瘤病患者发生这种肿瘤的概率更高。由于手术切除会致盲，最佳治疗方式是定期观察，在视力已丧失且突眼外观难以接受时再进行手术切除。对于病变侵及视交叉且无法进行手术切除的病例，可能有必要进行放疗或化疗。

横纹肌肉瘤

横纹肌肉瘤是儿童最常见的原发性眼眶恶性肿瘤[90-91]。最常见于 10 岁以内儿童，平均确诊年龄为 8 岁。其会在数周内迅速导致眼球突出及移位，通常无疼痛感和严重的炎症迹象（图 19.27）。影像学检查显示为不规则但边界清楚的肿块，多位于眼眶前部肌锥外。最好的治疗方法是先通过充分的活检确诊，然后根据疾病分期联合进行放疗和化疗。

表 19.7
虹膜痣[81] 和脉络膜痣[83] 恶变为黑色素瘤的预测性临床特征

ABCDEF 指南虹膜色素痣恶变为黑色素瘤的危险因素

A（age），年龄≤ 40 岁

B（blood），前房积血

C（clock hour inferiorly），下方钟点处

D（diffuse configuration），弥漫性分布

E（ectropion），睑外翻

F（feathery margins），羽毛状边缘

TFSOM-UHHD

脉络膜痣（厚度≤ 3 mm）恶变为黑色素瘤的危险因素（口诀：To Find Small Ocular Melanoma—Using Helpful Hints Daily）（意为"要找到小的眼部黑色素瘤就得每天使用有效提示"）

T（thickness），厚度＞ 2 mm

F（fluid subretinal），视网膜下积液

S（symptoms），症状

O（orange pigment），橙色色素

M（margin），边缘在视盘 3 mm 内

UH（ultrasound hollow），超声显示空腔

H（halo），无光晕

D（drusen），无玻璃疣

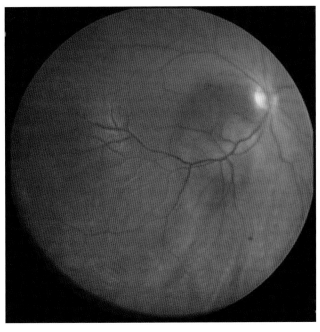

图 19.22 16 岁男童的脉络膜黑色素瘤

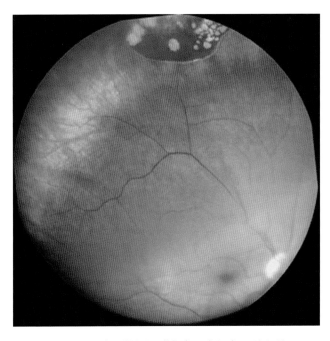

图 19.23 先天性视网膜色素上皮肥大，孤立型

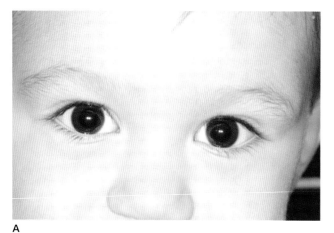

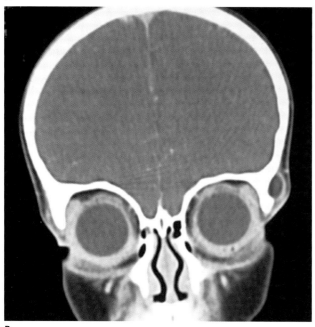

图 19.24 外侧眶缘附近的皮样囊肿，临床几乎注意不到。
A. 眶外侧皮肤轻微隆起。**B.** 冠状位 CT 显示囊性肿块

粒细胞肉瘤

　　粒细胞肉瘤（绿色瘤）是髓细胞性白血病的软组织浸润。虽然白血病通常首先发生于血液与骨髓，但眼眶软组织可能是最早出现明显临床表现的部位。患儿表现为迅速发作的眼球突出与移位。可以通过活检确诊，采用化疗或低剂量放疗进行治疗。

淋巴瘤

　　影响儿童眼眶最重要的淋巴瘤是 Burkitt 淋巴瘤。这种肿瘤最初仅见于非洲部落，但现在在美国发现该病出现在其他方面正常的 HIV 阳性患儿身上[3, 5]。

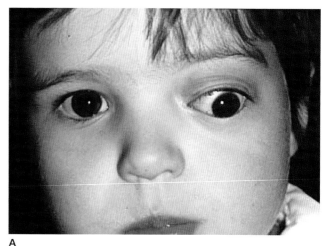

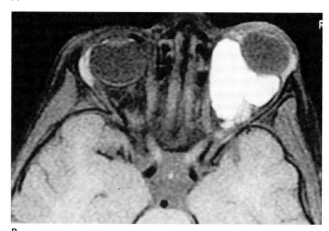

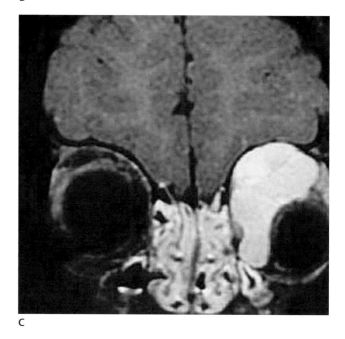

图 19.25 幼儿眶淋巴管瘤造成的急性眼球突出。**A.** 可见眼球向下移位。**B.** 轴向 MRI 显示充血囊肿的高信号。**C.** 冠状 MRI 显示肿物使眼球移位

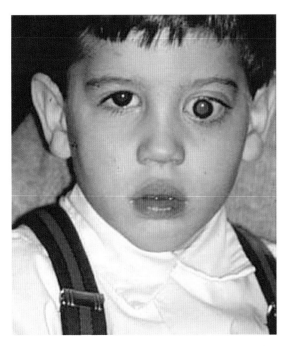

图 19.26　青少年视神经毛细胞型星形细胞瘤导致眼球突出

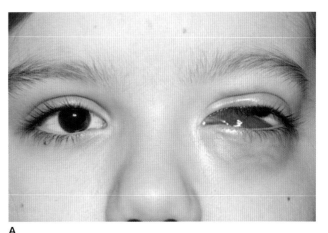

A

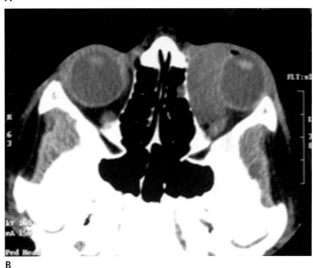

B

图 19.27　眼眶横纹肌肉瘤。**A.** 可见眼球突出，肿瘤累及下穹窿。**B.** 轴向 CT 显示肿瘤位于眶内侧壁

朗格汉斯细胞组织细胞增生症

嗜酸细胞肉芽肿是发生在骨内的破坏性炎症病变，可以影响眶骨[3, 5]。其可发生在眼眶的任何部位，但最常发生在额骨和颧骨的前部。超微结构研究显示，嗜酸细胞肉芽肿中的干细胞是朗格汉斯细胞。因此常用术语"朗格汉斯细胞组织细胞增生症"来称呼这种病变。

转移性神经母细胞瘤

尽管在儿童中眼眶转移可继发于 Wilm 瘤和 Ewing 瘤，但转移性神经母细胞瘤是儿科最常见的转移性眼眶肿瘤[3, 5]。大多数有神经母细胞瘤眼眶转移的儿童早先已确诊有肾上腺的原发肿瘤，但约有 3% 的病例在诊断出肾上腺原发肿瘤前即诊断出眼眶转移。

致谢

本项工作得到了美国宾夕法尼亚州费城眼肿瘤研究基金会、宾夕法尼亚州费城小儿眼科癌症研究的 Lucille Wiedman 基金和宾夕法尼亚州费城的 Carlos G.Bianciotto 视网膜母细胞瘤研究基金的支持。

（李琳　译　袁松涛　审校）

参考文献

1. Shields CL, Shields JA. Conjunctival tumors in children. *Curr Opin Ophthalmol* 2007;18:351–360.

2. Shields JA, Shields CL. *Intraocular tumors. A text and atlas.* Philadelphia, PA: W.B. Saunders, 1992.

3. Shields JA, Shields CL. *Eyelid, conjunctival, and orbital tumors. An atlas and textbook*, 2nd Ed. Philadelphia, PA: Lippincott Williams and Wilkins, 2008.

4. Shields JA, Shields CL. *Intraocular tumors. An atlas and textbook*, 2nd Ed. Philadelphia, PA: Lippincott Williams and Wilkins, 2008.

5. Shields JA. *Diagnosis and management of orbital tumors.* Philadelphia, PA: W.B. Saunders, 1989.

6. Shields JA, Parsons HM, Shields CL, Shah P. Lesions simulating retinoblastoma. *J Ped Ophthalmol Strabism* 1991;28:338–340.

7. Shields JA, Shields CL. Review: coats disease. The 2001 LuEsther Mertz Lecture. *Retina* 2002;22:80–91.

8. De Potter P, Shields JA, Shields CL. *MRI of the eye and orbit.* Philadelphia, PA: JB Lippincott, 1994.

9. Mills DM, Tsai S, Meyer DR, Belden C. Pediatric ophthalmic computed tomographic scanning and associated cancer risk. *Am J Ophthalmol* 2006;142:1046–1053.

10. Shields CL, Mashayekhi A, Luo CK, Materin MA, Shields JA. Optical coherence tomography in children. Analysis of 44 eyes with intraocular tumors and simulating conditions. *J Ped Ophthalmol Strabism* 2004;41:338–344.

11. O,Hara BJ, Ehya H, Shields JA, Augsburger JJ, Shields CL, Eagle RC Jr. Fine needle aspiration biopsy in pediatric ophthalmic tumors and pseudotumors. *Acta Cytologica* 1993;37:125–130.

12. Shields CL. Forget-me-nots in the care of children with retinoblastoma. *Seminars in Ophthalmol* Sep–Oct 2008;23(5):324–334.

13. Epstein J, Shields CL, Shields JA. Trends in the management of retinoblastoma; Evaluation of 1,196 consecutive eyes during 1974–2001. *J Ped Ophthalmol Strabismus* 2003;40:196–203.

14. Ramasubramanian A, Shields CL, eds. *Retinoblastoma.* New Delhi, India: Jaypee Brothers Medical Publishers, 2012.

15. Haik BG, Karcioglu ZA, Gordon RA, Pechous BP. Capillary hemangioma (infantile periocular hemangioma). Review. *Surv Ophthalmol* 1994;38:399–426.

16. Schupp CJ, Kleber JB, Günther P, Holland-Cunz S. Propranolol therapy in 55 infants with infantile hemangioma: dosage, duration, adverse effects, and outcome. *Pediatr Dermatol* 2011;28:640–644.

17. Taylor SF, Cook AE, Leatherbarrow B. Review of patients with basal cell nevus syndrome. *Ophthal Plast Reconstr Surg* 2006;22:259–265.

18. Tang JY, Mackay-Wiggan JM, Aszterbaum M, et al. Inhibiting the Hedgehog pathway in patients with the Basal-Cell Nevus syndrome. *NEJM* 2012;366:2180–2188.

19. Shields CL, Shields JA. Tumors of the conjunctiva and cornea. *Surv Ophthalmol* 2004;49:3–24.

20. Grossniklaus HE, Green WR, Luckenbach M, Chan CC. Conjunctival lesions in adults. A clinical and histopathologic review. *Cornea* 1987; 6;78–116.

21. Shields CL, Shields JA, White D, Augsburger JJ. Types and frequency of lesions of the caruncle. *Am J Ophthalmol* 1986;102:771–778.

22. Shields CL, Demirci H, Karatza EC, Shields JA. Clinical Survey of 1,643 melanocytic and nonmelanocytic conjunctival tumors. *Ophthalmology* 2004;111:1747–1754.

23. Elsas FJ, Green WR. Epibulbar tumors in childhood. *Am J Ophthalmol* 1975;79:1001–1007.

24. Cunha RP, Cunha MC, Shields JA. Epibulbar tumors in children: a survey of 282 biopsies. *J Pediatr Ophthalmol Strabismus* 1987;24:249–254.

25. Scott JA, Tan DT. Therapeutic lamellar keratoplasty for limbal dermoids. *Ophthalmology* 2001;108:1858–1867.

26. Shields JA, Shields CL, Eagle RC Jr, Arevalo F, DePotter P. Ophthalmic features of the organoid nevus syndrome. *Ophthalmology* 1997;104:549–557.

27. Shields CL, Qureshi A, Eagle RC Jr, Lally SE, Shields JA. Epibulbar osseous choristoma in 8 patients. *Cornea* 2012;31:756–770.

28. Kaliki S, Arepalli S, Shields CL, Klein K, Sun H, Hysenj E, Lally SE, Shields JA. Conjunctival papilloma. Features and outcomes based on age at presentation. *JAMA Ophthalmol* 2013; 28:1–9.

29. Sjo NC, Heegaard S, Prause JU, von Buchwald C, Lindeberg H. Human papillomavirus in conjunctival papilloma. *Br J Ophthalmol* 2001;85:785–787.

30. Shields JA, Shields CL, De Potter P. Surgical management of conjunctival tumors. The 1994 Lynn B. McMahan Lecture. *Arch Ophthalmol* 1997;115:808–815.

31. Karp CL, Moore JK, Rosa RH Jr. Treatment of conjunctival and corneal intraepithelial neoplasia with topical interferon alpha-2b. *Ophthalmology* 2001;108:1093–1098.

32. Shields CL. Kaliki S, Kim HJ, et al. Interferon for ocular surface squamous neoplasia in 81 cases: Outcomes based on American Joint Committee on Cancer Classification. *Cornea* 2012; May 10. [Epub ahead of print] PMID: 22580436.

33. Shields CL, Lally MR, Singh AD, Shields JA, Nowinski T. Oral cimetidine (Tagamet) for recalcitrant, diffuse conjunctival papillomatosis. *Am J Ophthalmol* 1999;128:362–364.

34. Shields CL, Ramasubramanian A, Mellen P, Shields JA. Conjunctival squamous cell carcinoma arising in immunosuppressed patients (organ transplant, human immunodeficiency virus infection). *Ophthalmology* 2011;118:2133–2137.

35. Shields CL, Naseripour M, Shields JA. Topical Mitomycin C for extensive, recurrent conjunctival squamous cell carcinoma. *Am J Ophthalmol* 2002;133:601–606.

36. Singh AD, DePotter P, Fijal BA, Shields CL, Shields JA, Elston RC. Lifetime prevalence of uveal melanoma in white patients with oculo(dermal) melanocytosis. *Ophthalmology* 1998;105:195–198.

37. Shields CL, Qureshi A, Mashayekhi A, et al. Sector (partial) oculo(dermal) melanocytosis in 89 eyes. *Ophthalmology* 2011;118:2474.

38. Gerner N, Norregaard JC, Jensen OA, Prause JU. Conjunctival naevi in Denmark 1960–1980. A 21-year follow-up study. *Acta Ophthalmol Scand* 1996;74:334–337.

39. Shields CL, Fasiudden A, Mashayekhi A, Shields JA. Conjunctival nevi: clinical features and natural course in 410 consecutive patients. *Arch Ophthalmol* 2004;122:167–175.

40. Shields CL, Regillo A, Mellen PL, Kaliki S, Lally SE, Shields JA. Giant conjunctival nevus: Clinical features and natural course in 32 cases. *JAMA Ophthalmol* 2013; in press.

41. Shields JA, Shields CL, Mashayekhi A, Marr BP, Eagle RC Jr, Shields CL. Primary acquired melanosis of the conjunctiva. Risks for progression to melanoma in 311 eyes. The 2006 Lorenz E. Zimmerman lecture. *Ophthalmology* 2007; Epub 2007 Sep 18.

42. Shields CL, Shields JA, Gunduz K, et al. Conjunctival melanoma: risk factors for recurrence, exenteration, metastasis, and death in 150 consecutive patients. *Arch Ophthalmol* 2000;118:1497–1507.

43. Strempel I, Kroll P. Conjunctival malignant melanoma in children. *Ophthalmologica* 1999;213:129–132.

44. Shields CL, Markowitz JS, Belinsky I, et al. Conjunctival melanoma. Outcomes based on tumor origin in 382 consecutive cases. *Ophthalmology* 2011;118:389–395.

45. Knowles DM II, Jakobiec FA. Ocular adnexal lymphoid neoplasms: clinical, histopathologic, electron microscopic, and immunologic characteristics. *Hum Pathol* 1982;123:148–162.

46. McKelvie PA, McNab A, Francis IC, Fox R, O'Day J. Ocular adnexal lymphoproliferative disease: a series of 73 cases. *Clin Experiment Ophthalmol* 2001;29:387–393.

47. Shields CL, Shields JA, Carvalho C, Rundle P, Smith AF. Conjunctival lymphoid tumors: clinical analysis of 117 cases and relationship to systemic lymphoma. *Ophthalmology* 2001;108:979–984.

48. Shields CL, Shields JA. Basic understanding of current classification and management of retinoblastoma. *Curr Opin Ophthalmol* 2006;17:228–234.

49. Kivela T. The epidemiological challenge of the most frequent eye cancer: retinoblastoma, an issue of birth and death. *Br J*

Ophthalmol 2009;93:1129–1131.

50. Nichols KE, Houseknecht MD, Godmilow L, et al. Sensitive multistep clinical molecular screening of 180 unrelated individuals with retinoblastoma detects 36 novel mutations in the RB1 gene. *Hum Mutat* 2005;25:566–574.

51. Honavar SG, Singh AD, Shields CL, et al. Postenucleation adjuvant therapy in high-risk retinoblastoma. *Arch Ophthalmol* 2002;120:923–931.

52. Kaliki S, Shields CL Shah SU, Eagle RC Jr, Shields JA, Leahey A. Postenucleation adjuvant chemotherapy with vincristine, etoposide, and carboplatin for the treatment of high-risk retinoblastoma. *Arch Ophthalmol* 2011;129:1422–1427.

53. Kaliki S, Shields CL, Rojanaporn, Al-Dahmash S, McLaughlin J, Shields JA, Eagle RC. High-risk retinoblastoma based on International Classification of Retinoblastoma. Analysis of 519 enucleated eyes. *Ophthalmology* 2013; Feb 8. pii: S0161-6420(12)01063-9. doi: 10.1016/j.ophtha.2012.10.044. [Epub ahead of print]

54. Kivela T. Trilateral retinoblastoma: A meta-analysis of hereditary retinoblastoma associated with primary ectopic intracranial retinoblastoma. *J Clin Oncol* 1999;17:1829–1837.

55. De Potter P, Shields CL, Shields JA. Clinical variations of trilateral retinoblastoma: a report of 13 cases. *J Pediatr Ophthalmol Strabismus* 1994;31:26–31.

56. Shields CL, Meadows AT, Shields JA, Carvalho C, Smith AF. Chemoreduction for retinoblastoma may prevent intracranial neuroblastic malignancy (trilateral retinoblastoma). *Arch Ophthalmol* 2001;119:1269–1272.

57. Karatza E, Shields CL, Flanders AE, Gonzalez ME, Shields JA. Pineal cyst simulating pinealoblastoma in 11 children with retinoblastoma. *Arch Ophthalmol* 2006;124:595–597.

58. Roarty JD, McLean IW, Zimmerman LE. Incidence of second neoplasms in patients with bilateral retinoblastoma. *Ophthalmology* 1988;95:1583–1587.

59. Wong FL, Boice JD Jr, Abramson DH, et al. Cancer incidence after retinoblastoma. Radiation dose and sarcoma risk. *JAMA* 1997;278:1262–1267.

60. Abramson DH, Melson MR, Dunkel IJ, Frank CM. Third (fourth and fifth) nonocular tumors in survivors of retinoblastoma. *Ophthalmology* 2001;108:1868–1876.

61. Shields CL, Ghassemi F, Tuncer S, Thangappan A, Shields JA. Clinical spectrum of diffuse infiltrating retinoblastoma in 34 consecutive eyes. *Ophthalmology* 2008;115:2253–2258.

62. Shields CL, Schoenfeld E, Kocher K, Shukla SY, Kaliki S, Shields JA. Lesions simulating retinoblastoma (pseudoretinoblastoma) in 604 cases. *Ophthalmology* 2012; Oct 27. doi:pii: S0161-6420(12)00721-X. 10.1016/j.ophtha.2012.07.067. [Epub ahead of print] PMID: 23107579.

63. Murphree AL. Intraocular retinoblastoma: the case for a new group classification. *Ophthalmol Clin North Am* 2000;18:41–53, viii.

64. Shields CL, Mashayekhi A, Au AK, et al. The International Classification of Retinoblastoma predicts chemoreduction success. *Ophthalmology* 2006;113:2276–2280.

65. Shields CL, Fulco E, Kaliki S, et al. Retinoblastoma frontiers with intravenous, intra-arterial, periocular and intravitreal chemotherapy. *Eye* 2013. doi:10.1038/eye.2012.175

66. Shields CL, Kaliki S, Shah SU, et al. Minimal exposure (one or two cycles) intra-arterial chemotherapy in the management of retinoblastoma. *Ophthalmology* 2012;119:188–192.

67. Shields CL, Kaliki S, Rojanaporn D, Al-Dahmash S, Bianciotto C, Shields JA. Intravenous and intra-arterial chemotherapy for retinoblastoma: What have we learned. *Curr Opin Ophthalmol* 2012;23:202–209.

68. Shields CL, Bianciotto CG, Ramasubramanian A, et al. Intra-arterial chemotherapy for retinoblastoma. Report #1: Control of tumor, subretinal seeds, and vitreous seeds. *Arch Ophthalmol* 2011;129:1399–1406. [published online June 13, 2011]

69. Shields CL, Bianciotto CG, Jabbour P, et al. Intra-arterial chemotherapy for retinoblastoma. Report #2: Treatment complications. *Arch Ophthalmol* 2011;129:1407–1415. [published online June 13, 2011]

70. Shields CL, Honavar SG, Shields JA, Demirci H, Meadows AT, Naduvilath TJ. Factors predictive of recurrence of retinal tumor, vitreous seeds and subretinal seeds following chemoreduction for retinoblastoma. *Arch Ophthalmol* 2002;120:460–464

71. Shields CL, Mashayekhi A, Cater J, Shelil A, Meadows AT, Shields JA. Chemoreduction for retinoblastoma Analysis of tumor control and risks for recurrence in 457 tumors. *Am J Ophthalmol* 2004;138:329–337.

72. Shields CL, Mashayekhi A, Sun H, et al. Iodine 125 plaque radiotherapy as salvage treatment for retinoblastoma recurrence after chemoreduction in 84 tumors. *Ophthalmology* 2006;113:2087–2092.

73. Singh AD, Shields CL, Shields JA. Major review: Von Hippel-Lindau disease. *Surv Ophthalmol* 2001;46:117–142.

74. Shields JA, Demirci H, Mashayekhi A, Shields CL. Melanocytoma of the optic disc in 115 cases. The 2004 Samuel Johnson Memorial Lecture. *Ophthalmology* 2004;111:1739–1746.

75. Shields JA, Eagle RC Jr, Shields CL, De Potter P. Congenital neoplasms of the nonpigmented ciliary epithelium. (medulloepithelioma). *Ophthalmology* 1996;103:1998–2006

76. Kaliki S, Shields CL, Eagle RC Jr, et al. Ciliary body medulloepithelioma: analysis of 41 cases. 2013; in press.

77. Shields CL, Honavar SG, Shields JA, Cater J, Demirci H. Circumscribed choroidal hemangioma. Clinical manifestations and factors predictive of visual outcome in 200 consecutive cases. *Ophthalmology* 2001;108:2237–2348.

78. Blasi MA, Tiberti AC, Scupola A, et al. Photodynamic therapy with verteporfin for symptomatic circumscribed choroidal hemangioma: five-year outcomes. *Ophthalmology* 2010;117:1630–1637.

79. Shields CL, Shields JA, Augsburger JJ. Review: choroidal osteoma. *Surv Ophthalmol* 1988;33:17–27.

80. Shields CL, Sun H, Demirci H, Shields JA. Factors predictive of tumor growth, tumor decalcification, choroidal neovascularization and visual outcome in 74 eyes with choroidal osteoma. *Arch Ophthalmol* 2005;123:658–666.

81. Shields CL, Kaliki S, Hutchinson A, Nickerson S, Patel J, Kancherla S, Peshtani A, Nakhoda S, Kocher K, Kolbus E, Jacobs E, Garoon R, Walker B, Rogers B, Shields JA. Iris nevus growth into melanoma: Analysis of 1611 consecutive eyes. The ABCDEF guide. *Ophthalmology* 2013;120:766–72.

82. Shields CL, Furuta M, Mashayekhi A, et al. Clinical spectrum of choroidal nevi based on age at presentation in 3422 consecutive eyes. *Ophthalmology* 2008;115(3):546–552.

83. Shields CL, Cater JC, Shields JA, Singh AD, Santos MCM, Carvalho C. Combination of clinical factors predictive of growth of small choroidal melanocytic tumors. *Arch Ophthalmol* 2000;118:360–364.

84. Shields CL, Kaliki S, Shah S, Luo W, Furuta M, Shields JA. Iris melanoma features and prognosis in children and adults in 317 patients. The 2011 Leonard Apt Lecture. *J AAPOS* 2012;16: 10–16.

85. Shields CL, Kaliki S, Furuta M, Mashayekhi A, Shields JA. Clinical spectrum and prognosis of uveal melanoma based on age at presentation in 8033 cases. *Retina* 2012;32: 1363–1372.

86. Shields CL, Mashayekhi A, Ho T, Cater J, Shields JA. Solitary

congenital hypertrophy of the retinal pigment epithelium: clinical features and frequency of enlargement in 330 patients. *Ophthalmology* 2003;110:1968–1976.

87. Shields, JA, Shields CL, Scartozzi R. Survey of 1264 orbital tumors and pseudotumors. The 2002 Montgomery Lecture. Part 1. *Ophthalmology* 2004;111:997–1008.

88. Shields JA, Bakewell B, Augsberger JJ, Bernardino V. Space-occupying orbital masses in children: A review of 250 consecutive biopsies. *Ophthalmology* 1988;93:379–384.

89. Shields JA, Kaden IH, Eagle RC Jr, Shields CL. Orbital dermoid cysts. Clinicopathologic correlations, classification, and management. The 1997 Josephine E. Schueler Levture. *Ophthal Plast Reconstr Surg* 1997;13:265–276.

90. Wright JE, Sullivan TJ, Garner A, Wulc AE, Moseley IF. Orbital venous anomalies. *Ophthalmology* 1997;104:905–913.

91. Shields CL, Shields JA, Honavar SG, Demerci H. The clinical spectrum of primary ophthalmic rhabdomyosarcoma. *Ophthalmology* 2001;108:2284–2292

92. Shields JA, Shields CL. Rhabdomyosarcoma: review for the ophthalmologist. *Surv Ophthalmol* 2003;48:39–57.

第20章

全身性错构瘤病

Carol L. Shields • Jerry A. Shields

全身性错构瘤病（斑痣性错构瘤病）包含了一系列具有不同临床表现的综合征，其主要影响眼睛、中枢神经系统、皮肤，偶尔侵及内脏[1-7]。发现单个的眼部或皮肤特征后，应将患者转诊到熟悉这些疾病的各种临床表现的专家处，以进行诊断并为患者提供治疗。在此章中，我们将回顾错构瘤（或者称之为斑痣性错构瘤病或眼-神经-皮肤综合征）。我们着重强调一系列的临床表现，并阐述其显著特点。

总论

历史

"phakoma" 一词是由 Van der Hoeve 在 1932 年首先提出，以表示母斑或胎记，这是多个临床疾病中的一个主要体征[1]。当时，视网膜小脑血管瘤病（von Hippel-Lindau 综合征）、神经纤维瘤病（von Recklinghausen 综合征）和结节性硬化症（Bourneville 综合征）被归在这个疾病类别之下。后来脑-面血管瘤病（EFH，Sturge-Weber 综合征）、蔓状血管瘤病（Wyburn-Mason 综合征），以及伴有皮肤和中枢神经系统受累的视网膜海绵状血管瘤都归于这一疾病分类。

专业术语

为了更好地了解这些综合征，临床医生应该熟悉某些术语，如错构、错构瘤、迷芽和迷芽瘤。

错构和错构瘤是指在其发生位置的多个组织成分发育畸形。错构是由存在于发生部位的正常组织构成的非肿瘤性异常，而错构瘤是肿瘤性畸形。本章讨论的大部分疾病是以存在错构瘤为特征的。全身性错构瘤病是指多个器官受累，例如视网膜小脑血管瘤病患者或 EFH 患者的血管肿瘤，以及结节性硬化症或神经纤维瘤病患者所发生的神经胶质性和周围神经性肿瘤。这些肿瘤在血管和神经组织正常存在的区域发生发展。

术语迷芽和迷芽瘤是指通常不应存在于其发生部位的成分所构成的畸形。迷芽是由正常情况下不存在于其发生部位的组织构成的非肿瘤性异常，例如发生在前房和眼眶深部的显微异位泪腺组织。迷芽瘤是由正常情况下不存在于其发生部位的组织构成的肿瘤性异常。迷芽瘤的典型例子是角膜皮样瘤，是由不应存在于球结膜或角膜的皮肤成分组成的肿瘤。

根据所累及的器官，特定的病变可以被归类为错构瘤或迷芽瘤。例如，5 mm 的成熟骨性结节，如果发生在上眼眶缘，将被分类为错构瘤，而肝中相似的骨组织肿物则被分类为迷芽瘤。

遗传

大多数错构瘤为常染色体显性遗传，往往不完全外显。特定的染色体异常被认为与这些疾病相关联。值得注意的例外是，脑-面血管瘤病（Sturge-Weber 综合征）和蔓状血管瘤病（Wyburn-Mason 综合征）与遗传似乎并不相关，其遗传异常尚不清楚。在 Sturge-Weber 综合征中，有一些证据表明仅仅是部分组织存在基因的嵌合突变。基因组发生完全突变的个体在子宫内死亡。虽然这些疾病一般都是遗传而来，但直到青少年时期或成年早期，可能才会出现明显的临床表现。

良恶性肿瘤

一般来说，在这些综合征中发生的肿瘤是良性的。其与真正的肿瘤的不同之处在于它们是组织形成异常，而不是由完全正常发育的组织构成的肿瘤。此外，它们通常是静止或缓慢进展的病变，通常缺乏恶性肿瘤常见的无限增殖的能力[5-6]。然而，其中某些综合征可能与恶性肿瘤相关。例如，神经纤维瘤病患者周围神经恶性神经鞘瘤的发病率增加。肾上腺样瘤更常发生于视网膜毛细血管瘤患者。

顿挫型和复合斑痣性错构瘤病

全身性错构瘤病患者常常仅表现出特定综合征的部分临床特征。这种完整临床表现的缺乏，被称为顿挫型。此外，患者偶尔会出现两种疾病各自的病变特征。例如，神经纤维瘤病患者中能看到的咖啡牛奶斑在结节性硬化症患者中偶尔也会看到。一些具有 Sturge-Weber 综合征特征的患者也显示出眼部皮肤黑素细胞增多症，这种情况被称为色素血管性斑痣性错构瘤病。两种病损同时出现归因于双生斑（twin spotting）这一遗传现象[8-10]。

结节性硬化症（Bourneville 综合征）

定义、发病与遗传

结节性硬化症（tuberous sclerosis complex，TSC）是以视网膜星形胶质细胞错构瘤、皮肤异常、中枢神经系统星形细胞瘤和内部肿瘤（如心脏横纹肌瘤、肾血管平滑肌脂肪瘤等肿瘤）为特征的综合征[11-14]。最有名的是产生皮脂腺腺瘤、癫痫和精神缺陷三联征。术语"epiloia"（癫痫症和"无意识"）常被用于描述这种情况，但 TSC 的名称已经被更广泛地接受。

TSC 是常染色体显性遗传病，显示两个遗传位点——9q34（TSC1）和 16p13（TSC2）。这两个位点分别编码错构瘤蛋白（TSC1）和结节蛋白（TSC2），它们协同作用，调节细胞生长和分化[15-16]。这些蛋白的反常作用导致错构瘤性肿瘤的发生。

TSC 的主要和次要诊断标准是由 1998 年的结节性硬化的专家共识会议确定[15-16]（表 20.1）。主要特征包括面部血管纤维瘤、指甲或甲周纤维瘤、脱色（灰叶）斑（≥ 3 处）、鲨革斑、视网膜结节（星形胶质细胞）错构瘤、皮质结节、室管膜下结节、室管膜下巨细胞星形细胞瘤、心肌横纹肌瘤、淋巴管肌瘤病和肾血管平滑肌脂肪瘤。次要特征包括牙釉质凹陷、直肠错构瘤性息肉、骨囊肿、脑白质移行线、牙龈纤维瘤、非肾性错构瘤、视网膜脱色素斑、五彩纸屑样皮肤损伤和多发性肾囊肿。明确的 TSC 诊断需要存在两个主要特征或一个主要特征加两个次要特征，较大可能的 TSC 需要一个主要特征和一个次要特征，可能的 TSC 需要一个主要特征或两个或更多的次要特征。

TSC 的发病率约为 1/10 000。TSC 通常在出生后的最初几年被诊断，偶有患者生后 1 个月或 50 岁时被诊断。这种综合征已见于所有种族，没有性别倾向。

眼科特征

视网膜星形细胞错构瘤是 TSC 的特征性眼底损伤[17-21]。较小的非钙化肿瘤难以察觉，并且仅表现为神经纤维层不明确的半透明增厚。稍大的肿瘤更不透明，并且在视网膜的神经纤维层水平显示为固定的白色病变（图 20.1）。其可含有致密、黄色、有折射性的钙化灶，外观与鱼卵或木薯相似（图 20.2）。在某些情况下，这种肿瘤可以形成中心空洞，偶有局部玻璃体肿瘤细胞种植[22-23]。视网膜星形细胞错构瘤通常是稳定的，但少数情况下会增大并产生视网膜脱离和新生血管性青光眼。

TSC 一个相当普遍但经常被忽视的眼底特征是视网膜色素上皮（retinal pigment epithelial，RPE）脱色素（打孔）病变[19-20]。病灶直径可仅为 50 ~ 100 μm 而难以察觉，直径也可达 3 ~ 4 mm。多个 RPE 脱色素病变提示 TSC。

辅助检查，如荧光血管造影、超声检查和光学相干断层扫描，可以辅助诊断[24]。细针抽吸活检可以用于非典型病例的诊断。

视网膜星形细胞错构瘤显示出相当典型的病理特征。其位于视网膜的神经纤维层，由纤维性星形胶质细胞组成。萎缩性钙化灶（有时类似于砂砾体）

表 20.1

结节性硬化症（TSC）的诊断标准（修订版）

类别	特征
主要特征	• 面部血管纤维瘤或前额斑块 • 指甲或甲周纤维瘤 • 脱色斑（＞3处）（灰叶斑） • 鲨革斑（结缔组织痣） • 多发视网膜结节性错构瘤 • 皮质结节 • 室管膜下结节 • 室管膜下巨细胞星形细胞瘤 • 心肌横纹肌瘤 • 淋巴管肌瘤病 • 肾血管平滑肌脂肪瘤
次要特征	• 牙釉质多发凹陷 • 直肠错构瘤性息肉 • 骨囊肿 • 脑白质移行线 • 牙龈纤维瘤 • 非肾性错构瘤 • 视网膜脱色素斑 • 五彩纸屑样皮肤损伤 • 多发性肾囊肿
分级	• 明确的 TSC：两个主要特征或一个主要特征加两个次要特征 • 较大可能的 TSC：一个主要特征和一个次要特征 • 可能的 TSC：一个主要特征或≥两个次要特征

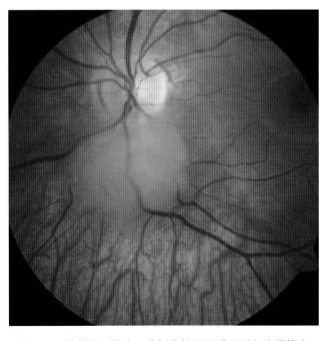

图 20.1　结节性硬化症：非钙化性视网膜星形细胞错构瘤

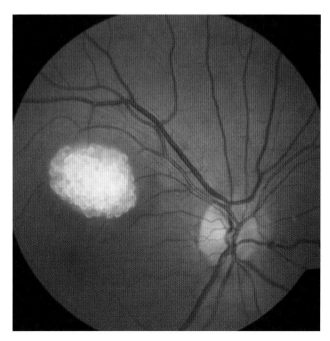

图 20.2　钙化性视网膜星形细胞错构瘤

经常存在于肿瘤中。葡萄膜很少受到结节性硬化症的影响。在一些受影响的患者中看到的节段性虹膜脱色素被误认为是类似于皮肤脱色素性病变的改变。

皮肤特征

TSC 的主要皮肤表现包括皮脂腺瘤、脱色斑和咖啡牛奶斑。皮脂腺瘤的临床表现为多发的、轻微隆起的、质韧的黄红色丘疹。最常见于面部，通常呈蝴蝶形分布（图 20.3）。其由纤维组织和血管的良性增殖组成。实际上，这些肿瘤是血管纤维瘤，皮脂腺增生似乎是次要的变化，并不是疾病的主要部分。因此，术语"皮脂腺瘤"是一个误称。类似的血管纤维瘤可以在结节性硬化症患者的指甲 / 趾甲之下或附近发生。指甲 / 趾甲下纤维瘤的存在高度提示结节性硬化症。

类似于白癜风的脱色斑通常存在于 TSC 患者的皮肤上[25]。因为这些斑块经常呈现出山灰树（花楸树）叶子的构造，所以这一体征通常被称为灰叶征（图 20.4）。这些病变被认为是结节性硬化症的重要特征，甚至是病理性表现。

其他特征

TSC 患者的脑部特征包括室管膜下和皮质星形细胞瘤，有时表现为巨大肿瘤[13-14, 26]（图 20.5）。两者都可以呈现囊性和钙化改变，这解释了结节性硬化症（马铃薯样肿块）这一名称的由来。这些病变促进了癫痫发作和智力缺陷。与早期报道相反，智力缺陷不是这种综合征的必要部分。因许多早期报道的患者是来自精神卫生机构的精神障碍住院患者。

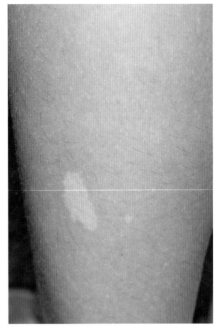

图 20.4　结节性硬化症：灰叶斑

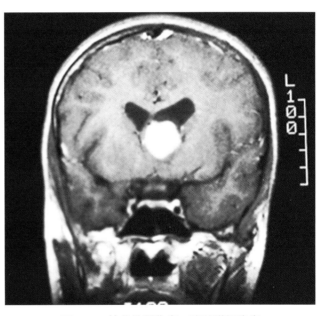

图 20.5　结节性硬化症：脑星形细胞瘤

现在认识到，许多患者只有轻微的症状和体征，并且具有正常或接近正常的智力。

肾病变通常会使患者易患复发性肾炎和血尿素氮升高。组织学上，其显示为良性血管平滑肌脂肪瘤，没有发生恶性转化或转移的倾向[26]。心脏病变显示为横纹肌瘤，由大星形细胞组成，这些细胞具有含有糖原的突起空泡。一些结节性硬化症患者由于肺组织的异常发展而出现慢性进行性胸膜下囊肿。这些囊肿可能破裂，导致自发性气胸。骨骼（特别是跖骨和掌骨）的不规则皮质增厚，以及肝、甲状

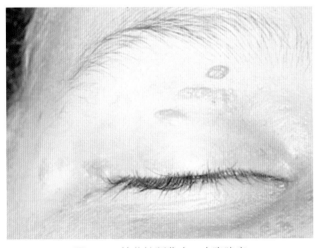

图 20.3　结节性硬化症：皮脂腺瘤

腺、胰腺、睾丸和其他器官的错构瘤均有报道。

治疗

　　视网膜星形胶质细胞错构瘤和 RPE 脱色病变通常无症状，不进展，无需治疗。眼科检查应每年进行一次，患者应随访其他结节性硬化症状。如果存在延伸到中心凹区域的视网膜脱离，则可以使用激光光凝、光动力治疗或放射敷贴治疗来消除视网膜下积液。视网膜的星形胶质细胞错构瘤具有极低的恶性转化倾向，不具有转移倾向。除少见的渗出、视网膜脱离或玻璃体积血的情况外，视力预后良好。

　　大多数皮肤 TSC 的病变不需要治疗。较大的面部血管纤维瘤出于美容目的可能需要手术切除。近年来，脑损伤已经用 mTOR 抑制剂治疗[27]。

神经纤维瘤病

定义、发病与遗传

　　神经纤维瘤病（von Recklinghausen 综合征）是一种眼-神经-皮肤综合征，多系统受累，可导致广泛的临床症状和体征。在 19 世纪早期，只有许多孤立的报道描述了这一综合征的临床特征，而 von Recklinghausen 在 1882 年发表了一部经典专著，使人们对这一疾病有了更好的了解[28]。现在这一疾病被称为 von Recklinghausen 综合征。美国国立卫生研究所专家共识发展会议确定了神经纤维瘤病的诊断标准。

　　神经纤维瘤病分为 1 型和 2 型。1 型称为外周神经纤维瘤病或 von Recklinghausen 综合征，2 型称为中枢性或双侧听神经纤维瘤。1 型神经纤维瘤病的特征是末梢神经和皮肤表现，与染色体 17 异常有关；2 型的特征是中枢神经系统肿瘤和早发的后囊下白内障，与染色体 22 的异常有关。

1 型神经纤维瘤病

总论

　　1 型神经纤维瘤病发生率为 1/3000，但据估计，实际发生率可能更高，因为一些个体仅显示出轻微的临床表现。约有一半患者有新的突变。这种情况是由 NF1 基因常染色体显性突变引起的，NF1 可减少具有肿瘤抑制功能的神经纤维瘤蛋白的产生，必须有一个拷贝片段缺失才会出现该疾病。NF1 基因位于染色体 17q。目前已经发现了 250 多个突变。基因完全缺失导致严重的表型。这种高度外显表型具有多种表现，并且可以在家族内变化。在"轻微神经纤维瘤病"患者中发现了另一个致病基因——SPRED1 基因，表现为 Legius 综合征。

　　1 型神经纤维瘤病诊断标准见表 20.2[29-30]。这种疾病白种人更常受累，男孩和女孩发病率相当。脊柱侧弯可以是一个显著特征。

表 20.2

1 型神经纤维瘤病（NF1）的诊断标准

特征	数量
咖啡牛奶斑	青春期前儿童（< 10 岁）≥ 6 个直径超过 5 mm 的咖啡牛奶斑或青春期后（成年人）≥ 6 个直径超过 15 mm 的咖啡牛奶斑
腋窝或腹股沟区雀斑	Crowe 征
皮肤神经纤维瘤	≥ 2 处典型神经纤维瘤或 ≥ 1 处丛状神经纤维瘤
视神经胶质瘤	—
虹膜 Lisch 结节	≥ 2 处病变
骨质病变蝶骨	发育不良或长骨异常（皮质变薄或假关节）
按上述标准患有 NF1 的亲属（一级）	父母、同胞或后代

7 项标准中至少出现 2 项可以诊断。一些表现直到老年都不会出现，导致延迟诊断。Adapted from：Stumpf DA、Alksne JF、Annegers JF. Neurofibromatosis. Conference Statement. National Institute of Health Consensus Development Conference. Arch Neurol 1988；45：575-578；Gutmann DH、Aylsworth A、Carey JC，et al. The diagnostic evaluation and multidisciplinary management of neurofibromatosis 1 and neurofibromatosis 2. JAMA 1997；278：51-57

眼部特征

在斑痣性错构瘤病中，神经纤维瘤病具有最为多样化的眼部表现，可累及眼睑、结膜、房水流出通道、葡萄膜、视网膜、眼眶和视神经[31-32]。

眼睑受累以结节状或丛状神经纤维瘤为特征。结节状神经纤维瘤似乎是一种单独或多灶性的无痛性、表面光滑、界限清楚的团块，通常是豌豆大小，没有变色。丛状神经纤维瘤表现为眼睑弥散性增厚，其可以产生眼睑典型的S形弯曲，这是神经纤维瘤病的高度特征性表现。弥漫性或局限性神经纤维瘤可能有结膜受累。神经纤维瘤病患者中先天性青光眼发病率增加，其先天性青光眼可继发于几种机制。1型神经纤维瘤病与视神经胶质瘤有很高的相关性。

虹膜Lisch结节是1型神经纤维瘤病最常见的眼部异常。这些特征性橙黄色结节出现在儿童早期（通常为5～6岁），为虹膜前边界层的离散性多发双侧肿瘤，通常直径小于1 mm，最好用裂隙灯显微镜检查（图20.6）。组织病理学上，虹膜Lisch结节是由虹膜前边界层上的色素细胞聚集组成的错构瘤。

1型神经纤维瘤病患者的脉络膜表现包括单灶或多灶性脉络膜色素痣、弥漫性丛状神经纤维瘤、神经鞘瘤和黑色素瘤。多发性双侧脉络膜色素痣高度提示1型神经纤维瘤病。它们通常较小，边界不清，随机分布。脉络膜神经纤维瘤通常表现为葡萄膜弥漫性增厚，这是由于神经纤维瘤成分和黑素细胞成分的增加。神经纤维瘤病患者的葡萄膜黑色素瘤发病率较高。

1型神经纤维瘤病可见几种视网膜和视盘病变。视网膜星形细胞错构瘤是多发性神经纤维瘤病的一种表现，但更常见于TSC。视网膜血管增殖性肿瘤可伴随多发性神经纤维瘤病，导致渗出性视网膜病变和失明风险[33]。RPE的先天性肥大在1型神经纤维瘤病患者中更常见。眼底改变继发于视神经胶质瘤，包括视盘水肿、视神经萎缩、视睫状血管分流和视网膜中央静脉阻塞。

皮肤特征

神经纤维瘤病最重要的皮肤表现包括咖啡牛奶斑（色素斑点）、腋窝或腹股沟区的雀斑，以及荨麻疹色素沉着（图20.7）。在95%的多发性神经纤维瘤病患者中发现咖啡牛奶斑，但也可以在其他病例，如McCune-Albright综合征、TSC和Fanconi贫血患者中看到。在没有1型神经纤维瘤病的人群中也可发现咖啡牛奶斑。这些色素斑随着日晒时间的延长而变得更加明显。

皮下或皮肤良性神经纤维瘤是一个重要表现，但通常出现在大龄儿童或更大年龄。深部神经纤维瘤可能不可见，只能通过触诊检测。青春期和妊娠可以增加神经纤维瘤的数量和生长。丛状神经纤维瘤可具有侵袭性、边界不清，偶尔与疼痛有关。神经纤维瘤的快速生长提示恶变。

中枢神经系统特征

1型神经纤维瘤病最重要的中枢神经系统特征是视神经胶质瘤（青少年纤维细胞性星形细胞瘤）。神

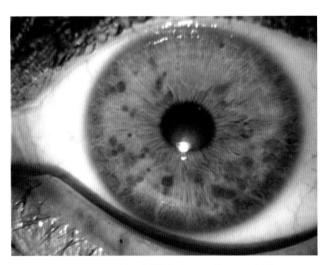

图20.6　1型神经纤维瘤病：虹膜Lisch结节

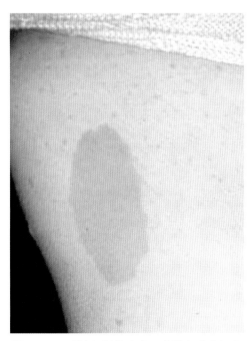

图20.7　1型神经纤维瘤病：皮肤咖啡牛奶斑

经胶质瘤可伴随无痛性眼球突起、色觉或视力异常（图 20.8 和 20.9）。MRI 显示视神经增粗，导致其形成折叠（扭曲）以适应眼眶，眼球向下和向外突出。团块影在 T1 加权、钆增强图像中明显增强，在轴位和冠状位扫描中尤其明显。这种影像学特点对于区分肿瘤与视神经脑膜瘤十分重要，两者的全身意义和治疗方法完全不同。使用钆增强、眶脂肪抑制、T1 加权冠状位扫描是最好的方法。神经胶质瘤的神经的中心物质增强，而脑膜瘤神经外围蛛网膜鞘增强。胶质瘤通常与 1 型神经纤维瘤病有关，脑膜瘤与 2 型神经纤维瘤病有关。

其他特征

1 型神经纤维瘤病患者有多种需要矫正的问题：蝶骨翼发育异常、胫骨或前臂的先天性假关节、胸廓不对称伴随下肋突出，以及脊柱侧弯 / 脊柱后凸。年龄较小（10 岁以下）患者的脊柱侧凸可能进展。

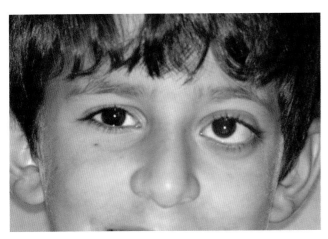

图 20.8　1 型神经纤维瘤病：视神经胶质瘤导致的轻微眼球突出

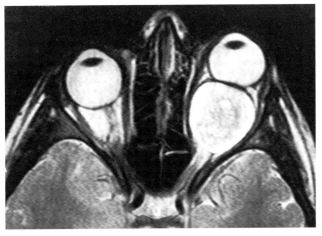

图 20.9　1 型神经纤维瘤病：视神经胶质瘤的 MRI 图像

其他表现包括大头畸形和高血压。

有许多其他良性和恶性的全身性肿瘤与神经纤维瘤病有关。肉瘤可起源于周围神经鞘，或是来自已存在的良性皮肤神经鞘肿瘤。超过 20% 的患者可发生恶性周围神经鞘瘤。乳腺、泌尿生殖道和胃肠道肿瘤以及皮肤黑色素瘤的发病率可能有增加。

治疗

神经纤维瘤病的治疗随疾病的位置和程度而变。大多数眼底病变不需要治疗。脉络膜黑色素瘤和神经鞘瘤通常需要放射敷贴治疗、切除或摘除。虹膜 Lisch 结节、RPE 的先天性肥大和视网膜星形细胞错构瘤可以在临床观察到。视网膜血管增殖性肿瘤通常需要冷冻治疗、激光光凝、光动力疗法或斑块放疗来控制渗出性改变。

2 型神经纤维瘤病

总论

2 型神经纤维瘤病是一种多系统疾病，具有中枢神经系统肿瘤的突出特征，包括双侧前庭神经鞘瘤（听神经瘤）、脊髓神经鞘瘤、脑膜瘤、神经胶质瘤和青少年性后囊下白内障。这种情况也称为 MISME 综合征，这些大写字母是多个疾病的首字母（MIS，多重遗传性神经鞘瘤；M，脑膜瘤；E，室管膜瘤）[34]。皮肤特征在该型神经纤维瘤病中较少见。2 型神经纤维瘤病诊断标准见表 20.3。

2 型神经纤维瘤病可因中枢神经系统肿瘤导致寿命降低，特别是早年发病和多发肿瘤患者。症状发作的平均年龄约为 20 岁，但可能延迟。早年出现相关症状和颅内脑膜瘤是疾病更严重和死亡率更高的两个征象。在 1992 年对 150 名受累患者的分析中，预计超过 40% 的人生存期为 50 岁[35]。治疗的最新进展可延长患者生命。

2 型神经纤维瘤病的发病率为活产儿的 1/25 000，在 60 岁以前具有接近 100% 的外显率[36]。据估计，2005 年该疾病的诊断患病率为 1/100 000。2 型神经纤维瘤病与染色体 22q12.2 上的 *NF2* 基因突变有关。该基因产生 merlin（也称为神经纤维瘤蛋白 -2），为一种肿瘤抑制因子。发生突变时，merlin 功能下降，导致肿瘤不受控制地发展，特别是在中枢神经系统中。受累患者中一半具有新突变。

表 20.3

2 型神经纤维瘤病（NF2）的诊断标准

特征

双侧第八脑神经肿瘤在 MRI 或 CT 中得到证实

单侧第八脑神经肿瘤

以及

患 NF2 的亲属（一级）

以下中的两个：

- 脑膜瘤
- 胶质瘤
- 神经鞘瘤
- 青少年性后囊下晶状体混浊

以及

患 NF2 的亲属（一级）

上述三种情况中存在至少一种即可确诊。

Adapted from：Stumpf DA，Alksne JF，Annegers JF. Neurofibromatosis. Conference statement. National Institute of Health Consensus Development Conference. Arch Neurol 1988；45：575-578；Gutmann DH，Aylsworth A，Carey JC，et al. The diagnostic evaluation and multidisciplinary management of neurofibromatosis 1 and neurofibromatosis 2. JAMA 1997；278：51-57

眼部特征

2 型神经纤维瘤病显示出三种重要的眼部表现，即显著的儿童后囊膜下白内障、视网膜和 RPE 组合错构瘤，以及视网膜前膜[37-40]（图 20.10）。青少年性后囊下白内障（< 50 岁）是该病的诊断标准之一。年轻患者的囊膜或皮质区的晶状体混浊被认为

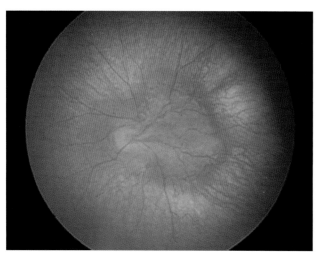

图 20.10 2 型神经纤维瘤病：视网膜前膜（视网膜和 RPE 组合错构瘤）

与 2 型神经纤维瘤病相关。Lisch 结节不是 2 型神经纤维瘤病的特征。

视网膜前膜和视网膜与 RPE 的组合错构瘤可具有重叠的临床表型，可能是多灶性的。在有严重临床表现的 2 型神经纤维瘤病患者中，80% 显示视网膜前膜[38]。错构瘤位于内层视网膜，但导致显著的视网膜牵引、螺旋状视网膜血管、灰绿色外观和肿瘤形成[40]。

皮肤特征

2 型神经纤维瘤病的皮肤特征不同于 1 型。偶尔可以看到两种情况的重叠。偶可发现咖啡牛奶斑。腋窝或腹股沟雀斑在 2 型神经纤维瘤病不常见。可以发现皮下神经鞘瘤或神经纤维瘤。2 型神经纤维瘤病表现有边界清楚、粗糙、面积小于 2 cm² 的皮肤斑块，经常伴有轻度色素沉着和多毛症。

中枢神经系统特征

2 型神经纤维瘤病因为这些相关肿瘤，也被称为中枢神经系统神经纤维瘤病。中枢神经系统肿瘤是 2 型神经纤维瘤病的主要临床表现，随着相关肿瘤的大小和范围而变化。听神经瘤（前庭神经鞘瘤）是最常见和公认的特征。如果是双侧的，则被认为是 2 型神经纤维瘤病的诊断性特征。患者有耳鸣，听力逐渐丧失。持续生长的晚期肿瘤产生脑干压迫、脑积水和面瘫。

脊髓神经鞘瘤（特别是哑铃形）常见。脊髓室管膜瘤、星形细胞瘤和脑膜瘤的发生率相对较低。颅内脑膜瘤时常发生，有或没有症状。非前庭神经鞘瘤，特别是第三对和第五对脑神经，在相当早的年龄段即被诊断，但生长缓慢。

其他特征

可有感觉运动多神经病，特别是在神经鞘瘤患者中。

治疗

2 型神经纤维瘤病患者应每年接受眼科、神经科、皮肤科和听觉检查。这就需要一个多学科的团队。有症状的神经系统肿瘤可手术切除，但也可使用放疗或化疗，特别是对于室管膜瘤。厄洛替尼已用于不可切除的进展性前庭神经鞘瘤但目前还处于

临床试验阶段。此外，贝伐珠单抗和 Gleevac 已被研究用于治疗神经鞘瘤。关于眼科处理，白内障手术是有益的。另外，可以考虑通过临床检查和光学相干断层扫描检测视网膜前膜，如果发展，可手术切除。

视网膜小脑血管瘤病

定义、发病与遗传

1895 年，von Hippel 报道了视网膜血管瘤病的临床表现[41]，1926 年，Lindau 研究了小脑病变，并指出了其与 von Hippel 先前描述的视网膜肿瘤的关系[42]。因此，视网膜和小脑共同受累的这类疾病被称为 von Hippel-Lindau（VHL）综合征。VHL 综合征的定义现已扩大到包括所有这些表现的临床疾病的总称[43-44]（表 20.4）。

VHL 综合征是一种常染色体显性遗传病，不完全外显。多数患者在无明显家族史的情况下基因突变而发病。约 20% 的病例有阳性家族史。多数情况下外显率低，且仅表达不明显的亚临床特征，因此不知道确切的家庭发病情况。疾病与 3 号染色体短臂的部分缺失有关[45-46]。

眼部特征

VHL 综合征最常见的眼部表现是视网膜或视盘毛细血管瘤，现称为血管母细胞瘤。多发和双侧的

视网膜血管母细胞瘤是 VHL 的诊断性特征。VHL 眼部病变的诊断通常在 20～30 岁以后。视网膜血管母细胞瘤的眼底特征随眼底病变的位置而变化（图 20.11 和 20.12）。在最初阶段，位于周边视网膜的肿瘤在检眼镜检查时难以识别。随着肿瘤增大，其表现为一个具有扩张迂曲的传入和传出动、静脉的明显红色结节。扩张的血管从视盘区延伸至瘤体。视盘毛细血管母细胞瘤有明确的滋养血管和引流血管。视网膜毛细血管母细胞瘤可以假定为渗出性或玻璃体视网膜性的。

组织病理学上，毛细血管母细胞瘤由增生的视

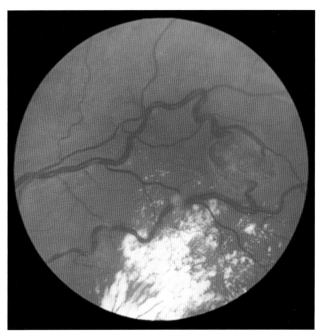

图 20.11　von Hippel-Lindau 病：位于周边视网膜的视网膜血管母细胞瘤，伴有视网膜下或视网膜间渗出

表 20.4
von Hippel-Lindau 病的诊断标准

家族史	特征
阳性	以下任何一种：
	● 视网膜血管母细胞瘤
	● 脑血管母细胞瘤
	● 内脏病变
阴性	以下任何一种：
	● 两个或多个视网膜血管母细胞瘤
	● 两个或多个脑血管母细胞瘤
	● 单眼视网膜或脑血管母细胞瘤与内脏病变

视网膜或脑血管瘤或内脏病变的家族史。内脏病变包括肾囊肿、肾癌、嗜铬细胞瘤、胰腺囊肿、胰岛细胞肿瘤、附睾囊腺瘤、内淋巴囊肿和可能为中肾管起源的附件乳头状囊腺瘤

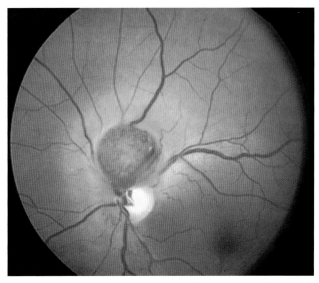

图 20.12　von Hippel-Lindau 病：视盘处的视网膜血管母细胞瘤

网膜毛细血管构成，瘤体替代了视网膜神经上皮层。在光镜下同时出现内皮细胞和周细胞的良性增殖。清晰的"基质细胞"是视网膜毛细血管瘤的特征性表现，最近已被证实是肿瘤的起源细胞，但这些细胞的确切性质尚不清楚[46]。在病程最后阶段，全视网膜脱离可引发大量胶质增生、白内障和眼球萎缩。

荧光血管造影是确诊最有效的辅助检查。在动脉期，肿瘤被视网膜滋养动脉迅速充盈，并可在肿瘤内观察到大量纤细的毛细血管。在静脉期，病变部位因染料从毛细血管渗漏而显示为高荧光。在静脉晚期，荧光素渗漏从瘤体进入玻璃体腔[6]。

皮肤特征

不同于其他系统的多发性错构瘤，VHL 综合征通常不累及皮肤。先天性的皮肤血管瘤较罕见。

其他特征

小脑血管母细胞瘤是 VHL 综合征典型的中枢神经系统病变。它可以很小且无症状，但通常会慢慢扩大，并最终产生严重的小脑体征和症状。小脑症状通常发生在 40 岁后，有已知眼部疾病的患者应该定期进行神经功能评估，以便早期发现病变。相同的病变有时发生在延髓和脊髓。

MRI 是诊断小脑血管母细胞瘤的最佳方法。类似于视网膜血管母细胞瘤，其特征性地显示滋养和引流病灶的大血管。血管瘤常发生在小脑囊肿内。组织学上，这是一种拥有类似视网膜血管瘤特征的血管母细胞瘤。VHL 综合征患者可出现各种系统的错构瘤，包括肾上腺瘤、嗜铬细胞瘤、肾囊肿、胰腺和附睾囊肿。对所有视网膜毛细血管瘤患者，均应记录详细的就诊史和家族史，若条件允许，如果有指征可进行必要的研究，以发现 VHL 综合征全身性的病变。

治疗

在过去，对于大多数视网膜血管母细胞会采取观察措施，直到发现渗漏才予以治疗。而现在，我们的理念是及时治疗大多数病变，尤其是小的周边视网膜血管母细胞瘤。但如果是累及黄斑和视盘周围的病变，我们通常等到渗漏才进行治疗，因为在

这些病例中，过早采取治疗措施可能产生对视力有害的并发症。

患者应定期随访，可 3～4 个月复查一次。治疗可以起到防止或消除渗出或视网膜下积液的作用。提倡的几种治疗方法包括激光、光动力疗法、冷冻疗法和放射敷贴。有时系统性应用糖皮质激素也有一定的治疗作用。玻璃体切割术（旧称玻璃体切除术）和（或）巩膜扣带术可治疗玻璃体纤维化和视网膜脱离。抗血管内皮生长因子可用于控制相关的黄斑水肿[47]。

脑-面血管瘤病

定义、发病与遗传

脑-面血管瘤病又被称为 Sturge-Weber 综合征。1879 年，Sturge 描述了一种由面部血管瘤、同侧牛眼症和对侧癫痫发作组成的综合征[48]。他推测，可能存在一个相关的颅内血管瘤。1884 年，Milles 确立了脉络膜血管瘤与这种疾病的相关性[49]。随后，Weber 更详细地研究了其临床表现，从而使 Sturge-Weber 综合征作为一种被充分描述的疾病开始为人所知[50]。现认为 Sturge-Weber 综合征的临床表现包括面部血管瘤、牛眼症、癫痫发作和有颅内钙化的影像学证据[51]。有些患者表现为顿挫型或部分表达，而非全部表达。不同于其他全身性错构瘤病，Sturge-Weber 综合征没有明确的遗传方式，也没有性别和种族差异。

人群中大约每 50 000 人中有 1 人罹患此疾病。Roach 对 Sturge-Weber 综合征进行了分类[52]（表 20.5）。

1987 年，Happle 提出，Sturge-Weber 综合征是体细胞基因嵌合的一个例子[53]。2003 年，Comi 等的研究支持了这一理论：与正常皮肤相较，红色斑痣区的成纤维细胞的纤连蛋白基因表达异常[54]。

眼部特征

Sturge-Weber 综合征的眼部表现包括眼睑焰色痣、眼球上的血管突出、青光眼、视网膜血管扭曲和弥漫性脉络膜血管瘤[55]（图 20.13 和 20.14）。

焰色痣可累及眼睑，通常累及单侧眼睑，也可累及双侧。病变累及上眼睑与同侧的青光眼有高度

表 20.5

Roach 的脑-面血管瘤病（Sturge-Weber 综合征）的分类诊断量表

类型	名称	皮肤、眼、脑受累情况
Ⅰ型	典型 Sturge-Weber 综合征	出现软脑膜血管瘤 出现面部皮肤血管瘤 很可能出现青光眼
Ⅱ型	Sturge-Weber 综合征	无软脑膜血管瘤 出现面部皮肤血管瘤 有可能出现青光眼
Ⅲ型	Sturge-Weber 综合征（顿挫型）	出现软脑膜血管瘤 无面部皮肤血管瘤 无青光眼

Adapted from：Roach ES. Neurocutaneous syndromes. Pedatr Clin North Am 1992；39：591-620

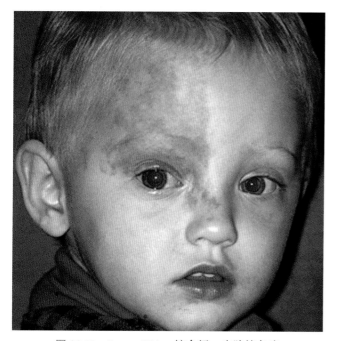

图 20.13　Sturge-Weber 综合征：皮肤焰色痣

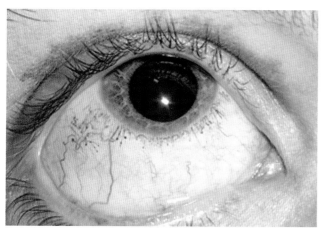

图 20.14　Sturge-Weber 综合征：扩张的结膜血管

相关性。常可见位于眼球上部的结膜和巩膜外层的突出曲折的血管。青光眼在 Sturge-Weber 综合征中比在其他全身性错构瘤病中更常见。

Sturge-Weber 综合征患者最主要的葡萄膜异常是弥漫性脉络膜血管瘤。相比于正常对侧眼，该疾病的患者通常在患眼有一亮红色的瞳孔反射。这种现象是由后极部高度血管化的肿瘤的对光反射引起，被称为"番茄酱"眼底。脉络膜血管瘤可为单侧或双侧。因为颜面部血管瘤需进行眼底检查，或者远视性弱视或继发性视网膜脱离导致视力损害，所以弥漫性肿瘤通常在患者年幼时（平均年龄 8 岁）即被诊断。弥漫性脉络膜血管瘤可致全视网膜脱离和新生血管性青光眼。组织病理学上，病灶显示为脉络膜的弥漫性增厚，由多条大小不同的静脉组成[56]。

颜面部焰色痣综合征患者中弥漫性脉络膜血管瘤的精确发病率尚不清楚。脉络膜血管瘤的发病率在同时存在颜面部焰色痣和软脑膜血管瘤病的患者中较高。

皮肤特征

Sturge-Weber 综合征的经典皮肤病变是焰色痣或葡萄酒色斑[3-4]。虽然经典的病变发生在第五对脑神经的皮肤分布区，但可有很多变异，从轻微的第一分支受累到大范围的三个分支受累均可见到。其有时也会不规则地越过中线，偶尔双侧可见。

其他特征

Sturge-Weber 综合征典型的中枢神经系统改变是面部血管瘤同侧发生的弥漫性软脑膜血管瘤，典型病变位于枕区。毗邻的脑皮质层可见继发性钙化，在 CT 上表现为不透射线的双线，被称为"双轨"征。在 20 岁前，钙化过程进展，之后稳定。癫痫发作可位于受累中枢神经系统的对侧。

治疗

弥漫性脉络膜血管瘤的治疗非常棘手[57]。无视网膜下积液的无症状肿瘤需行屈光矫正，因为肿瘤可引起远视，进而导致幼儿弱视。如果检测到继发性视网膜脱离，光动力治疗、放疗、放射敷贴，或普萘洛尔口服可能有效。其中放疗对此病非常有效。

Sturge-Weber 综合征的焰色痣应向皮肤科专家咨询，并早期使用可调染料激光治疗。也可使用化妆品遮盖。

色素血管性斑痣性错构瘤病

定义、发病与遗传

色素血管性斑痣性错构瘤病是一种合并有色素性皮肤病变（眼部黑素细胞增多症、太田痣）与焰色痣（Sturge-Weber 综合征）的疾病[8-10, 58-60]。自 1947 年由 Ota 首次报道以来，该疾病相关文献很少，文献报道主要集中在皮肤科领域。2005 年，Happle 对此病进行了重新分类[8]（表 20.6）。伴葡萄膜黑色素瘤的太田痣与伴脉络膜血管瘤的 Sturge-Weber 综合征之间有一定相关性[10]。

根据 Happle 的研究，色素血管性斑痣性错构瘤病分为三种类型，即 phakomatosis cesioflammea、phakomatosis spilorosea 和 phakomatosis cesiomarmorata（表 20.6）。phakomatosis cesioflammea 的特点是真皮黑素细胞增多症（蓝斑）和焰色痣（或葡萄酒色斑）并存。"Caesius"是拉丁语"蓝灰色"，而"flammea"是拉丁语"火焰"或"火"。其他两种类型与眼睛的关系不大。

真皮黑素细胞增多症与皮肤焰色痣的相关性被认为是源于"双生斑（twin spotting）"现象，这与正常细胞区域内有两种遗传上不同的细胞克隆有关，其涉及散在的体细胞基因重组和病变的嵌合分布。Moutray 等描述了同卵双胞胎不一致的 phacomatosis cesioflammea，支持合子后的双生斑理论[9]。

眼部特征

色素血管性斑痣性错构瘤病的一系列眼部特征包括单侧或双侧眼睑部焰色痣（葡萄酒色斑）、眼或眼部皮肤黑素细胞增多症、继发性青光眼，以及罹患葡萄膜和结膜黑色素瘤的风险（图 20.15）。眼科文献中只有少量报道。

皮肤特征

皮肤表现主要包括太田痣（黑素细胞增多症）、蒙古斑或咖啡牛奶斑、白癜风非色素沉着，以及焰色痣的血管病变（葡萄酒色斑）或贫血痣。这些皮肤表现往往是斑块状，没有中线分隔，并且在身体

表 20.6

色素血管性斑痣性错构瘤病（PPV）

新分类	表现	旧分类
phakomatosis cesioflammea	蓝色色素痣（蓝斑）或黑素细胞增多症伴焰色痣	PPV Ⅱ a/b
phakomatosis spilorosea	斑痣伴苍白的粉红色毛细血管痣	PPV Ⅱ a/b
phakomatosis cesiomarmorata	蓝色色素痣（蓝斑）伴大理石色皮	PPV Ⅴ a/b
斑痣性错构瘤病 pigmentovascularis 未分类型	各种色素和血管痣	PPV Ⅳ a/b

phakomatosis 和 phacomatosis 都是出版物中使用的术语。

Adapted from：Happle R. Phacomatosis pigmentovascularis revisited and reclassified. Arch Dermatol 2005；141：385-388

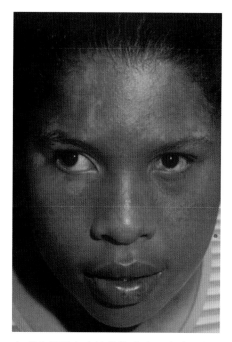

图 20.15　色素血管性斑痣性错构瘤病：皮肤焰色斑和眼部皮肤黑素细胞增多症

表面散在分布。

中枢神经系统特征

色素血管性斑痣性错构瘤病的神经学特征包括癫痫发作、脑皮质萎缩、Ⅰ型小脑延髓下疝、双侧耳聋、特发性面神经麻痹、脑积水、尿崩症、丛状神经纤维瘤、精神运动发育迟缓和脑电图改变。

其他特征

其他特征包括脊柱侧弯、肢体长度不对称、并指/趾畸形、大头畸形、肾发育不全、肾血管瘤病、肝脾肿大、海绵状血管瘤、脐疝、腿静脉发育不全、IgA 缺陷、高 IgE 综合征、湿疹和早萌牙。

治疗

皮肤病变应由皮肤科医生处理。葡萄酒色斑通常对可调染料激光治疗反应较好。眼科医生应对患者的青光眼和黑色素瘤的发生发展进行终身随访观察。还应行神经系统状态的监测。

蔓状多发性血管瘤

定义、发病与遗传

中脑和同侧视网膜的蔓状多发性血管瘤也称为 Wyburn-Mason 综合征[61]。与其他眼–神经–皮肤综合征相比，除了偶尔的面部小血管瘤以外，几乎没有皮肤异常。然而，眼部和中枢神经系统的变化可能相当惊人。Wyburn-Mason 在 1943 年首先认识到这一联系[61]。他估计，约有 81% 的视网膜动静脉瘤病例合并颅内动脉瘤。反过来，大约也有 70% 的中脑动静脉瘤病例合并视网膜动静脉瘤。这种先天性症状似乎不是家族性的，并没有表现出一定的遗传模式。特征性动静脉交通可以从非常细微的无症状病变到广泛病变，形成瘤样肿块，这通常称为蔓状或曲张的血管瘤。

眼部特征

视网膜的蔓状血管瘤是典型的眼部表现[50-52]。类似的血管畸形可发生在眼眶及相邻组织中。这些视网膜动静脉交通根据 Archer 分类法[62-63] 分为三组（表 20.7）。Ⅰ组的特征在于异常的毛细血管丛插入了主要血管之间。它不是一个真正的肿瘤，患者一般无症状。Ⅱ组以直接的动静脉交通为特点，无

表 20.7

Wyburn-Mason 综合征的 Archer 分类法

组别	特征	注释
Ⅰ	动静脉畸形的主要血管之间的异常毛细血管丛	这种病变往往较小，患者无症状，不常累及颅脑
Ⅱ	动静脉畸形在动脉和静脉之间，无毛细血管床介入	视网膜失代偿导致视网膜水肿、出血和视力下降的风险颅内动静脉畸形风险低
Ⅲ	广泛的动静脉畸形伴扩张迂曲的血管，动静脉间无差异	具有导致视力丧失的高风险，通常是由于视网膜失代偿或视神经纤维层、视神经或视网膜血管的压迫。颅内动静脉畸形风险高

Adapted from：Archer DM，Deutman A，Ernest JT，Krill AE. Arteriovenous communications of the retina. Am J Ophthalmol 1973；75：224-241.

毛细血管或小动脉穿插其中（图 20.16）。该组中扩张的血管表面上看起来类似于视网膜血管母细胞瘤，但没有发现肿瘤。一般而言，此类患者的视觉症状很少，但可能与脑动静脉畸形相关。Ⅲ组以更广泛和复杂的动静脉交通为特点，通常与视力丧失有关。该组的眼底变化与 Wyburn-Mason[49] 描述的相似，患者中枢神经系统病变的发生率高。无渗出或视网膜脱离。虽然这些病变被认为是永久静止的，但是发病后几年内曾观察到显著的血管分布变化。

皮肤特征

除了罕见发生的面部小血管瘤外，蔓状多发性血管瘤无相关皮肤改变。

其他特征

Wyburn-Mason 综合征癫痫发作可能与中枢神经系统血管畸形有关。继发于中脑血管异常的自发性颅内出血可导致各种神经系统症状和体征。颅内出血比眼内出血发生率更高。血管畸形常累及颅骨。当累及下颌骨或上颌骨时，异常的出血可能需要口腔科治疗。

治疗

一般而言，视网膜蔓状血管瘤病不一定需要治疗。如果血管瘤导致持续性玻璃体积血，则可通过玻璃体切除术去除血液。视网膜静脉阻塞并发的新生血管需行全视网膜光凝术。

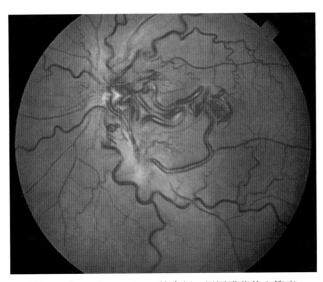

图 20.16　Wyburn-Mason 综合征：视网膜蔓状血管瘤

视网膜海绵状血管瘤伴皮肤和中枢神经系统动静脉畸形

虽然一开始视网膜海绵状血管瘤未被归入斑痣性错构瘤病，但人们渐渐发现其常常合并有皮肤和中枢神经系统的病变，应将其视为全身性错构瘤的一种[64-67]。

定义、发病与遗传

视网膜、中枢神经系统和皮肤的海绵状血管瘤综合征可见于任何年龄段，女性更常见。视网膜和皮肤受累通常无症状，但中枢神经系统的错构瘤有时会出现剧烈的临床症状。多数情况下，遗传模式是常染色体显性遗传。

视网膜海绵状血管瘤有两种类型：①偶发/独立发生；②合并皮肤和中枢神经系统血管畸形综合征。后者与高度外显的常染色体显性突变相关，并且是斑痣性错构瘤病的一部分。基因突变发生在染色体 3q、7p 和 7q。

眼部特征

检眼镜下，这种肿瘤在视盘、黄斑或周边视网膜中表现为深色葡萄样静脉性视网膜内微血管瘤丛[63-65]。没有明显的滋养动脉，病变通常以一条行经的静脉为中心（图 20.17）。该病变不产生渗出或视网膜下液，可能是由于这种薄壁通道内衬有无孔窗的内皮细胞。反复的玻璃体积血（通常为轻度和亚临床程度）可导致管壁表面形成白色纤维组织。这种非进展性的薄壁动脉瘤性视网膜肿瘤可以保留在眼底几十年，直到血管扩张或患者出现玻璃体积血。

视网膜海绵状血管瘤最重要的诊断性检查是眼底荧光血管造影，具有高度特征性表现，若是非致病性的海绵状血管瘤，则表现为瘤体缓慢充盈、无渗漏，一直持续到晚期。荧光素积存在病灶的静脉瘤内，并且聚集在血管管腔上部的血浆中，而血液成分则聚集在管腔下部。这导致造影晚期出现典型的荧光素-血液界面，这是视网膜海绵状血管瘤荧光血管造影的特征性表现。罕见的与此相关的虹膜海绵状血管瘤病可见反复性前房积血[66]。

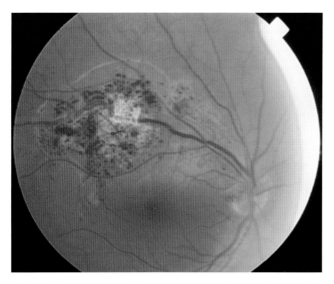

图 20.17　视网膜海绵状血管瘤病伴皮肤和中枢神经系统血管畸形：视网膜海绵状血管瘤

皮肤特征

该综合征中的皮肤血管瘤外形多变，可分布在身体不同部位。病变最常见于颈后部。较少累及眼睑。

其他特征

该综合征可累及中枢神经系统的血管，导致癫痫发作。已经观察到的非典型症状有复视和神经症状。

治疗

皮肤病

可见的皮肤血管瘤通常小而无症状，无需治疗。

眼部疾病

大多数视网膜海绵状血管瘤无症状，无需治疗。可因玻璃体积血导致视力丧失，此时需行玻璃体切除术进行治疗。为直接控制肿瘤，可使用低剂量放射敷贴治疗。

器官样痣综合征

定义、发病与遗传

器官样痣综合征（organoid nevus syndrome，ONS）是一种以 Jadassohn 型皮脂腺痣、脑萎缩、眼球表层复合迷芽瘤、后巩膜软骨和其他偶发表征为特点的眼-神经-皮肤综合征[67, 68]。虽然 Jadassohn 型皮脂腺痣是一个众所周知的皮肤病种类，但完整的综合征并不常见，而且尚不知道确切的发病率。一般来说，一种散发病例具有遗传性是极为罕见的。该病症最初由 Jadassohn 用"器官样痣"一词描述，以强调皮肤表征的重要性。随后，"Jadassohn 型皮脂腺痣"和"Solomon 综合征"等术语也被用来指代此病。

眼部特征

虽然 ONS 有不少眼部特征，但最重要的两种是眼球表层复合迷芽瘤和后巩膜软骨。眼球上部复合迷芽瘤是一种结膜的肉质病变，通常可延伸到角膜（图 20.18 和 20.19）。在组织病理学上，其由包含不同比例的异位泪腺和透明软骨的皮脂瘤构成。后巩膜软骨在眼底受累的区域表现为特有的黄白色。由于软骨在超声和 CT 上的表现与骨相似，有时会被误诊为脉络膜骨瘤。

皮肤特征

ONS 的主要皮肤特征是 Jadassohn 型皮脂腺痣。外观呈地图样黄棕色病变，常累及耳前区，并延伸至头皮，导致脱发。

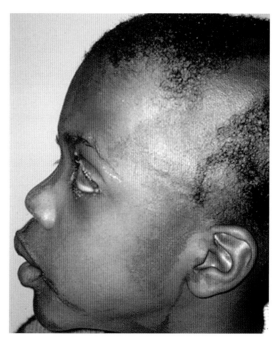

图 20.18　器官样痣综合征：Jadassoh 型皮脂腺痣伴脱发

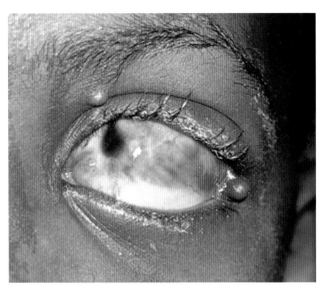

图 20.19 器官样痣综合征：结膜复合迷芽瘤

其他特征

ONS 患者可引起癫痫发作和精神发育迟滞，癫痫发作主要是中枢神经系统逐渐扩大的蛛网膜下囊肿所致。影像学检查已发现蛛网膜囊肿、软脑膜血管瘤、错构瘤、脑皮质萎缩和 MEAN 肿瘤（脑膜脑血管神经病变）。罕见情况下，ONS 也可发生心脏和肾异常，包括动脉导管未闭、心室间隔缺损、主动脉缩窄、肾母细胞瘤和马蹄肾。其他罕见合并症包括维生素 D 抵抗性佝偻病和肝囊肿。

治疗

眼球表层迷芽瘤可保持一定的静止状态，如果较小，可予以小心观察。较大的或进行性病变可能需要手术切除。可能会出现继发性弱视。眼底病变无有效治疗措施。皮脂痣需要密切随访，必要时手术切除，因为约 20% 的病例可发生基底细胞癌或其他附属器肿瘤。

与斑痣性错构瘤病相关的其他疾病

其他一些眼-神经-皮肤疾病有时被随意地归类为斑痣性错构瘤病，包括共济失调毛细血管扩张症（Louis-Bar 综合征）、眼部皮肤黑素细胞增多症[68-69]、Klippel-Trenaunay-Weber 综合征和弥漫性新生儿血管瘤病。这些疾病在诸多文献中已有讨论，不在本书的讨论范畴。

总结

全身性错构瘤病（或称斑痣性错构瘤病）的特征为累及眼睛、皮肤、中枢神经系统，偶尔累及内脏器官的组织错构和错构瘤。虽然这些综合征都代表组织形成的先天性异常，但病变可能直到生命后期才会出现显著的临床表现。目前这类疾病包括结节性硬化症（Bourneville 综合征）、Ⅰ型神经纤维瘤病（Von Recklinghausen 综合征）、Ⅱ型神经纤维瘤病（MISME 综合征）、视网膜小脑毛细血管血管瘤病（VHL 综合征）、颅面海绵状血管瘤病（Sturge-Weber 综合征）、色素血管性斑痣性错构瘤病、蔓状血管瘤病（Wyburn-Mason 综合征）、视网膜、皮肤和中枢神经系统海绵状血管瘤病及器官样痣综合征。另外还有其他几种综合征也包含在此类别中。

致谢

该工作得到了美国宾夕法尼亚州费城的眼科肿瘤研究基金会的支持。

（袁松涛 译 李月平 审校）

参考文献

1. Van der Hoeve J. The Doyne memorial lecture. Eye symptoms in phakomatoses. *Trans Ophthalmol Soc UK* 1932;52: 380–401.
2. Shields JA, Shields CL. Systemic hamartomatoses ("phakomatoses"). In: Shields JA, Shields CL, eds. *Intraocular tumors. A text and atlas.* Philadelphia, PA: WB Saunders Co., 1992:513–39.
3. Shields CL, Shields JA. Phakomatoses. Chapter 132. In: Ryan SJ, ed. *Retina*, 5th Ed. St. Louis, MO: Elsevier Inc, 2013;2170–2183.
4. Shields CL, Shields JA. Phakomatoses. In: Regillo CD, Brown GC, Flynn HW Jr, eds. *Vitreoretinal disease. The essentials.* New York: Thieme Medical Publishers, Inc, 1999;377–390.
5. Shields JA, Shields CL. Eyelid, *Conjunctival, and orbital tumors. An atlas and textbook*, 2nd Ed. Philadelphia, PA: Lippincott Williams and Wilkins, 2008.
6. Shields JA, Shields CL. *Intraocular tumors. An atlas and textbook.* 2nd Ed. Philadelphia, PA: Lippincott Williams and Wilkins, 2008.

7. Ebert EM, Albert DM. The phakomatoses. In: Albert DM, Jakobiec FA, eds. *Principles and practice of ophthalmology.* Philadelphia, PA: WB Saunders Co., 2000:5120–46.

8. Happle R. Phacomatosis pigmentovascularis revisited and reclassified. *Arch Dermatol* 2005;141:385–388.

9. Moutray T, Napier M, Shafiq A, et al. Monozygotic twins discordant for phacomatosis pigmentovascularis: evidence for the concept of twin spotting. *Am J Med Genet* 2010;152: 718–720.

10. Shields CL, Kligman BE, Suriano M, et al. Phacomatosis Pigmentovascularis of Cesioflammea Type in 7 Cases. Combination of ocular pigmentation (melanocytosis, melanosis) and nevus flammeus with risk for melanoma. *Ophthalmology* 2011;129:746–750.

11. Bourneville D. Sclereuse tubereuse des circonvolution cerebrales. Idiote et epilepsie hemiphlegique. *Arch Neurol (Paris)* 1880;1:81–91.

12. Kwiatkowski DJ, Short MP. Tuberous sclerosis. *Arch Dermatol* 1994;130:348–354.

13. Roach ES, DiMario FJ, Kandt RS, Northrup H. Tuberous Sclerosis Consensus Conference: recommendations for diagnostic evaluation. National Tuberous Sclerosis Association. *J Child Neurol* 1999;14:401–407.

14. Roach ES, Gomez MR, Northrup H. Tuberous sclerosis complex consensus conference: revised clinical diagnostic criteria. *J Child Neurol* 1998;13:624–628.

15. Astrinidis A, Senapedis W, Henske EP. Hamartin, the tuberous sclerosis complex 1 gene product, interacts with polo-like kinase 1 in a phosphorylation-dependent manner. *Hum Mol Genet* 2006;15:287–297.

16. Povey S, Burley MW, Attwood J, et al. Two loci for tuberous sclerosis: one on 9q34 and one on 16p13. *Ann Hum Genet* 1994;58:107–127.

17. Lucchese NJ, Goldberg MF. Iris and fundus pigmentary changes in tuberous sclerosis. *J Pediatr Ophthalmol Strabismus* 1981;18:45–46.

18. Nyboer JH, Robertson DM, Gomez MR. Retinal lesions in tuberous sclerosis. *Arch Ophthalmol* 1976;94:1277–1280.

19. Rowley SA, O'Callaghan FJ, Osborne JP. Ophthalmic manifestations of tuberous sclerosis: a population based study. *Br J Ophthalmol* 2001;85:420–423.

20. Shields CL, Reichstein DA, Bianciotto CG, Shields JA. Retinal pigment epithelial depigmented lesions associated with tuberous sclerosis complex. *Arch Ophthalmol* 2012; 130:387–390.

21. Aronow ME, Nakagawa JA, Gupta A, et al. Tuberous sclerosis complex: genotype'phenotype correlation of retinal findings. *Ophthalmology* Sep 2012;119(9):1917–1923.

22. Veronese C, Pichi F, Guidelli Guidi SG, et al. Cystoid changes within astrocytic hamartomas of the retina in tuberous sclerosis. *Retin Cases Brief Rep* 2011;5:113–116.

23. Cohen V, Shields CL, Furuta M, Shields JA. Vitreous seeding from retinal astrocytoma in three cases. *Retina* 2008;28:884–888.

24. Shields CL, Benavides R, Materin MA, Shields JA. Optical coherence tomography of retinal astrocytic hamartoma in 15 cases. *Ophthalmology* 2006;113:1553–1557.

25. Gold AP, Freeman JM. Depigmented nevi; the earliest sign of tuberous sclerosis. *Pediatrics* 1965;35:1003–1005.

26. Reed WB, Nickel WR, Campion G. Internal manifestations of tuberous sclerosis. *Arch Dermatol* 1963;87:715–728.

27. Franz DN, Belousova E, Sparagana S, et al. Efficacy and safety of everolimus for subependymal giant cell astrocytomas associated with tuberous sclerosis complex (EXIST-1): a mul-

28. von Recklinghausen FD. Uber die multiplen fibrome der haut und ihre beziehungen zu den neurommen. Festschr Feier fundfund-zwanzigjahrigen Best Path Inst. Berlin, 1882, A Hirschwald.

29. Stumpf DA, Alksne JF, Annegers JF. Neurofibromatosis. Conference Statement. National Institute of Health Consensus Development Conference. *Arch Neurol* 1988;45:575–578.

30. Gutmann DH, Aylsworth A, Carey JC, et al. The diagnostic evaluation and multidiscipliniary management of neurofibromatosis 1 and neurofibromatosis 2. *JAMA* 1997; 278:51–57.

31. Lewis RA, Riccardi VM. von Recklinghausen neurofibromatosis. Incidence of iris hamartoma. *Ophthalmology* 1981;88: 348–354.

32. Lewis RA, Gerson LP, Axelson KA, et al. Von Recklinghausen neurofibromatosis II. Incidence of optic gliomata. *Ophthalmology* 1984;91:929–935.

33. Shields CL, Kaliki S, Al-Daamash S, et al. Retinal vasoproliferative tumors. Comparative clinical features of primary versus secondary tumors in 334 cases. *JAMA Ophthalmol* 2013;131:328–334.

34. Evans DG. Neurofibromatosis 2 (Bilateral acoustic neurofibromatosis, central neurofibromatosis, NF2, neurofibromatosis type II). *Genet Med* 2009;11:599–610.

35. Evans DGR, Huson SM, Donnai D, et al. A clinical study of type 2 neurofibromatosis. *Q J Med* 1992;84:603–618.

36. Asthagiri AR, Butman JA, Kim HJ, et al. Neurofibromatosis type 2. *Lancet* 2009;373:1974–1986.

37. Kaiser-Kupfer MI, Freidlin V, Dariles MB, et al. The association of posterior capsular lens opacities with bilateral acoustic neuromas in patients with neurofibromatosis type 2. *Arch Ophthalmol* 1989;107:541–544.

38. Meyers SM, Gutman FA, Kaye LD, et al. Retinal changes associated with neurofibromatosis 2. *Trans Am Ophthalmol Soc* 1995;93:245–257.

39. Shields CL, Mashayekhi A, Dai VV, et al. Optical coherence tomography findings of combined hamartoma of the retina and retinal pigment epithelium in 11 patients. *Arch Ophthalmol* 2005;123:1746–1750.

40. Shields CL, Thangappan A, Hartzell K, et al. Combined hamartoma of the retina and retinal pigment epithelium in 77 consecutive patients. Visual outcome based on macular versus extramacular tumor location. *Ophthalmology* 2008;115: 2246–2252.

41. von Hippel E Jr. Vorstellung eines patienten mit einem sehr ungewohnlichen aderhautleiden. *Ber Versamml Ophthalmol Gesellsch* 1895;24:269.

42. Lindau A. Studien uber kleinhirncystein. Bau, pathogenese und beziehungen zur angiomatose retinae. *Acta Pathol Microbiol Scand* 1926;3(suppl 1):1–28.

43. Singh AD, Shields CL, Shields JA. Major review: Von Hippel-Lindau disease. *Surv Ophthalmol* 2001;46:117–142.

44. Hardwig P, Robertson DM. Von Hippel-Lindau disease: a familial, often lethal, multi-system phakomatosis. *Ophthalmology* 1984;91:263–270.

45. Latif F, Tory K, Gnarra J, et al. Identification of the von Hippel-Lindau tumor suppressor gene. *Science* 1993;260:1317–1320.

46. Chan CC, Vortmeyer AO, Chew EY, et al. VHL gene deletion and enhanced VEGF gene expression detected in the stromal cells of retinal angioma. *Arch Ophthalmol* 1999;117:625–630.

ticenter, randomized placebo-controlled phase 3 trial. *Lancet* Nov 2012. doi:pii:S0140-6736(12)61134-9. 10.1016/S0140-6736(12)61134-9.

47. Dahr SS, Cusick M, Rodriguez-Coleman H, et al. Intravitreal

anti-vascular endothelial growth factor therapy with pegaptanib for advanced von Hippel-Lindau disease of the retina. *Retina* Feb 2007;27(2):150–158.

48. Sturge WA. A case of partial epilepsy apparently due to a lesion of one of the vasomotor centers of the brain. *Trans Clin Soc Lond* 1879;12:162–167.

49. Milles WJ. Naevus of the right temporal and orbital region; naevus of the choroid and detachment of the retina in the right eye. *Trans Ophthalmol Soc UK* 1884;4:168–171.

50. Weber FP. Right-sided hemihypertrophy resulting from right-sided congenital spastic hemiplegia with a morbid condition of the left side of the brain revealed by radiogram. *J Neurol Psychopathol (London)* 1922;37:301–311.

51. Alexander GL, Norman RM, eds. *The Sturge-Weber syndrome*. Bristol, England: J Wright, 1960.

52. Roach ES. Neurocutaneous syndromes. *Pedatri Clin North Am* 1992;39:591–620.

53. Happle R. Lethal genes surviving by mosaicism: a possible explanation for sporadic birth defects involving the skin. *J Am Acad Serm* 1987;16:899–906.

54. Comi AM, Hunt P, Vawter MP, et al. Increased fibronectin expression in Sturge-Weber syndrome fibroblasts and brain tissue. *Pediatr Res* 2003;53:762–79.

55. Sullivan TJ, Clarke MP, Morin JD. The ocular manifestations of the Sturge-Weber syndrome. *J Pediatr Ophthalmol Strabismus* 1992;29:349–356.

56. Witschel H, Font RL. Hemangioma of the choroid. A clinicopathologic study of 71 cases and a review of the literature. *Surv Ophthalmol* 1976;20:415–431.

57. Ramasubramanian A, Shields CL. Current management of choroidal hemangioma. *Retina Today* November/December 2010:52–55.

58. Ota M, Kawamura T, Ito N. Phakomatosis pigmentovascularis [In Japanese]. *Jpn J Dermatol* 1947;52:1–3.

59. Tran HV, Zografos L. Primary choroidal melanoma in phacomatosis pigmentovascularis IIa. *Ophthalmology* 2005;112: 1232–1235.

60. Fernandez-Guarino M. Boixeda P, de las Heras B, et al. Phacomatosis pigmentovascularis: Clinical findings in 15 patients and review of the literature. *J Am Acad Dermatol* 2008;58:88–93.

61. Wyburn-Mason R. Arteriovenous aneurysm of midbrain and retina, facial naevi and mental changes. *Brain* 1943;66: 163–203.

62. Archer DM, Deutman A, Ernest JT, et al. Arteriovenous communications of the retina. *Am J Ophthalmol* 1973;75:224–241.

63. Materin MA, Shields CL, Marr BP, et al. Retinal racemose hemangioma. *Retina* 2005;25:936–937.

63. Gass JDM. Cavernous hemangioma of the retina. A neuro-oculocutaneous syndrome. *Am J Ophthalmol* 1971;71: 799–814.

64. Goldberg RE, Pheasant TR, Shields JA. Cavernous hemangioma of the retina. A four generation pedigree with neurocutaneous involvement. *Arch Ophthalmol* 1979;97:2321–2324.

65. Lewis RA, Cohen MH, Wise GN. Cavernous hemangioma of the retina. A report of three cases and a review of the literature. *Br J Ophthalmol* 1975;59:422–434.

66. Thangappan A, Shields CL, Gerontis CC, et al. Iris cavernous hemangioma associated with multiple cavernous hemangiomas in the brain, kidney, and skin. *Cornea* 2007;26:481–483.

67. Shields JA, Shields CL, Eagle RC Jr, et al. Ophthalmic features of the organoid nevus syndrome. *Ophthalmology* 1997;104: 549–557.

68. Kraus JN, Ramasubramanian A, Shields CL, Shields JA. Ocular features of the organoid nevus syndrome. *Retin Cases Brief Rep* 2010;4:385–386.

68. Singh AD, De Potter P, Fijal BA, et al. Lifetime prevalence of uveal melanoma in Caucasian patients with ocular (dermal) melanocytosis. *Ophthalmology* 1998;105:195–198.

69. Shields CL, Qureshi A, Mashayekhi A, et al. Sector (partial) oculo(dermal) melanocytosis in 89 eyes. *Ophthalmology* 2011;118:2474–2479.

第 21 章

儿童代谢性疾病的眼部异常

Avery H. Weiss

氨基酸代谢紊乱

白化病

白化病是以眼球发育过程中先天性黑色素减少为特征的一组遗传性疾病。在白化病的所有类型中，这种色素减少导致的眼部和视觉系统的特征性改变颇为常见。黑色素合成减少可仅累及眼部（ocular albinism，OA），但更多时候同时累及皮肤、毛发及眼部（oculocutaneous albinism，OCA）（图 21.1）。患者表现出皮肤、毛发色素减少并伴有特征性的眼部损害，因此通常可以根据临床表现作出诊断[1]。

黑色素由一组相对较小的有两种胚胎来源的黑色素细胞群产生。由胚胎神经嵴衍生的黑色素细胞分布在皮肤、毛发和眼部（脉络膜和虹膜），而视网膜色素上皮层（retinal pigment epithelium，RPE）中的黑色素细胞则起源于构成视泡的神经外胚层。黑色素由被称为黑素体的特殊胞质内细胞器产生，这些膜旁细胞器含有将酪氨酸转化为黑色素所需的酶。酪氨酸羟化为二羟苯丙氨酸由酪氨酸酶介导，而酪氨酸酶相关蛋白 1 和 2 等其他酶类则会调节通路中

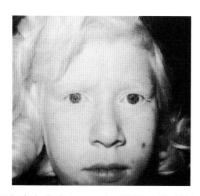

图 21.1　眼皮肤白化病（OCA）。该黑人儿童的皮肤、头发和虹膜都存在色素减少

随后的氧化反应，最终合成真黑素和褐黑素（黑色素的两种主要形式）[1]。

除酪氨酸酶家族外，其他蛋白质也参与黑色素合成。人 OCA2 位点（鼠类粉色眼稀释基因）编码一种对黑色素合成非常重要的跨膜蛋白[2]。该位点的突变与 OCA2 和部分普拉德-威利综合征（Prader-Willi syndrome，PWS）、天使综合征（Angelman syndrome，AS）患者密切相关。目前，该位点被定位在染色体 15q。此外，与先天性白细胞颗粒异常（Chédiak-Higashi，*CHS1*）综合征和白化病-血小板病（Hermansky-Pudlak，*HPS1-8*）综合征相关的基因编码一组参与黑素体和其他溶酶体相关细胞器生物合成及转运的蛋白质。在这些遗传病中，黑素体、溶酶体和其他溶酶体相关细胞器（血小板致密颗粒、嗜碱性颗粒、主要组织相容性复合体 Ⅱ）的异常证实了这些细胞器具有共同属性[3]。

通常的临床表现是出生后 3 个月内突然出现先天性眼球震颤。眼球震颤有钟摆型和冲动型震颤，也可以从钟摆型转变为冲动型。眼球震颤的强度可以相对稳定，也可以随水平注视位置有所改变。不同注视位置眼球震颤强度不同的患者常伴有代偿头位，通过头位代偿使得物像在视网膜移动最小并获得最佳视力。婴儿期固视不稳定或追踪运动不成熟会导致视力异常。患者视力发育缓慢，但最终视力为 20/200 ～ 20/40。

虹膜色素缺失可见于大多数但非所有的白化病患者，这是一个极为重要的诊断依据。因为患者虹膜后部色素层中黑色素减少，所以从眼内反射的入射光可以穿透虹膜。弥漫性虹膜缺损可以通过置于球结膜的光源经巩膜透照粗略发现，但点状虹膜缺损较细微，最好通过裂隙灯显微镜检查[4]（图

21.2A）。

眼底色素沉着通常与皮肤色素沉着相对应，白化病患者的眼底色素减退。由于 RPE 内黑色素减少，可以直接窥见下面突出的脉络膜血管（图 21.2）。与周边视网膜不同，黄斑区含有叶黄素（类胡萝卜素）。白化病并未损及叶黄素，因此周边视网膜的色素减退更为显著。患者 RPE 功能未受损，全视野视网膜电图（electroretinogram，ERG）表现正常。

黄斑发育不全是白化病在眼部的特征表现（图 21.2B）。检眼镜下，由于视网膜内层的横向移位，正常眼球特征为为黄斑区凹陷。在白化病中，黄斑与周围视网膜处于同一平面，这导致黄斑和中心凹光反射减少，正常无血管结构区域可出现异常血管穿过。由于中心凹神经节细胞减少，视盘含有较少的轴突，视盘直径变小，但仍在正常范围内。由于

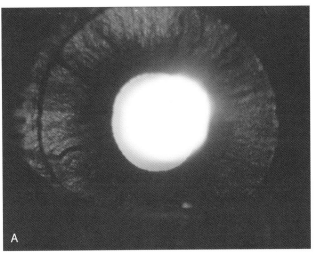

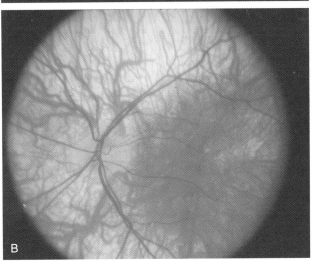

图 21.2　白化病的眼底。相关的发现包括没有黄斑反射和金色眼底。在图 A 和 B 中，脉络膜血管异常突出，因为覆盖的色素上皮色素减退。**A.** 裂隙灯显微镜照片显示弥漫性虹膜缺损并透光。**B.** 白化病眼底无视网膜色素沉着，黄斑发育不全

异常内层视网膜和视锥细胞密度降低造成的黄斑解剖异常，尤其是黄斑光反射受损，最好采用光学相干断层扫描（optical coherence tomography，OCT）检查[5]。

白化病的视觉通路是异常的。黑色素在视神经轴突发育过程中起重要作用。正常而言，投射到对侧大脑半球的神经纤维与投射到同侧大脑半球的神经纤维的比值是 53∶47。在白化病中，由于颞侧视网膜的轴突更多来源于对侧半球，该比例明显升高。这导致视皮质与视网膜之间空间对应关系错乱，注视野中双眼视野异常。若两眼视网膜与视皮质的拓扑对应关系异常，则双眼视功能无法正常发育，立体视严重受损或不存在。鉴于立体视觉提供了一个有助于建立和维持眼球正位的反馈信号，白化病常表现为斜视。临床可以采用视觉诱发电位（visually evoked potential，VEP）反映白化病视神经轴突的异常[4]。将电极置于中线两侧，采用图形刺激，记录单眼反应，两半球振幅不对称是视交叉异常的间接证据。由于不同类型白化病的临床表现相似，根据分子缺陷对白化病进行分类更为合理（表 21.1）。OCA1A 患者完全缺乏酪氨酸酶活性，表现为白发、白皮肤和蓝色虹膜，在深肤色人中尤为明显，这些典型体征使得患者往往出生时就被诊断。对于色素减少不显著的浅肤色人中，眼球震颤、视力下降和斜视可能是最初的临床表现。患者的皮肤和毛发终身保持白色，视力从 20/100 至 20/400 不等，虹膜或视网膜内无黑色素沉着。

在 OCA1B 患者中，酪氨酸酶活性降低或随温度而变化[6]。虽然患者出生时即表现为白色或浅黄色毛发和白皮肤，但皮肤、毛发和眼睛多在 1～3 岁获得色素沉着。在裂隙灯显微镜下，视乳头周围束状或径向轮辐样色素沉着与视网膜细粒状色素沉着变得明显。尽管色素沉着有所改变，但视力通常没有改善。

OCA2 患者存在 P 蛋白功能缺陷，但酪氨酸酶活性正常[2]。P 蛋白是黑素体膜的组成部分，由 OCA2 基因编码产生。OCA2 患者可以产生一些黑色素，但其成分主要是黄色的褐黑素，而非黑褐色的真黑素。白化病的表型由皮肤、毛发和眼睛的色素相对含量决定，其范围从极少到接近正常。通常而言，OCA2 患者的色素缺乏较 OCA1A 轻，与 OCA1B 相近。头皮和皮肤颜色可从白色到金色，甚至棕色，眼部表现除了虹膜和视网膜色素有所增加

表 21.1

白化病的分类

临床表现	分子缺陷
眼皮肤白化病 1 型（OCA1）	
OCA1A	无酪氨酸酶活性
OCA1B	酪氨酸酶活性降低
黄色 OCA	酪氨酸酶活性降低
微量色素 OCA	酪氨酸酶活性降低
温度敏感性 OCA	温度敏感性酪氨酸酶
眼皮肤白化病 2 型（OCA2）	
OCA2	*P* 基因突变
棕色 OCA	*P* 基因突变
眼皮肤白化病 3 型（OCA3）	
OCA3	酪氨酸酶相关蛋白 1
眼皮肤白化病 4 型（OCA4）	
OCA4	膜相关转运体基因
眼白化病 1 型（OA1）	
OA1	G 蛋白偶联受体（GPCR）
OA1 合并感音神经性耳聋	GPCR ＋邻近基因

外，与其他白化病相似。视力从 20/400 至 20/30 不等，但通常在 20/200 水平[1]。

PWS 和 AS 在 *OCA2* 基因所在染色体 15q 上有半合子缺失[1, 7]。尽管 PWS 和 AS 患者皮肤和毛发的色素较少，但通常无白化病眼部表现。若患者出现白化病眼部表现，则提示患者发生 *OCA2* 基因突变[8]。PWS 主要表现为肌张力减退、肥胖、智力低下、性腺功能减退、身材矮小、四肢短小等。若白化病患者出现小头畸形、发育迟缓、嬉笑不当或抽搐，应考虑 AS 的可能。颅面部异常包括枕骨扁平、上唇薄、下颌前突和牙间距增宽。

OA 是一种 X 染色体连锁遗传病，较 OCA 少见。男性患者皮肤和毛发颜色正常，但具有白化病眼部表现。尽管皮肤外观正常，但光镜和电镜检查发现，在男性患者和女性携带者的角质细胞和黑色素细胞内有异常黑素体聚集。眼部表现为先天性眼球震颤、视力下降（20/200 ～ 20/40）、虹膜和视网膜色素减少、黄斑中心凹发育不全。深肤色患者的虹膜和视网膜色素改变轻微或并无变化，黄斑中心凹发育不全和视力受损亦不明显。*OA1* 基因编码位于黑素体膜的 G 蛋白偶联膜受体[9]。OA1 受体的特异性配体并没有确定，但其对黑素体的功能可能至关重要。

OA 为常染色体显性遗传，与感音神经性耳聋和前庭功能障碍几无关联。一些患者出现异色虹膜和明显的额部白发，提示患者可能同时存在 Waardenburg 综合征。因此，与 Waardenburg 综合征相关的转录因子——小眼畸形相关转录因子（micropthalmia-associated transcription factor，MITF）和 OA 之间的双基因相互作用被提出[10]。OA 与迟发性失聪和 X 染色体连锁遗传有关，其表型是因为 G 蛋白偶联受体或连续基因缺陷的变异[11]。

OCA 可以表现为黑色素细胞和其他细胞器共同受损的多系统疾病的一部分。以白化病-血小板病综合征最为典型，其包括一组由膜运输缺陷引起的遗传性疾病。膜和分泌性蛋白质在内质网中合成，然后在高尔基复合体翻译后修饰，最终这些蛋白质被运输到质膜、分泌颗粒或囊泡以及胞吞途径的细胞器。迄今为止，已经确定了 8 种基因型——HPS1 ～ 8[12-14]。其中用于编码适配器复合体 3 的 β 3A 亚基的 2 型 HPS 基因协助将酪氨酸酶转运至黑素体，并协助溶解颗粒进入 NK 细胞和细胞毒性淋巴细胞[15]。剩余的 HPS 蛋白则参与其他溶酶体相关细胞器的装配。进行性脂褐质累积可导致间质组织纤维化和肉芽肿性结肠炎。血小板贮存颗粒或致密体缺乏可导致出血倾向。血小板贮存颗粒含有血清素、腺嘌呤核苷酸和钙，其减少或缺失可导致血小板聚集不良。波多黎各人易瘀血（尤其是软组织），且出血时间延长，这是其典型特征。

先天性白细胞颗粒异常综合征是与白化病相关的另一种多系统疾病。该疾病患者具有白化病的典型特征，皮肤活检显示存在异常大的黑素体。此外，其伴有相关的免疫缺陷，对淋巴增生性疾病易感性增加，并且在白细胞和其他组织中存在更大的胞质内颗粒。趋化性缺陷和杀菌活性降低使得这些患者容易发生细菌感染。诊断多根据临床表现和白细胞内异常颗粒。多数患者在 20 岁左右死于重症感染或恶性肿瘤。

尿黑酸尿症

尿黑酸尿症是一种罕见的常染色体隐性遗传病，是因缺乏可降解苯丙氨酸和酪氨酸代谢的中间产物尿黑酸（homogentisic acid，HGA）的酶所致。编码尿黑酸 1,2- 双加氧酶的基因发生突变[16]。软骨和其他结缔组织中的 HGA 及其代谢物的累积（褐黄病）可以导致关节炎、关节破坏和心脏瓣膜钙化。最早出现的色素沉着多发生在眼和耳，但 20 多岁时才发生。斑点状色素沉着多见于眼外肌前面的巩膜，也见于结膜或角膜[17]。许多组织（包括软骨、肌腱和韧带）内的色素沉着非常明显。关节炎是尿黑酸尿症的长期并发症，并且是其导致残疾的主要原因。与强直性脊柱炎相似，该病多累及脊柱和大关节，表现为腰骶强直性运动受限，需行关节置换[18]。尼替西农是酪氨酸分解代谢途径中第二种酶的抑制剂，现已证实其可以降低血浆和尿液中 HGA 水平 3 年以上[19]。早期治疗可以预防致残性关节炎的进展。

胱氨酸贮积症

胱氨酸贮积症是一种常染色体隐性遗传病，发病率约为活产儿的 1/150 000，是由跨溶酶体膜的胱氨酸运输障碍导致的溶酶体内胱氨酸贮存疾病[20]。胱氨酸是蛋白质分解代谢产生的半胱氨酸的二聚体，胱氨酸转运蛋白是一种将胱氨酸转移到溶酶体外的选择性跨膜蛋白。编码胱氨酸转运蛋白的基因

（CTNS）突变会影响胱氨酸转运，从而导致溶酶体内胱氨酸浓度累积至正常水平的 5 ～ 500 倍，最终导致细胞内结晶和细胞损伤[21]。最常见的突变是 57257bp 的缺失，可以通过聚合酶链反应检测[22]。肾易受胱氨酸毒性的影响，生后第 1 年即出现肾损伤。与此不同，中枢神经系统损伤在患者 30 岁前并不明显[23]。

胱氨酸贮积症可分为婴儿性或迟发性肾病型和良性非肾病型两种。临床最常见的是婴儿性肾病型。婴儿通常出生时正常，大约在 6 个月开始出现发育缓慢、线性生长速率下降、单独或反复出现的酸中毒和脱水。尿检显示葡萄糖、氨基酸、磷酸盐、钙、碳酸氢盐和其他小分子大量丢失（Fanconi 综合征）。肾小球进行性损伤常使未经治疗的患者在 10 岁左右出现肾衰竭[29]。磷酸盐尿可能导致低磷性佝偻病，而其他组织中胱氨酸晶体的累积导致甲状腺功能减退、糖尿病以及青春期延迟。经治的肾病型患者的晚期并发症包括远端型肌病、吞咽困难、肝大以及 CT 证实的肾皮质萎缩和钙化[23]。

除发病延迟和进展缓慢外，迟发性胱氨酸贮积症的临床表现与婴儿性肾病型相似。患者直至 30 岁肾功能仍可保持正常，且发育迟缓程度较轻，角膜内胱氨酸晶体的累积较慢。良性非肾病型可单独累及眼部，分子检测显示该突变中胱氨酸转运蛋白有残留活性[24]。

眼像肾一样容易发生胱氨酸累积相关的损伤。尽管出生时并未发生，但在 1 岁以上肾病型患者角膜内可以检测到胱氨酸晶体（表 21.2）。裂隙灯显微镜检测是确诊的简单方法，该方法应用于所有 Fanconi 综合征患者或病因不确定的肾衰竭患者。晶体首先出现在角膜上皮和前基质中，随着年龄增长，则会占据整个角膜并更为致密（图 21.3）。随着胱氨酸晶体的持续累积，角膜渐混浊，视力下降，部分患者需要角膜移植。胱氨酸晶体在结膜上累积较多，但在虹膜、晶状体囊膜和小梁网的表面相对较少。

畏光和继发性眼睑痉挛是大多数胱氨酸贮积症患者的临床表现，会严重影响患者的生活质量。有症状的患儿需经常佩戴深色太阳镜和帽子，以避免过度的光线暴露。畏光的严重程度似乎与胱氨酸晶体的密度相关，而非角膜上皮的损害程度。畏光的可能原因包括泪液分泌不足、轻微的角膜炎症和眩光等[25]。

胱氨酸贮积症患者生存时间延长导致晚期眼部

表 21.2

作为一种重要眼部表现的角膜混浊

发病年龄	疾病	主要系统表现
3～12 个月	酪氨酸代谢病 II 型	角膜炎，畏光，皮肤过度角化（掌/跖）
	胱氨酸病	肾 Fanconi 综合征，无法存活
		尿潴留
	Hurler 综合征（MPS I-H 型）	面部粗陋
	Scheie 综合征（MPS I-S 型）	肝脾大
	α - 甘露糖苷贮积症（婴儿型）	骨骼改变
	Maroteaux-Lamy 综合征	心肌病
	I 细胞病	腹股沟疝
	类固醇硫酸酯酶缺乏	X 连锁鱼鳞病
1～6 岁	Morquio 综合征（MPS IV 型）	骨骼改变，侏儒症
	黏脂贮积症 IV 型	精神运动发育迟缓，视网膜变性
	α - 甘露糖苷贮积症	智力退化，白内障
	Tangier 病	黄色扁桃体，低胆固醇血症
	LCAT 缺乏症	溶血性贫血，脂蛋白异常
童年晚期，青少年至成年	法布里病	腹痛，神经痛，血管角化瘤
	半乳糖唾液酸贮积症	樱桃红斑，血管角化瘤，神经功能退化
	Wilson 病	K-F 环，肝功能障碍，锥体外系症状

LCAT，卵磷脂−胆固醇乙酰转移酶；MPS，黏多糖贮积症。

Modified from Saudubray JM，Charpentier C. Clinical phenotypes：diagnosis/algorithms. In：Scriver CR，Beaudet AL，Sly WC，et al.，eds. The metabolic and molecular basis of inherited disease，8th Ed. New York：McGraw-Hill，2001：1374，with permission

后遗症的发生[26]。最重要的后遗症源于视网膜内胱氨酸的进行性累积[27]，表现为视力下降、色觉丧失及黄斑和周边视网膜色素紊乱（表 21.3）。视功能检查发现暗适应阈值升高、视野缩小及视杆和视锥细胞 ERGs 表现不同程度的降低。多年未治疗的患者可出现严重视力下降，甚至失明。在大多数眼部组织，包括眼外肌和视神经中可以检测到逐渐增加的胱氨酸晶体沉积物。

补充经肾丢失的电解质、钙、肉碱和葡萄糖，肾移植以及口服巯乙胺（半胱胺）是全身治疗的主要手段。研究显示，巯乙胺有保护肾功能和阻止发育迟缓的作用[28-29]，但胱氨酸晶体在角膜中持续积聚表明，该药物在无血管组织中难以达到足够的水平。为了克服该问题，现已合成眼局部用巯乙胺，其可以有效地减少角膜中的胱氨酸晶体。巯乙胺滴眼剂（0.5%）每小时一次具有良好的耐受性，并可以显著降低胱氨酸累积所致的严重畏光和眼睑痉挛[30]。

高鸟氨酸血症（回旋状脉络膜视网膜萎缩）

回旋状脉络膜视网膜萎缩是与鸟氨酸转氨酶（ornithine aminotransferase，OAT）缺乏相关的一种视网膜变性疾病，患者血浆、脑脊液和房水中鸟氨酸浓度升高至常人的 10～20 倍。现已确定了编码 OAT 的基因的 50 余种突变[31]，功能基因被定位于染色体 10q26。回旋状脉络膜视网膜萎缩全球都有发病的报道，但芬兰的发病率最高。

临床上，患者生后 10 年内开始出现近视、夜盲和视野缩小[32]，眼底检查显示，周边视网膜和脉络膜呈点状或圆形萎缩（表 21.3）。随着年龄增长，病灶变大变多，逐渐聚结、融合呈后部扇形视网膜脉络膜萎缩（图 21.4）。近青春期时，在视网膜脉络膜

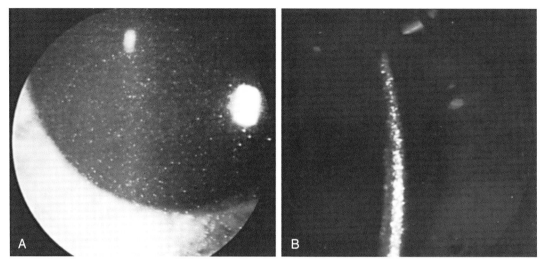

图 21.3　A. 一名患有胱氨酸贮积症的 8 岁女孩的角膜（直接照明下所见）。晶体太小，肉眼看不见，适当放大后容易看到。
B. 图 A 中角膜的裂隙灯显微镜下图像。折射的、荧光色的晶体分散在基质中，但在前部 2/3 密度最大

表 21.3
视网膜色素紊乱作为重要表现
无 β 脂蛋白血症
碳水化合物糖蛋白缺乏综合征
胱氨酸贮积症
高鸟氨酸血症
Refsum 病
线粒体疾病
长链 3- 羟酰辅酶 A 脱氢酶缺乏症
黏多糖贮积症（Ⅰ型、Ⅳ型、Ⅵ型、Ⅷ型）
过氧化物酶体病
原发性高草酸尿症 1 型
Zellweger 综合征
婴幼儿植烷酸贮积病
新生儿肾上腺脑白质营养不良
酰基辅酶 A 氧化酶缺乏症
原发性高草酸尿症 2 型

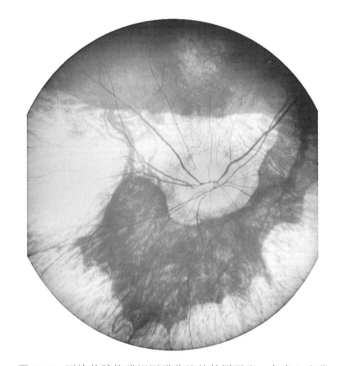

图 21.4　回旋状脉络膜视网膜萎缩的外周眼底。色素上皮萎缩区域扩大并逐渐融合

萎缩区的后缘和后极可见色素增加，近 20 岁时出现后囊膜下白内障。视力损害与眼底病变相对应，逐渐出现视野变小，直至 30 ～ 70 岁时失明。与此同时，ERG 波形逐渐恶化，直至对光反射消失。

临床尝试采用不同的方法阻止或延缓失明的发生。最初采用药理学剂量的维生素 B$_6$（OAT 活性的辅因子）试图刺激酶活性，但该方法仅在少数患者中奏效[33-34]。基于鸟氨酸是肌酸合成的重要抑制剂，

曾尝试补充肌酸，但结果显示并无治疗价值[35]。

另一种方法是限制精氨酸摄入，降低血浆鸟氨酸水平。关于长期降低鸟氨酸的作用仍存争议，有研究显示视网膜变性进展缓解，但仍有报道显示病情持续进展[36-38]。

原发性高草酸尿症

原发性高草酸尿症（primary hyperoxaluria，PH）

是一种罕见的常染色体隐性遗传病，以草酸合成及其毒性积聚为特征。分解乙醛酸（甘氨酸的氧化产物）的两种酶中任一种出现障碍都将导致其转化为草酸的速度加快。其中，1 型 PH（PH1）是最常见的类型，为肝特异性过氧化物酶——丙氨酸乙醛酸转氨酶缺乏所致[39]。2 型 PH（PH2）由更为常见的胞质酶——D- 甘油酸脱氢酶 / 乙醛酸还原酶缺乏引起[40]。由于草酸盐不能进一步代谢，尿液中浓度升高，导致尿路结石形成，引起肾钙沉着症，最终导致肾衰竭。在 PH1 中，草酸晶体可以积聚在包括骨骼、心脏、神经、关节和牙齿在内的肾外组织中（草酸盐沉着症）。一般而言，PH2 病变轻微，尚无全身性草酸盐沉着的证据。

视网膜病变是眼部的主要表现，但组织病理学研究显示，草酸盐晶体可以沉积在整个眼组织中[41-42]。最初，在赤道至后极部的血管中发现多个结晶沉积物（100 ～ 200 μm）。随后，可有色素沉着环绕这些晶体并在黄斑中心聚集，形成黑色的地图样病变（表 21.3）。当视盘正常时，视力相对较好，一旦发生视神经萎缩，视力则下降[42]。荧光素眼底血管造影最初显示由高荧光环（萎缩性 RPE）包绕的多个低荧光中心（草酸盐晶体），随后可显示小血管闭塞和局部视网膜下新生血管形成。

PH1 的诊断通常基于尿液中草酸和乙醛酸增加，PH2 则基于尿液中草酸和甘油酸增加。组织活检并同时进行酶检测或者分子检测是确诊的必要条件。治疗主要是减少外源性草酸摄入、使用足量的吡哆醇（转氨酶的必需辅因子）或通过肝移植进行酶替代。肾衰竭需要通过短期肾透析或长期肾移植治疗[43]。

半乳糖血症

半乳糖血症是由三种以半乳糖代谢障碍为特征的遗传性疾病组成。半乳糖的主要来源是含乳糖的牛奶，乳糖是由葡萄糖和半乳糖组成的二糖。半乳糖通过半乳糖激酶、半乳糖 -1- 磷酸尿苷转移酶（Gal-1-UDP 转移酶）和尿苷二磷酸（UDP）- 半乳糖 -4- 差向异构酶等酶相继作用转化为葡萄糖。任一种酶的活性降低都是半乳糖血症的病因。目前，各种半乳糖酶的基因已经确定且已证实存在诸多突变[44-46]。

Gal-1-UDP 转移酶缺乏是半乳糖血症最为常见

的原因，通常婴儿期发病，患儿多无法存活。临床表现为摄入牛奶后呕吐和腹泻。黄疸和未结合胆红素升高的高胆红素血症是肝功能障碍的最早征兆，随后出现肝大和肝功能异常，未经治疗者可发展为肝硬化。氨基酸尿和蛋白尿提示肾小管功能障碍，此类患者大肠埃希菌性败血症发病率较高。少数患者后期可出现发育迟缓、肝大和白内障[47]。

白内障是主要的眼部并发症（表 21.4）。白内障可能与晶状体中半乳糖醇的累积有关。在晶状体醛糖还原酶的作用下，半乳糖被还原成不能通过细胞膜的半乳糖醇，半乳糖醇在细胞内累积产生的渗透压差使晶状体吸收更多水分，晶状体纤维细胞发生水样变性。最早可以观察到胎儿晶状体核呈"油滴"样，屈光力增加，随后发展为带状或核性白内障[48]。

避免半乳糖饮食是该病的主要治疗手段。长期研究表明，避免半乳糖饮食可以逆转或延缓白内障和肝病变的进展，但对中枢神经系统和卵巢的损伤无改善作用[49]。患儿还可出现语言功能发育迟缓、轻度智力低下，女孩还可能有卵巢功能衰竭。

半乳糖激酶缺乏症患者可发生白内障，但没有证据证明存在肝或肾疾病及智力低下[50]。白内障可能是首发也是唯一的异常，临床上定期筛查伴有白内障的半乳糖血症婴儿或儿童是很重要的[51]。半乳糖激酶纯合子缺陷与生后第 1 年发生的带状白内障有关。相比而言，部分半乳糖激酶缺乏和白内障的因果关系并不显著。半乳糖激酶活性较低者较半乳糖激酶活性正常者白内障患病率似乎更高。后期发生的白内障多呈核性或囊下性。伴有假性脑瘤者鲜有报道。

有两种形式的 UDP- 半乳糖 -4- 差向异构酶缺陷。在良性缺陷中，患者大致正常，差向异构酶缺陷仅限于红细胞和白细胞。随着差向异构酶活性的降低，临床表现类似于转移酶缺乏症，出现呕吐、体重减轻、肝大、肌张力减退、氨基酸尿和半乳糖尿。白内障并未出现于这种罕见疾病中[49, 52]。

脂代谢紊乱：家族性高胆固醇血症

家族性高胆固醇血症（familial hypercholesterol-

表 21.4

作为代谢性疾病重要表现的白内障

发病年龄	疾病	重要特征
先天性（出生时）	Lowe 综合征	肌张力减退，肾病
	Zellweger 综合征及其变异	畸形，肌张力减退，癫痫
	肢近端型点状软骨发育不良	侏儒症，骨骼改变
新生儿期（1～4 周）	半乳糖血症	肝病，无法生存，大肠埃希菌败血症
	半乳糖 -1- 磷酸尿苷转移酶（Gal-1-UDP）转移酶缺乏	
	差向异构酶缺乏	
婴儿期（1 个月至 1 岁）	半乳糖血症	孤立的
	半乳糖激酶缺乏	
	寡糖贮积症	面部粗陋，肝脾大
	唾液酸贮积症	
	α - 甘露糖苷贮积症	
	非酮症性低血糖	癫痫，发育迟缓
儿童期（1～15 岁）	甲状旁腺功能减退症和假性甲状旁腺功能减退症	骨骼改变，低钙血症
	糖尿病	高血糖
	Wilson 病	慢性肝炎，神经损害
	中性脂质贮积症	鱼鳞病，肝脾大，肌病
	Sjogren-Larson 综合征	鱼鳞癣，智力低下，痉挛性截瘫
成年期（＞15 岁）	半乳糖血症	孤立的
	高鸟氨酸血症	近视，夜盲，视网膜脉络膜萎缩
	法布里病	肾衰竭，血管角化瘤
	脑腱黄瘤病	黄色瘤，神经功能障碍，智力低下

Modified from Endres W，Shin YS. Cataract and metabolic disease. J Inherit Metab Dis 1990；13：509-516，with permission from KluwerAcademic Publishers

emia，FH）是最为常见的代谢性疾病之一，也是冠状动脉硬化的常见原因。其中，低密度脂蛋白（low-density lipoprotein，LDL）是人血浆中携带胆固醇的主要脂蛋白，其含量是胆固醇水平的主要决定因素。该球形颗粒由胆固醇酯内核及包围内核的磷脂和载脂蛋白 B（apoB）构成[53]。LDL 是位于肝细胞表面的 LDL 受体（LDL receptor，LDLR）的专一性配体。与受体结合后，LDL 被摄入，然后在溶酶体中降解，将游离胆固醇释放到细胞内胆固醇池中。细胞内胆固醇浓度控制 LDLR 转录的反馈信号。当细胞内胆固醇水平低时，LDLR 的转录上调；当细胞内胆固醇水平高时，LDLR 的转录下调[53]。肝胆固醇的储存受肠道对饮食中胆固醇的吸收和再排泄以及

胆汁排泄的影响。最近的研究表明，胆固醇的肠吸收由 ATP 结合盒转运蛋白 G5（ATP binding cassette transporter G5，ABCG5）介导，排泄由另一种 ATP 结合盒转运蛋白——ABCG8 介导[54-55]。

四种导致血浆中 LDL 积聚的单基因疾病是已知的，其异常的分子缺陷已得到揭示。这类疾病多表现为高胆固醇血症，皮肤和肌腱中胆固醇沉积，过早发生动脉粥样硬化和冠状动脉粥样硬化性心脏病（冠心病）。最常见的类型是 FH，杂合子患者在生命的前 10 年即出现高胆固醇血症，10 多岁时出现角膜环和肌腱黄色瘤，30 多岁时出现全身动脉粥样硬化[53]；纯合子在儿童早期即表现出所有上述并发症，并可在儿童期死于心肌梗死。第二种

是家族性配体缺陷型 apoB-100，其临床表现与杂合性 FH 相似，但其症状相对较轻[56]。第三种是谷固醇血症，该病增加膳食中胆固醇和植物性固醇的吸收，并减少这些固醇类排泄到胆汁中。该病中 ATP 结合盒转运蛋白（ABCG5 和 ABCG8）的突变已确定[54-55]。第四种是常染色体隐性遗传的高胆固醇血症（autosomal recessive hypercholesterolemia，ARH），该病中 LDL-LDLR 复合物的细胞内处理发生改变[57]。患有 ARH 的儿童和青年人与 FH 纯合子患者相似，表现为严重的高胆固醇血症、冠心病和胆固醇皮肤沉积。

FH 的主要眼部表现为眼睑黄色瘤（黄斑瘤）和角膜环[58]。黄色瘤在眼睑皮肤内呈橙黄色斑块。角膜环是由胆固醇沉积于周边角膜基质所致，与角膜缘之间有一狭窄的透明角膜带（图 21.5）。年轻人出现黄色瘤或角膜环往往与高胆固醇血症有关，但也可见于正常人[59]。若血浆胆固醇水平升高、三酰甘油（甘油三酯）正常，疑似者可以通过分子检测确诊。

脂蛋白代谢异常

胆固醇、甘油三酯和其他脂质通过密度不同的脂蛋白在体液中转运（表 21.5）。脂蛋白是一种由极性脂质和载脂蛋白壳包围疏水性脂质核心组成的颗粒。载脂蛋白由肝和肠道合成和分泌。其作用有二：增加疏水性脂质的溶解性，以及作为脂质进入特定细胞和组织的工具。

丹吉尔病

丹吉尔病（Tangier 病）的主要特征是高密度

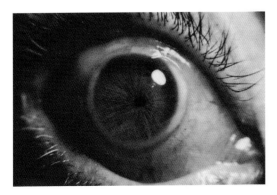

图 21.5　角膜环。即使是老年人，严重的角膜环也很罕见。若在 40 岁以下的人中观察到，很可能是高胆固醇血症的征兆

表 21.5

主要的脂蛋白及其脂质和蛋白质成分

脂蛋白	主要核心脂质	载脂蛋白
乳糜微粒	膳食甘油三酯	ApoE, CII, B-48
极低密度脂蛋白	内源性甘油三酯	ApoE, CII, B-100
低密度脂蛋白	内源性胆固醇	ApoE, B-100
高密度脂蛋白	内源性胆固醇	ApoI, AII

脂蛋白（high-density lipoproteins，HDL）缺乏、胆固醇酯在网状内皮系统和其他组织中累积。HDL 将胆固醇和磷脂从外周组织转运到肝（胆固醇逆向转运）。细胞外脂质流出最初依赖于 ABC1 介导将胆固醇从胞吞小囊泡迁徙至细胞表面[60]。丹吉尔病由于 ABC1 基因突变，细胞内脂质不能转运出[61-62]。HDL 缺乏导致血清总胆固醇水平降低，通常低于 125 mg/dl，而血浆甘油三酯水平正常或升高。上述发现与脂蛋白电泳显示的 HDL 缺乏是丹吉尔病的特点。

丹吉尔病的典型临床表现包括扁桃体发黄、肝脾大、周围神经病变和直肠黏膜的橙棕色斑点[63]。25% ～ 50% 的患者角膜混浊。由于胆固醇酯的持续积累，角膜中央弥漫或点状的雾状混浊（haze）随着年龄增长不断进展。结膜活检显示溶酶体外的细胞内脂滴，这有助于区分丹吉尔病与尼曼-皮克病及其他溶酶体疾病。其他眼部异常包括眼轮匝肌无力和继发性睑外翻[64-65]。

家族性脂蛋白脂酶缺乏症

家族性脂蛋白脂酶缺乏症是一种罕见的常染色体隐性遗传病，该病血浆中乳糜微粒清除受损、甘油三酯水平增高。脂蛋白脂酶负责水解乳糜微粒和极低密度脂蛋白（very low density lipoprotein，VLDL）甘油三酯，将脂肪酸释放到组织中产生能量。本病诊断多根据儿童无法正常生长的病史、反复发作的腹痛或胰腺炎以及禁食第二天仍检测到高的甘油三酯水平。肝大和丘疹性黄色瘤提示肝和皮肤巨噬细胞对乳糜微粒的血管外吞噬作用。本病的眼部表现仅限于视网膜血管，当甘油三酯水平高于 2000 mg/dl 时，视网膜血管呈粉红色，称为"视网膜脂血症"（图 21.6）。其颜色改变反映了乳糜微粒大量存在导致的光散射的变化。患者视力多正常，视网膜血管变化可逆。治疗主要是限制膳食脂肪。

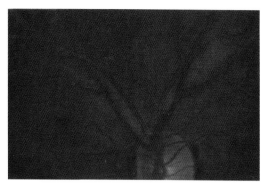

图 21.6　视网膜脂血症。该名 23 岁黑人男子患有脂肪引起的高脂血症（1 型高脂血症），摄入脂肪数天内眼底的显著改变变得非常有限

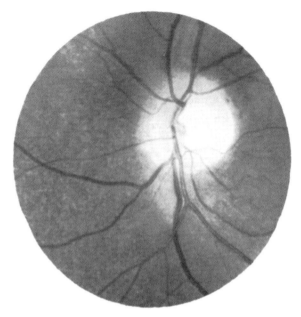

图 21.7　无 β 脂蛋白血症患者 RPE 中的颗粒状斑点。ERG 显示幅值减弱或降低

无 β 脂蛋白血症

无 β 脂蛋白血症是一种罕见的常染色体隐性遗传性疾病，其特点是含有 apoB 的血浆脂蛋白的装配或分泌缺陷，导致肠道中乳糜微粒和肝中 VLDL 无法形成。apoB 组装的关键在于微粒体甘油三酯转运蛋白（microsomal triglyceride transfer protein，MTP），其作用是促进甘油三酯、胆固醇酯和磷脂在膜之间的转运。无 β 脂蛋白血症患者的 *MTP* 基因发生突变，缺乏 MTP 活性[66-67]。这类脂蛋白的作用为运输胆固醇和甘油三酯，这使得血浆中两种脂质水平大大降低。乳糜微粒无法形成则导致甘油三酯在肠黏膜中异常累积及脂肪和脂溶性维生素吸收不良。

脂肪吸收不良引起的慢性腹泻是本病婴儿期和儿童早期最初的临床表现。外周血中"星形"红细胞（棘细胞）是其典型特征，红细胞的这种特殊形状与其膜的异常脂质组成有关。严重贫血可能由铁和叶酸的继发性缺乏引起。神经系统病变始于青少年期，表现为肌腱反射下降、振动和本体感觉丧失，继而共济失调。进行性脊髓小脑变性周围神经病变以及肌肉病变可导致患者在 30 岁时出现全身衰弱，只能依靠轮椅生活[66-67]。

视网膜变性是无 β 脂蛋白血症的主要表现之一（图 21.9）。最初的研究显示，本病表现为进行性视力丧失（特别是夜盲）、视网膜色素紊乱和 ERG 波幅降低（图 21.7）。近来普遍认为，神经系统病变和退行性色素性视网膜病变是继发于维生素 E 缺乏，因此是可预防的。据推测，外层视网膜中多不饱和脂肪酸含量高和维生素 E 含量低是视网膜发

生氧化损伤的原因。研究表明，给予口服大剂量维生素 E 可以预防视网膜变性和神经系统病变[68-69]。长期口服维生素 E 的患者视力正常，视网膜色素紊乱仅限于视网膜赤道和（或）黄斑部，ERG 正常。眼底血管样条纹是无 β 脂蛋白血症的一种罕见表现，易导致患者发生视网膜下新生血管膜形成和突然失明[70]。

大约 1/3 的患者出现水平眼外肌麻痹，特点为继发性外斜视伴内直肌进行性麻痹、扫视速度下降和内收眼分离性眼球震颤[71]。曾有报道一例患者伴有眼睑下垂和瞳孔不等大，这些发现与动眼神经异常再生及周边受累一致[72]。扫视速度下降提示脑干受损，组织病理学证实了肌肉病变。

卵磷脂-胆固醇乙酰转移酶缺乏症与鱼眼病

卵磷脂-胆固醇乙酰转移酶（lecithin-cholesterol acyltransferase，LCAT）是血浆中一种将脂肪酸从卵磷脂转移到胆固醇的酶，酯化的胆固醇用于细胞膜和其他细胞器的合成。LCAT 通常需要与血浆中的 HDL 和 LDL 结合循环，LCAT 缺乏将影响膜形成和其他合成途径所需的胆固醇酯和溶血卵磷脂的储备。患者表现为血清和各种组织中游离胆固醇和卵磷脂水平升高，血清总胆固醇和甘油三酯的水平可以正

常或升高[73]。

LCAT 缺乏症主要表现为贫血、蛋白尿、肾衰竭、早发性动脉粥样硬化和角膜混浊[73]。角膜在儿童早期即发生改变（见表 21.2），表现为角膜基质中众多细小的灰点样混浊。沿周边角膜，混浊逐渐融合形成类似角膜环的不透明环。裂隙灯显微镜检查发现，由于基质胶原蛋白退行性变，角膜前后表面呈锯齿结构（鳄鱼皮样）。组织病理学研究显示，在前弹力层和角膜基质内存在含电子致密颗粒的液泡[74]。杂合子似乎具有较高的弧状角膜病变发生率。

鱼眼病是一种罕见的常染色体隐性遗传病，主要表现为角膜混浊（眼球似煮熟的鱼眼）和高甘油三酯血症。该病由 LCAT 对 HDL 活性的选择性损害所致。本病中血清 HDL 为正常水平的 10%，而 LDL 和 VLDL 的水平升高。此外，脂质成分异常，其中 HDL 中含有相对较多的游离胆固醇，而 LDL 和 VLDL 中含有相对较多的胆固醇酯。有趣的是，不论是鱼眼病还是 HDL 水平严重下降的家族性 LCAT 缺乏症患者，动脉粥样硬化性心脏病的发病率

并未增加[73]。

不同于家族性 LCAT 缺乏症，鱼眼病患者具有明显的角膜混浊，但并没有肾或血液异常。角膜混浊可导致渐进性视力丧失，有时需要角膜移植[73-75]。

神经鞘脂代谢障碍

神经鞘脂代谢障碍是一组由鞘脂降解障碍导致其在溶酶体内过多累积所致的遗传病（图 21.8）。鞘脂存在于所有组织的细胞膜中，但在脑和神经组织的细胞膜中最为丰富。鞘脂合成以鞘氨醇为基本骨架，与脂肪酸结合形成神经酰胺，再结合一个或多个糖残基形成脑苷脂，最后与唾液酸结合形成神经节苷脂。由于不同组织的鞘脂成分不同，酶缺陷的性质和严重程度不同，该病的临床表现迥异。

G_{M2} 神经节苷脂贮积症（Tay-Sachs 病和 Sandhoff 病）

溶酶体水解 G_{M2} 神经节苷脂需要三种由不同基

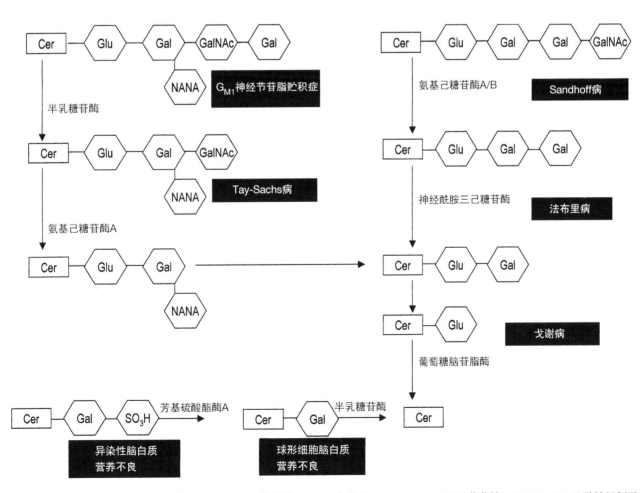

图 21.8　鞘脂的代谢途径。Cer，神经酰胺；Glu，葡萄糖；Gal，半乳糖；Glc Nac，N- 乙酰葡萄糖；NANA，N- 乙酰神经氨酸

因编码的蛋白质：氨基己糖苷酶 A（HexA）、氨基己糖苷酶 B（HexB）和 G_{M2} 激活蛋白。氨基己糖苷酶是一种分别由 *HexA* 和 *HexB* 基因编码的 α 和 β 链组成的二聚体酶。上述基因突变会导致 Tay-Sachs 病和 Sandhoff 病，与 HexA 和 HexB 缺乏相关的临床表现迥异，既有婴儿期发病伴快速进行性神经系统受损甚至死亡，也有成人期发病的慢性进行性神经损害且长期存活。然而，Tay-Sachs 病和 Sandhoff 病在临床上难以区分，因此诊断时需一并考虑。G_{M2} 激活蛋白的活性缺陷难以诊断，临床上不能与婴儿型 Tay-Sachs 病和 Sandhoff 病区别[76]。

HexA 缺乏（Tay-Sachs 病）或 HexB 缺乏（Sandhoff 病）引起的急性 G_{M2} 神经节苷脂贮积症的婴儿出生时多半正常；3 ～ 5 月龄时，出现运动功能不全，对突发声音的惊吓反应激烈；6 ～ 10 月龄时，大肌肉运动功能丧失或变得更差；10 月龄后，神经系统迅速退化并伴有视力严重丧失和癫痫发作增多。患儿往往在 2 ～ 4 岁时因吸入性肺炎或支气管肺炎死亡[76]。

从诊断角度而言，樱桃红斑是最早且最重要的眼部表现（表 21.6）。眼底镜下正常出现的黄斑中心凹凸显于神经节细胞因鞘脂而肿胀的周边部视网膜背景中（图 21.9）。进行性脂质积聚引起神经节细胞死亡，导致严重的视力丧失、视神经萎缩和 VEP 波形消失[76-77]。失明后很长一段时间可以发现眼球运

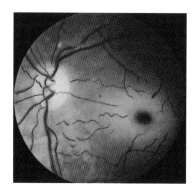

图 21.9　患 Tay-Sachs 病的婴儿眼底可见樱桃红斑。视神经萎缩表明该病处于晚期

动异常[78]。

亚急性 G_{M2} 神经节苷脂贮积症的临床特征为 2 ～ 10 岁时运动及认知功能进行性丧失，10 ～ 15 岁时主要表现为癫痫发作、痉挛增加、广泛性神经系统受损，直至死于感染。该病通常无黄斑樱桃红斑，但疾病晚期可以发生由视神经萎缩或视网膜变性引起的视力丧失。

慢性 G_{M2} 神经节苷脂贮积症在青春期或成年期发病，表现为起病隐匿的进行性肌张力障碍、脊髓小脑变性、构音障碍和精神异常。患者视力正常、眼底未受损。眼球运动研究显示，扫视范围不足且过早终止，平滑追踪下降，视动性眼球震颤（OKN）慢相速度增加[79]。

G_{M1} 神经节苷脂贮积症

G_{M1} 神经节苷脂贮积症是一种罕见的常染色体隐性遗传病，特征为 β-半乳糖苷酶缺乏。该酶缺乏导致 G_{M1} 神经节苷脂在脑内蓄积，碳水化合物在软组织、骨骼和内脏中蓄积。根据发病年龄，本病分为婴儿型、晚期婴儿 / 少年型和慢性 / 成人型[80]。

婴儿型最为常见，因合并神经系统异常、面容粗陋和肝大易于发现。精神运动发育迟缓在出生时或 3 ～ 6 月龄内出现，神经系统退化迅速，导致癫痫发作、失明、痉挛强直，直至 2 岁前死亡。患者多伴有广泛性骨骼发育不良。患者较早发生视力丧失，至少 50% 的患者可见黄斑区樱桃红斑。由于硫酸角质素在角膜基质内积累，可能会造成轻微的角膜混浊。此外，还可见斜视、眼球震颤和视神经萎缩。外周血涂片显示淋巴细胞液泡，骨髓、肝、脾和淋巴结中存在泡沫细胞[80]。

表 21.6	
伴有黄斑区樱桃红斑的代谢紊乱	
疾病	发生概率
G_{M2} 神经节苷脂贮积症	
Tay-Sachs 病	所有
Sandhoff 病	绝大多数
G_{M1} 神经节苷脂贮积症	50%
尼曼-皮克病（A 型）	50%
异染性脑白质营养不良	偶尔
Farber 病	多变
唾液酸贮积症（1 型）	所有
唾液酸贮积症（2 型）	多变
半乳糖唾液酸贮积症	多变
有黄斑晕的疾病	
尼曼-皮克病（B 型）	10%

少年型的神经系统退化发生于 1 ～ 2 岁，表现为步态异常、进行性强直和智力退化。癫痫发作很常见，患者常在 3 ～ 10 岁死亡。许多患者有骨骼发育不良，但不伴有面部畸形和脏器肿大。视力与年龄相匹配且眼底正常[80]。

成人型是一种多在 3 ～ 30 岁发病的慢性疾病，主要见于日本。最初的临床表现主要为步态或言语障碍、进行性肌张力不全。患者智力退化缓慢且有锥体束征，轻度面部畸形，无内脏肿大，眼底无樱桃红斑，但可有角膜混浊[80]。

法布里病

法布里病（Fabry disease）是一种由 α-半乳糖苷酶 A 缺乏引起的溶酶体贮积病。由于酶的缺乏，底物神经酰胺三己糖苷积聚在血管内皮细胞内，导致局部缺血和坏死，多见于肾、心和脑（图 21.10）。神经酰胺沉积于肾实质足细胞可以导致蛋白尿，沉积于心肌细胞则导致心肌病和传导异常。本病呈 X 染色体连锁遗传，目前已完全确定 X 染色体上的致病基因[81]。

通常男性患者在儿童期或青春期发病，表现为四肢疼痛（肢端感觉异常），持续数分钟至数天发热，不能耐受热、冷和运动，以及胃肠道问题。皮肤检查显示，在脐和膝盖间存在呈红色或蓝黑色结节的血管角质瘤（图 21.11）。成年后出现心绞痛、心肌梗死和心律失常等心脏问题。此外，疾病早期

即发现蛋白尿，由于肾功能呈进行性损害，最终在 30 多岁或 40 多岁发展为肾衰竭。患者也有发生脑血管事件的风险，包括血栓形成、短暂性脑缺血发作和局灶性神经功能障碍（复视、听力损害和前庭功能低下）。18 ～ 55 岁的卒中患者中，法布里病患者占 0.5%，这进一步证明了其心血管风险[82]。女性携带者可无症状或表现为全身性系统性疾病。该病可通过检测显示血清、白细胞甚至眼泪中 α-半乳糖苷酶 A 活性下降确诊[83]。过去，过早死亡通常由肾衰竭或心脏或大脑的广泛小血管阻塞性病变引起[82]。早期可见眼部病变，有助于诊断。裂隙灯显微镜检查可见角膜和晶状体的特征性变化，淡黄色沉积物从角膜中心涡流状延伸到周边，角膜上皮呈螺纹状外观（图 21.12）。这种角膜混浊可能是无症状女性携带者的唯一临床表现[77]，相似的沉积物也可见于长期服用氯喹或胺碘酮的患者。晶状体检查显示前囊或后囊存在颗粒状混浊（图 21.13）。颗粒状沉积物线性排列并从后囊的中心区向外辐射，约

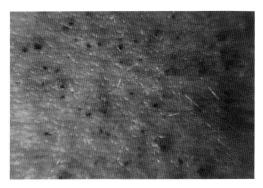

图 21.11　法布里病的皮肤病变——"血管角质瘤"，主要累及泳衣覆盖区

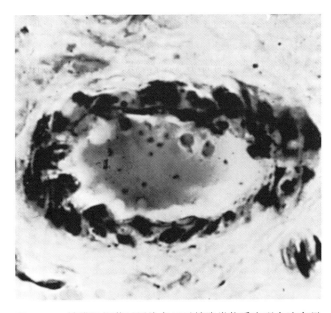

图 21.10　结膜组织苏丹黑染色显示糖脂类物质出现在法布里病的小血管中（×1000）

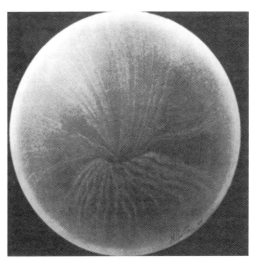

图 21.12　法布里病女性携带者的角膜上皮呈螺纹状改变

419

50% 的男性患者与少数女性携带者表现为特征性的辐轮状混浊[84]。像其他血管一样，结膜和视网膜血管常常呈扩张和迂曲状（图 21.14）。伴随肾衰竭和高血压同时出现，年轻患者也可能发生视网膜血管并发症，包括视网膜中央动脉阻塞[85-86]。

酶替代治疗（重组 α-半乳糖苷酶 A）现可用于法布里病患者。最近的两项临床试验结果表明，治疗后，肾、心脏和皮肤中的神经酰胺三己糖苷沉积明显减少、神经性疼痛减轻，肾功能和心脏传导功能改善[87-88]。

异染性脑白质营养不良

异染性脑白质营养不良（metachromatic leukodystrophy，MLD）是一种由芳基硫酸酯酶缺陷引起的常染色体隐性遗传病。该溶酶体酶的作用为移除硫酸脑苷脂的硫酸盐基团，硫酸脑苷脂是一种主要存在于神经系统髓鞘中的糖脂。芳基硫酸酯酶 A 的活性水平与疾病症状、发病年龄和神经系统退化速度相关[89]。人群中有 0.5% ～ 2.0% 的人芳基硫酸酯酶 A 活性仅为正常值的 5% ～ 15%，但并无临床症状。分子检测显示编码糖基亚基的聚腺苷酸化信号

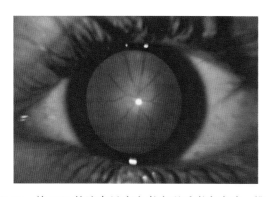

图 21.13　约 50% 的法布里病患者出现后囊白内障。携带者也可出现该混浊，最好是通过后部反光照明观察

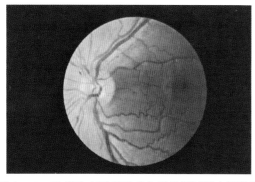

图 21.14　22 岁法布里病患者典型的视网膜血管迂曲

缺失，导致生成了较小的效率较低的酶。无酶活性突变（Ⅰ 型）与疾病发病早、进展快相关。相对而言，残余芳基硫酸酯酶 A 活性的突变与发病晚、症状轻有关[90]。中枢和周围神经系统的组织学研究显示存在脱髓鞘、白质受损以及巨噬细胞中存在异染体。

根据发病年龄可以将 MLD 分为晚婴型（1 ～ 2 岁起病）、青少年型（3 ～ 16 岁起病）和成人型（16 岁以后起病）三种，晚婴型最为常见。婴儿早期表现为运动技能丧失、肌张力减退和深部腱反射减弱，后期发展为肌张力增高、腱反射亢进，并伴有共济失调、蹒跚步态、眼球震颤和视神经萎缩[90]。在细胞死亡前，充满脑苷脂的神经节细胞肿胀和混浊可导致黄斑区樱桃红斑或灰白色黄斑[91-92]。数年内，失明、反射消失、四肢瘫痪的患儿出现去大脑强直和去皮质强直，最终多死于肺炎。骨髓移植治疗晚婴型的作用有限[93]。

迟发性 MLD 患者多有认知障碍、行为障碍和包括视神经萎缩在内的周围神经病变。脑 MRI 扫描显示白质减少，特别是脑室周围白质。脑脊液中蛋白质水平升高。确诊通过证实组织（包括结膜）中存在异染脂质、芳基硫酸酯酶活性降低（包括眼泪）或芳基硫酸酯酶 A 等位基因突变。

多种硫酸酯酶缺乏症是 MLD 的一种特殊形式，该病芳基硫酸酯酶、类固醇硫酸酯酶和降解糖胺聚糖的各种硫酸酯酶均缺乏。除晚婴型 MLD 的神经病学表现外，这些儿童具有粗陋面容、肝脾大、骨骼异常和鱼鳞癣。除视神经萎缩、黄斑区樱桃红斑或灰白色黄斑外，可能的眼部表现还包括视网膜变性、角膜混浊和赤道部晶状体混浊[94]。

克拉伯病（球形细胞脑白质营养不良）

克拉伯病（Krabbe disease）是一种由半乳糖脑苷脂酶缺乏引起的常染色体隐性遗传病，该酶是从神经酰胺上分离出半乳糖的溶酶体酶。本病多于 3 ～ 6 个月发病（婴儿型），也有儿童和成年发病的报道（晚发型），婴儿型占 85% ～ 90%。早期症状包括易激惹、感觉过敏、痉挛和癫痫发作，继而出现精神运动发育退化、全身神经系统退化[95]。视神经萎缩和失明是突出的早期征兆[88]。黄斑区樱桃红斑曾有一例报道。脑脊液蛋白升高。神经影像学研

究显示 T2 加权像上弥漫性脑萎缩、白质密度低和白质信号异常。组织学研究显示神经系统广泛髓磷脂丧失并存在半乳糖脑苷脂沉积使巨噬细胞膨胀而形成的球形细胞[96]。本病进展迅速，患者很少存活超过 2 岁。

晚发型发病较为隐匿，慢性进展数年，占此病的 10%～15%。患儿由于视神经萎缩导致视力下降，并伴有痉挛性或共济失调性步态障碍、精细运动技能丧失和学业表现不佳[95]。同种异体骨髓移植可以减缓疾病的进展、逆转中枢神经症状，对于症状发生前的婴儿型或晚发型患者特别有效[97]。

戈谢病

戈谢病（Gaucher disease）是神经脂质病中最常见的一种，患病率为 1/4000，但在德裔犹太人中为 1/850。本病由葡萄糖脑苷脂酶缺乏引起，导致葡萄糖脑苷脂在肝、脾、骨骼、脑和其他组织内蓄积[90]。临床上分非神经型（Ⅰ型）、急性型（Ⅱ型）和亚急性型（Ⅲ型）三种类型。

Ⅰ型最为常见，也是本病最轻的疾病分型。其特征为进行性肝脾大和骨骼的变化。脾阻断和骨髓异位常导致贫血和凝血功能异常。骨骼受累可轻可重，影像学检查发现的异常包括股骨远端锥形瓶畸形、无菌性坏死和病理性骨折。尽管脾大和骨骼并发症可能出现在疾病早期，但由于疾病进展缓慢，患者可以生存到成年期。Ⅱ型的婴幼儿大约 6 月龄时出现肝脾大，神经系统进行性退化，通常在 2 岁前死亡。Ⅲ型受累的严重程度在Ⅰ型和Ⅱ型之间，患者可以生存至 20 岁[98]。

眼部表现通常与巨噬细胞和神经元组织中的脂质累积有关。白色沉积物（可能是未分解的葡萄糖脑苷脂）可见于角膜、小梁网、虹膜和视网膜表面以及玻璃体内[99-100]。视网膜斑点通常见于Ⅲ型疾病，但在严重的Ⅰ型疾病中也有报道（图 21.15）。眼底异常包括旁黄斑区呈灰色，但无黄斑区樱桃红斑。有报道显示结膜早期出现睑裂斑，组织学研究显示实为弹性变性而非充满脂质的巨噬细胞。神经眼科的表现是Ⅱ型和Ⅲ型中枢神经系统受累的后遗症。眼球运动异常是主要的神经眼科学表现，一旦出现眼球运动异常并发内脏肿大，应考虑戈谢病可能。眼动记录仪发现扫视速度下降通常是神经系统

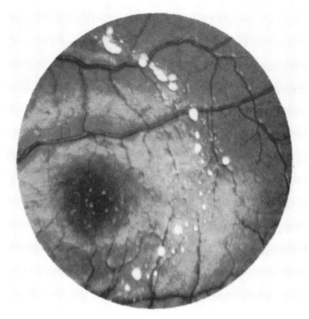

图 21.15 青少年非神经型戈谢病患者视网膜上典型的白斑

受累的首要症状，随后发生水平注视麻痹[101]。上述发现表明，扫视爆发神经元、冲动外展神经元和桥旁网状结构早期即受累。本病多根据临床表现和骨髓中的戈谢细胞诊断，并通过酶学或分子检测得以确诊。过去唯一的治疗目的是缓解血液或骨骼并发症的症状。现在推荐Ⅰ型患儿使用酶替代疗法[102-104]。通过治疗减少肝和脾贮积物的数量，改善红细胞和血小板计数，增加骨矿化和重塑。

尼曼-皮克病

根据临床表型和遗传缺陷，尼曼-皮克病（Niemann-Pick disease，NPD）可分为 A（NPA）、B（NPB）、C1（NPC1）和 C2（NPC2）四种类型。这些亚型都是常染色体隐性遗传病，其特征在于中枢神经系统受累程度不一和内脏肿大。NPA 和 NPB 是酸性鞘磷脂酶（acid sphingomyelinase，ASM）缺乏所致。NPC1 和 NPC2 是胆固醇从溶酶体到细胞膜的细胞内转运障碍所致。

ASM 将鞘磷脂降解为神经酰胺和磷酸胆碱。因为 NPA 和 NPB 缺乏 ASM，鞘磷脂积累在脾、肝、淋巴结和肺巨噬细胞中。组织病理学显示细胞具有代表脂质贮积的泡沫样细胞质。瑞氏染色使细胞质呈蓝色，称为海蓝组织细胞[105]。

A 型（NPA）是 NPD 最常见的亚型，与 Tay-Sachs 病相似，该病在德裔犹太人中患病率高。通常，

新生儿正常，但在生后数月喂养困难、肝脾大和生长发育迟滞变得明显。6 个月时，婴儿失去运动和认知能力，此后，伴有腹部隆起和痉挛性强直的瘦弱外观成为主要表现。尽管呼吸系统症状不明显，但胸片显示肺部浸润。患儿多在 3 岁以下死亡。眼部主要表现为 50% 的患儿出现与视网膜神经节细胞溶酶体中的鞘磷脂积累有关的黄斑区樱桃红斑[77]（图 23.14）。视力维持，直至疾病晚期发生视神经萎缩。Walton 等报道了某些病例中的轻微晶状体混浊和可进展的特征性角膜混浊[106]。

B 型（NPB）是一种较轻微的类型，因为其没有神经系统受损或仅有轻度共济失调[105]。沉积物积聚在大脑中。部分患者残存的 ASM 活性仅为正常的 2%～10%，但其与疾病严重程度无显著相关性。患者表现为脾大、继发于脾功能亢进的全血细胞减少或与富含脂质的组织细胞充满肺泡相关的肺部疾病。寿命取决于肺部受累的严重程度。明显的黄斑晕被认为是 NPB 的特殊表现，但仅存在于 10% 的病例中[107]。黄斑晕是指灰色沉积物构成的同心圆或以中心凹为中心的晶状体混浊。混浊在视网膜内的定位难以确定，患者长达 20 年保持视力良好与光感受器未受累有关。

C1 型（NPC1）的特点为因胆固醇从溶酶体到细胞膜的转运缺陷而导致的溶酶体中胆固醇的积累。由不同基因编码的两种蛋白质负责胆固醇的胞内转运[108-110]。其中，NPC1 突变占 NPC 的 95%，其余 5% 为 NPC2 突变。临床表型与特异性基因突变有一定的相关性。

发病年龄和疾病进展不一，临床表现各异。一些患者在婴儿期急性发病，过早死亡；另一些患者在青春期或成年期才发病。大多数患者在 1～2 岁前正常，其后出现进行性神经系统症状[111]。樱桃红斑和黄斑晕均未发现。C 型的特点是同时存在垂直眼肌麻痹、共济失调 / 手足徐动症和骨髓中含有泡沫细胞——称为 DAF 三联征。检查可见垂直扫视速率减慢、范围受限，而早期水平扫视正常，但全眼肌麻痹随疾病不断进展[112]。小脑灰质和白质减少与扫视速度降低和共济失调的严重程度相关[113]。

治疗目前仅限于症状缓解，个别患者需行肝移植。根据 NPD 小鼠模型的初步证据，NPA 和 NPB 采用重组鞘磷脂酶替代疗法和造血干细胞移植

（hematopoietic stem cell transplantation，HSCT）具有很大的前景。酶替代疗法在神经功能稳定的青少年期发作的 NPC 中有效性有限。

Farber 病

Farber 病（播散性脂肪肉芽肿）是溶酶体内酸性神经酰胺酶缺乏引起的常染色体隐性遗传病[114]，主要特征是神经酰胺在各组织巨噬细胞中积累。临床根据关节周围的皮下结节和过度压觉点、进行性关节病变和声音嘶哑三联征即可诊断（图 21.16）。肺、肝、心脏和淋巴结也可受累。当神经酰胺积聚在神经元时，可导致运动障碍和精神衰退。也有中枢神经系统受累的表型。典型病例均有进行性神经系统退化，死亡发生在生命最初几年。若不伴有中枢神经系统受累，仍会有关节进行性畸形，但寿命显著延长。虽然很少有患者接受治疗，但 HSCT 可以使肉芽肿消退，并显著改善关节活动度[115]。

眼部主要表现为周边视网膜混浊导致的黄斑区樱桃红斑。视网膜组织病理学研究显示，胞质内存在包含弯曲管状结构（Farber 小体）的脂质颗粒[116]。部分患者眼睑、皮肤和结膜表面的肉芽肿结节很明显，角膜和晶状体中的结节性混浊不太常见。

黏多糖贮积症

黏多糖贮积症（mucopolysaccharidoses，MPS）是降解糖胺聚糖的酶缺乏所导致，具体而言，是指硫酸皮肤素、硫酸角质素、硫酸乙酰肝素或硫酸软骨素中的一个或多个代谢受累。根据临床表现和特异性酶的缺乏，黏多糖贮积症有六型[107]。其

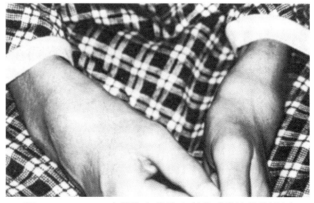

图 21.16　Farber 病脂肪肉芽肿患者的手腕结节状增厚

中，眼部表现多见于 MPS-Ⅰ、MPS-Ⅳ、MPS-Ⅵ 和 MPS-Ⅶ。

MPS-Ⅰ 包括三种临床表型，都与 α-艾杜糖醛酸酶的缺乏有关。最严重的是 Hurler 综合征（MPS-ⅠH），发病年龄常在 6～24 月龄，以进行性面部粗陋、舌肿大、肝脾大、关节僵硬和心脏病（冠状动脉疾病、心内膜弹力纤维增生症）为发病特点。2 岁后，发育迟缓和进行性退变明显。患儿很难活过 10 岁。骨 X 射线研究显示出一组表现，被称作多发性骨发育障碍（图 21.17）。最轻微的是 Scheie 综合征（MPS-ⅠS），以面部粗陋、关节僵硬、主动脉瓣病变为主要表现，但身高和智力正常。Hurler/Scheie 综合征临床表现介于 MPS-ⅠH 和 MPS-ⅠS 之间[117]。

角膜混浊是眼科医生评估 MPS 患者的主要原因。就功能而言，角膜混浊患者的视力可正常或轻度减退，直到角膜混浊变得严重（图 21.18）。其他眼部表现大多与眼不同部位糖胺聚糖的异常积聚有关（图 21.19）。小梁网的过量积聚与青光眼有关[118]，视网膜呈进行性退化[119]，这两者均可致盲（表 21.3）。另一潜在的致盲并发症间接与颅内压升高有关，推测是由脑膜渗出和脑脊液吸收缺陷所致[120]。颅内压持续增加常与心室扩大和进行性视神经萎缩有关。

Morquio 综合征是由于 N-乙酰半乳糖胺 6-硫酸酯（N-acetylgalactosamine 6-sulfatase，MPS-ⅣA）或 β-半乳糖苷酶（β-galactosidase，MPS-ⅣB）缺乏，使得硫酸角质素无法降解引起。两者特点均为躯干矮小、骨骼畸形、智力正常和随着年龄进展的角膜细微沉积物[117]。

Maroteaux-Lamy 综合征的特征是芳基硫酸酯酶

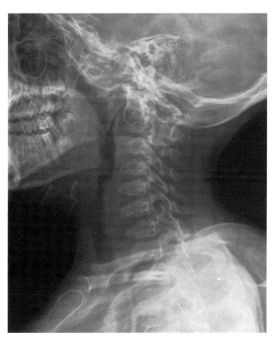

图 21.17　黏多糖贮积症患者颈椎 X 线片示扁平椎及颈椎骨的前部破坏

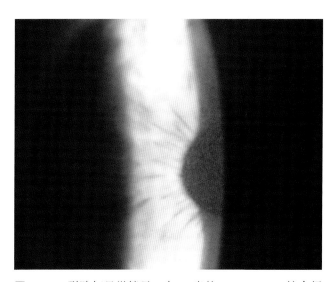

图 21.18　裂隙灯显微镜示一名 50 岁的 Hurler/Scheie 综合征患者弥散性角膜基质混浊

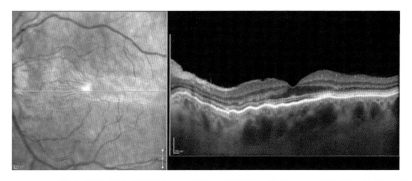

图 21.19　OCT 显示 Hurler/Scheie 综合征患者黏多糖离散性积聚，葡萄膜-巩膜外引流阻塞及外核层变性致脉络膜渗漏。注意脉络膜的大量低反射区和视网膜条纹

B 缺乏所致的硫酸皮肤素降解缺陷。除心智发育正常外，临床表现与 Hurler 综合征相似，角膜混浊明显并可影响视力[121]。

MPS Ⅶ型（Sly 综合征）由 β - 葡糖醛酸糖苷酶缺乏引起，临床表现多样。早发性患者表现为肝脾大、多发性骨发育障碍、发育延迟和不同程度的角膜混浊。4 岁后发病的儿童病情较轻，智力正常，角膜透明[117]。

α - 左旋艾杜糖醛酸酶替代物是 Hurler 综合征的一种治疗方法[122]。每周服药可降低糖胺聚糖的肝储存，增加其降解，并可改善临床症状。HSCT 是一种颇有前景的治疗手段，因为其可以在血管内外提供酶。现已证实，HSCT 能够延长不同类型的 MPS 患者的寿命并提高其全身健康水平[123-124]。近期一项长期眼科随访显示，部分患者的眼部症状趋于稳定，但另一部分患者的角膜混浊进行性加重、视神经萎缩和 ERGs 恶化[125-127]。

糖蛋白疾病

糖蛋白是一种普遍存在的蛋白质，寡糖链通过丝氨酸或苏氨酸的羟基或天冬酰胺的游离氨基共价连接。糖蛋白的降解由一系列溶酶体酶完成。任一种酶的细胞内运输介质的缺乏或缺陷均可导致贮存物的异常积聚，呈现出特定的临床表现。这类疾病为常染色体隐性遗传。患者有类 Hurler 表现，面部粗陋、内脏肿大及多发性骨发育障碍，但尿中的寡糖增加。表 21.7 描述了这类疾病最重要的临床特征。

唾液酸贮积症

唾液酸贮积症是一种罕见的由遗传性唾液酸酶缺乏导致的溶酶体贮积病，该酶可分解出寡糖中的唾液酸残基，其缺乏可导致唾液酸化寡糖和糖蛋白

表 21.7

甘露糖苷贮积症、岩藻糖苷贮积症、唾液酸贮积症的临床特点[a]

疾病	发病年龄	面容	多发性骨发育障碍	神经系统表现	肝脾大	眼部表现
α - 甘露糖苷贮积症						
Ⅰ型	3～12 月	粗陋	+++	智力低下	+++	白内障，角膜混浊
Ⅱ型	1～4 岁	粗陋	++	智力低下	++	白内障，角膜混浊
β - 甘露糖苷贮积症	<1～6 岁	先天畸形	±	智力低下	−	−
岩藻糖苷贮积症						
Ⅰ型	3～18 月	轻度粗陋	++	智力低下，癫痫	++	罕见
Ⅱ型	1～2 岁	轻度粗陋	++	智力低下	++	结膜血管迂曲
唾液酸贮积症						
Ⅰ型和Ⅱ型	8～25 岁	正常	−	肌阵挛，癫痫，神经病变	−	失明，樱桃红斑
先天性	出生前	粗陋	+++	智力低下	++	
婴儿型	0～12 月	粗陋	+++	智力低下	±	樱桃红斑
青少年型	2～20 岁	轻度粗陋	++	肌阵挛，智力低下	−	视力下降，樱桃红斑
天冬氨酰葡糖胺尿症	1～5 岁	粗陋，皮肤下垂	+	智力低下	−	晶状体混浊

±，边界；+，轻度；++，中度；+++，重度。

[a] 其他表现包括有液泡的淋巴细胞和血管角化瘤。

Modified from Thomas GH. Disorders of glycoprotein degradation：α -mannosidosis，β mannosidosis，fucosidosis，and sialidosis. In：Scriver CR，Beaudet AL，Sly WS，et al.，eds. The metabolic and molecular basis of inherited disease，8th Ed. New York：McGraw-Hill，2001：3507-3534，with permission

在组织内积聚以及通过尿液排泄增加[128]。该病根据发病年龄和疾病严重程度分为两种。

Ⅰ型发病晚、症状轻，以正常面容、伴视力下降的樱桃红斑、肌阵挛或步态障碍为主要特征[129-130]。视力减退呈进展性，可能与进行性视神经病变有关。当神经节细胞萎缩时，樱桃红斑可能会褪色消失。肌阵挛最初累及四肢，随着病情进展变得广泛且致残。

Ⅱ型为一种变异型，其发病早，疾病严重程度与残余唾液酸的低活性有关。先天性Ⅱ型患儿出生时表现为水肿、腹水、肝脾大、点状骨骺和早亡。婴儿或儿童期发病者表现为面容粗陋、内脏肿大、多发性骨发育障碍及发育迟滞。稍大儿童表现为樱桃红斑、晶状体点状混浊、肌阵挛、共济失调，可以存活 20 年。淋巴细胞液泡和骨髓中泡沫细胞见于Ⅱ型而非Ⅰ型患者[128]。

监测到尿液中的唾液酸化寡糖及溶酶体唾液酸酶活性降低可以确诊。目前，唾液酸的基因编码已被克隆，经鉴定，唾液酸贮积症患者有基因突变[131]。其中一些突变可能影响活性位点残基，而另一些突变影响可能与其他溶酶体酶相互作用的表面位点。最近的研究表明，唾液酸酶是一种多酶复合体，包括组织蛋白酶 A（保护性蛋白）、β-半乳糖苷酶[132]及其他等。

半乳糖唾液酸贮积症

半乳糖唾液酸贮积症与继发于组织蛋白酶 A 缺乏的神经氨酸酶和 β-半乳糖苷酶的联合缺乏有关[133]。这种溶酶体蛋白的构象结构对于保护和维持两种酶的催化活性非常重要[134]。所有患者均有类 Hurler 表现，可以通过发病年龄鉴别三种临床表型。

早期婴儿型特点为非免疫性胎儿水肿、面容粗陋、肝脾大、可进展为肾衰的蛋白尿、可伴有心力衰竭的心脏肥大和早亡。晚期婴儿型与早期婴儿型的特点相似，但心脏受累以主动脉瓣和二尖瓣增厚为特征，寿命较长。据报道，60% 的患者表现为少年或成人型，大多为日本人，其不同于婴儿型，神经系统受累常见，包括全身性癫痫发作、肌阵挛、共济失调、进行性恶化的智力低下。骨骼变化轻微，无内脏肿大[133]。三型均有眼部表现，包括伴视力进行性下降的樱桃红斑、角膜混浊及晶状体点状混浊[133, 135]。组织病理学研究显示，视网膜神经节细胞和无长突细胞内的胞质包涵体导致了这些细胞的严重丢失。神经节细胞萎缩时，樱桃红斑可能褪色消失。与解剖学改变相对应，VEPs 显示振幅严重下降，全视野 ERGs 表现为 b 波减少[136]。

甘露糖苷贮积症

甘露糖苷贮积症是一种溶酶体病。该病中 α-甘露糖苷酶缺乏，不能分离来自糖蛋白寡糖链上的甘露糖，因而富含甘露糖的寡糖在许多组织中积累并出现相应的临床表现。软组织表现为面部粗糙、巨舌、牙龈肥大和疝。其在中枢神经系统的异常贮积导致精神衰退和听力丧失。肝脾大常见。多发性骨发育障碍和颅骨增厚是骨骼的主要变化。外周血中可见空泡变性的淋巴细胞，骨髓中可见泡沫细胞。疾病的严重程度随发病年龄而异。婴儿型（Ⅰ型）临床症状进展快，通常 3 ～ 10 岁死亡。相对较轻的少年型（Ⅱ型）的特征为早期发育正常，童年或其后出现智力衰退和听力丧失[137]。眼部最常见的异常是晶状体内可见富含甘露糖的糖蛋白。Ⅰ型具有特征性的晶状体后皮质轮辐状混浊[137]，而Ⅱ型晶状体呈弥漫性点状混浊[138]。偶可见晶状体和角膜前部混浊。皮肤和结膜电子显微镜检查显示成纤维细胞内膜结合空泡，提示溶酶体贮积病。

Ⅰ 细胞病（黏脂贮积症 Ⅱ 型）

Ⅰ 细胞病的最初命名源自于显微镜下发现大量的胞质包涵体。尽管黏脂贮积症Ⅱ型和Ⅲ型细胞内含有贮存物，但血清和其他体液中的溶酶体酶水平却矛盾性升高[139]。为了更好地理解这种反常，有必要简要回顾细胞内蛋白质的分类和运输。与许多其他蛋白质一样，溶酶体酶在核糖体合成，然后转运到内质网添加甘露糖侧链，随后这些糖蛋白转移到高尔基体，最终由 N-乙酰葡萄糖（N-acetyl-glucos-aminyl，GlcNac）磷酸转移酶催化甘露糖的磷酸化反应。第二种酶是磷酸二酯酶，降解 N-乙酰葡糖胺，生成甘露糖-6-磷酸。甘露糖-6-磷酸标记物的暴露使得蛋白质被特定受体识别并转运至溶酶体。这种特异性标记物的缺乏导致这些蛋白质从溶酶体转移到质膜上，进行细胞外分泌。GlcNAc 磷酸转移酶在黏脂贮积症 II 型中活性缺失、在 III 型中活性降低。依赖于甘露糖 -6- 磷酸标记物的细胞类型因而缺乏多种溶酶体酶。尽管所有的细胞均有磷酸转移酶活性缺失，但某些特定的细胞仍积聚有溶酶体酶，说明有选择性靶向途径[139]。

I 细胞病的特点是早发的面容粗陋、多发性骨发育障碍、精神运动发育迟缓和线性生长速率下降。溶酶体酶的缺乏导致骨骼和软组织渐进性黏多糖贮积，尤其是皮肤、耳和牙龈。随着年龄增长，关节僵硬、认知障碍、不断进展的心脏肥大和呼吸道感染频发。大多数儿童在 8 岁前死于心肺并发症[139]。与 Hurler 综合征相反，该病在晚期出现角膜混浊[140]。

黏脂贮积症 III 型 / 假性 Hurler 多发性营养不良

由于残余磷酸转移酶活性，多发性营养不良黏脂贮积症 III 型较 II 型轻微。发病年龄在 2 ～ 4 岁，手和肩僵硬常见。6 岁时，爪形手畸形、脊柱侧凸和矮小症明显，并且有轻度智力低下。随着年龄增长，面容粗陋、皮肤变厚、角膜混浊变得明显。腕管综合征和渐进性关节破坏（尤其是髋关节）会致残。症状轻微、进展缓慢者可存活至成年[139]。眼部表现是由于黏脂质积累造成的轴性远视（巩膜厚度增加）、眼睑水肿和进展但不损害视力的角膜基质细微断续混浊。巩膜管内或脑膜内储存物质的积聚造成机械性压迫，导致视盘水肿。曾有报道，部分患者可出现视网膜血管的非特异性迂曲和表面皱缩的黄斑病变，但 ERGs 是正常的[140]。

黏脂贮积症 II 型和 III 型的诊断是基于血清中氨基己糖苷酶 B、艾杜糖硫酸酯酶、芳基硫酸酯酶 A 水平增加以及成纤维细胞溶酶体中这些酶水平降低。另外，可直接检测磷酸转移酶活性。目前为止，分子检测仅限于在磷酸转移酶 γ 亚基中发现突变[141]。

黏脂贮积症 IV 型

黏脂贮积症 IV 型是一种常染色体隐性遗传的神经退行性疾病，以眼部和神经异常为特点。根据膜结合贮存物的电子显微镜检查结果，首先考虑脂质沉积病。最近的证据表明，IV 型是由黏脂蛋白基因突变引起，其编码一种新的瞬时受体电位（transient receptor potential，TRP）通道[142-143]。TRP 通道蛋白与多种细胞功能有关，包括钙进入上皮细胞、膜稳定和脂质转运到溶酶体。

超过 80% 的患者为德裔犹太人。患儿婴儿期典型表现为肌张力低下、发育迟缓和角膜上皮混浊。脑 MRI 扫描显示胼胝体发育不良、白质早期脱髓鞘和晚期小脑萎缩。所有患者均与伴有血清胃泌素水平升高的胃酸缺乏有关。确诊的延迟与临床表现的非特异性有关[144-146]。一小部分发育正常的患者可表现为孤立性视网膜变性[147]。

患者在出生后第 1 年常由于双侧角膜混浊和斜视就诊于眼科。眼底检查发现视神经苍白、视网膜血管变细以及随着年龄增长不断进展的视网膜色素异常[148-149]。Pradhan 等发现，明、暗适应的 ERG 振幅进行性降低，提示视锥、视杆细胞营养不良[150]。暗适应 ERG 在刺激强度最高时呈负相位。进行性角膜混浊可致视力丧失，角膜移植并不能解决这一问题，因为移植的供体上皮细胞仍会被宿主干细胞取代。少数患者可出现眼球震颤和白内障（后囊下和核性）。结膜组织病理学活检或局部拭子检查显微镜下显示存在特殊的溶酶体包涵体。

先天性糖基化障碍

糖缺乏性糖蛋白综合征（carbohydrate-deficient glycoprotein syndromes，CDG）是一组因糖蛋白上由天冬酰胺结合的寡糖的缺陷导致的、表现多样的、多系统的遗传病。这些 N- 连接糖缀合物是各种血清转运蛋白（载脂蛋白 B、转铁蛋白）、激素（促甲状腺激素）、溶酶体酶和血液中蛋白质（免疫球蛋白 G）的一个重要特征。由于大量潜在有缺陷的蛋白质，患者多伴有多系统疾病，并有多种表型[151]。基于转铁蛋白的等电聚焦模式，患者可诊断为 CDG-1 或 CDG-2。

CDG-1a 缺乏磷酸甘露糖酶，是一种最为常见的类型[152]。婴儿发病的典型表现为小头畸形、癫痫、轴向张力减退、反射减弱和可能与小脑和（或）蚓部发育不全有关的眼球运动异常[153-154]。其后，精神运动发育迟缓、脑卒中、小头畸形、视网膜营养不良和卒中样发作更为明显。尽管只有部分患者有色素性视网膜病，但所有患者的全视野 ERG 均表现异常[155]。视锥细胞反应的特点是紧随尖而窄的 b 波后出现正常振幅的宽 a 波。明适应延长的 on-off ERGs 中显示良好的 off 反应，但明适应 on 反应的 b 波缺失。暗适应 a 波下降在正常范围内，但暗适应 b 波下降低于第 5 百分位，这使得 a 波：b 波下降。ERG 表现为双极细胞反应选择性缺乏[156]。年龄较大的儿童还可出现共济失调、智力低下和骨骼畸形。此外，还有皮下脂肪的异常分布、乳头内陷和生长延迟等临床现象。

最近在新糖基化途径中发现了额外的缺陷，这促成了一个基于至今 12 个相应的基因缺陷的新分类[157]。例如，ATP6VOA2-CDG 是 CDG-2 最为常见的形式。该基因型的典型临床表现包括小头畸形、新生儿癫痫、轴向和外周肌张力低下、皮肤松弛、斜视和眼球震颤。这种亚型乙酰胆碱受体的糖基化是其组装和表面定位的关键，出现的先天性肌无力样综合征应引起关注。治疗主要是支持治疗，适用于所有类型的患者。

过氧化物酶体病

过氧化物酶体是膜结合细胞器，几乎存在于所有真核细胞中，催化多种合成和分解代谢。功能包括缩醛磷脂和胆汁酸的生物合成，以及长链脂肪酸和相关化合物的 α 和 β 氧化。过氧化物酶体病分为与多种酶缺乏（或单酶缺乏）有关的过氧化物酶体生物合成障碍[158]。最近研究已确定，超过 30 种基质和膜蛋白参与了过氧化物酶体的生物合成。目前为止，已在人类中发现了 11 种不同的 PEX 基因突变[159]。重要过氧化物酶体蛋白的缺乏可致代谢紊乱，而过量作用物的积累可表现出临床症状。65% 的过氧化物酶体生物合成障碍（peroxisomal biogenesis disorders，PBD）患者可见 PEX1 基因突变[160]。该病遗传方式为常染色体隐性遗传。尽管基因多样，但 PBDs 有以下临床特点：面部畸形（囟门大、眼眶浅、低或宽鼻梁、鼻孔前倾）、精神运动发育迟缓、肌张力减退、听力丧失和视网膜变性（图 21.20）。

Zellweger 脑肝肾综合征

Zellweger 综合征是最严重的表型，表现为面部畸形、严重的肌张力减退、新生儿癫痫、神经元迁移缺陷和肝大。头颅 MRI 扫描显示脑皮质发育不良、神经元异位以及髓鞘形成障碍导致的早期小脑

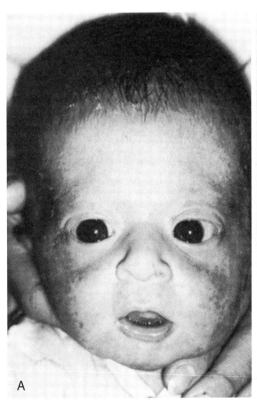
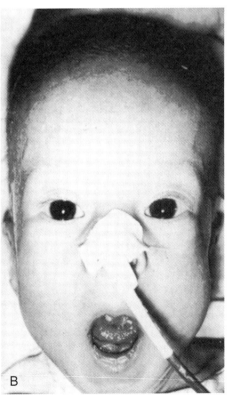

图 21.20　**A 和 B.** 两例患 Zellweger 脑肝肾综合征的婴儿表现为特征性高额头、浅眼眶和宽鼻梁

白质丢失。骨骼 CT 显示特殊的点状骨骺（图 21.21）。多数婴儿在 1 岁前死亡。组织病理学检查显示过氧化物酶体消失，同时伴脑回小而厚和多发性肾囊肿。生化异常包括缩醛磷脂水平低、氧化功能异常、极长链脂肪酸（very long chain fatty acids，VLCFA）和植烷酸积聚以及胆汁及其中间体积聚[158]。

眼部受累常见[161-162]。眼前节异常包括角膜混浊、白内障、先天性青光眼及 Brushfield 斑（图 21.22）。眼后节异常有视盘发育异常或萎缩，视网膜色素紊乱[163]。ERG 波形消失，但鉴别 Zellweger 综合征和 Leber 先天性黑矇及其他早发性视网膜营养不良最重要的是临床特征。采用二十二碳六烯酸（docosahexaenoic acid，DHA）乙酯治疗 DHA 缺乏的过氧化物酶体生物合成障碍患者，ERG 已经证实

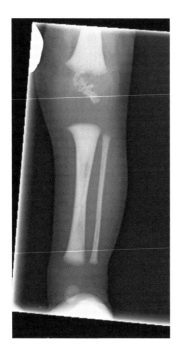

图 21.21　膝关节骨骼 CT 显示股骨远端点状骨骺

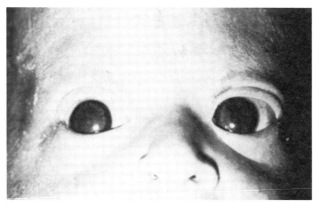

图 21.22　Zellweger 综合征婴儿患有双侧先天性白内障。左眼虹膜切除

该方法可以稳定视力和视网膜功能[164]。

婴幼儿植烷酸贮积病

婴幼儿植烷酸贮积病是 PBD 最轻的表型。感音神经性耳聋、视网膜色素变性和植烷酸水平升高同时出现是该病的临床特征[165-166]。可以通过面部畸形、智力低下、肝大和过氧化物酶体重度减少与成人 Refsum 病鉴别。植烷酸和 VLCFA 水平增加，其他过氧化物代谢产物升高。所有患者都会进展成视网膜变性。眼底可以正常或早期受累，可出现视力丧失、先天性眼球震颤、黄斑色素斑点和视盘苍白，ERG 显示视杆和视锥细胞介导的反应严重降低。因为全身症状较轻，眼科医生在诊断中起着至关重要的作用。低植醇、低植烷酸饮食以及血浆置换均可成功治疗该病[167-168]。

肾上腺脑白质营养不良

肾上腺脑白质营养不良是指两种不同的遗传性疾病，以中枢神经系统脱髓鞘、肾上腺功能低下以及组织和体液中 VLCFA 水平异常升高为特征[169-170]。X 连锁型有正常的过氧化物酶体，但 VLCFA 辅酶 A 连接酶功能受损。这种蛋白是 ATP 结合盒跨膜转运蛋白超家族的一员，可能运输 VLCFA 到过氧化物酶体[171]。在临床上，有三种不同的表型：脑型（35%～40%）、肾上腺脊髓神经病型（30%～35%）和孤立 Addison 型。

X 连锁肾上腺脑白质营养不良脑型通常在 4～8 岁发病。早期发育正常，最初症状多见于在学校中表现出行为改变和行为障碍。接着是进行性神经功能恶化，在 6 个月至 10 年内呈植物人状态。超过 90% 的患者有肾上腺功能不全的临床或生化证据。脑 CT 或 MRI 扫描显示后顶叶、枕叶和额叶区域的脑室周围白质进行性脱髓鞘。血浆、红细胞和成纤维细胞内检测到异常增高的 VLCFA 可确诊[169]。治疗包括肾上腺激素替代治疗、适用于早期发病者的 HSCT 以及 Lorenzo 油（三油酸甘油酯）[172]。

全身系统发病 6 个月至 6 年后，眼部异常变得明显[173]。视力可能由最初的 20/20 快速减退至无光感。尽管眼底外观通常正常，但大多数患者出现视神经萎缩，部分表现为黄斑及视网膜中周部色素斑点（图 21.23）。眼部组织病理显示感光细胞明显退

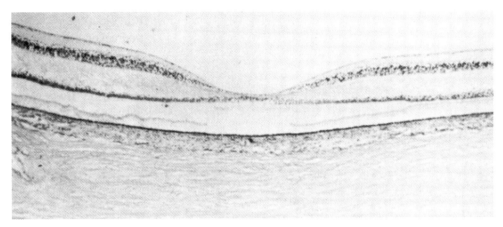

图 21.23　儿童肾上腺脑白质营养不良患者视网膜黄斑中央凹的组织切片显示神经节细胞丢失、双极和光感受器层完整（×60）

化，严重的新生儿起病者还包括黄斑[174]。视野缺损随视神经和所累及视路后段的严重程度不同而不同。斜视常见，也可发生继发性摆动型眼球震颤[175]。视力进行性丧失与 10 岁前发病、头颅 MRI 扫描的严重程度、顶枕叶受累以及操作智商有关[176]。

肾上腺脑白质营养不良第二类是 PBD 的一种，表现为过氧化物酶体的数量减少、体积减小、多种过氧化物酶的功能受损，呈常染色体隐性遗传。患者在婴儿期表现为肌张力低下、发育迟缓和癫痫，伴或不伴有面部粗陋。其后继发于视神经萎缩的精神运动迟滞及失明变得明显。其他的眼部发现包括周边视网膜的点状色素紊乱以及玻璃体内可见的巨噬细胞团块。眼部组织病理学检查显示，包括黄斑在内的感光细胞明显退化。病程从早期死亡到生存至青少年时期不等。肝过氧化物酶缺乏、缩醛磷脂水平降低以及血浆中 VLCFA 和其他过氧化物酶代谢物水平增加可以确诊。

Refsum 病

Refsum 病是植烷酸内 α - 氧化酶缺乏引起的罕见的常染色隐性遗传病[177]。大多数患者都有催化过氧化物蛋白 α 氧化作用第一步的植烷酸辅酶 A 羟化酶的基因突变[178]。部分患者对应过氧化物酶体的 PEX7 基因发生突变[178]。纯合子中植烷酸占总血浆脂质的 5% ～ 30%，而正常人仅 0.3%。杂合子呈中等水平，大部分无症状。植烷酸的积累导致其掺入脂质膜，取代正常的直链脂肪酸。这种多分支分子的并入可能扭曲膜结构并损害细胞功能。临床上有四个主要特征：视网膜色素变性、周围神经病变、小脑共济失调和脑脊液蛋白升高。头颅 MRI 显示齿

状核、脑干内皮质脊髓束及脑室周围白质和大脑白质 T2 信号强度异常（图 21.24）。其他全身表现包括耳聋、鱼鳞癣、骨骼发育异常和心肌病。尽管 50 岁前均可发病，但大多数患者在 20 岁左右出现症状[179]。

所有患者都有视网膜色素变性及视野缺损，最初发生于视网膜赤道部并向中央和外周延伸，最后遗留一个有视功能的中心岛[177-178]。眼球震颤继发于小脑受累，可见于 Refsum 病，与典型的视网膜色素变性不同。眼底镜检查显示早期弥漫性视网膜色素病变、视网膜血管变细和晚期继发性视神经萎缩（图 21.25）。ERG 显示视杆细胞功能明显受损，多次记录到瞳孔缩小和较弱的瞳孔散大[178]。中年时可发生典型的以后囊下混浊为主的白内障。治疗主要为去

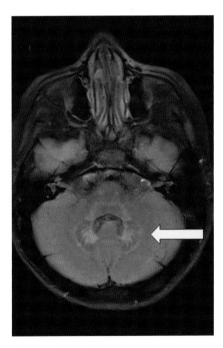

图 21.24　头颅 CT 显示双侧齿状核内特征性信号增强（黄色箭头所示）。苍白球、黑质和皮质脊髓束未见类似的信号增强

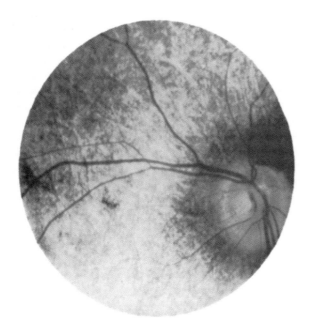

图 21.25　Refsum 病患者视网膜色素病变。视网膜血管变窄

除饮食中的植烷酸及其前体——植醇[158, 160, 179-180]。成功治疗的基础是植烷酸完全是外源性（乳制品）而非内源性合成。良好的饮食依从性可以避免渐进性视力丧失，但不能恢复已经发生的视力损害。

铜代谢障碍

Wilson 病

Wilson 病是一种由铜的 ATP 转运蛋白基因（ATP7B）缺陷引起的常染色体隐性遗传病，此基因产物对肝、脑、肾中铜的分布发挥着重要作用[181]。最近的研究表明，一个铜分子伴侣（Atox1）首先通过蛋白-蛋白作用将铜从细胞液转运至 ATP7B，然后铜转运蛋白将铜传递至分泌途径，将铜整合到铜依赖酶或通过细胞膜排出。基因突变导致铜依赖酶（如血浆铜蓝蛋白）缺乏或将其分泌至胆汁[1, 182-183]。铜在肝、大脑和其他组织中蓄积到有毒水平，可能刺激活性氧的产生并破坏细胞的新陈代谢。

Wilson 病患者可有肝病、神经体征或两者并存[184]。肝病可发生在 6 岁以上的任一年龄，症状可呈轻度或呈暴发性，快速进展至肝衰竭和死亡。Wilson 病是儿童慢性或复发性肝病最常见的原因。12 岁前神经体征不常见，构音障碍、随意运动不协调、震颤和舞蹈手足徐动症是神经系统受累的早期锥体外系症状，晚期表现主要是智力退化和行为障碍。头颅 MRI 扫描显示皮质和皮质下信号异常，尤其是基底神经节。其他肝外表现包括溶血性贫血、关节疾病和肾小管酸化缺陷。

K-F 环是 Wilson 病最重要的眼部表现[184]。其本质是绿色-棕色的颗粒沉积在角膜周边后弹力层内（图 21.26）。通常首先出现在上、下角膜缘，然后累及整个周边角膜。在晚期病例中，可肉眼看到 K-F 环，但早期最好使用裂隙灯显微镜检查。有神经体征的患者几乎 100% 出现 K-F 环，而有肝病的患者中有 70%～95% 出现 K-F 环。尽管 K-F 环被认为是 Wilson 病的特殊表现，但其也可见于原发性胆汁

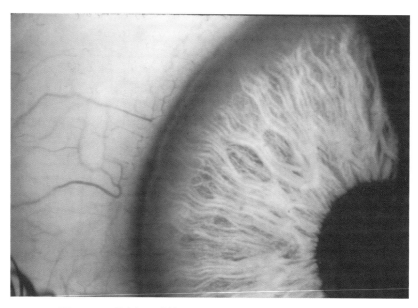

图 21.26　裂隙灯显微镜显示 Wilson 病患者角膜 K-F 环显著

性肝硬化及其他慢性肝病。

白内障是 Wilson 病的另一眼部表现[184]。铜在晶状体前囊中以类似轮辐的方式堆积，呈向日葵样图案（图 21.27）。向日葵型白内障仅见于 10% ~ 20% 的 Wilson 病患者，并不影响视力。

Wilson 病神经系统受累很大程度上保留了眼球运动系统，通常视力正常，无病理性眼球震颤。眼电图记录仪显示扫视和追踪减慢，且垂直运动较水平运动更慢[185-187]。此外，调节和调节性集合丧失会使得近视力受损，对患者困扰很大[188]。有报道指出神经元变性，但证据仅限于 OCT 显示神经纤维层边缘的神经元减少和 VEP 的延迟[189]。MRI 显示调

节和集合的中枢——中脑异常[190]。

实验室检查明确诊断是必要的。血清铜和血浆铜蓝蛋白含量降低，而尿铜排泄高。然而临床所观察到的表现是多变的，尤其是年轻的肝病患者。因此，肝活检是记录铜累积增加最可靠的方法。

治疗是通过铜螯合剂降低组织内铜的贮存。青霉胺可以作为铜螯合剂的一种选择，但长期随访显示，仍有 50% 的患者神经功能退化。初步证据表明，四硫钼酸盐（另一种铜螯合剂）与神经功能退化发病率降低有关[191]。终末期肝病患者肝移植耐受性良好[184]。

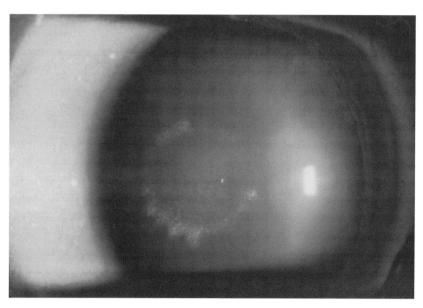

图 21.27 裂隙灯显微镜显示 Wilson 病向日葵样白内障

（刘虎 译 李琳 审校）

参考文献

1. King RA, Hearing VJ, Creel DJ, et al. Albinism. In: Scriver Beaudet AL, Sly WS, et al., eds. *The metabolic and molecular bases of inherited disease*, 8th Ed. New York: McGraw-Hill, 2001:5587–5627.

2. Rinchik EM, Bultman SJ, Horsthemke B, et al. A gene for the mouse pink-eyed dilution locus and for human type II oculocutaneous albinism. *Nature* 1993;361:72–76.

3. Huizing M, Gahl WA. Disorders of vesicles of lysosomal lineage: the Hermansky-Pudlak syndromes. *Curr Mol Med* 2002; 2:451–467.

4. Creel DJ, Summers CG, King RA. Visual anomalies associated with albinism. *Ophthalmic Pediatric Genet* 1990;11: 193–200.

5. McAllister JT, Dubis AM, Tait DM, et al. Arrested development: high-resolution imaging of foveal morphology in albinism.

Vision Res Apr 2010;50(8):810–817.

6. King RA, Townsend D, Oetting W, et al. Temperature-sensitive tyrosinase associated with peripheral pigmentation in oculocutaneous albinism. *J Clin Invest* 1991;87:1046–1053.

7. King RA, Wiesner GL, Townsend D, et al. Hypopigmentation in Angelman syndrome. *Am J Med Genet* 1993;46:40–44.

8. Horsthemke B, Dittrich B, Buiting K. Imprinting mutations on human chromosome 15. *Hum Mutat* 1997;10:329–337.

9. Schiaffino MV, d'Addio M, Alloni A, et al. Ocular albinism: evidence for a defect in an intracellular signal transduction system. *Nat Genet* 1999;23:108–112.

10. Morell R, Spritz RA, Ho L, et al. Apparent digenic inheritance of Waardenburg syndrome type 2 (WS2) and autosomal recessive ocular albinism (AROA). *Hum Mol Genet* 1997;6:659–664.

11. Bassi MT, Ramesar RS, Caciotti B, et al. X-linked late-onset sensorineural deafness caused by a deletion involving OA1 and a novel gene containing WD-40 repeats. *Am J Hum Genet* Jun

1999;64(6):1604–1616

12. Gahl WA, Brantly M, Kaiser-Kupfer MI, et al. Genetic defects and clinical characteristics of patients with a form of oculocutaneous albinism (Hermansky-Pudlak syndrome). *N Engl J Med* 1998;338:1258–1264.

13. Anderson PD, Huizing M, Claassen DA, et al. Hermansky-Pudlak syndrome type 4 (HPS-4): clinical and molecular characteristics. *Hum Genet* 2003;113:10–17.

14. Wei ML. Hermansky-Pudlak syndrome: a disease of protein trafficking and organelle function. *Pigment Cell Res* Feb 2006;19(1): 19–42. Review.

15. Bonifacino JS, Gahl WA. A new variant of Hermansky-Pudlak syndrome due to mutations in a gene responsible for vesicle formation. *Am J Med* 2000;108:423–427.

16. Fernandez-Canon JM, Granadino B, Beltran-Valero de Bernabe D, et al. The molecular basis of alkaptonuria. *Nat Genet* 1996;14:19–24.

17. Kampik A, Sani JN, Green WR. Ocular ochronosis: clinicopathological, histochemical and ultrastructural studies. *Arch Ophthalmol* 1980;98:1441–1447.

18. Phornphutkul C, Introne WJ, Perry MB, et al. Natural history of alkaptonuria. *N Engl J Med* 2002;347:2111–2121.

19. Suwannarat P, O'Brien K, Perry MB, et al. Use of nitisinone in patients with alkaptonuria. *Metabolism* June 2005;54(6):719–728.

20. Gahl WA, Thoene JG, Schneider JA. Cystinosis: a disorder of lysosomal membrane transport. In: Scriver CR, Beaudet AL, Sly WS, et al., eds. *The metabolic and molecular basis of inherited disease*, 8th Ed. New York: McGraw-Hill, 2001:5085–5108.

21. Town M, Jean G, Cherqui S, et al. A novel gene encoding an integral membrane protein is mutated in nephropathic cystinosis. *Nat Genet* 1998;18:319–324.

22. Forestier L, Jean G, Attard M, et al. Molecular characterization of CTNS deletions in nephropathic cystinosis: development of a PCR-based detection assay. *Am J Hum Genet* 1999;65: 353–359.

23. Theodoropoulos DS, Krasnewich D, Kaiser-Kupfer MI, et al. Classic nephropathic cystinosis as an adult disease. *JAMA* 1993;270:2200–2204.

24. Gahl WA, Thoene JG, Schneider JA. Cystinosis. *N Engl J Med* 2002;347:111–121.

25. Katz B, Melles RB, Schneider JA. Corneal sensitivity in nephropathic cystinosis. *Am J Ophthalmol* 1987;104:413–416.

26. Kaiser-Kupfer MI, Caruso RC, Minkler DS, et al. Long-term ocular manifestations in nephropathic cystinosis. *Arch Ophthalmol* 1986;104:706–711.

27. DaSilva VA, Zurbrugg RP, Lavanchy B, et al. Long-term treatment of infantile nephropathic cystinosis with cysteamine. *N Engl J Med* 1985;313:1460–1464.

28. Gahl WA, Reed GF, Thoene JG, et al. Cysteamine therapy for children with nephropathic cystinosis. *N Engl J Med* 1987;316:971–977.

29. Kaiser-Kupfer MI, Fujikawa L, Kuwabara T, et al. Removal of corneal crystals by topical cysteamine in nephropathic cystinosis. *N Engl J Med* 1987;316:775–779.

30. Tsilou ET, Rubin BI, Reed G, et al. Therapy. *Ophthalmology* June 2006;113(6):1002–1009.

31. Valle D, Simell O. The hyperornithinemias. In: Scriver CR, Beaudet AL, Sly WS, et al., eds. *The metabolic and molecular basis of inherited disease*, 7th Ed. New York: McGraw-Hill, 1995:1147–1185.

32. Kaiser-Kupfer M, Ludwig D, DeMonasterio R, et al. Gyrate atrophy of the choroid and retina: early findings. *Ophthalmology* 1985;92:394–401.

33. Weleber R, Kennaway N. Clinical trial of vitamin B, for gyrate atrophy of the choroid and retina. *Ophthalmology* 1981;88:316–324.

34. Hayasaka S, Saito T, Nakagima H, et al. Clinical trials of vitamin B, and protein supplementation for gyrate atrophy of the choroid and retina. *Br J Ophthalmol* 1985;69:283–290.

35. Vannas-Sulonen K, Sipila I, Vannas A, et al. Gyrate atrophy of the choroid and retina. A five-year follow-up of creatine supplementation. *Ophthalmology* 1985;92:1719–1727.

36. Kaiser-Kupfer M, Caruso R, Valle D. Gyrate atrophy of the choroid and retina: chronic reduction of ornithine slows retinal degeneration. *Arch Ophthalmol* 1991;109:1539–1548.

37. Valle D, Walser M, Brusilow S, et al. Gyrate atrophy of the choroid and retina: amino acid metabolism and correction of hyperornithinemia with an arginine-restricted diet. *J Clin Invest* 1980;65:371–378.

38. Vannas-Sulonen K, Simell O, Spilia I. Gyrate atrophy of the choroid and retina: the ocular disease progresses in juvenile patients despite normal or near normal plasma ornithine concentration. *Ophthalmology* 1987;94:1428–1433.

39. Purdue PE, Lumb MJ, Fox M, et al. Characterization and chromosomal mapping of a genomic clone encoding human alanine: glyoxylate aminotransferase. *Genomics* 1991;10:34–42.

40. Cramer SD, Ferree PM, Lin K, et al. The gene encoding hydroxypyruvate reductase (GRHPR) is mutated in patients with primary hyperoxaluria type II. *Hum Mol Genet* 1999;8: 2063–2069.

41. Meredith TA, Wright JD, Gammon JA, et al. Ocular involvement in primary hyperoxaluria. *Arch Ophthalmol* 1984;102:584–587.

42. Small KW, Letson R, Scheinman J. Ocular findings in primary hyperoxaluria. *Arch Ophthalmol* 1990;108:89–93.

43. Hoppe B, Langman CB. A United States survey on diagnosis, treatment, and outcome of primary hyperoxaluria. *Pediatr Nephrol* 2003;18:986–991.

44. Stambolian D, Ai Y, Sidjanin D, et al. Cloning of the galactokinase cDNA and identification of mutations in two families with cataracts. *Nat Genet* 1995;10:307–312.

45. Maceratesi P, Daude N, Dallapiccola B, et al. Human UDP-galactose 4' epimerase (GALE) gene and identification of five missense mutations in patients with epimerase-deficiency galactosemia. *Mol Genet Metab* 1998;63:26–30.

46. Tyfield L, Reichardt J, Fridovich-Keil J, et al. Classical galactosemia and mutations at the galactose-1-phosphate uridyl transferase (GALT) gene. *Hum Mutat* 1999;13:417–430.

47. Holton JB, Walter JH, Tyfield LA. Galactosemia. In: Scriver CR, Beaudet AL, Sly WS, et al, eds. *The metabolic and molecular basis of inherited disease*, 8th Ed. New York: McGraw-Hill, 2001:1553–1588.

48. Stambolian D. Galactose and cataract. *Surv Ophthalmol* 1988;32:333–349.

49. Waggoner DD, Buist NBM, Donnell GV. Long-term prognosis in galactosemia: results of a survey of 350 cases. *J Inherit Metab Dis* 1990;13:802–815.

50. Bosch AM, Bakker HD, van Gennip AH, et al. Clinical features of galactokinase deficiency: a review of the literature. *J Inherit Metab Dis* 2002;25:629–634.

51. Gitzelmann R. Hereditary galactokinase deficiency, a newly recognized cause of juvenile cataracts. *Pediatr Res* 1967;1: 14–23.

52. Sardharwalla IB, Wraith JE, Bridge C, et al. A patient with severe type epimerase deficiency galactosemia. *J Inherit Metab Dis* 1988;11:249–251.

53. Goldstein JL, Hobbs HH, Brown MS. Familiar hypercholesterol emia. In: Scriver CR, Beaudet AL, Sly WS, et al., eds. *The*

metabolic and molecular basis of inherited disease, 8th Ed. New York: McGraw-Hill, 2001:2863–2913.

54. Berge KE, Tian H, Graf GA, et al. Accumulation of dietary cholesterol in sitosterolemia caused by mutations in adjacent ABC transporters. *Science* 2000;290:1771–1775.

55. Lee MH, Lu K, Hazard S, et al. Identification of a gene, *ABCG5*, important in the regulation of dietary cholesterol absorption. *Nat Genet* 2001;27:79–83.

56. Kane JP, Havel RJ. Disorders of the biogenesis and secretion of lipoproteins containing the B lipoproteins. In: Scriver CR, Beaudet AL, Sly WS, et al., eds. *The metabolic and molecular basis of inherited disease*, 8th Ed. McGraw-Hill: New York, 2001:2717–2752.

57. Garcia CK, Wilund K, Arca M, et al. Autosomal recessive hypercholesterolemia caused by mutations in a putative LDL receptor adaptor protein. *Science* 2001;292:1394–1398.

58. Fredrickson DS, Levy RL. Familiar hyperlipoproteinemia. In: Stanbury JB, Wyngaarden JB, Fredrickson DS, eds. *The metabolic basis of inherited disease*, 3rd Ed. New York: McGraw-Hill, 1972:545.

59. Macaraeg PVJ Jr, Lasagna L, Snyder B. Arcus not so senilis. *Ann Intern Med* 1968;68:345–354.

60. Oram JF. Molecular basis of cholesterol homeostasis: lessons from Tangier disease and ABCA1. *Trends Mol Med* 2002;8:168–173.

61. Francis GA, Knopp RH, Oram JF. Defective removal of cellular cholesterol and phospholipids by apolipoprotein A-I in Tangier Disease. *J Clin Invest* 1995;96:78–87.

62. Brooks-Wilson A, Marcil M, Clee SM, et al. Mutations in *ABC1* in Tangier disease and familial high-density lipoprotein deficiency. *Nat Genet* 1999;22:336–345.

63. Assman G, von Eckardstein A, Brewer HB Jr. Familial high-density lipoprotein deficiency: Tangier disease. In: Scriver CR, Beaudet AL, Sly WS, et al., eds. *The metabolic and molecular basis of inherited disease*, 7th Ed. New York: McGraw-Hill, 1995:2053–2072.

64. Chu FC, Kuwabara T, Cogan DG. Ocular manifestations of familiar high-density lipoprotein deficiency (Tangier disease). *Arch Ophthalmol* 1979;97:1926–1928.

65. Pressley TA, Scott WJ, Ide CH, et al. Ocular complications of Tangier disease. *Am J Med* 1987;83:991–994.

66. Wetterau JR, Aggerbeck LP, Bouma ME, et al. Absence of microsomal triglyceride transfer protein in individuals with abetalipoproteinemia. *Science* 1992;258:999–1001.

67. Sharp D, Blinderman L, Combs KA, et al. Cloning and gene defects in microsomal triglyceride transfer protein associated with abetalipoproteinemia. *Nature* 1993;365:65–69.

68. Muller DPR, Lloyd JK. Effect of large oral doses of vitamin E on the neurologic sequelae of patients with abetalipoproteinemia. *Ann N Y Acad Sci* 1982;393:133–144.

69. Runge P, Muller DPR, McAllister J, et al. Oral vitamin E supplements can prevent the retinopathy of abetalipoproteinemia. *Br J Ophthalmol* 1986;70:166–173.

70. Dieckert JP, White M, Christmann L, et al. Angioid streaks associated with abetalipoproteinemia. *Ann Ophthalmol* 1989;21:173–175.

71. Yee RD, Cogan DG, Zee DS. Ophthalmoplegia and dissociated nystagmus in abetalipoproteinemia. *Arch Ophthalmol* 1976;99:571–575.

72. Cohen DA, Bosley TA, Savino PJ, et al. Primary aberrant regeneration of the oculomotor nerve. *Arch Neurol* 1985;42:821–823.

73. Santamarina-Fojo S, Hoeg JM, Assman G, et al. Lecithin cholesterol acyltransferase deficiency and fish eye disease. In: Scriver CR, Beaudet AL, Sly WS, et al., eds. *The metabolic and molecular basis of inherited disease*, 8th Ed. New York: McGraw-Hill, 2001:2817–2833.

74. Bethel W, McCulloch C, Ghash M. Lecithin cholesterol acyltransferase deficiency: light and electron microscopic findings from two corneas. *Can J Ophthalmol* 1975;10:494–501.

75. Carlson CA, Philipson B. Fish-eye disease: a new familial condition with massive corneal opacities and dyslipoproteinemia. *Lancet* 1979;2:921–922.

76. Gravel RA, Kaback MM, Proia RL, et al. The G_{M2} gangliosidoses. In: Scriver CR, Beaudet AL, Sly WS, et al., eds. *The metabolic and molecular basis of inherited disease*, 8th Ed. New York: McGraw-Hill, 2001:3827–3876.

77. Cogan DG, Kuwabara T. The sphingolipidoses and the eye. *Arch Ophthalmol* 1968;79:437–452.

78. Musarella MA, Raab EL, Rudolph SH. Oculomotor abnormalities in chronic G_{M2} gangliosidoses. *J Pediatr Ophthalmol Strabismus* 1982;19:80–89.

79. Optican LM, Rucker JC, Keller EL, Leigh RJ. Mechanism of interrupted saccades in patients with late-onset Tay-Sachs disease. *Prog Brain Res* 2008;171:567–570.

80. Suzuki Y, Oshima A, Nanba E. α-galactosidase deficiency (β-galactosidosis): G_{M1} gangliosidosis and Morquio B disease. In: Scriver CR, Beaudet AL, Sly WS, et al., eds. *The metabolic and molecular basis of inherited disease*, 8th Ed. New York: McGraw-Hill, 2001:3775–3809.

81. Desnick RJ, Ioannou YA, Eng CM. α-galactosidase A deficiency: Fabry disease. In: Scriver CR, Beaudet AL, Sly WS, et al., eds. *The metabolic and molecular basis of inherited disease*, 8th Ed. New York: McGraw-Hill, 2001:3733–3774.

82. Johnson DL, Del Monte MA, Cotlier F. Fabry's disease: diagnosis by α-galactosidase A activity in tears. *Clin Chim Acta* 1975;63:81–90.

83. Rolfs A, Fazekas F, Grittner U, Dichgans M, et al.; Stroke in Young Fabry Patients (sifap) Investigators. Acute cerebrovascular disease in the young: the stroke in young fabry patients study. *Stroke* Feb 2013;44(2):340–349.

84. Weingeist TA, Blodi FC. Fabry's disease: ocular findings in a female carrier. *Arch Ophthalmol* 1971;85:169–176.

85. Sher NA, Reiff W, Letson RD, et al. Central retinal artery occlusion complicating Fabry's disease. *Arch Ophthalmol* 1978;96:815–817.

86. Allen LE, Cosgrave EM, Kersey JP Fabry disease in children: correlation between ocular manifestations, genotype and systemic clinical severity. *Br J Ophthalmol*. Dec 2010; 94(12):1602

87. Eng CM, Guffon N, Wilcox WR, et al., for the International Collaborative Fabry Disease Study Group. Safety and efficacy of recombinant human alpha-galactosidase A—replacement therapy in Fabry's disease. *N Engl J Med* 2001;345:9–16.

88. Desnick RJ, Brady R, Barranger J, et al. Fabry disease, an under-recognized multisystemic disorder: expert recommendations for diagnosis, management, and enzyme replacement therapy. *Ann Intern Med* 2003;138:338–346.

89. Polten A, Fluharty AL, Fluharty CB, et al. Molecular basis of different forms of metachromatic leukodystrophy. *N Engl J Med* 1991;324:18–22.

90. von Figura K, Gieselman V, Jaeken J. Metachromatic leukodystrophy. In: Scriver CR, Beaudet AL, Sly WS, et al., eds. *The metabolic and molecular basis of inherited disease*, 8th Ed. New York: McGraw-Hill, 2001:3695–3724.

91. Quigley HA, Green WR. Clinical and ultrastructural ocular histopathologic studies of adult-onset metachromatic leukodystrophy. *Am J Ophthalmol* 1976;82:472–479.

92. Libert J, van Hoof F, Toussaint D. Ocular findings in metachromatic leukodystrophy: an electron microscopic and en-

zyme study in different clinical and genetic variants. *Arch Ophthalmol* 1979;97:1495–1504.

93. Krivit W, Shapiro E, Kennedy W, et al. Treatment of late infantile metachromatic leukodystrophy by bone marrow transplantation. *N Engl J Med* 1990;322:28–32.

94. Bateman JB, Philipart M, Isenberg S. Ocular features of multiple sulfatase deficiencies and a new variant of metachromatic leukodystrophy. *J Pediatr Ophthalmol Strabismus* 1984;21: 133–139.

95. Suzuki K, Suzuki Y, Suzuki K. Galactosylceramide lipidosis: globoid-cell leukodystrophy (Krabbe disease). In: Scriver CR, Beaudet AL, Sly WS, et al., eds. *Metabolic and molecular basis of inherited disease*, 7th Ed. New York: McGraw-Hill, 1995: 2671–2692.

96. Brownstein S, Meagher-Villenure K, Polomero RC, et al. Optic nerve in globoid leukodystrophy (Krabbe's disease)—ultrastructural changes. *Arch Ophthalmol* 1978;96:864–870.

97. Krivit W, Shapiro EG, Peters C, et al. Hematopoietic stem-cell transplantation in globoid-cell leukodystrophy. *N Engl J Med* 1998;338:1119–1126.

98. Beutler E, Grabowski GA. Gaucher disease. In: Scriver CR, Beaudet AL, Sly WS, et al., eds. *The metabolic and molecular basis of inherited disease*, 8th Ed. New York: McGraw-Hill, 2001: 3635–3668.

99. Cogan D, Chu EC, Gittinger J, et al. Fundal abnormalities in Gauchers disease. *Arch Ophthalmol* 1980;98:2202–2203.

100. Sasaki T, Tsukahara S. A new ocular finding in Gaucher's disease: a report of two brothers. *Ophthalmologica* 1985;191: 206–209.

101. Harris CM, Taylor DS, Vellodi A. Ocular motor abnormalities in Gaucher disease. *Neuropediatrics* 1999;30:289–293.

102. Barton NW, Brady RO, Dambrosia JM, et al. Replacement therapy for inherited enzyme deficiency—macrophage targeted glucocerebrosidase for Gaucher's disease. *N Engl J Med* 1991;324:1464–1470.

103. Charrow J, Andersson HC, Kaplan P, et al. Enzyme replacement therapy and monitoring for children with type 1 Gaucher disease: consensus recommendations. *J Pediatr* 2004;144: 112–120.

104. Andersson H, Kaplan P, Kacena K, Yee J. Eight-year clinical outcomes of long-term enzyme replacement therapy for 884 children with Gaucher disease type 1. *Pediatrics* Dec 2008;122(6): 1182–1190

105. Schuchman EH, Desnick RJ. Niemann-Pick disease types A and B: acid sphingomyelinase deficiencies. In: Scriver CR, Beaudet AL, Sly WS, et al., eds. *The metabolic and molecular basis of inherited disease*, 8th Ed. New York: McGraw-Hill, 2001:3589–3610.

106. Walton DC, Robb RM, Crocker AC. Ocular manifestations of group-A Niemann-Pick. *Am J Ophthalmol* 1978;85:174–180.

107. Cogan DG, Chu FC, Barranger JA, et al. Macular halo syndrome: variant of Niemann-Pick disease. *Arch Ophthalmol* 1983;101:1698–1700.

108. Carstea ED, Morris JA, Coleman KG, et al. Niemann-Pick C1 disease gene: homology to mediators of cholesterol homeostasis. *Science* 1997;277:228–231.

109. Davies JP, Chen FW, Ioannou YA. Transmembrane molecular pump activity of Niemann-Pick C1 protein. *Science* 2000;290: 2295–2298.

110. Naureckiene S, Sleat DE, Lackland H, et al. Identification of *HE1* as the second gene of Niemann-Pick C disease. *Science* 2000;290: 2298–2301.

111. Patterson MC, Vanier MT, Suzuki K, et al. Niemann-Pick

disease type C: a lipid trafficking disorder. In: Scriver CR, Beaudet AL, Sly WS, et al., eds. *The metabolic and molecular basis of inherited disease*, 8th Ed. New York: McGraw-Hill, 2001:3611–3633.

112. Cogan DG, Chu EC, Reingold DB, et al. Ocular motor signs in some metabolic diseases. *Arch Ophthalmol* 1981;99: 1802–1808.

113. Walterfang M, Abel LA, Desmond P, Fahey MC, Bowman EA, Velakoulis D. Cerebellar volume correlates with saccadic gain and ataxia in adult Niemann-Pick type C. *Mol Genet Metab.* Jan 2013;108(1):85–89.

114. Moser HW, Linke T, Fensom AH, et al. Acid ceramidase deficiency: Farber lipogranulomatosis. In: Scriver CR, Beaudet AL, Sly WS, et al., eds. *The metabolic and molecular basis of inherited disease*, 8th Ed. New York: McGraw-Hill, 2001: 3573–3585.

115. Vormoor J, Ehlert K, Groll AH, et al. Successful hematopoietic stem cell transplantation in Farber disease. *J Pediatr* 2004;144:132–134.

116. Zarbin MA, Green WR, Moser HW, et al. Farber's disease: light and electron microscopic study of the eye. *Arch Ophthalmol* 1985;103:73–80.

117. Neufeld EE, Muenzer J. The mucopolysaccharidoses. In: Scriver CR, Beaudet AL, Sly WS, et al., eds. *The metabolic and molecular basis of inherited disease*, 8th Ed. New York: McGraw-Hill, 2001:3421–3452.

118. Canton LB, Disseler JA, Wilson EM II. Glaucoma in the Maroteaux-Lamy syndrome. *Am J Ophthalmol* 1989;108: 426–430.

119. Caruso RC, Kaiser-Kupfer ML, Muenzer J. Electroretinographic findings in the mucopolysaccharidoses. *Ophthalmology* 1986;93: 1612–1616.

120. Collins MLZ, Traboulsi EL, Maumenee IH. Optic nerve swelling and optic atrophy in the systemic mucopolysaccharidoses. *Ophthalmology* 1990;97:1445–1449.

121. Kenyon KR, Topping TM, Green WR, et al. Ocular pathology of the Maroteaux-Lamy syndrome (systemic mucopolysaccharidosis type VI): histologic and ultrastructural report of two cases. *Am J Ophthalmol* 1972;73:718–741.

122. Wraith JE, Clarke LA, Beck M, et al. Enzyme replacement therapy for mucopolysaccharidosis I: a randomized, double-blinded, placebo-controlled, multinational study of recombinant human alpha-L-iduronidase (laronidase). *J Pediatr* 2004;144:581–588.

123. Krivit W, Peters C, Shapiro EG. Bone marrow transplantation as effective treatment of central nervous system disease in globoid cell leukodystrophy, metachromatic leukodystrophy, adrenoleukodystrophy, mannosidosis, fucosidosis, aspartylglucosaminuria, Hurler, Maroteaux-Lamy, and Sly syndromes, and Gaucher disease type III. *Curr Opin Neurol* 1999;12: 167–176.

124. Staba SL, Escolar ML, Poe M, et al. Cord-blood transplants from unrelated donors in patients with Hurler's syndrome. *N Engl J Med* 2004;350:1960–1969.

125. Gullingsrud EO, Krivit W, Summers CG. Ocular abnormalities in the mucopolysaccharidoses after bone marrow transplantation. Longer follow-up. *Ophthalmology* 1998;105: 1099–1105.

126. Pitz S, Ogun O, Bajbouj M, Arash L, Schulze-Frenking G, Beck M. Ocular changes in patients with mucopolysaccharidosis I receiving enzyme replacement therapy: a 4-year experience. *Arch Ophthalmol* Oct 2007;125(10):1353–1356.

127. Tzetzi D, Hamilton R, Robinson PH, Dutton GN. Negative ERGs

in mucopolysaccharidoses (MPS) Hurler-Scheie (I-H/S) and Hurler (I-H)-syndromes. *Doc Ophthalmol* May 2007;114(3): 153–158.

128. Thomas GH. Disorders of glycoprotein degradation: α-mannosidosis, β-mannosidosis, fucosidosis, and sialidosis. In: Scriver CR, Beaudet AL, Sly WS, et al., eds. *The metabolic and molecular basis of inherited disease*, 8th Ed. New York: McGraw-Hill, 2001:3507–3534.

129. Goldberg MF, Cotlier E, Fischenschler LG. Macular cherry-red spot, corneal clouding and beta-galactosidase deficiency. *Arch Intern Med* 1971;128:387–398.

130. Sogg RL, Steinman L, Rathien B, et al. Cherry-red spot-myoclonus syndrome. *Ophthalmology* 1979;86:1861–1874.

131. Pshezhetsky AV, Richard C, Michaud L, et al. Cloning, expression and chromosomal mapping of human lysosomal sialidase and characterization of mutations in sialidosis. *Nat Genet* 1997;15:316–320.

132. Lukong KE, Landry K, Elsliger MA, et al. Mutations in sialidosis impair sialidase binding to the lysosomal multienzyme complex. *J Biol Chem* 2001;276:17286–17290.

133. d'Azzo A, Andria G, Strisciuglio P, et al. Galactosialidosis. In: Scriver CR, Beaudet AL, Sly WS, et al., eds. *The metabolic and molecular basis of inherited disease*, 8th Ed. New York: McGraw-Hill, 2001:3611–3633.

134. Rudenko G, Bonten E, Hol WG, et al. The atomic model of the human protective protein/cathepsin A suggests a structural basis for galactosialidosis. *Proc Natl Acad Sci U S A* 1998;95:621–625.

135. Usui T, Sawaguchi S, Abe H, et al. Late-infantile type galactosialidosis. Histopathology of the retina and optic nerve. *Arch Ophthalmol* 1991;109:542–546.

136. Usui T, Abe H, Takagi M, et al. Electroretinogram and visual evoked potential in two siblings with adult form galactosialidosis. *Metab Pediatr Syst Ophthalmol* 1993;16:19–22.

137. Arbisser AI, Murphree AL, Garcia CA. Ocular findings in mannosidosis. *Am J Ophthalmol* 1976;82:465–471.

138. Letson RD, Desnick RI. Punctate lenticular opacities in type II mannosidosis. *Am J Ophthalmol* 1978;85:218–223.

139. Kornfeld S, Sly WS. I-cell disease and pseudo-Hurler polydystrophy: disorders of lysosomal enzyme phosphorylation and localization. In: Scriver CR, Beaudet AL, Sly WS, et al., eds. *The metabolic and molecular basis of inherited disease*, 8th Ed. New York: McGraw-Hill, 2001:3469–3482.

140. Libert J, van Hoof F, Farriaux JP, et al. Ocular findings in Icell disease (mucolipidosis type II). *Am J Ophthalmol* 1977;83: 617–628.

141. Raas-Rothschild A, Cormier-Daire V, Bao M, et al. Molecular basis of variant pseudo-Hurler polydystrophy (mucolipidosis IIIC). *J Clin Invest* 2000;105:673–681.

142. Bargal R, Avidan N, Ben-Asher E, et al. Identification of the gene causing mucolipidosis type IV. *Nat Genet* 2000;26: 118–123.

143. Sun M, Goldin E, Stahl S, et al. Mucolipidosis type IV is caused by mutations in a gene encoding a novel transient receptor potential channel. *Hum Mol Genet* 2000;9:2471–2478.

144. Amir N, Zlotogora J, Bach G. Mucolipidosis type IV: clinical spectrum and natural history. *Pediatrics* 1987;79:953–959.

145. Chitayat D, Meunier CM, Hodgkinson KA, et al. Mucolipidosis type IV: clinical manifestations and natural history. *Am J Med Genet* 1991;41:313–318.

146. Wakabayashi K, Gustafson AM, Sidransky E, Goldin E Mucolipidosis type IV: an update. *Mol Genet Metab* Nov 2011; 104(3):206–213.

147. Goldin E, Caruso RC, Benko W, Kaneski CR, Stahl S, Schiffmann R. Isolated ocular disease is associated with decreased mucolipin-1 channel conductance. *Invest Ophthalmol Vis Sci* Jul 2008;49(7):3134–3142.

148. Riedel KG, Zwaan J, Kenyon KR, et al. Ocular abnormalities in mucolipidosis IV. *Am J Ophthalmol* 1985;99:125–136.

149. Smith JA, Chan CC, Goldin E, et al. Noninvasive diagnosis and ophthalmic features of mucolipidosis type IV. *Ophthalmology* 2002;109:588–594.

150. Pradhan SM, Atchaneeyasakul LO, Appukuttan B, et al. Electronegative electroretinogram in mucolipidosis IV. *Arch Ophthalmol* 2002;120:45–50.

151. Jaeken J, Stibler H, Hagberg B. The carbohydrate-deficient glycoprotein syndrome. A new inherited multisystemic disease with severe nervous system involvement. *Acta Paediatr Scand Suppl* 1991;375:1–71.

152. Jaeken J, Artigas J, Barone R, et al. Phosphomannomutase deficiency is the main cause of carbohydrate-deficient glycoprotein syndrome with type I isoelectrofocusing pattern of serum sialotransferrins. *J Inherit Metab Dis* 1997;20:447–449.

153. Petersen MB, Brostrom K, Stibler H, et al. Early manifestations of the carbohydrate-deficient glycoprotein syndrome. *J Pediatr* 1993;122:66–70.

154. Stark KL, Gibson JB, Hertle RW, et al. Ocular motor signs in an infant with carbohydrate-deficient glycoprotein syndrome type Ia. *Am J Ophthalmol* 2000;130:533–535.

155. Andreasson S, Blennow G, Ehinger B, et al. Full-field electroretinograms in patients with the carbohydrate-deficient glycoprotein syndrome. *Am J Ophthalmol* 1991;112:83–86.

156. Thompson DA, Lyons RJ, Liasis A, Russell-Eggitt I, Jägle H, Grünewald S. Retinal on-pathway deficit in congenital disorder of glycosylation due to phosphomannomutase deficiency. *Arch Ophthalmol* June 2012;130(6):712–719.

157. Funke S, Gardeitchik T, Kouwenberg D, et al. Perinatal and early infantile symptoms in congenital disorders of glycosylation. *Am J Med Genet A* 2013; Epub 2013 Feb 7.

158. Gould SJ, Raymond GV, Valle D. The peroxisome biogenesis disorders. In: Scriver CR, Beaudet AL, Sly WS, et al., eds. *The metabolic and molecular basis of inherited disease*, 8th Ed. New York: McGraw-Hill, 2001:3181–3217.

159. Moser AB, Rasmussen M, Naidu S, et al. Phenotype of patients with peroxisomal disorders divided into sixteen complementation groups. *J Pediatr* 1995;127:13–22.

160. Reuber BE, Germain-Lee E, Collins CS, et al. Mutations in *PEX1* are the most common cause of peroxisome biogenesis disorders. *Nat Genet* 1997;17:445–448.

161. Cohen SMZ, Green WR, De la Cruz ZC, et al. Ocular histopathologic studies of neonatal and childhood adrenoleukodystrophy. *Am J Ophthalmol* 1983;95:82–96.

162. Hittner HM, Kretzer FL, Mehta RS. Zellweger syndrome: lenticular opacities indicating carrier status and lens abnormalities characteristic of homozygotes. *Arch Ophthalmol* 1981;99:1977–1982.

163. Garner A, Fielder AR, Primavesi R, et al. Tapetoretinal degeneration in the cerebro-hepato-renal (Zellweger's) syndrome. *Br J Ophthalmol* 1982;66:422–431.

164. Noguer MT, Martinez M. Visual follow-up in peroxisomal-disorder patients treated with docosahexaenoic Acid ethyl ester. *Invest Ophthalmol Vis Sci* Apr 2010;51(4):2277–2285.

165. Weleber RG, Tongue AC, Kennaway NG, et al. Ophthalmic manifestations of infantile phytanic acid storage disease. *Arch Ophthalmol* 1984;102:1317–1321.

166. Refsum S. Heredopathia atactica polyneuritiformis. Phytanic acid storage disease (Refsum's disease) with particular re-

ferral to ophthalmological disturbances. *Metab Ophthalmol* 1977;1:73–79.

167. Hansen E, Bachen NL, Flagge T. Refsum's disease: eye manifestations in a patient treated with low phytol, low phytanic acid diet. *Acta Ophthalmol (Copenh)* 1979;57:899–913.

168. Dickson N, Mortimer JG, Faed JM, et al. A child with Refsum's disease: successful treatment with diet and plasma exchange. *Dev Med Child Neurol* 1989;31:92–97.

169. Moser HW, Moser AE, Singh I, et al. Adrenoleukodystrophy: survey of 303 cases: biochemistry, diagnosis and therapy. *Ann Neurol* 1984;16:628–641.

170. Moser HW, Smith KD, Watkins PA, et al. X-linked adrenoleukodystrophy. In: Scriver CR, Beaudet AL, Sly WS, et al., eds. *The metabolic and molecular basis of inherited disease*, 8th Ed. New York: McGraw-Hill, 2001:3257–3301.

171. Moses J, Douar AM, Sarde CO, et al. Putative X-linked adrenoleukodystrophy gene shares unexpected homology with ABC transporters. *Nature* 1993;361:726–730.

172. Mahmood A, Raymond GV, Dubey P, Peters C, Moser HW. Survival analysis of hematopoietic cell transplantation for childhood cerebral X-linked adrenoleukodystrophy: a comparison study. *Lancet Neurol* Aug 2007;6(8):687–692.

173. Traboulsi EI, Maumenee IH. Ophthalmologic manifestations of X-linked childhood adrenoleukodystrophy. *Ophthalmology* 1987;94:47–52.

174. Glasgow BJ, Brown HH, Hannah JB, et al. Ocular pathologic findings in neonatal adrenoleukodystrophy. *Ophthalmology* 1987;94:1054–1060.

175. Kori AA, Robin NH, Jacobs JB, et al. Pendular nystagmus in patients with peroxisomal assembly disorder. *Arch Neurol* 1998;55:554–558.

176. Gess A, Christiansen SP, Pond D, Peters C. Predictive factors for vision loss after hematopoietic cell transplant for X-linked adrenoleukodystrophy. *J AAPOS* June 2008;12(3):273–276.

177. Herndon JH Jr, Steinberg D, Uhlendorf BW. Refsum's disease: defective oxidation of phytanic acid in tissue cultures derived from homozygotes and heterozygotes. *N Engl J Med* 1969;281:1034–1038.

178. Jansen GA, Hogenhout EM, Ferdinandusse S, et al. Human phytanoyl-CoA hydroxylase: resolution of the gene structure and the molecular basis of Refsum's disease. *Hum Mol Genet* 2000;9:1195–1200.

179. van den Brink DM, Brites P, Haasjes J, et al. Identification of PEX7 as the second gene involved in Refsum disease. *Am J Hum Genet* 2003;72:471–477.

180. Wanders RJ, Jakobs C, Skjeldal OH. Refsum disease. In: Scriver CR, Beaudet AL, Sly WS, et al., eds. *The metabolic and molecular basis of inherited disease*, 8th Ed. New York: McGraw-Hill, 2001:3303–3321.

181. Bull P, Thomas GR, Rommens JM, et al. The Wilson's disease gene is a putative copper transporting P-type ATPase similar to the Menkes gene. *Nat Genet* 1993;5:327–337.

182. Petrukhin K, Fischer SG, Piratsu M, et al. Mapping, cloning and genetic characterization of the region containing the Wilson disease gene. *Nat Genet* 1993;5:338–343.

183. Walker JM, Huster D, Ralle M, et al. The N-terminal metal-binding site 2 of the Wilson's disease protein plays a key role in the transfer of copper from Atox1. *J Biol Chem* 2004;279:15376–15384.

184. Culotta VC, Gitlin JD. Disorders of copper transport. In: Scriver CR, Beaudet AL, Sly WS, et al., eds. *The metabolic and molecular basis of inherited disease*, 8th Ed. New York: McGraw-Hill, 2001:3105–3126.

185. Goldberg MF, Van Noorden GK. Ophthalmologic findings in Wilson's hepatolenticular degeneration. *Arch Ophthalmol* 1966;75:162–170.

186. Kirkham TH, Kamin DF. Slow saccadic eye movements in Wilson's disease. *J Neurol Neurosurg Psychiatry* 1974;37:191–194.

187. Ingster-Moati I, Bui Quoc E, Pless M, et al. Ocular motility and Wilson's disease: a study on 34 patients. *J Neurol Neurosurg Psychiatry* Nov 2007;78(11):1199–1201.

188. Klingele TG, Newman SA, Burde RM. Accommodation defect in Wilson's disease. *Am J Ophthalmol* 1980;90:20–24.

189. Albrecht P, Müller AK, Ringelstein M, et al. Retinal neurodegeneration in Wilson's disease revealed by spectral domain optical coherence tomography. *PLoS One* 2012;7(11):1–8.

190. McCrary JA III. Magnetic resonance imaging diagnosis of hepatolenticular degeneration. *Arch Ophthalmol* 1987;105:277.

191. Brewer GJ, Hedera P, Kluin KJ, et al. Treatment of Wilson disease with ammonium tetrathiomolybdate. III. Initial therapy in a total of 55 neurologically affected patients and follow-up with zinc therapy. *Arch Neurol* 2003;60:379–385.

第22章

儿童神经眼科学

Nagham Al-Zubidi • Arielle Spitze • Sushma Yalamanchili • Andrew G. Lee

在儿童疾病中，神经性眼病虽然没有成人发病普遍，但对患者的最终视力及神经系统健康的影响却一样重要。发病初期的微小症状可能提示重要的颅内病变。快速诊断和治疗是预防视觉和神经系统永久性损失的最好方法。

累及儿童神经眼科的疾病与成人类似，需要考虑多种情况，如肿瘤、传染性疾病、炎症、血管性疾病、代谢性疾病及先天性异常。但儿童神经眼科疾病中，先天性病变、传染性疾病及肿瘤的发生所占的比例较大。

临床医生在评估患者的过程中必须注意患者目前症状的发病时间及进展情况，确认患儿产前、出生、生长发育的具体情况以及家族史。从患儿自身获得的病史量取决于患儿的年龄和精神状态。原发及继发的疾病情况必须来自于患儿父母、祖父母、外祖父母及兄弟姐妹等与患儿经常接触的人。

在本章中，儿童神经眼科的问题可以通过患儿及其父母将症状报告给临床医生。对于每种复杂症状都要从解剖学上进行分析，以便更好、更明确地进行鉴别诊断。

视力下降

儿童患者可能不会注意到视力下降（尤其是视力轻度下降或单侧下降），而且通常会适应这种视力的改变，除非视力下降影响到他们的日常生活。视力下降通常是儿科医生、学校医务人员及眼科医生进行常规视力筛查时发现。

排除了最常见的屈光不正和斜视性或屈光参差性弱视后，如果没有合并眼前节的病变，则要考虑

神经眼科性疾病。视神经是视觉传入通路最初的神经解剖结构，应该作为第一个需要鉴别诊断的部位。

在成人和儿童中，单侧视神经疾病的体征通常是特异性的，包括与视神经病变引起的视野缺损相关的中心视力下降、后天性色觉异常，以及与视神经病变严重程度相关的相对性瞳孔传导阻滞（afferent pupillary defect，RAPD） 或 Marcus Gunn 瞳孔。

双侧视神经病变由于 RAPD 不明显或缺如，从某种程度上讲其诊断更具有挑战性。并且，双侧视神经病变引起的视觉异常可能是双侧对称性的，与先天性色盲相似。最后，在双侧对称性疾病中，瞳孔的唯一表现是对光反射迟缓但近反应正常，这一点比 RAPD 更难鉴别。

一旦诊断为单侧或双侧视神经病变，必须明确具体病因。视神经异常疾病可单独发生，也可能伴随其他与中枢神经系统疾病、全身性疾病或某种综合征相关的眼部病变。应详细询问病史，如怀孕期间是否有毒性物品（如药物、毒品、酒精等）接触史和孕期全身疾病（如糖尿病、癫痫）。此外，鉴别诊断时应考虑是否有视神经先天发育异常。

先天性视神经异常——视神经发育不良

小儿眼科医生在评估单侧或双侧视力丧失或检查斜视或眼球震颤时，应考虑可能存在视神经发育不良。有时患者因存在视盘外观异常而被建议进行进一步检查。这种视盘异常可能是中枢神经系统和内分泌异常的前兆。

视神经发育不良可以是单侧或双侧发病，可能或多或少影响中心视力，同时可能产生从鼻侧开始的典型的神经纤维层缺损，弥散性凹陷及广泛变薄引起的视野改变[1]。当视神经明显发育不良时（图 22.1），眼底诊断相对容易些。尽管如此，仍需高倍镜下对视神经进行详细检查评估，以便及时发现视神经发育不良的一些微小改变（图 22.2）。

视神经发育不良在眼底镜下可见六个特征（表 22.1）。首先，顾名思义，视盘一定变小。其次，视神经乳头周围边界呈淡黄色，环绕整个视盘，形成一个晕环。晕环具有"双环征"的特点，这点可以作为诊断依据。Mosier 等的组织病理学研究发现[2]，双环的外部是巩膜和筛板的连接处，此处的脉络膜是不连续的。内环是视网膜色素上皮的终点，由于

表 22.1
诊断视神经发育不良眼底病变的标准
小视盘
视盘周围有晕环（"双环征"）
小视盘加上周围晕环的大小约与正常视盘大小相等
血管正常或轻度扭曲，无扩张
黄斑中心凹反光降低
视网膜神经纤维层厚度变薄

Adapted from Rangwala LM，Liu GT. Pediatric idiopathicintr-acranial hypertension. Surv Ophthalmol 2007；52（6）：597-617

视网膜血管周围的神经胶质和结缔组织而呈白色外观。

第三个眼底镜诊断标准是发育不良的视神经加上视乳头周围晕环的大小接近于正常视盘大小。其他三个诊断标准与视网膜有关，包括：①视网膜血管未见扩张，表现为正常或轻度扭曲；②黄斑中心凹反光降低；③视网膜神经纤维层厚度变薄。病理研究发现视网膜神经节细胞数量减少，这更进一步证实了眼底镜下视网膜的表现[3]。

需要记住的重要一点是，视神经的外观并不能预测最终的视力情况，视力有可能从 20/20 到无光感[4]。在单侧或非对称性疾病中，可能会同时存在弱视，对于此类疾病，仍有必要进行传统的弱视治疗[5-6]。

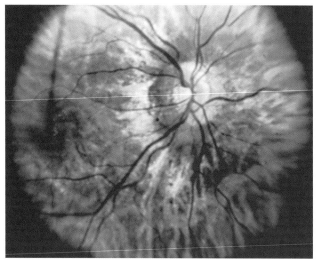

图 22.1　明显视盘发育不良。视盘约为正常大小的一半，其周围为淡黄色边界

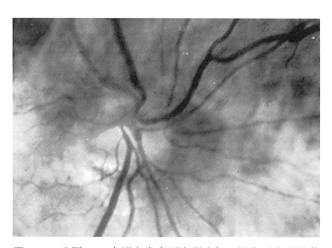

图 22.2　比图 22.1 中视盘发育不良程度轻。视盘下方边界截断，患者表现为上方视野缺损，而该症状最初被认为是视交叉病变

病因学

没有单独的、统一的病理生理学概念来解释视神经发育不良，高达 45% 的视神经发育不良疾病为散发，但也有许多环境因素与视神经发育不良有关，包括产后胰岛素依赖性糖尿病、孕妇年龄偏小，以及多种治疗性药物和"娱乐性"药物［包括麦角酸酰二乙胺（致幻剂）和酒精（胎儿酒精中毒综合征）］的使用[7]。治疗性药物包括抗痉挛药、糖皮质激素、利尿剂、异维 A 酸、哌替啶[4, 8-10]、鱼精蛋白、锌和胰岛素，这些药物均有报道与视神经异常有关[11]。组织结构上，视神经轴突数量减少，而起支撑作用的胶质组织正常。有一种假说推测，在宫内发育时视神经轴突的衰退发生异常，而不是最初的分化出现异常[4, 12-13]。最近的基因学研究发现了同源框基因 HESX1/hesx1 在视中隔发育不良中的作

用。研究显示，此基因在前脑和垂体发育中具有重要作用[14-17]。

眼球与中枢神经系统的关系

视神经发育不良可能是独立存在的一种先天性缺陷，但也有报道发现其可伴有其他先天性眼球发育异常，从眼球运动麻痹到小眼球再到小睑裂均可见。而且，可能伴随多种与视神经发育不良有关的神经发育异常和综合征。其中的某些疾病，如脑发育不全性脑积水和先天性无脑畸形，可阻止机体进一步的生长发育。

视中隔发育不良也叫de Morsier综合征[18-19]，表现为视神经发育不良、脑中隔缺失（包括前联合和透明隔发育不良）、视交叉发育异常（图22.3和22.4）和垂体激素分泌异常[20]。de Morsier将这类缺陷统称为"视中隔发育不良"，而Hoyt等则更强调此类"视中隔发育不良"综合征伴有垂体功能发育迟缓[21]。视神经发育不良患者应考虑行脑部和眼眶MRI检查[22]。由于内分泌的异常可能威胁生命，此类综合征的诊断很重要。此外，如果在骨骺闭合前进行生长激素治疗，发育迟缓是可逆的。此类患者中，脑膨出较多见，突出于蝶窦中的脑组织可能会被误认为畸形，甚至进行活检。

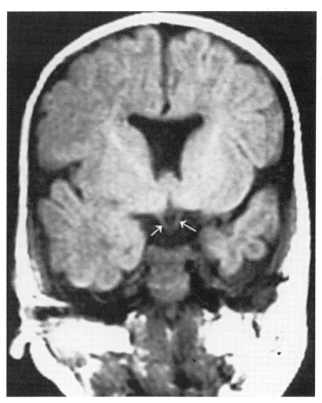

图22.4 图22.3患者的冠状位MRI扫描，箭头所示为发育不良的视神经

视神经发育异常

视神经发育异常包括一系列临床疾病，包括牵牛花综合征、视盘缺损、巨乳头及视盘倾斜。在此讨论牵牛花综合征和视盘缺损这类能够引起儿童时期中心视力下降的疾病。其他疾病通常与视野缺损有关，因此在视野异常部分讨论，但众所周知，视盘倾斜能够引起假性双颞侧偏盲。

牵牛花综合征（图22.5）是由Kindler描述的一种罕见的视盘发育异常疾病[23]。该病视盘呈漏斗状，视盘结构扭曲、变大。视盘周边脉络膜视网膜色素呈环形抬高凸起。视盘中央可见典型的白色神经胶质组织呈簇状。血管多无异常，从视盘周边发出，常呈锐角分支。因形态类似于牵牛花而得名。该疾病病因尚未阐明，但有不同的假说，包括胚裂未闭合或原发性间充质发育异常或视柄末端发育不良引起的扩张。患者可能存在短暂发作的视力丧失或慢性视力下降。在视网膜下腔和脉络膜下腔存在异常沟通，从而产生浆液性视网膜脱离。患者神经科检查及眼科检查通常无异常，但基底脑膨出与牵牛花综合征有关[24-25]。

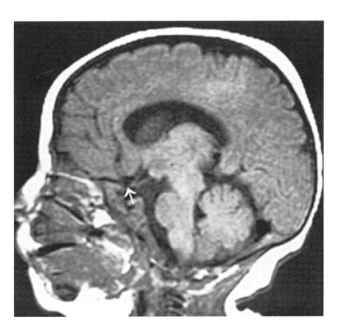

图22.3 de Morsier综合征（视中隔发育不良）患者矢状位MRI扫描。相关的神经影像学特征为视神经发育不良（箭头所示），同时伴有前连合和透明隔发育不全（courtesy of Dr. Robert Grossman）

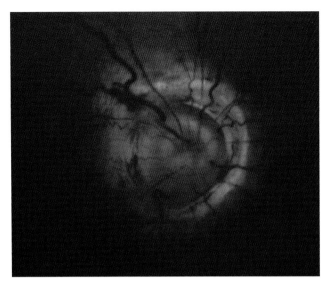

图 22.5　视盘牵牛花综合征。视盘呈漏斗状，扭曲变形、变大。视盘周围脉络膜视网膜色素呈环形

此类综合征患者视力丧失的原因为浆液性和孔源性视网膜脱离[25]。传统的玻璃体视网膜手术恢复视力的预后不佳。但 Irvine[26] 和 Chang[27] 等报道，在行常规视网膜修复术同时行视神经管减压术的预后较好。

视盘缺损是引起儿童视力丧失的另一类主要的视神经发育异常原因（图 22.6）。缺损是指视盘发育异常，呈碗状缺失，由于胚裂终端发育时两侧闭合异常或部分闭合导致下方凹陷明显。视神经缺损可独立存在，也可因胚裂闭合不全的部位不同而与视网膜和脉络膜缺损同时存在。如果胚裂近端未正确闭合，则可累及视网膜及脉络膜。若胚裂远端未闭合，则神经及其鞘膜会受影响而产生缺损。视神经缺损可散发，或呈常染色体显性遗传。研究发现，伴有视神经缺损的

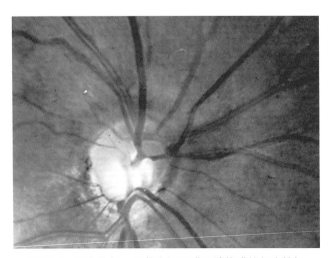

图 22.6　视盘缺损，不伴有视网膜和脉络膜的相应缺损

肾缺损综合征中 PAX2 基因发生突变[25, 28-31]。

视盘缺损患者常有视力下降的症状，但视力下降的程度取决于缺损累及黄斑的程度。视野缺损的情况也不稳定。显著的屈光不正和屈光参差在视神经缺损中很常见，通常应该处理[32-33]。视神经缺损患者有视网膜脱离的风险，曾有报道 5 个月大的患儿发生视网膜脱离[34]。视神经乳头周围脉络膜有新生血管生成[35]。

与视神经发育不良类似，视神经缺损可单独发生，也可伴随其他神经系统或全身症状。缺损通常发生于 CHARGE 异常（缺损、心脏疾病、后鼻孔闭锁、生长发育迟滞、泌尿生殖系统畸形及耳部畸形）和肾缺损综合征[36]。

对于上述疾病导致视力下降的儿童，早期干预是必要的，通过矫正屈光不正、遮盖治疗以及家庭和学校的良好配合，确保视力下降的情况不会妨碍发育或接受教育[25]。

遗传性视神经萎缩——显性遗传性视神经萎缩

显性遗传性视神经萎缩（dominant optic atrophy, DOA）是儿童中最常见的累及双侧视神经的遗传性疾病。其发病率在北欧约为 1/35 000。最近研究发现，核编码的类动力蛋白 GTP 酶核基因 OPA1 的突变能够导致线粒体融合，这是导致 DOA 的主要原因。OPA1 基因导致 DOA 与染色体 3q27 ~ q29 有关[37-40]。患者在儿童时期通常不能通过学校的视力筛查。这类疾病不会产生急性视力丧失。一部分患者可能到成年后才发现视力的变化。存在 DOA 突变的患者有 50% 的可能性将突变的等位基因传递给后代。DOA 表现为不完全外显率，携带突变等位基因的患儿中有 66% ~ 88% 的概率表现为此病[41-42]。

由于视力缺损可能较轻微（20/200 ~ 20/40），视力通常在生后 20 年内缓慢下降。盘沿变薄的情况较为普遍[43-44]。儿童通常不会主动注意到视力的变化，故 DOA 的准确发病率及发病时间难以确定。一般而言，DOA 通常在小学视力筛查时发现[45]，58% ~ 84% 的患者在 11 岁之前会注意到视力损害[46-47]。

在同一家庭成员中，视力受损的程度也不尽相同，同时这种损害也可能是非对称性的。虽然 DOA

患者中大部分仅表现为视神经病变，但仍有 20% 的患者同时合并神经系统疾病，如感音神经性听力障碍、肌病、周围神经病变、共济失调、上睑下垂和（或）眼肌麻痹[48-49]。

Kjer 在 1959 年发表了经典论著[50]，描述了丹麦 19 个 DOA 家系。他提出用是否存在眼球震颤作为鉴别两种不同类型 DOA 的一个特征。然而，Waardenburg 等[51]认为眼球震颤并不具有特异性，不能作为区分两个可能类型的确定依据。纵观文献更支持 Waardenburg 的观点。Kline 和 Glaser[52]描述了 4 个家系中 24 例不伴眼球震颤或其他眼球运动异常的患者。

这一研究很好地描述了 DOA 的临床特征。该研究中患者的最好矫正视力从 20/400 到 20/25 不等。12 例患者中有 6 例双眼视力相同，有 2 例患者双眼视力差别为一行。其余 4 例患者双眼视力差别在 2 行以上，其中 1 例患者右眼视力为 20/30，左眼视力为 20/200。

DOA 患者的视野缺损有四个值得注意的特点：①细长的盲点；②哑铃型暗点；③颞侧轻度凹陷很少与中心等视力线相连（I-2-E 和 I-3-E）；④周边视力正常（I-4-E 或更大）。视力和视野的进行性缺损很少发生在 DOA。这种改变并不常见，因此如果发生此类情况，要进行详细的诊断检查，以排除"进行性 DOA"。

DOA 患者中的色觉缺失值得注意，通常有助于鉴别 DOA 与其他视神经病变。Ishihara 和 Hardy-Rand-Rittler 对于 DOA 引起的色觉障碍提出了很好的筛查方法，但只有 Farnsworth-Munsell 100 色调检查精确定义了此类色觉障碍。在 Kline 和 Glaser 的研究中[52]，22 只眼中有 15 只表现为黄绿色觉障碍。在这 15 只眼中，有 5 只同时伴有绿色盲或红色盲。其余 7 只眼表现为一般的色觉障碍。此类 DOA 色觉障碍有临床意义，因为其违反了 Koellner 原则（即视网膜光感受器和双极细胞层疾病引起蓝-黄色觉敏感度下降，视网膜神经节细胞和外侧膝状体前的视路疾病引起红-绿色觉障碍）。目前 DOA 的这种色觉障碍尚未得到很好的解释。

DOA 视神经外观表现尚有争议。目前一致认为视盘颞侧苍白是常见特点，且不会出现弥漫性苍白，但对于视神经其他外观特征尚未达成统一。Kline 和 Glaser[52]一致认为，大部分患眼视盘颞侧发生局限

性凹陷（他们研究了 22 只眼，其中 16 只有此表现）（图 22.7）。这种凹陷比较明显，使得视盘颞侧看起来与鼻侧不在同一平面。但凹陷的程度大不相同，这种不同也就解释了为什么不同的临床医生均认为该病的视盘表现并没有特异性。

Kline 和 Glaser[52]修改了由 Smith 首次提出的 DOA 的诊断标准。这些标准列于表 22.2。DOA 的治疗尚未发现有效的报道，艾地苯醌可能对于 DOA 有效，但仍需进一步研究[47]。

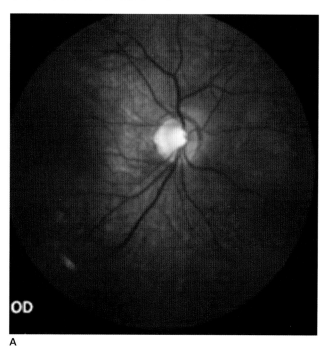

A

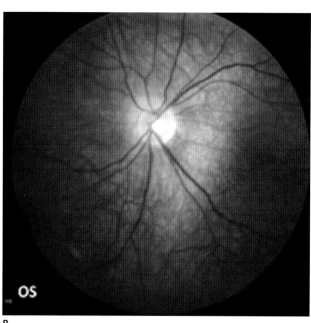

B

图 22.7 A 和 B. 显性遗传性视神经萎缩（DOA），可见两个视盘颞侧苍白同时伴有颞侧神经纤维凹陷（courtesy of Dr. Joel S. Glaser）

显性遗传性视神经萎缩（DOA）诊断标准

常染色体显性遗传（可对家族无症状成员进行检查）

隐匿起病，多在 10 岁左右发病

双侧对称性视力丧失，有时为非对称性

轻到中度视力下降

双眼中心或旁中心暗点，周围等视线正常

Tritan 色觉障碍，同时可能合并红绿色盲，很少有全色盲

颞侧视盘苍白，同时可能合并视盘颞侧三角形凹陷

Adapted from Kline LB, Glaser JS. Dominant optic atrophy: the clinical profile. Arch Ophthalmol 1979; 97: 1680-1686; and from Smith DP. The assessment of acquired dyschromatopsia and clinical investigation of the acquired tritan defect in dominantly inherited juvenile atrophy. Am J Optom 1972; 49: 574-588.

Leber 遗传性视神经病变

Leber 遗传性视神经病变（Leber hereditary optic neuropathy，LHON）很少在成年人中发病，其多发于儿童和青少年时期。虽然 Leber 认为该病发生于 18 ～ 23 岁人群，但大量报道显示该病也可发生于 10 岁前或从本质上来说任何年龄。

LHON 是一类母系遗传性疾病，男女发病比例为 9：1。存在基因缺陷的患者中约 50% 的男性患者和 10% 的女性患者发展为视神经病变。大部分患者中，与复合体 1（烟酰胺腺嘌呤二核苷酸：辅酶 Q 氧化还原酶）有关的线粒体基因发生点突变，该基因被称为 ND 基因，其突变位点为 ND4 的 G11778A、ND1 的 G3460A 和 ND6 的 T14484C。基因检测很重要，因为不同突变引起的 LHON 发病率不同。并不是所有的 LHON 患者均存在上述常见突变。目前 ND6 被认为是一个热点，因为家系研究发现，该基因至少存在 7 个不同的突变位点[53-54]。

临床表现

LHON 与视神经炎的表现很难区分。患者主诉视物模糊或中央视力有阴影。可单侧或双侧发病。刚开始是单眼发病，在随后几天或几周对侧眼也受累；也有报道对侧眼在间隔 3 年、8 年、12 年和 14 年后发病。

Smith 等[55]认为，急性 LHON 存在典型眼底改变。他们发现，视乳头周围可见与视盘充血和视盘周围视神经纤维层充血相关的毛细血管明显扩张性微血管病变（图 22.8）。荧光血管造影可见视盘周围血管扩张，但没有渗漏。随着视网膜神经纤维层的缺失，视盘最终变苍白。

大部分 LHON 患者仅视神经受累，但也有部分患者可表现为弥漫性神经病变[56]。尽管如此，其他受累的中枢神经系统并未有特异性改变。曾报道 2 例患者心电图异常[57]，但也有可能是例外。

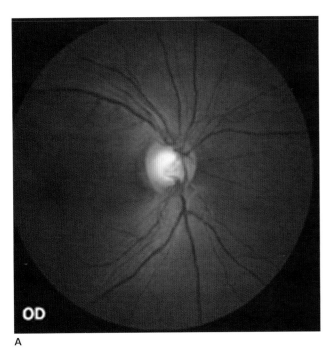
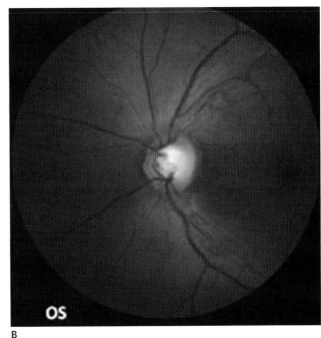

图 22.8　**A** 和 **B.** Leber 遗传性视神经病变，视盘萎缩累及左眼和右眼黄斑周围束（颞侧苍白）

治疗

少部分 LHON 患者视力自发性改善。至今，仍难以预测哪些患者视功能可以恢复及恢复到什么程度。目前仍无有效的治疗方法。

Pfeffer 等回顾了 8 例未采取过明确治疗的线粒体疾病患者。仍需进一步研究，从而建立一系列治疗方法[47, 58]。已提出的线粒体疾病常用治疗方法包括维生素和辅酶因子（辅酶 Q_{10}、叶酸、维生素 B_{12}、维生素 B_1、维生素 B_2、左旋肉碱、左旋精氨酸和肌酸）、电子受体（维生素 C、甲萘氢醌）、自由基去除剂（辅酶 Q_{10}、艾地苯醌、α-硫酸锌、米诺环素、环孢素、谷胱甘肽和维生素 E），以及有毒代谢产物抑制剂（二氯乙酸盐）[59-60]。

视神经炎

视神经炎（optic neuritis，ON）是视神经特发性或脱髓鞘性疾病。与成年患者相比，儿童视神经炎有三个鉴别诊断特点：①儿童患者双侧视神经同时发病比成年人更常见；② 70%～80% 的儿童患者伴有视盘水肿，而成人中视盘水肿的发生率约为 30%（图 22.9）；③与多发性硬化（multiple sclerosis，MS）相关的视神经炎的发病率在儿童要远低于成年人。这些儿童与成人发病的不同点是否与环境或遗传因素有关尚不明确。目前尚无以人群为研究对象的研究比较伴随 MS 或其他类型的获得性脱髓鞘综合征（acquired demyelinating syndromes，ADS）的儿童和成人的发病率或流行比例[61]。

儿童中枢神经系统 ADS 发病率尚无统计。其年发病率在 0.3/100 000～1.66/100 000。ON 是最常见的一种 ADS，其占 ADS 的 23%～36%，发病率为 3.2/100 000[62-64]。

儿童 ON 多发生于发热或流感样疾病感染之后的数天至数周。此外，感染性疾病、全身性炎症和免疫反应后也可能发生[65-67]。

在儿童患者中很难获得准确的视力下降病史，视力下降多为双侧（33%～86%）且影响较大（90%～95% 的患者视力低于 20/200）[62, 68]。

视力下降 3 周后开始恢复，需要 6 个月。年幼患儿（小于 6 岁）视力预后要好于年长患儿。急性期，83.3% 的患眼视盘外观异常。67% 的患眼出现 RAPD，58.5% 的患眼有视野缺失，50% 的患眼伴有色觉异常[69]。

视觉诱发电位（VEP）是对临床疑似 ON 患者确诊的有效检查，急性 ON 可见 VEP 信号缺失，45%～65% 的患者在长达 6 个月到 1 年时间里 VEP 潜时异常[62, 70]。

如果临床怀疑 ON，应进行神经影像学检查排除脱髓鞘病变、炎症性疾病，或颅内占位及脑积水等少见疾病。通过腰椎穿刺排除潜在的传染性因素及颅内压增高。儿童 ON 有 0～33% 转变为 MS。双侧先后发病或复发性 ON 与 MS 有关的可能性较高[62, 71-72]。MRI 扫描显示，白质脱髓鞘疾病的 ON

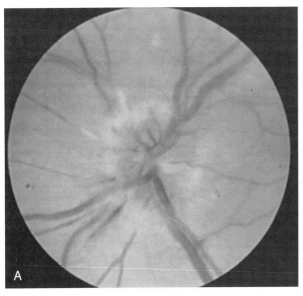
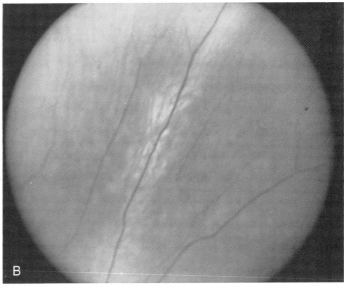

图 22.9　**A.** 急性视盘炎发病 3 个月之后 RPE 周围血管改变和视网膜血管鞘。**B.** 图 A 中所示患者的颞侧视网膜

发展为 MS 可能性更大[68、73]。

对于儿童 ON 患者的治疗目前较有争议。对于全身应用糖皮质激素治疗儿童 ON 的作用尚无前瞻性的随机试验研究。成人视神经治疗试验[74-75]研究发现，口服激素的同时大剂量静脉激素治疗能够快速恢复视力，以此研究为基础，ON 的治疗常常需要应用激素[76]。

Devic 病

Devic 病［视神经脊髓炎（neuromyelitis optica, NMO）］是一组中枢神经系统脱髓鞘病变，表现为严重的急性横断性脊髓炎（transverse myelitis, TM）、ON 或两者同时出现。女性患者 NMO 复发率是男性患者的 3～9 倍，而单独发病时，男女性别比例为 1:1。NMO 可单独发病也可与多种疾病伴随发生，临床缓解后出现不同程度的恢复[77-78]。NMO 抗体 NMO-IgG 是水通道蛋白 4（AQP4）一种自身抗体 IgG 抗体的亚型，首次在与中枢脱髓鞘疾病相关的视神经脊髓病变患者中通过间接免疫荧光发现。AQP4 是中枢神经系统水通道蛋白中最常见的一种[79]。

成年人 NMO-IgG 敏感性为 73%，特异性为 91%，儿童中其敏感性为 67%～80%。

NMO 中 NMO-IgG 的高特异性与临床复发有关。儿童和成人均可患该病，从而导致双侧视力丧失和 TM。视力丧失多为双侧，但一般先单眼发病，几天后对侧眼受累[80]。之后与 TM 相关的截瘫很快出现。除了白质外，脊髓灰质也会受累。与 MS 患者相比，Devic 病患者脑脊液蛋白质浓度更高，脊髓液中炎症细胞数量也增加。NMO 治疗效果不稳定，也无法预测，很多病例效果不好。并无最佳治疗方案的记载。静脉应用糖皮质激素多用于急性 ON 或 TM。对于顽固性疾病，血浆过滤、联合静脉应用免疫球蛋白进行的免疫抑制治疗（硫唑嘌呤、米托蒽醌）、吗替麦考酚酯以及利妥昔单抗能够减少该病的复发[81-86]。

NMO 预后很差。成年患者在发病 5 年后有半数以上产生身体及视力病变。

Schilder 病

不伴有视力提高的双侧 ON 可能是 Schilder 病的首发症状，Schilder 病是一种罕见的进行性广泛脱髓鞘疾病（弥漫性髓鞘破坏性硬化）[87]。Schilder 病可能在 MRI 扫描中表现为类似于肿瘤或脓肿的颅内占位[88-90]。该病多于 10 岁前发病，进展迅速，1～2 年内死亡。尽管如此，仍有糖皮质激素治疗有效的病例报道[88、91-92]。该病无遗传因素，男女发病比例相等。该病的神经病理学特征不易与 MS 区分。

视神经乳头炎和黄斑部星芒状皱褶

过去几年，人们对视神经乳头水肿（视神经乳头炎）同时伴有黄斑渗出（"黄斑部星芒状皱褶""半黄斑部星芒状皱褶"或"视神经视网膜炎"）的综合征有了更多认识（图 22.10）。该病实际于 1916 年发现，由 Leber 首次报道[93]。虽然 Leber 曾错误地假设该病是原发性视网膜病变，但他对该病进行了详尽的临床描述。

利用荧光素血管造影，Gass[94]描述了先于或与黄斑渗出同时发生的视盘改变。虽然描述多为双眼受累，但儿童和青少年多表现为单侧视力下降。约 50% 的患者表现为球后疼痛，伴随眼球转动时球后疼痛加重，这和与 MS 相关的 ON 表现相似。然而，视神经乳头炎和视神经视网膜炎患者发生 MS 或临床脱髓鞘疾病的风险并未增加[95]。

大部分伴有黄斑部星芒状皱褶的视神经乳头炎患者都为"特发性"，被认为是"病毒感染后的"。而现

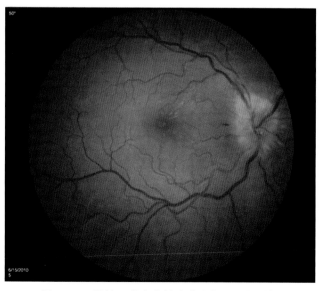

图 22.10 视神经乳头炎伴半黄斑部星芒状皱褶

已找到几种特定病因，因而临床医生需对患者的诊断进行研究。虽然这类疾病有可能是全身性病变，但视神经乳头炎和视神经视网膜炎有可能是单侧，而不是双侧发病。该病的鉴别诊断包括猫抓热[96]、EB 病毒感染[97]、流行性腮腺炎[98]、乙型肝炎[99]、Lyme 病[100]、梅毒[101]、弓形体病[102]和肉状瘤病[103]。

视神经乳头水肿

儿童神经眼科学中，视神经乳头水肿的诊断和处理应按急诊进行。对于颅内压增高引起的视盘水肿，推荐采用"视神经乳头水肿"一词（图 22.11），

而其他原因引起者建议采用"视盘水肿"一词。

在儿童，视神经乳头水肿最常见的原因为颅内占位性病变引起的阻塞性脑积水（图 22.12）。由于此类病变会引起突发的小脑幕疝和死亡，及时、恰当的治疗至关重要。此外，其他原因引起的慢性双侧视神经乳头水肿会产生视神经萎缩和双侧盲。因而视神经乳头炎是威胁生命和视力的神经眼科体征。

临床症状

由颅内压增高引起的头痛和一过性黑矇（transient obscuration of vision，TVO）是视神经乳头水肿最常见的临床症状。头痛可能为钝性，累及整个头部，有时也感觉头颅后半部分及上颈部不适更明显。头痛通常在清晨起床时较重，晚上好转。可能会出现与颅内压升高相关的恶心和呕吐，但通常只发生在头痛出现后。咳嗽、打喷嚏和任何 Valsalva 动作都会加剧头痛。

TVOs 是最常见的由视神经乳头水肿引起的视觉症状。这些症状的发生可以毫无预兆，程度从视物模糊到全盲。TVOs 可以同时累及双眼，但在一些患者中也可单眼发病。Meadows[104]认为，TVOs 发病频率增加、程度加重可能提示永久性的视力丧失。而 Rush[105]和 Miller[106]不认为 TVOs 发病增加预示视力永久丧失。虽然 Cogan[107]通过观察这类患

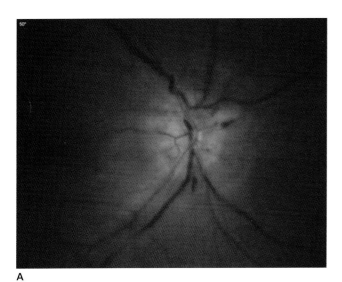

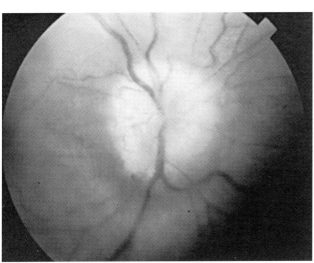

图 22.11　**A.** 急性视神经乳头水肿伴视网膜静脉血管扩张和明显的视盘水肿。注意视盘中央缺损。**B.** 慢性视神经乳头水肿是最难诊断的眼底病变之一。由于视神经乳头水肿呈慢性进展，视盘初期表现类似于先天性视盘异常。视盘隆起，中央凹陷消失，没有明显的视乳头周围出血和渗出

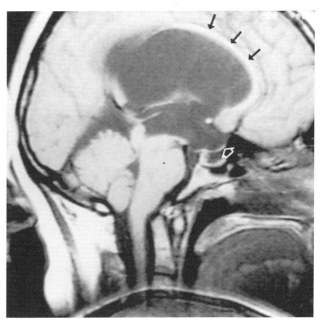

图 22.12　阻塞性脑积水矢状面 MRI 扫描。侧脑室变大，导致胼胝体变薄（黑箭头）。第三脑室扩张，从而引起视交叉变形（白箭头）

者的体位发现，改变血流或视神经脑脊液血液动力学在该病的发生中有一定作用，但 TVO 发病机制尚不明确。

与单侧或双侧第六脑神经麻痹相关的双眼复视与颅内压增高和视神经乳头炎有关。第六脑神经麻痹并不是颅内压增高的特异性表现。降低颅内压能够缓解第六脑神经麻痹。

非特异性的组织病理学占位或颅内异常可以产生视神经乳头水肿。能够引起视神经乳头水肿的特定的和多变的神经肿瘤性问题和神经外科问题将在后面讨论。

有些理论认为，婴幼儿由于其颅骨的可扩张性和开放的囟门，不会形成视神经乳头水肿。然而，仍有很多关于婴幼儿视神经乳头水肿的报道，因此，头颅的组织结构变化并不能阻止视神经乳头水肿的产生。

视神经乳头水肿的超声诊断

在合并头颅创伤和代谢性疾病的儿童，视神经的检查可能非常困难。Helmke 和 Hansen[108] 指出，超声能够检测急性颅内压增高引起的视神经鞘膜的扩大。因此，在怀疑颅内压增高而视神经不能很好地检查的患儿，超声检查能够帮助诊断视神经乳头水肿。

治疗

对于视神经乳头水肿患儿，儿童眼科医生将面临两个挑战。首先，必须立即进行神经影像学（CT 和 MRI）检查。如果发现颅内占位，须住院进行神经学和神经外科学治疗。如果升高的颅内压没有引起严重的呕吐，首先应用乙酰唑胺和糖皮质激素降低颅内压。

对颅内占位进行手术治疗前是否行脑室腹腔分流术取决于神经外科医生的判断。成功降低颅内压并不能确保视神经乳头水肿不会对患者的视力产生永久性损害。因此，对于儿童眼科医生，第二个挑战是尽量减少视力损伤的程度[109]。之前提到过，颅内压降低并不能防止视力的永久性损伤。有些患者甚至在对原发性颅内占位性病变进行神经外科减压后突然出现视力下降（减压后盲）[110]。其发病机制尚不明确。

一些颅内占位性病变并不能完全切除，但该类患儿可通过进一步的化疗和放疗来延长生命。然而，他们的生活质量可能会因为慢性视神经乳头水肿引起的视力下降而受到严重影响。由于存在原发肿瘤远程播散的可能性，不推荐脑脊液分流。尽管未切除的中枢神经系统病变能够引起慢性视神经乳头水肿，但视神经颅内段鞘膜的外科减压在预后较好的患儿中能有效改善视力[109]。

假性脑瘤

假性脑瘤（pseudotumor cerebri，PTC）是一种病因不明的临床综合征。该病是指患者存在颅内压增高症状和体征，包括头痛、复视、耳鸣、一过性黑蒙及眩晕。诊断标准（改良的 Dandy 标准）包括颅内压增高的症状和体征，脑脊液成分正常的颅内压增高；除了展神经麻痹和神经影像学检查提示空蝶鞍外，并无特异性的神经学改变（图 22.13），不伴有脑室扩大、脑部占位或静脉窦异常；没有引起颅内压增高的继发性病因，如某些药物的使用。儿童 PTC 的临床特征与成人的典型综合征不同。Rangwala 等和 Friedman 提出了儿童特发性颅内压增高的改良 Dandy 标准的分级（表 22.3）[111]。

儿童 PTC 很罕见。可能与遗传基因有关，但遗传机制尚不明确。青春期前发病的 PTC 与成年人不同。该类患儿男女比例相等，年幼患儿 PTC 的发病

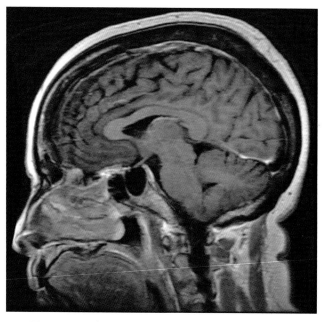

图 22.13　脑部矢状位 MRI 扫描显示空蝶鞍（箭头）

表 22.3

假性脑瘤

1. 颅内压（ICP）升高的症状或体征

2. 明确的 ICP 升高（年龄相关）

   新生儿：76 mmH₂O

   8 岁以下伴有视神经乳头水肿：180 mmH₂O

   8 岁或以上或 8 岁以下不伴视神经乳头水肿：250 mmH₂O

3. 脑脊液成分正常，新生儿除外（白细胞 32/mm³，蛋白质
   高达 150 mg/dl）

4. 脑部 MRI 或增强 MRI 正常，脑部静脉造影正常（横窦
   和乙状窦连接处狭窄）

5. 无 ICP 升高的其他症状（如展神经麻痹、视神经乳头水肿）

6. 无颅内高压的明确病因

与肥胖无关，多自发缓解，口服糖皮质激素效果较
好。青春期和青春期后儿童发病与成人类似，以女
性患者为主，与肥胖有关[112-113]。颅内压增高可发生
在儿童任何年龄，但 60% 发生于 10 岁后[114]。可能
与青春期肥胖有关[111, 115]。其发病无性别差异。颅
内压增高的发病率为 1/100 000。

PTC 分为两种——特发性与继发性。大龄儿童
中继发性 PTC 比特发性少见（53.2% vs. 77.7%），继
发性原因包括静脉窦血栓、营养不良、贫血、红斑
狼疮，此外还包括外源性激素的使用或停用、药物 /
维生素摄入和 Lyme 病。

与成人患者类似，慢性视神经乳头水肿儿童患
者也存在永久性视力丧失的可能。因此，此类患者
必须认真治疗，仔细随访。

慢性视神经乳头水肿的检眼镜检查诊断可能是
眼科检查中最困难的部分（图 22.11B）。由于没有出
血和渗出的表现，容易漏诊。意识到有慢性视神经
乳头水肿存在的可能性很重要，因为在年幼患者难
以对视野缺损进行检查。再次强调，家庭成员对患
儿视觉行为的观察很重要。

当慢性视神经乳头水肿患者存在进行性视功能
下降，需要进行药物和（或）手术治疗。如果合并
其他病因，必须同时治疗。医疗干预一直要持续到
潜在的病因消除。如果糖皮质激素和利尿剂作用不
大，应进行手术分流或视神经鞘膜减压术。这两种
手术治疗视神经乳头水肿都是有效的[116-118]。

视神经胶质瘤

视通路胶质瘤（optic pathway gliomas，OPG）是
一类儿童肿瘤，通常在 20 岁前发病。75% 的患者病
变发生于 10 岁前[119]。超过 90% 的视神经胶质瘤在
20 岁前确诊。

OPG 发病伴随视力丧失、斜视和视神经苍白
或水肿。有时存在视网膜静脉压力性阻塞，偶尔出
现角膜水肿、虹膜炎、虹膜新生血管和青光眼等眼
缺血综合征。许多 OPG 患者有 1 型神经纤维瘤病
（NF1），视神经胶质瘤和 NF1 同时存在的发病概率
为 10% ～ 80%。

CT 和 MRI 扫描能够帮助诊断 OPG（图 22.14
和 22.15）。但 OPG 病程多变，有些患者表现为良性
发病过程，而有些患者肿瘤则生长迅速[119-121]。

OPG 的治疗因病程不同而异。对于视神经胶质
瘤，完整手术切除能够治愈，但可能会损伤视力，
因而对于视力较好的患者不予推荐。对于影像学和
临床上表现为进行性的 OPG，常常首选化疗，尤其
是在脑部进行性生长者，放疗可能会引起内分泌、
智力及发育等问题。对于 OPG 治疗，采用观察、化
疗、放疗或手术的方法仍存在争议。

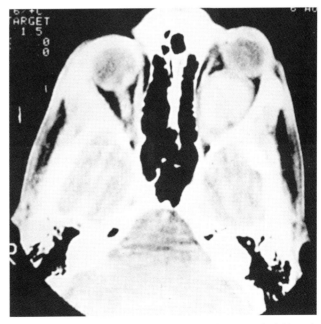

图 22.14　水平位 CT 扫描显示左球后占位，后证实为神经胶
质瘤

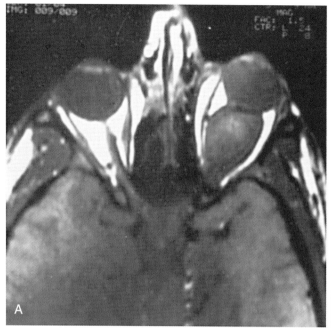

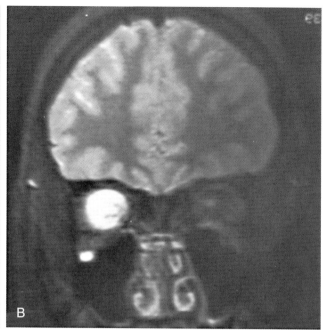

图 22.15　**A.** 图 22.14 视神经胶质瘤的 T1 加权像 MRI 扫描。**B.** T2 加权像 MRI 扫描显示高密度神经胶质瘤包裹整个视神经。注意对侧视神经的模糊阴影。**C.** 慢性视盘水肿伴与视神经胶质瘤有关的视网膜脉络膜静脉侧支（即视神经睫状分流血管）

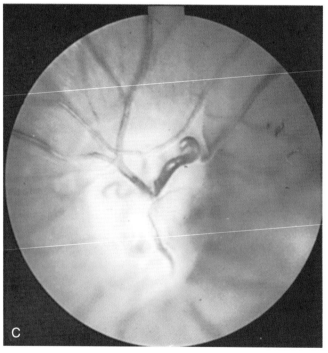

视交叉综合征

视交叉附近的病变可能伴随视力下降，或典型的双颞侧视野缺损。视交叉综合征患者常表现为一侧（连接处）或双侧视野的颞侧偏盲。然而，在儿童患者中很难用技术手段检查视野缺损现象。偶尔，患儿父母会发现孩子容易"撞到物体"或总在一侧玩耍或者看不到颞侧的玩具。

儿童中视交叉部位的疾病多为压迫性肿瘤。炎症、缺血、创伤或脱髓鞘病变并不常见，应做排除

诊断。现对引起视交叉综合征的最常见的肿瘤做如下介绍。

颅咽管瘤

人群中颅咽管瘤占颅内肿瘤的 3%。同时，该类肿瘤是儿童和青少年中最常见的不起源于神经胶质细胞的肿瘤。在儿童中，占颅内肿瘤的 8%～13%[122-123]。

该肿瘤起源于漏斗柄和腺垂体附近的鳞状细胞，被认为是产前萎缩后 Rathke 囊的残余物。由于其组织起源特点，颅咽管瘤通常位于鞍上池，有时可能

会累及邻近组织结构。当肿瘤浸润穿透入第三脑室，脑脊液流动受阻，会导致视神经乳头水肿和阻塞性脑积水。

虽然眼科医生很少见到不合并视力问题的颅咽管瘤患儿，但一些患儿最初表现为生长发育迟滞、尿崩症、性早熟或肥胖。这些表现对于儿童眼科医生评估视力微小改变并诊断该病很重要。

颅咽管瘤的临床治疗仍有争议。外科切除仍是主要治疗方法，但是完全切除还是部分切除结合放疗尚未明确。最近研究发现，部分切除加术后放疗的患者有一半 10 年后局部复发，但生存率没有明显差别[124]。虽然该肿瘤组织学外观为良性，但常常伴有局部恶性浸润。目前外科治疗、立体定向和局部化疗技术治疗后复发仍很常见，但生存率较高[125-129]。

视交叉的神经胶质瘤

如前所述，在儿童患者中，OPG 包括其他视交叉肿瘤。组织学上，这些病变与视神经胶质瘤类似，且与 NF1 有关。但与视神经胶质瘤相比，视交叉病变很可能表现为外生型。如前所述，儿童中视通路胶质瘤占脑部肿瘤的 3%～5%，发病的中位年龄小于 5 岁。男孩女孩发病率相等。10%～20% 的患者合并多发性神经纤维瘤病。

可能由于发病年龄较早，且发病初期症状轻微，确诊时程通常较长。患者常表现为斜视，视交叉胶质瘤的诊断常是在数次斜视矫正术后仍难以改善眼位时发现。多名临床医生发现，视交叉胶质瘤患者常表现为类似于点头痉挛的单眼眼球震颤[130-132]。

由于该特点，对于单侧眼球运动出现震颤的患者应该进行详细的神经影像学检查。临床上很难区分"良性"点头痉挛和与眼球运动相关的肿瘤。眼球运动记录技术在年幼患儿中也无法应用。

在年长患儿中，视交叉胶质瘤更易产生视功能下降，而不是斜视或单眼眼球震颤。视力丧失多缓慢发生，但 Maitland 等描述了由于出血累及神经胶质瘤而突然发生的单侧或双侧视力丧失[133]。视交叉胶质瘤患者中 10%～20% 的患者可见视盘发育不良。

CT 和 MRI 扫描是视交叉胶质瘤的主要诊断依据。病变是否仅存在于视交叉内是神经放射学家必须回答的关键问题（图 22.16）。对于单纯视交叉内的病变，不需要进行手术活检。而伴随外生的视交

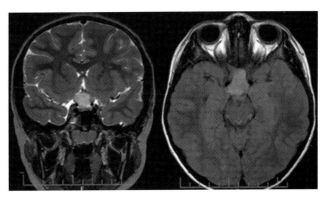

图 22.16　脑部冠状位和水平位 T1 加权像 MRI 扫描，显示视交叉神经胶质瘤病变单纯向视交叉内部生长

叉内的病变通常需要进行活检，因为：①从神经影像学方面很难判断该病变是否来源于神经胶质瘤；②手术切除较大的外生性囊肿能够改善视力。

神经胶质瘤的治疗尚有争议，因为该病的自然病程并非像曾经认为的那样容易理解。Hoyt 和 Baghdassarian[134] 观察了 18 例视交叉胶质瘤患者，发现 36 只眼中只有 8 只出现进行性视力丧失。之后对这些患者的研究进一步确定了该病相对良性的视功能改变[135]。与多发性神经纤维瘤病相关的神经胶质瘤常为非浸润性，不需治疗[136-137]。

视交叉胶质瘤患者长期死亡率分析显示，在中位随访 20 年期间，54% 的患者死亡[138]。该病例系列中的 5 例患者死于 1969 年之前，只有 1 例患者死于 1969 年到 1989 年之间。16 例死亡患者中 11 例接受过放疗。在幸存的 12 例患者中，只有 3 例接受了放疗。

然而，部分视交叉胶质瘤患者的视力和全身情况预后均不好。儿童患者若病变累及下丘脑和（或）丘脑，则预后很差[139]。对于视交叉胶质瘤患儿，必须进行临床和神经影像学的密切随访。治疗包括临床观察、肿瘤外生部分的切除、放疗和化疗。

眼球震颤

任何间歇性或持续性新发病的眼球震颤均需进行神经影像学检查。该部分重点介绍与神经眼科相关的眼球震颤类型。

跷跷板型眼球震颤

跷跷板型眼球震颤的特点为集合性、钟摆性、

交替性旋转运动，同时合并双眼的垂直运动。外旋眼向上运动的同时，对侧内旋眼向下运动。这种眼球震颤在第一眼位和向下注视时最明显。

跷跷板型眼球震颤的病变定位于间脑，是由未定带到 Cajal 间质核的病变引起[140]。大的鞍旁肿瘤引起的双颞侧偏盲和第三脑室的压迫是该病最常见的原因。颅脑外伤和中脑上部病变能够引起多种眼球震颤。

集合-后退型眼球震颤

集合-后退型眼球震颤是一种与中脑病变有关的眼球运动异常。该病可能同时合并向上注视时全部或部分麻痹、瞳孔近反射分离、眼睑退缩或反向斜视。该病通常在企图上转时表现明显（如 OKN 鼓向下转动时），这与位于中脑背侧的支配眼外肌运动的第三脑神经共同放电有关，从而导致眼睑与眼外肌共同收缩和内直肌集合。

当集合-后退型眼球震颤合并无直接对光反射，但存在近反射（如光反射-近反射分离）以及上睑回缩（Collier 征），这一系列临床改变被称为 Parinaud 综合征[141]。

儿童中该病最常见的病因为松果体肿瘤。另一个常见病因为脑室腹腔分流术失败[142]。分流术失败后，集合-后退型眼球震颤和 Parinaud 综合征的其他特点在神经影像学出现改变前可能出现。

上射型眼球震颤

上射情况在向上注视时发生变化（Ⅰ型）是指第一眼位存在幅度较大的眼球震颤，向上注视时眼球震颤幅度增加，Ⅰ型多与中脑病变症状合并存在，为小脑蚓部前部病变[143]。而Ⅱ型是指幅度较小的眼球震颤，且向上注视时眼球震颤减轻，向下注视时眼球震颤加重。该型与延髓内病变有关[144]。

下射型眼球震颤

颈髓连接处病变引起的第一眼位眼球震颤，伴随向下注视时出现快相的眼球震颤[145]。后颅窝、脑干和颈髓索的 MRI 扫描有助于该病的诊断。

下射型眼球震颤多见于 Arnold-Chiari 畸形、伴有基底部压迫的颅底扁平症，以及脑干下部脱髓鞘或缺血性病变[146-147]。当该病与脑部病变同时出现

时，必须同时考虑是否存在脊髓小脑的退行性改变。

周期交替性眼球震颤

周期交替性眼球震颤（periodic alternating nystagmus，PAN）是一种周期性改变方向的水平冲动型眼球震颤。通常眼球向一个方向跳动震颤约 90 s 回到中间带，然后再向相反方向移动。这种情况在患者清醒和睡眠时均存在。

PAN 可与下射型眼球震颤同时存在，这些不同类型的眼球震颤的鉴别诊断与解剖位置实际上是相同的。PAN 见于原发性小脑肿瘤、脱髓鞘疾病、Arnold-Chiari 畸形、缺血[148-149]以及白化病[150-151]。

眼球阵挛

眼球阵挛是指不同方向、不同幅度的连续扫视运动。扫视经常为多个方向的曲线性或斜行路径。眼球阵挛被认为是脑桥的"暂停神经元"的抑制回路发生病变引起的。"暂停神经元"被认为能够抑制"爆发神经元"，使其"暂停"。因此，眼球阵挛可能是由未抑制的爆发性细胞引起的混乱的扫视运动[152]。眼球飘动的发病机制类似，为多方向的眼球阵挛，但以水平连续扫视运动为特点。虽然眼球阵挛偶尔发生在正常婴幼儿，但除非有其他可解释的病变存在，否则必须考虑后颅窝功能障碍。儿童患者中柯萨奇病毒 B、巨细胞病毒和流感嗜血杆菌性脑膜炎均与眼球阵挛有关。然而，在貌似健康的儿童中，本病最重要的病因是隐性神经母细胞瘤，这应该首先考虑到[153]。

与眼球运动相关的神经眼科疾病

双侧眼肌麻痹

当患者完全不能转动双眼时，眼科医生应考虑到以解剖为基础的鉴别诊断[154]（表 22.4）。聪明的眼科医生一定会检查患者的眼球运动，同时观察是否存在相关的临床症状，如眼睑异常、突眼以及瞳孔的不对称性，以便做出正确诊断。通常，合并的全身表现而非眼球运动本身的异常对于临床观察非常关键。双侧急性对称性眼肌麻痹的鉴别诊断包括

表 22.4

双侧眼肌麻痹：鉴别诊断

解剖部位	病因	瞳孔	疼痛	辅助诊断	其他
神经肌肉接头处	肉毒中毒性肌无力	正常	—	依酚氯铵（腾喜龙）试验，冰试验，休息试验，抗乙酰胆碱受体抗体	眼轮匝肌无力，体征短暂持续
肌肉	Graves 眼病	正常	异物感	牵拉试验，眼眶 CT 扫描，甲状腺功能检测	眼睑退缩，突眼，充血
	慢性进行性眼外肌麻痹	正常	—	复视，很少见	家族史
	毛霉菌病	±	+	真菌培养，鼻窦 CT 扫描，MRI 扫描	危及生命，糖尿病
脑神经	糖尿病（血管性）	通常没有临床意义	±	糖耐量试验	疼痛自限，10 天
	多发性硬化	±	—	脑脊液电泳	脑神经病变，罕见
	多神经根炎（Fischer 变异型吉兰-巴雷综合征）	±	—	脑脊液蛋白	感染后，亚急性共济失调
	神经性梅毒	±	—	脑脊液和血清性病研究试验	梅毒病史
	白喉	±	—	培养	
海绵窦	垂体卒中	+	++	头颅鞍区连续 CT 或 MRI 扫描	视野缺损多变，类似于视神经炎
	转移	±	+	脑脊液蛋白，细胞	严重的持续性疼痛
脚间池	基底动脉				
	a. 动脉瘤	+	±	CT 或 CT 血管造影，导管动脉记录	可能类似于后颅窝肿瘤
	b. 阻塞	+	—	临床症状	昏迷
颅底	肿瘤，原发性	±	±	CT 或 MRI 扫描，脑脊液	临床评估时间长
	慢性炎症	—	—	CT 或 MRI 扫描，脑脊液	临床评估时间长
	脑膜癌	±	—	MRI 扫描，脑脊液	持续性麻痹
脑干	Wernicke 脑病	—	—	酒精中毒，肥胖治疗手术，饮食失调，缺食性营养不良	硫胺素应用
	中脑背侧综合征	+	—	MRI 扫描	眼睑退缩，集合-后退型眼球震颤
	Whipple 病	±	—	脑脊液蛋白，细胞	葡萄膜炎，周围神经病变，胃肠道症状

Modified for pediatric population from Sergott RC，Glaser JS，Berger LJ. Simultaneous，bilateral diabetic ophthalmoplegia：report of two cases and discussion of differential diagnosis. Ophthalmology 1984；91：18-22

脑干病变、重症肌无力（MG）、肉毒中毒、吉兰-巴雷综合征的 Miller-Fisher 变异型、Whipple 病及 Wernicke 综合征。对于慢性双侧性对称性眼肌麻痹，也应考虑慢性进行性眼外肌麻痹（CPEO）、慢性 MG、重型眼球性甲状腺眼病，以及双侧脑干和海绵窦病变。

肌无力综合征

儿童的肌无力类似于成人 MG，但儿童发病又存在一些特异性，应考虑暂时性和先天性 MG。

暂时性新生儿肌无力

这种综合征是指由患有 MG 的母体将 MG 抗体

传递给新生儿引起的发育时暂时的肌无力情况[155]。患有 MG 的母亲中约 12% 的新生儿会发生该情况。

近 80% 的患儿生后第 1 天表现为肌力弱，该症状在生后持续若干小时。15% 的患者会出现眼球运动受限，上睑下垂和眼轮匝肌无力。最常见的始发症状为无力、喂养不良和肌张力降低。

此综合征常常存在 15 ～ 20 天，偶尔仅持续 1 周或存在 2 个月。如果不能明确诊断和积极治疗，有可能死于呼吸系统衰竭。

肌内或皮下注射 0.1 mg 依酚氯铵能够改善症状，从而明确诊断。如果吞咽功能受损不严重，可口服溴吡斯的明，直至出现自发缓解。

先天性肌无力

与暂时性新生儿肌无力不同，先天性肌无力发生于母亲无 MG 的婴幼儿[156]。其症状主要表现在眼部，多为生后即出现双侧眼外肌麻痹、上睑下垂，以及眼轮匝肌无力。临床通常无全身肌肉系统无力的表现。但肌电图通常能够检测到受损的神经肌肉传递。

虽然母亲无 MG，但同一家族中的兄弟姐妹通常有相似的表现，先天性眼肌麻痹被认为至少是部分基因遗传。42% 的患者在 2 岁前发病，超过 60% 的患者在 20 岁前发病[157]。

先天性肌无力是由肌肉神经接头处功能或结构异常引起的[158]。与青少年型肌无力不同，先天性肌无力无免疫机制参与，因而血浆置换法免疫抑制和系统性免疫抑制通常效果不佳。某些类型的先天性肌无力对抗胆碱酯酶抑制剂治疗有效，而一些类型则无效。

除了诊断先天性肌无力，小儿眼科医生必须监测患者视力，避免麻痹性斜视引起弱视。若怀疑存在弱视，应进行标准的遮盖治疗。

青少年型肌无力

青少年型肌无力是指眼部或全身性 MG 综合征，其临床表现、病理改变、病程及治疗与成人 MG 相同[159]。患者多于 1 岁后发病，超过 75% 的患者 10 岁后发病。上睑下垂、复视及双侧面部瘫痪最为常见，眼科医生对于此类临床表现应考虑 MG，同时将患者转诊至神经科进行评估，判断是否存在潜在的威胁生命的延髓病变，如构音障碍、吞咽困难、疲乏、气短或夜间有唾液等分泌物反流，以及全身性 MG（图 22.17A 和 B）。一些患儿（通常为 2 ～ 10

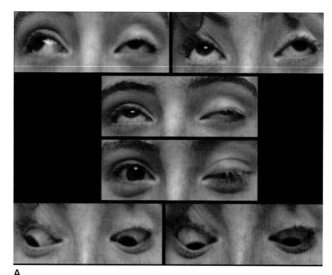

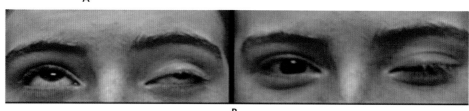

图 22.17　A 和 B. 伴有左眼上睑下垂和眼肌麻痹的青少年型肌无力

岁）可发展为急性"恶性"MG，伴有急性延髓病变，通常在 24 h 内发生急性呼吸衰竭[160]。

自身免疫性 MG 引起的肌无力和疲劳是源自神经肌肉接头处乙酰胆碱受体（AChR）改变引起的神经肌肉传递受损。多达 75% 的患者存在胸腺异常，同时存在自身免疫介导的其他疾病，如 Graves 病、桥本甲状腺炎、类风湿关节炎、恶性贫血和系统性红斑狼疮。

关于抗体介导的 AChR 损害和减少的机制，有三种不同的假说：①受体的激活位点被阻断；②补体依赖反应中 AChR 的破坏；③通过受体与抗体的交联反应增强 AChR 的降解率[161-162]。对于眼部 MG 患儿，应检测抗体、考虑转诊至神经科以评估有无全身性 MG，以及进行胸部影像学检查（如胸部 CT）以排除胸腺瘤。请神经科医生会诊，对全身性 MG 患儿进行进一步评估和治疗。

婴儿型肉毒中毒

婴儿型肉毒中毒在出现呼吸系统麻痹和衰竭之前主要表现为上睑下垂，因而有可能将上睑下垂和（或）眼肌麻痹误诊为 MG。关键的鉴别诊断特征是瞳孔受累，这在 MG 中不会发生。庆幸的是，眼肌麻痹很少发生在肉毒中毒时，并且因为该病常为暴发性，患者很少首诊小儿眼科医生。然而，由于合并上睑下垂和瞳孔扩大，眼科医生可能是首先考虑该诊断的医生，即使患者在重症监护室。

成人肉毒中毒是因摄入含有肉毒梭状芽孢杆菌毒素的食物所致。这一点与婴儿型病变不同，后者多有食用蜂蜜和土壤接触史。蜂蜜和土壤中含有肉毒梭状芽孢杆菌，其定植于未发育成熟的肠道，产生的毒素被吸收入血液循环[163]。通常在发病 6～8 h 内出现弥漫性自主神经功能紊乱和肌张力降低，并进展为昏迷。如果及时进行呼吸支持和重症监护，患儿通常能够自发缓解。

第三脑神经麻痹

儿童第三脑神经（动眼神经）麻痹的诊断方法不同于成年人[164-165]。

虽然很少有先天性第三脑神经麻痹的病例报道，

但先天性第三脑神经麻痹通常提示发育异常或出生时存在创伤[166]。而获得性第三脑神经麻痹通常预示存在其他潜在疾病。Miller[164] 发现第三脑神经麻痹的病因包括先天性（43%）、外伤性（20%）、感染/炎症性（13%）、肿瘤（10%）、动脉瘤（7%）和眼性偏头痛（7%）。虽然儿童中动脉瘤引起第三脑神经麻痹较少见，但其发病率并不是零，因而要考虑进行非侵入性血管造影（如 CTA 或 MRA），尤其是对于瞳孔受累的第三脑神经麻痹患儿。对于高度怀疑动脉瘤的患者，仍需进行导管血管造影以排除动脉瘤。

先天性动眼神经麻痹时，瞳孔可能受累，也可能正常，研究显示，二者均存在较高的神经异常再生情况。Miller 的研究中的先天性动眼神经麻痹患者有 3 例出现周期性动眼神经麻痹。该情况通常在生后 1 年确诊。其特点为完全性动眼神经麻痹伴有受累肌肉的周期性痉挛。在痉挛期，眼球内转、眼睑上抬，同时瞳孔收缩。痉挛期通常少于 1 min，之后为麻痹期。痉挛期和麻痹期交替出现，通常在睡眠中也会发生[167]。除与先天性第三脑神经麻痹有关外，患者可能伴有眼眶或颅底骨折或脑膜炎病史。

Harley 的 32 例患者中，有 7 例第三脑神经麻痹患者与偏头痛（眼性偏头痛）有关，但我们应把此列为一种排除诊断。年幼患者并不能提供有效的偏头痛病史，但我们可以向其父母或同胞询问相关情况。

眼肌麻痹在临床上与第三脑神经麻痹难以鉴别，可能发生在头痛的任何阶段，包括头痛缓解后也可能发生。周期性呕吐、晕动症以及眩晕的病史提示可能存在眼肌麻痹性偏头痛。虽然持续性上睑下垂、瞳孔散大和眼球运动受限曾有描述，但眼肌麻痹通常在几周内缓解。当瞳孔受累，同时无明确的偏头痛病史时，应进行包括脑血管造影技术在内的神经影像学检查，以排除动脉瘤。

第四脑神经麻痹

对于眼球运动麻痹，Harley 在儿童滑车神经（第四脑神经）麻痹方面提供了一些很好的数据[165]。18 例患者中 12 例为先天性第四脑神经麻痹，其中 7 例为单侧，5 例为双侧。5 例患者为头部外伤后出现滑车神经麻痹，1例患者为脑炎后出现此症状。先天性或有明确外伤史的第四脑神经麻痹患者无需进行神经影像学检查，但难以解释的、双侧的、非独立发病的或进行性的第四脑神经麻痹可能需要进行神经影像学检查（如 MRI）。神经系统独立发病的第四脑神经麻痹合并严重潜在疾病的风险不同于第六脑神经麻痹患者，后者可能有颅内压增高的症状，也不同于第三脑神经麻痹的患儿，后者可能提示存在其他严重的疾病。

第六脑神经麻痹

儿童时期最常见的影响眼球运动的独立发病的脑神经病变为第六脑神经麻痹。Harley[165] 和 Robertson 等[168] 发现，肿瘤伴有第六脑神经麻痹的概率分别为 33% 和 10%。通常，对于儿童难以解释的、进行性的、非独立发病的或不能自行缓解的第六脑神经麻痹应进行影像学检查，因为可能存在脑干神经胶质瘤、幕上瘤或小脑病变。评估儿童第六脑神经麻痹需注意伴随的症状和体征，可能需要进行血清学检查排除传染性疾病，进行放射线检查和其他检查（包括腰椎穿刺）排除肿瘤、炎症或传染性疾病后的脱髓鞘改变。

第六脑神经麻痹与同侧耳痛、面部疼痛合并存在时，可能是 Gradenigo 综合征。该病通常由于中耳感染引起，但在抗生素后时代，肿瘤也可能产生此类症状，因此建议进行影像学检查。

儿童神经眼科各类综合征

Kearns-Sayre 综合征

Kearns-Sayre 综合征是一类伴有其他发育异常的慢性进行性眼外肌麻痹（CPEO），包括心脏传导阻滞和视网膜色素变性[169]。除了对称性眼肌麻痹、上睑下垂及眼轮匝肌无力，患者存在身材矮小、骨骼肌疾病［病理上可见破碎样红纤维改变（ragged-red fibers）］、脑脊液蛋白增高。其他异常表现包括听力丧失、周围神经病变、小脑性共济失调、钟摆型眼球震颤、皮质脊髓束功能障碍、角膜混浊，并可能伴有糖皮质激素和钙代谢障碍。

此类患者肌肉和神经中丙酮酸盐代谢缺陷可能

是潜在的病因，能够解释所出现的症状。与全身情况相对健康的 CPEO 成人患者不同，Kearns-Sayre 综合征患儿由于存在弥漫性肌病、神经病变、脑病以及内分泌失调等问题而状况不佳。Moraes 等[170] 发现，成人 CPEO 综合征及儿童 Kearns-Sayre 疾病患者线粒体 DNA 缺失。

眼球运动失用症

眼球运动失用症是指眼球对于一定的视觉反射（如前庭或视动性刺激）存在扫视运动能力，而根据指令进行扫视的能力丧失（即"失用症"）。Cogan[171] 首次提出先天性眼球运动失用症。起初患者能够表现出视觉注视，但发病数月后，患儿根据其注视物体的位置出现典型的水平性代偿头位。先天性综合征多限于水平性眼球运动，而获得性则包括水平和垂直性扫视。随着先天性眼球运动失用症患者的长大，眼球运动情况会改善，头部运动也逐渐变得不明显[172]。Cogan 推测，这种自发性的改善可能是一种发育迟缓症状而并非存在水平扫视运动通路的缺陷。获得性眼球运动失用症与多种累及扫视运动的疾病同时存在，包括 Huntington 舞蹈病、Gaucher 病、橄榄体脑桥小脑退行性疾病、非典型 Niemann-Pick 疾病、Möbius 综合征、共济失调毛细血管扩张症、后颅窝肿瘤，以及双侧额顶部病变[173]。

点头痉挛

存在眼球震颤、点头和异常头位被称为点头痉挛综合征[174]。该疾病一半于 1 岁前发病，通常在 1 ～ 2 岁自发缓解。但利用眼球运动记录仪，Gottlob 等[175] 发现有些患儿眼球震颤一直持续至 12 岁。眼球震颤多为非对称性，单侧发病。典型的眼球运动异常为高频率、小幅度、水平性眼球震颤。然而，临床上点头痉挛的眼球震颤与视觉传入通路神经胶质瘤引起的眼球震颤很难区分。因此，很多眼科医生通过对患者进行神经影像学检查来确诊特发性点头痉挛。Young 等[176] 发现，眼球震颤更明显的眼存在斜视和弱视的可能性很大，因此对此类患儿应密切随访，合理治疗。

Möbius 综合征

先天性面部麻痹伴有水平眼球运动问题提示可

能存在 Möbius 综合征。水平眼球运动障碍可能为单独的第六脑神经麻痹，也可能是完全水平凝视麻痹。此外，可能存在舌萎缩、头颈畸形以及胸部和肢体畸形。推测展神经核及其周围组织发育缺陷是其病因[177-178]。

大脑性共济失调和视神经萎缩

虽然大脑性共济失调存在于很多神经系统综合征，但 Nicolaides 等[179]描述了共济失调与视神经萎缩和其他症状同时存在的情况。3 例患者早期发育正常，均在婴幼儿时期发热后出现大脑性共济失调。此外，患者存在全身肌张力降低、反射消失、屈肌反射、弓形足，以及进行性视神经萎缩和感音神经性听力丧失。存在大脑性共济失调、反射消失、弓形足、视神经萎缩和感音神经性耳聋的综合征被称为 CAPOS 综合征。推测此类综合征可能为常染色体显性遗传或线粒体母系遗传[179]。

儿童非器质性视力丧失

非器质性视力丧失（nonorganic visual loss，NOVL）是指非器质性病变引起的视觉障碍。对于综合眼科医生，这是一个常见的问题。有报道，学龄儿童 NOVL 发病率为 1.75%，眼科医生日常工作中 1% ~ 5% 的病例为 NOVL[180-181]。儿童 NOVL 的病因尚有争议，且其明确病史或正规心理咨询情况不详；大多数患者无明显诱因，多与压力有关。视力丧失为 NOVL 最常见的主诉，且多数患儿为双侧发病。视野缺损为 NOVL 第二常见主诉，多达 48% 的患者有此症状。NOVL 诊断需排除其他器质性病变。临床检查足以明确 NOVL 诊断，对于部分病例，电生理能帮助诊断[70, 182]。大多数 NOVL 患儿需要安慰，但有一些可能需要接受心理学评估[183]。NOVL 患儿须考虑存在非器质性病变，但合并器质性病变的 NOVL 也相对常见[70]。

（郝瑞　译　郭雅图　审校）

参考文献

1. Frisen L, Holmegaurd L. Spectrum of optic nerve hypoplasia. *Br J Ophthalmol* 1978;62:7–15.
2. Mosier MA, Lieberman MF, Green WR, et al. Hypoplasia of the optic nerve. *Arch Ophthalmol* 1978;96:1437–1442.
3. Whinery RD, Blodi FC. Hypoplasia of the optic nerve: a clinical and histopathologic correlation. *Trans Am Acad Ophthalmol Otolaryngol* 1963;67:733–738.
4. Al-Mohtaseb Z, Foroozan R. Congenital optic disc anomalies. *Int Ophthalmol Clin* 2012;52(3):1–16.
5. Kushner BJ. Functional amblyopia associated with organic ocular disease. *Am J Ophthalmol* 1981;91:39–45.
6. Kushner BJ. Functional amblyopia associated with abnormalities of the optic nerve. *Arch Ophthalmol* 1984;102:683–685.
7. Hoyt CS. Optic disc anomalies and maternal ingestion of LSD. *J Pediatr Ophthalmol* 1978;15:286–289.
8. Kim RY, Hoyt WF, Lessell S, et al. Superior segmental optic hypoplasia. A sign of maternal diabetes. *Arch Ophthalmol* 1989;107:1312–1315.
9. Margalith D, Jan JE, McCormick AQ, et al. Clinical spectrum of congenital optic nerve hypoplasia: review of 51 patients. *Dev Med Child Neurol* 1984;26:311–322.
10. Stromland K. Ocular abnormalities in the fetal alcohol syndrome. *Acta Ophthalmol Suppl* 1985;171:1–50.
11. Hoyt CS, Billison FA. Maternal anticonvulsants and optic nerve hypoplasia. *Br J Ophthalmol* 1978;62:3–6.
12. Mosier MA, Lieberman MF, Green WR, et al. Hypoplasia of the optic nerve. *Arch Ophthalmol* 1978;96:1437–1442.
13. Lambert SR, Hoyt CS, Narahara MH. Optic nerve hypoplasia. *Surv Ophthalmol* 1987;32:1–9.

14. Tajima T, Hattorri T, Nakajima T, et al. Sporadic heterozygous frameshift mutation of HESX1 causing pituitary and optic nerve hypoplasia and combined pituitary hormone deficiency in a Japanese patient. *J Clin Endocrinol Metab* 2003;88:45–50.
15. Thomas PQ, Dattani MT, Brickman JM, et al. Heterozygous HESX1 mutations associated with isolated congenital pituitary hypoplasia and septo-optic dysplasia. *Hum Mol Genet* 2001;10:39–45.
16. Dattani ML, Martinez-Barbera J, Thomas PQ, et al. Molecular genetics of septo-optic dysplasia. *Horm Res* 2000;53:26–33.
17. Dattani MT, Martinez-Barbera JP, Thomas PQ, et al. Mutations in the homeobox gene HESX1/Hesx1 associated with septo-optic dysplasia in human and mouse. *Nat Genet* 1998;19:125–133.
18. de Morsier G. [Studies on malformation of cranio-encephalic sutures. III. Agenesis of the septum lucidum with malformation of the optic tract.] *SchweizArch Neurol Psychiatr* 1956;77:267–292.
19. de Morsier G. Median cranioencephalic dysraphias and olfacto-genital dysplasia. *World Neurol* 1962;3:485–500.
20. Signorini SG, Decio A, Fedeli C, et al. Septo-optic dysplasia in childhood: the neurological, cognitive and neuro-ophthalmological perspective. *Dev Med Child Neurol* 2012;54(11):1018–1124.
21. Hoyt WG, Kaplan SL, Grumbach MM, et al. Septooptic dysplasia and pituitary dwarfism. *Lancet* 1970;1:893–894.
22. Brodsky MC, Glasier CM, Pollock SC, et al. Optic nerve hypoplasia. Identification by magnetic resonance imaging. *Arch Ophthalmol* 1990;108:1562–1567.
23. Kindler P. Morning glory syndrome: unusual congenital optic disc anomaly. *Am J Ophthalmol* 1970;69:376–384.

24. Pollock S. The morning glory disc anomaly: contractile movement, classification, and embryogenesis. *Doc Ophthalmol* 1987;65:439–460.

25. Dutton GN. Congenital disorders of the optic nerve: excavations and hypoplasia. *Eye (Lond)* 2004;18:1038–1048.

26. Irvine AR, Crawford JB, Sullivan JH. The pathogenesis of retinal detachment with morning glory disc and optic pit. *Retina* 1986;6:146–150.

27. Chang S, Haik BG, Ellsworth RM, et al. Treatment of total retinal detachment in morning glory syndrome. *Am J Ophthalmol* 1984;97:596–600.

28. Oppezzo C, Barberis V, Edefonti A, et al. Congenital anomalies of the kidney and urinary tract. *GItal Nefrol* 2003;20:120–126.

29. Chung GW, Edwards AO, Schimmenti LA, et al. Renal-coloboma syndrome: report of a novel PAX2 gene mutation. *Am J Ophthalmol* 2001;132:910–914.

30. Salomon R, Tellier AL, Attie-Bitach T et al. PAX2 mutations in oligomeganephronia. *Kidney Int* 2001;59:457–462.

31. Eccles MR, Schimmenti LA. Renal-coloboma syndrome: a multi-system developmental disorder caused by PAX2 mutations. *Clin Genet* 1999;56:1–9.

32. Olsen TW. Visual acuity in children with colobomatous defects. *Curr Opin Ophthalmol* 1997;8:63–67.

33. Olsen TW, Summers CG, Knobloch WH. Predicting visual acuity in children with colobomas involving the optic nerve. *J Pediatr Ophthalmol Strabismus* 1996;33:47–51.

34. Daufenbach DR, Ruttum MS, Pulido JS, et al. Chorioretinal colobomas in a pediatric population. *Ophthalmology* 1998;105:1455–1458.

35. Dailey JR, Cantore WA, Gardner TW. Peripapillary choroidal neovascular membrane associated with an optic nerve coloboma. *Arch Ophthalmol* 1993;111:441–442.

36. Kosaki K. Role of rare cases in deciphering the mechanisms of congenital anomalies: CHARGE syndrome research. *Congenit Anom (Kyoto)* 2011;51(1):12–15.

37. Thiselton DL, Alexander C, Taanman JW, et al. A comprehensive survey of mutations in the OPA1 gene in patients with autosomal dominant optic atrophy. *Invest Ophthalmol Vis Sci* 2002;43:1715–1724.

38. Pesch UE, Leo-Kottler B, Mayer S, et al. *OPA1* mutations in patients with autosomal dominant optic atrophy and evidence for semi-dominant inheritance. *Hum Mol Genet* 2001;10:1359–1368.

39. Johnston RL, Seller MJ, Behnam JT, et al. Dominant optic atrophy. Refining the clinical diagnostic criteria in light of genetic linkage studies. *Ophthalmology* 1999;106:123–128.

40. Maresca A, la Morgia C, Caporali L, Valentino ML, Carelli V. The optic nerve: a "mito-window" on mitochondrial neurodegeneration. *Mol Cell Neurosci* 2013;55:62–76.

41. Cohn AC, Toomes C, Potter C, et al. Autosomal dominant optic atrophy: penetrance and expressivity in patients with OPA1 mutations. *Am J Ophthalmol* 2007;143(4):656–662.

42. Toomes C, Marchbank NJ, Mackey DA, et al. Spectrum, frequency and penetrance of OPA1 mutations in dominant optic atrophy. *Hum Mol Genet* 2001;10(13):1369–1378.

43. Vaphiades MS, Brodsky MC. Pediatric optic atrophy. *Int Ophthalmol Clin* 2012;52(3):17–28

44. Lenaers G, Hamel CP, Delettre C, et al. Dominant optic atrophy. *Orphanet J Rare Dis* 2012;7(1):46

45. Hoyt CS. Autosomal dominant optic atrophy. A spectrum of disability. *Ophthalmology* 1980;87(3):245–251.

46. Cohn AC, Toomes C, Hewitt AW, et al. The natural history of OPA1-related autosomal dominant optic atrophy. *Br J Ophthalmol* 2008;92(10):1333–1336.

47. Newman NJ. Treatment of hereditary optic neuropathies. *Nat Rev Neurol* 2012;8(10):545–556.

48. Yu-Wai-Man P, Griffiths PG, Gorman GS, et al. Multi-system neurological disease is common in patients with OPA1 mutations. *Brain* 2010;133(Pt 3):771–786.

49. Ranieri M, Del Bo R, Bordoni A, et al. Optic atrophy plus phenotype due to mutations in the OPA1 gene: two more Italian families. *J Neurol Sci* 2012;315(1–2):146–149.

50. Kjer P. Infantile optic atrophy with dominant mode of inheritance: a clinical and genetic study of 19 Danish families. *Acta Ophthalmol (Copenh)* 1959;164(suppl 54):1–147.

51. Waardenburg PJ, Franceshetti A, Klein D, eds. *Genetics and ophthalmology*, Vol. 2. Assen, Netherlands: Van Gorcum, 1953:1623.

52. Kline LB, Glaser JS. Dominant optic atrophy: the clinical profile. *Arch Ophthalmol* 1979;97:1680–1686.

53. Luberichs J, Leo-Kottler B, Besch D, et al. A mutational hot spot in the mitochondrial ND6 gene in patients with Leber's hereditary optic neuropathy. *Graefes Arch Clin Exp Ophthalmol* 2002;240:96–100.

54. Fauser S, Luberichs J, Besch D, et al. Sequence analysis of the complete mitochondrial genome in patients with Leber's hereditary optic neuropathy lacking the three most common pathogenic DNA mutations. *Biochem Biophys Res Commun* 2002;295:342–347.

55. Smith JL, Hoyt WF, Susac JO. Ocular fundus in acute Leber's optic neuropathy. *Arch Ophthalmol* 1973;90:349–354.

56. McLeod JG, Low PA, Morgan JA. Charcot-Marie-Tooth disease with Leber's optic atrophy. *Neurology* 1978;28:179–184.

57. Rose FC, Bowden AN, Bowden PMA. The heart in Leber's optic atrophy. *Br J Ophthalmol* 1970;54:388–393.

58. Pfeffer G, Majamaa K, Turnbull DM, et al. Treatment for mitochondrial disorders. *Cochrane Database Syst Rev* 2012;4:CD004426.

59. Klopstock T, Yu-Wai-Man P, Dimitriadis K, et al. A randomized placebo-controlled trial of idebenone in Leber's hereditary optic neuropathy. *Brain* 2011;134(Pt 9):2677–2686.

60. DiMauro S, Mancuso M. Mitochondrial diseases: therapeutic approaches. *Biosci Rep* 2007;27(1–3):125–137.

61. Langer-Gould A, Zhang JL, Chung J, et al. Incidence of acquired CNS demyelinating Syndromes in a multiethnic cohort of children. *Neurology* 2011;77:1143–1148.

62. El-Dairi MA, Ghasia F, Bhatti MT. Pediatric optic neuritis. *Int Ophthalmol Clin* 2012;52(3):29–49

63. Banwell B, Kennedy J, Sadovnick D, et al. Incidence of acquired demyelination of the CNS in Canadian children. *Neurology* 2009;72:232–239.

64. Pohl D, Hennemuth I, von Kries R, et al. Paediatric multiple sclerosis and acute disseminated encephalomyelitis in Germany: results of a nationwide survey. *Eur J Pediatr* 2007;166:405–412.

65. Kennedy C, Carroll FD. Optic neuritis in children. *Arch Ophthalmol* 1960;63:747–755.

66. Meadows SP. Retrobulbar and optic neuritis in childhood and adolescence. *Trans Ophthalmol Soc UK* 1969;89:603–638.

67. Rollinson RD. Bilateral optic neuritis in childhood. *Med J Aust* 1977;2:50–51.

68. Absoud M, Cummins C, Desai N, et al. Childhood optic neuritis clinical features and outcome. *Arch Dis Child* 2011;96:860–862.

69. Tekavcic-Pompe M, Stirn-Kranjc B, Brecelj J. Optic neuritis in children—clinical and electrophysiological follow-up. *Doc Ophthalmol* 2003;107(3):261–270.

70. Suppiej A, Gaspa G, Cappellari A, et al. The role of visual evoked

potentials in the differential diagnosis of functional visual loss and optic neuritis in children. *J Child Neurol* 2011;26:58–64.

71. Wilejto M, Shroff M, Buncic JR, et al. The clinical features, MRI findings, and outcome of optic neuritis in children. *Neurology* 2006;67:258–262.

72. Lucchinetti CF, Kiers L, O'Duffy A, et al. Risk factors for developing multiple sclerosis after childhood optic neuritis. *Neurology* 1997;49:1413–1418.

73. Mikaeloff Y, Suissa S, Vallee L, et al. First episode of acute CNS inflammatory demyelination in childhood: prognostic factors for multiple sclerosis and disability. *J Pediatr* 2004;144:246–252.

74. Beck RW, Cleary PA. Optic neuritis treatment trial. One-year follow-up results. *Arch Ophthalmol* 1993;111:773–775.

75. The Optic Neuritis Study Group. Visual function 5 years after optic neuritis. Experience of the Optic Neuritis Treatment Trial. *Arch Ophthalmol* 1997;115:1545–1552.

76. Waldman AT, Gorman MP, Rensel MR, et al. Management of pediatric central nervous system demyelinating disorders: consensus of United States neurologists. *J Child Neurol* 2011;26:675–682.

77. Collongues N, Marignier R, Zéphir H, et al. Neuromyelitis optica in France: a multicenter study of 125 patients. *Neurology* 2010;74(9):736–742.

78. Pittock SJ. Neuromyelitis optica: a new perspective. *Semin Neurol* 2008;28:95–104.

79. Matà S, Lolli F. Neuromyelitis optica: an update. *J Neurol Sci* 2011;303:13–21.

80. Scott GI. Neuromyelitis optica. *Am J Ophthalmol* 1952;35:755–764.

81. Bonnan M, Valentino R, Olindo S, et al. Plasma exchange in severe spinal attacks associated with neuromyelitis optica spectrum disorder. *Mult Scler* 2009;15(4):487–492.

82. Llufriu S, Castillo J, Blanco Y, et al. Plasma exchange for acute attacks of CNS demyelination: Predictors of improvement at 6 months. *Neurology* 2009;73(12):949–953.

83. Mandler RN, Ahmed W, Dencoff JE. Devic's neuromyelitis optica: a prospective study of seven patients treated with prednisone and azathioprine. *Neurology* 1998;51(4):1219–1220.

84. Jacob A, Weinshenker BG, Violich I, et al. Treatment of neuromyelitis optica with rituximab: retrospective analysis of 25 patients. *Arch Neurol* 2008;65(11):1443–1448.

85. Okada K, Tsuji S, Tanaka K. Intermittent intravenous immunoglobulin successfully prevents relapses of neuromyelitis optica. *Intern Med* 2007;46(19):1671–1672.

86. Weinstock-Guttman B, Ramanathan M, Lincoff N, et al. Study of mitoxantrone for the treatment of recurrent neuromyelitis optica (Devic disease). *Arch Neurol* 2006;63(7):957–963.

87. Poser CM, Van Bogaert L. Natural history and evolution of the concept of Schilder's diffuse sclerosis. *Acta Psychiatr New Scand* 1956;31:285–331.

88. Kurul S, Cakmakci H, Dirik E, et al. Schilder's disease: case study with serial neuroimaging. *J Child Neurol* 2003;18:58–61.

89. Fitzgerald MJ, Coleman LT. Recurrent myelinoclastic diffuse sclerosis: a case report of a child with Schilder's variant of multiple sclerosis. *Pediatr Radiol* 2000;30:861–865.

90. Garell PC, Menezes AH, Baumbach G, et al. Presentation, management and follow-up of Schilder's disease. *Pediatr Neurosurg* 1998;29:86–91.

91. Afifi AK, Follett KA, Greenlee J, et al. Optic neuritis: a novel presentation of Schilder's disease. *J Child Neurol* 2001;16:693–696.

92. Pretorius ML, Loock DB, Ravenscroft A, et al. Demyelinating disease of Schilder type in three young South African children: dramatic response to corticosteroids. *J Child Neurol* 1998;13:197–201.

93. Leber T. Die pseudonephritischen netzhauterkrankungen die tetinitis dtellata: die purtschershe netzhautaffektron nach schwerer dchadelverletzung. In: Graef AC, Saemisch T, eds. *Graefe-saemisch handbuch der gesamten augenheilkundle*, 2nd Ed. Leipzig, Germany: Ergelmann, 1916:1319–1339.

94. Gass JD. Diseases of the optic nerve that may simulate macular disease. *Trans Am Acad Ophthalmol Otolaryngol* 1977;83:763–770.

95. Parmley VC, Scheffman JS, Maitland CG, et al. Does neuroretinitis rule out multiple sclerosis? *Arch Neurol* 1987;44:1045–1048.

96. Dreyer RF, Hapen G, Gass JD, et al. Leber's idiopathic stellate neuroretinitis. *Arch Ophthalmol* 1984;102:1140–1145.

97. Frey T. Optic neuritis in children: infectious mononucleosis as an etiology. *Doc Ophthalmol* 1973;34:183–188.

98. Maitland CG, Miller NR. Neuroretinitis. *Arch Ophthalmol* 1984;102:1146–1150.

99. Farthing CF, Howard RS, Thin RN. Papillitis and hepatitis B. *Br Med J (Clin Res Ed)* 1986;292:1712.

100. Lesser RL, Kormehl EW, Pachrer AR, et al. Neuroophthalmologic manifestations of Lyme disease. *Ophthalmology* 1990;97:699–706.

101. Fewell AG. Unilateral neuroretinitis of syphilitic origin with a striate figure in the macula. *Arch Ophthalmol* 1932;8:615.

102. Roach ES, Zimmerman CF, Troost BT, et al. Optic neuritis due to acquired toxoplasmosis. *Pediatr Neurol* 1985;1:114–116.

103. Miller NR. *Walsh and Hoyt's clinical neuro-ophthalmology*, 4th Ed. Baltimore, MD: Williams & Wilkins, 1995:4487–4489.

104. Meadows SP. The swollen disc. *Trans Ophthalmol Soc UK* 1959;79:121–143.

105. Rush JA. Pseudotumor cerebri. *Mayo Clin Proc* 1980;55:541–546.

106. Miller NR, ed. *Walsh and Hoyt's clinical neuro-ophthalmology*, 4th Ed. Baltimore, MD: Williams & Wilkins, 1982:193.

107. Cogan DG. Blackouts not obviously due to carotid occlusion. *Arch Ophthalmol* 1965;73:461–462.

108. Helmke K, Hansen HC. Fundamentals of transorbital sonographic evaluation of optic nerve sheath expansion under intracranial hypertension. II. Patient study. *Pediatr Radiol* 1996;26:706–710.

109. Sergott RC. Diagnoses and management of vision-threatening papilledema. *Semin Neurol* 1986;6:176–184.

110. Beck RW, Greenberg HS. Post-decompression optic neuropathy. *J Neurosurg* 1988;63:196–199.

111. Rangwala LM, Liu GT. Pediatric idiopathic intracranial hypertension. *Surv Ophthalmol* 2007;52(6):597–617.

112. Balcer LJ, Liu GT, Forman S, et al. Idiopathic intracranial hypertension: relation of age and obesity in children. *Neurology* 1999;52:870–872.

113. Cinciripini GS, Donahue S, Borchert MS. Idiopathic intracranial hypertension in prepubertal pediatric patients: characteristics, treatment, and outcome. *Am J Ophthalmol* 1999;127:178–182.

114. Babikian P, Corbett J, Bell W. Idiopathic intracranial hypertension in children: the Iowa experience. *J Child Neurol* 1994;9(2):144–149.

115. Marton E, Feletti A, Mazzucco GM, Longatti P. Pseudotumor cerebri in pediatric age: role of obesity in the management of neurological impairments. *Nutr Neurosci* 2008;11(1):25–31.

116. Lee AG, Patrinely JR, Edmond JC. Optic nerve sheath decompression in pediatric pseudotumor cerebri. *Ophthalmic Surg*

Lasers 1998;29:514–517.

117. Burgett RA, Purvin VA, Kawasaki A. Lumboperitoneal shunting for pseudotumor cerebri. Neurology 1997;49:734–739.

118. Eggenberger ER, Miller NR, Vitale S. Lumboperitoneal shunt for the treatment of pseudotumor cerebri. Neurology 1996;46:1524–1530.

119. Chutorian AM, Schwartz JF, Evans RA, et al. Optic gliomas in children. Neurology 1964;14:83–95.

120. Miller NR, Iliff WJ, Green WR. Evaluation and management of gliomas of the anterior visual pathways. Brain 1974;97:743–754.

121. Kanamori N, Shibuya M, Yoshida J, et al. Long-term follow-up of patients with optic glioma. Childs Nerv Syst 1985;1:272–278.

122. Banna M, Hoore RD, Stanley P, et al. Craniopharyngioma in children. J Pediatr 1973;83:781–785.

123. Koos WT, Miller MH. Intracranial tumors of infants and children. Stuttgart, Germany: Georg Thieme Verlag, 1971.

124. Stripp DC, Maity A, Janss AJ, et al. Surgery with or without radiation therapy in the management of craniopharyngiomas in children and young adults. Technol Int J Radiat Oncol Biol Phys 2004;58:714–720.

125. Selch MT, DeSalles AA, Wade M, et al. Initial clinical results of stereotactic radiotherapy for the treatment of craniopharyngiomas. Med Cancer Res Treat 2002;1:51–59.

126. Kalapurakal JA, Goldman S, Hsieh YC, et al. Clinical outcome in children with craniopharyngioma treated with primary surgery and radiotherapy deferred until relapse. Pediatr Oncol 2003;40:214–218.

127. Varlotto JM, Flickinger JC, Kondziolka D, et al. External beam irradiation of craniopharyngiomas: long-term analysis of tumor control and morbidity. Int J Radiat Oncol Biol Phys 2002;54:492–499.

128. Isaac MA, Hahn SS, Kim JA, et al. Management of craniopharyngioma. Cancer J 2001;7:516–520.

129. Fisher PG, Jenab J, Goldthwaite PT, et al. Outcomes and failure patterns in childhood craniopharyngiomas. Childs Nerv Syst 1998;14:558–563.

130. Donin JF. Acquired monocular nystagmus in children. Can J Ophthalmol 1967;2:212–215.

131. Kelly TW. Optic glioma presenting as spasmus nutans. Pediatrics 1970;45:295–296.

132. Schulman JA, Shults TA, Jones JR. Monocular vertical nystagmus as an initial sign of chiasmal glioma. Am J Ophthalmol 1987;87:87–90.

133. Maitland CG, Ahiko S, Hoyt WE, et al. Chiasmal apoplexy: report of four cases. J Neurosurg 1982;56:118–122.

134. Hoyt WF, Baghdassarian SA. Optic glioma of childhood: natural history and rationale for conservative management. Br J Ophthalmol 1969;53:793–798.

135. Glaser JS, Hoyt WF, Corbett J. Visual morbidity with chiasmal glioma. Arch Ophthalmol 1971;85:3–12.

136. Tow SL, Chandela S, Miller NR, et al. Long-term outcome in children with gliomas of the anterior visual pathway. Pediatr Neurol 2003;28:262–270.

137. Allen JC. Initial management of children with hypothalamic and thalamic tumors and the modifying role of neurofibromatosis-1. Pediatr Neurosurg 2000;32:154–162.

138. Imes RK, Hoyt WF. Childhood chiasmal gliomas: update on the fate of patients in the 1969 San Francisco study. Br J Ophthalmol 1986;70:179–182.

139. Khafaga Y, Hassounah M, Kandil A, et al. Optic gliomas: a retrospective analysis of 50 cases. Int J Radiat Oncol Biol Phys 2003;56:807–812.

140. Daroff RB. See-saw nystagmus. Neurology 1965;15:874–877.

141. Gay AJ, Brodkey J, Miller JE. Convergence-retraction nystagmus: an electromyographic study. Arch Ophthalmol 1963;70.453–458.

142. Cobbs WH, Schatz NJ, Savino PJ. Midbrain eye signs in hydrocephalus. Trans Am Neurol Assoc 1978;103:130.

143. Daroff RB, Troost BT. Upbeat nystagmus. JAMA 1973;225:312.

144. Schatz NJ, Schlezinger NS, Berry RG. Vertical upbeat nystagmus on downward gaze: a clinical pathologic correlation. Neurology 1975;25:380.

145. Cogan DG. Downbeat nystagmus. Arch Ophthalmol 1968;80:757–768.

146. Cogan DG, Barrows JL. Platybasia and the Arnold-Chiari malformation. Arch Ophthalmol 1954;52:13–29.

147. Zee DS, Friendlech AR, Robinson DA. The mechanism of downbeat nystagmus. Arch Neurol 1974;30:227–237.

148. Baloh RW, Honrubia V, Konrad HR. Periodic alternating nystagmus. Brain 1976;99:11–26.

149. Towle PA, Romanul F. Periodic alternating nystagmus: first pathologically studied case. Neurology 1970;20:408.

150. Gradstein L, Reinecke RD, Wizov SS, et al. Congenital periodic alternating nystagmus. Diagnosis and management. Ophthalmology 1997;104:918–928.

151. Abadi RV, Pascal E. Periodic alternating nystagmus in humans with albinism. Invest Ophthalmol Vis Sci 1994;35:4080–4086.

152. Cogan DG. Ocular dysmetria: flutter-like oscillations of the eyes and opsoclonus. Arch Ophthalmol 1954;51:318–335.

153. Ellenberger C Jr, Keltner JL, Stroud MH. Ocular-dyskinesia in cerebellar disease: evidence for the similarity of opsoclonus, ocular dysmetria, and flutter-like oscillations. Brain 1972;95:685–692.

154. Sergott RC, Glaser JS, Berger LJ. Simultaneous bilateral diabetic ophthalmoplegia: report of two cases and discussions of differential diagnosis. Ophthalmology 1984;91:18–22.

155. Namba T, Brown SB, Grob D. Neonatal myasthenia gravis: report of two cases and review of the literature. Pediatrics 1970;45:488–504.

156. Levin PM. Congenital myasthenia in siblings. Arch Neurol 1949;62:745–748.

157. Namba T, Brunner NG, Brown SB, et al. Familial myasthenia gravis: report of 27 patients in 12 families and review of 164 patients in 73 families. Arch Neurol 1971;25:49–60.

158. Engel AG, Walls TJ, Nagel A, et al. Newly recognized congenital myasthenic syndromes. I: congenital paucity of synaptic vesicles and reduced quantal release. II: high-conductance fast-channel syndrome. III: abnormal acetylcholine receptor (AChR) interaction with acetylcholine. IV: AChR deficiency and short channelopen time. Prog Brain Res 1990;84:124–137.

159. Millichap JG, Dodge PR. Diagnosis and treatment of myasthenia gravis in infancy, childhood, and adolescence. Neurology 1960;11:1007–1014.

160. Finnis MF, Jayawant S. Juvenile myasthenia gravis: a paediatric perspective. Autoimmune Dis 2011;2011:404101.

161. Drochman DB. Present and future treatment of myasthenia gravis. N Engl J Med 1987;316:743–745.

162. Fambrough DM, Drochman DB, Satyamurti S. Neuromuscular junction in myasthenia gravis: decreased acetylcholine receptors. Science 1973;182:293–295.

163. Arnon SS, Midura TF, Clay SA, et al. Infant botulism: epidemiological, clinical and laboratory aspects. JAMA 1977;237:1946–1951.

164. Miller NR. Solitary oculomotor nerve palsy in childhood. *Am J Ophthalmol* 1977;83:106–111.

165. Harley RD. Paralytic strabismus in children: etiology, incidence, and management of the third, fourth, and sixth nerve palsies. *Ophthalmology* 1980;87:24–43.

166. Norman AA, Farris BK, Siatkowski RM. Neuroma as a cause of oculomotor palsy in infancy and early childhood. *J AAPOS* 2001;5:9–12.

167. Loewenfeld H, Thompson HS. Oculomotor pareses with cyclic spasms: a critical review of the literature and new case. *Surv Ophthalmol* 1975;20:81–124.

168. Robertson DM, Hanes JD, Rucker CW. Acquired sixth nerve pareses in children. *Arch Ophthalmol* 1970;83:574–579.

169. Kearns TP, Sayre GP. Retinitis pigmentosa, external ophthalmoplegia, and complete heart block. *Arch Ophthalmol* 1958;60:280–289.

170. Moraes CT, DiMauro S, Zeviani M, et al. Mitochondrial DNA deletions in progressive external ophthalmoplegia and Kearns Sayre syndrome. *N Engl J Med* 1989;320:1293–1299.

171. Cogan DG. A type of congenital ocular motor apraxia presenting jerky head movements. *Trans Am Acad Ophthalmol* 1952;56:853–862.

172. Cogan DG, Chu FC, Reingold D, et al. A long-term follow-up of congenital ocular motor apraxia. *Neuroophthalmology* 1980;1:145–147.

173. Leigh RJ, Zee DS. *The neurology of eye movement*. Philadelphia, PA: FA Davis Co., 1983.

174. Norton EWD, Cogan DG. Spasmus nutans: a clinical study of 20 cases followed two years or more since onset. *Arch Ophthalmol* 1954;152:442–446.

175. Gottlob I, Wizov SS, Reinecke RD. Spasmus nutans. A long-term follow-up. *Invest Ophthalmol Vis Sci* 1995;36:2768–2771.

176. Young TL, Weis JR, Summers CG, et al. The association of strabismus, amblyopia, and refractive errors in spasmus nutans. *Ophthalmology* 1997;104:112–117.

177. Slimani F, Hamzy R, Allali B, et al. [Möbius syndrome]. *Rev Stomatol Chir Maxillofac* 2010;111(5–6):299–301.

178. Carta A, Mora P, Neri A, Favilla S, Sadun AA. Ophthalmologic and systemic features in möbius syndrome an Italian case series. *Ophthalmology* 2011;118(8):1518–1523.

179. Nicolaides P, Appleton RE, Fryer A. Cerebellar ataxia, areflexia, pes cavus, optic atrophy and sensorineural hearing loss (CAPOS): a new syndrome. *J Med Genet* 1996;33:419–421.

180. Mantyjarvi MI. The amblyopic schoolgirl syndrome. *J Pediatr Ophthalmol Strabismus* 1981;18:30–33.

181. Toldo I, Pinello L, Suppiej A, et al. Nonorganic (psychogenic) visual loss in children: a retrospective series. *J Neuroophthalmol* 2010;30:26–30.

182. Massicotte EC, Semela L, Hedges TR. Multifocal visual evoked potential in nonorganic visual field loss. *Arch Ophthalmol* 2005;123:364–367.

183. Moore Q, Al-Zubidi N, Yalamanchili S, Lee AG. Nonorganic visual loss in children. *Int Ophthalmol Clin* 2012;52(3):107–123.

第23章

眼球震颤

Mitchell B. Strominger

眼球震颤是一种单眼或双眼的节律性摆动。它可以被短暂地自主诱发产生，也可以是一种持续存在的非特异性的异常体征。发育、遗传因素或眼部和中枢神经系统获得性疾病都可能与眼球震颤有关。

病史

当评估眼球震颤患者时，询问病史对于病因的判断十分重要，需详细询问眼球震颤什么时候首次发现、震颤的特征随时间有无变化、是否一天中持续存在、与视觉注意是否有关，或者是否伴随面转头位或点头痉挛。询问产前病史以排除宫内感染史，特别是弓形虫和风疹病毒感染。母亲的抗惊厥药物和精神类药物用药史或孕期糖尿病史提示可能有视神经发育不良（optic nerve hypoplasia，ONH）。询问生产史旨在排除早产、缺氧缺血性脑病、脑室内出血、脑积水和发育迟缓。

询问家族史可为可能的遗传因素提供信息线索。夜盲或色觉缺陷家族史提示先天性静止性夜盲（congenital stationary night blindness，CSNB）或先天性色盲的可能。对于后者，确认家族史尤其重要，因为不是每名先天性色盲患儿在生后早期几个月就表现为畏光[1]。家庭的种族背景可提示代谢性疾病的可能，例如Tay-Sachs病或脂褐质沉积症（lipofuscinosis）。

检查

检查面部是否对称、耳朵的位置、牙齿有无异常、皮肤的标记和色素沉着有助于发现是否存在发育异常综合征或白化病。首先测量双眼同时视的视力，再测量单眼视力，需要测量远视力和近视力以及伴或不伴异常头位时的视力。在婴幼儿，要注意观察患儿注视和追随移动物体的能力以及对视觉线索的应用。也应注意使用视动性眼震条带或视鼓观察视觉诱导性眼球运动能力。如果诱导不出视动性眼震，很可能视力存在严重缺陷。

应当注意眼球震颤的波形特征，虽然波形在生后第1年会改变[2]。描述波形的参数包括运动平面、频率和对称性。震颤的平面可能主要是水平、垂直、斜向或旋转（扭转）的。幅度可能为轻度（小于5°）、中度（5～15°）或重度（大于15°）。如果震颤在所有注视方向速度近似，属于摆动型眼球震颤；如果呈双相节律性震颤，且在一个方向为快相，相反方向为慢相，则属于冲动型眼球震颤。频率可记录为高、低，或记录每秒震颤的周期数（Hz）。使用裂隙灯或眼底镜检查能更清楚地观察眼球运动。眼震电图能更准确地客观记录眼球震颤波形并永久保存。

需对眼球震颤观察一段较长的时间来确定震颤的方向是否会随时间发生规律性的变化［如果规律变化，提示周期交替性眼球震颤（periodic alternating nystagmus，PAN）］、双眼是否成共轭性运动、眼球震颤形态是否随眼球位置改变而改变、频率和幅度是否会有变化。垂直方向注视时始终是水平性眼球震颤提示婴幼儿眼球震颤综合征（infantile nystagmus syndrome，INS）、融合发育异常性眼球震颤综合征（fusion maldevelopment nystagmus syndrome，FMDS）、PAN或外周前庭性眼球震颤。

进行眼部检查，排查所有严重的双侧眼部异常，如前节发育不全、先天性白内障或先天性青光眼。虹膜透照缺损提示白化病的可能。排查后极部的异常，如瘢痕性早产儿视网膜病变（cicatricial retinopathy of prematurity，ROP）、视网膜母细胞瘤或视网膜脉络膜缺损。黄斑中心凹反光暗淡提示白化病。最后，检查视神经，排除视盘苍白、发育不全或大视杯。

当不存在眼部结构异常或结构异常十分轻微时，临床上判断眼球震颤就会遇到困难。视网膜疾病，如 Leber 先天性黑矇（Leber congenital amaurosis，LCA）、色盲、先天性静止性夜盲和眼部白化病只通过临床检查可能较难发现。在这种情况下，应当进行视网膜电图（electroretinogram，ERG）检查。

与神经系统疾病有关的眼球震颤

集合−后退型眼球震颤

企图上转时发生不同程度的持续的集合冲动以及眼球后退提示存在中脑异常。所有眼外肌同时收缩导致眼球后退和双眼集合，发生双眼集合是因为内直肌的力量更强。在婴幼儿，应怀疑先天性导水管狭窄；在儿童，应当怀疑松果体瘤或阻塞性脑积水；在年龄较大的成人，应怀疑顶盖或顶盖前区的血管意外。Parinaud 综合征表现为一种集合−后退型眼球震颤，并伴有垂直性眼球运动麻痹、瞳孔异常、眼睑后退和调节痉挛[3]。

跷跷板型眼球震颤

跷跷板型眼球震颤是一种独特的双眼垂直−旋转性震颤，一眼上转和内旋伴另一眼的下落和外旋。这种非共轭的垂直交替运动产生类似跷跷板的效果。这种异常可能是先天性的，但是大部分患者存在鞍部肿瘤，在第三脑室内扩大并压迫脑干。后天获得性震颤和颞叶偏盲症是与之相关的临床表现[4]。其他病因包括外侧髓质或脑桥的病变、延髓空洞症或严重的视力丧失[5]。

周期交替性眼球震颤

周期交替性眼球震颤（PAN）是一种水平冲动型眼球震颤，快相方向自发地、循环性地发生改变，中间有一个空档期。一个典型的周期时间长达 1～6 min。一连串同一个方向的冲动型震颤波形转变为摆动型震颤的空档期，继而转变为朝向另一个方向的冲动型震颤波形。冲动型眼球震颤的交替周期可能伴随着交替性面转头位。PAN 似乎源于中间带时间和空间的转化[6]。PAN 通常在垂直各方向注视时保持水平震颤，推测是由视动−前庭系统的不稳定导致。其可能与下射型眼球震颤同时存在，两者都提示存在延髓尾部的异常[7]。在染色体 Xq26（NYS 1 locus）存在 FRMD7 基因突变的特发性婴儿性眼球震颤患者记录到交替性眼球震颤波形[8]。多至 1/3 的白化病患者也表现出 PAN[6]。后天获得性 PAN 最常出现在累及小脑中线的疾病。小脑蚓部和舌部内的 GABA 能抑制性通路参与控制体位旋转诱导的眼球震颤的时程，因此，Belcofen（一种 GABA 能神经抑制剂）能起到有效的治疗作用[9]。

下射型眼球震颤

下射型眼球震颤是一种下转追随运动障碍，因此眼球向上漂移，存在一个纠正型的扫视运动使眼球返回原在位。这种扫视运动在向下注视、侧方注视和头部竖直或过度伸展时表现最为明显。已经发现一种罕见的先天遗传性类型，这种类型通常是自限性的，伴有良好的视力，神经科检查正常。有时可以观察到一个代偿性的下颌内收头位[10]。更常见的是后天获得性下射型眼球震颤，提示存在脑干（绒球或旁绒球）的异常，最常见的病因是小脑变性和颅颈交接区的结构病变，例如 Chiari 畸形（图 23.1）。酒精、锂、抗惊厥药物，以及维生素 B_1、镁和维生素 B_{12} 缺乏都可能引起此病变[11]。

上射型眼球震颤

一种垂直性的前庭或眼球追随运动功能缺陷，与导致下射型眼球震颤的缺陷类型相似，但方向相反，表现为当双眼在集合运动时，上射的幅度可能加大或转变为下射型眼球震颤。上射型眼球震颤可能是一种前部视路疾病相关的先天性眼球震颤的变异型[12]。获得性的上射型眼球震颤发生于脑干（主要是脑桥中脑结合部、脑髓喙部或脑桥尾部）或小脑蚓部病变，或脑膜炎后[13]。

外周前庭型眼球震颤

迷路或第八脑神经的病变导致向病变对侧侧方

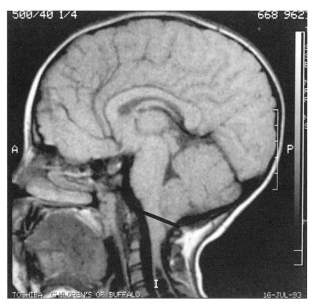

图 23.1　Arnold-Chiari 畸形。伴有轻度小脑扁桃体下疝的 I 型 Arnold-Chiari 畸形的矢状面 MRI 扫描。注意相关的颈髓空洞

注视时发生水平和旋转性冲动型眼球震颤。眩晕可能很明显，耳鸣和耳聋同时发生。注视可以减轻眼球震颤和眩晕的强度。这种情况可持续几分钟、几天或几周。即使病因持续存在，中枢神经系统最终也会代偿。常见的病因有 Meniere 病、感染性或血管性疾病和外伤[14]。

伴有视力丧失的眼球震颤

生后 2 年内的视力丧失或视力发育缺陷通常伴有眼球震颤，前部视路肿瘤或其他眼部疾病导致的获得性单眼视力丧失可能伴有轻度快速的单眼眼球震颤[15]。皮质中枢病变导致视力损害的患者通常不出现眼球震颤，这是因为视觉信息经膝状体-纹状皮质外视觉通路传入大脑的通路未受累。

任何导致视轴遮挡、视网膜成像变形，或者视网膜感觉层或视神经畸形的先天性或围产期疾病均可导致眼球震颤。虽然眼震电图可能显示出复杂多变的波形，但是眼球震颤的类型通常与视力损害的程度有关。中度的视力受损可能导致钟摆型眼球震颤，而同一病变更严重者可能产生一种搜索性眼球震颤（searching nystagmus）。虽然这可能有助于判断预后，但是一些眼部畸形通常很容易被发现。眼球震颤作为一种显著的体征在以下眼部疾病中更常见：双眼视网膜脉络膜缺损、先天性白内障、先天

性青光眼、双侧瘢痕性 ROP、无虹膜、持续的胎儿血管化（persistent fetal vasculature）、双侧视网膜发育不良和先天性弓形虫病累及黄斑，其他较难发现的病变在后文中将详细讨论，包括 Leber 先天性黑矇、视神经发育不良、白化病、色盲、先天性静止性夜盲和 X 连锁青少年视网膜劈裂。

Leber 先天性黑矇

这种常染色体隐性遗传性疾病的临床特征为生后早期开始的视力下降，根据基因位点和缺陷不同可以分为 11 种亚型。LCA2 型来源于 RPE65（视网膜色素上皮特异性，65 kDa）缺乏导致的类视色素循环破坏。最近的研究采用携带 RPE65 基因的重组腺病毒进行视网膜下基因治疗取得了有前景的结果[16]。

多达 95% 的患者视力低于 20/200，75% 的患者出现搜索性眼球震颤。瞳孔反应迟钝，许多患儿表现出眼-指征（习惯性揉眼）。在婴儿期通常眼底表现正常。大部分患者在儿童期逐渐出现外周视网膜色素分布紊乱，伴有视盘苍白和小动脉变细。实际上在所有患者均可发现显著降低或消失的 ERG 反应（图 23.2）。已发现有许多眼部病变，包括圆锥角膜、球形角膜、黄斑缺损、视盘水肿、白内障和斜视与 LCA 有关。多达 15% 的患者可能有智力低下。其他可能的全身并发症包括肾髓质囊性病、心肌病和骨骼异常。

视神经发育不良

视神经发育异常（optic nerve hypoplasia，ONH）是一种以视神经细胞的轴突稀少和视网膜神经节细胞层减少为特征的先天性、非进展性病变。在眼底镜下，ONH 表现为小的、苍白的视盘。典型的病变是视盘被一圈白色的巩膜包围，这层巩膜外缘又由第二圈色素或非色素环绕，形成双环征（图 23.3），视网膜血管通常看上去相对正常，但因为神经纤维层变薄，视网膜可能颜色深红。

严重的双侧 ONH 导致一种搜索性眼球震颤，而轻度单侧 ONH 可能不存在视力障碍。一项研究发现，78% 的累及双眼且视力不良的眼球震颤患者伴有其他的眼部异常，相比之下，只有 21% 的单侧 ONH 患者伴有其他眼部异常[17]。发育迟缓是最常见的非眼部异常，其次是垂体功能减退、脑瘫和癫

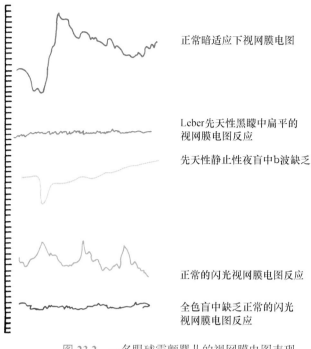

正常暗适应下视网膜电图

Leber 先天性黑矇中扁平的
视网膜电图反应

先天性静止性夜盲中 b 波缺乏

正常的闪光视网膜电图反应

全色盲中缺乏正常的闪光
视网膜电图反应

图 23.2　一名眼球震颤婴儿的视网膜电图表现

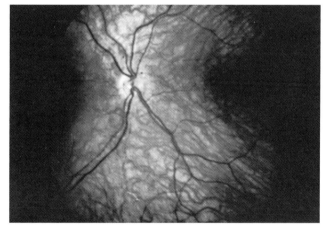

图 23.3　视神经发育不良。注意小视盘和巩膜环外缘环绕环
（双环征）

病。其他并发症包括面部中线缺陷以及大脑皮质、脑干和小脑异常，包括透明膈缺失和胼胝体发育不全[18]。并发的眼部异常包括小眼球、视网膜脉络膜缺失、无虹膜和斜视。

　　ONH 源自视网膜神经节细胞轴突分化缺陷。与孕 6 周或 6 周后孕母摄取奎宁和抗惊厥药物有关。患有严重糖尿病的孕母和青少年孕母产下的孩子更常见此病。

　　建议所有 ONH 患儿进行 MRI 检查。大脑半球异常以及后部脑垂体异位提示脑垂体功能减退和神经发育迟缓的可能[19]，也需要内分泌科会诊来监测生长发育指标。

白化病

　　白化病一种遗传因素决定的黑色素生成障碍，表现为皮肤、毛发和眼睛着色不足。所有真性白化病的特征是视敏度下降、黄斑发育不良、眼球震颤和颞侧视网膜神经节细胞轴突通过视交叉到达对侧外膝体和视皮质的过度交叉分布（图 23.4 和 24.5）。存在多种遗传模式（常染色体隐性遗传和 X 连锁遗传）。很明显有许多基因位点异常与黑色素生成有关。结果是几种不同的基因型可能有相似的白化病表型。

　　酪氨酸酶是黑色素合成初始步骤的关键酶。一种常染色体隐性遗传性眼皮肤白化病（oculocutaneous albinism，OCA）存在基因位点异常，从而产生一种无活性的酶。该基因位于 11q14～21 染色体[20]。毛囊孵化试验可以证明酪氨酸酶活性的有无，能提供异质性的生化证据，但是这一试验本身不能区分已知存在的各种不同类型的白化病。目前已经采用临床、生化和超微结构标准来区分不同类型的白化病。酪氨酸酶阴性的 OCA 被认为是 1 型，有 4 个亚型。酪氨酸酶阳性 OCA 是 2 型，是由 15q11.2～q12 染色体 P 位点不同的突变造成的[21]。OCA3 型在非洲和非裔美国人中有描述。特征性表现为浅棕色的皮

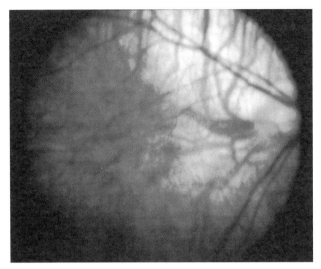

图 23.4 一名白化病患者的眼底。注意其低色素背景表现以及缺乏可明确界定的中心凹（中心凹发育不良）

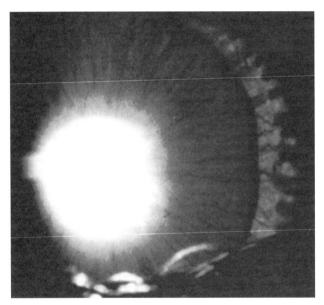

图 23.5 用裂隙灯后部反光照相法显示的一名白化病患者的虹膜透照。注意透过低色素的虹膜见到的晶状体边缘

肤和头发、不易晒黑以及存在透照缺损的蓝灰色虹膜。酪氨酸酶数量正常，但酪氨酸羟化酶的活性下降。准确的白化病类型诊断对于家庭咨询很重要，包括疾病意味着什么及其遗传方式。

临床干预旨在保护皮肤和提高视力。受累患者可能视力发育延迟，只在出生 2 ~ 3 个月后开始逐渐表现出视觉注意。他们也经常伴有高度屈光不正，能通过屈光矫正明显获益。近视力相对比远视力好，这源于近集合反应能减弱眼球震颤。

应注意辨别出两种特殊亚型的白化病，因为其可能发生危及生命的并发症。Chédiak-Higashi 综合

征（染色体 1q43）是一种可致死的疾病，除了白化病还合并细胞免疫缺陷（T 细胞）和白细胞异常。中性粒细胞趋化转移能力下降，趋化性能和抗菌能力缺失。儿童对革兰氏阳性菌易感性增加。感染后幸存的患者经常死于组织恶性淋巴细胞浸润[22]。Hermansky-Pudlak 综合征（染色体 10q23.1 ~ q23.3）是白化病并发血尿和网状内皮细胞蜡样脂样聚集，在波多黎各人中很常见。出血倾向较低，但是死于出血的病例已有报道。血小板存在质量上的缺陷，应当避免使用阿司匹林和环加氧酶抑制剂，因为这些药物会将轻度的出血异常转变为严重的出血。其他并发症包括在 30 ~ 40 岁左右限制性肺部疾病的发生、溃疡性结肠炎、肾疾病和心肌病。

色盲（杆细胞全色盲）

色盲是一种罕见的先天性常染色体隐性遗传病，发病率只有 3/100 000。这种疾病的致病基因定位于染色体 2q11[23] 和染色体 8q[24]。其特点是色觉完全丧失、视力下降至 20/400 ~ 20/100、畏光，以及典型的小振幅和高频率的斜向的摆动型眼球震颤。因为严重畏光，患有这种疾病的儿童可能更喜欢在黄昏出去玩，可能在昏暗的光照下有较好的视力。15 岁以后，畏光、眼球震颤可能会减少，甚至消失，但视力不提高。

组织病理学检查表明，视网膜视锥细胞受体缺失或严重发育不良。婴儿最可靠的诊断测试是 ERG。在色盲患者，闪光 ERG 检查显示没有反应（图 23.2），明单闪反应幅度减小。暗反应正常。

也存在一种不完全的杆细胞色盲。因为蓝色视锥细胞只有轻度受累或完全没有受累，这种色盲也被称为蓝视锥色盲。遗传模式似乎是 X 连锁遗传。视力在 20/60 内，眼球震颤轻微，无畏光。与全色盲不同的是，该疾病似乎可缓慢进展至黄斑瘢痕形成和锥细胞功能障碍。其与全色盲的区别在于辨色板的差异，蓝视锥色盲能区分蓝绿色和紫蓝色，而全色盲不能。此外，也可通过对鼻侧到颞侧的视动性眼动刺激反应的差别（全色盲反应更差）来区分两种色盲，因为蓝视锥细胞只占所有视网膜视锥细胞的一部分。ERG 反应在这两种色盲中异常程度相似，但蓝视锥色盲患者显示光照灵敏度峰值在 440 nm 附近，而杆细胞全色盲差显示灵敏度峰值在 504 nm 附近[25]。

先天性静止型夜盲

先天性静止型夜盲（CSNB）是一种遗传性疾病，患者的主诉是夜盲。其特点是眼底外观正常，白天视野正常，没有杆细胞暗适应，病情不进展。已确认 CSNB 有多种遗传模式——常染色体显性遗传、常染色体隐性遗传和 X 连锁遗传。视力下降、近视及眼球震颤仅在某些常染色体隐性遗传性 CSNB 患者中出现，而从不在常染色体显性遗传性 CSNB 患者中出现。

在 X 连锁遗传性 CSNB 患者，视力范围为 20/100 ~ 20/30。通常可见到 3.50 ~ 11.0 D 的近视。视力低于 20/60 的患者可见明显的摆动型眼球震颤，在视力较好的患者，眼震电图只是偶尔检测出眼球震颤。色觉是正常的，至多是轻度异常，借此可以与全色盲相鉴别。用于婴儿的主要诊断工具是 ERG，其暗适应测试显示出正相波（b 波）反应下降或无反应（见图 23.2）。临床上和基因上分为两个亚型，区别在于：1 型中视锥细胞功能轻度异常，检测不到视杆细胞活性；2 型有残余的视杆细胞活性，而视锥细胞 ERG 反应明显异常[26]。分子基础的病因研究已经发现 1 型中的一种基质蛋白——夜盲蛋白（nyctalopin）和 2 型中的一种视网膜特异性钙通道亚单位[27]。二者都被认为在视网膜信号传递的不同水平发挥作用。此外，一些年轻的 X 连锁遗传性 CSNB 患者表现出在黑暗环境下"反常"的起始瞳孔收缩反应[28]。

小口病（Oguchi disease）是一种常染色体隐性遗传性静止性病变，有夜间视力下降。与 CSNB 不同，该病视盘有一种特殊的均匀的黄色到灰白色着色表现，偶尔可见轻度的视力异常，范围在 20/50 ~ 20/25。这种异常的着色通常在 2 ~ 3 h 的暗适应后消失，大约在光照 10 min 后又开始出现。异常着色根据光照而出现和再现的现象提示存在视网膜色素动力学紊乱。但曾在一名患者中发现有正常的视紫红质动力学表现。小口病与 CSNB 的 ERG 表现相似，表现为 b 波缺失。但在小口病，ERG 的图形异常在较长时间的暗适应后可能减轻。

X 连锁青少年视网膜劈裂

这种隐性遗传性疾病的特点是视网膜神经纤维层的水平分裂。其患病率为 1/25 000 ~ 1/5000，是男性青少年黄斑变性最常见的原因。因此，检查患者的男性亲属很重要，以帮助确诊和提供遗传咨询。通常情况下，视力在 20/100 ~ 20/50，随着年龄增长，视力逐渐下降到约 20/200。少于 50% 的患者产生带有或不带有视网膜血管的玻璃体纱膜（vitreous veils），这些血管破裂导致的玻璃体积血可能是就诊时表现出来的症状。

尽管在婴儿期可能发生累及中心凹的双眼大疱性劈裂腔，但临床最常见的表现是体现中心凹区视网膜劈裂的星状黄斑病变。临床上，这种黄斑病变看上去可与囊样黄斑水肿非常相似，但在眼底荧光血管造影检查中无渗漏，借此可与之鉴别。据报道，自发地与视网膜色素上皮层边界再附着的比例很高[29]。明视和暗视条件下的 ERG b 波反应通常都是下降的。该致病基因已定位于 Xp22[30]。这种异常似乎是由光感受器和双极细胞分泌的一种不正常的黏附蛋白造成，这种黏附蛋白通过 Müller 细胞转运到视网膜内层[31]。目前尚无有效的治疗方法。

融合发育异常性眼球震颤综合征

以前将其描述为隐性和显隐性眼球震颤（http：//www.nei.nih.gov/news/statements/cemas.pdf）。融合发育异常性眼球震颤综合征（FMDS）是一种婴幼儿发病、双相冲动型、伴有斜视的眼球震颤。伴发的临床表现包括内斜视及垂直分离性斜视。特征为双眼融合注视时眼球震颤减轻，因此临床上在遮盖单眼时震颤明显。快相朝向注视眼（未遮盖眼），而速度递减的慢相朝向注视眼的对侧[32]。交替遮挡双眼可导致眼球震颤的快慢相方向逆转。向注视眼方向注视时眼球震颤的幅度增加（Alexander 定律）。弱视眼注视时眼球震颤的强度（振幅乘以频率）较大。双眼视力总是优于单眼视力。目前推测，FMDS 是因视觉信号传入到有缺陷的视束核时双眼信息不平衡导致的。少见情况下，其可能后天自发获得或成年后受到轻微头部外伤、产生振动幻视后产生。

婴幼儿眼球震颤综合征

婴幼儿眼球震颤综合征（INS）以前被称为先天性眼球震颤（http://www.nei.nih.gov/news/statements/

cemas.pdf），是一种共轭性、主要是水平的眼球震颤，甚至上方和下方注视时也是水平震颤，但可以从钟摆型进展为冲动型眼球震颤。可能存在旋转成分，尽管临床上难以识别。患儿在出生时可能就存在眼球震颤，但通常在婴儿期才逐渐出现。波形可与年龄相关。在生后最初的几个月，最常见的是大幅度的"三角"型震颤，随后是摆动型，最终在约 1 岁时变为冲动型[33]。经常有一个位置眼球震颤幅度最小，被称为中间带，该位置可能是正前方，或是任何一个注视位置。离开中间带，快相朝向注视方向（Alexander 定律）。如果中间带偏离中心，则可能出现代偿性面转或异常头位。

双眼集合可抑制眼球震颤［眼球震颤阻滞综合征（nystagmus blockage syndrome，NBS）］。视力预后取决于是否存在原发的视知觉系统异常（如白化病、色盲）。在家族性非视知觉缺陷型患者，视力相对较好，为 20/70 ～ 20/20。当眼睛接近注视目标时，眼球震颤的抑制可能是由于在中心凹成像期眼球震颤波形"变平坦"。一个常见的相关表现是反向性视动反射。采用视动鼓测试时，震颤快相方向与视动鼓转动的方向一致，而非方向相反。

点头痉挛

典型的点头痉挛三联征包括：①单眼或分离性的、钟摆型、小幅度、快速（高频）的眼球震颤；②点头；③异常头位。但有许多儿童点头痉挛病例报道中患儿没有点头或头部倾斜。点头痉挛通常在生后 4 ～ 8 个月时发生，但发病年龄和持续时间可能有个体差异。眼球震颤可能在生后 10 年内呈持续亚临床表现，而大龄儿童的眼球运动记录已经显示出存在持续的不对称、精细、钟摆型眼球震颤。约 1/3 的患者可发展出正常视力和立体视功能[34]。点头是一种为抑制眼球震颤而出现的代偿性前庭-眼球反射。在患有视交叉胶质瘤、亚急性坏死性脑病、色盲、CSNB、视杆细胞营养不良的儿童中也发现有类似临床表现，需要通过神经影像学和 ERG 检查予以排除。

眼球震颤的治疗

无论是何种类型的眼球震颤，治疗的目的都是提高视力、消除异常（代偿）头位，并消除振动幻视。抑制眼球震颤的幅度、增加中心凹注视期、扩大中间带可在一定程度上提高先天性眼球震颤患者的视力。利用光学、药物和手术方式，一些目标已经实现，正在进行的研究将继续改进治疗技术。

光学治疗首先是获得最佳的验光和配镜处方，有报道，接触镜通过对眼睑的感觉反馈机制或通过增加集合和调节的企图来增加中心凹注视时间。如果存在一个很小的面转头位，可以用棱镜来转移中间带，棱镜也可用于"微调"手术后的头位。基底向外的棱镜也可诱发调节性集合，有时需要同时联合近视镜配戴。在能自发维持双眼集合的患者，基底向外的棱镜能起到调整视轴或改善头位的作用。

已发现有几种药物可对特定类型的眼球震颤产生影响[9, 11]。加巴喷丁和美金刚能降低后天获得性摆动型眼球震颤的震颤幅度，同时提高视力。上射型眼球震颤对美金刚、4- 氨基吡啶（4-aminopyridine）和巴氯芬有反应。用氯硝西泮、4- 氨基吡啶和 3,4- 氨基吡啶（3,4-aminopyridine）可以改善下射型眼球震颤。尽管先天性眼球震颤对药物治疗的反应较差，但巴氯芬和美金刚已成功用于消除周期交替性眼球震颤和振动幻视。酒精、氯硝西泮和美金刚能改善跷跷板型眼球震颤。必须权衡这些药物的治疗效果和它们对中枢神经系统的潜在副作用，尤其是嗜睡。

肉毒杆菌毒素可通过"药物麻痹"作用[35]改善先天性眼球震颤患者的视力，并减少获得性眼球震颤患者的振动幻视[36]。方法包括眼球后注射或直接注射到一眼或两眼的水平肌肉中。注射需要每隔几个月重复一次，潜在的并发症包括眼睑下垂、复视、持续的振动幻视和患者不耐受。成功率不明确，一些患者需要多次连续注射才能起效[36]，一些患者无法获得满意的结果[37]。

Anderson[38] 和 Kestenbaum[39] 首先描述了将先天性运动型眼球震颤患者的中间带移位至正前方以消除代偿头位的手术方法。Dell'Osso 和 Flynn[40] 已证明，这种手术方法通过增加中间带范围和降低眼球运动记录仪记到的眼球震颤强度（振幅乘以频率），可提高视力。然而，采用早期设计的手术量，仍然存在残余的异常头位，后来主张采用增强手术（较大量双侧水平肌肉后退 / 截短术）[41]。增强手术可以产生注视缺陷，但大多数患者都会接受。当异常头位伴有斜视时，注视眼的手术用来矫正异常头位，对侧眼的手术用来代偿斜视角。

将四条水平直肌大量后退至赤道后的手术方法被推荐用于中间带在正前方的眼球震颤患者，以提高视力和减轻震颤幅度[42]。尽管眼球运动记录的客观改变是微乎其微的，但一些患者报告说他们的视觉功能有所改善。Dell'Osso[43]提出并证明[44]，简单地离断眼外肌，分离肌间膜，然后重新固定到原来的眼球附着点（切断再复位术）可以提高中心凹注视时间和先天性眼球震颤患者的主观视力。这被认为是由于眼外肌附着点附近栅栏组织内的本体感受器的感觉输入发生改变。

大部分获得性眼球震颤伴振动幻视不适合神经外科手术，但存在一个明显的例外。源于 Arnold-Chiari 畸形的下射型眼球震颤可通过枕下颅内减压术得到改善，手术还可以防止更多的神经功能损害。

总结

眼球震颤是一种非特异的生理或病理性临床表现。诊断和治疗眼球震颤患儿的方法包括获得家族史、围生期病史和眼球震颤发病史，进行眼科检查，并在适当的时候进行电生理及神经影像学检查。如果存在明显的眼部畸形，严重到足以损害视觉功能，应有针对性地进行干预和咨询。

在没有明显的眼部畸形的情况下，应针对主要的眼球震颤类型进行相应检查。如果眼球震颤是非对称的、快速的和钟摆型，通常需要行 CT 或 MRI 扫描，以排除颅内的新生物。如果不存在中枢神经系统的异常，非对称的高频眼球震颤可能的诊断是点头痉挛。搜索型眼球震颤提示严重的视网膜或视神经异常，首先要进行 ERG 检查，以排除 LCA，同时仔细检查视神经。如果视盘苍白或存在其他中枢神经系统症状，需进行神经系统检查和神经影像学检查。如果眼球震颤是对称的摆动型，需仔细检查是否存在中央凹发育不良和虹膜透照，这些体征提示白化病。如果不存在这些体征，进行电生理检查和详细的眼底镜下检查可能发现孤立的锥细胞或黄斑异常。婴幼儿眼球震颤综合征本质上是一种排除性诊断，具有相对较好的视力预后。

致谢

此章节是从 Harley 小儿眼科第 4 版作者 Robert A. Catalano 编写的章节修订而来。

（谢芳　译　史学锋　审校）

参考文献

1. Hoyt CS. The apparently blind infant. *Trans New Orleans Acad Ophthalmol* 1986;34:478–488.

2. Jan JE, Farrell K, Wong PK, et al. Eye and head movements of visually impaired children. *Dev Med Child Neurol* 1986;28:285–293.

3. Smith JL, Zieper I, Gay AJ, et al. Nystagmus retractorius. *Arch Ophthalmol* 1959;62:864–867.

4. Daroff RB. See-saw nystagmus. *Neurology* 1965;15:874–877.

5. Halmagyi GM, Hoyt WF. See-saw nystagmus due to unilateral mesodiencephalic lesion. *J Clin Neuroophthalmol* 1991;11:79–84.

6. Abadi RV, Pascal E. Periodic alternating nystagmus in humans with albinism. *Invest Ophthalmol Vis Sci* 1994;35:4080–4086.

7. Baloh RW, Honrubia V, Konrad HR. Periodic alternating nystagmus. *Brain* 1976;99:11–26.

8. Thomas MG, Crosier M, Lindsay S, et al. The clinical and molecular genetic features of idiopathic infantile periodic alternating nystagmus. *Brain* 2011;134:892–902.

9. Thurtell MJ, Leigh RJ. Therapy for nystagmus. *J Neuroophthalmology* 2010;30:361–371.

10. Brodsky MC. Congenital downbeat nystagmus. *J Pediatr Ophthalmol Strabismus* 1996;33:191–193.

11. Straube A, Leigh RJ, Bronstein A, et al. EFNS task force—therapy of nystagmus and ascillopsia. *Euro J Neurology* 2004;11:83–89.

12. Good WV, Brodsky MC, Hoyt CS, et al. Upbeating nystagmus in infants: a sign of anterior visual pathway disease. *Binoc Vis Q* 1990;5:13–18.

13. Fisher A, Gresty M, Chambers B, et al. Primary position up-beating nystagmus: a variety of central positional nystagmus. *Brain* 1983;106:949–964.

14. Reker U. Peripheral-vestibular spontaneous nystagmus: analysis of reproducibility and methodologies. *Arch Otorhinolaryngol* 1980;226:225–237.

15. Donin JF. Acquired monocular nystagmus in children. *Can J Ophthalmol* 1967;2:212–215.

16. Jacobson SG, Ciedicyan AV, et al. Gene therpy for Leber congenital amaurosis caused by RPE65 mutations. *Arch Ophthalmol* 2012;130(1):9–24.

17. Skarf B, Hoyt CS. Optic nerve hypoplasia in children. Association with anomalies of the endocrine and CNS. *Arch Ophthalmol* 1984;102:62–67.

18. Frisen L, Holmegaard L. Spectrum of optic nerve hypoplasia. *Br J Ophthalmol* 1978;62:7–15.

19. Brodsky MC, Glasier CM. Optic nerve hypoplasia: clinical significance of associated central nervous system abnormalities on magnetic resonance imaging. *Arch Ophthalmol* 1993;111:66–74.

20. Barton DE, Kwon BS, Francke U. Human tyrosinase gene, mapped to chromosome 11 (q14–21), defines second region of homology with mouse chromosome 7. *Genomics* 1988;3: 17–24.

21. Ramsay M, Colman M, Stevens G, et al. The tyrosinase-positive oculocutaneous albinism locus maps to chromosome 15q11.2–q12. *Am J Hum Genet* 1992;51:879–884.

22. Blume RS, Wolff SW. The Che´diak-Higashi syndrome: studies in four patients and a review of the literature. *Medicine* 1972;51:247–280.

23. Abour NC, Zlotogora J, Knowlton RG, et al. Homozygosity mapping of achromatopsia to chromosome 2 using DNA pooling. *Hum Mol Genet* 1997;6:689–694.

24. Milunsky A, Huang X-L, Milunsky J, et al. A locus for autosomal recessive achromatopsia on human chromosome 8q. *Clin Genet* 1999;56:82–85.

25. Yee RD, Farley MK, Bateman JB, et al. Eye movement abnormalities in rod monochromatism and blue cone monochromatism. *Graefes Arch Clin Exp Ophthalmol* 1985;223:55–59.

26. Miyake Y, Yagasaki K, Horiguchi M, et al. Congenital stationary night blindness with negative electroretinogram. A new classification. *Arch Ophthalmol* 1986;104:1013–1020.

27. Pusch CM, Zeitz C, Brandau O, et al. The complete form of Xlinked congenital stationary night blindness is caused by mutations in a gene encoding a leucine-rich repeat protein. *Nat Genet* 2000;26:324–327.

28. Barricks MF, Flynn JT, Kushner BJ. Paradoxical pupillary responses in congenital stationary night blindness. *Arch Ophthalmol* 1977;95:1800–1804.

29. George NDL, Yates JRW, Bradshaw K, et al. Infantile presentation of X-linked retinoschisis. *Br J Ophthalmol* 1995;79: 653–657.

30. Sieving PA, Bingham EL, Roth MS, et al. Linkage relationship of X-linked juvenile retinoschisis with Xp22.1–p22.3 probes. *Am J Hum Genet* 1990;47:616–621.

31. Mooy CM, van den Born LI, Paridaens DA, et al. Hereditary X linked juvenile retinoschisis: a review of the role of Muller cells.

Arch Ophthalmol 2002;120:979–984.

32. Dell'Osso LF, Schmidt D, Darroff RB. Latent, manifest latent, and congenital nystagmus. *Arch Ophthalmol* 1979;97:1877–1885.

33. Reinecke RD, Guo S, Goldstein HP. Waveform evolution in infantile nystagmus: an electro-oculo-graphic study of 35 cases. *Binoc Vis* 1988;31:191–202.

34. Gottlob I, Wizov SS, Reinecke RD. Spasmus nutans: a long-term follow-up. *Invest Ophthalmol Vis Sci* 1995;36: 2768–2771.

35. Carruthers J. The treatment of congenital nystagmus with botox. *J Pediatr Ophthalmol Strabismus* 1995;32:306–308.

36. Repka MX, Savino PJ, Reinecke RD. Treatment of acquired nystagmus with botulinum neurotoxin A. *Arch Ophthalmol* 1994;112:1320–1324.

37. Tomsak RL, Remler BF, Averbuch-Heller L, et al. Unsatisfactory treatment of acquired nystagmus with retrobulbar injection of botulinum toxin. *Am J Ophthalmol* 1995;119: 489–496.

38. Anderson JR. Causes and treatment of congenital eccentric nystagmus. *Br J Ophthalmol* 1953;37:267–281.

39. Kestenbaum A. [New operation for nystagmus.] *Bull Soc Ophtalmol Fr* 1953;6:599–602.

40. Dell'Osso LF, Flynn JT. Congenital nystagmus surgery: a quantitative evaluation of the effects. *Arch Ophthalmol* 1979;97:462–469.

41. Nelson LB, Ervin-Mulvey LD, Calhoun JH, et al. Surgical management for abnormal head position in nystagmus: the augmented modified Kestenbaum procedure. *Br J Ophthalmol* 1984;68:796–800.

42. Helveston EM, Ellis FD, Plager DA. Large recession of the horizontal recti for treatment of nystagmus. *Ophthalmology* 1991;98:1302–1305.

43. Dell'Osso LF. Extraocular muscle tenotomy, dissection, and suture: an hypothetical therapy for congenital nystagmus. *J Pediatr Ophthalmol Strabismus* 1998;35:232–233.

44. Hertle RW, Dell'Osso LF, FitzGibbon EJ, et al. Horizontal rectus tenotomy in patients with congenital nystagmus: results in 10 adults. *Ophthalmology* 2003;110:2097–2105.

第24章

眼外伤及其预防

Robert A. Catalano

有很大比例的眼外伤发生于儿童。根据医疗保健研究和质控机构的调查显示，2008年，大约28%的急诊相关眼外伤患者年龄小于18岁。此外，2010年美国年度眼外伤快照项目估计，大约有12%的眼外伤发生在12岁或以下的儿童[1-2]。最近的美国数据与先前公布的欧洲数据相一致：儿童严重眼外伤的比例最高发生在家里（40%～45%），其次是运动时受伤或因车祸受伤（约为15%）。在年龄小于6岁的儿童中，家庭事故（剪刀、铅笔或其他尖锐的物体）为主要原因；对于年龄较大的儿童，玩具、石头和球在损伤中占主导地位[3]。这项研究和其他研究[4-6]揭示了显著的男性倾向，并指出，大多数严重的儿童外伤是由事故和其他孩子造成的。

对于儿童视觉丧失的其他原因，如先天性和（或）遗传性疾病，目前的治疗可能不太有效，而相比之下，眼外伤若能及时治疗，往往获益很大。如果能预防眼外伤，对于儿科群体将会大有裨益。

病史

虽然对于大多数儿童的眼科检查仅需要一个简短的病史，但是在眼外伤明显而可疑时，完整而详细的病史是必不可少的，尤其是当监护人并没有观察到损伤发生时的情况时。在许多情况下，最初的病史是最准确和公正的。对于细节的关注是推翻欺诈行为的重要依据，例如，孩子可能存在持续的外伤，并且监护人可能参与了伤害行为的发生，或者在损伤发生之前患者便已视力丧失。此外，应保存好所有的病史及客观结果的文档，包括详细的图片或照片，必要时可以在确定民事责任和（或）可疑

的虐待儿童事件中作为重要证据。

当患者的主诉是外伤时，对于病史的询问则要更加详细。必须准确确定症状或体征出现的时间和地点。明确异物感是出现于儿童靠近建筑工地时还是在树林中。当刺激症状不明显，症状和体征没有在一个明确的时间开始时，则必须详细询问之前几小时、几天，甚至几周的活动。

必须确定儿童在受伤时的精确活动和眼外伤发生的地点。例如儿童是否戴眼镜、是否使用高速电动设备，以及是否有人锤打等细节是必须记录的。如果是野生动物造成的伤害，则对动物进行脑部病理检查，寻找狂犬病的迹象。检查条件不允许时，应于当地卫生防疫部门咨询是否需要注射狂犬病疫苗。

一般病史也必须明确。已知的疾病情况、住院史、之前的眼部和非眼部手术史、目前所有的用药情况及药物过敏史、家族史都必须询问。此外，开放性伤口患者必须有预防性注射破伤风的病史，必要时需重新进行免疫注射。

检查

尽管检查需要尽可能详尽，以作出准确的诊断，但更重要的是所有检查都要避免对眼睛进一步的伤害。对于眼球破裂伤患者，通常需要儿童麻醉后在手术室内进行检查，这可显著降低进一步损伤的风险。病情复杂合并疼痛时，患者的检查配合度大大降低。好言哄骗、多加人手、局部神经阻滞、镇静甚至麻醉可在必要时单独或联合应用于诊断和治疗过程。

避免进一步损伤

治疗前，应对受伤眼及其附属器做好保护措施，以防止进一步的意外创伤。眼睑回缩、强行撑开眼睑和去除突出的异物是绝对禁忌，并且不要用任何眼药水。眼睑裂伤、眼内异物和疑似眼球破裂时，应在眶缘贴一个标准的眼罩来保护眼睑和眼球，床头应升高到 30°。当没有眼用材料时，可在一次性聚苯乙烯（Styrofoam）咖啡杯底部切下约 2.5cm（1英寸）替代使用。

从全身的角度来看，眼球破裂的儿童可能会烦躁、恶心（血管迷走反射），或两者都有。轻度镇静，合并应用止吐药可防止进一步的损害。儿童手术前应禁食，减少环境光线。如果担心患儿拉下防护眼罩，必要时可以限制其肘部活动。

当眼球破裂修复术需在全身麻醉下进行时，应使用非去极化麻醉剂[7]。去极化麻醉剂（如琥珀胆碱）可瞬时提高眼内压，挤压眼内容物流出。

特殊检查

某些情况下可能需要额外的检查。如机动设备或高速撞击（例如锤击）参与损伤，则必须怀疑有无眼球或眼眶内异物。怀疑眼球破裂时也应考虑眼内异物是否存在。采用 X 线和（或）增强 CT 1 ～ 2 mm轴位和冠状位扫描眼眶[8-9]可进行准确和精细的定位。如果考虑有金属异物，应避免行 MRI 检查。

当怀疑存在较隐蔽的眼部开放性损伤时，CT 扫描的敏感性或特异性不足。此时应在手术室进行正式的手术探查[10]。

如果眼底窥不清，可以考虑行超声检查评估视网膜的完整性。但怀疑眼球破裂时禁忌应用超声诊断。在这种情况下，眼球上任何的压力均可能进一步破坏眼球的解剖结构，造成视网膜或脉络膜脱出，并且未经消毒的探针会增加感染的风险。对于闭合性眼球损伤，超声生物显微镜显著优于其他检查方法，特别是用于诊断晶状体悬韧带位置、房角后退、睫状体，以及检测小的眼表及眼内异物时[11]。

预后

儿童眼外伤中，开放性眼外伤的视力预后最差[12]。不良预后也与最初的眼部症状有关，如前房积血、玻璃体积血、视网膜脱离和（或）跨越瞳孔区的角膜伤口[13]。存在相对传入性瞳孔障碍与初始视力差是视力完全丧失的重要预测指标，存在眼睑裂伤以及眼后节伤口也预示视力预后不良[14]。在重大创伤中遭受眼外伤（复合性创伤，严重程度评分 >15）的儿童更有可能合并颅底骨折和（或）眶壁骨折[15]。眼内炎的发生预示着视力预后不佳。最近的研究显示，入院后 48 h 眼内注射万古霉素和头孢他啶会使创伤后眼内炎发病率低于 1%[16]。

生育与产前创伤

约 0.2% 的眼外伤发生于分娩，特别是产钳助产时[17]。最被广泛认可的生产相关创伤是垂直方向的后弹力层破裂，往往伴随着角膜混浊[17]。水平方向后弹力层破裂（Haab 纹）更常见于先天性高眼压性青光眼。虽然产钳与角膜直接接触是重要病因，但眼周压迫也可能是造成损伤的机制[18]。

随着时间的推移，上皮水肿消退，后弹力层留下一条垂直的线。这条线对视觉基本没有影响。然而，后弹力层的真性破裂会导致很大程度的散光，引起屈光参差性弱视[19]。最初的角膜混浊也可成为一种遮挡，诱发轴性近视，加剧屈光参差[20]。用硬性接触镜消除散光和积极的遮盖治疗可能会改善视力预后[21]。

围生期眶周瘀斑[22]、眼睑[23]或泪小管[24]裂伤、上睑下垂[25]、角膜水肿[22]、前房积血[22]以及多处视网膜出血[22]也有过报道。小范围的视网膜出血通常 1 ～ 5 天吸收，球结膜下出血 2 周内吸收[17]。眼睑损伤引起的上睑下垂可能会非常严重，因为上睑下垂可能会导致轴性近视[20]引起屈光参差性弱视。

除了角膜损伤，产钳分娩偶尔也会导致脉络膜破裂，即使没有受伤的外部迹象[26]。最后，胎儿监护头皮电极造成的胎儿眼附属器损伤也偶有报道[27]。

眼外伤也可发生在产前行羊水穿刺的过程中。尽管在超声监控下进行，但对胎儿的伤害也可出现于 3% 的病例[28]，通常会导致皮肤瘢痕。眼球穿孔也可发生，造成不同程度的视力受损（图 24.1）[29-30]。

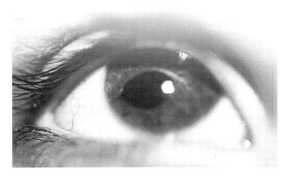

图 24.1 羊膜腔穿刺术造成的穿通伤

眼睑及附属器损伤

眼睑瘀斑

大多数眼眶挫伤由于是钝性损伤，仅导致软组织损伤，很少或不会导致残疾。但是，钝性损伤与眼眶爆裂性或其他类型骨折、前房积血、房角后退、虹膜根部离断、视网膜水肿、视网膜裂孔有关。眶深部出血可导致视神经或眼动脉受压。巩膜顶压法检查周边视网膜可能要等到眼眶水肿消退才能进行。但是，当患者的症状提示有视网膜撕裂时，检查不应被推迟。

出血的分布范围有时预示着严重的眼眶损伤。上方结膜下出血提示眶顶骨折，尤其是当伴有明显的眼睑水肿和瘀斑时[31]。颅底骨折有时与眼周环形血液分布有关。下睑和下眶出血可能是眶底骨折的信号（图 24.2）。

钝性眼外伤也可因眼睑或上睑提肌血肿导致继发性上睑下垂。肌腱拉伤或撕裂会造成永久性上睑下垂。手指或钩子夹于上眼睑下常导致这种类型的

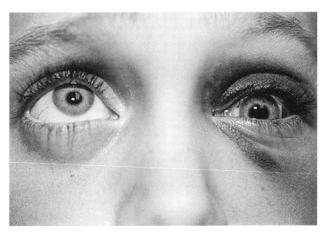

图 24.2 爆裂性骨折引起的眼睑及眶周瘀斑和上转受限

伤害。

眼睑瘀斑的治疗是前 24 h 冷敷，必要时后续进行热敷。

眼睑裂伤

除了尖锐物体划伤和动物咬伤等常见原因之外，眼睑裂伤还可由钝器引起的强烈打击造成，如篮球比赛中被肘部击中。对于各种病因导致的眼睑裂伤的初步评估都是针对眼球的完整性。仅涉及眼睑的眼外伤优于威胁视力的眼外伤，对于前者，延迟修复仍可能不影响外观和功能的预后。对于累及眼睑内侧部分的裂伤，在不造成进一步伤害的前提下，应尽可能地明确泪小管的状态。

对于眼睑裂伤，没有明确的预防性应用抗生素治疗的共识。虽然标准的外科实践可能会建议在其他外伤中使用抗生素，但没必要对眼睑裂伤应用抗生素，因为眼睑拥有丰富的血供。

大多数儿童眼外伤患者对于局部或区域麻醉都不能充分合作。无论合作水平如何，当病情需要（如眼部裂伤）时，必须应用全身麻醉。

首先，对位愈合是眼睑裂伤的主要治疗原则。仅有一侧泪小管断裂时，可以不予修复[32]，但当两侧泪小管都受累时，可用硅橡胶软管并通过鼻泪管下口引出导管，增加功能修复的机会。皮肤修复缝合前应用可吸收线缝合泪小管断端。即使有完整的病史，所有裂伤修复前也均应彻底排除异物的存在。读者可参考其他地方的详细描述，具体的治疗建议不在本章讨论范围。

眼眶外伤

眶底爆裂性骨折

相比于眶底爆裂性骨折，眶尖、侧壁和 Le Fort Ⅲ 型骨折与严重眼外伤的发生有更密切的关系，但其发病率并不高[33]。"直接眶底骨折"一词描述了与眶缘骨折相关的眶底骨折。眶缘骨折要比眶底骨折需要更大的外力。间接眶底骨折是一种独立的骨折类型，通常被称为"爆裂性骨折"。目前有两种理论来解释爆裂性骨折的发病机制。一种是非穿透性钝力导致眶内压突然升高所致。眶内组织受压时，下直肌的下方（眼眶最为薄弱的地方，仅有 0.5 mm

厚）成为减压的通道（图 24.3）。一个较新的理论认为，施加到眶下缘的钝力压迫骨，导致眶壁屈曲。当物体的大小大于眼眶开口（例如球、拳头或汽车仪表盘）时，眶底骨折则较为常见，特别是下外侧眶壁。猕猴实验表明，大于 2 焦耳（J）的外力作用于眶壁时，则眶壁骨折不能避免，而眶壁骨折后则不能保护眼球免受破裂伤[34]。

眶底骨折最明显的临床表现是上视不能（图 24.2 和 24.4），而与之相伴的下视受限是一种更为明确的下直肌或斜肌嵌顿指征。嵌顿就像一个陷阱，限制了下直肌或斜肌的活动。这种情况最常发生于小的间接眶底骨折，最常见于下直肌（与下斜肌相连的腱膜后）受累。其他症状包括眼睑瘀斑、鼻出血、眶内积气，以及同侧面颊和上唇感觉减退，这是穿越眶底的眶下神经受到损伤的结果。眼眶容积扩张导致的眼球内陷是眶底骨折的明显标志。其更

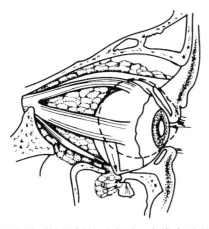

图 24.3 眶底爆裂性骨折的示意图。虚线表示眼球的正常位置。下直肌和下斜肌经小的断裂口进入上颌窦（From Catalano RA，ed. Ocular emergencies. Philadelphia，PA：WB Saunders Co，1992，with permission.）

常发生于直接眶底骨折，但在眼眶水肿消退之前，可能并不明显。眼眶水肿、血肿或炎症导致的眼球突出可能出现得更早。

显示眶底骨折的最佳成像技术为 X 线平片及 CT 扫描。X 线平片投影是水平成像技术，因此显示眶底和上颌窦最佳（图 24.5）。眶内容物进入上颌窦、上颌窦出现气液平或出现眶内积气均提示眶底骨折。虽然水平成像技术可用于显影，但如果预期需要手术修复，也要行冠状位 1.5 ～ 2 mm 的 CT 扫描，因为其可以显示更多的软组织和骨片的细节。

手术修复的适应证和时机是爆裂性骨折继续进展[35-36]。单纯影像学显示存在骨折或仅发现眶下感觉减退不是手术的适应证。进行手术修复的传统指征包括眼外肌嵌顿（原在位 30° 以内）导致的运动障碍或眼球内陷。儿童患者下直肌的嵌顿症状包括疼痛、恶心和呕吐。手术修复可迅速缓解这些症状[37]。针对活动受限的手术干预应基于真正意义上的机械运动受限，建议通过持续的主动牵引测试和影像学来确认。值得一提的是，相对于眶底骨折修复术，其他矫正方式（如棱镜、斜视矫正术）可有效缓解复视。大于 2 mm 的眼球内陷通常需要手术修复，因其会影响外观而不被接受。暴露眶底骨折部位通常需要对眼球施加一定的压力，因此眼球穿透伤的存在是眶底修复的绝对禁忌。

手术修复的时机也有争议。爆裂性骨折不需要紧急治疗。大多数眼科医生认为手术可以安全地推迟 10 ～ 14 天，且不会有瘢痕和纤维化的风险。通常需要几天的时间使眼眶肿胀消退，以便进行充分的临床检查。早期手术的指征包括眼球内陷大于 2 mm 和眶底骨折急性期存在眶压增高。眼眶水肿和血肿通

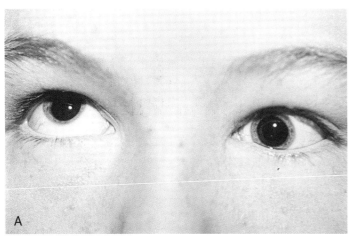
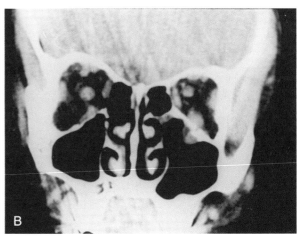

图 24.4 一名 12 岁女孩被同学踢到眼睛，导致左眼爆裂性骨折。**A.** 上视受限。**B.** 冠状位 CT 扫描显示组织嵌顿

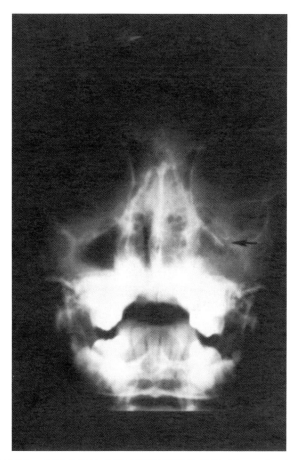

图 24.5 水平成像技术显示眶底爆裂性骨折（From Catalano RA，ed. Ocular emergencies. Philadelphia，PA：WB Saunders Co，1992，with permission. ）

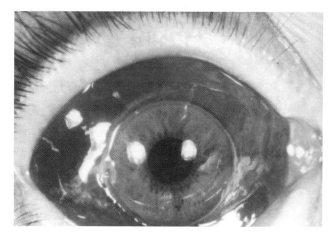

图 24.6 眼外伤所致结膜下出血（From Catalano RA，ed. Ocular emergencies. Philadelphia，PA：WB Saunders Co，1992，with permission. ）

常会掩盖早期出现的眼球内陷，急性期眼球内陷表明眶内容物被挤压进入上颌窦。症状性复视被动牵拉试验阳性和 CT 扫描出现眶内软组织嵌顿时，建议 2 周内行手术治疗[38]。

急性期的其他治疗措施包括使用抗生素（预防眼眶蜂窝织炎）、鼻部减充血剂及冰袋。

眼球损伤

结膜和巩膜的损伤

结膜下出血通常伴随钝挫伤出现（图 24.6）。在没有其他损伤的情况下，患者大可放心。出血范围可能会在最初几天扩大。这与重力的影响和眼睑瞬目运动有关。很少会有结膜下再出血的情况发生。出血会在 2 ～ 3 周逐渐吸收。

结膜水肿（血肿）可伴有小的伤口，但其存在时应警惕是否伴有巩膜裂伤或异物。结膜下的空气

（气肿）提示筛窦上颌窦骨折。气肿呈囊性，触诊有捻发感。

当指甲或玻璃等尖锐物体击中眼睛时，结膜裂伤是非常常见的。除了结膜出血外，还可能伴有白色的 Tenon 囊组织脱出或眼眶脂肪脱垂。全面的眼科检查对于排除异物或发现隐匿性巩膜裂伤很有必要。通过最大限度的散瞳检查和 B 超可排除前者。如果滑动结膜仍不足以排除巩膜裂伤，医生应毫不犹豫地在麻醉下进行探查或者进一步行影像学检查。小的结膜裂伤不需要缝合，大于 6 mm 的伤口应用可吸收线缝合关闭（例如 7-0 线），注意不要把 Tenon 囊组织嵌入伤口，同时也要注意正常解剖关系和对半月皱襞的修复。未修复的结膜会在 2 ～ 3 周内愈合。

隐匿性巩膜裂伤可发生于钝挫伤，特别是在角膜缘，直肌后巩膜最薄弱处[39]。除了大疱性结膜出血水肿，巩膜破裂的表现还包括非对称性低眼压、前房变浅或加深、瞳孔不规则或散大、前房积血、视力下降，以及结膜下色素沉着。后者是由于脱出的葡萄膜组织嵌顿于破裂部位。对于疑诊病例，要进行 360° 结膜环形剪开探查（切开角膜缘处的结膜，向后拉，充分暴露下方巩膜），特别要注意直肌止点下方区域。

角膜异物和擦伤

角膜和结膜异物是急性眼痛及异物感的常见病因。患者通常表现为极度的疼痛和反射性睁眼困难。患者可能会记不清眼睛是否有异物进入，疼痛感也

可能是即时发生或延迟发生的。尽管异物可能仅引起轻微的继发改变，甚至无继发改变，但眼部组织仍会有严重的反应（图 24.7）。

角膜和球结膜应通过肉眼和裂隙灯进行检查。下睑结膜和下结膜囊可以通过向下拉下眼睑和使患者向上注视而进行检查。检查上睑结膜和上方结膜囊要困难些。可能需要"双外翻上睑法"。单外翻上睑可以通过轻轻抓住眼睑的睫毛根部，并向下拉，同时用棉签头轻轻向上顶压眼睑。应告知患者整个过程向下注视。上提睑缘，在上边界轻压，并温柔地翻转上睑（图 24.8）。"双外翻上睑法"是采用 Desmarre 拉钩替代棉签来完成，当眼睑围绕拉钩转动时，将其向前拉（图 24.9）。然后仔细寻找睑结膜和结膜囊异物。上眼睑外翻产生的不适可以通过指示患者持续向下注视而缓解。

如果发现异物，通常很容易被剔除。可采用局部麻醉剂（0.5% 丁卡因或 0.5% 丙美卡因）进行适当的麻醉。通常一滴即足够，必要时也可间隔 3 ～ 5 min

接连使用。儿童可能需要抚慰，如果不成功，可使用镇静剂或短暂全身麻醉。

在去除结膜异物之前，应检查其下方的巩膜，以排除穿通伤。如果结膜和异物在巩膜上方不容易被移动，或者异物似乎固定在眼球更深处，应怀疑巩膜损伤的存在。应在手术室显微镜下进行进一步的操作和治疗。

如果异物似乎仅附着于角膜或结膜表面，可用异物铲、镊子（或持针器）或中孔针（22 号）的针尖除去。该操作最好是医生的手搭在患者的颧骨处并在裂隙灯下进行。这一姿势减少了尖锐物体碰撞眼球的机会；医生的手会自动跟随患者的任何动作（图 24.10）。当没有裂隙灯时，也可以通过在棉签末端涂抹眼膏（Lacri-Lube、Duratears）的方式轻轻擦拭异物，将其安全地去除。这种清除方法适用于贴合比较松散或近期出现的异物，而对存在时间较长且贴合牢固的异物效果较差。一旦结膜异物取出，通常无需进一步特殊治疗。角膜异物除去后，治疗

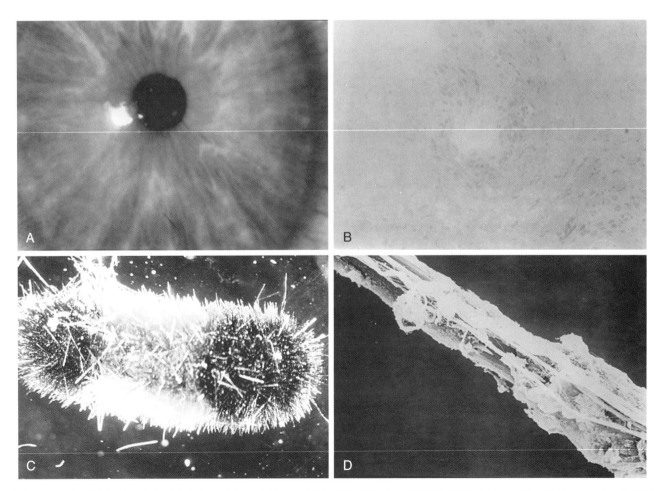

图 24.7　4 岁男孩出现毛虫（刚毛）诱导的角结膜炎。**A.** 毛尖角膜浸润。**B.** 结膜异物肉芽肿（苏木精-伊红染色）。**C.** 带有刚毛的毛虫。**D.** 刚毛（扫描电镜，＞ 1000 倍）（Courtesy of George G. Hohberger，MD，Mayo Clinic，with permission.）

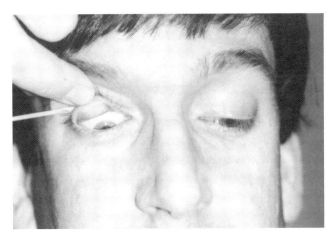

图 24.8　用棉签外翻上睑（From Catalano RA，ed. Ocular emergencies. Philadelphia，PA：WB Saunders Co，1992，with permission.）

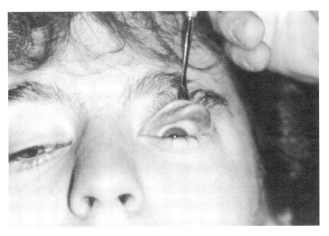

图 24.9　采用 Desmarre 拉钩进行双外翻上睑（From Catalano RA，ed. Ocular emergencies. Philadelphia，PA：WB Saunders Co，1992，with permission.）

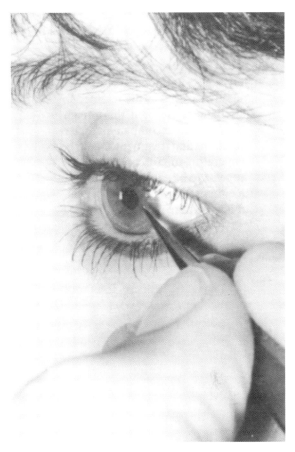

图 24.10　裂隙灯下去除异物的方法。从侧面倾斜靠近异物，减少了尖锐物体碰撞眼球的机会（From Catalano RA，ed. Ocular emergencies. Philadelphia，PA：WB Saunders Co，1992，with permission.）

应遵循角膜擦伤后的指导原则。含铁的角膜异物往往留下一层铁锈，并可能扩散进入角膜深层。残余的锈环通常可随着时间的推移被吸收，但也可引起持续性的异物感。锈环可以用异物铲或机械式角膜铲（一种电池驱动的低速钻头）去除。

角膜擦伤是眼科急诊最为常见的眼部不适之一。覆盖角膜的上皮细胞在形态和功能上与结膜上皮细胞不同，但其与结膜上皮细胞是连续的。当角膜上皮被划伤、擦伤或裸露时，会暴露其下的基底层和角膜浅层神经。这一情况伴随着疼痛、畏光、流泪。广泛的角膜擦伤也可能导致显著视力下降，因为与正常角膜上皮相比，上皮下层并不能提供同样平滑的屈光面。当覆盖在上皮的光滑透亮的泪膜被破坏时，用手电筒通常便可诊断。如条件允许，裂隙灯检查可确认擦伤的深度。微量的荧光素染料（伴或

不伴钴 -60 过滤光源）也可用于进一步确诊和详细的检查。

角膜擦伤的治疗是为了促进愈合和减轻疼痛。小的擦伤可以局部频繁使用抗生素（眼水或软膏），伴或不伴眼罩固定眼睑。在儿童中，抗生素软膏通常是首选，因为不需要频繁给药，而且会使刺痛感下降。禁用类固醇制剂，因为其会减慢上皮愈合，增加继发感染的机会。

较大的擦伤通常需要覆盖眼罩固定眼睑，但对照研究的结果发现，有无眼罩在愈合率和不适感方面并无差别[40-41]。应用一个 2.5cm（1 英寸）大小的小眼贴横向遮盖睑缘可能是比眼罩更简单有效的固定方法（图 24.11）。对于幼儿，应避免用眼罩加压，因为眼罩通常会很快被患儿扯下。此外，接触镜相关的角膜擦伤不应该戴眼罩，因为这样更容易因接触镜或接触镜清洗液携带的病原体而造成感染性角膜炎。理论上认为，戴眼罩后温度升高以及患者监测其

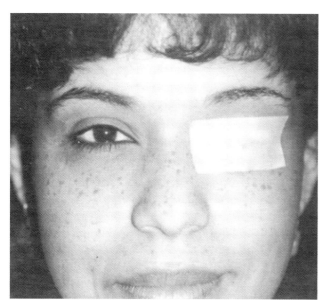

图 24.11　1 英寸眼贴固定眼睑（From Catalano，RA，ed. Ocular emergencies. Philadelphia，PA：WB Saunders Co，1992，with permission.）

视力的能力下降，也可增加患者感染的风险[42]。

大多数角膜擦伤可在 24 ～ 72 h 内完全愈合。擦伤较大的患者应随访至上皮愈合，抗生素应该持续应用至眼睛无症状后 24 h。如果使用眼罩，则不应长于 24 h。局部麻醉剂可立即缓解疼痛，但对上皮有毒性，因此没有长期使用的指征。眼用非甾体抗炎药和睫状肌麻痹是更好的选择，因为可减轻单纯角膜擦伤引起的疼痛，而且不会延迟愈合[43]。

角膜的热烧伤和化学烧伤

几乎所有进入眼睛的异物都会引起烧灼感，但热和化学烧伤可以对眼睛产生持续的损害。碱皂化磷脂膜会导致上皮细胞坏死并向眼球深层渗透。酸造成眼睛凝固性坏死并可导致角膜溃疡和瘢痕形成[44]。最终视力与初始治疗措施紧密相关。大量温水低压下至少冲洗 30 min 是化学烧伤最重要的初始治疗（就地冲洗）。在医院中，两性缓冲溶液、林格液或乳酸生理盐水通常用作冲洗液，摩根透镜可用来保持液体定向流到眼表[45]。眼睛的"正常"pH 值范围为 6.5 ～ 8.0。在冲洗过程中，pH 值应每隔 15 min 用 pH 纸重新评估，如果只有一只眼睛受伤，应测量另一只正常眼的 pH 值作为对照。根据化学物质不同，冲洗可能需要持续数小时，冲洗后 5 min 和 30 min 时应再次测量 pH 值，以确保化学物质已被完全冲洗干净。常辅助性应用丙美卡因或丁卡因进行局部镇痛。应翻转眼睑和穹窿，以确保没有化学物质残留。

角膜和角巩膜裂伤

眼球的裂伤可由尖锐物体引起或由小于眼眶开口的高能钝性物体引起。后者多发在体育运动和娱乐时（例如，球拍类运动中快速移动的球），这种情况是完全可以预防的。

治疗的目标是恢复正常解剖以及防治感染、青光眼等眼部并发症。但对于幼儿来说，弱视可能是一个重要的并发症，最终的视觉预后依赖于后期治疗[46-47]。

儿童角膜及角巩膜裂伤应使用传统眼科手术治疗。实施全面系统的评估以发现其他部位的损伤是非常必要的，特别是该损伤会延迟眼科的及时治疗或者需要麻醉后一同治疗时。广谱抗生素作为预防性治疗措施应立即启用。

纤维蛋白胶和组织黏合剂都可有效关闭直径大于 3 mm 的角膜穿通伤[48]。因为组织黏合剂只附着于干燥的表面，形成粗糙的表层，应当在显微镜直视下谨慎使用，避免其与角膜上皮接触。此外，必要时前房注入黏弹剂，防止虹膜嵌入伤口。为了患者的舒适，可将低亲水性软性接触镜置于胶表面[49]。如果需要手术，不可吸收缝线（例如 10-0 尼龙线）可使伤口边对边地严密闭合。在多数情况下，没有被污染的葡萄膜组织应行复位。视网膜的脱离和裂伤应二期修复。手术技术的具体操作不在本章讨论范围。

虽然恢复眼球的完整性是治疗的首要原则，但明显的晶状体损伤仍强烈建议进行一期晶状体切除术。即使联合进行穿透性角膜移植术，晶状体摘除加人工晶状体植入仍可获得较好的预后[47]。

角膜或角巩膜裂伤应尽早进行修复。然而，在综合性医院，必须仔细考虑安排在夜间急诊手术还是等到第二天按急症进行手术修复。当技术成熟的眼科手术医师无法到达现场进行修复手术时，应该延迟手术，等待技术成熟的手术医师来进行手术，这样才能保证最好的手术效果。延迟修复（长达 36 h）并不是造成预后不良的因素[50]。

虹膜损伤

钝挫伤可损伤虹膜括约肌，导致受伤后最初几个小时瞳孔收缩（外伤性瞳孔缩小），随后瞳孔扩张（外伤性瞳孔散大）。患者可出现疼痛、畏光、角膜缘周围结膜充血、瞳孔不等大。瞳孔散大可能与痉挛或麻痹有关，导致视物模糊和近距离工作困难。体征包括前房内出现炎症或色素细胞（外伤性前部虹膜炎）和虹膜括约肌裂伤，均可通过裂隙灯检查确认。此外，瞳孔受到光线刺激时的收缩速度以及光线减少时的扩大速度并不像健眼那么快。采用 1% 毛果芸香碱进行药物检测通常会显示敏感性降低，有助于区分外伤性瞳孔散大和副交感神经去支配引起的虹膜强直（例如，Adie 瞳孔）。

除了虹膜的直接挫伤外，瞳孔散大也可由睫状神经节损伤（眶底骨折罕见的一种并发症）引起。外伤性瞳孔缩小是 Horner 综合征的组成部分，由颈动脉丛、颈神经节、颈椎或脑干损伤引起。本综合征合并同侧上睑下垂、无汗以及眼球内陷。

对眼睛的直接打击也可引起前房内细胞反应（外伤性虹膜炎），其与微量前房积血很难区分。前房积血的特征是有红细胞，而虹膜炎时则是白细胞。让患者静坐几分钟使细胞分层，可能更容易进行明确诊断。典型的前房积血可见前房内同时存在红细胞和白细胞。需要与外伤性虹膜炎相鉴别的其他疾病包括长期的、未经处理的角膜擦伤和外伤性视网膜脱离，两者都可以导致继发性前房反应。视网膜脱离时玻璃体内也可见色素（烟尘状）。

对于外伤性瞳孔散大或缩小，采用支持治疗。轻度外伤性虹膜炎可用睫状肌麻痹剂（例如，应用 1% 或 2% 的睫状肌麻痹剂，每日 4 次）缓解痉挛和疼痛。更严重的虹膜炎应外用皮质类固醇（如 0.125% 或 1% 的醋酸泼尼松龙，每日 3 次或 4 次）。皮质类固醇减少虹膜前、后粘连的形成（即虹膜分别与角膜和晶状体形成异常粘连），这两种药物均可在数天内见效。

虹膜从其根部离断（虹膜根部断离）的特点是多瞳和 D 形瞳孔（图 24.12）。通常伴有前房积血。罕见的虹膜损伤包括虹膜萎缩和虹膜劈裂（与虹膜基质层分离）。虹膜损伤患者常有眩光和畏光，并可能有复视。有色接触镜、有色镜片以及人工瞳孔 ［由 CIBA Vision 眼睛特殊项目（CIBA Vision Special Eyes Program）制造］可减少这些症状，掩饰外观的残缺。采用 Nd：YAG 激光（无晶状体眼和人工晶状体眼）或氩激光（有晶状体眼）的括约肌切开术可以使中心视轴清楚，提高偏心瞳孔患者的视力。虹

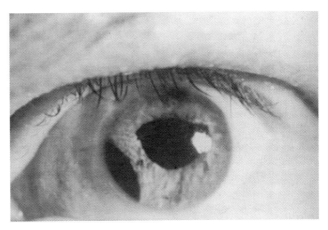

图 24.12　虹膜根部断离（From Catalano RA，ed. Ocular emergencies. Philadelphia：WB Saunders Co，1992，with permission.）

膜括约肌裂伤和撕裂的手术修复可采用 McCannel[51] 描述的缝合技术或采用巩膜隧道切口和双头 10-0 聚丙烯线缝合[52]。

任何虹膜异常均应清楚记录下来，因为其他医生可能会把瞳孔不对称或不规则误认为是与海马钩回疝相关的第三脑神经功能障碍的征象。

外伤性前房积血

眼部钝挫伤导致的房角睫状体的撕裂是前房积血最常见的原因（血流入前房）（图 24.13）。如果外伤不是引起儿童前房积血的原因，则应怀疑白血病、血友病、幼年黄色肉芽肿、视网膜母细胞瘤、病史造假或虐待儿童。眼内手术后发生的前房积血通常在几天内吸收，无后遗症，但医生应该关注眼内压变化。

大多数前房积血患者出现疼痛、畏光、视力下

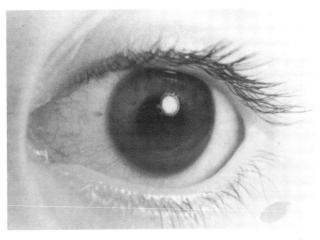

图 24.13　前房积血（From Catalano RA，ed. Ocular emergencies. Philadelphia，PA：WB Saunders Co，1992，with permission.）

降。若积血低于视轴区，则视力下降会显著改善。儿童可出现昏迷[53]。病史中应明确受伤机制和其他合并因素，如出血性疾病、抗凝治疗、肾或肝疾病或镰状细胞疾病。必须进行详细的检查，因为 1/3 的前房积血患者伴有其他眼部损伤[54]。眼内压最初可因睫状体分离而降低，但大约 1/3 的患者在几天内眼压会升高（> 21 mmHg），故应密切监测[53]。镰状细胞疾病患者在最初 24 h 内眼内压升高的风险很大[55-56]。前房积血根据积血量进行分级（表 24.1）。在早期阶段，前房角镜检查可发现出血部位并确认是否存在房角后退。

外伤性前房积血的治疗有多种方式并存在争议[54-57]。患者应严格卧床休息还是允许有限的下床活动、是否可以看电视或阅读，均没有形成共识。对于其住院治疗、单眼或双眼遮盖、患眼手术修复、睫状肌麻痹剂、局部或全身应用类固醇激素及应用抗纤溶药物的有效性也都没有定论[58]。社区标准通常指导住院原则。虽然有文献报道，即使在儿童患者中，门诊治疗的外伤性前房积血与住院治疗相比，再出血风险也无差别[59-60]，但对于治疗方式的比较，目前并无随机对照试验。

住院治疗应根据患者的年龄（幼儿在家里不太容易受到约束）、缺乏依从性（未成年的患者或者家里无人照顾的患者）的概率，以及出现并发症的可能性（镰状细胞疾病或就诊时眼压升高者）来考虑。有再出血的患者更容易出现并发症，应住院治疗。初次检查时的高眼压与低视力可能是其危险因素[61]。一项研究显示，非洲裔儿童出现继发性出血的风险似乎更大，与镰状细胞血红蛋白病的存在无关[62]。另一研究表明，相比于继发性出血，眼后段损伤的存在与视力预后不良的关系更密切[63]。

抗纤溶药物（氨基己酸、氨甲环酸）可用于人群中再出血风险高（社会地位低、在城市居住、低龄、受伤后延迟入院）的患者[64-65]，虽然有研究显示，使用抗纤溶药物并不会比局部单独使用类固醇药物而使再出血发病率更低[66]。使用时还应考虑到其副作用，包括恶心、呕吐、体位性低血压、耳鸣、嗜睡、高眼压[67]和血尿。禁忌证包括妊娠和心脏、肝疾病、肾疾病或血管内凝血障碍。相对禁忌证包括镰状细胞疾病和全前房积血，因为这些药物降低了血液的吸收速率。表 24.2 列出了外伤性前房积血的治疗建议，表 24.3 回顾了约 5% 的患者所需的手术清除血块的适应证[55-57]。

再出血通常发生在损伤后第 2 ～ 5 天。并且比原发性出血量更大，更容易伴有眼内压升高。前房积血量增加，尤其是已经存在的暗色血颜色变鲜红、出现血块，可证实再出血的发生。继发性出血明显降低视力预后[68]。如果没有出现再出血，睫状肌麻痹剂和类固醇激素应从伤后 6 天开始逐渐减量，减量速度应基于前房炎症情况。抗青光眼药物治疗可能须持续使用。患者应继续避免剧烈运动，并持续 2 周晚上戴眼罩。受伤后 1 个月可恢复正常活动。受伤后 1 个月应进行散瞳巩膜加压详查眼底及进行前房角镜检查。有多达 85% 的前房积血患者发生房角后退[68]。这些患者应每年复查，因为其罹患青光眼的风险增加，可在伤后数年发生。

晶状体损伤

眼挫伤继发性白内障或晶状体半脱位常伴有严重眼后段损伤，视力预后不良[69]。外伤是晶状体脱位最常见的原因（图 24.14）。其他原因包括先天性晶状体脱位、系统性疾病（例如，马方综合征、同型胱氨酸尿症）、炎症和先天性青光眼。

外伤性晶状体脱位是由于挫伤导致眼球赤道部扩张，从而损伤悬韧带所致。其完全断裂会导致晶状体悬浮（"脱位"）；部分离断会致晶状体"半脱位"。症状有闪光感、眩光、单眼复视、视力下降，最终导致无晶状体眼或引起角膜散光。

晶状体半脱位偶尔难以诊断。应散大瞳孔，使用裂隙灯后照法检查。悬韧带通常可以用前房角镜看到。由断裂区见到玻璃体或者经瞳孔看到晶状体的边缘可以确诊半脱位。其他体征包括前房变浅（或加深）、虹膜震颤（伴随眼球运动出现的虹膜运

表 24.1	
前房积血的分级	

分级	前房积血所占百分比
微量	仅可见漂浮的红细胞，无分层
1 级	< 33%
2 级	33% ～ 50%
3 级	50% ～ 95%
4 级	100%

表 24.2

前房积血的治疗

建议	适用情况
住院治疗	儿童，所有再出血患者
卧床休息	如果社区标准允许，微量出血的可自理成人和年龄较大的儿童可以在家卧床休息治疗。应连续 5 天每日去检查，避免任何活动，如果出现疼痛或视力下降，立即返院；床头抬高 30°，洗浴时需有人协助
必要时镇静	劳拉西泮（Ativan）：成人和年龄较大的儿童 2～3 mg/ml，q8～12 h，口服 水合氯醛：儿童 50 mg/kg，每日 3 次 年幼儿童：咨询儿科医生
选择缓泻剂	仅成人
眼罩遮眼	仅在角膜缺损时使用
眼部休息	可以远距离观看电视，不要长时间阅读或近距离用眼
睫状肌麻痹	1% 阿托品，每日 3 次或 4 次
外用类固醇制剂	若有进展性前房反应，1% 醋酸泼尼松龙 q2～6 h
禁用阿司匹林	对乙酰氨基酚镇痛，可同时应用可待因
必要时应用止吐药	丙氯拉嗪（Compazine）：成人 10 mg 肌内注射，q8 h，或 25 mg 栓剂，q12 h；儿童 0.13 mg/kg 肌内注射，或 2.5 mg 栓剂每日 2 次或 3 次 盐酸异丙嗪（Phenergan）：成人 25 mg 肌内注射，或栓剂 q4～6 h；儿童 1.1 mg/kg（最大剂量 25 mg） 这些药物在小于 9kg 或小于 2 岁儿童中的安全性尚未确定
抗青光眼用药	对于当前眼压升高至 > 40 mmHg，或 > 30 mmHg 持续 2 周或更久（镰状细胞疾病 20 mmHg）者： 一线：局部 β 受体阻滞剂（如左布诺洛尔或 0.25% 噻吗洛尔，每日 3 次） 二线：乙酰唑胺 5 mg/kg，口服，每日 3～4 次［对于镰状细胞疾病，醋甲唑胺（Neptazane）50 mg，每日 2 次或 3 次］ 三线：甘露醇 1～2 g/kg，静注超过 45 min，每 24 h 一次
抗纤溶药物	氨基己酸（Amicar）：其使用应基于社区标准和患者的临床表现（见正文）。剂量为 50 mg/kg，口服，每日 1 次（最大 30 g/dl） 如果没有再出血发生：第 3 天减半，第 4 天停止。停止使用时眼内压可能突然升高 如果再出血发生：持续 5 天应用氨基己酸，检查凝血功能、出血时间及血小板计数
实验室检查	全血细胞计数；如果有出血性疾病病史，行凝血检查、血小板计数和肝功能检查 如果使用氨基己酸，检测肌酐和血尿素氮（BUN） 黑人应进行镰状细胞及血红蛋白电泳的检查

血块的外科清除指征见表 24.3

表 24.3

手术清除前房积血块的指征

指征	适用情况
眼压升高	眼内压 > 50 mmHg 持续 5 天 眼内压 > 35 mmHg 持续 7 天
对药物治疗不敏感	镰状细胞疾病或青光眼患者眼内压 > 25 mmHg 持续 1 天
角膜血染	一旦出现角膜血染即应手术，无论眼压高低和前房积血分级 如出现眼内压 > 25 mmHg 和全前房积血，应行手术，以预防角膜血染
积血延迟吸收	持续全前房积血 > 5 天 持续少量前房积血 > 10 天

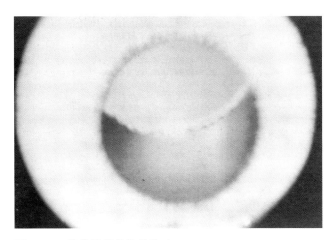

图 24.14　外伤性晶状体移位（From Catalano RA，ed. Ocular emergencies. Philadelphia，PA：WB Saunders Co，1992，with permission.）

动）以及晶状体震颤（伴随眼球运动的晶状体轻微活动）。晶状体的移位也是评估其他眼部损伤的体征。

晶状体脱位的并发症包括屈光不正、瞳孔阻滞性青光眼及晶状体与角膜内皮接触。晶状体悬韧带不完全断裂可导致晶状体悬于对侧悬韧带。如果晶状体不在视轴区，对视功能可能无影响。如果晶状体边缘位于视轴上，则可造成散光和单眼复视。脱位的晶状体阻塞瞳孔区时，可导致瞳孔阻滞。晶状体脱位于前房可触及角膜内皮，损害内皮细胞。少数情况下，非阻滞性青光眼可由房水逆流或晶状体-虹膜隔前移导致。中央前房变浅、晶状体无移动或屈光度数改变提示该情况的发生。非瞳孔阻滞的治疗使用睫状肌麻痹剂散瞳放松睫状体，并使晶状体-虹膜隔后移。正如任何拟似恶性青光眼的疾病一样，虹膜切除术及缩瞳剂会加重病情。

若没有发生白内障，晶状体脱位可稳定数年无症状。但是，应预先告知患者瞳孔阻滞性青光眼的症状，并建议在进行体育运动和危险劳动时戴护目镜。接触镜可用于纠正无晶状体眼引起的屈光不正。接触镜优于框架眼镜，因为其产生的图像大小与正常眼相比差异较小（像差）。瞳孔收缩或舒张偶尔可提高视力。对于需用缩瞳剂的患者，应告知其发生瞳孔阻滞性青光眼的可能性。需要应用散瞳药的患者，应提前告知其存在晶状体脱位进入前房和角膜失代偿的风险。在某些情况下，Nd：YAG 激光可以用来去除剩余的悬韧带，以消除视轴区遮挡感。手术摘除脱位晶状体的指征包括瞳孔阻滞、接触角膜、炎症和视力下降。

外伤性白内障是由于直接或间接的外伤导致晶状体囊袋破裂。除了晶状体混浊（图 24.15），患者还可表现为视力下降、眼内压升高和（或）眼内炎症。白内障形成的速度取决于晶状体囊是否破裂。在没有破裂的情况下，白内障可能数月不会进展；若破裂，晶状体可以在几个小时内液化混浊。并非每种白内障都是进展性的，小的损伤可以随着纤维化自我局限于受损伤部位。当视力没有明显下降，且未发生青光眼或炎症时，我们应选择观察。缩瞳剂可以减少局灶性混浊引起的眩光和复视。

晶状体半脱位的评估应包括对相关损伤的评估，以及晶状体损伤的位置和范围。后囊状态和悬韧带是否断裂（晶状体脱位）是施行手术最重要的两个因素。晶状体囊袋通常可以在裂隙灯下进行检查，但有时前房出现纤维蛋白性反应或晶状体混浊，会影响评估。超声可能有助于判断这些情况。如果后囊破裂，经睫状体平坦部的操作应谨慎，以尽量减少核掉入玻璃体的风险。

对于年龄小的儿童（9 岁以下），任何晶状体损伤均可因屈光参差导致弱视。相比于术后无晶状体或人工晶状体眼，晶状体部分混浊、晶状体半脱位、晶状体边缘在瞳孔区更容易导致弱视，应予以手术摘除。

即使是在青少年患者中，也可发生进展性轴性近视合并外伤性青光眼[70]。除瞳孔阻滞之外，晶状体诱发的青光眼可由两种机制引起：外伤可致高分子量晶状体蛋白阻塞小梁网（晶状体颗粒性青光眼）；此外，过熟期晶状体蛋白从晶状体囊袋溢出，被巨噬细胞吞噬，堵塞前房角（晶状体溶解性青光眼）。

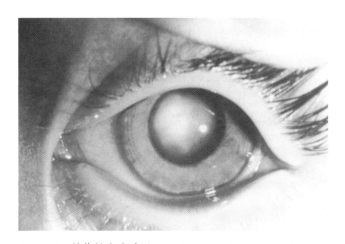

图 24.15　外伤性白内障（From Catalano RA，ed. Ocular cies. Philadelphia，PA：WB Saunders Co，1992，with permission.）

裂隙灯检查时，晶状体囊袋破裂并在前房和前房角看到白色颗粒时，应怀疑晶状体颗粒性青光眼。彩色颗粒、细胞和房闪的存在提示晶状体溶解性青光眼。类似的颗粒可能存在于晶状体前囊和房角，前房角镜检查通常显示房角开放。穿刺术后行显微镜检查，看到房水中存在充满晶状体物质的巨噬细胞可确诊晶状体溶解性青光眼。上述两种情况均使用皮质类固醇（例如，1% 醋酸泼尼松龙，对于晶状体颗粒引起的青光眼每 6 h 一次，晶状体溶解性青光眼每小时频点）和抗青光眼药物治疗（例如，噻吗洛尔或 0.5% 左布诺洛尔每 12 h 一次；乙酰唑胺初始500 mg，然后每 6 h 250 mg；或甘露醇 1 ～ 2 g/kg 静脉注射超过 45 min），并使用局部睫状肌麻痹剂（例如，应用 1% 环喷托酯每 8 h 一次）。眼压控制不良时应行白内障摘除（通常 24 ～ 36 h 内）。

眼后极部损伤

严重的撞击会导致多种后极部损伤，如视网膜内出血，视网膜水肿、裂伤、脱离、渗液，脉络膜和脉络膜视网膜破裂，以及视神经撕脱。后者通常导致视力完全丧失，后极部损伤的严重程度与是否累及黄斑有关。

严重创伤可损伤轴突运输。这种对神经纤维层的破坏称为视网膜震荡，其发生在视网膜周边，如果累及黄斑区，则导致外伤性黄斑水肿（Berlin 水肿）。在这两种情况下，受累视网膜呈灰色、半透明的外观。黄斑水肿，中心凹反射消失。视网膜毛细血管循环受阻时可伴有视网膜内出血。出血可能几天内穿过玻璃体，导致下方的视网膜模糊。轻度视网膜震荡和外伤性黄斑水肿可能在几天内吸收，但视网膜内出血会导致出现视网膜萎缩、色素性瘢痕及萎缩孔。在没有其他损伤的情况下应积极治疗。让患者戴深色的太阳镜，以防光线刺激加重对视网膜的损伤。小的萎缩孔通常不会引起视网膜脱离。即使是大的黄斑裂孔也可以自愈[71]。然而，大的视网膜裂孔往往预示着视网膜组织的损失较多，因此预后较差[72]。

脉络膜和脉络膜视网膜破裂比外伤性黄斑水肿和视网膜震荡少见，其在较大外力影响眼睛时会发生，引起明显的眼球扭曲和脉络膜伸展。较大的破裂造成视网膜下出血，使下方的脉络膜模糊。当血肿吸收时，破裂处变为可见的白色同心条纹，实际上暴露了其下的巩膜。视力的损失与中心凹是否受累有关，后期的并发症是脉络膜新生血管形成。在一项研究中，破裂至中心凹的距离和破裂长度与随后的新生血管形成有关[73]。

视网膜裂伤和视网膜脱离通常是由一个小的物体（如霰弹枪）在强大的力量下直接作用于视网膜上造成。其通常累及赤道部，往往需要冷冻或手术治疗，以防止复发性视网膜脱离。

外伤性视神经病变是指继发于外伤的视神经病变。外伤性视神经病变可由直接或间接作用导致。直接性外伤性视神经病变是由中央位置的裂伤累及视神经。间接性外伤性视神经病变多由钝力传递到眶尖时引起[74]。这两种类型的症状往往无法区分。在任一情况下，最常见的损害均发生于视网膜中央血管入口之后，而视盘正常[75]。患者出现典型的急性视力丧失和瞳孔传入障碍。视神经前部的损伤会导致视神经出现肿胀并伴有视网膜出血。视神经萎缩是外伤性视神经病变的晚期体征，通常受伤 6 周后比较明显[76]。在这些患者中，无论是大剂量类固醇激素还是视神经管减压术，均未发现有任何效果[75-77]。

视神经乳头撕脱伤是最严重的钝性眼外伤。其往往是由小的钝性物体从瞳孔颞下缘撞击眼球，使其向眶顶严重压缩造成[78]。通常发生在机动车辆或自行车事故、运动损伤、跌倒，或身高约 135 cm 的儿童被打开的门把手击中[79]。受伤眼呈现相对性传入性瞳孔障碍与光反射异常。广泛视网膜梗死发生时，可出现视网膜前出血遮蔽视盘表面、视网膜出血斑、明显视网膜肿胀，以及黄斑处樱桃红斑。数小时内出现玻璃体积血。目前的治疗方法是无效的，且不会恢复。

虐待儿童

尽管多年来人们提高了认识，但无论是在社会上还是在政治上，对儿童的身体虐待和忽视仍然是非常频繁和悲惨的事件。2009 年，美国国家儿童虐待和忽视数据系统（National Child Abuse and Neglect Data System）报告了 693 174 例虐待儿童的个案[80]。身体虐待占 17.8%，绝大多数的肇事者（80.9%）包括父母。在 1676 例命案中，约 80.8% 发生在年龄小于 4 岁的儿童，46.2% 发生于 1 岁以下的儿童。

美国各个州要求卫生专业人员上报虐待儿童事件，即使只是怀疑，而法律通常也会对进行上报的人员给予保护。全面的眼科检查通常能提供虐待儿童的早期证据。而且，这种情况在需要眼科医生的参与才能成功治疗并改善预后的全身性疾病中名列前茅。但对于结果的解释需要非常谨慎，因为许多虐待儿童的眼部表现是其他原因造成的。政府机构声明，通过眼科检查"确认"虐待儿童的典型症状，正确的话可以挽救一名儿童[81]，错误的话则会破坏一个家庭[82]。

虐待儿童分布于所有种族和社会阶层。虽然超过 80% 的肇事者年龄在 20 ～ 49 岁，但施虐的父母和监护人并没有显著的区分特征[80]。

对于疑似虐待儿童的病例，必须进行全面详细的眼科检查。如未提到或否认外伤史，眼科医生应寻找非创伤性病因，或寻找与非外伤相关的其他非眼部表现。例如，当出现视网膜出血时，感染、贫血、血小板疾病等病因也应纳入研究范围。但当出现"自发性"前房积血时，情况则不同。在这种情况下，若皮肤病变与幼年黄色肉芽肿性质不一致，应高度怀疑虐待儿童。更困难的情况是，父母或监护人给出一个外伤史，但结果却与外伤不一致，如宣称外伤性白内障是被另一个蹒跚学步的孩子造成的。

儿童非意外损伤常见于两种情况：一种是虐待导致的明显伤害（如烧伤、骨折、皮肤裂伤）；一种是儿童被剧烈摇晃，导致胸部压缩及因头部快速扭转引起的颅脑损伤。眼部的临床表现（如出血等）可出现于上述任一情况。

受虐儿童的外眼与眼前节表现

在受虐儿童的损伤中，附属器及眼前段的损伤比玻璃体视网膜和视神经的损伤少见。然而，这些眼前节的异常强烈提示伤害严重和视力预后差[83]。

直接打击头部和面部可引起前房积血、角膜擦伤、晶状体半脱位、白内障、结膜下出血、眼睑裂伤及皮下血肿。非意外的化学损伤可以引起皮肤灼伤、结膜炎和（或）角膜炎[84-86]。

虽然眶周损伤（如烧伤、擦伤和撕裂）可与故意伤害相一致，但眼前节的外伤（角膜擦伤、前房

出血、晶状体异位和白内障）通常更没有特异性，促使我们要更加仔细寻找其他损伤的证据。例外的情况包括外伤性白内障的类型（前囊 Vossius 环和后囊下花环）[87] 和晶状体脱位。非意外损伤引起的晶状体脱位除了向上方脱位之外，其他方向的脱位都有报道，向上方脱位通常是马方综合征的移位方向，也是非外伤性晶状体异位的原因之一[88]。

眼后段表现

视网膜出血和（或）玻璃体积血是受虐儿童最常见的眼后节表现（图 24.16）[89-90]。其发生于 6% ～ 24% 的受虐儿童中，婴儿摇晃综合征中则更为常见（50% ～ 80%）[83-91]。其通常表现为后极部表层（火焰状）出血，但也可影响更深层并累及周边位置。出血强度与神经损伤的严重程度相关[92]，但与持续性颅内压增高、胸腔压力升高、血液直接冲击颅内空间及直接撞击伤关系不大[93]。3 岁以下儿童视网膜出血应考虑非意外创伤，因为真正由意外创伤导致者十分罕见[94]。此外，在出现婴儿视网膜或视神经鞘出血时，在缺乏合理解释的情况下，应怀疑虐待儿童[95]。在虐待儿童或忽视儿童最严重的情况下用到的心肺复苏被认为是其中一些儿童视网膜出血的罕见原因[96-97]。玻璃体积血是受虐儿童视力预后不良的标志[98]，但引起儿童视力丧失的主要原因是脑损伤[99]。

几乎所有其他形式的视网膜或视神经损伤也都可在虐待儿童案例中出现。视网膜脱离、裂孔、玻璃体视网膜牵引[100]、黄斑裂孔[100-101]、视神经撕脱

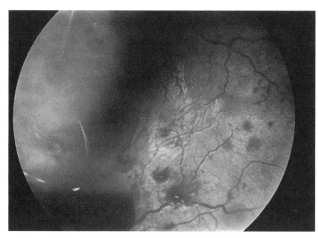

图 24.16　受到身体虐待的儿童，视网膜和视网膜前出血及玻璃体积血

伤均在虐待儿童事件中有报道。外伤性黄斑劈裂在外观上类似于视网膜前出血但发生在更深层，最常见于婴儿摇晃综合征，该表现比之前提到的其他非特异性表现更能提示该病因[102-103]。视神经鞘出血也有可能[104]，事实上，尸体检验中发现其为受伤表现[105]。

体育运动及其他娱乐相关损伤

2002 年，美国国家伤害监测电子系统（The National Electronic Injury Surveillance System）估计有 30 630 例体育和娱乐导致的眼损伤，其中超过 14 000 例发生于年龄小于 15 岁的个体[106]。此外，美国儿科学会指出，11 ～ 14 岁儿童的大多数眼外伤与体育运动有关[107]。不同运动导致的损伤与年龄分布相关（表 24.4）[108]。篮球和棒球运动名列前茅，因其广泛流行并存在固有风险。

运动相关的眼外伤发生于与其他运动者相接触，或与球（或冰球、毽球等）直接接触，或与地面相接触。高风险运动包括使用小的快速运动的弹丸（如空气步枪和彩弹）、与其他运动者密切接触（如篮球）、使用较硬的球（如棒球／垒球、板球、短柄壁球、壁球）或使用"棍棒"（如曲棍球、长曲棍球、击剑）的运动。风险最高的是那些不允许进行眼睛防护的运动，这类运动的目标就是故意伤害（如拳击和全接触武术）[109]。

篮球导致的眼外伤多发生于与其他球员接触时[110]，因为球太大，无法与眼球直接接触。常见角膜擦伤、眼睑裂伤及外伤性虹膜炎[111]。

而在棒球运动中，伤害大多与球或相关设备有关[112]。球足够小，容易伤害眼球，且移动速度更快，年轻的球员和新手球员受伤害的风险更大，特别是眼睛没有进行防护时。超过 3/4 的棒球运动相关损伤发生于投棒手而非接棒手，因仅接棒手进行眼睛防护[113]。前房积血、眼眶挫伤或骨折、角膜擦伤占主导地位。棒球外伤的峰值年龄是刚接触棒球的儿童，有组织的［美国少年棒球联合会（Little League）］和自发组织的均可见。年龄较大的儿童经常打棒球比较用力，传送给可能反应不够及时或技能欠缺的同伴时，同伴不一定能够安全地接到球。"软"棒球（硬度 15% ～ 20%）的潜在损害仍然很显著，玩这类球时仍然需要戴护目镜[114]。

大多数与英式足球相关的眼外伤是由于被所踢的球击中[115]。颞上象限的视网膜损伤最常见，可能因为鼻子保护了鼻侧视网膜。实验室研究发现，足球在撞击时显著变形（即使充气不足），其"尖端"可以进入眼眶并撞击眼球[116]。眼睛受到的垂直方向的撞击是大多数伤害的原因[117]。英式足球的独特之处在于球的反弹可对眼眶造成二次伤害，导致继发的眼球损伤[116]。这也可以解释为什么英式足球相关

表 24.4
2010 年按年龄分组的运动及娱乐性眼外伤

运动项目	估计受伤数	年龄百分比				
		0 ～ 4	5 ～ 14	15 ～ 24	25 ～ 64	> 65
篮球	5237	0.3	24.1	53.8	21.8	0.0
棒球	2195	1.7	59.2	9.8	29.3	0.0
英式足球	1929	3.2	34.2	35.8	26.8	0.0
足球	2015	0.0	45.1	47.5	7.4	0.0
自行车	1661	1.3	38.4	10.4	44.8	5.1
玩具	2185	45.1	20.3	5.3	28.6	0.8
烟花	1617	6.3	33.9	25.5	34.3	0.0
颗粒	2125	0.8	50.1	40.1	9.0	0.0

From U.S. Consumer Products Safety Commission：Product Summary Reports，All Products Body Part = 77（Eyeball）All Diagnoses& Products. Injury Estimates for Calendar Year 2010；National Electronic Injury Surveillance System；National Injury InformationClearinghouse.

的眼外伤异常严重[118]。

由于其潜在的严重性，烟花所致伤害居于非运动性眼外伤的首位。美国消费者产品安全委员会（The U.S. Consumer Product Safety Commission）估算，2010 年在医院急诊科接诊的 8600 多起烟花相关的外伤中，约 1600 例（19%）有眼外伤[119]（见表 24.4）。15 岁以下儿童约占所有烟花爆竹受害者的40%[119]。大多数烟花伤害发生在美国独立日当天，尽管有成人监督，仍有 54% 的伤害发生[120]。一半的烟花相关眼外伤及不成比例的严重眼外伤（包括失明）是由烟花火箭弹引起[121]。

当眼球没有受到充分保护时，即使不需要费力气的娱乐活动也可能导致眼球损伤。鱼钩导致的眼外伤具有潜在的严重性，因为其可以产生穿通伤和贯通伤[122-123]。最后，某些娱乐活动所致外伤的发生率随着不同活动的流行而变化。沙粒枪导致的眼外伤减少，但彩弹枪导致的眼外伤有所增加。对于后者，当参与者没有戴护目镜时，绝大多数（＞95%）会发生毁灭性的后果[124-125]。

虽然不是一种运动，但有时也会有人故意拿着激光笔指向他人。幸运的是，眼睛短暂接触激光束很少引起长期损害。最常见的体征是上皮点状病变，最常见的症状是眼部不适感[126]。

预防

通过佩戴护目镜，儿童眼外伤在很大程度上是可以预防的[6, 127]。许多儿童和青少年运动队不进行眼睛保护，增加了意外伤害的发生率。此外，电视节目中很少宣传在运动中使用合适的护目镜来保护眼睛，这可能会进一步影响行为[128]。据美国外伤机构显示，78% 的外伤（所有年龄段和所有运动）发生于当时没有任何形式的眼部防护（防护眼镜或处方眼镜）[129]。据估计，特别是运动或娱乐时，普及使用防护眼镜可以减少 90% 的眼部损伤[130]。

在一项联合政策声明（Joint Policy Statement）中，美国儿科研究院（the American Academy of Pediatrics）和美国眼科学会（the American Academy of Ophthalmology）强烈建议，进行任何有眼部损伤风险的运动都应佩戴护目镜[131]。仅有的"眼睛安全"的运动是田径和体操。政策声明进一步指出，对于独眼者或有眼部手术或外伤史的人，应强制佩戴护目镜。

标准塑料镜片的街头佩戴眼镜和仅符合 ANSI Z87 要求的用于工业或教育用途的防护眼镜对于避免运动性眼外伤不能提供满意的效果。运动眼镜，即符合美国试验和材料协会（the American Society for Testing and Materials，ASTM）标准 F803 的眼镜，对于大多数运动的保护具有满意效果。某些运动（如青年棒球）中戴在头盔上的眼镜必须满足该运动的其他具体标准[130]。所有的安全的护目镜均应由聚碳酸酯做成，其重量轻、材质薄，并且最耐冲击。

（孔怡淳　译　韩梅　审校）

参考文献

1. Owens PL (AHRQ), Mutter R (AHRQ). *Emergency department visits related to eye injuries, 2008.* HCUP Statistical Brief #112. May 2011. Rockville, MD: Agency for Healthcare Research and Quality, http://www.hcup-us.ahrq.gov/reports/statbriefs/sb112.pdf. Accessed September 2011.

2. When It Comes to Eye Injuries, the Men's Eyes Have It. American Academy of Ophthalmology and the American Society of Ocular Trauma. http://www.aao.org/newsroom/release/20101006.cfm. Accessed September 2011.

3. Tomazzoli L, Renzi G, Mansoldo C. Eye injuries in childhood: a retrospective investigation of 88 cases from 1988 to 2000. *Eur J Ophthalmol* 2003;13:710.

4. Kaimbo WK, Spileers W, Missotten L. Ocular emergencies in Kinshasa. *Bull Soc Belge Ophthalmol* 2002;284:49.

5. Cascairo MA, Mazow ML, Prager TC. Pediatric ocular trauma: a retrospective study. *J Pediatr Ophthalmol Strabismus* 1994;31:312.

6. Nelson LB, Wilson TW, Jeffers JB. Eye injuries in childhood: demography, etiology, and prevention. *Pediatrics* 1989;84:438.

7. Libonati MM. General anesthesia. In: Tasman W, Jaeger EA, eds. *Duane's clinical ophthalmology.* Philadelphia, PA: Lippincott-Raven Publishers, 1995;6(1):6.

8. Jankovic S, Zuljan I, Sapunar D, et al. Clinical and radiological management of wartime eye and orbit injuries. *Mil Med* 1998;163:423.

9. Davis PC, Newman NJ. Advances in neuroimaging of the visual pathways. *Am J Ophthalmol* 1996;121:690.

10. Arey ML, Mootha VV, Whittemore AR, et al. Computed tomography in the diagnosis of occult open-globe injuries. *Ophthalmology* 2007;114:1448.

11. Ozdal MP, Mansour M, Deschenes J. Ultrasound biomicroscopic evaluation of the traumatized eyes. *Eye* 2003;17:467.

12. Serrano JC, Chalela P, Arias JD. Epidemiology of childhood ocular trauma in a northeastern Columbian region. *Arch Ophthalmol* 2003;121:1439.

13. Lee CH, Lee L, Kao LY, et al. Prognostic indicators of open

globe injuries in children. *Am J Emerg Med* 2009;27:530.

14. Schmidt GW, Broman AT, Hindman HB, Grant MP. Vision survival after open globe injury predicted by classification and regression tree analysis. *Ophthalmology* 2008;115:202.

15. Garcia TA, McGetrick BS, Janik JS. Spectrum of ocular injuries in children with major trauma. *J Trauma Inj Inf Crit Care* 2005;59:169.

16. Andreoli CM, Andreoli MT, Ahuero AE, et al. Low rate of endophthalmitis in a large series of open globe injuries. *Am J Ophthalmol* 2009;147:601.

17. Holden R, Morsman DG, Davidek, GM, et al. External ocular trauma in instrumental and normal deliveries. *Br J Obstet Gynaecol* 1992;99:132.

18. Hofmann RF, Paul TO, Pentelei-Molnar J. The management of corneal birth trauma. *J Pediatr Ophthalmol Strabismus* 1981;18:45.

19. Angell LK, Robb RM, Berson FG. Visual prognosis in patients with ruptures in Descemet's membrane due to forceps injuries. *Arch Ophthalmol* 1981;99:2137.

20. Hoyt CS, Stone RD, Fromer C. Monocular axial myopia associated with neonatal eyelid closure in human infants. *Am J Ophthalmol* 1981;91:197.

21. Stein RM, Cohen EJ, Calhoun JH, et al. Corneal birth trauma managed with a contact lens. *Am J Ophthalmol* 1987;103:596.

22. Jain IS, Singh YP, Grupta SL, et al. Ocular hazards during birth. *J Pediatr Ophthalmol Strabismus* 1980;17:14.

23. Sachs D, Levin PS, Dooley K. Marginal eyelid laceration at birth. *Am J Ophthalmol* 1986;102:539.

24. Harris GJ. Canalicular laceration at birth. *Am J Ophthalmol* 1988;105:322.

25. Crawford JS. Ptosis as a result of trauma. *Can J Ophthalmol* 1974;9:244.

26. Estafanous MF, Seeley M, Traboulsi EI. Choroidal rupture associated with forceps delivery. *Am J Ophthalmol* 2000;129:819.

27. Lauer AK, Rimmer SO. Eyelid laceration in a neonate by fetal monitoring spiral electrode. *Am J Ophthalmol* 1998;125:715.

28. Isenberg SJ. Ocular trauma. In: Isenberg SJ, ed. *The eye in infancy*, 2nd Ed. St. Louis, MO: Mosby, 1994:488.

29. Admoni MM, BenEzra D. Ocular trauma following amniocentesis as the cause of leucocoria. *J Pediatr Ophthalmol Strabismus* 1988;25:196.

30. Isenberg SJ, Heckenlively JR. Traumatized eye with retinal damage from amniocentesis. *J Pediatr Ophthalmol Strabismus* 1985;22:65.

31. Messinger A, Radkowski A, Greenwald MJ, et al. Orbital roof fractures in the pediatric population. *Plast Reconstr Surg* 1989;84:213.

32. Smit TJ, Mourits MP. Monocanalicular lesions: to reconstruct or not. *Ophthalmology* 1999;106:1310.

33. Read RW, Sires BS. Association between orbital fracture location and ocular injury: a retrospective study. *J Craniomaxillofac Trauma* 1998;4:10.

34. Bansagi ZC, Meyer DR. Internal orbital fractures in the pediatric age group: characterization and management. *Ophthalmology* 2000;107:829.

35. Dutton J. Management of blow-out fractures of the orbital floor. *Surv Ophthalmol* 1991;35:279.

36. Liss J, Stefko ST, Chung WL. Orbital surgery: state of the art. *Oral Maxillofac Surg Clin North Am* 2010;22:59

37. Egbert JE, Kersten RC, Kulwin DR. Pediatric orbital floor fracture: direct extraocular muscle involvement. *Ophthalmology* 2000;107:1875.

38. Burnstine M. Clinical recommendations for repair of isolated orbital floor fractures: an evidence-based analysis. *Ophthalmology* 2002;109:1207.

39. Yanoff M, Fine BS. *Ocular pathology*, 2nd Ed. Philadelphia, PA: Harper & Row, 1982:185.

40. Michael JG, Hug D, Dowd MD. Management of corneal abrasion in children: a randomized clinical trial. *Ann Emerg Med* 2002;40:67.

41. Turner A. Rabiu M. Patching for corneal abrasion. *Cochrane Database Sys Rev* 2006;(2):CD004764.

42. Schein OD. Contact lens abrasions and the nonophthalmologist. *Am J Emerg Med* 1993;11:606.

43. Weaver CS, Terrell KM. Evidence-based emergency medicine. Update: do ophthalmic nonsteroidal anti-inflammatory drugs reduce the pain associated with simple corneal abrasion without delaying healing? *Ann Emerg Med* 2003;41:134.

44. Spector J, Fernandez WG. Chemical, thermal, and biological ocular exposures. *Emerg Med Clin North Am* 2008;26:125.

45. Ratnapalan S, Das L. Causes of eye burns in children. *Pediatr Emerg Care* 2011;2:151.

46. Dana MR, Schaumberg DA, Moyes AL, et al. Outcome of penetrating keratoplasty after ocular trauma in children. *Arch Ophthalmol* 1995;113:1503.

47. Vajpayee RB, Angra SK, Honavar SG. Combined keratoplasty, cataract extraction, and intraocular lens implantation after corneolenticular laceration in children. *Am J Ophthalmol* 1994;117:507.

48. Sharma A, Kaur R, Kumar S, et al. Fibrin glue versus N-butyl-2-cyanoacrylate in corneal perforations. *Ophthalmology* 2003;110:291.

49. Macsai MS. The management of corneal trauma. Advances in the past twenty-five years. *Cornea* 2000;19:617.

50. Barr CC. Prognostic factors in corneoscleral lacerations. *Arch Ophthalmol* 1983;101:919.

51. McCannel MA. A retrievable suture idea for anterior uveal problems. *Ophthalmic Surg* 1976;7:98.

52. Brown SM. A technique for repair of iridodialysis in children. *J AAPOS* 1998;2:380.

53. Coats DK, Paysse EA, Kong J. Unrecognized microscopic hyphema masquerading as a closed head injury. *Pediatrics* 1998;102:652.

54. Crouch ER. Traumatic hyphema. *J Pediatr Ophthalmol Strabismus* 1986;23:95.

55. Brandt MT, Haug RH. Traumatic hyphema: a comprehensive review. *J Oral Maxillofac Surg* 2001;59:1462.

56. Cohen, SB, Fletcher ME, Goldberg MF, Jednock HJ. Diagnosis and management of ocular complications of sickle hemoglobinopathies: Part V. *Ophthalmic Surg* 1986;17:369.

57. Walton W, von Hagen S, Grigorian R, Zarbin M. Management of traumatic hyphema. *Surv Ophthalmol* 2002;47:297.

58. Kraft SP, Christianson MD, Crawford S, et al. Traumatic hyphema in children. *Ophthalmology* 1987;94:1232.

59. Coats DK, Viestenz A, Paysse EA, et al. Outpatient management of traumatic hyphemas in children. *Binocul Vis Strabismus Q* 2000;15:169.

60. Shiuey Y, Lucarelli MJ. Traumatic hyphema: outcomes of outpatient management. *Ophthalmology* 1998;105:851.

61. Rahmani B, Jahadi HR. Comparison of tranexamic acid and prednisolone in the treatment of traumatic hyphema. A randomized clinical trial. *Ophthalmology* 1999;106:375.

62. Lai JC, Fekrat S, Barron Y, et al. Traumatic hyphema in children: risk factors for complications. *Arch Ophthalmol* 2001;119:64.

63. Cho J, Jun BK, Lee YJ, et al. Factors associated with the poor visual outcome after traumatic hyphema. *Korean J Ophthalmol* 1998;12:122.

64. Rahmani B, Jahadi HR, Rajaeefard A. An analysis of risk for secondary hemorrhage in traumatic hyphema. *Ophthalmology* 1999;106:380.

65. Goldberg MF. Antifibrinolytic agents in the management of traumatic hyphema. *Arch Ophthalmol* 1983;101:1029.

66. Albiani DA, Hodge WG, Pan YI, et al. Tranexamic acid in the treatment of pediatric traumatic hyphema. *Can J Ophthalmol* 2008;43:428.

67. Dieste MC, Hersh PS, Kylstra JA, et al. Intraocular pressure increase associated with epsilon-aminocaproic acid therapy for traumatic hyphema. *Arch Ophthalmol* 1988;106:383.

68. Agapitos PJ, Noel L-P, Clarke WN. Traumatic hyphema in children. *Ophthalmology* 1987;94:1238.

69. Greven CM, Collins AS, Slusher MM, et al. Visual results, prognostic indicators, and posterior segment findings following surgery for cataract/lens subluxation-dislocation secondary to ocular contusion injuries. *Retina* 2002;22:575.

70. Graul TA, Kim CS, Alward WL, et al. Progressive axial myopia in a juvenile patient with traumatic glaucoma. *Am J Ophthalmol* 2002;133:700.

71. Yamada H, Sakai A, Yamada E, et al. Spontaneous closure of traumatic macular hole. *Am J Ophthalmol* 2002;134:340.

72. Yeshurun I, Guerrero-Naranjo JL, Quiroz-Mercado H. Spontaneous closure of a large traumatic macular hole in a young patient. *Am J Ophthalmol* 2002;134:602.

73. Secretan M, Sickenberg M, Zografos L, et al. Morphometric characteristics of traumatic choroidal ruptures associated with neovascularization. *Retina* 1998;18:62.

74. Anderson RL, Panje WR, Gross CE. Optic nerve blindess following blunt forehead trauma. *Ophthalmology* 1982;89:445–455.

75. McClenaghan FC, Ezra DG, Holmes SB. Mechanisms and management of vision loss following orbital and facial trauma. *Curr Opin Ophthalmol* 2011;22:426.

76. Warner N, Eggenberger E. Traumatic optic neuropathy: a review of current literature. *Curr Opin Ophthalmol* 2010;21:459.

77. Leven LA, Beck RW, Joseph MP, et al. The treatment of traumatic optic neuropathy: the international optic nerve trauma study. *Ophthalmology* 1999;106:1268–1277.

78. Hillman JS, Myska V, Nissim S. Complete avulsion of the optic nerve: a clinical, angiographic and electrodiagnostic study. *Br J Ophthalmol* 1975;59:503.

79. Chaudry A, Shamsi FA, A-Sharif A, et al. Optic nerve avulsion from door-handle trauma in children. *Br J Ophthalmol* 2006;90:844.

80. United States Children's Bureau. Child Maltreatment 2009. U.S. Department of Health & Human Services Administration for Children and Families Administration on Children, Youth and Families Children's Bureau. Washington, 2010. http://www.acf.hhs.gov/programs/cb/stats_research/index.htm#can. Accessed September 2011.

81. Marcus DM, Albert DM. Recognizing child abuse. *Arch Ophthalmol* 1992;110:766.

82. Weissgold DJ, Budenz DL, Hood I, et al. Ruptured vascular malformation masquerading as battered/shaken baby syndrome: a nearly tragic mistake. *Surv Ophthalmol* 1995; 39:509.

83. Annable WL. Ocular manifestations of child abuse. In: Reece RM, ed. *Child abuse: medical diagnosis and management.* Philadelphia, PA: Lea & Febiger, 1994:138–149.

84. Meadow R. Munchausen syndrome by proxy. *Arch Dis Child* 1982;57:92.

85. Rosenberg DA. Web of deceit: a literature review of Munchausen syndrome by proxy. *Child Abuse Negl* 1987;11:547.

86. Taylor D. Recurrent non-accidentally inflicted chemical eye injuries to siblings. *J Pediatr Ophthalmol Strabismus* 1976;13:238.

87. Cordes FC. *Cataract types.* Rochester, MN: American Academy of Ophthalmology and Otolaryngology, 1961:91–95.

88. Levin AV. Ocular manifestation of child abuse. *Ophthalmol Clin North Am* 1990;3:249.

89. Harley RD. Ocular manifestations of child abuse. *J Pediatr Ophthalmol Strabismus* 1980;17:5.

90. Kaur B, Taylor D. Fundus hemorrhages in infancy. *Surv Ophthalmol* 1992;37:1.

91. Caffee J. The whiplash shaken infant syndrome: manual shaking by the extremities with whiplash-induced intracranial and intraocular bleedings, linked with residual permanent brain damage. *Pediatrics* 1974;54:396.

92. Wilkinson WS, Han DP, Rappley MD, et al. Retinal hemorrhage predicts neurologic injury in the shaken baby. *Arch Ophthalmol* 1989;107:1472.

93. Morad Y, Kim YM, Armstrong DC, et al. Correlation between retinal abnormalities and intracranial abnormalities in the shaken baby syndrome. *Am J Ophthalmol* 2002;134:354.

94. Buys YM, Levin AV, Enzenauer RW, et al. Retinal findings after head trauma in infants and young children. *Ophthalmology* 1992;90:1718.

95. Marshall DH, Brownstein S, Dorey MW, et al. The spectrum of postmortem ocular findings in victims of shaken baby syndrome. *Can J Ophthalmol* 2001;36:377.

96. Goetting MG, Sowa B. Retinal hemorrhage after cardiopulmonary resuscitation in children: an etiologic reevaluation. *Pediatrics* 1990;85:585.

97. Kanter RK. Retinal hemorrhage after cardiopulmonary resuscitation or child abuse. *J Pediatr* 1986;108:430.

98. Matthews GP, Das A. Dense vitreous hemorrhages predict poor visual and neurological prognosis in infants with shaken baby syndrome. *J Pediatr Ophthalmol Strabismus* 1996;33:260.

99. Kivlin JD, Simons KB, Lazoritz S, et al. Shaken baby syndrome. *Ophthalmology* 2000;107:1246.

100. Massicotte SJ, Folberg R, Torczynski E, et al. Vitreoretinal traction and perimacular folds in the eyes of deliberately traumatized children. *Ophthalmology* 1991;98:1124.

101. Gaynon MW, Koh D, Marmor MF, et al. Retinal folds in the shaken baby syndrome. *Am J Ophthalmol* 1988;106:423.

102. Greenwald MJ. The shaken baby syndrome. *Semin Ophthalmol* 1990;5:202.

103. Sturm V, Landau, Menke MN. Optical coherence tomography findings in Shaken Baby syndrome. *Am J Ophthalmol* 2008;146:363.

104. Lambert SR, Johnson TE, Hoyt CS. Optic nerve sheath and retinal hemorrhages associated with the shaken baby syndrome. *Arch Ophthalmol* 1986;104:1509.

105. Budenz DL, Farber MG, Mirchandani HG, et al. Ocular and optic nerve hemorrhages in abused infants with intracranial injuries. *Ophthalmology* 1994;101:559.

106. U.S. Consumer Products Safety Commission: Product Summary Reports—Eye Injuries Only—Calendar Year 2002. US Consumer Product Safety Commission, Directorate for Epidemiology; National Electronic Injury Surveillance System; National Injury Information Clearinghouse.

107. American Academy of Pediatrics, Committee on Sports Medicine and Fitness, American Academy of Ophthalmology, Eye Health and Public Information Task Force. Protective eyewear for young athletes. *Ophthalmology* 2004; 111:600.

108. U.S. Consumer Products Safety Commission: Product

Summary Reports, All Products Body Part = 77 (Eyeball) All Diagnoses & Products. Injury Estimates for Calendar Year 2010; National Electronic Injury Surveillance System; National Injury Information Clearinghouse.

109. American Academy of Pediatrics, American Academy of Ophthalmology. Joint Policy Statement. Protective eyewear for young adults. 2003.

110. Zagelbaum BM, Starkey C, Hersh PS, et al. The National Basketball Association eye injury study. *Arch Ophthalmol* 1995;113:749.

111. Zagelbaum BM. Sports-related eye trauma: managing common injuries. *Physician Sports Med* 1993;21:25.

112. Zagelbaum BM, Hersh PS, Donnenfeld ED, et al. Ocular trauma in major-league baseball players. *N Engl J Med* 1994;330:1021.

113. Berman P. Why do we need to decrease sports-related eye injuries? PowerPoint presentation at the Sports Eye Injury Meeting, June 1–2, 2006, Bethesda, MD.

114. Vinger PF, Duma SM, Crandall J. Baseball hardness as a risk factor for eye injuries. *Arch Ophthalmol* 1999;117:354.

115. Capao FJA, Fernandes VL, Barros H, et al. Soccer-related ocular injuries. *Arch Ophthalmol* 2003;121:687.

116. Capao Felipe JA. Soccer (football) ocular injuries: an important eye health problem. *Br J Ophthalmol* 2004;88:159.

117. Schepens CL. Contusion trauma. In: Schepens CL, ed. *Retinal detachment and allied diseases*, Vol 1. Philadelphia, PA: WB Saunders, 1983;71–84.

118. Capao-Felipe JA. Fern andex VL, Barros H, et al. Soccer-related ocular injuries. *Arch Ophthalmol* 2003;121:687.

119. Tu Y, Granados DV. 2010 Fireworks Annual Report: fireworks-related deaths, emergency department-treated injuries, and enforcement activities during 2006. June 2007. Consumer Products Safety commission. http://www.cpsc.gov/library/2010fwreport.pdf. Accessed September 2011

120. Smith GA, Knapp JF, Barnett TM, et al. The rocket's red glare, the bombs bursting in air: fireworks-related injuries to children. *Pediatrics* 1996;98:1.

121. Khan M, Reichstein D, Recchia FM. Ocular consequences of bottle rocket injuries in children and adolescents. *Arch Ophthalmol* 2011;129:639.

122. Aiello LP, Iwamoto M. Perforating ocular fishhook injury. *Arch Ophthalmol* 1992;119:1316.

123. Aiello LP, Iwamoto M, Guyer D, et al. Surgical management and visual prognosis of penetrating ocular fishhook injuries. *Ophthalmology* 1992;99:862.

124. Hargrave S, Weakley D, Wilson C. Complications of ocular paintball injuries in children. *J Pediatr Ophthalmol Strabismus* 2000;37:338.

125. Alliman KJ, Smiddy WE, Banta J, et al. Ocular trauma and outcome secondary to paintball projectiles. *Am J Ophthalmol* 2009;147:239.

126. Sethi CS, Grey RH, Hart CD. Laser pointers revisited: a survey of 14 patients attending casualty at the Bristol Eye Hospital. *Br J Ophthalmol* 1999;83:1164.

127. Strahlman E, Elman M, Daub E, et al. Causes of pediatric eye trauma. *Arch Ophthalmol* 1990;108:603.

128. Glazier R, Slade M, Mayer H. The depiction of protective eyewear use in popular television programs. *J Trauma* 2011;70:965.

129. United States Eye Injury Registry, Selected Data 1988–2007. *Eye trauma: epidemiology and prevention*. http://www.useironline.org. Accessed September 2011

130. Jeffers JB. An on-going tragedy: pediatric sports-related eye injuries. *Semin Ophthalmol* 1990;5:216.

131. American Academy of Pediatrics Committee on Sports Medicine and Fitness, American Academy of Ophthalmology Committee on Eye Safety and Sports Ophthalmology. Protective eyewear for young athletes. *Pediatrics* 1996;98:311.

索 引